表解中医

主编 严 冬 钱玉良

中国轻工业出版社

图书在版编目(CIP)数据

表解中医/严冬,钱玉良主编.—北京:中国轻工业出版社,
2020.5

ISBN 978 - 7 - 5184 - 2660 - 7

Ⅰ.①表… Ⅱ.①严… ②钱… Ⅲ.①中医学—表解
Ⅳ.①R2 - 64

中国版本图书馆 CIP 数据核字(2019)第 206440 号

责任编辑:张文佳　　　　责任终审:劳国强　　封面设计:锋尚设计
版式设计:砚祥志远　　责任校对:晋　洁　责任监印:张　可

出版发行:中国轻工业出版社(北京东长安街6号,邮编:100740)
印　　刷:三河市万龙印装有限公司
经　　销:各地新华书店
版　　次:2020 年 5 月第 1 版第 1 次印刷
开　　本:787×1092　　1/16　　印张:42.25
字　　数:960 千字
书　　号:ISBN 978 - 7 - 5184 - 2660 - 7　　定价:98.00 元
邮购电话:010 - 65241695
发行电话:010 - 85119835　传真:010 - 85113293
网　　址:http://www.chlip.com.cn
Email:club@ chlip.com.cn
如发现图书残缺请与我社邮购联系调换
190299S2X101HBW

编委会

主　编　严　冬　钱玉良

副主编　严正仲　严士海　张　杰　林颖超

编　委（按姓氏笔画排序）

编写说明

  中医临床离不开处方用药,作为临床工作的核心环节,它既是中医在整体观念指导下辨证论治的成果体现,也是中医治疗疾病最重要的手段。随着中医与西医的沟通越来越多,联系越来越紧密,各种中西结合的科研开展得轰轰烈烈,说明中医学这个巨大的宝库正在被挖掘。但与此同时,很多科研不具有相应的价值,若水上浮萍,没有扎实的中医理论作为指导,很难做出真正的中医科研。中医的临床实用价值逐渐被西医同道所了解,但对他们来说中医没有循证医学的证据,让他们真正接受还是非常困难的。所以想了解中医必须先了解中医理论,只有在中医理论指导下的中医治疗才是真正的中医,而目前繁杂的中医理论系统让各位中医爱好者望而却步。为了进一步弘扬祖国医药学,更好地运用中医思维,辨证使用中药,提高临床疗效,造福广大患者,我们组织南京中医药大学第一临床医学院和南京中医药大学第一附属医院—江苏省中医院的专家共同编写这本《表解中医》,以飨广大中医爱好者。

  中医基础理论部分主要包含与临床相关的中医基础理论知识,涉及阴阳、五行、藏象、经络、气血津液、病因和病机等学习中医中药其他各门学科必备的基础知识。

  中医诊断学部分主要包含中医学研究诊察病症和辨证的理论和方法,涉及中医的望、闻、问、切等诊法内容,以及阴、阳、表、里、寒、热、虚、实等临床辨证基本知识,心与小肠、肺与大肠、脾与胃、肝与胆、肾与膀胱等脏腑辨证,气、血及两者之间关系辨证的气血辨证;太阳、阳明、少阳、太阴、少阴、厥阴辨证的六经辨证,卫、气、营、血辨证的气血津液辨证,上、中、下三焦所属脏腑辨证的三焦辨证,中医诊断学是中医临床诊断的基本知识。

  中药部分是运用阴阳五行、脏腑经络、病因病机、治则治法等中医理论对药物的四气五味、升降浮沉、归经、用法、用量等的总结。收录 561 味临床常用药材,其中 70% 的药材在《中华人民共和国药典》中有收载,遵照药典命名,并以药典用量为标准用量。余 30% 为药典未收录但临床常用的药材,在文中以"★"标注,相关内容以第七版《中药学》教材及《中药大辞典》为参考。编写按其临床功效分为解表药、清热药、泻下药、祛风湿药、化湿药、利水渗湿药、温里药、理气药、消食药、驱虫药、止血药、活血化瘀药、化痰止咳平喘药、安神药、平肝熄风药、开窍药、补益药、收涩药、涌吐药、攻毒杀虫止痒药、拔毒化腐生肌药等 21 类,每类药以表格的形式列出处方用名、性味归经、功用、主治、用法用量、现代研究等,并尽可能在临床实践的基础上增加了新用途。所用药材均为去除非药用部分干品,特殊需用鲜品者会另注鲜品的用量。药材的用法,除另有说明外,均指水煎服。用量指一日成人常用剂量,必要时可根据需要酌情增减,此处剂量仅供临床参考;药物是否有毒及一些特殊用法均在用法用量中加以说明。现代研究是收载近年来能指导临床用药的研究成果以供参考。

方剂部分是运用中医理论，审证求机论治后，按照配伍规律，选择合适的药物，确定剂型，斟酌用量，配置而成。本书收载古今临床实用名方414首，共分解表剂、泻下剂、和解剂、清热剂、祛暑剂、温里剂、表里双解剂、补益剂、固涩剂、安神剂、开窍剂、理气剂、理血剂、祛风剂、治燥剂、祛湿剂、祛痰剂、消导化积剂、驱虫剂、治疡剂等20类，以表格的形式介绍其出处、组成、功用、主治及现代临床应用。因历史上有许多同名但组成不同的处方，故本书收载时均注明出处。为了保持方剂的原有特色，我们在编撰过程中对它的组成和剂量都保持不变。少数方剂的药物用量偏大，药性峻猛，一定要在有经验的医生指导下使用。现代临床应用部分主要是收集近现代医学期刊和医籍所报道的相关研究成果，以供临床参考。

临床各科部分收集包括中医内科学、中医妇科学、中医儿科学、中医外科学、中医骨伤科学、中医眼科学、中医耳鼻喉口腔科学、中医男科学、中医皮肤科学及中医肛肠科学等各科疾病的简要概述、临床辨证论治及用药简表，药物注明常用剂量及特殊用法，以供临床参考。

针灸包括经络、腧穴、针灸方法、临床治疗为主要内容的运用针灸方法防治疾病的技术，方便临床应用。

书后附常用药药性歌、十八反、十九畏、常用方剂歌诀、脏腑用药简表、常用抗菌中药简表、常用抗癌中药简表、中药索引、方剂索引、病名索引等以便广大读者阅读与应用。

本书立足临床，融科学性、实用性和创新性于一体，结合现代研究成果，以表格的形式展开，力求体现手册的简练实用，集理、法、药、方、病、证、治于一体，内容丰富，易于携带，既适合中医院校学生学习中药、方剂及临床专业课之时使用，又可作为实习医师、临床中医师、基层医务人员、西学中人员临证用药处方的工具书，可供中医药爱好者学习参考使用，还可作为案头书随时备查。

编者水平有限，不当之处，敬请各位读者批评指正。

严冬

2019 年 12 月于南京中医药大学

目　　录

第一部分　中医基础理论

一、阴阳五行

<table>
<tr><td rowspan="9">阴阳学说</td><td colspan="3">基本概念</td><td colspan="16">是自然界相互关联的某些事物或现象对立双方属性的概括</td></tr>
<tr><td rowspan="2">属性</td><td colspan="2">绝对性</td><td colspan="16">若该事物的总体属性未变,或比较的对象或层次未变,它的阴阳属性是固定不变的,又称"不可反称性"</td></tr>
<tr><td colspan="2">相对性</td><td colspan="16">若事物的总体属性发生变化,或比较的对象或层次变了,则它的阴阳属性也随之变化,主要表现为:①阴阳属性的相互转化;②阴阳之中复有阴阳;③比较对象不同,则阴阳属性不同</td></tr>
<tr><td rowspan="5">基本内容</td><td colspan="2">对立制约</td><td colspan="16">属性相反的双方在统一整体中的相互斗争、相互制约和相互排斥</td></tr>
<tr><td colspan="2">互根互用</td><td colspan="16">一切事物或现象中相互对立的两个方面,具有相互依存,互为根本的关系</td></tr>
<tr><td colspan="2">交感互藏</td><td colspan="16">阴阳二气在运动中相互感应交合,亦相互发生作用,进而化生事物,推动发展变化</td></tr>
<tr><td colspan="2">阴阳消长</td><td colspan="16">对立互根的阴阳双方不是一成不变的,而是处于不断地增长和消减的变化之中,双方在消长运动中保持动态平衡(生理状态)</td></tr>
<tr><td colspan="2">相互转化</td><td colspan="16">事物的总体属性,在一定条件下可以向其相反的方向转化</td></tr>
<tr><td colspan="3">应用</td><td colspan="16">①说明人体的组织结构;②说明人体的生理功能;③说明人体的病理变化;④用于疾病的诊断和治疗;⑤指导疾病的防治</td></tr>
<tr><td rowspan="13">五行学说</td><td colspan="3">概念</td><td colspan="16">①木、火、土、金、水五种物质及其运动变化,衍化为归纳宇宙万物并阐释其相互关系的五种基本属性;②以木、火、土、金、水五种物质的特性及其相生、相克规律来认识世界、解释世界和探求宇宙变化规律的一种世界观和方法论</td></tr>
<tr><td rowspan="5">特性</td><td colspan="2">木曰曲直</td><td colspan="16">引申为凡具有生长、升发、条达、舒畅等性质或作用的事物或现象</td></tr>
<tr><td colspan="2">火曰炎上</td><td colspan="16">引申为凡具有温热、上升、光明等性质或作用的事物或现象</td></tr>
<tr><td colspan="2">土爱稼穑</td><td colspan="16">引申为凡具有生化、承载、受纳等性质或作用的事物或现象</td></tr>
<tr><td colspan="2">金曰从革</td><td colspan="16">引申为凡具有沉降、肃杀、收敛等性质或作用的事物或现象</td></tr>
<tr><td colspan="2">水曰润下</td><td colspan="16">引申为凡具有滋润、下行、寒凉、闭藏等性质或作用的事物或现象</td></tr>
<tr><td rowspan="7">归类</td><td rowspan="2" colspan="2">五行</td><td colspan="7">自然界</td><td colspan="9">人体</td></tr>
<tr><td>五音</td><td>五味</td><td>五色</td><td>五化</td><td>五气</td><td>五方</td><td>五季</td><td>五脏</td><td>五腑</td><td>五官</td><td>五体</td><td>五志</td><td>五液</td><td>五声</td><td>变动</td><td>五神</td></tr>
<tr><td colspan="2">木</td><td>角</td><td>酸</td><td>青</td><td>生</td><td>风</td><td>东</td><td>春</td><td>肝</td><td>胆</td><td>目</td><td>筋</td><td>怒</td><td>泪</td><td>呼</td><td>握</td><td>魂</td></tr>
<tr><td colspan="2">火</td><td>徵</td><td>苦</td><td>赤</td><td>长</td><td>暑</td><td>南</td><td>夏</td><td>心</td><td>小肠</td><td>舌</td><td>脉</td><td>喜</td><td>汗</td><td>笑</td><td>忧</td><td>神</td></tr>
<tr><td colspan="2">土</td><td>宫</td><td>甘</td><td>黄</td><td>化</td><td>湿</td><td>中</td><td>长夏</td><td>脾</td><td>胃</td><td>口</td><td>肉</td><td>思</td><td>涎</td><td>歌</td><td>哕</td><td>意</td></tr>
<tr><td colspan="2">金</td><td>商</td><td>辛</td><td>白</td><td>收</td><td>燥</td><td>西</td><td>秋</td><td>肺</td><td>大肠</td><td>鼻</td><td>皮</td><td>悲</td><td>涕</td><td>哭</td><td>咳</td><td>魄</td></tr>
<tr><td colspan="2">水</td><td>羽</td><td>咸</td><td>黑</td><td>藏</td><td>寒</td><td>北</td><td>冬</td><td>肾</td><td>膀胱</td><td>耳</td><td>骨</td><td>恐</td><td>唾</td><td>呻</td><td>栗</td><td>志</td></tr>
</table>

续表

五行学说	基本内容	生克乘侮	相生	指木火土金水之间存在着有序的递相滋生、助长和促进的关系。木生火,火生土,土生金,金生水,水生木
			相克	指木火土金水之间存在着有序的递相克制、制约的关系。木克土,土克水,水克火,火克金,金克木
			相乘	指五行中一行对于其所胜的过度制约或克制。木乘土,土乘水,水乘火,火乘金、金乘木
			相侮	指五行中一行对其所不胜的反向制约和克制。木侮金,金侮火,火侮水,水侮土,土侮木
		母子相及	母及子	五行中的某一行异常,继而累及其子行,致母子两行皆异常。如:由肺及肾,肺肾两虚
			子及母	五行中的某一行异常,继而影响其母行,致母子两行皆异常。如:肺病及脾,肺脾两虚
	应用			①说明五脏的生理特点;②说明五脏之间的相互关系;③说明五脏病变的相互影响与传变;④指导疾病的诊断

二、藏象

1.五脏

五脏	共同特点			化生和贮藏精气(藏精气而不泻,故满而不能实)
	心	概述		心与小肠、脉、面、舌等构成心系统。心在五行中属火,在五脏阴阳中属阳中之阳。心主血脉,主神志,为脏腑之大主,生命之主宰,故有"君主之官"之称。心与四时之夏相应
		生理功能	主血脉	主血:心气能推动血液运行,以输送营养物质于全身五脏六腑、四肢百骸;心有生血的作用
				主脉:心气调控心脏的搏动和脉管的舒缩,使脉道通利,血流通畅
			主神志	心有统帅全身脏腑、经络、形体、官窍生理活动和主司意识、思维、情志等精神活动的作用
		生理特征	心为阳脏	心五行属火,为阳中之阳,故称阳脏,说明心以阳气为用,心之阳气有推动心脏搏动,温通全身血脉,兴奋精神,以生机不息的作用
			心火主降	居于上焦的心火,当与心阴合化,在心阴的制约和牵制下,化为冲和之心气下降于肾,以助肾之阳气,使肾水不寒
		附属功能	在体合脉	全身的血脉统属于心
			其华在面	头面部的血脉极其丰富,全身血气皆上注于面,故心的生理功能是否正常可以显露于面部的色泽变化
			在窍为舌	心与舌通过经脉相互联系;心主血脉,舌体血脉丰富,外无表皮覆盖,能灵敏反映心主血脉的功能状态
			在志为喜	喜乐愉悦有益于心主血脉的功能
			在液为汗	心主血脉,血液的重要组成部分——津液是汗液化生之源;心藏神,汗液的生成、排泄与心神调节有关

续表

五脏	肺	概述		肺与大肠、皮毛、鼻等构成肺系统。肺在五行中属金,在五脏阴阳中属阳中之阴。肺主气、司呼吸,助心行血,通调水道,主治节,故有"相傅之官"之称。肺与四时之秋相应
		生理功能	肺主气,司呼吸	主呼吸之气:肺通过呼吸运动,吸入自然界的清气,呼出体内的浊气,实现体内外气体的交换。通过不断地呼浊吸清,吐故纳新,促进人体气的生成,调节气的升降出入运动,保证人体新陈代谢的正常运行 主一身之气:肺有主司一身之气(主要是宗气)的生成和运行的作用,肺有节律地呼吸运动同时带动全身气机的升降出入运动。肺吸入的清气与脾上输的水谷精气在膻中聚合,形成宗气。宗气上出喉咙以促进肺的呼吸,贯通心脉以行气血
			肺主宣发肃降	肺主宣发:指肺气向上升宣和向外布散的功能,气机运动表现形式为升和出,主要作用为:①排出浊气;②输布精微和津液;③宣发卫气,卫气调节腠理开合,控制排汗 肺主肃降:指肺气清肃和向下通降的功能,气机运动表现形式为降和入,主要作用为:①吸入清气,向下布散;②输布精微和津液;③清肃异物
			肺主行水	肺具有疏通和调节水液运行的通道从而推动水液输布和排泄的作用。体内的水液代谢是由肺、脾、肾、小肠、大肠、膀胱等脏腑共同完成的,而肺主行水的功能是通过肺气的宣发和肃降作用来实现的
			肺朝百脉	肺与百脉相通,全身血液通过脉道流注汇聚于肺,通过肺的呼吸进行体内外清浊之气的交换
			肺主治节	肺具有辅助心脏治理和调节全身气、血、津液及全身各脏腑组织生理功能活动的作用。肺主治节主要体现在四个方面:①肺司呼吸,肺有节律地一呼一吸,对完成体内外气体交换起着极其重要的作用;②调节气机;③助心行血;④调节水液代谢。肺主治节,实际上是对肺的主要生理功能的高度概括
		生理特征	肺为华盖	①五脏之中肺位最高,覆盖心君及诸脏,为脏腑之外卫;②肺外合皮毛,宣发卫气,抵御外邪,护卫肌表;③肺主一身之气,调节气机,肺气顺则脏腑气亦顺,故有"肺为脏之长"之说
			肺为娇脏	生理上:肺脏清虚而娇嫩,吸之则满,呼之则虚,为脏腑华盖,百脉之朝会 病理上:外感六淫从皮毛口鼻而入,常易犯肺;肺朝百脉,他脏病变也易累及肺脏。肺位最高,邪必先伤
		附属功能	在体合皮其华在毛	肺对皮毛的作用:肺气宣发,宣散卫气于皮毛;肺气宣发,输精于皮毛 皮毛对肺的作用:皮毛能宣散肺气,以调节呼吸;皮毛受邪,可内合于肺
			在窍为鼻	鼻为呼吸之气出入的通道,与肺直接相连,鼻的通气与否及其嗅觉功能,都必须依赖肺气的作用
			在志为忧	过度悲哀或忧伤,对人体的影响主要是损伤肺气,或导致肺气的宣降运动失调
			在液为涕	鼻属肺窍,故其分泌物也属肺
	脾	概述		脾与胃、肉、唇、口等构成脾系统。脾在五行中属土,在五脏阴阳中属阴中之至阴。脾主运化,统血,升清,输布水谷精微,为"气血生化之源"。人体出生后,各脏腑组织器官皆依赖脾所化生的水谷精微以濡养,故称脾为"后天之本"。脾与四时之长夏相应
		生理功能	脾主运化	脾主运化是指脾具有将水谷化为精微,并将精微物质吸收转输至全身各脏腑组织的作用,包括运化水谷和运化水液两个方面
			脾主生血	脾为后天之本,气血生化之源。脾运化的水谷精微是生成血液的主要物质基础
			脾主统血	"气为血之帅",脾统血的作用是通过气的固摄作用实现的,即气对血的统摄作用的体现
			脾气主升	升清:指脾气的升动转输作用,将吸收的水谷精微和水液上输于心肺,通过心肺作用输布全身,以濡养四肢经脉 升举内脏:指脾气上升能起到维持内脏位置相对稳定,防止其下垂的作用

续表

五脏	脾	生理特性	脾气宜升	脾的气机运动特点以上升为主,脾能升清则气血化生有源。若脾气不升,浊气亦不得下降,则上不得精气滋润而头目眩晕,精神疲惫;中有浊气停滞见腹胀满闷;下有清气下流而见便溏、飧泻
			脾喜燥恶湿	脾之所以有喜燥恶湿的特性与其生理功能是分不开的。脾主运化,脾气升动将水液上输于肺。若脾气健旺,运化水液功能正常发挥,则无水湿痰饮停聚。若脾气虚衰,水液运行失常,则痰饮内生,又反过来遏制脾气,使得脾不升,影响正常的生理功能发挥
		附属功能	在体合肉,主四肢	全身肌肉都需要脾胃所运化的水谷精微来营养才能发达丰满;人体四肢同样需要脾胃运化的水谷精微来营养,以维持其正常的生理活动
			在窍为口,其华在唇	人的食欲、口味与脾的运化功能密切相关 口唇的色泽可以反映脾脏"散精"和"藏营"功能的盛衰
			在志为思	思虑太过易影响脾的运化功能
			在液为涎	脾开窍于口,又主消化,故涎为脾之液
	肝	概述		肝与胆、目、筋、爪等构成肝系统。肝在五行中属木,在五脏阴阳中属阴中之阳。肝主疏泄,藏血,喜调达而恶抑郁,体阴而用阳,故有"将军之官"之称。肝与四时之春相应
		生理功能	肝主疏泄	指肝气具有疏通、畅达全身气机,进而促进精血津液的运行输布、脾胃之气的升降、胆汁的分泌排泄以及情志的舒畅,疏泄男子精液及女子月经等作用
			肝主藏血	肝脏具有贮藏血液、调节血量和防止出血的作用
		生理特性	肝主升发	肝气以"升散""宣发"为主
			喜条达而恶抑郁	条达,即调畅、通达和舒展。肝五行属木,其气升发,宜保持调畅通达才能维持其正常的生理功能
			肝为刚脏	肝具有刚强之性,其气主升主动,易亢易逆,故称"将军之官"
			肝体阴而用阳	肝贮藏阴血,以柔和为贵
		附属功能	在体合筋,其华在爪	筋的活动依赖于肝血的濡养,肝血充足,筋得其养,才能灵活运动而有力。爪甲有赖肝血以营养,因而肝血之盛衰可以影响到爪甲的荣枯变化
			在窍为目	肝与目有经络直接连属,足厥阴肝经上连目系;目之所以能具有视物功能,依赖于肝血之滋养和肝气之疏泄,肝藏之精血由经脉上注于目,使其发挥视觉作用
			在志为怒	大怒可使人体气血上逆,阳气升泄
			在液为泪	肝开窍于目,泪从目出
	肾	概述		肾与膀胱、骨、髓、脑、发、耳等构成肾系统。肾在五行中属木,在五脏阴阳中属阴中之阴。肾主藏精,主水液,主纳气,为人体脏腑阴阳之本,生命之源,故称为"先天之本"。肾气与四时之冬相应
		生理功能	肾藏精	肾具有封藏和贮存人体精气的作用。就精的来源来说,主要有先天之精和后天之精两类
			肾主水	肾有主持和调节水液代谢的作用,体现在以下两方面:①促进脏腑的水液代谢;②生成和排泄尿液
			肾主纳气	指肾气有摄纳肺所吸入的自然界清气,保持吸气的深度,防止呼吸表浅的作用
			肾主闭藏	闭藏又称封藏,肾为先天之本,藏真阴而寓真阳。肾主闭藏是对肾生理功能的高度概括,体现于肾的藏精、主水、纳气、固胎等各方面的作用

续表

五脏	肾	附属功能	在体合骨、生髓	是肾精及其化生的肾气促进机体生长发育功能的具体体现
			其华在发	发的生长发育,赖血以养,但发的生机根于肾,肾藏精,精化血,精血旺盛,则毛发粗壮而润泽
			在窍为耳及二阴	肾气通于耳,肾和则耳能闻五音。肾司二便,肾主生殖
			在志为恐	恐伤肾
			在液为唾	肾脏之液通过足少阴肾经,从肾向上经过肝、膈、肺、气管,直达舌下之金津、玉液二穴,分泌而出即为唾
			与冬气相通应	

五脏	命门	概述	命名被赋予"生命之门",是人体先天之气蕴藏之处,人体生化的来源,生命的根本	
		学说	医家医著	论述
		眼睛	首见于《黄帝内经》	《灵枢·根结篇》:"太阳根于至阴,结于命门。命门者,目也"
		右肾	《难经》	《难经·三十六难》:"肾两者,非皆肾也,其左为肾,右为命门"
		双肾	元·滑寿	"命门,其气与肾通,是肾之两者,其实则一尔"
			明·虞抟	"两肾总号为命门"
			明·张景岳《类经附翼·求正录》	"是命门总乎两肾,而两肾皆属命门。故命门者,为水火之府,为阴阳之宅,为精气之海,为生死之窦"
		两肾之间	明·赵献可《医贯》	"此处两肾所寄,左边一肾属阴水,右边一肾属阳水,各开一寸五分,中间是命门所居之官"
		肾间动气	明·孙一奎《医旨绪余》	"命门乃两肾中间之动气,非水非火,乃造化之枢纽,阴阳之根蒂,即先天之太极,五行由此而生,脏腑以继而生"

2. 六腑

六腑	共同特点	受盛、腐熟和传化水谷(传化物而不藏,故满而不能实)		
	胆	概述	胆居六腑之首,又为奇恒之府。胆与肝相连,附于肝之短叶间。胆属阳属木,与肝相表里,肝为脏属阴木,胆为府属阳木。胆贮藏排泄胆汁,主决断	
		生理功能	贮藏和排泄胆汁	胆汁来源于肝脏,是肝之余气凝聚而成。胆汁形成后进入胆腑,由胆腑加以贮藏。贮藏于胆腑的胆汁在肝的疏泄作用下排泄,注入肠中促进水谷运化和吸收,是脾胃功能正常发挥的重要条件
			胆主决断	肝胆相表里,肝为将军之官主谋虑,胆为中正之官主决断。胆主决断是指在精神意识思维的活动过程中,具有判断事物、做出决定的作用
	胃	概述	是机体对饮食物进行消化吸收的重要脏器,主纳腐熟水谷,有"太仓""水谷之海"之称	
		生理功能	受纳,腐熟水谷	饮食入口经过食管,容纳于胃,在胃气的作用下进行腐熟,成为食糜,这个过程称为"腐熟"。胃有受纳和腐熟水谷的功能,但是必须和脾的运化功能相配合,方能使水谷化为精微,以化生气血津液供养全身
			通降	主要是指胃气有使食糜下入小肠、大肠和排泄糟粕的功能
		生理特性	以降为和	相对于脾气以升为健,胃气的运动趋势是以降为和。脾气上升与胃气下降的协调有序,既是饮食得以运化,精微物质得以吸收转输的重要机制,也是全身气机升降运行的枢纽
			喜润恶燥	喜润恶燥的生理特性源于运气学说中的标本中气理论。胃的喜润恶燥与脾的喜燥恶湿相对,从阴阳属性上说,胃属阳明,聚中焦,在五行属土。因阳明经气阳热较盛,故胃为阳土,属燥。胃为水谷之海,有丰富的津液和精微物质加以滋润,胃的功能才能维持正常,故喜润

续表

		概述	包括十二指肠、空肠和回肠。它是机体对饮食物进行消化、吸收，并输布其精微，下传其糟粕的重要脏器。小肠与心经脉相互络属，故与心互为表里。小肠主受盛化物和泌别清浊
六腑	小肠	生理功能 · 受盛化物	小肠具有受盛食物和消化食物的功能，主要表现在以下两个方面：一是指小肠接受由胃腑下传而来的初步消化的食物，起到了容器的作用；二是小肠对食物进行进一步消化，将饮食水谷化为精微和糟粕两部分，即化物作用
		生理功能 · 泌别清浊	指小肠在把经胃初步消化的饮食进行进一步消化的同时，把食物中的水谷精微化出并加以吸收，将食物中的糟粕通过阑门传输到大肠。小肠在吸收精微的同时，还吸收了大量水液。多余的水液通过肾脏的气化作用生成尿液进入膀胱，排出体外
	大肠	概述	包括结肠和直肠，是机体对饮食物糟粕中的多余水液进行吸收，并排出糟粕的脏器。大肠与肺由经脉相互络属而互为表里
		生理功能 · 传化糟粕	大肠接受经过小肠泌别清浊后所剩下的食物残渣，再吸收其中多余的水液，形成粪便，传送至大肠末端，经肛门排出体外，故大肠有"传导之官"之称
		生理功能 · 大肠主津	大肠接受经小肠泌清别浊作用后所剩余的食物残渣和水分，将其中水液再吸收，使食物残渣形成粪便而排出体外，即所谓的大肠燥化作用。大肠吸收水分，参与调节体内水液代谢的功能，称为"大肠主津"
	膀胱	概述	主贮存、排泄尿液。膀胱与肾经脉相互络属，互为表里
		生理功能 · 贮存尿液	人体津液通过肺、脾、肾等脏腑作用，布散全身，发挥其滋养濡润身体的作用，其代谢后的部分则下输于肾，经肾气的气化，升清降浊。清者回归体内循环，浊者下输于膀胱，变成尿液，由膀胱加以贮存
		生理功能 · 排泄尿液	尿液贮存于膀胱，当膀胱内的尿液达到一定量的时候，经由肾气的气化作用，使膀胱开合有度，则尿液可以及时从溺窍排出体外。膀胱的贮存和排泄尿液的功能，依赖于肾气与膀胱之气的升降协调
	三焦	概述	是上焦、中焦、下焦的合称。通行元气、疏通水道等。三焦是最大的腑，在五脏六腑中无与匹配，故有"孤府"之称。关于上、中、下三焦的部位划分：横膈以上为上焦，包括心与肺；横膈以下至脐为中焦，包括脾与胃；脐下至二阴为下焦，包括肝、肾、大肠、小肠、膀胱和女子胞等。其中肝脏按其部位而言应属中焦，但因其在生理功能上与肾关系密切，故将肝与肾一并划归下焦
		生理功能 · 通行元气	元气由肾精所化，通过三焦而布达全身，以激发、推动各脏腑组织器官的功能活动
		生理功能 · 运行水液	三焦是人体水液升降出入的通道。全身的水液代谢，是由肺、脾、肾、膀胱等多个脏腑协调作用完成的，只有三焦通利才能正常地升降出入
		生理特性 · 上焦如雾	上焦一般指膈以上的部位，包括心、肺两脏以及头面部，也有人将上肢归属于上焦。上焦的主要生理特点是主气的宣发和升散，即宣发卫气，布散水谷精微和津液以营养滋养全身。上焦主气的宣发和升散，但不是有升无降，而是"升已而降"，故曰"如雾露之溉"
		生理特性 · 中焦如沤	中焦是指横膈以下，脐以上的腹部，包括了脾胃在内。中焦的生理特点以"泌糟粕，蒸津液，化其精微"为主，并为气机升降之枢纽。"中焦如沤"，指中焦脾胃腐熟消化水谷和化生转输水谷精微的作用。又因中焦脾胃的受纳腐熟与运化功能可以化生水谷精微与气血，故称"中焦主化"
		生理特性 · 下焦如渎	下焦是指胃以下的部位和脏器，如小肠、大肠、肾和膀胱等，均属于下焦。在《内经》中认为下焦的生理功能是排泄糟粕和尿液。"下焦如渎"指的是肾、膀胱、小肠、大肠等脏腑像沟渠一样排泄二便的生理状态

3. 奇恒之府

<table>
<tr><td colspan="2">共同特点</td><td colspan="3">形态似腑,功能似脏,无脏腑表里关系</td></tr>
<tr><td rowspan="25">奇恒之府</td><td rowspan="13">脑</td><td colspan="2">概述</td><td>脑由髓汇集而成,故名"髓海"。脑是精髓和神明高度汇集之处,有"元神之府"之称</td></tr>
<tr><td rowspan="3">生理功能</td><td>主宰生命活动</td><td>"脑为元神之府",是生命的枢机,主宰人体的生命活动</td></tr>
<tr><td>主精神意识</td><td>人的精神活动,包括思维意识和情志活动等,都是客观外界事物反映于脑的结果</td></tr>
<tr><td>主感觉运动</td><td>眼、耳、口、鼻、舌五脏外窍,皆位于头面,与脑相通。人的视听、言语、动作等皆与脑有密切联系</td></tr>
<tr><td colspan="2">与五脏的关系</td><td>脑的生理病理统归于心而分属五脏,认为心是君主之官,五脏六腑之大主,神明之所出,精神之所舍,把人的精神意识和思维活动统归于心,称之为"心藏神",但又把神分为神、魂、魄、意、志五种不同的表现,分别归属于心、肝、脾、肺、肾五脏,所谓"五神脏",其中又与心、肝、肾的关系更为密切。心统领五脏。肝主疏泄,又主谋虑,调节人的精神情志活动。肾藏精,精生髓,髓聚于脑,脑为元神之府,故脑的生理与肾的关系尤为密切。肾精充盈,髓海得养,脑的发育健全,则精力充沛,耳聪目明,思维敏捷,动作灵巧。若肾精亏少,脑髓不足,髓海失养,可见头晕、健忘、耳鸣,甚则记忆力减退、思维迟钝等症</td></tr>
<tr><td rowspan="3">与气血精津液的关系</td><td>与气血</td><td>人体气血通过十二经脉、三百六十五络的传注,上达于头面部,分别入于各个孔窍之中,发挥其濡养脑髓和孔窍的作用。脑则通过经络的传导发挥其主视、听、嗅、味等感官的作用,故气血不足或气血逆乱都可以导致脑功能失常和视、听、嗅、语言、运动、感觉等功能障碍</td></tr>
<tr><td>与精</td><td>肾藏精,精生髓,髓聚于脑,脑为髓海。髓的化生以先天之精为主要物质基础,又赖后天之精的不断充养。髓分布于骨腔中,由脊髓而上引入脑,成为脑髓,脑与精的关系十分密切,髓海有余,则轻劲多力,自过其度;髓海不足,则耳脑转耳鸣,胫酸眩冒,目无所见,懈怠安卧</td></tr>
<tr><td>与津液</td><td>津液源于饮食水谷,通过脾胃的功能活动而生成。津液中稠厚而流动性较小的液能灌注骨节、脏腑和脑髓,具有充养脊髓、脑髓和脏腑的作用,故液脱之人,可以见到腰膝酸软,头晕耳鸣等髓海空虚的症状</td></tr>
<tr><td rowspan="11">髓</td><td colspan="2">概述</td><td>髓是骨腔中一种膏样物质,有骨髓、脊髓和脑髓之分。髓由先天之精所化生,又为后天之精所充养。髓有养脑、充骨和化生血液的功能</td></tr>
<tr><td rowspan="3">生理功能</td><td>养脑</td><td>髓以先天之精为主要物质基础,赖后天之精的不断充养,分布于骨腔中,由脊髓而上引入脑,成为脑髓,脑髓充盈,脑得髓养,则脑力充沛,反应敏捷,耳聪目明,身体强壮。若先天不足或后天失养,以致肾精不足,不能生髓养脑,导致髓海不足,则出现头晕耳鸣,两眼昏花,腰胫酸软,善忘嗜睡,反应迟钝,或小儿发育迟缓,囟门迟闭,身体矮小,智力发育障碍等症状</td></tr>
<tr><td>充骨</td><td>髓藏与骨中,骨赖髓的充养。肾精充足,骨髓生化有源,骨骼得到骨髓的滋养,则生长发育正常,骨骼才能保持其坚韧之性。若肾精亏虚,骨失髓养,就会导致生长发育障碍,或者骨骼脆弱易折,甚则发为骨痿</td></tr>
<tr><td>生血</td><td>精生髓,髓可以化血,精髓为血液生成的重要物质基础。临床上,对于某些血虚证可以采用补肾填精的方法来治疗,就是精髓化血理论的具体应用</td></tr>
<tr><td colspan="2">与五脏的关系</td><td>髓由肾精所生,肾中精气的盛衰与髓的盈亏变化有着密切的关系,故有"肾不生则髓不能满"的说法。脾胃为后天之本,气血生化之源。脾胃功能活动所产生的水谷精微可以转化而生成髓,起到充骨养脑的作用,故髓的盈亏与脾胃功能活动亦有一定的关系。此外,气、血、精、髓可以互生,故髓与五脏皆有关,其中与肾的关系最为密切</td></tr>
</table>

续表

骨	生理功能	储藏骨髓	骨为髓之府,骨髓藏于骨腔之中,并对骨骼具有充养作用。只有骨髓充盈,骨骼得养才能强健有力
		支持形体	骨骼为人体的支架,具有支持形体,保护脏器的重要功能
		主司运动	骨骼通过肌肉、韧带等组织联结周身之关节,主司全身的运动
脉	概述		脉,即经脉、血脉,为气血运行的通路。血脉分布于周身,与心肺直接相连,形成一个密闭的系统,具有重要的生理功能
	生理功能	通行全身气血	全身的气血在心气的推动下,在经脉内循行不息,输布于全身各脏腑组织器官,维持其正常的生理机能
		联络脏腑组织	经脉不但可以输送气血,而且还有重要的联络作用。纵横交错的经脉,把人体各脏腑组织器官联络在一起,构成生理、病理上的联系
女子胞	生理功能	主持月经	月经,是女性生殖器官发育成熟后周期性胞宫出血的生理现象。月经的产生是脏腑经脉气血及天癸作用于胞宫的结果,胞宫的功能正常与否直接影响月经来潮
		孕育胎儿	胞宫是女性孕育胎儿的器官。女子在发育成熟后,月经应时来潮,便有受孕生殖能力。受孕之后,月经来潮停止,脏腑经络气血皆下注冲任,到达胞宫以润养胚胎,培育胎儿至成熟分娩
	与脏腑的关系	女子胞与肝	肝主疏泄而藏血,女子胞的生理功能与肝的主疏泄和藏血功能密切相关。肝主藏血,肝血为女子经血之本;肝主疏泄,使气机条畅。肝的生理功能正常则任脉通畅,太冲脉盛,月事应时而下
		女子胞与脾	脾主运化,主化生血液与统血,为气血化生之源。女子胞与脾的关系主要体现在经血的化生与统摄两个方面
		女子胞与肾	肾藏精,主生长、发育和生殖。女子胞与肾的关系主要表现在肾精与天癸对女子胞的作用。天癸,是促进生殖器官的发育和生殖功能成熟所必需的重要物质,是肾中精气充盈到一定程度的产物
	与经络的关系	与冲脉	冲脉上渗诸阳,下灌三阴,与十二经脉相通,为十二经脉之海。冲脉又为五脏六腑之海。脏腑经络之气血皆下注冲脉,故称冲为血海,女子月经来潮及孕育功能,皆以血为基础。任脉通,太冲脉盛,是月经产生的必要条件
		与任脉	任脉为阴脉之海,蓄积阴血,为妇人妊养之本。任脉通畅,月经如常,方能孕育胎儿。因一身之阴血经任脉聚于胞宫,妊养胎儿,故称"任主胞胎"。任脉气血通盛是女子胞主持月经、孕育胎儿的生理基础。冲为血海,任主胞胎,二者互资互助,方能有子
		与督脉	督脉为阳脉之海,督脉与任脉同起于胞中,一行于身后,一行于身前,交会于龈交,其经气往复循环,沟通阴阳,调摄气血,并与肾相通,运行肾气,从而维持胞宫正常的经、孕、产的生理活动
		与带脉	《血证论·崩带》:"带脉下系于胞宫,中束人身,居身之中央。"说明带脉既可以约束、统摄冲任督三经气血,又可以固摄胞胎
		与十二经脉	十二经脉的气血通过冲、任二脉灌注于胞宫之中,而为经血之源,胎孕之本。胞宫直接或间接与十二经脉相通,禀受脏腑之气血,泄而为经血,藏而育胞胎,从而完成其生理功能

4. 脏脏之间的关系

<table>
<tr><td rowspan="11">脏与脏之间关系</td><td rowspan="2">心与肺</td><td>呼吸吐纳</td><td>呼吸吐纳的正常与心肺的功能协调有密切关系。心主血脉,血能载气,正常的血液循环能维持肺主气机能的正常进行。因此,血液的正常供应是肺主气司呼吸的物质基础</td></tr>
<tr><td>血液运行</td><td>肺主宣发肃降和"肺朝百脉",能促进心的行血功能。因此肺宣降正常则是血液正常循行的必要条件,符合"气为血之帅"的规律。肺吸进的清气,一部分进入血液中随心脏搏动而运行全身,而体内产生的浊气则会随百脉汇聚于肺,由肺呼出;清气的另一部分与脾上输于肺的谷气(水谷精微之气)合为宗气。宗气的一部分随肺气的肃降作用下降以滋元气,另一部分随肺气的宣发作用上出息道以助呼吸;宗气还有一部分进入血脉中推动血液运行。病理上,若肺气虚衰或肺气失宣,可影响心的行血功能,出现血脉瘀滞的病症,可见胸闷、心慌,甚至出现口唇青紫等病理表现。反之,若心气不足或心阳不振,导致血行异常,瘀阻心脉,亦会影响肺的宣发肃降功能,出现咳嗽、气促等病理表现</td></tr>
<tr><td rowspan="2">心与脾</td><td>血液生成</td><td>生理上,脾能运化水谷精微,以化生血液。脾气旺盛,则心之生化功能正常,血充盛而心有所主,而脾传输精微,化生血液的功能也依赖心的协助。心阳可以温煦脾土,使脾阳不衰,从而保证了脾的运化功能正常。病理上,心脾也常互相影响。如思虑过度,则暗耗心血,血虚则心无所主;若心的功能不足,阳气虚衰,脾阳失养,则脾阳气亦虚,最终可导致心脾两虚证候</td></tr>
<tr><td>血液运行</td><td>生理上,心气是推动血液正常循行的基本动力,而脾气可以统摄血液,使之在脉管内正常循行而不是溢出脉外。病理上,若心脾发生病变,必然影响到血液的正常运行。如心气不足,行血无力,则可出现血行迟缓或气血瘀滞的病理现象;若脾气虚损,统摄无权,则可出现便血、尿血、紫斑或崩漏等血液妄行的病症。或劳心过度,血液耗损过多,最终可以导致"心脾两虚",出现眩晕、心悸、失眠、多梦、腹胀、食少、体倦、面色无华等症,中医往往采用补益心脾的方法予以治疗</td></tr>
<tr><td rowspan="2">心与肝</td><td>血液运行</td><td>生理上,心主血,心为一身血液正常运行的核心;肝藏血,肝是贮存血液、调节血量的重要脏器。两者相互配合,共同维持血液的正常运行,所以说"肝藏血,心行之"。心血充盈,则血行正常,肝有所藏;肝血充足,疏泄有度,也有利于心行血功能的正常进行。心血是指心所主的运行于心中和血脉中的血液,肝血则是指贮藏在肝中的血液,二者基本上概括了全身之血。病理上,两脏也相互影响,如全身血液的亏虚,也主要表现在心血虚和肝血虚,心血瘀阻可累及肝血,肝血瘀阻亦可累及心血,最终导致心肝血瘀的病理变化</td></tr>
<tr><td>精神情志</td><td>生理上,心藏神,主宰精神意识、思维情志等活动。肝藏魂,主疏泄,调畅气机,维持情志的舒畅。心肝两脏相互为用,共同维持正常的精神情志活动。心血充盈,心神健旺,有助于肝气疏泄,情志调畅;肝气疏泄有度,情志畅快,亦有利于心神内守;心血充足,则魂有所舍。病理上,心神不安与肝气郁结、心火亢盛与肝火上炎、心血亏虚与肝血亏虚常并存出现或者相互引动</td></tr>
<tr><td rowspan="4">心与肾</td><td>水火既济</td><td>心居上焦属阳,在五行中属火;肾居下焦属阴,在五行中属水。就阴阳水火的升降理论而言,在上者宜降,在下者宜升,升已而降,降已而升。心位居上,故心火(阳)必须下降于肾,使肾水不寒;肾位居下,故肾水(阴)必须上济于心,使心火不亢。肾无心火之温煦则水寒,心无肾阴之滋润则火炽。心与肾之间的水火升降互济,维持了两脏之间生理机能的协调平衡。根据阴阳交感和互藏的机理,肾气分为肾阴与肾阳,肾阴上济依赖肾阳的鼓动;心气分为心阴与心阳,心火的下降需要心阴的凉润。肾阴在肾阳的鼓动作用下化为肾气以上升济心,心火在心阴的凉润作用下化为心气以下行助肾</td></tr>
<tr><td>精神互用</td><td>心藏神,肾藏精。精能化气生神,为气、神之源;神能控精驭气,为精、气之主,故积精可以全神,神清可以控精</td></tr>
<tr><td>君相安位</td><td>心为君火,肾为相火(命火)。君火在上,如日照当空,为一身之主宰;相火在下,系阳气之根,为神明之基础。命火秘藏,则心阳充足;心阳充盛,则相火亦旺。君火相火,各安其位,则心肾上下交济,所以心与肾的关系也表现为心阳与肾阳的关系</td></tr>
<tr><td>精血互生</td><td>精能化血,血能生精,精血互生。血液藏于肝中,与肾化和成为肾所藏之精。由于血能生精,血旺则精足,血亏则精衰。肾藏精,精生髓,精髓是化生血液的重要物质基础。精足则血足,所以肾精亏损可导致血虚</td></tr>
</table>

续表

脏与脏之间的关系	肺与脾	气的生成	肺主呼吸,吸入自然界的清气;脾主运化,化生水谷之精并进而化为谷气。清气与谷气在肺中汇为宗气,宗气与元气再合为一身之气。因元气由先天之精化生,而先天之精的量一般固定不变,故一身之气的盛衰,主要取决于宗气的生成。脾化生的谷精、谷气和津液,有赖于肺气的宣降运动以输布全身。而肺维持其生理活动所需要的谷精、谷气与津液,又依靠脾气运化水谷的作用以生成,故有"肺为主气之枢,脾为生气之源"之说。只有在肺脾两脏的协同作用下,才能保证宗气及一身之气的生成。病理上,肺气虚累及脾(子病犯母),脾气虚影响肺(母病及子),终致肺脾两虚之候
		水液代谢	津液代谢涉及多个脏腑的生理机能。就肺脾而言,肺气宣降以行水,使水液正常地输布与排泄;脾气运化,散精于肺,使水液正常地生成与输布。人体的水液,由脾气上输于肺,通过肺气的宣发肃降布散周身及下输肾或膀胱。肺脾两脏协调配合,相互为用,是保证津液正常输布与排泄的重要环节。若脾失健运,水液不化,聚湿生痰,为饮为肿,影响及肺则失其宣降而痰嗽喘咳,是病其标在肺,而其本在脾,故有"脾为生痰之源,肺为贮痰之器"之说
	肺与肝	气机升降	肝主升发,肺主肃降。肺与肝的生理联系主要体现在人体气机升降的调节方面。"肝生于左,肺藏于右"。肝气从左升发,肺气由右肃降。肝气以升发为宜,肺气以肃降为顺,此为肝肺气机升降的特点所在。肝升肺降,升降协调,对全身气机的调畅,气血的调和起着重要的调节作用。肺气充足,肃降正常,有利于肝气的升发;肝气疏泄,升发条达,有利于肺气的肃降,可见肝升与肺降既相互制约又相互为用。病理状态下,肝肺病变可相互影响。如肝郁化火、肝气上逆、肝火上炎可耗伤肺阴,使肺气不得肃降,而出现咳嗽、胸痛、咯血等肝火犯肺证,阴阳学说称为"左升太过,右降不及",五行学说称为"木火刑金"或"木旺侮金"。另一方面,肺失清肃,燥热内盛,也可伤及肝阴,致肝阳亢逆,而出现头痛、易怒、胁肋胀痛等肺病及肝之候
		气血调节	生理上,肺主气,一方面生成宗气助心行血,另一方面呼吸运动对全身血液运行有着调节功能。肝藏血,对调节全身血量有重要作用。二者协调,对维持人体血液的正常循环起了重要作用。病理上,若肺失宣降,则会影响血行,出现气滞血瘀、气虚血瘀等证候;肝不藏血,则会出现爪甲失养、目视不明,甚至出血等证候
	肺与肾	水液代谢	肺主行水,为水之上源;肾主水液代谢,为主水之脏。肺气宣发肃降而行水的功能,有赖于肾气及肾阴肾阳的促进;肾气所蒸化及升降的水液,有赖于肺气的肃降运动使之下归于肾或膀胱。肺肾之气的协同作用,保证了体内水液输布与排泄的正常。病理上,肺失宣降,通调水道失职,必累于肾,可致尿少,甚者水肿;肾病气化不利,水液停留,上凌心肺,可导致心肺功能失常,出现水肿,上为喘呼,咳逆倚息,不能平卧等症
		呼吸运动	肺主气而司呼吸,肾藏精而主纳气。人体的呼吸运动,虽由肺所主,但亦需肾的纳气机能协助。只有肾精及肾气充盛,封藏机能正常,肺吸入的清气才能经其肃降而下纳于肾,以维持呼吸的深度。可见,在人体呼吸运动中,肺气肃降,有利于肾的纳气;肾精肾气充足,纳摄有权,也有利于肺气之肃降。病理上,肺气久虚,肃降失司与肾气不足,摄纳无权,往往互为影响,以致出现气短喘促,呼吸表浅,呼多吸少等肾不纳气的病理变化
		阴阳互资	肺肾阴阳,相互资生。金为水之母,肺阴充足,下输于肾,使肾阴充盈;肾阴为诸阴之本,肾阴充盛,上滋于肺,使肺阴充足。肺阴不足与肾阴不足,既可同时并见,亦可互为因果,最终导致肺肾阴虚内热之候。肾阳为诸阳之根,能资助肺阳,共同温暖肺阴及肺津,推动津液输布,则痰饮不生,咳喘不作。病理上,肺阴不足与肾阴不足既可同时并见,亦可互为因果,最终导致肺肾阴虚证候。临床上常见两颧嫩红,骨蒸潮热,盗汗,干咳喑哑,少痰或痰中带血,腰膝酸软,男子遗精,女子月经不调等症。肺肾阳虚在临床也常同时可见,如老年久病,痰饮喘咳,多数为肺肾阳虚

续表

脏与脏之间的关系	肝与脾	饮食消化	肝主疏泄,调畅气机,协调脾胃升降,并能疏利胆汁,使之输于肠道,促进脾胃对饮食物的消化对精微的吸收和转输;脾气健旺,运化正常,水谷精微充足,气血生化有源,肝体得以濡养而使肝气冲和条达,有利于疏泄机能的发挥。病理上,肝脾病变相互影响,若肝失疏泄,气机郁滞,易致脾失健运,形成精神抑郁、胸闷太息、纳呆腹胀、肠鸣泄泻等肝脾不调之候;脾失健运,也可影响肝失疏泄,导致"土壅木郁"之证;或因脾虚生湿化热,湿热郁蒸肝胆,胆热液泄,则可形成黄疸
		血液运行	血的正常运行,虽由心所主持,但与肝、脾也有密切的关系。肝主藏血,调节血量;脾主生血,统摄血液。脾气健旺,生血有源,统血有权,使肝有所藏;肝血充足,藏泻有度,血量得以正常调节,气血才能运行无阻。肝脾相互协作,共同维持血液的正常运行。病理状态下,脾气虚弱,则血液生化无源而血虚或统摄无权而出血,均可导致肝血不足。此外,肝不藏血也可与脾不统血同时并见,临床称为"藏统失司"
	肝与肾	精血同源	肝肾之间的关系,有"肝肾同源"或"乙癸同源"(以天干配五行,肝属乙木,肾属癸水,故称)之称。肝主藏血而肾主藏精,肝主疏泄而肾主封藏,肝为水之子而肾为木之母。肝藏血,肾藏精,精血皆由水谷之精生化和充养,且能相互资生,故曰同源互化。清·张璐《张氏医通·诸血门》说:"精不泄,归精于肝而化清血。"即说肾精化为肝血。而肾受五脏六腑之精而藏之。封藏于肾之精,也需依赖于肝血的滋养而维持充足。肾精肝血,一荣俱荣,一损俱损,休戚相关。病理上,肝血不足与肾精亏损多可相互影响,以致出现头昏目眩、耳聋耳鸣、腰膝酸软等肝肾精血两亏的病变
		藏泄互用	肝主疏泄,肾主封藏,二者之间存在着相互为用、相互制约的关系。肝气疏泄可促使肾气封藏有度,肾气闭藏可防肝气疏泄太过。疏泄与封藏,相辅相成,从而调节女子的月经来潮、排卵和男子的排精。若肝肾藏泄失调,女子可见月经周期失常,经量过多、闭经,以及排卵障碍;男子可见阳痿、遗精、滑泄或阳强不泄等症
		阴阳互资互质	肝气由肝精肝血所化所养,可分为肝阴与肝阳;肾气由肾精化生,可分为肾阴与肾阳。不仅肝血与肾精之间存在着同源互化的关系,而且肝肾阴阳之间也存在着相互资养和相互制约的联系。肾阴与肾阳为五脏阴阳之本,肾阴滋养肝阴,共同制约肝阳,则肝阳不偏亢;肾阳资助肝阳,共同温煦肝脉,可防肝脉寒滞。肝肾阴阳之间制约互用维持了肝肾之间的协调平衡。病理上,肾阴不足可累及肝阴,肝肾阴虚,阴不制阳,水不涵木,又易致肝阳上亢,可见眩晕、中风等;肾阳虚衰可累及肝阳,肝肾阳虚,阳不制阴,阴寒内盛,可见下焦虚寒,肝脉寒滞,少腹冷痛,阳痿精冷,宫寒不孕等
	脾与肾	先后天相互资助	脾主运化水谷精微,化生气血,为后天之本。肾藏先天之精,是生命之本源,为先天之本。脾的运化水谷,是脾气及脾阴脾阳的协同作用,但有赖于肾气及肾阴肾阳的资助和促进才能健旺;肾所藏先天之精及其化生的元气,亦赖脾气运化的水谷之精及其化生的谷气的不断充养和培育方能充盛。后天与先天,相互资生,相互促进。先天温养激发后天,后天补充培育先天。病理上,肾精不足与脾精不充,脾气虚弱与肾气虚亏,脾阳虚损与命门火衰,脾阴(胃阴)匮乏与肾阴衰少,常可相互影响,互为因果。两脏精虚多出现生长发育迟缓或未老先衰,两脏气虚多表现为腹胀便溏或大小便失禁或虚喘乏力,脾肾阳虚多出现畏寒腹痛、腰膝酸冷、五更泄泻、完谷不化等虚寒性病证,脾(胃)肾阴虚可出现五心烦热、口舌生疮、舌红少苔或无苔,或饥不欲食的虚热性病证
		水液代谢	脾气运化水液功能的正常发挥,须赖肾气的蒸化及肾阳的温煦作用的支持。肾主水液输布代谢,又须赖脾气及脾阳的协助,即所谓"土能制水"。脾肾两脏相互协同,共同主司水液代谢的协调平衡。病理上,脾气、脾阳失运,水湿内生,经久不愈,可发展至肾水泛滥;而肾气、肾阳虚衰,蒸化失司,水湿内蕴,也可影响脾气、脾阳的运化,最终均可导致尿少浮肿,腹胀便溏,畏寒肢冷,腰膝酸软等脾肾两虚、水湿内停之证

5. 脏腑之间的关系

<table>
<tr><td rowspan="10">脏与腑之间的关系</td><td>共同传化水谷</td><td colspan="2">六腑的生理机能虽然各不相同,但它们都是传化水谷、输布津液的器官,饮食入胃,经胃的腐熟成为食糜,下降于小肠,小肠承受胃的食糜,再进一步消化,并泌别清浊,清者为水谷精微以养全身,其中的水液经三焦渗入膀胱,浊者为食物残渣下传大肠。渗入膀胱的水液经蒸化作用排泄于外而为尿。进入大肠的食物残渣经燥化与传导作用,通过肛门排出体外是为粪便。在上述饮食物的消化、吸收与排泄过程中,还有赖于胆汁的排泄以助消化和三焦的疏通水道以渗水液的作用。由于六腑传化水谷,需要不断地受纳排空,虚实更替,故有"六腑以通为用""六腑以通为顺"之说</td></tr>
<tr><td>共同生理特性</td><td colspan="2">饮食物从口摄入以后,经过六腑的共同作用,从消化吸收乃至糟粕的下传排出,必须不断地由上而下递次传送。六腑中的内容物不能停滞不动,其受纳、消化、传导、排泄的过程,是一个虚实、空满不断更替的过程。六腑的生理特点是实而不能满,满则病;通而不能滞,滞则害</td></tr>
<tr><td>病理特性</td><td colspan="2">六腑在病理上相互影响,如胃有实热,津液被灼,必致大便燥结,大肠传导不利;而大肠传导失常,肠燥便秘也可引起胃失和降,胃气上逆,出现嗳气、呕恶等症;又如胆火炽盛,每可犯胃,出现呕吐苦水等胃失和降之证;而脾胃湿热,郁蒸肝胆,胆汁外溢,则见口苦、黄疸等症。六腑病变,多表现为传化不通,故在治疗上又有"六腑以通为补"之说。这里所谓"补",不是用补益药物补脏腑之虚,而是指用通泄药物使六腑以通为顺。这对腑病而言,堪称为"补"。当然,并非所有腑病均用通泄药物治疗,只有六腑传化机能发生阻滞而表现为实证时,方能"以通为补"。否则,如胃阴不足、膀胱失约等证,治疗又当以补虚扶正为主</td></tr>
<tr><td rowspan="2">心与小肠</td><td>生理</td><td>心与小肠生理上相互为用。心主血脉,心阳之温煦,心血之濡养,有助于小肠的化物功能;小肠主化物,泌别清浊,吸收水谷精微和水液,经脾气转输于心,化血以养其心脉</td></tr>
<tr><td>病理</td><td>心与小肠病理上相互影响。心经实火,可移热于小肠,引起尿少、尿赤、尿涩刺痛、尿血等小肠实热的症状,这是由于小肠火随水液经三焦下注膀胱之故。故清泻心火和小肠火,应在增加水液摄入量的基础上,采用苦寒泻火兼淡渗利尿的方药。反之,小肠有热亦可循经脉上熏于心,可见心烦、舌赤糜烂等症状。此外,小肠虚寒,化物失职,水谷精微不生,日久可出现心血不足的病证</td></tr>
<tr><td rowspan="2">肺与大肠</td><td>生理</td><td>手太阴经属肺络大肠,手阳明经属大肠络肺,通过经脉的相互络属,肺与大肠构成表里关系;肺与大肠的生理联系主要体现在肺气肃降与大肠传导之间的相互为用关系。肺气清肃下降,气机调畅,布散津液,能促进大肠的传导,有利于糟粕的排出;大肠传导正常,糟粕下行,亦有利于肺气的肃降。两者配合协调,从而使肺主呼吸及大肠传导的机能均归正常</td></tr>
<tr><td>病理</td><td>肺与大肠在病变时亦可相互影响。肺气壅塞,失于肃降,气不下行,津不下达,可引起腑气不通,肠燥便秘;若大肠实热,传导不畅,腑气阻滞,也可影响到肺的宣降,出现胸满咳喘</td></tr>
<tr><td rowspan="2">脾与胃</td><td>纳运相合</td><td>胃主受纳、腐熟水谷,为脾主运化提供前提;脾主运化、消化食物,转输精微,也为胃的摄食提供条件及能量。两者密切合作才能维持饮食物的消化及精微、津液的吸收转输。若脾失健运可导致胃纳不振,而胃气失和也可导致脾运失常,最终均可出现纳少脘痞、腹胀泄泻等脾胃纳运失调之症</td></tr>
<tr><td>升降相因</td><td>脾胃居中,脾气主升而胃气主降,相反而相成。脾气升则肾气、肝气皆升,胃气降则心气、肺气皆降,故为脏腑气机上下升降的枢纽。在饮食物的消化吸收方面,脾气上升,将运化吸收的水谷精微和津液向上输布,自然有助于胃气之通降;胃气通降,将受纳之水谷、初步消化之食糜及食物残渣通降下行,也有助于脾气之升运。脾胃之气升降相因,既保证了饮食纳运机能的正常进行,又维护着内脏位置的相对恒定。若脾虚气陷可导致胃失和降而上逆,而胃失和降亦影响脾气升运功能,均可产生脘腹坠胀、头晕目眩、泄泻不止、呕吐呃逆,或内脏下垂等脾胃升降失常之候。所谓"清气在下,则生飧泄;浊气在上,则生䐜胀"</td></tr>
</table>

续表

脏与腑之间的关系	脾与胃	燥湿相济	脾与胃相对而言,脾为阴脏,以阳气温煦推动用事,脾阳健则能运化升清,故性喜燥而恶湿;胃为阳腑,以阴气凉润通降用事,胃阴足、胃津充则能受纳腐熟,故性喜润而恶燥。脾易湿,得胃阳以制之,使脾不至于湿;胃易燥,得脾阴以制之,使胃不至于燥。脾胃阴阳燥湿相济,是保证两者纳运、升降协调的必要条件。若脾湿太过,或胃燥阴伤,均可产生脾胃纳运的失常。如湿困脾运,可导致胃纳不振;胃津或胃阴不足,亦可影响脾运功能。脾湿则其气不升,胃燥则其气不降,可见中满痞胀、排便异常等症
	肝与胆	同司疏泄	肝主疏泄,分泌胆汁;胆附于肝,藏泄胆汁。两者协调合作使胆汁疏利到肠道,以帮助脾胃消化食物。肝气疏泄正常,促进胆汁的分泌和排泄;而胆汁排泄无阻,又有利于肝气的疏泄畅达。若肝气郁滞,可影响胆汁疏利;胆腑湿热,也影响肝气疏泄,最终均可导致肝胆气滞、肝胆湿热,或郁而化火,肝胆火旺的病理变化
		共主勇怯	胆主决断与人的勇怯有关,而决断又来自肝之谋虑,肝胆相互配合,则人的情志活动正常,遇事能做出决断。实际上,肝胆共主勇怯是以两者同司疏泄为生理学基础的,若肝胆气滞,或胆郁痰扰,均可导致情志抑郁或惊恐胆怯等病症
	肾与膀胱	生理	肾为水脏,膀胱为水腑,足少阴经属肾络膀胱,足太阳经属膀胱络肾,两者构成表里相合关系。肾与膀胱的关系,主要表现在共主小便方面。肾为主水之脏,开窍于二阴;膀胱贮尿排尿,是水腑。膀胱的贮尿排尿机能,取决于肾气的盛衰。肾气充足,蒸化及固摄功能正常发挥,则尿液能够正常生成,贮于膀胱并有度地排泄;膀胱贮尿排尿有度,也有利于肾气的主水功能。因此,肾与膀胱相互协作,共同完成小便的生成、贮存与排泄
		病理	病理上,两者亦常相互影响。若肾气虚弱,蒸化无力,或固摄无权,可影响膀胱的贮尿排尿,而见尿少、癃闭或尿失禁;膀胱湿热,或膀胱失约,也影响到肾气的蒸化和固摄,以致出现小便色质或排泄的异常

6. 五脏与奇恒之腑之间的关系

五脏与奇恒之府之间的关系	五脏与女子胞	心藏神	心藏神,主司机体的一切生理活动和心理活动,女子胞发生月经和孕育胎儿的机能都与人的精神活动相关,受心神的调节,故心神内守,则心理活动稳定,心情舒畅,是女子月经按时来潮、适时排卵以及孕育的重要条件。心又主司血液的运行和化生,而女子以血为本,故心血充盛以养心脉,心气充沛以行血通畅,对女子胞的发生月经和孕育胎儿机能具有重要的资助和促进作用。若心神不宁,或心血不足,或心气虚衰,都可影响胞宫的机能而导致月经周期失调,甚或不孕
		肝藏血主疏泄	肝主疏泄而藏血,为全身气血情志调节之枢。女子胞的主要生理作用在于血的藏与泄。肝主藏血,称为血海,为妇女经血之本。肝血充足,下注冲脉血海,则冲脉盛满,血海充盈;肝主疏泄,调畅气机,肝气冲和,条达升发,气行则血行,故使任脉通,太冲脉盛;肝气疏泄,气机畅达,则情志舒畅,既无抑郁,又无亢奋,故肝的疏泄和藏血机能正常,可使气血和调,心情舒畅,月事以时下。因此,肝与女子胞的关系主要体现在月经和孕育方面。女子以血为体,以气为用,经、带、胎、产是其具体表现形式,无不与气血情志相关,无不依赖于肝之藏血和疏泄机能,故有"女子以肝为先天"之说
		脾主生血统血	脾主运化,主生血统血,为气血生化之源。血为水谷之精所化,和调于五脏,洒陈于六腑,女子则上为乳汁,下为月经。女子胞与脾的关系,主要表现在经血的化生与经血的固摄两个方面。脾气健旺,化源充足,统摄有权,则经血藏泄正常

续表

五脏与奇恒之府之间的关系	五脏与女子胞	肾藏精为先天之本	肾藏精,为先天之本。肾精肾气的盛衰,主宰着人体的生长发育和生殖能力。肾与女子胞的关系主要体现在天癸的至竭和月经、孕育方面。天癸是促进生殖器官的发育和生理机能成熟所必需的重要物质,是肾精肾气充盈到一定程度时的产物。因此,女子到了青春期,肾精肾气充盈,天癸来至,并在天癸的作用下,胞宫发育成熟,应时行经和排卵,具有生育能力,为孕育胎儿准备条件。反之,进入老年,由于肾精肾气衰少,天癸由少而至衰竭,于是月经闭止,生育能力也随之丧失
	五脏与脑	心主神明	心藏神,脑为元神之府;心主血,上供于脑,血足则脑髓充盈,故心与脑相通,临床上脑病可从心论治
		肺主气,朝百脉	肺主气,朝百脉,助心行血;肺之机能正常,则气充血足,魄生而主司感觉,故脑与肺有着密切关系
		脾为后天之本	脾为后天之本,气血生化之源。脾胃健旺,腐熟运化五谷,气血化源充足,则五脏安和,九窍通利,则清阳出上窍而上达于脑。脾胃虚衰则九窍不通,脑失所养。所以,从脾胃入手益气升阳是治疗脑病的主要方法之一。李东垣"脾胃虚则九窍不通论",开升发脾胃清阳之气以治脑病的先河
		肝主疏泄,主藏血	肝主疏泄,调畅气机,又主藏血。气机调畅,血气和调,则脑清神聪,魂化而主司运动及内在思维。若疏泄失常,肝气抑郁或亢逆,则见精神失常,情志失调,或清窍闭塞,或为中风昏厥;若肝失藏血,神失所养,魂不得涵养而飞荡,则见运动障碍或梦呓、夜游等
		肾藏精,精生髓,髓充脑	肾藏精,精生髓,髓充脑,脑为髓海。髓由精化,肾精充盛则脑髓充盈,肾精亏虚则髓海不足,补肾填精益髓为治疗脑病的重要方法

三、精气血津液

精	概念	广义之精	泛指由气而化生的构成人体和维持生命活动的精微物质
		狭义之精	肾藏之精,即生殖之精,是促进人体生长发育和生殖的基本物质
	生成	先天之精	禀受于父母,是构成胚胎的原始物质
		后天之精	来源于水谷
	生理功能	繁衍生命	生殖之精,为生命起源的原始物质
		生长发育	肾中精气具有促进人体生长发育的作用
		生髓化血	肾藏精,精生髓,髓可化血
		濡养脏腑	精能滋润濡养人体各脏腑组织官窍
		生气化神	精可以化生为气,精是神化生的物质基础
气	概念	气是构成人体的最基本物质	人是天地之气和合交感的产物;父母之精气是生命的本始物质
		气是维持人体生命活动的最基本物质	气化是生命活动的基本特征;气为神的物质基础;形神统一是生命存在的物质基础

续表

气	气的生成	来源	先天之精气	来源于父母的生殖之精结合成为胚胎,人尚未出生之前,受之于父母的先天之精化生先天之气,成为人体之气的根本。先天之气是人体生命活动的原动力
			后天之精气	来源于饮食物的水谷精微,被人体吸收后化生水谷之气,简称为"谷气""水谷精微",布散全身后成为人体之气的主要部分
				来源于自然界的清气需要依靠肺的呼吸功能和肾的纳气功能,才能吸入体内。清气参与气的生成,并且不断吐故纳新,促进人体代谢活动,因而是生成人体之气的重要来源
		相关脏腑	肺为气之主	肺主气,主司宗气的生成,在气的生成过程中占有重要地位。一方面,肺主呼吸之气,通过吸清呼浊的呼吸功能,将自然界的清气源源不断地吸入人体内,同时不断地呼出浊气,保证体内之气的生成及代谢。另一方面,肺将吸入的清气与脾气上输水谷精微所化生的水谷之气二者结合起来,生成宗气
			脾胃为气血化生之源	脾主运化,胃主受纳,共同完成对饮食水谷的消化和水谷精微的吸收。脾气升转,将水谷之精上输心肺,化为血与津液。水谷之精及其化生的血与津液,皆可化气,统称为水谷之气,布散全身脏腑经脉,成为人体之气的主要来源,所以称脾胃为生之源
			肾为气之根	肾藏先天之精,并受后天之精的充养。先天之精是肾精的主体成分,先天之精所化生的先天之气(即元气),是人体之气的根本,因而肾藏精的生理功能对于气的生成至关重要
	气的功能		推动作用	气的推动作用,是指阳气的激发、兴奋、促进等作用,主要体现于:①激发和促进人体的生长发育及生殖机能;②激发和促进各脏腑经络的生理机能;③激发和促进精血津液的生成及运行布;④激发和兴奋精神活动
			气化作用	气化是指通过气的运动而产生各种变化。气化作用的过程,实际上就是体内新陈代谢的过程,是物质转化和能量转化的过程,具体表现在精气、血、津液各自的新陈代谢及其相互转化:①饮食物转化成水谷精微,然后再化生为气、血、津液等;②津液经过代谢,转化成汗液和尿液;③饮食物经过消化吸收以后,其残渣转化成糟粕等,都是气化作用的具体表现
			温煦作用	气的温煦作用,是指阳气的促进产热,消除寒冷,使人体温暖的作用。气的温煦作用对人体有重要的生理意义:①温煦机体,维持相对恒定的体温;②温煦各脏腑、经络、形体、官窍,助其进行正常的生理活动;③温煦精血津液,助其正常施泄、循行、输布
			营养作用	气的营养作用,指气能为机体各脏腑组织提供营养物质,以维持其正常的生理功能,主要体现在三个方面:①脾胃所运化的水谷精气和营气是化生气血的物质基础,气血是维持人体生命活动的基本物质;②卫气能温养肌肉、筋骨、皮肤腠理;③通过经络之气,起到输送精微、濡养脏腑经络的作用
			防御作用	气能护卫肌表,防御外邪入侵,同时也可以祛除侵入人体内的病邪
			固摄作用	固摄作用,是指气对体内血、津液、精液等液态物质的固护、统摄和控制作用,从而防止这些物质无故流失,保证它们在体内发挥正常的生理功能。表现为:①统摄血液,使其在脉中正常运行,防止其逸出脉外;②固摄汗液、尿液、唾液、胃液、肠液,控制其分泌量、排泄量,使之有度而规律地排泄,防止其过多排出及无故流失;③固摄精液,防止其妄加排泄;④固摄脏腑经络之气,使之不过于耗失
			中介作用	人体之气的中介作用,主要指气能感应传导信息以维系机体的整体联系

续表

气	气的运动	气机	概念	气的运动称作气机。人体之气是不断运动着的活力很强的极细微物质,它流行全身,内至五脏六腑,外达筋骨皮毛,以发挥其生理功能,推动和激发人体的各种生理活动
			基本形式	气的运动形式,因气的种类与功能的不同而有所不同,但总的来说,可以简单地归纳为升、降、出、入四种基本形式
			脏腑之气的运动规律	以五脏而分述之,心肺位置在上,在上者宜降;肝、肾位置在下,在下者宜升;脾胃位置居中,通连上下,为升降转输的枢纽。以六腑而总论之,六腑传化物而不藏,以通为用,以降为顺
			意义	气机的升降出入,对于人体的生命活动至关重要。如先天之气、水谷之气和吸入的清气,都必须经过升降出入才能布散全身,发挥其生理功能,而精、血、津液也必须通过气的运动才能在体内不断地运行流动,以濡养全身。人体脏腑、经络、形体、官窍的生理活动必须依靠气的运动才得以完成。脏腑、经络、形体、官窍之间的相互联系和协调也必须通过气的运动才得以实现。同时,人与自然环境之间的联系和适应,也离不开气的升降出入运动,例如人之吸入清气、呼出浊气,摄入食物和水液,排出粪便及尿液、汗液等都是气运动的体现。气的升降出入运动是人体生命活动的根本,气的升降出入运动一旦停息,就意味着生命活动的终止
			气机失常的表现形式	当气的运动出现异常变化,升降出入之间失去协调平衡时,概称为"气机失调"
				气的运行受阻而不畅通时,称"气机不畅";受阻较甚,局部阻滞不通时,称作"气滞";气的上升太过或下降不及时,称作"气逆";气的上升不及或下降太过时,称作"气陷";气的外出太过而不能内守时,称作"气脱";气不能外达而郁结闭塞于内时,称作"气闭"
		气化	概念	气的运动而产生的各种变化称为气化
			形式	气化就是体内物质新陈代谢的过程,是物质转化和能量转化的过程
			气机与气化的关系	气的运动具有普遍性,生命活动是在气的不断运动过程中产生的,因此气的运动是产生气化过程的根本。气的升降出入运动以及气的阴阳双方之间相互作用,是气化过程发生和赖以进行的前提与条件。气是运行不息的,气化过程也自然是始终存在的。从另一方面说,气化过程中寓有气的升降出入运动,气的各种运动形式正是在气化过程中得以体现的
	人体之气的分类	元气	基本含义	是人体最根本、最重要的气,是人体生命活动的原动力
			生成与分布	来源:元气的生成来源是肾中所藏的先天之精,先天之精化生的元气生于命门。运行:元气发于肾,以三焦为通路,循行全身,内至五脏六腑,外至肌肤腠理,无处不到,发挥其生理功能,成为人体最根本、最重要的气
			主要功能	①推动和调节人体的生长发育和生殖机能;②推动和调控各脏腑、经络、形体、官窍的生理活动
		宗气	基本含义	由谷气与自然界清气相结合而积聚于胸中的气,属后天之气的范畴
			生成与分布	生成:宗气的生成有两个来源,一是脾胃运化的水谷之精所化生的水谷之气,一是肺从自然界中吸入的清气,二者相结合生成宗气 分布:宗气聚于胸中,通过上出息道(呼吸道)、贯注心脉及沿三焦下行的方式布散全身
			主要功能	①推动呼吸:宗气上走息道,推动肺的呼吸;②运行气血:宗气贯注于心脉之中,促进心脏推动血液运行;③补充先天:宗气作为后天生成之气,对先天元气有重要的资助作用

续表

气	人体之气的分类	营气	基本含义	营气是行于脉中而具有营养作用的气

气	人体之气的分类	营气	基本含义	营气是行于脉中而具有营养作用的气
			生成与分布	营气来源于脾胃运化的水谷精微。水谷之精化为水谷之气,其中由精华部分所化生的为营气,并进入脉中运行全身
			主要功能	①化生血液:营气注于脉中,化为血液。②营养全身:营气循血脉流注于全身,五脏六腑、四肢百骸都得到营气的滋养
		卫气	基本含义	卫气是行于脉外之气
			生成与分布	卫气来源于脾胃运化的水谷精微。水谷之精化为水谷之气,其中慓悍利部分化生为卫气。卫气运行于脉外,不受脉道的约束,外至皮肤肌腠,内至胸腹脏腑,布散全身
			主要功能	①防御外邪:卫气有防御外邪入侵的作用;②温养全身:卫气具有温养全身的作用;③调控腠理:卫气能够调节控制腠理的开阖,促使汗液有节制地排泄
			营气与卫气之间的关系	营气与卫气都来源于水谷之精微,均由脾胃所化生。虽然来源相同,但是营气性质精纯,富有营养,卫气性质慓疾滑利,易于流行;营气行于脉中,卫气行于脉外;营气有化生血液和营养全身的功能,卫气有防卫、温养和调控腠理的功能。可见营卫二气在性质、分布、功能上均有一定区别。概而言之,即营属阴,卫属阳
血	概念			血是循行于脉中而富有营养的红色液态物质,是构成人体和维持人体生命活动的基本物质之一
	血的生成	物质基础		生成血液的基本物质是水谷之精 肾精也是化生血液的基本物质
		相关脏腑		①脾胃:营气和津液是血液化生的主要物质基础,而营气和津液都是由脾胃运化转输饮食水谷精微所产生;②心肺:脾胃运化水谷精微所化生的营气和津液,由脾向上升输于心肺。与肺吸入的清气相结合,贯注心脉,在心气的作用下变化而成为红色血液;③肾:肾藏精,精生髓,精髓是化生血液的基本物质之一。肾中精气充足,则血液化生有源,同时肾精充足,肾气充沛,也可以促进脾胃的运化功能,有助于血液的化生
	血液运行	影响因素		血的运行需要推行的动力,这种动力主要依赖于气的推动作用和温煦作用。血运行于脉道之中,而不致逸出脉外,需要得到一定的控摄,这种控摄主要依赖于气的固摄作用。脉道的完好无损与通畅无阻也是保证血液正常运行的重要因素。此外血液的质量,包括清浊及黏稠状态,都可影响血液自身的运行
		相关脏腑		心气的推动、肺气的宣发肃降、肝气的疏泄是推动和促进血液运行的重要因素。脾气的统摄及肝的藏血是固摄控制血液运行的重要因素
	血液的生理功能	濡养滋润全身脏腑组织		血液由水谷精微所化生,含有人体所需的丰富的营养物质。血在脉中循行,内至五脏六腑,外达皮肉筋骨,不断地对全身各脏腑组织器官起着濡养和滋润作用,维持各脏腑组织器官发挥生理功能,保证了人体生命活动的正常进行
		血液是神识活动的物质基础		血液是机体精神活动的主要物质基础,人体的精神活动必须得到血液的营养,只有物质基础的充盛,才能产生充沛而舒畅的精神情志活动

续表

津液	概念	津液,是机体一切正常水液的总称,包括各脏腑形体官窍的内在液体及其正常的分泌物。津液是构成人体和维持生命活动的基本物质之一	
	代谢	生成	津液来源于饮食水谷,通过脾胃的运化及有关脏腑的生理机能而生成
		输布	津液的输布主要是依靠脾、肺、肾、肝和三焦等脏腑生理机能的协调配合来完成的
		排泄	津液的排泄主要通过排出尿液和汗液来完成。除此之外,呼气和粪便也将带走一些水分
	津液的功能	滋润濡养	津液是液态物质,有着较强的滋润作用。津液中含有营养物质,又有着丰富的濡养作用
		充养血脉	津液入脉,成为血液的重要组成部分。津液在营气的作用下,渗注于脉中,化生为血液,以循环全身发挥滋润、濡养作用
精气血津液之间的关系	气与血	气为血之帅	气能生血	指血液的化生离不开气作为动力
			气能行血	指血液的运行离不开气的推动作用
			气能摄血	指血液能正常循行于脉中离不开气的固摄作用
		血为气之母	血能养气	指气的充盛及其功能发挥离不开血液的濡养
			血能载气	指气存于血内,依附于血而不致散失,赖血之运载而运行全身
	气与津液	气能生津	气是津液生成的动力,津液的生成依赖于气的推动作用	
		气能行津	气是津液在体内正常输布运行的动力,津液的输布、排泄等代谢活动离不开气的推动作用和升降出入的运动	
		气能摄津	气的固摄作用可以防止体内津液无故地大量流失,气通过对津液排泄的有节控制,维持体内津液量的相对恒定	
		津能生气	由饮食水谷化生的津液,通过脾脏的升清散精,上输于肺,再经肺之宣降,通调水道,下输于肾和膀胱	
		津能载气	津液是气运行的载体之一。在血脉之外,气的运行必须依附于津液,否则会使气漂浮失散而无所归,故津能载气	
	精、血、津液	精血同源	精与血都由水谷精微化生和充养,化源相同;两者之间又互相资生,互相转化,并都具有濡养和化神等作用。精与血的这种化源相同又相互资生的关系称为精血同源	
		津血同源	血和津液都由饮食水谷精微所化生,都具有滋润濡养作用,二者之间可以相互资生,相互转化,这种关系称为"津血同源"	

四、经络

见针灸学部分。

五、体质

<table>
<tr><td rowspan="9">概述</td><td colspan="2">基本概念</td><td>体质是指人类个体在生命过程中,由遗传性和获得性因素所决定的表现在形态结构、生理机能和心理活动方面综合的相对稳定的特性</td></tr>
<tr><td rowspan="3">构成</td><td>形态结构的差异性</td><td>人体形态结构上的差异性是个体质特征的重要组成部分,包括外部形态结构和内部形态结构(有脏腑、经络、气血津液等)</td></tr>
<tr><td>生理机能的差异性</td><td>人体的生理机能是其内部形态结构完整性、协调性的反映,是脏腑经络及精气血津液功能正常的体现,其差异反映了脏腑功能的盛衰偏倾,涉及人体消化、呼吸、血液循环、水液代谢、生长发育、生殖、感觉运动、精神意识思维等各方面功能的强弱差异</td></tr>
<tr><td>心理特征的差异性</td><td>心理是指客观事物在大脑中的反映,是感觉、知觉、情感、记忆、思维、性格、能力等的总称,属于中医学"神"的范畴。形与神是统一的整体,体质是特定的形态结构、生理机能与相关心理状况的综合体,形态、机能、心理之间具有内在的相关性</td></tr>
<tr><td rowspan="2">体质状况的评价</td><td>体质的评价指标</td><td>①身体的形态结构状况,包括体表形态、体格、体型、内部的结构和功能的完整性、协调性;②身体的机能水平,包括机体的新陈代谢和各器官、系统的机能,特别是心血管、呼吸系统的机能;③身体的素质及运动能力水平,包括速度、力量、耐力、灵敏性、协调性及走、跳、跑、投、攀越等身体的基本活动能力;④心理的发育水平,包括智力、情感、行为、感知觉、个性、性格、意志等方面;⑤适应能力,包括对自然环境、社会环境和各种精神心理环境的适应能力及对病因、疾病损害的抵抗、调控能力、修复能力</td></tr>
<tr><td>理想健康体质的标志</td><td>①身体发育良好,体格健壮,体型匀称,体重适当;②面色红润,双目有神,须发润泽,肌肉皮肤有弹性;③声音洪亮有力,牙齿清洁坚固,双耳聪敏,脉象和缓均匀,睡眠良好,二便正常;④动作灵活,有较强的运动与劳动等身体活动能力;⑤精力充沛,情绪乐观,感觉灵敏,意志坚强;⑥处事态度积极、镇定、有主见,富有理性和创造性;⑦应变能力强,能适应各种环境,有较强的抗干扰、抗不良刺激和抗病的能力</td></tr>
<tr><td colspan="2">体质的特点</td><td>①先天遗传性;②差异多样性;③形神一体性;④群类趋同性;⑤相对稳定性;⑥动态可变性;⑦连续可测性;⑧后天可调性</td></tr>
<tr><td rowspan="4">体质的生理学基础</td><td rowspan="3">体质与脏腑经络及气血精津液的关系</td><td>体质与脏腑</td><td>脏腑经络的盛衰偏倾决定体质的差异。脏腑是构成人体,维持正常生命活动的中心,人体的各项生理活动均离不开脏腑。所以,个体体质的差异必然以脏腑为中心,反映出构成身体诸要素的某些或全部的素质特征。脏腑的形态和机能特点是构成并决定体质差异的最根本的因素。在个体先天遗传性与后天环境因素相互作用下,不同个体常表现出某一脏象系统的相对优势或劣势化的倾向</td></tr>
<tr><td>体质与经络</td><td>经络内属于脏腑,外络于肢节,是人体气血运行的道路。体质不仅取决于内脏机能活动的强弱,还有赖于各脏腑机能活动的协调,经络正是这种联系沟通以协调脏腑机能的结构基础。脏居于内,形见于外。体质主要通过外部形态特征表现出来,不同的个体,脏腑精气阴阳的盛衰及经络气血的多少不同,表现于外的形体也就有了差异性</td></tr>
<tr><td>体质与气血精津</td><td>气血精津液是决定体质特征的重要物质基础,其中精的多少优劣是体质差异的根本。由于人体脏腑在胚胎发育过程中,禀受于父母的先天之精就已经分藏于各脏腑,影响着各脏腑形体官窍的发育,出生之后,后天水谷之精又不断输入脏腑之中,与已有的先天之精结合,充养形体,故肾脏和其他每一脏腑都藏有先天之精和后天之精。精的多少优劣是导致个体质差异的根本因素。精的不足便可形成脾虚质、肾虚质、肺虚质等体质类型,老年体质的共性即为精的亏虚</td></tr>
<tr><td colspan="2">影响体质的因素</td><td>先天禀赋;年龄因素;性别差异;饮食习惯;劳逸所伤;情志因素;地理因素;疾病针药及其他</td></tr>
</table>

续表

常用的体质分类	阴阳分类法	阴阳平和质	体质特征为:身体强壮,胖瘦适度;面色与肤色虽有五色之偏,但都明润含蓄;食量适中,二便通调;舌红润,脉象缓匀有神;目光有神,性格开朗、随和;夜眠安和,精力充沛,反应灵活,思维敏捷,工作潜力大;自身调和对外适应能力强
		偏阳质	体质特征为:形体适中或偏瘦,但较结实;面色多略偏红或微苍黑,或呈油性皮肤;食量较大,消化吸收功能健旺,大便易干燥,小便易黄赤;平时畏热喜冷,或体温略偏高,动则易出汗,喜饮水;唇、舌偏红,苔薄易黄,脉多滑数;性格外向,喜动好强,易急躁,自制力较差;精力旺盛,动作敏捷,反应灵敏,性欲较强
		偏阴质	体质特征为:形体适中或偏胖,但较弱,容易疲劳;面色偏白而欠华;食量较小,消化吸收功能一般;平时畏寒喜热,或体温偏低;唇舌偏白偏淡,脉多迟缓;性格内向,喜静少动,或胆小易惊;精力偏弱,动作迟缓,反应较慢,性欲偏弱
	五分法	太阴型	性情是贪而不仁,表面谦虚,假装正经,内心却深藏阴险,好得恶失,喜怒不形于色,不识时务,行动上惯用后发制人的手段,其形态表现为面色阴沉黑暗,貌似谦恭。身躯本来是发育完全的,但是卑躬屈膝,故作姿态,而并非真有佝偻之病
		少阴型	贪小利而暗藏贼心,见到别人有了损失,他就幸灾乐祸,好搞破坏来伤害人,见到别人有了荣誉,他反而感到气愤,心怀嫉妒,对人没有恩情,其形态表现为貌似清高,但行为鬼祟,偷偷摸摸,站立时躁动不安,走路时好似伏身向前
		太阳型	处处喜欢表现自己,而扬扬自得,好说大话,但并无实际能力,言过其实,好高骛远,作风草率而不顾是非好歹,常常意气用事,过分自信,事情失败后从不后悔,其形态表现为趾高气扬,仰腰挺胸,好像身躯向后反张和两腘曲折那样
		少阳型	做事精细,自尊心强,稍有小小地位,就高傲自得,喜欢出头露面,善于外交,不愿默默无闻地埋头工作,其形态表现为站立时惯于把头仰的很高,行走时喜欢摇摆身体,常常背着双手
		阴阳和平体质	生活安静自处,不在乎个人名利,心安而无所畏惧,寡欲而无过分之喜,顺从事物发展的自然规律,遇事不与人争,善于适应形式的变化,地位高却很谦虚,以理服人,而不是用压迫的手段治人,具有极高的治理才能,其形态表现为从容稳重,举止大方,性格和顺,态度严肃,但待人和蔼,目光慈祥,办事条理分明,人们都称其为"君子"
	四分法	阳旺阴虚	形瘦色苍,中气足而脉多弦,目有精彩,饮食不多,却能任劳
		阴阳俱盛	在阳旺阴虚质基础上更兼体丰肌厚,脉盛皮粗,食啖倍多
		阴盛阳虚	体丰色白,皮嫩肌松,脉大而软,食啖虽多,每生痰涎
		阴阳两弱	在阴盛阳虚质基础上更兼形瘦,脉弱,饮食不多
体质学说的应用			①说明个体对疾病的易感性;②阐释发病原理;③阐释病理变化;④指导辨证;⑤指导治疗;⑥指导养生

六、病因

六淫	概念		六淫,即风、寒、暑、湿、燥、火(热)六种外感病邪的统称 在正常情况下,风、寒、暑、湿、燥、火是自然界六种不同的气候变化,是万物生长化收藏和人类赖以生存的必要条件,称为"六气"。在自然界气候异常变化,超过人体的适应能力,或人体的正气不足,抵抗力下降,不能适应气候变化而发病时,六气则成为病因。此时,伤人致病的六气便称之为"六淫"
	致病特点 转化性	外感性	六淫致病,其侵犯途径多从肌表、口鼻而入,或两者同时受邪。由于六淫病邪均自外界侵犯人体,故称外感致病因素,所致疾病即称为"外感病"
		季节性	六淫致病常有明显的季节性。六淫致病与时令气候变化密切相关,故又称之为"时令病"。由于气候异常变化的相对性,故夏季也可见寒病,冬季也可有热病
		地域性	六淫致病与生活、工作的区域环境密切相关。如西北多燥病、东北多寒病、江南多湿热为病;久居潮湿环境多湿病;长期高温环境作业者,多燥热或火邪为病等
		相兼性	六淫邪气既可单独伤人致病,又可两种以上同时侵犯人体而为病
	风邪	基本概念	凡致病具有善动不居、轻扬开泄等特性的外邪,称为风邪
		致病特征 风为阳邪,轻扬开泄,易袭阳位	风邪善动不居,具有轻扬、升发、向上、向外的特性,故属于阳邪,其性开泄,指其易使腠理宣泄开张而有汗出。风邪侵袭,常伤及人体的上部(头、面)、阳经和肌表,使皮毛腠理开泄,出现头痛、汗出、恶风等症
		风性善行而数变	"善行"指风性善动不居,游移不定,故其致病具有病位游移、行无定处的特征。"数变"指风邪致病变幻无常,发病迅速。以风邪为先导的外感病,一般发病急,传变也较快
		风性主动	"主动"指风邪致病具有动摇不定的特征
		风为百病之长	风为百病之长,一是指风邪常兼他邪合而伤人,为外邪致病的先导。二是指风邪袭人致病最多。风邪终岁常在,故发病机会多;风邪侵人,无孔不入,表里内外均可遍及,侵害不同的脏腑组织,可发生多种病证
	寒邪	基本概念	凡致病具有寒冷、凝结、收引特性的外邪,称为寒邪
		致病特性 寒为阴邪,易伤阳气	寒为阴气盛的表现,故称为阴邪。寒邪侵入后,机体的阳气奋起抵抗。阳气本可制阴祛寒,但若寒邪过盛,则阳气不仅不足以驱除寒邪,反为寒邪所侵害。所以,感受寒邪,最易损伤人体阳气。寒邪伤阳,可致寒遏卫阳的实寒证或阳气衰退的虚寒证
		寒性凝滞	凝滞即凝结阻滞。寒性凝滞,指寒邪侵入,易使气血津液凝结、经脉阻滞之意。人身气血津液之所以畅行不息,全赖一身和之气的温煦推动。一旦阴寒之邪侵犯,阳气受损,失其温煦,易使经脉气血运行不畅,甚或凝结阻滞不通。不通则痛,故疼痛是寒邪致病的重要临床表现。因寒而痛,一则有明显的受寒原因;二是其痛得温则减,遇寒增剧
		寒性收引	"收引"有收缩牵引之意。寒性收引,指寒邪侵袭人体,可使气机收敛,腠理、经络、筋脉收缩而挛急

续表

六淫	湿邪	基本概念	凡致病具有重浊、黏滞、趋下特性的外邪，称为湿邪
		致病特性	湿为阴邪，易损伤阳气，阻遏气机	湿为重浊有质之邪，与水同类，故属阴邪。阴邪袭人，机体阳气与之抗争，故湿邪侵人，易伤阳气。因湿为重浊有质之邪，故侵入最易留滞于脏腑经络，阻遏气机，使脏腑气机升降失常，经络阻滞不畅
			湿性重浊	"重"即沉重、重着，指湿邪致病，出现以沉重感为特征的临床表现。"浊"即秽浊不清，指湿邪为患，易呈现分泌物和排泄物秽浊不清的现象
			湿性黏滞	"黏"即黏腻；"滞"即停滞。湿邪致病，其黏腻停滞的特性主要表现在两个方面：一是症状的黏滞性。湿病症状多表现为黏滞而不爽。二是病程的缠绵性。因湿性黏滞，易阻气机，气不行则湿不化，胶着难解，故湿邪为病，起病隐缓，病程较长，反复发作，或缠绵难愈
			湿性趋下，易袭阴位	湿邪为重浊有质之邪，类水属阴而有趋下之势，人体下部亦属阴，同类相求，故湿邪为病，多易伤及人体下部
	燥邪	基本概念	凡致病具有干燥、收敛清肃特性的外邪，称为燥邪
		致病特征	燥性干涩，易伤津液	燥邪为干涩之病邪，侵犯人体，最易损伤津液，出现各种干燥、涩滞的症状
			燥易伤肺	肺为娇脏，喜清润而恶燥。肺主气司呼吸，直接与自然界大气相通，且外合皮毛，开窍于鼻，燥邪多从口鼻而入，故最易损伤肺津，从而影响肺气之宣降，甚或燥伤肺络
	火(热)邪	基本概念	凡致病具有炎热升腾等特性的外邪，称为火热之邪
		致病特点	火热为阳邪，其性炎上	火热之性燔灼、升腾，故为阳邪。阳邪侵人，人体之阴气与之相搏，邪气亢盛则致人体阳气病理性偏亢，"阳胜则热"故发为实热性病证，临床多见高热、恶热、烦渴、汗出、脉洪数等症。火性趋上，火热之邪易侵害人体上部，故火热病证多发生在人体上部，尤以头面部为多见
			火热易扰心神	火热与心相应，故火热之邪入于营血，尤易影响心神，轻者心神不宁而心烦、失眠；重者可扰乱心神，出现狂躁不安，或神昏、谵语等症
			火热易伤津耗气	火热之邪侵人，热淫于内，一方面迫津外泄，使气随津泄而致津亏气耗；另一方面则直接消灼煎熬津液，耗伤人体的阴气，即所谓热盛伤阴
			火热易生风动血	"生风"是指火热之邪侵犯人体，燔灼肝经，耗劫津液，筋脉失养失润，易引起肝风内动的病证。由于此肝风为热甚引起，故又称"热极生风"。"动血"指火热入于血脉，易迫血妄行。火热之邪侵犯血脉，轻则加速血行，甚则可灼伤脉络，迫血妄行，引起各种出血证
			火邪易致疮痈	火邪入于血分，可聚于局部，腐蚀血肉，发为痈肿疮疡。由火毒壅聚所致之痈疡，其临床表现以疮疡局部红肿热痛为特征

续表

		基本概念	凡夏至之后,立秋以前,致病具有炎热、升散特性的外邪,称为暑邪
六淫	暑邪	暑为阳邪,其性炎热	暑为盛夏火热之气所化,火热属阳,故暑邪为阳邪。暑邪伤人多表现为一系列阳热症状,如高热、心烦、面赤、脉洪大等
		暑性升散,扰神伤津耗气	"升"即升发、向上。暑为阳邪,其性升发,故易上扰心神,或侵犯头目,出现心胸烦闷不宁、头昏、目眩、面赤等。"散"指暑邪侵犯人体,可致腠理开泄而多汗。汗出过多,不仅伤津,而且耗气,故临床除见口渴喜饮,尿赤短少等津伤之症外,往往可见气短、乏力,甚则气津耗伤太过,清窍失养而突然昏倒、不省人事
		致病特征	
		暑多挟湿	暑季气候炎热,且常多雨而潮湿,热蒸湿动,水气弥漫,故暑邪致病,多挟湿邪为患,其临床表现除发热、烦渴等暑热症状外,常兼见四肢困倦、胸闷呕恶、大便溏泄不爽等湿滞症状
疠气	基本概念		疠气,指一类具有强烈致病性和传染性的外感病邪
	致病特点		①发病急骤,病情危笃;②传染性强,易于流行;③一气一病,症状相似
	影响因素		①气候因素;②环境因素;③预防措施不当;④社会因素
七情内伤	基本概念		七情,是指喜、怒、忧、思、悲、恐、惊七种正常的情志活动,是人体的生理和心理活动对内外界环境变化产生的情志反应,属人人皆有的情绪体验,一般情况下不会导致或诱发疾病 七情内伤,是指喜、怒、忧、思、悲、恐、惊七种引发或诱发疾病的情志活动。七情反应太过或不及,超越了人体生理和心理的适应和调节能力,损伤脏腑精气,导致机能失调,或人体正气虚弱,脏腑精气虚衰,对情志刺激的适应和调节能力低下,当其引发或诱发疾病时,七情则成为病因而称之为"七情内伤"
	七情与内脏精气的关系		情志活动由脏腑精气应答外在环境因素的作用所产生,脏腑精气是情志活动产生的内在生理学基础。由于人体是以五脏为中心的有机整体,故情志活动与五脏精气的关系最为密切。另一方面,外在环境的变化过于强烈,情志过激或持续不解,又可导致脏腑精气阴阳的功能失常,气血运行失调
	致病特点	直接伤及内脏	①七情损伤相应之脏;②七情首先影响心神;③数情交织,多伤心肝脾;④易损伤潜病之脏腑
		影响脏腑气机	怒则气上,喜则气缓,悲则气消,恐则气下,惊则气乱,思则气结
		与精神刺激有关	①因情志刺激而发的病证;②因情志刺激而诱发的病证;③其他原因所致但具有情志异常表现的病证
		七情变化影响病情	①有利于疾病康复;②诱发疾病发作或加重病情

续表

饮食失宜	饮食不节	过饥	指摄食不足,如饥而不得食,或有意识限制饮食,或因脾胃功能虚弱而纳少,或因七情强烈波动而不思饮食,或不能按时饮食等
		过饱	指饮食超量,或暴饮暴食,或中气虚弱而强食,以致脾胃难于消化转输而致病
		饮食无时	饮食不规律,饥饱失时,同样可以影响脾胃的运化,导致脾胃气机升降失调,功能紊乱,进而引起疾病的发生
	饮食不洁		饮食不洁作为致病因素,是指进食不洁净的食物而导致疾病的发生。多是由于缺乏良好的卫生习惯,进食陈腐变质,或被疫毒、寄生虫等污染的食物所造成
	饮食偏嗜		寒热偏嗜;五味偏嗜;食类偏嗜;饮酒偏嗜
劳逸失度	过劳		劳力过度;劳神过度;房劳过度
	过逸		安逸少动,气机不畅,阳气不振,正气虚弱;长期用脑过少,加之阳气不振,可致神气衰弱,常见精神萎靡、健忘、反应迟钝等
病理产物	痰饮	概念	痰饮是人体水液代谢障碍所形成的病理产物。一般以较稠浊的称为痰,清稀的称为饮。痰可分为有形之痰和无形之痰。有形之痰,是指视之可见,闻之有声的痰液,或指触之有形的痰核。无形之痰,是指只见其征象,不见其形质的痰病
		形成	痰饮的形成,多为外感六淫,或七情内伤,或饮食不节等,导致脏腑机能失调,气化不利,水液代谢障碍,水液停聚而形成。由于肺、脾、肾、肝及三焦等对水液代谢起着重要作用,故痰饮的形成,多与肺、脾、肾、肝及三焦的机能失常密切相关
		致病特性	阻滞气血运行;阻滞气机升降,影响水液代谢;易于蒙蔽心神;致病广泛,变幻多端,病势缠绵,病程较长
	瘀血	概念	瘀血是指体内血液停积而形成的病理产物,包括体内瘀积的离经之血,以及因血液运行不畅,停滞于经脉或脏腑组织内的血液。瘀血既是疾病过程中形成的病理产物,又是具有致病作用的"死血"
		形成	外伤出血致瘀;气滞致瘀;因虚致瘀;血寒致瘀;血热致瘀;痰浊致瘀
		致病特点	易于阻滞气机;影响血脉运行;影响新血生成;病位固定,病证繁多
		病症特点	①痛:一般表现为刺痛,痛处固定不移,拒按,夜间痛势尤甚。②肿块:瘀血积于皮下或体内则可见肿块,肿块部位多固定不移。若在体表则可见局部青紫、肿胀隆起,即为血肿;若在体腔内则扪及质硬、坚固难移,即为癥积。③出血:部分瘀血为病者可见出血之象,通常出血量少而不畅,血色紫黯,或夹有瘀血块。④色紫黯:一是面色紫黯,口唇、爪甲青紫等;二是舌质紫黯,或舌有瘀斑、瘀点等。⑤可表现出肌肤甲错及脉象上的某些异常,如涩脉或结代脉等
	结石	概念	结石,是指体内某些部位形成并停滞为砂石样病理产物或结块
		形成	饮食不当;情志内伤;服药不当;体质差异;久病损伤
		致病特点	多发于肝、肾、胆、胃、膀胱等脏腑;病程较长,病情轻重不一;阻滞气机,损伤脉络

续表

其他病因	外伤	概念	外伤,主要指机械暴力等外力所致伤损,也包括烧烫、冷冻、虫兽蛇叮咬等意外因素所致形体组织的创伤
		分类	外力损伤;烧烫伤;冻伤;虫兽所伤
	虫症		蛔虫、蛲虫、绦虫、钩虫、血吸虫
	药邪	概念	是指因药物加工、使用不当而引起疾病发生的一类致病因素。药物本身是用于治疗疾病的,如果药物炮制加工不当,或者医生不熟悉药物的性味、用量、配伍禁忌而使用不当,或者病人不遵医生指导而乱服某些药物等,均可引起疾病发生
		形成	用药过量;炮制不当;配伍不当;用法不当
		致病特点	中毒;加重病情,变生他疾
	医过	概念	医过,也称"医源性致病因素",是指由于医生的过失而导致病情加重或变生他疾的一类致病因素。医源性因素涉及面很广
		形成	言行不当;处方草率;诊治失误
		致病特点	易致情志异常波动;加重病情,变生他疾
	先天因素	胎弱	胎弱,也称胎怯,是指胎儿禀受父母的精血不足或异常,以致日后发育障碍,畸形或不良
		胎毒	胎毒,有广义和狭义之分。狭义胎毒是指某些传染病,在胎儿期由亲代传给子代。广义胎毒是指妊娠早期,其母感受邪气或误用药物、误食不利于胎儿之物,导致遗毒于胎儿,出生后渐见某些疾病

七、发病

发病原理	发病的基本原理	正气不足是疾病发生的内在因素	基本概念	正气是一身之气相对邪气时的称谓,是指人体内具有抗病、祛邪、调节、修复等作用的一类细微物质。一身之气又称人气,是构成人体和维持人体生命活动的细微物质,其在体内的运行分布,既有推动和调节人体生长发育和脏腑机能的作用,又有抗邪、驱邪、调节、修复等能力
			防御作用	①抵御外邪的入侵;②祛除病邪;③修复调节能力;④维持脏腑经络功能的协调
			在发病中的作用	①正虚感邪而发病;②正虚生"邪"而发病;③正气的强弱可决定发病的证候性质
		邪气是发病的重要条件	基本概念	邪气泛指各种致病因素,简称"邪",包括存在于外界或人体内产生的种种具有致病作用的因素
			侵害作用	①导致生理机能失常;②造成脏腑组织的形质损害;③改变体质类型
			在发病中的作用	①邪气是导致发病的原因;②影响发病的性质、类型和特点;③影响病情和病位;④某些情况下在发病中起主导作用

续表

发病原理	发病的基本原理	邪正相搏的胜负,决定发病与不发病	正邪相争,决定发病与否	正胜邪却则不发病:病邪入侵,正气抗邪,正气充足,驱邪外出,正胜邪却,机体不受邪气的侵害,不出现临床症状和体征,即不发病
				邪胜正负则发病:正虚抗邪无力,邪气得以入侵或致病邪深入,造成阴阳气血失调,机能异常,形质损害,出现临床症状和体征,机体便发生了疾病
			正邪相争,决定证候类型	发病后,其证候类型、病变性质、病情轻重与正邪都有关。如正盛邪实,多形成实证;正虚邪衰,多形成虚证;正虚邪盛,多形成较为复杂的虚实夹杂证。感受阳邪,易形成实热证;感受阴邪,易形成实寒证或寒湿证。感邪轻或正气强,病位多表浅,病变多轻;感邪重或正气弱,病位常较深,病变多重
	影响发病的主要因素	环境	气候因素	四时气候的异常变化,是孳生和传播邪气、导致疾病发生的条件,故易形成季节性的多发病
			地域因素	不同地域,其气候特点、水土性质、生活习俗各有所不同,均可影响人群的生理特点和疾病的发生,易致地域性的多发病和常见病
			生活环境	生活和工作环境不良亦可成为疾病发生的因素而致病
			社会因素	人在社会中的政治地位、经济状况、文化程度、家庭情况、境遇变迁和人际关系等,亦与疾病的发生有一定的联系
		体质	决定发病倾向	体质是正气盛衰的体现,因而决定着发病的倾向。一般来讲,体质强盛,则抗病力亦强,不易感邪发病;或虽被内外邪气所扰,病后易趋实证。体质弱,则易感邪发病,发病后易趋虚实夹杂证,或虚证
			决定病邪易感性	不同的体质,精气阴阳盛衰有别,对某种病邪具有不同的易感性,对某些疾病具有不同的易发性
			决定证候类型	感受相同的病邪,因个体体质不同,可表现出不同的证候类型
		精神状态	影响发病	精神状态能影响内环境的协调平衡,故能影响发病。精神状态好,情志舒畅,气机通畅,气血调和,脏腑机能旺盛,则正气强盛,邪气难以入侵,或虽受邪也易祛除
			具体表现	①突然而强烈的情志刺激可扰乱气机、伤及内脏而致疾病突发,如临床中常见的突发性的胸痹心痛、中风病等,可因强烈的情志刺激而诱发。②长期持续性的精神刺激,如悲哀、忧愁、思虑过度易导致气机郁滞或逆乱而缓慢发病,可引起消渴、胃脘痛、癥积等病的发生

续表

发病类型	初发	感邪即发		感邪即发又称为卒发、顿发,指感邪后立即发病、发病迅速之意。从邪正斗争而言,感邪后,正气抗邪反应强烈,迅速导致人体的阴阳失调,并显示出明显的临床症状。感邪即发多见于①感外邪较盛;②情志剧变;③毒物所伤;④外伤;⑤感受病气
		徐发		徐发,是指感邪后缓慢发病,又称为缓发。徐发与致病因素的种类、性质以及体质因素等密切相关
		伏而后发		感受邪气后,病邪在机体内潜伏一段时间,或在诱因的作用下过时而发病。这种发病形式多见于外感性疾病和某些外伤。外感性疾病多见于感受温热邪气所形成的"伏气温病"等
		继发		在原发疾病的基础上继而发生新的疾病,即继发病首先有原发病,并且所产生的新的疾病与原发病在病理上有密切联系
		合病与并病	合病	两经或两个部位以上同时受邪所出现的病证。合病多见于感邪较盛,而正气相对不足,故邪气可同时侵犯两经或两个部位
			并病	感邪后某一部位的证候未了,又出现另一部位的病证。并病多体现在病位传变之中,即病变部位或场所发生了相对转移
	复发	基本概念		指疾病初愈或疾病的缓解阶段,在某些诱因的作用下,引起疾病再度发作或反复发作的一种发病形式。引起复发的机理是余邪未尽,正气未复,同时有诱因的作用
		基本特点		①临床表现类似于初病,但又不完全是原有病理过程的再现,比初病的病理损害更复杂、更广泛,病情更重;②复发的次数越多,静止期恢复就越不完全,预后越差,容易留下后遗症。后遗症是指主病在好转或痊愈过程中未能恢复的机体损害,是与主病有着因果联系的疾病过程;③大多有诱因
		主要类型		①疾病少愈即复发;②休止与复发交替;③急性发作与慢性缓解交替
		复发的诱因		①重感致复;②食复;③劳复;④药复;⑤情志致复。另外,某些气候因素、地域因素也可成为复发的诱因

八、病机

邪正盛衰	邪正盛衰与虚实变化	虚实病机	实证	实指邪气盛,是以邪气亢盛为矛盾主要方面的一种病理状态,即邪气的致病力强盛,而正气的抗病能力未衰,能积极与邪抗争。故邪正相搏,斗争激烈,反应明显,临床上出现一系列病理性反应比较剧烈的、有余的证候,称为实证
			虚证	虚指正气不足,是以正气虚损为矛盾主要方面的一种病理状态,即机体的正气虚弱,防御能力和调节能力低下,对于致病邪气的斗争无力,而邪气已退或不明显,故难以出现邪正斗争剧烈的病理反应,临床上表现一系列虚弱、衰退和不足的证候,称为虚证

续表

邪正盛衰	邪正盛衰与虚实变化	虚实变化	虚实错杂	虚实错杂是指在疾病过程中,邪盛和正虚同时存在的病理状态
			虚实转化	指在疾病过程中,由于邪气伤正,或正虚而邪气积聚,发生病机性质由实转虚或因虚致实的变化
			虚实真假	指在某些特殊情况下,疾病的临床表现可见与其病机的虚实本质不符的假象,主要有真实假虚和真虚假实两种情况。真实假虚:是指病机的本质为"实",但表现出"虚"的临床假象。一般是由于邪气亢盛,结聚体内,阻滞经络,气血不能外达所致,故真实假虚又称为"大实有羸状"。真虚假实:是指病机的本质为"虚",但表现出"实"的临床假象。一般是由于正气虚弱,脏腑经络之气不足,推动、激发功能减退所致,故真虚假实证又称为"至虚有盛候"
	邪正盛衰与疾病转归	正胜邪退		指在疾病过程中,正气奋起抗邪,正气渐趋强盛,而邪气渐趋衰减,疾病向好转和痊愈方向发展的一种病理变化,也是在许多疾病中最常见的一种转归
		邪胜正衰		指在疾病过程中,邪气亢盛,正气虚弱,机体抗邪无力,疾病向恶化、危重,甚至向死亡方面转归的一种病理变化
		邪正相持		指在疾病过程中,机体正气不甚虚弱,而邪气亦不亢盛,则邪正双方势均力敌,相持不下。病势处于迁延状态的一种病理过程
阴阳失调	阴阳偏盛	基本概念		阴阳偏盛是指人体阴阳二气中某一方的病理性亢盛状态,属"邪气盛则实"的实性病机
		阴偏盛		阴偏胜即是阴盛,是指机体在疾病过程中所出现的一种阴气病理性偏盛、机能抑制、热量耗伤过多的病理状态。一般来说,其病机特点多表现为阴盛而阳未虚的实寒证
		阳偏盛		阳偏胜即是阳盛,是指机体在疾病过程中所出现的一种阳气病理性偏盛、机能亢奋、机体反应性增强、热量过剩的病理状态。一般地说,其病机特点多表现为阳盛而阴未虚的实热证
	阴阳偏衰	基本概念		阴阳偏衰是指人体阴阳二气中某一方虚衰不足的病理状态,属"精气夺则虚"的虚性病机
		阳偏衰		阳偏衰即是阳虚,是指机体阳气虚损,温煦、推动、兴奋等作用减退,出现机能减退或衰弱,代谢减缓,产热不足的病理状态。一般地说,其病机特点多表现为机体阳气不足,阳不制阴,阴气相对偏亢的虚寒证
		阴偏衰		阴偏衰即是阴虚,是指机体阴气不足,凉润、宁静、抑制等功能减退,出现代谢相对增快,机能虚性亢奋,产热相对增多的病理状态。一般地说,其病机特点多表现为阴气不足,阴不制阳,阳气相对偏盛的虚热证
	阴阳互损	基本概念		阴阳互损是指在阴或阳任何一方虚损的前提下,病变发展影响及相对的一方,形成阴阳两虚的病机
		阴损及阳		指由于阴气亏损,累及阳气生化不足,从而在阴虚的基础上又导致了阳虚,形成了以阴虚为主的阴阳两虚病理状态
		阳损及阴		指由于阳气虚损,无阳则阴无以生,从而在阳虚的基础上导致阴虚,形成以阳虚为主的阴阳两虚病理状态

续表

阴阳失调	阴阳格拒	基本概念	阴阳格拒是在阴阳偏盛基础上由阴阳双方相互排斥而出现寒热真假病变的一类病机,包括阴盛格阳和阳盛格阴两方面
		阴盛格阳	又称格阳,系指阴气偏盛至极,壅闭于里,寒盛于内,逼迫阳气浮越于外的一种病理状态。寒盛于内是疾病的本质
		阳盛格阴	又称格阴,系指阳气偏盛至极,深伏于里,热盛于内,排斥阴气于外的一种病理状态。热盛于内是疾病的本质
	阴阳亡失	基本概念	阴阳的亡失,包括亡阴和亡阳两类,是指机体的阴气或阳气突然大量地亡失,导致生命垂危的一种病理状态
		亡阳	指机体的阳气发生突然大量脱失,而致全身机能严重衰竭的一种病理状态
		亡阴	指由于机体阴气发生突然大量消耗或丢失,而致全身机能严重衰竭的一种病理状态
精气血津液失常	精的失常	精虚	精虚主要是指肾精(主要为先天之精)和水谷之精不足及其功能低下所产生的病理变化
		施泄失常	精的排泄失常,如排泄过度或排泄障碍,则出现失精或精瘀的病理变化 失精:是指生殖之精和水谷之精大量丢失的病理状态 精瘀:指男子精滞精道,排精障碍而言
	气的失常	气虚	指一身之气不足及其功能低下的病理状态
		气机失调 气滞	是指机体局部气的流通不畅,郁滞不通的病理状态
		气机失调 气逆	指气升之太过或降之不及,以脏腑之气上逆为特征的一种病理状态
		气机失调 气陷	指气的上升不足或下降太过,以气虚升举无力而下陷为特征的一种病理状态
		气机失调 气闭	即气机闭阻,外出严重障碍,以致清窍闭塞出现昏厥的一种病理状态
		气机失调 气脱	即气不内守,大量向外亡失,以致生命机能突然衰竭的一种病理状态
	血的失常	血虚	指血液不足,血的濡养功能减退的病理状态
		血运失常 血瘀	指血液的循行迟缓,流行不畅,甚则血液停滞的病理状态
		血运失常 出血	指血液逸出脉外的病理状态。逸出血脉的血液,称为离经之血
		血运失常 血热	指脏腑火热炽盛,热迫血分,以出血、疮疖与实热症状为主要表现的证,又称血分的热证
		血运失常 血寒	指寒邪客于血脉,凝滞气机,血行不畅,以拘急冷痛、肤色紫暗与实寒症状为主要表现的证,又称血分的寒证
	气血津关系失调	精与气血关系失调 精气两虚	由于精可化气,气聚为精,精气并虚或精伤及气、气伤及精,都可见精气两虚的证候。肾藏精,元气藏于肾,故本病机最具有代表性的是肾的精气亏虚。肾之精气亏虚,以生长、发育迟缓,生殖机能障碍以及早衰等为临床特征
		精与气血关系失调 精血不足	肾藏精,肝藏血。肾与肝,精血同源,故肝肾精血不足较为常见
		精与气血关系失调 气滞精瘀和血瘀精阻	气机失调,疏泄失司及瘀血内阻,皆可致精道瘀阻而形成气滞精瘀或血瘀精阻的病机变化,而且二者可互为因果,同时并存
		气与血关系失调 气滞血瘀	指因气的运行郁滞不畅,导致血液运行障碍,出现血瘀的病理状态
		气与血关系失调 气虚血瘀	指因气对血的推动无力而致血行不畅,甚至瘀阻不行的病理状态
		气与血关系失调 气不摄血	由于气虚不足,统摄血液的生理功能减弱,血不循经,逸出脉外,而导致各种出血的病理状态
		气与血关系失调 气随血脱	指在大量出血的同时,气也随着血液的流失而急剧散脱,从而形成气血并脱的危重病理状态
		气与血关系失调 气血两虚	即气虚和血虚同时存在的病理状态

续表

精气血津液失常	津液代谢失常	津液不足	概念	津液不足,指津液在数量上的亏少,进而导致内则脏腑,外而孔窍、皮毛,失于濡润、滋养,而产生一系列干燥枯涩的病理状态
			病因	导致津液不足的原因主要有三方面:一是热邪伤津,如外感燥热之邪,灼伤津液;或邪热内生,如阳亢生热、五志化火等耗伤津液。二是丢失过多,如吐泻、大汗、多尿及大面积烧伤等,均可损失大量津液。三是生成不足,如体虚久病,脏腑机能减退,可见津液生成不足。另外,慢性疾病耗伤津液亦致津液亏耗
			津不足	津较清稀,流动性较大,主要分布于皮毛、孔窍、肌肉,并充盈血脉,以滋润作用为主。所以,从一定意义而言,伤津主要是丧失水分。临床上,伤津常见于吐、泻之后
			液不足	液较稠厚,流动性较小,主要分布于脏腑、骨髓、脑髓、脊髓和关节之中,含有大量精微物质,以濡养作用为主。如热病后期或久病伤阴耗液,所见到的形瘦骨立,大肉尽脱,肌肤毛发枯槁,或手足震颤、肌肉瞤动、唇裂、舌光红无苔或少苔,则属于脱液的临床表现
		津液输布排泄障碍	输布障碍	津液得不到正常的转输和布散,导致津液在体内环流迟缓,或在体内某一局部发生滞留
			排泄障碍	指津液转化为汗液和尿液的功能减退,导致水液贮留体内,外溢于肌肤而为水肿
			病变类型	湿浊困阻 · 多因脾、肺等脏腑机能失调,津液停而为饮,饮凝成痰。痰随气升降,无处不到,病及脏腑经络,滞留于机体的不同部位而有多种的病理变化和多变的临床表现
				痰饮凝聚 · 饮停之部位比较局限
				水液贮留 · 多由肺、脾、肾、肝等脏腑机能失调,气不行津,津液代谢障碍,贮留于肌肤或体内发为水肿或腹水
		津液与气血关系失调	水停气阻	指津液代谢障碍,水湿痰饮停留导致气机阻滞的病理状态。因水湿痰饮皆为有形之邪,故易阻碍气的运行,其临床表现因水液停蓄的部位不同而异
			气随津脱	主要指津液大量丢失,气失其依附而随津液外泄出现暴脱亡失的病理状态,多由高热伤津,或大汗伤津,或严重吐泻耗伤津液等所致
			津枯血燥	主要指津液亏乏枯竭,导致血燥虚热内生或血燥生风的病理状态
			津亏血瘀	主要指津液耗损导致血行瘀滞不畅的病理状态。津液充足是保持血脉充盈,血行通畅的重要条件
			血瘀水停	指因血脉瘀阻导致津液输布障碍而水液停聚的病理状态

续表

内生五邪	风气内动	基本概念	风气内动即是"内风"。由于"内风"与肝的关系较为密切,故又称肝风内动或肝风。内风是指疾病发展过程中,主要因为阳盛或阴虚不能制阳,阳升无制,出现动摇、眩晕、抽搐、震颤等类似风动的病理状态
		肝阳化风	多由于情志所伤,肝气郁结,郁久化火而亢逆,或暴怒伤肝,肝气亢逆,或操劳过度,耗伤肝肾之阴,阴虚不能制阳,水亏不得涵木,肝阳因之浮动不潜,升而无制,亢逆之阳气化风,形成风气内动
		热极生风	又称热甚动风。多见于热性病的极期,由于火热亢盛,化而为风,并因邪热煎灼津液,伤及营血,燔灼肝经,筋脉失其柔顺之性,而出现痉厥、抽搐、鼻翼煽动、目睛上吊等临床表现,常伴有高热、神昏、谵语
		阴虚风动	多见于热病后期,阴液大量亏损,由于久病耗伤,阴液亏虚所致
		血虚生风	多由于生血不足或失血过多,或久病耗伤营血,肝血不足,筋脉失养,或血不荣络,则虚风内动
		血燥生风	多由久病耗血,或年老精亏血少,或长期营养缺乏,生血不足,或血瘀内结,新血生化障碍所致
	寒从中生	基本概念	又称"内寒",是指机体阳气虚衰,温煦气化功能减退,虚寒内生,或阴寒之气弥漫的病理状态
		主要病因	因先天禀赋不足,阳气素虚,或久病伤阳,或外感寒邪,过食生冷,损伤阳气,以致阳气虚衰。阳气虚衰,不能制阴祛寒,故阴寒内盛
		病机要点	内寒病机主要在两个方面:一是阳虚阴盛,阴盛则内寒;二是阳气虚衰,则蒸化水液的功能减退或失司,水液代谢障碍,从而导致病理产物的积聚或停滞,形成水湿、痰饮等
	湿浊内生	基本概念	又称"内湿",是指由于脾气的运化水液功能障碍而引起湿浊蓄积停滞的病理状态。由于内生之湿多因脾虚,故又称之为脾虚生湿
		主要病因	内湿的产生,多因过食肥甘,嗜烟好酒,贪食生冷,内伤脾胃,致使脾失健运不能为胃行其津液,或喜静少动,素体肥胖,情志抑郁,致气机不利,津液输布障碍,聚而成湿所致。因此,脾的运化失职是湿浊内生的关键
		病机特性	湿性重浊黏滞,多阻遏气机,故其临床表现常可随湿邪阻滞部位的不同而异。湿浊虽可阻滞于机体上、中、下三焦的任何部位,但仍以湿阻中焦脾胃为多
	津伤化燥	基本概念	又称"内燥",是指机体津液不足,人体各组织器官和孔窍失其濡润而出现干燥枯涩的病理状态
		相关脏腑	内燥病变可发生于各脏腑组织,但以肺、胃及大肠为多见。肾总司一身之气化,肾阴又为五脏六腑阴液之本,故津伤化燥,日久必及与肾;肾精亏虚,肾阴不足,亦可导致肺、胃、大肠等内燥之症;津血同源,津枯则血少,血虚亦能导致津液枯涸,故有治燥先治血之说

续表

		基本概念	又称"内火"或"内热",是指由于阳盛有余,或阴虚阳亢,或由于气血郁滞,或由于病邪郁结而产生的火热内扰,机能亢奋的病理状态	
内生五邪	火热内生	主要类型	阳盛化火	人身之阳气在正常的情况下,有温煦脏腑经络等作用,中医学称之为"少火"。但是在病理情况下,阳气过盛,机能亢奋,必然使物质的消耗增加,以致伤阴耗津,此种病理性的阳气过亢则称为"壮火",中医学又称为"气有余便是火"
			邪郁化火	邪郁化火包括两方面的内容:一是外感六淫病邪,在疾病过程中,皆可郁滞而从阳热化火,如寒郁化热、湿郁化火等。二是体内的病理性代谢产物(如痰饮、血瘀、结石等)和食积、虫积等,亦能郁而化火。邪郁化火的主要机理,实质上是由于这些因素导致人体之气的郁滞,气郁则生热化火
			五志化火	又称为"五志之火",多指由于情志刺激,影响了脏腑精气阴阳的协调平衡,造成气机郁结或亢逆。气郁日久则可化热,气逆自可化火,因之火热内生。如情志内伤,抑郁不畅,则常能导致肝郁气滞,气郁化火,发为肝火;而大怒伤肝,肝气亢逆化火亦可发为肝火
			阴虚火旺	多由于津液亏虚,阴气大伤,阴虚不能制阳,阳气相对亢盛,阳亢化热化火,虚热虚火内生

九、防治原则

预防	未病先防	未病先防是指在未病之前,采取各种措施,做好预防工作,以防止疾病的发生。疾病的发生,主要关系到邪正盛衰。正气不足是疾病发生的内在因素,邪气是发病的重要条件。因此,未病先防就必须从增强人体正气和防止病邪侵害两方面入手		
		养生以增强正气	顺应自然;调摄精神;护肾保精;形体锻炼;合理膳食;药物、针灸、推拿调养	
		防止病邪侵害人体	讲究卫生,防止环境、水源和食物的污染;药物预防	
	既病防变	早期诊治	早期诊治的时机在于要掌握好不同疾病的发生、发展变化过程及其传变的规律,病初即能及时做出正确的诊断,从而进行及时有效和彻底的治疗	
		防止传变	阻截病传途径;先安未受邪之地	
	愈后防复	防止复感新邪;防止过劳;防止饮食失宜;防止不良情志刺激;防止用药不当		
治则	治则与治法	治则	治则,是治疗疾病时所必须遵循的基本原则。它是在整体观念和辨证论治精神指导下而制定的治疗疾病的准绳,对临床立法、处方等具有普遍的指导意义	
		治法	治法是在一定治则指导下制定的针对疾病与证候的具体治疗大法、治疗方法和治疗措施	
		治则与治法的异同	治则是治疗疾病时指导治法的总原则,具有原则性和普遍性意义;治法是从属于一定治则的具体治疗大法、治疗方法及治疗措施,其针对性及可操作性较强,较为具体而灵活	
		治病求本	指在治疗疾病时,必须辨析出疾病的病因病机,抓住疾病的本质,并针对疾病的本质进行治疗	

续表

			基本概念	采用与疾病的证候性质相反的方药治疗的一种治疗原则。由于采用的方药与疾病证候性质相逆,如热证用寒药,故又称"逆治"
治则	正治与反治	正治	寒者热之	指寒性病证出现寒象,用温热方药来治疗,即以热药治寒证
			热者寒之	指热性病证出现热象,用寒凉方药来治疗,即以寒药治热证
			虚则补之	指虚损性病证出现虚象,用具有补益作用的方药来治疗,即以补益药治虚证
			实则泄之	指实性病证出现实象,用攻逐邪实的方药来治疗,即以攻邪泻实药治实证
		反治	基本概念	指顺从病证的外在假象而治的一种治疗原则,由于采用的方药性质与病证中假象的性质相同,故又称为"从治"
			热因热用	即以热治热,是指用热性药物来治疗具有假热征象的病证。它适用于阴盛格阳的真寒假热证
			寒因寒用	即以寒治寒,是指用寒性药物来治疗具有假寒征象的病证。它适用于阳盛格阴的真热假寒证
			塞因塞用	即以补开塞,是指用补益药物来治疗具有闭塞不通症状的虚证。适用于因体质虚弱,脏腑精气功能减退而出现闭塞症状的真虚假实证
			通因通用	即以通治通,是指用通利的药物来治疗具有通泻症状的实证。适用于因实邪内阻出现通泄症状的真实假虚证
	治标与治本		基本概念	标与本是相对而言的,标本关系常用来概括说明事物的现象与本质,在中医学中常用来概括病变过程中矛盾的主次先后关系
			缓则治本	缓则治其本,多用在病情缓和,病势迁延,暂无急重病状的情况下,此时必须着眼于疾病本质的治疗。因标病产生于本病,本病得治,标病自然也随之而去
			急则治标	病证急重时的标本取舍原则是标病急重,则当先治、急治其标。标急的情况多出现在疾病过程中出现的急重、甚或危重症状,或卒病而病情非常严重时
			标本兼治	当标本并重或标本均不太急时,当标本兼治
	调整阴阳	损其有余	抑其阳盛	"阳胜则热"的实热证,据阴阳对立制约原理,宜用寒凉药物以泻其偏盛之阳热,此即"热者寒之"之意
			损其阴盛	"阴胜则寒"的实寒证,宜用温热药物以消解其偏盛之阴寒,此即"寒者热之"之意

续表

治则	调整阴阳	补其不足	补其不足,即"虚则补之",适用于人体阴阳中任何一方虚损不足的病证。调补阴阳,有根据阴阳相互制约原理的阴阳互制的调补阴阳及据阴阳互根原理的阴阳互济的调补阴阳。阴阳两虚者则宜阴阳并补
		阴阳互制之调补阴阳	当阴虚不足以制阳而致阳气相对偏亢的虚热证时,治宜滋阴以抑阳;当阳虚不足以制阴而致阴气相对偏盛的虚寒证时,治宜扶阳以抑阴
		阴阳互济之调补阴阳	即据阴阳互根的原理,补阳时适当佐以补阴药谓之阴中求阳,补阴时适当佐以补阳药谓之阳中求阴。其意是使阴阳互生互济,不但能增强疗效,同时亦能限制纯补阳或纯补阴时药物的偏性及不良反应
		阴阳并补	对阴阳两虚则可采用阴阳并补之法治疗。但须分清主次而用,阳损及阴者以阳虚为主,则应在补阳的基础上辅以滋阴之品;阴损及阳者以阴虚为主,则应在滋阴的基础上辅以补阳之品
		回阳救阴	此法适用于阴阳亡失者。亡阳者,当回阳以固脱;亡阴者,当救阴以固脱。由于亡阳与亡阴实际上都是一身之气的突然大量脱失,故治疗时都要兼以峻剂补气,常用人参等药
	调理精气血津液	调精 填精	用于肾精亏虚,此精指的是具有生殖、濡养、化气、生血、养神等功能的一般意义的精,包括先天之精和后天水谷之精。精之病多以亏虚为主,主要表现为生长发育迟缓,生殖机能低下或不能生育及气血神的生化不足等,可以补髓填精之法治之
		调精 固精	用于滑精、遗精、早泄,甚至精泄不止的精脱之候,其总的病机均为肾气不固,故治当补益肾气以摄精
		调精 疏利精气	精之病尚见于阴器脉络阻塞,以致败精、浊精郁结滞留,难以排出;或肝失疏泄,气机郁滞而致的男子不排精之候。治当疏利精气,通络散结
		调气 补气	用于较单纯的气虚证。由于一身之气的生成,源于肾所藏先天之精化生的先天之气(即元气),脾胃化水谷而生的水谷之精所化之气,以及由肺吸入的自然界清气。因此,补气多为补益肺、脾、肾。又由于卫气、营气、宗气的化生及元气的充养多与脾胃化生的水谷之气有关,故尤为重视对脾气的补益
		调气 调理气机	用于气机失调的病证。气机失调的病变主要有气滞、气逆、气陷、气闭、气脱等。治疗时气滞者宜行气;气逆者宜降气;气陷者宜补气、升气;气闭者宜顺气开窍通闭;气脱者则宜益气固脱
		调血 补血	用于单纯的血虚证。由于血源于水谷精微,与脾胃、心、肝、肾等脏腑的机能密切相关,因此补血时应注意同时调治这些脏腑的机能,其中又因"脾胃为后天之本""气血生化之源",故尤为重视对脾的补养
		调血 调理血运	血运失常的病变主要有血瘀、出血等,血寒是血瘀的主要病机;血热、气虚、血瘀是出血的主要病机。治疗时,血瘀者宜活血化瘀,因血寒而瘀者宜温经散寒行血;出血者宜止血,且须据出血的不同病机而施以清热、补气、活血等法

续表

治则	调理精气血津液	调津液	滋养津液	用于津液不足证
			祛除水湿痰饮	用于水湿痰饮证。其中湿盛者宜祛湿、化湿或利湿;水肿或水臌者宜利水消肿;痰饮为患者宜化痰逐饮。因水液代谢障碍,多责之肺、脾、肾、肝,故水湿痰饮的调治,从脏腑而言,多从肺、脾、肾、肝入手
		调理精气血津液的关系	调理气与血的关系	由于气血之间有着互根互用的关系,故病理上常相互影响而有气病及血或血病及气的病变,造成气血同病,故需调理两者的关系。气虚生血不足而致血虚者,宜补气为主,辅以补血或气血双补;气虚行血无力而致血瘀者,宜补气为主,辅以活血化瘀;气滞致血瘀者,行气为主,辅以活血化瘀;气虚不能摄血者,补气为主,辅以收涩或温经止血。血虚不足以养气可致气虚,宜补血为主,辅以益气;但气随血脱者,因"有形之血不能速生,无形之气所当急固"(清·程国彭《医学心悟》),应先益气固脱以止血,待病势缓和后再进补血之品
			调理气与津液的关系	气与津液生理上同样存在互用的关系,故病理上也常相互影响,因而治疗上就要调理两者关系的失常。气虚而致津液化生不足者,宜补气生津;气不行津而成水湿痰饮者,宜补气、行气以行津;气不摄津而致体内津液丢失者,宜补气以摄津。津停而致气阻者,在治水湿痰饮的同时,应辅以行气导滞;气随津脱者,宜补气以固脱,辅以补津
			调理气与精的关系	生理上气能疏利精行,精与气又可互相化生。病理上气滞可致精阻而排出障碍,治宜疏利精行;精亏不化气可致气虚,气虚不化精可致精亏,治宜补气填精并用
			调理精血津液的关系	"精血同源",故血虚者在补血的同时也可填精补髓;精亏者在填精补髓的同时也可补血。"津血同源"病理上常有津血同病而见津血亏少或津枯血燥,治当补血养津或养血润燥
	三因制宜	因时制宜;因地制宜;因人制宜		

第二部分　中医诊断

一、望诊

1. 望神

<table>
<tr><td colspan="3"></td><td>临床表现</td><td>临床意义</td></tr>
<tr><td rowspan="12">望神</td><td colspan="2">得神</td><td>两目灵活,明亮有神;面色荣润,含蓄不露;神志清晰,表情自然;肌肉不削,反应灵敏</td><td>①为健康表现;②病轻易治,预后良好</td></tr>
<tr><td colspan="2">少神</td><td>两目晦滞,目光乏神;面色少华,暗淡不荣;精神不振,思维迟钝;少气懒言,肌肉松软,动作迟缓</td><td>多见于虚证患者或疾病恢复期病人</td></tr>
<tr><td rowspan="2">失神</td><td>精亏神衰</td><td>精神萎靡,意识模糊;两目晦暗,目光无彩;面色晦暗无华,表情淡漠;肌肉瘦削,大肉已脱,动作失灵;循衣摸床,撮空理线;呼吸异常,气息微弱</td><td>提示人体精气大伤,脏腑功能严重受损,机能衰竭,预后不良</td></tr>
<tr><td>邪盛扰神</td><td>神昏谵语或昏聩不语,舌謇肢厥;或猝然昏倒,两手握固,牙关紧闭,二便闭塞</td><td>多因邪陷心包,内扰神明;或肝风夹痰,蒙蔽清窍所致</td></tr>
<tr><td rowspan="4">神乱</td><td></td><td>焦虑不安,心悸不宁,或恐惧胆怯,不敢独处一室(焦虑恐惧)</td><td>多因心胆气虚,心神失养所致,可见于脏躁等</td></tr>
<tr><td></td><td>神识痴呆,表情淡漠,喃喃自语,哭笑无常(淡漠痴呆)</td><td>多因忧思气结,痰浊蒙蔽心神,或先天禀赋不足所致,常见于癫病或痴呆</td></tr>
<tr><td></td><td>狂躁妄动,呼笑怒骂,打人毁物,不避亲疏,甚或登高而歌,弃衣而走,妄行不休,力逾常人(狂躁不安)</td><td>多因暴怒化火,炼津为痰,痰火扰神所致,常见于狂病</td></tr>
<tr><td></td><td>猝然昏仆,不省人事,口吐涎沫,口出异声,四肢抽搐,醒后如常(猝然昏仆)</td><td>多与先天禀赋因素有关,或肝风夹痰,蒙蔽清窍所致,常见于痫病</td></tr>
<tr><td colspan="2">假神</td><td>本已神识不清,却突然精神转佳,语言不休,想见亲人;本已目光晦暗,却突然似有光而浮露;本已面色晦暗枯槁,却突然颧红如妆;本已久病卧床不起,却忽思下床活动;本已毫无食欲或久不能食,却突然食欲大增或主动索食</td><td>提示脏腑精气极度衰竭,正气将脱,阴阳即将离决,常为临终前的征兆</td></tr>
</table>

2. 望色

	五色	主病	临床表现	临床意义
望色	青色	主寒证、气滞、血瘀、疼痛、惊风、肝病	面见青色	因寒邪凝滞,或气滞血瘀,或疼痛剧烈,或筋脉拘急,或热盛风动,致脉络瘀滞,血行不畅所致
			面色淡青或青黑	多属寒盛、痛剧,可见于寒盛所致的骤起脘腹疼痛患者
			突见面色青灰,口唇青紫,肢凉脉微	多属心阳不振,心脉痹阻,多见于胸痹、真心痛
			久病面色与口唇青紫	多属心气、心阳虚衰,心血瘀阻;或肺气闭塞,呼吸不利
			面色青黄	多属肝郁脾虚、血瘀水停,可见于臌胀或胁下癥积患者
			小儿眉间、鼻柱、唇周发青	多属惊风,可见于高热抽搐患儿
			妇女面色青	肝强脾弱,月经不调
	赤色	主热症	满目通红	实热证
			午后两颧潮红	虚热证
			久病重病面色苍白,却时而泛红如妆,游移不定	戴阳证
	黄色	主脾虚、湿证	面色发黄	多因脾虚机体失养;或湿邪内蕴,脾失运化
			面色萎黄	多属脾胃气虚,气血不足
			面色黄而虚浮(黄胖)	脾虚湿运
			面目一身俱黄(黄疸)	黄而鲜明如橘皮者为阳黄,多由湿热蕴结所致;黄而晦暗如烟熏者为阴黄,多因寒湿困阻所致
	白色	主虚证、寒证、失血、夺气	面色发白	多属气血亏虚,或失血、夺气,或阳虚寒凝
			面色淡白无华,唇舌色淡	多属气血不足或失血
			面色㿠白	多属阳虚寒证
			面色㿠白而虚浮	多属阳虚水泛
			面色苍白　伴大出血	为脱血
			面色苍白　伴四肢厥冷、冷汗淋漓	多属阳气暴脱之亡阳证
			面色苍白　亦可见于阴寒内盛,血行凝滞	
	黑色	主肾虚、寒证、水饮、血瘀、疼痛	面色黧黑晦暗	多属肾阳亏虚
			面色黑而干焦	多属肾阴亏虚
			面色紫暗黧黑,伴肌肤甲错	多属瘀血
			眼眶周围发黑	多属肾虚水饮内停或寒湿带下

3. 望形态

			特征	临床意义
望形态		体强	骨骼健壮,胸廓宽厚,肌肉充实,皮肤润泽,筋强力壮	为形气有余,说明气血旺盛,脏腑坚实,抗病力强
		体弱	骨骼细小,胸廓狭窄,肌肉消瘦,皮肤干枯,筋弱无力	为形气不足,说明气血不足,体质虚弱,脏腑精气不足,抗病力弱
		肥胖	胖而能食,肌肉结实,神旺有力(形健有余)	精气充足,身体健康;或实证、热证
			胖而食少,肉松皮缓,神疲乏力	阳气不足,痰饮水湿,易于内停
		消瘦	形瘦,精力充沛,神旺有力	健康之人
			形瘦食少	脾胃虚弱,气血亏虚
			形瘦多食	中焦火炽
			形瘦颧红,皮肤干枯	阴血不足
			久病卧床不起,骨瘦如柴	脏腑精气衰竭
	动静姿态	坐形	坐而仰首	多见于哮病、肺胀,或痰饮停肺、肺气壅滞等
			坐而喜俯,少气懒言	多属气虚体弱
			卧不能坐,坐则晕眩,不耐久坐	多为气血俱虚,夺气脱血,或虚风内动
			坐不得卧,卧则咳逆	多为肺气壅滞或心阳不足,水气凌心
			坐卧不宁	烦躁或腹满胀痛之征
			坐时常以手抱头,头倾不能昂,神情呆钝,目陷睛迷	为精神衰败
		卧形	卧时常喜向内,喜静懒动,身重不能转侧	多属阴证、寒证、虚证
			卧时常喜向外,身轻自能转侧,躁动不安	多属阳证、热证、实证
			仰卧伸足,掀去衣被	多属实热证
			蜷卧缩足,喜加衣被	多属虚寒证
		立姿	行走站立不稳,如坐舟车,不能自持,常并见眩晕	多属肝风内动或气血亏虚
			不耐久立,立则常欲倚物支撑	多属气血虚衰
			坐立时常以手扪心,闭目、蹙额	多见于心虚怔忡
			若以手护腹,俯身前倾	多为腹痛之征
		行态	行走时身体震动不定	肝风内动或筋骨虚损
			行走之际,突然止步不前,以手护心,不敢行动	多为真心痛
			以手护腰,弯腰曲背,轻摇不便,行动艰难	多为腰腿病

续表

			特征	临床意义
望形态	异常动作	颤动	睑、面、唇、指、趾不时颤抖或振摇不定,不能自主	若见于外感热病,多为热盛动风
				若见于内伤虚证,多为血虚阴亏,经脉失养
		手足蠕动	手足时时掣动,动作迟缓无力,类似虫之蠕行	脾胃气虚;阴虚动风
		手足拘急	手足筋肉挛急不舒,屈伸不利	寒邪凝滞;气血亏虚
		四肢抽搐	四肢筋脉挛急与弛张间作,舒缩交替,动作有力	多因肝风内动,筋脉拘急所致
		角弓反张	患者颈项强直,脊背后弯,反折如弓	热极生风;破伤风;马钱子中毒
		循衣摸床	患者重病,神识不清,不自主地伸手抚摸衣被、床沿	为病重失神之象
		撮空理线	患者重病,神识不清,伸手向空,手指时分时合	
		猝然跌倒	猝然昏仆,不省人事,伴半身不遂	多属中风
			猝然神昏,口吐涎沫,四肢抽搐,醒后如常	多属痫病
		舞蹈病状	儿童手足伸屈扭转,挤眉眨眼,努嘴伸舌,状似舞蹈,不能自制	先天禀赋不足;气血不足,风湿内侵

4. 望头面

			临床表现	临床意义	
望头面	头形异常	大颅	头颅增大,颅缝开裂,颜面较小,智力低下	多因先天不足,肾精亏损,水液停聚于颅所致	
		小颅	头颅狭小,头顶尖圆,颅缝早合,智力低下	多因肾精不足,颅骨发育不良所致	
		方颅	前额左右突出,头顶平坦,颅呈方形	多因肾精不足或脾胃虚弱,颅骨发育不良所致,多见于佝偻病	
	囟门异常	囟填	囟门突起	多因邪热炽盛,或颅内水液停聚,或脑髓有病所致	多属实证
		囟陷	囟门凹陷	多因吐泻伤津,气血不足或先天肾精亏虚、脑髓失充所致	多属虚证
		解颅(囟门迟闭)	五迟(立、行、发、齿、语)	先天肾精不足;后天脾胃虚弱	
			五软(头项、口、手、足、肌肉)		

续表

			临床表现		临床意义
望头面	头发异常	发黄	发黄干枯,稀疏易落		精血不足;大病后或慢性虚损患者
			小儿发稀疏黄软,生长迟缓		先天不足,肾精亏损;后天失养,气血亏虚
			小儿发结如穗,枯黄无泽,兼面黄肌瘦,腹大便溏		疳积
		发白	青壮年白发	伴耳鸣、腰酸	肾虚
				伴失眠、健忘	劳神伤血;先天禀赋不足
		脱发	头发突然呈片状脱落,显露圆形或椭圆形光亮头皮		血虚受风(斑秃)
			发稀而易脱落,质脆易断		肾虚、精血不足
			青壮年头发稀疏易落	兼眩晕、健忘、腰膝酸软	肾虚
				兼头皮发痒、多屑、多脂	血热化燥
	面形异常	面肿	面部浮肿,皮色不变		水肿
			颜面红肿,色如涂丹,焮热疼痛		风热火毒上攻(抱头火丹)
			头肿大如斗,面目肿甚,目不能开		天行时疫,火毒上攻(大头瘟)
		腮肿	一侧或两侧腮部以耳垂为中心肿起,边缘不清,按之有柔韧感及压痛		外感瘟毒之邪(痄腮)
			颐颌部肿胀疼痛,张口受限,伴寒热		阳明热毒上攻(发颐)
		面削颧耸	面部肌肉消瘦,两颧高耸,眼窝、颊部凹陷		因气血虚衰,脏腑精气衰竭所致
		口眼喎斜	面肌不仁,口角向健侧歪斜		风邪中络(口僻)
			兼半身不遂		为肝阳化风,风痰闭阻经络所致
	特殊面容	惊恐貌	面部呈现惊悚恐惧的表现,常因闻高声或见水而引发		多见于狂犬病、小儿惊风、瘿病
		苦笑貌	面部呈现无可奈何的苦笑样表现		新生儿脐风、破伤风

5. 望五官

五官	形态色泽		临床表现		临床意义
望五官	目	色	目赤	目赤肿痛	全目赤肿	肝经风热上攻
					两眦赤痛	心火上炎
				白睛发红		肺火
				睑缘赤烂		脾经湿热
			白睛发黄			湿热内壅;寒湿内困(黄疸)
			目眦淡白			血虚、失血
			目胞色黑晦暗	目眶周围色黑		肾虚水泛;寒湿下注;睡眠不足
				目眶色黑,伴肌肤甲错		血瘀内阻
			黑睛灰白混浊(目翳)	黑睛深层呈圆盘状翳障,障碍视力(混睛障)		邪毒侵袭;肝胆实火上攻;湿热熏蒸;阴虚火旺(眼外伤及某些全身性疾病)
				目干夜盲,黑睛生翳糜烂,甚则溃破穿孔		小儿疳积日久

续表

五官	形态色泽		临床表现				临床意义	
望五官	目	形	胞睑肿胀	目胞浮肿,如新卧起之状,皮色不变或较光亮			水肿病初起;正常人	
				胞睑红肿	针眼	眼睑边缘肿起结节,状若麦粒,红肿痒痛,易成脓溃破	风热邪毒相搏;脾胃蕴积热毒	
					眼丹	胞睑漫肿,红如涂丹,热如火灼,化脓溃破		
			眼窝凹陷	见于吐泻之后			吐泻伤津	
				见于久病重病患者			脏腑精气衰竭	
			眼球突出	眼突而喘			痰浊阻肺,肺气不宣(肺胀)	
				眼突颈肿			肝郁化火,痰气壅结(瘿病)	
		态	瞳孔缩小				肝胆火炽;劳损肝肾,虚火上扰	
							吗啡、川乌、草乌、毒蕈、有机磷农药中毒	
			瞳孔散大				肾精耗竭,见于危重病人,是濒死征兆	
							肝胆风火上扰(绿风内障)	
							杏仁、麻黄、曼陀罗中毒,某些西药致药物性瞳孔散大	
			目睛凝视	两眼固定,转动不灵	固定前视(瞪目直视)		多属肝风内动;或见于脏腑精气耗竭;或痰热内闭,瞪目直视还可见于瘿病	
					固定上视(戴眼反折)			
					固定侧视(横目斜视)			
			嗜睡露睛				脾虚清阳不升	多见于脾胃虚衰或吐泻伤津的患儿
							津液大伤,胞睑失养	
			胞睑下垂	上睑下垂,难以抬举		双睑下垂	先天禀赋不足,脾肾亏虚,睑肌发育不良	
						单睑下垂	脾气虚衰,脉络失养,肌肉松弛;外伤	

续表

五官	形态色泽		临床表现	临床意义
望五官	耳	色泽		
		润枯	耳郭色泽红润	气血充足(正常人)
			耳郭焦黑干枯	肾精亏虚
		颜色	耳郭淡白	气血亏虚
			耳轮红肿	肝胆湿热;热毒上攻
			耳轮青黑	阴寒内盛;剧痛
			小儿耳背有红络,耳根发凉	麻疹先兆
		形态		
		耳郭形大	耳郭外形厚而大	肾气充足
			耳郭肿大色红	少阳相火上攻
		耳郭瘦小	耳郭瘦小而薄	先天亏损,肾气不足
			耳郭瘦削而干焦	肾精耗竭;肾阴不足
			耳郭萎缩	肾气竭绝
		耳轮甲错		久病血瘀
		耳内病变		
		耳内流脓	脓液色黄质稠	风热上扰;肝胆湿热(实证)
			脓液色青质稀	肾阴虚损,虚火上炎(虚证)
		耳道红肿	耳道局部红肿疼痛,突起如椒目状(耳疖)	邪热搏结耳窍
	鼻	色泽		
		润枯	鼻端微黄明润	见于新病为胃气未伤
				见于久病为胃气来复
			鼻端晦暗枯槁	胃气已衰
		颜色	鼻端色白	气血亏虚
			鼻端色赤	肺脾蕴热
			鼻端色青	阴寒腹痛
			鼻端色黄	湿热
		形态		
		鼻头肿胀	红肿或生疮,感疼痛	胃热;血热
			鼻及鼻周皮色暗红或血络扩张,伴丘疹、脓疱或鼻赘	肺胃蕴热(酒渣鼻)
		鼻柱溃陷	鼻柱溃陷	梅毒
			鼻柱塌陷兼眉毛脱落	麻风恶候
		鼻翼煽动	因呼吸急促而煽动	肺热,肺气不宣,呼吸困难(哮病)
			重病出现鼻孔煽动,喘而额汗如油	肺气衰竭之危候
		鼻内病变		
		鼻流清涕	伴见恶寒发热、鼻塞	风寒表证
			常流清涕,量多,经久不愈(鼻鼽)	阳气虚弱
		鼻流浊涕	伴见恶寒发热、咽痛	风热表证
			常流浊涕,量多不止,其气腥臭,伴头痛、鼻塞、嗅觉减退(鼻渊)	外感风热;肝胆蕴热上攻

续表

五官	形态色泽	临床表现			临床意义
鼻	鼻内病变	鼻腔出血	实证	出血量多、色深红质稠	肝火犯肺；胃火炽盛
			虚证	出血色淡红质稀	脾不统血
			伴轻微恶寒发热		燥热犯肺
			妇女经期鼻衄，随月经周期而作(倒经)		肝郁化火犯肺；阴虚肺热
		鼻内赘生物	鼻内赘物光滑柔软，可活动而无痛感		湿热邪毒壅结鼻窍
口	形色	口角流涎			见于小儿多属脾虚湿盛
					见于成人多为风邪中络；中风后遗症
		口疮	口腔内膜上出现黄白色如豆大、表浅的小溃疡点，周围红晕，局部灼痛		心脾积热；阴虚火旺
		鹅口疮	小儿口腔、舌上满布片状白屑，状如鹅口		感受邪毒，心脾积热；肾阴亏虚，虚火上炎
	动态	口张	口开而不闭		虚证
			状如鱼口，张口气出，但出不入		肺气将绝
		口噤	口闭难开，牙关紧闭		实证
			口噤不语	兼四肢抽搐	痉病；惊风
				兼半身不遂	中风入脏之重证
		口撮	上下口唇紧聚		邪正交争
			兼见角弓反张		破伤风
			新生儿撮口不能吮乳		脐风
		口僻	口角向一侧歪斜		风邪中络；风中脏腑
		口振	战栗鼓颔，口唇振摇		疟疾初起
		口动	口频繁开合，不能自禁		胃气虚弱
			口角掣动不止		动风
	唇	唇色	红润		胃气充足
			淡白		血虚；失血
			深红		热盛
			深红而干燥		热盛伤津
			青紫		阳气虚衰，血行瘀滞
			青黑		寒凝血瘀；痛极血络郁阻
		口唇干裂			燥热伤津；阴虚液亏
		口唇糜烂			脾胃积热上蒸
		唇内溃烂,其色淡红			虚火上炎
		唇边生疮,红肿疼痛			心脾积热

续表

五官	形态色泽			临床表现	临床意义	
望五官	牙	齿	形色	牙齿洁白润泽而坚固	肾气充足,津液未伤	
				牙齿干燥	胃阴已伤	
				牙齿光燥如石	阳明热盛,津液大伤	
				牙齿燥如枯骨	肾阴枯竭(温热病晚期)	
				久病牙齿枯黄脱落	骨绝,属病重	
			动态	牙关紧急	风痰阻络;热极动风	
				咬牙龂齿	热盛动风;痉病	
				睡中龂齿	胃热;虫积;正常人	
		龈	色泽	牙龈淡红而润泽	胃气充足,气血调匀(正常人)	
				牙龈淡白	血虚;失血	
				牙龈红肿疼痛	胃火亢盛	
			形态	龈肉萎缩,牙根暴露,牙齿松动,常有渗血和脓液(牙宣)	肾虚;胃阴不足	
				牙龈溃烂,流腐臭血水,牙齿脱落,口气腐臭(牙疳)	平素胃腑积热,复感风热或疫疠之邪	
		齿衄			胃肠实热;胃、肾阴虚;脾不统血	
		咽喉	红肿	新病咽部深红,肿痛较甚	多属实热证,因风热邪毒或肺胃热毒壅盛所致	
				久病咽部嫩红,肿痛不甚	多属阴虚证,因肾阴亏虚、虚火上炎所致	
				咽部淡红漫肿,疼痛轻微	多因痰湿凝聚所致	
				咽喉部一侧或两侧喉核红肿突起,形如乳头或如蚕蛾,表面或有黄白色脓样分泌物,咽痛不适(乳蛾)	风热外侵;肺胃热盛;肺肾阴虚,虚火上炎	
				咽喉部红肿高突,疼痛剧烈,吞咽、言语困难,身寒发热(喉痈)	脏腑蕴热,复感外邪,热毒客于咽喉	
			溃烂	新病咽部溃烂,分散表浅,周围色红	肺胃之热轻浅	
				溃烂成片或注陷,周围红肿	肺胃火毒壅盛	
				咽部溃腐浅表分散,反复发作,周围淡红	虚火上炎	
				成片注陷,周围淡白或苍白,久不愈者	气血不足;肾阳亏损	
			伪膜	伪膜松厚易拭去	肺胃热浊之邪上壅于咽	病轻
				伪膜坚韧不易拭去,强剥出血或剥后复生,伴犬吠样咳嗽、喘鸣	外感时行疫邪,疫毒内盛,或热毒伤阴	病重

6. 望颈项、躯体、四肢、二阴

			临床表现	临床意义
望颈项	外形变化	瘿瘤	颈前结喉处，单侧或双侧有肿块突起，或大或小，可随吞咽上下移动	肝气郁结，痰凝血瘀；水土失调，痰气凝结
		瘰疬	颈侧颌下有肿块如豆，累累如串珠	肾阴亏虚，虚火灼液，结成痰核；外感风热时毒，气血壅滞于颈部
		颈痈、项痈	颈项两侧焮红漫肿，疼痛灼热，甚则溃烂流脓	风热邪毒蕴结
		颈瘘	颈痈、瘰疬溃破后，久不收口，形成管道	痰火凝结，气血凝滞
		气管偏移	气管不居中，向一侧偏移	胸膈有水饮或气体，或因单侧瘿瘤、肿物等
	动态变化	项强	伴头痛，恶寒，脉浮	风寒侵袭太阳经脉
			伴高热神昏，甚则抽搐	热极生风
			醒后突觉项强不硬（落枕）	睡姿不当，风寒客于经络；颈部肌肉劳损
		项软	小儿项软	先天不足，肾精亏损；后天失养，发育不良（佝偻病）
			久病、重病颈项软弱，头抬不垂，眼窝深陷	脏腑精气衰竭（病危）
		颈脉搏动	安静时人迎脉搏动明显	肝阳上亢；血虚重证
		颈脉怒张	颈脉明显胀大，平卧时更甚	心血瘀阻，肺气壅滞；心肾阳衰，水气凌心
望躯体	望胸胁	扁平胸	胸廓前后径较常人明显缩小，小于左右径的一半，呈扁平形	肺肾阴虚；气阴两虚
		桶状胸	胸廓前后径较常人增大，与左右径几乎相等，呈圆桶状	素有伏饮积痰，壅滞肺气，病久伤及肾气，肾不纳气（久病咳喘）
		鸡胸	胸骨下部明显向前突出畸形，形似鸡胸	先天禀赋不足，肾精亏虚；后天失养，脾胃虚弱（小儿佝偻病）
		漏斗胸	胸骨下段及与其相连的肋软骨向内凹陷，形成漏斗状	先天发育不良
		肋如串珠	肋骨与肋软骨连接处变厚增大，状如串珠	肾精不足，后天失养，发育不良（佝偻病）
		胸不对称	一侧胸廓塌陷，肋间变窄，肩部下垂，脊骨向对侧凸出	肺痿；肺部手术后
			一侧胸廓膨隆，肋间饱满，按之软，咳则引痛，气管向健侧移位	悬饮；气胸
		乳痈	妇女哺乳期乳房局部红肿热痛，乳汁不畅，甚则破溃流脓，身发寒热	肝气郁滞，胃热壅滞；外感邪毒
	望腹部	腹部膨隆	腹部胀大，伴周身俱肿（水肿）	肺脾肾三脏功能失调，水湿内停
			仅见腹部胀大，四肢消瘦（臌胀）	肝气郁滞；脾虚；气滞水停；血瘀
			腹部局部膨隆	积聚
		腹部凹陷	腹部凹陷如舟，肌肉松弛失去弹性，伴形体消瘦	久病脾胃气虚，机体失养；新病吐泻太过、津液大伤
			腹皮甲错，深凹着脊（肉消着骨）	脏腑精气耗竭（病危）
		腹露青筋	腹大坚满，青筋暴露（臌胀重证）	肝气郁滞，脾失健运，气滞湿阻；脾肾阳虚，水湿内停
		腹壁突起	腹壁有半球状物突起	疝气

续表

		临床表现		临床意义
望躯体	望腰背部	脊柱后凸	见于小儿	先天不足,肾精亏虚;后天失养,骨髓失充
			见于成人	脊椎疾患
			久病后背弯曲,两肩下垂(背曲肩随)	脏腑精气虚衰
		脊柱侧弯	脊柱偏离身体正中线,向左或向右弯曲	小儿发育期坐姿不良;先天禀赋不足,肾精亏虚,发育不良;一侧胸部疾患
		脊疳	背部肌肉消瘦,脊骨突出如锯齿状	脏腑精气极度亏损
		腰部拘急	腰部疼痛,活动受限,转侧不利	寒湿侵袭,经气受阻;跌扑闪挫,血脉瘀滞
望四肢		四肢萎缩	四肢或某一肢体肌肉消瘦、萎缩,松软无力	气血亏虚;经络闭阻
		手指变形	手指关节畸形,呈梭状畸形,活动受限	风湿久蕴,痰瘀结聚(梭状指)
			指趾末端增生、肥厚,呈杵状膨大,常兼气喘唇暗	久病心肺气虚,血瘀痰阻(杵状指)
		肢体肿胀	四肢关节肿胀,灼热疼痛	湿热郁阻经络,气血运行不畅(热痹)
			足跗肿胀,或兼全身浮肿	水肿
			下肢肿胀,皮肤粗厚如象皮	丝虫病
		膝部肿大	膝部红肿热痛,屈伸不利	风湿郁久化热(热痹)
			膝部关节肿大疼痛,股胫肌肉消瘦,形如鹤膝	寒湿久痹,气血亏虚(鹤膝风)
			膝部紫暗,漫肿疼痛	外伤致膝骨或关节受损
		小腿青筋	小腿青筋怒张隆起,形似蚯蚓(静脉曲张)	寒湿内侵,脉络血瘀;长时间负重或站立
	下肢畸形	膝内翻("O"型腿)	两踝并拢而两膝分离	先天禀赋不足,肾气不充;后天失养,脾胃虚弱,发育不良
		膝外翻("X"型腿)	两膝并拢而两踝分离	
		足内翻	踝关节呈固定内收位	
		足外翻	踝关节呈固定外展位	
		肢体痿废	肢体肌肉萎缩,筋脉弛缓,软弱无力,其则痿废不用	肺热津伤;湿热浸淫;脾胃虚弱;肝肾亏虚;外伤血瘀阻滞
			一侧上下肢痿废不用	风痰闭阻经络(半身不遂)
			双下肢痿废不用	截瘫患者

续表

		临床表现			临床意义
望 二 阴	前 阴	外阴肿胀	阴囊或阴户肿胀,无红肿疼痛		水肿(阴肿)
			阴囊红肿热痛,皮紧光亮,寒热交作		肝经湿热下注(囊痈)
			阴囊肿大		小肠坠入阴囊(疝气)
					血瘀、水液停聚
					脉络瘀阻,睾丸肿胀
		外阴收缩	男性阴囊阴茎、女性阴户收缩,拘急疼痛		外感寒邪,侵袭肝经,肝脉拘急收引(阴缩)
		外阴生疮	前阴部生疮,或有硬结破溃腐烂,时流脓水或血水		肝经湿热下注;梅毒感染
			硬结溃后呈菜花样,有腐臭气		多为癌或肿瘤
		外阴湿疹	阴部瘙痒,甚者红肿湿烂渗出,灼热疼痛		肝胆湿热下注,风邪外袭
			湿疹日久,患处皮肤粗糙变厚,呈苔藓样变		阴虚血燥
		睾丸异常	小儿睾丸过小或触不到		先天发育异常;痄腮后遗症
		阴户有物突出	妇女阴户中有物突出如梨状		中气下陷;生育过多;产后劳伤(阴挺、阴茄)
	后 阴	肛裂	肛管皮肤全层纵行裂开,伴多发性小溃疡,久不愈合,排便时疼痛流血		热结肠燥;阴虚津亏
		痔疮	肛门内、外生有紫红色柔软肿块,突起如峙,伴便血、疼痛、脱出、便秘	内痔 / 生于肛门齿状线以上	大肠湿热蕴结;血热肠燥;久坐、负重、便秘等
				外痔 / 生于肛门齿状线以下	
				混合痔 / 内外痔皆有	
		肛瘘	直肠或肛管与周围皮肤相通形成的瘘管,局部反复流脓、疼痛、瘙痒		肛周痈肿,余毒未尽
		脱肛	直肠黏膜或直肠反复脱出肛门外		脾虚中气下陷
		肛痈	肛门周围局部红肿疼痛,破溃流脓		湿热下注;外感邪毒

7. 望皮肤

			临床表现			临床意义
望皮肤	色泽异常	皮肤发黄	面目、皮肤、爪甲俱黄（黄疸）	阳黄	黄色鲜明如橘	湿热蕴蒸
				阴黄	黄色晦暗如烟熏	寒湿阻遏
		皮肤发赤	皮肤突然鲜红成片，色如涂丹，边缘清楚，灼热肿胀（丹毒）	抱头火丹	发于头面	风热化火
				赤游丹	发于全身，游走不定	
				流火	发于小腿、足部	湿热化火；外伤染毒
		皮肤发黑	皮肤黄中显黑，黑而晦暗（黑疸）			劳损伤肾（黄疸病后期）
			全身皮肤发黑			肾阳虚衰
		皮肤白斑	局部皮肤出现点、片状白色改变，大小不等，边界清楚（白驳风或白癜风）			风湿侵袭，气血失和，血不荣肤
	形态异常	皮肤干枯	皮肤干枯无华，甚至皲裂、脱屑			阴津耗伤，营血亏虚；外邪侵袭，气血滞涩
		肌肤甲错	皮肤发生局限性或广泛性的干枯粗糙，状若鱼鳞			血瘀日久，肌肤失养
		肌肤水肿	肿起较速，眼睑颜面先肿，继则遍及全身（阳水）			外感风邪，肺失宣降
			肿起较缓，下肢、腹部先肿，继则波及全身（阴水）			脾肾阳衰，水湿泛溢
		皮肤硬化	皮肤粗厚硬肿，无弹性			外邪侵袭；禀赋不足
	斑疹	斑	皮肤出现深红色或青紫色片状斑块，平铺于皮下，抚之不碍手，压之不褪色			
			阳斑	斑点成片，或红或紫，平铺于皮下		外感温热邪毒，内迫营血
			阴斑	斑点大小不一，色淡红或紫暗，隐隐稀少，发无定处，但不见于面、脊部，出没无常		脾虚血失统摄；阳虚寒凝气血
		疹	皮肤出现红色或紫红色、粟粒状疹点，高出皮肤，抚之碍手，压之褪色			
			麻疹	先有恶寒发热，喷嚏流涕，眼泪汪汪，耳后红丝或耳根发凉，3～4日疹出，从头面到胸腹四肢，色鲜红，似麻粒，2～5日出全，按出疹顺序消褪，留下棕褐色斑状色素沉着，并有糠麸样脱屑		外感时邪疫毒（儿童常见）
			风疹	初起类似感冒，发热1～2天后出现淡红色斑丘疹，瘙痒不已，耳后及枕部臖核肿大		感受风热时邪，与气血相搏
			瘾疹	突然出现大小不等、形状不一、边界清楚的红色或苍白色丘疹，剧烈瘙痒，抓挠后增大增多，发无定处，骤起骤退，退后不留痕迹，反复发作		正气不足，卫外不固，外感风邪；饮食失节，肠胃积热，复感风邪；情志内伤，冲任不调，血虚生风；过敏
		斑疹顺逆	顺证	外感热病中见之	色红身热，先见于胸腹，后及四肢，发后热退神清	邪去正安
			逆证		布点稠密成团，色深红或紫暗，先见于四肢，后及胸腹，发后仍壮热神昏	邪气内陷

续表

		临床表现			临床意义	
望皮肤	水疱	水痘	小儿皮肤出现粉红色斑丘疹,很快变成椭圆形小水疱,顶满无脐,晶莹明亮,浆液稀薄,皮薄易破,大小不等,分批出现,其后结痂,常伴发热		外感时邪,内蕴湿热	
		白瘖	暑湿、湿温患者皮肤出现白色小疱疹,晶莹如粟,常兼身热不扬,胸闷脘痞			
			晶瘖	白瘖晶莹饱满,颗粒清除	津气尚充足,顺证	外感湿热之邪郁于肌表,汗出不彻
			枯瘖	白瘖色枯而白,干瘪无浆	津气已亏竭,逆证	
		热气疮	唇周、鼻孔周围、面颊、外阴等皮肤黏膜交界处,出现针头至绿豆大小簇集成群的水疱,灼热瘙痒,溃后结痂		外感风温热毒,阻于肺胃,湿热蕴蒸皮肤;肝经湿热下注	
		缠腰火丹	一侧腰部或胸胁部,初起皮肤灼热刺痛,继之出现粟米至黄豆大小簇集成群的水疱,排列如带状,局部刺痛		肝经湿热熏蒸	
		湿疹	周身皮肤出现红斑,迅速形成丘疹、水疱,破后渗液,出现红色湿润之糜烂面		禀赋不耐,饮食失节,湿热内蕴,复感外邪,内外相搏,郁于肌肤	
	疮疡	痈	红肿高大,根盘紧束,焮热疼痛,未脓易消,已脓易溃,疮口易敛		湿热火毒蕴结,气血瘀滞,热蒸肉腐成脓	
		疽	发于皮肤肌肉间	有头疽（阳证）	初起局部粟粒样脓头,焮热红肿胀痛,易向深部及周围扩散,脓头相继增多	外感热邪火毒,内有脏腑蕴热,凝聚肌表,气血壅滞
				无头疽（阴证）	漫肿无头,皮色不变,无热少痛,难消、难溃、难敛,溃后易伤筋骨	气血亏虚,寒痰凝滞
		疔	形小如粟,根深坚硬,状如钉丁,麻木疼痛,多发于颜面、手足		竹木刺伤;感受疫毒、疠毒、火毒等	
		疖	形小而圆,根浅局限,红肿不甚,容易化脓,脓溃即愈		外感火热邪毒;湿热蕴结	

8. 望舌

		临床表现			临床意义
正常舌象	淡红舌（淡红润泽，白中透红），薄白苔	舌质	舌色		淡红、鲜明、滋润
			舌形		大小适中，柔软
			舌态		运动灵活
		舌苔	苔质		均匀、薄白而干湿适中
			苔色		白色
舌神	荣舌	荣润红活，有生气，有光彩，舌体活动自如（舌有神）			气血充盛（健康人；虽病也是善候）
	枯舌	干枯死板，毫无生气，失去光泽，或活动不灵（舌无神）			气血衰败（恶候）
望舌质	舌色	淡红舌	舌色淡红润泽		健康人；外感表证；内伤轻证；疾病转愈
		淡白舌	比正常舌色浅淡		气血两虚；阳虚
			淡白光莹，舌体瘦薄		气血两虚
			淡白湿润，舌体胖嫩		阳虚水湿内停
		枯白舌	舌色白而几无血色		亡血夺气（病危）
		红舌	较正常舌色红，或呈鲜红色		热证
			舌鲜红而起芒刺，或兼黄厚苔		实热证
			舌鲜红而少苔，或有裂纹，或红光无苔		虚热证
			舌尖红		心火上炎
			舌两边红		肝经有热
		绛舌	较红色颜色更深，或略带暗红色		热盛（热入营血或阴虚火旺）
			舌绛有苔		温病热入营血；脏腑内热炽盛
			舌绛少苔或无苔，或有裂纹		久病阴虚火旺；热病后期阴液耗损
		青紫舌	全舌淡紫而无红色（青舌）		气血瘀滞
			舌色深紫而色暗（紫舌）		
			舌淡而泛现青紫色（淡紫舌）		肺气壅滞；肝郁血瘀；先天性心脏病；药物、食物中毒
			舌体局部出现紫色斑点，大小不等（紫斑或紫点）		局部瘀血阻滞；局部血络损伤
			舌红而泛现紫色（紫红色）		红绛舌进一步发展而来
			舌绛而泛现紫色（绛紫色）		
			舌紫红、绛紫而干枯少津		热毒炽盛，内入营血，营阴受灼，津液耗损，气血壅滞

续表

			临床表现	临床意义
望舌质	舌形	老、嫩舌	苍老舌	舌质纹理粗糙或皱缩,形色坚敛苍老,舌质较暗	驻实证
			娇嫩舌	舌质纹理细腻,形色浮胖娇嫩,舌色浅淡	驻虚证
		胖、瘦舌	胖大舌	舌体比正常大而厚,伸舌满口	水湿、痰饮内停
				舌淡胖大	脾肾阳虚
				舌红胖大	脾胃湿热
			肿胀舌	舌体肿大满嘴,甚至不能闭口,伸出则难以缩回	湿热、热毒上壅
				舌肿胀色红绛	心脾热盛,热毒上壅;素嗜饮酒,复病温热,邪热挟酒毒上壅;中毒而血瘀
				舌肿胀色青紫	先天性舌血管瘤,舌局部血络郁闭
			瘦薄舌	舌体比正常瘦小而薄	气血两虚、阴虚火旺
				舌体瘦薄而色淡	气血两虚
				舌体瘦薄红绛,舌干少苔或无苔	阴虚火旺
		点、刺舌	点舌	舌乳头体积增大多,充血水肿	脏腑热极;血分热盛
			芒刺舌	舌乳头突起如刺,摸之棘手	
				舌红而生芒刺	邪热亢盛
				点刺色鲜红	血热内盛;阴虚火旺
				点刺色紫绛	热入营血,气血壅滞
				舌尖生点刺	心火亢盛
				舌边有点刺	肝胆火盛
				舌中生点刺	胃肠热盛
		裂纹舌		舌面上出现各种形状的裂纹、裂沟,深浅不一,多少不等	阴血亏虚;脾虚湿停
				舌绛而有裂纹	热盛伤阴
				舌淡白而有裂纹	血虚不润
				舌淡白胖嫩,边有齿痕兼见裂纹	脾虚湿侵
				生来舌面有裂纹、裂沟,有舌苔覆盖,无不适感	生理性裂纹(正常)
		齿痕舌		舌体边缘有牙齿压迫的痕迹	脾虚;湿盛
				舌淡胖而润,边有齿痕	寒湿壅盛;阳虚水湿内停
				舌质淡红,边有齿痕	脾虚;气虚
				舌红而肿胀满口,边有齿痕	湿热痰浊壅滞
				舌淡红而嫩,舌体不大而有轻微齿痕	先天性齿痕舌;病轻;小儿;气血不足

续表

					临床表现		临床意义	
望舌质	舌态	痿软舌			舌体软弱,无力伸缩,痿废不用		气血俱虚;阴亏已极	
					舌痿软而淡白无华		气血俱虚	
					舌痿软而红绛少苔或无苔		外感热病后期,热极伤阴;内伤杂病,阴虚火旺	
					舌红干而渐痿		肝肾阴亏	
		强硬舌			舌体板硬强直,失于柔和,屈伸不利,甚则语言謇涩		热入心包;热盛伤津;风痰阻络	
					舌强硬而色红绛少津		邪热炽盛	
					舌体强硬、胖大兼厚腻苔		风痰阻络	
					舌强而语言謇涩,伴肢体麻木、眩晕		中风先兆	
		歪斜舌			伸舌时舌体偏向一侧,或左或右		中风或中风先兆	
		颤动舌			舌体震颤抖动,不能自主		肝风内动;酒毒内蕴	
					久病舌淡白而颤动		血虚动风	
					新病舌绛而颤动		热极生风	
					舌红少津而颤动		阴虚风动;肝阳化风	
		吐弄舌	吐舌		舌伸于口外,不能回缩	心脾有热;小儿智力发育不全	疫毒攻心;正气已绝	
			弄舌		舌微露出口,立即收回,或舌舐口唇四周,调动不停		热盛动风先兆	
		短缩舌			舌体卷短、紧缩,不能伸长,甚则伸舌难以抵齿		寒凝;痰阻;血虚;津伤	
					舌短缩,色淡白或青紫而湿润		寒凝筋脉;气血俱虚	
					舌短缩而胖,苔滑腻		脾虚不运,痰浊内生	
					舌短缩而红绛干燥		热盛伤津	
					病中见舌短缩		病情危重	
望舌苔	苔质	厚、薄苔	薄苔		透过舌苔能隐隐见到舌质	主要反映邪正的盛衰和邪气的深浅	疾病初起,病邪在表	
			厚苔		不能透过舌苔见到舌质		邪盛入里;痰饮食积	
			薄白苔		舌苔薄白而均匀,或中部稍后,干湿适中		正常;病轻,胃气未伤	
			变化		舌苔由薄转厚(舌苔长)		邪气渐盛,表邪入里	
					舌苔由厚转薄(舌苔消)		正气胜邪;内邪消散外达	
					薄苔突然增厚		邪气极盛,迅速入里	
					厚苔骤然消退,舌上无新生舌苔		正不胜邪;胃气暴绝	

续表

				临床表现	临床意义
望舌苔	苔质	润、燥苔	润苔	舌苔润泽有津,干湿适中	正常;津液未伤(风寒表证、湿证初起、食滞、血瘀)
			滑苔	舌面水分过多,扪之湿滑,甚者伸舌欲滴	痰饮;水湿
			燥苔	舌苔干燥,望之干枯,扪之无津,甚者舌苔干裂	邪热炽盛;大汗、吐泻后;或过服温燥药物;痰饮、血瘀内阻
			糙苔	苔质颗粒粗糙如砂石,扪之糙手	燥苔进一步发展
				舌苔干结粗糙,津液全无	热盛伤津
				苔质粗糙而不干	秽浊之邪盘踞中焦
			变化	舌苔由润变燥	热重津伤;津失输布
				舌苔由燥转润	热退津复;饮邪始化
		腻、腐苔	腻苔	苔质颗粒细腻致密,融合成片,如涂有油腻之状,紧贴舌面,揩之不去,刮之不脱	主痰浊、食积
			腐苔	苔质颗粒疏松,粗大而厚,形如豆腐渣堆积舌面,揩之易去	
					食积胃肠;痰浊内蕴
			脓腐苔	舌上黏厚一层,有如疮脓	主内痈(邪盛病重)
				舌苔厚腻	湿浊;痰饮;食积
				舌苔白腻不燥,自觉胸闷	脾虚湿困,阻滞气机
				舌苔白腻而滑	痰浊;寒湿内阻
				舌苔黏腻而厚,口中发甜	脾胃湿热,邪聚上泛
				舌苔黄腻而厚	痰热、湿热、暑湿内蕴,腑气不畅
				病中腐苔渐退,续生薄白新苔	正气胜邪,病邪消散
				病中腐苔脱落,不能续生新苔(无根苔)	病久胃气衰败
		剥(落)苔		舌面本有舌苔,疾病过程中舌苔全部或部分脱落,脱落处光滑无苔	胃气不足,胃阴损伤;气血两虚
			前剥苔	舌前半部苔脱落	剥苔范围大小,多与气阴或气血不足程度有关
			中剥苔	舌中部苔剥落	
			根剥苔	舌根部苔剥脱	
			花剥苔	舌苔多处剥脱,舌面仅斑驳残存少量舌苔	
			地图舌	舌苔不规则剥脱,边缘凸起,界限清楚,形似地图,部位时有转移	
			镜面舌	舌苔全部剥脱,舌面光洁如镜	
			类剥苔	舌苔剥脱处舌面不光滑,仍有新生苔质颗粒可见	

续表

			临床表现		临床意义	
望舌苔	苔质		舌红苔剥		阴虚	
			舌淡苔剥或类剥苔		血虚;气血两虚	
			镜面舌色红绛		胃阴枯竭,胃乏生气之兆(阴虚重症)	
			舌面光洁如镜,甚则毫无血色		营血大虚,阳气虚衰(病重难治)	
			舌苔部分脱落,未剥脱处仍有腻苔		正气亏虚,痰浊未化	
		变化	舌苔由全到剥		胃之气阴不足,正气渐衰	
			舌苔剥脱后,复生薄白之苔		邪去正胜,胃气渐复	
		偏、全苔	全苔	舌苔遍布舌面	邪气散漫,多为痰湿中阻之兆	
			偏苔	舌苔半布,偏于前、后、左、右某一局部	该处所候脏腑有邪气停聚	
				舌苔偏于舌尖部	邪气入里未深,胃气却已先伤	
				舌苔偏于舌根部	外邪虽退,胃滞依然	
				舌苔仅见于舌中	痰饮、食浊停滞中焦	
				舌苔偏于或左或右	肝胆湿热	
		真、假苔	真苔	舌苔坚敛着实,紧贴舌面,刮之难去,像从舌体上长出(有根苔)	判断疾病的轻重及预后	尚有胃气(正常)
			假苔	舌苔不着实,似浮涂舌上,刮之可去,不像舌上自生出来(无根苔)		胃气匮乏
			病之初期、中期,舌见真苔且厚		邪气深重,正气亦盛(实证)	
			久病见真苔		正气虽有耗损,胃气尚存,预后良好	
			无根之苔,无论厚薄,刮后舌面光滑,无生苔迹象		脾胃肾之气不能上潮,正气已衰竭	
			舌面上浮一层厚苔,望似无根,刮后可见薄薄新苔		疾病向愈	
	苔色	白苔	薄白苔	苔白而薄,透过舌苔可看到舌体	正常舌苔;表证;寒证	
			厚白苔	苔白而厚,舌体被遮盖而无法透见		
			苔薄白而润		正常舌象;表证初起;里证病轻;阳虚内寒	
			苔薄白而滑		外感寒湿;脾肾阳虚,水湿内停	
			苔薄白而干		外感风热;凉燥	
			苔白厚腻		湿浊内停;痰饮;食积	
			苔白如积粉,扪之不燥(积粉苔)		瘟疫;内痈	
			苔白而燥裂,粗糙如砂石		燥热伤津,阴液亏损	

续表

		临床表现		临床意义	
望舌苔	苔色	舌苔呈现黄色,多分布于舌中,亦可布满全舌		热证、里证	
		浅黄苔	舌苔呈淡黄色	苔色愈黄,热邪愈甚	热轻,多由薄白苔转化而来
		深黄苔	舌苔色黄而深浓		热重
		焦黄苔	舌苔深黄色中夹有灰黑色苔		热极
		薄黄苔	苔薄而微黄	风热表证;风寒化热入里之初	
		黄滑苔	苔淡黄而润滑	寒湿、痰饮聚久化热;气血亏虚,复感湿热之邪	
		黄糙苔	苔黄而干燥,甚至苔干而硬,颗粒粗大,扪之糙手	邪热伤津,燥结腑实	
		黄瓣苔	苔黄而干涩,中有裂纹如花瓣状		
		黄腻苔	黄苔而质腻	湿热、痰热内蕴;食积化腐	
		舌苔由白转黄,或呈黄白相兼		外感表证将要化热入里	
		舌尖苔黄		热在上焦	
		舌中苔黄		热在胃肠	
		舌根苔黄		热在下焦	
		灰苔	苔色浅黑	阴寒内盛	
		黑苔	较灰苔色深(由灰苔、焦黄苔转化)	里热炽盛	
	灰黑苔	寒湿病出现灰黑苔,舌苔灰黑湿润多津		苔质润燥是辨别灰黑苔寒热属性的重要指征	
		热性病出现灰黑苔,舌苔灰黑干燥无津液			
		舌边舌尖部呈白腻苔,舌中舌根部出现灰黑苔,舌面湿润		阳虚寒湿内盛;痰饮内停	
		舌边舌尖见黄腻苔,舌中为灰黑苔		湿热内蕴,日久不化	
		苔焦黑干燥,舌质干裂起刺		热极津枯(不论外感内伤)	
		苔见黑褐色或如有霉斑(霉酱苔)		湿浊宿食,积久化热;湿热夹痰	
危重舌象	猪腰舌	舌面无苔,如去膜猪腰		热病伤阴,胃气将绝(病危)	
	镜面舌	舌深绛无苔而光亮如镜		胃气、胃阴枯竭(病危)	
	㿠白舌	舌色㿠白如镜,毫无血色		营血大亏,阳气将脱(病危)	
	砂皮舌	舌粗糙有刺,如鲨鱼皮,或干燥枯裂		津液枯竭(病危)	
	干荔舌	舌敛束而无津,形如干荔		热极津枯(病危)	
	火柿舌	舌如火柿色,或色紫而干晦如猪肝色		内脏败坏(病危)	
	赭黑舌	舌质色赭带黑		肾阴将绝(病危)	
	瘦薄无苔舌	舌体瘦小薄嫩,光而无苔		胃气将绝(难治)	
	囊缩卷舌	舌体卷缩,兼阴囊缩入		厥阴气绝(难治)	
	舌强语謇	舌体强直,转动不灵,且语言謇涩		中风痰瘀阻络(难治)	
	蓝舌而苔黑或白	舌质由淡紫转蓝,舌苔由淡灰转黑,或苔白如霉点、糜点		病危重(难治)	

9. 望排出物

		临床表现		临床意义
望排出物	望痰	痰白质清稀(寒痰)		寒邪阻肺,津凝成痰;脾阳不足,湿聚为痰
		痰白质滑量多,易于咯出(湿痰)		脾失健运,水湿内停,湿聚为痰
		痰黄质黏稠,甚则结块(热痰)		邪热犯肺,煎津为痰
		痰少而质黏,难以咯出(燥痰)		燥邪犯肺,耗伤肺津;肺阴虚津亏,清肃失职
		痰中带血,色鲜红(咯血)		肺阴亏虚;肝火犯肺;痰热、邪毒壅阻,肺络受损(肺痨、肺癌)
		咯吐脓血痰,味腥臭		热毒蕴肺,肉腐成脓(肺痈)
	望涕	新病流涕	鼻塞流清涕	风寒表证
			鼻塞流浊涕	风热表证
		反复发作性清涕,量多如注,伴鼻痒、喷嚏频作(鼻鼽)		肺气虚,卫表不固,风寒趁虚而入
		久流浊涕,质稠、量多、气腥臭(鼻渊)		外感风热;湿热蕴阻
	望涎唾	口流清涎量多		脾胃阳虚
		口中时吐黏涎		脾胃湿热
		小儿口角流涎,涎渍颐下(滞颐)		脾虚不能摄津;胃热、虫积
		睡中流涎		胃中有热;宿食内停;痰热内蕴
		时时吐唾		胃中虚冷;肾阳不足
		多唾		胃有宿食;湿邪留滞
	望呕吐物	呕吐物清稀无酸臭(寒呕)		脾胃阳虚;寒邪犯胃
		呕吐物秽浊有酸臭味(热呕)		邪热犯胃
		呕吐清水痰涎,胃有振水声,口干不饮(痰饮)		脾失健运,水饮内停
		呕吐不消化、气味酸腐的食物(伤食)		暴饮暴食,损伤脾胃,食积不化
		呕吐黄绿苦水		肝胆湿热;肝胆郁热
		吐血色暗红或紫暗有块,夹有食物残渣		胃有积热;肝火犯胃;胃腑血瘀
	望大便	大便清稀如水样		寒湿泄泻。多为外感寒湿,或饮食生冷,以致脾失健运
		大便黄褐如糜		湿热泄泻。多为外感暑湿,或饮食不洁,伤及胃肠,大肠传导失常所致
		大便稀溏,完谷不化,或如鸭溏		多属脾虚或兼肾阳虚泄泻。常因脾胃气虚或阳虚,运化失职或肾阳虚衰,火不暖土所致
		大便如黏冻,夹有脓血		多见于痢疾。乃湿热蕴结大肠所致,若血多脓少者偏于热,脓多血少者偏于湿

续表

		临床表现	临床意义
望排出物	望大便	大便色灰白如陶土	多见于黄疸。因肝胆疏泄失常,胆汁不能正常排泄所致
		大便干燥硬结,甚者燥结如羊屎	多属肠燥津亏。多因热盛伤津,或胃火偏盛,大肠液亏,传化不利所致
		大便出血,血色鲜红	风热灼伤肠络所致的肠风下血,或肛裂、痔疮出血等
		大便出血,血色紫暗或色黑如柏油	因瘀阻胃络或脾不统血所致
	望小便	小便清长	多见于虚寒证。多因阳虚气化无力,气不化津,排尿失摄所致
		小便短黄	多见于实热证。因热盛伤津所致
		尿中带血	多因热伤血络,或脾肾不固,或湿热蕴结膀胱所致
		尿有砂石	多因湿热内蕴,日久煎熬津液杂质所致
		小便浑浊如米泔、牛乳状	多因肾气亏虚,固摄无力,脂液下流所致;或下焦湿热,气化不行,清浊不分并趋于下所致

10. 望小儿指纹

			临床表现	临床意义
望小儿指纹	三关定位	风关	食指第一节(掌指关节横纹至第二节横纹之间)	
		气关	食指第二节(第二节横纹至第三节横纹之间)	
		命关	食指第三节(第三节横纹至指端)	
	正常小儿指纹	位置(纹位)	络脉隐隐显露于风关之内	
		颜色(纹色)	纹色浅红,红黄相间	
		形态(纹形)	单支,粗细适中	
	病态小儿指纹		临床表现	临床意义
		浮沉分表里	指纹浮而显露	外感表证
			指纹沉稳不显	内伤里证
		红紫辨寒热	指纹色鲜红	外感风寒表证
			指纹紫红	内热证
			指纹色青	疼痛;惊风;肝风内动
			指纹淡白	脾虚;疳积
			指纹色紫黑	血络郁闭(病危)

续表

望小儿指纹	病态小儿指纹		临床表现	临床意义
		淡滞定虚实	指纹浅淡而纤细	气血不足,脉络不充(虚证)
			指纹浓滞而增粗	邪正相争,气血壅滞(实证)
		三关测轻重	指纹显于风关	邪气入络,邪浅病轻(外感初起)
			指纹达于气关	邪气入经,邪深病重
			指纹达于命关	邪入脏腑,病情严重
			指纹直达指端(称透关射甲)	病情凶险,预后不良

二、闻诊

听声音	异常声态	暗哑(语声嘶哑)与失音(语而无声)	新病暗哑或失音(金实不鸣)	实证	外感风寒;风热袭肺;痰湿壅肺
			久病暗哑或失音(金破不鸣)	虚证	阴虚火旺,津亏肺损;肺气不足,发声无力
			暴怒喊叫或持续高声宣讲		耗气伤阴,咽喉失润
			久病重病,突现语声嘶哑		脏气将绝之危象
			妇女妊娠后期出现暗哑或失音(妊娠失音、子喑)		胞胎阻碍肾之络脉,肾精不能上荣于咽喉(分娩后自愈)
		惊呼(患者突然发出的惊叫声)	其声尖锐,表情惊恐		剧痛;惊恐
			小儿阵发性惊呼		受惊
			小儿夜啼惊呼		脾寒腹痛;心脾有热;食积;虫积;惊恐
			成人发出惊呼		惊恐;剧痛;精神失常
		语声重浊	发出的声音沉闷而不清晰或似有鼻音		外感风寒;湿浊阻滞
		呻吟	新病呻吟,声音高亢有力		实证;剧痛
			久病呻吟,声音低微无力		虚证
		喷嚏	新病喷嚏,兼恶寒发热,鼻流清涕		外感风寒
			久病阳虚之人,突然出现喷嚏		阳气回复,病有好转趋势
		呵欠	病者不拘时间,呵欠频频不止(数欠)		体虚阴盛阳衰
		太息	不自觉发出太息声,太息之后自觉宽舒		情志不遂,肝气郁结
	语言	谵语	神识不清,语无伦次,声高有力	实证	外感热病;温病邪入心包;阳明腑实证;痰热扰乱心神

续表

			临床表现		临床意义	
听声音	语言	郑声	神识不清,语言重复,时断时续,语声低弱模糊		虚证	久病脏器衰竭,心神散乱(多种疾病的晚期、危重阶段)
		独语	自言自语,喃喃不休,见人语止,首尾不续		心气不足,神失所养;气郁痰阻,蒙蔽心神(癫病、郁证)	
		错语	神识清楚而语言时有错乱,说后自知言错		虚证	心气不足,神失所养(久病体虚;老年脏气衰微)
					实证	痰浊、血瘀、气郁等阻碍心神
		呓语	睡梦中说话,吐字不清,意思不明		心火;胆热;胃气不和;久病虚衰	
		狂言	精神错乱,语无伦次,狂躁妄言		气郁化火;痰火互结(伤寒蓄血证、狂病)	
		语謇	神志清楚,思维正常,但语言不流利,或吐字不清	习惯(口吃)	不属病态	
				病中语謇,与舌强并见	风痰阻络(中风先兆;中风后遗症)	
		夺气	语声低微,气短不续,欲言不能复言		宗气大虚	
	呼吸	喘	呼吸困难,短促急迫,甚至张口抬肩,鼻翼煽动,难以平卧			
			实喘	发病急骤,呼吸深长,声高气粗,唯以呼出为快,形体壮实,脉实有力	风寒袭肺;痰热壅肺;痰饮停肺	
			虚喘	发病缓慢,声低气怯,息短不续,动则喘甚,唯以深吸为快,形体羸弱,脉虚无力	肺气不足;肺肾亏虚	
		哮	呼吸急促似喘,喉间有哮鸣音,常反复发作,缠绵难愈		痰饮内伏,复感外邪;久居寒湿之地;过食酸咸生冷;阴虚火旺,热痰阻肺	
		短气	呼吸气急短促,气短不足以息,数而不相接续,似喘而不抬肩,喉中无痰鸣音			
			虚证短气,兼形瘦神疲,声低息微		体质虚弱;元气亏损	
			实证短气,兼呼吸声粗,或胸部窒闷,或胸腹胀满		痰饮;气滞;胃肠积滞	
		少气	呼吸微弱而声低,气少不足以息,言语无力		诸虚劳损,多因久病体虚或肺肾气虚所致	
		鼻鼾	熟睡时鼻鼾而无其他不适		慢性鼻病;睡姿不当	
			昏睡不醒或神识昏迷而鼾声不绝		高热神昏;中风入脏之危候	
	咳嗽		咳声重浊沉闷		寒湿痰浊,停聚于肺(实证)	
			咳声轻清低微		久病耗伤肺气(虚证)	
			咳声重浊,痰白清稀,鼻塞不通		风寒袭肺	
			咳嗽声高响亮,痰稠色黄,不易咯出		热邪犯肺,灼伤肺津(热证)	
			咳嗽痰多,易于咯出		痰湿阻肺	
			干咳无痰或痰少而黏,不易咯出		燥邪犯肺;阴虚肺燥	

续表

			临床表现	临床意义	
听声音	语言	咳嗽	咳呈阵发连续不断,咳止时常有鸡鸣样回声(顿咳、百日咳)	风邪与痰热搏结(小儿)	
			咳声如犬吠,伴声音嘶哑,吸气困难,喉中有白膜生长,擦破流血,随之复生(白喉)	时行疫毒攻喉	
		呕吐	吐势徐缓,声音微弱,呕吐物清稀	脾胃阳虚,脾失健运(虚寒证)	胃失和降,胃气上逆
			吐势较猛,声音壮厉,呕吐黏稠黄水,或酸或苦	邪热犯胃(实热证)	
			呕吐呈喷射状	热扰神明;头颅外伤;脑髓有病	
			呕吐酸腐食物	暴饮暴食;过食肥甘厚味	
			共同进餐者多人发生吐泻	食物中毒	
			朝食暮吐、暮食朝吐(胃反)	脾胃阳虚	
			口干欲饮,饮后则吐(水逆)	饮邪停胃,胃气上逆	
	呃逆		从咽喉发出的一种不自主的冲击声,呃呃作响,声短而频,不能自制	胃气上逆,膈肌痉挛	
			呃声频作而有力,高亢而短	实证	
			呃声低沉,声弱无力	虚证	
			新病呃逆,其声有力	寒邪、热邪客于胃	
			久病、重病呃逆不止,声低无力	胃气衰败之危候	
			突发呃逆,呃声不高不低,持续时间短暂,无其他病史及兼症	饮食刺激;偶感风寒(不治自愈)	
	嗳气		胃中气体上出咽喉所发出的一种深长而缓的声音	胃气上逆	
			嗳气酸腐,兼脘腹胀满	宿食内停	
			嗳气频作而响亮,嗳气后脘腹胀减,嗳气发作因情志变化而增减	肝气犯胃	
			嗳气频作,兼脘腹冷痛,得温症减	寒邪犯胃;胃阳亏虚	
			嗳声低沉断续,无酸腐气味,兼见食少纳呆	脾胃虚弱	
			饱食或喝碳酸饮料后,偶有嗳气,无其他兼症	不属病态(正常人)	
	肠鸣	肠鸣增多	脘腹部肠鸣响如囊裹浆,辘辘有声,行走或推抚脘腹部时,其声下移(振水音)	水饮停聚于胃,中焦气机阻遏	
			鸣响在脘腹,如饥肠辘辘,得温得食则减,饥寒则重	中气不足,胃肠虚寒	
			肠鸣高亢而频急 脘腹痞满,大便泄泻	感受风寒湿邪,胃肠气机紊乱	
			肠鸣高亢而频急 伴腹痛,便急难忍,腹泻,或水样便,或伴见呕吐	饮食不洁	
			肠鸣高亢而频急 伴腹痛欲泻,泻后痛减,胸胁满闷不舒	肝脾不调	

续表

		临床表现		临床意义
听声音	肠鸣	肠鸣稀少	肠鸣每分钟小于4次	多因肠道传导功能障碍;或实热蕴结肠胃,肠道气机受阻;肝脾不调,气机郁滞,肠道腑气欠通;肺脾气虚,肠道虚弱,传导无力;阴寒凝滞,气机闭阻,肠道不通等导致
		肠鸣消失	肠鸣音完全消失,脘腹部胀满疼痛拒按	肠道气滞不通之重证(肠痹、肠结)
闻气味	口气	口中散发臭气(口臭)		口腔不洁;龋齿;便秘;消化不良
		口气酸臭,兼食少纳呆,脘腹胀满		食积胃肠
		口气臭秽		胃热
		口气腐臭,或兼咳吐脓血		内有溃腐脓疡
		口气臭秽难闻,牙龈腐烂		牙疳
	汗气	汗出腥膻		风湿热邪久蕴皮肤,津液蒸变(风温、湿温、热病)
		汗出腥臭		瘟疫;暑热火毒炽盛
		腋下随汗散发阵阵臊臭气味		湿热内蕴(狐臭)
	痰涕之气	痰	咳吐痰涎清稀量多,无特殊气味	寒证
			咳痰黄稠味腥	肺热壅盛
			咳吐浊痰脓血,腥臭异常	热毒炽盛(肺痈)
		涕	鼻流浊涕腥秽如鱼脑	鼻渊
			鼻流清涕无气味	外感风寒
	呕吐物之气	呕吐物清稀无臭味		胃寒
		呕吐物气味酸腐臭秽		胃热
		呕吐未消化食物,气味酸腐		食积
		呕吐脓血而腥臭		内有痈疡
	病室之气	病室臭气触人		瘟疫类疾病
		病室有血腥味		失血证
		病室有腐臭气		溃腐疮疡
		病室有尸臭		脏腑衰败,病情笃重
		病室有尿臊味		水肿晚期
		病室有烂苹果样气味		重症消渴病(糖尿病)
		病室有蒜臭味		有机磷农药中毒

三、问诊

1. 问寒热

			临床表现		临床意义
问寒热	寒	恶风	遇风觉冷,避之可缓		辨别病邪性质和机体阴阳盛衰的重要依据
		恶寒	患者自觉怕冷	加盖衣被或近火取暖仍不能缓解	
		畏寒		加盖衣被或近火取暖能够缓解	
	热		体温升高或体温正常而患者自觉全身或局部发热		
	恶寒发热		恶寒重发热轻		外感风寒表证
			发热重恶寒轻		外感风热表证
			发热轻而恶风		外感伤风表证
	但寒不热		患者只感觉寒冷而不发热的症状		里寒证
		新病恶寒	多伴见脘腹或其他局部冷痛剧烈,或四肢不温,或呕吐泄泻,或咳喘痰鸣,脉沉紧等症		里实寒证
		久病畏寒	常兼面色㿠白,舌淡胖嫩,脉弱等症		里虚寒证
	但热不寒		患者只觉发热,而无怕冷之感的症状		里热证
		壮热	高热(体温39℃以上)持续不退,不恶寒只恶热,常兼满面通红,口渴,大汗出,脉洪大等症		伤寒阳明经证;温病气分证
		潮热	按时发热,或按时热势加重,如潮汐之有定时的症状		
			阳明潮热	日晡(下午3~5时,申时)发热明显,热势较高,兼见口渴饮冷,腹胀便秘等症	伤寒阳明腑实证
			阴虚潮热	午后和夜间有低热,兼见颧红、盗汗、五心烦热等症,严重者,感觉有热自骨内向外透发	阴虚火旺
			湿温潮热	午后热甚,兼见身热不扬,头身困重等症	湿温病
		微热	发热不高,体温一般在38℃以下,或仅自觉发热的症状		温病后期;内伤杂病
			长期低热,劳累则甚,兼倦怠乏力,少气,自汗		气虚发热
			长期低热,兼颧红,五心烦热		阴虚发热
			每因情志不舒而时有微热,兼胸闷,急躁易怒		气郁发热
			时有低热,兼面白,头晕,舌淡,脉细		血虚发热
			小儿于夏季气候炎热时长期发热,兼烦渴,多尿,无汗等症,至秋凉可自愈(小儿夏季热)		气阴两虚发热
	寒热往来		患者自觉恶寒与发热交替发作的症状		邪正交争
			寒热往来,发无定时,时寒时热,兼见口苦咽干,目眩,胸胁苦满,不欲饮食,脉弦		伤寒少阳证
			寒热往来,发有定时,每日或二三日发作一次,发时先恶寒战栗,伴剧烈头痛,后发热较甚,热后大汗出,口渴引饮,热退身清如常人		疟疾

2.问汗

			临床表现		临床意义
问汗	无汗	表证无汗	兼见恶寒重,发热轻		风寒表证
		里证无汗	兼见口不甚渴,舌绛而干		阴津亏虚,化汗乏源
			兼见面唇色淡,舌色淡白		血虚,化源不足
			兼见畏寒乏力,舌淡苔白		阳气亏虚,无力化汗
	有汗	表证有汗	兼见发热恶寒,咽痛鼻塞		风热表证
			兼见恶风,脉浮缓		风邪犯表证
		里证有汗	兼见发热面赤,口渴饮冷		里热证
			易感冒		阳气虚衰
			兼见五心烦热,骨蒸		阴虚内热
	特殊汗出	自汗	醒时常汗出,活动后尤甚	兼见神疲乏力,少气懒言	气虚
				兼见畏寒肢冷	阳虚
		盗汗	睡时汗出,醒则汗止,常兼见潮热,舌红少苔,脉细数		阴虚
		绝汗	病情危重,冷汗淋漓如水,面色苍白,肢冷脉微		阳气亡脱,津随气泄(亡阳)
			病势危重,汗热而黏如油,烦躁口渴,脉细数或疾		枯竭之阴津外泄(亡阴)
		战汗	先恶寒战栗而后汗出		外感热病或伤寒邪正剧烈斗争
		黄汗	汗出沾衣,色黄如黄柏汁		风湿热邪交争
	局部汗出	头汗	仅头部汗出或头颈部汗出较多	兼心胸烦闷,口渴面赤	上焦热盛,迫津外泄
				兼身重倦怠,胃脘痞满	中焦湿热蕴结,湿郁热蒸
				兼四肢厥冷,气喘脉微	元气将脱,阴阳离决;虚阳浮越于上
		手足心汗	手足心出汗过多	兼五心烦热,咽干口燥	阴虚内热,迫津外泄
				兼腹胀便秘,日晡潮热	阳明燥热内结
				兼口干欲饮,牙龈肿痛,肢体困重,便溏呕恶	脾胃湿热内盛
		心胸汗出	心胸部易出汗或汗出过多	兼心悸、失眠、腹胀、便溏	心脾两虚
				兼心悸心烦、失眠、腰膝酸软	心肾不交
		半身汗出	仅一侧身体汗出(左侧、右侧、上半身、下半身)		风痰、痰瘀、风湿阻滞经络(痿病、中风、截瘫)
		阴汗	男女外阴部及其周围汗出过多		下焦湿热郁蒸

3. 问疼痛

<table>
<tr><td rowspan="2" colspan="3"></td><td>临床表现</td><td>临床意义</td></tr>
<tr><td colspan="2"></td></tr>
<tr><td rowspan="24">问
疼
痛</td><td rowspan="15">疼痛
的性
质</td><td rowspan="2">胀痛</td><td rowspan="2" colspan="2">疼痛兼有胀感或胀甚于痛,部位不固定,可因情绪波动而加剧,嗳气、矢气而减轻</td><td>胸胁脘腹胀痛,多因气滞作痛</td></tr>
<tr><td>头目胀痛,多因肝火上炎或肝阳上亢</td></tr>
<tr><td>刺痛</td><td colspan="2">疼痛如针刺或刀割,部位固定,夜间尤甚</td><td>血瘀</td></tr>
<tr><td>窜痛</td><td colspan="2">疼痛部位游走不定,或走窜攻冲作痛</td><td>气滞(胸胁脘腹)</td></tr>
<tr><td rowspan="2">固定痛</td><td rowspan="2">疼痛部位固定不移</td><td>胸胁脘腹固定作痛</td><td>血瘀</td></tr>
<tr><td>四肢关节固定作痛</td><td>寒湿、湿热阻滞;热壅血瘀</td></tr>
<tr><td>游走痛</td><td colspan="2">疼痛部位游走不定</td><td>风邪偏盛所致痹症(四肢关节)</td></tr>
<tr><td rowspan="2">冷痛</td><td rowspan="2" colspan="2">疼痛有冷感而喜暖,多见于腰脊、脘腹、四肢关节等</td><td>寒邪阻滞经络(实证)</td></tr>
<tr><td>阳气亏虚,脏腑经脉失于温煦(虚证)</td></tr>
<tr><td rowspan="2">灼痛</td><td rowspan="2" colspan="2">疼痛有灼热感而喜凉</td><td>火邪窜络(实证)</td></tr>
<tr><td>阴虚火旺(虚证)</td></tr>
<tr><td>绞痛</td><td colspan="2">痛势剧烈,如刀绞割</td><td>有形实邪阻闭气机;寒邪凝滞气机</td></tr>
<tr><td>隐痛</td><td colspan="2">疼痛不剧烈,尚可忍耐,但绵绵不休</td><td>阳气精血亏虚,脏腑经脉失养</td></tr>
<tr><td>重痛</td><td colspan="2">疼痛兼有沉重感,多见于头部、四肢、腰部以及全身</td><td>湿邪困阻气机</td></tr>
<tr><td>酸痛</td><td colspan="2">疼痛兼有酸软感</td><td>湿邪侵袭肌肉关节,气血运行不畅;
肾虚骨髓失养</td></tr>
<tr><td>掣痛</td><td colspan="2">抽掣牵引作痛,由一处连及他处</td><td>筋脉失养;筋脉阻滞不通</td></tr>
<tr><td>空痛</td><td colspan="2">疼痛兼有空虚感,多见于头部、小腹部</td><td>气血亏虚,阴精不足,脏腑经脉失养</td></tr>
<tr><td rowspan="18">疼痛
的部
位</td><td rowspan="4">头痛</td><td colspan="2">前额连及眉棱骨痛</td><td>阳明经</td></tr>
<tr><td colspan="2">后头连项痛</td><td>太阳经</td></tr>
<tr><td colspan="2">头两侧痛</td><td>少阳经</td></tr>
<tr><td colspan="2">巅顶痛</td><td>厥阴经</td></tr>
<tr><td rowspan="8">胸痛</td><td colspan="2">左胸心前区憋闷作痛,时痛时止,痛引肩臂(胸痹)</td><td>痰、瘀等邪阻滞心脉</td></tr>
<tr><td colspan="2">胸背彻痛剧烈,面色青灰,手足青至节(真心痛)</td><td>心脉急骤闭塞不通</td></tr>
<tr><td colspan="2">胸痛,颧赤盗汗,午后潮热,咳痰带血(肺痨)</td><td>肺阴亏虚,虚火灼伤肺络</td></tr>
<tr><td colspan="2">胸痛,喘促鼻煽,壮热面赤(肺热病)</td><td>热邪壅肺</td></tr>
<tr><td colspan="2">胸痛,壮热,咳吐脓血腥臭痰(肺痈)</td><td>痰热壅肺,腐肉成脓</td></tr>
<tr><td colspan="2">胸部胀痛或窜痛,太息易怒</td><td>情志抑郁,气滞心胸</td></tr>
<tr><td colspan="2">胸部刺痛,固定不移</td><td>跌打损伤,血瘀阻滞</td></tr>
<tr><td colspan="2">胸胁软骨而局部高起,皮色不变,或沿肋骨相引掣痛</td><td>气结痰凝血瘀,经气不和</td></tr>
<tr><td rowspan="4">胁痛</td><td colspan="2">胁肋胀痛,胸闷不舒,善太息,情志抑郁</td><td>肝气郁滞</td></tr>
<tr><td colspan="2">胁肋胀满灼痛,口苦,舌苔黄腻;或黄疸</td><td>肝胆湿热</td></tr>
<tr><td colspan="2">胁肋灼痛,面红目赤,头晕头痛,急躁易怒</td><td>肝胆火盛</td></tr>
<tr><td colspan="2">胁肋刺痛,痛有定处,拒按,入夜尤甚</td><td>血瘀</td></tr>
</table>

续表

			临床表现		临床意义	
问疼痛	疼痛的部位	脘痛	进食后痛势加剧		实证	
			进食后疼痛缓解		虚证	
			胃脘冷痛剧烈,得热痛减		寒邪犯胃	
			胃脘灼热疼痛,消谷善饥,口臭便秘		胃火炽盛	
			胃脘胀痛,嗳气,郁怒则痛甚		胃腑气滞	
			胃脘刺痛,痛有定处		胃腑血瘀	
			胃脘剧痛暴作,出现腹部板硬、压痛及反跳痛		胃穿孔	
			胃脘疼痛失去规律,痛无休止而明显消瘦		胃癌	
		腹痛	腹部持续性疼痛,阵发性加剧,伴腹胀,呕吐,便秘		肠痈;肠结	
			全腹痛,有压痛及反跳痛		腹部脏器穿孔;热毒弥漫	
			脐外侧及下腹部突然剧烈绞痛,向大腿内侧及阴部放射,兼尿血		结石	
			妇女小腹及少腹部疼痛		痛经;异位妊娠破裂	
			大腹痛(脐以上)		脾胃病变;心肺病变	
			小腹痛(脐以下至耻骨毛际以上)		肾、大小肠、膀胱、胞宫病变	
			少腹痛(小腹两侧)		肝胆病变;肾病	
		背痛	背痛不可俯仰		寒湿阻滞;督脉损伤	
			背痛连项		风寒客于足太阳经	
			肩背痛		寒湿阻滞;经脉不利	
		腰痛	腰部经常绵绵作痛,酸软无力		肾虚	
			腰部冷痛沉重,阴雨天加重		寒湿	
			腰部刺痛,或痛连下肢		血瘀阻络;腰椎病变	
			腰部突然剧痛,向少腹部放射,兼尿血		结石阻滞	
			腰痛连腹,绕如带状		带脉损伤	
			骨痨、外伤亦可导致腰痛			
		四肢痛	肢体关节疼痛,屈伸不利	关节疼痛,游走不定(行痹)	风邪偏盛	风寒湿痹阻于经络、肌肉、关节
				痛剧,遇寒加重,得热痛减(痛痹)	寒邪偏盛	
				四肢沉重麻木,甚或关节肿大(着痹)	湿邪偏盛	
				关节红肿热痛(热痹)	风寒湿日久化热;感受湿热	
				关节肿痛变形,活动受限,甚则丧失生活能力	痹症日久,痰瘀阻络	
			四肢疲乏无力		脾胃虚弱,水谷精微不达四肢	
			独见足跟痛或胫膝酸痛		肾虚(老年人;体弱)	
		周身疼痛	新病周身疼痛		外感风寒、风湿或湿热疫毒(实证)	
			久病卧床不起而周身疼痛		气血亏虚,形体失养(虚证)	

4. 问头身胸腹不适

		临床表现	临床意义
问头身胸腹不适	头晕	患者自觉头脑眩晕,轻者闭目自止,重者感觉自身或眼前景物旋转,不能站立	
		头晕胀痛,口苦,易怒,脉弦数	肝火上炎、肝阳上亢,脑神被扰
		头晕面白,神疲乏力,舌淡脉弱	气血亏虚,脑失充养
		头晕而重,如物缠裹,痰多苔腻	痰湿内阻,清阳不升
		头晕耳鸣,遗精健忘,腰膝酸软	肾虚精亏,髓海失养
		外伤后头晕刺痛	血瘀阻滞,脑络不通
	胸闷	患者自觉胸部痞塞满闷	
		胸闷,心悸气短	心气虚;心阳不足
		胸闷,喘咳痰多	痰饮停肺
		胸闷,壮热,鼻翼煽动	热邪或痰热壅肺
		胸闷气喘,畏寒肢冷	寒邪客肺
		胸闷气喘,少气不足以息	肺气虚;肺肾气虚
		气管或支气管异物、气胸以及肝气郁结等,均可导致胸闷	
	心悸	患者自觉心跳不安的症状;因受惊而发,或心悸易惊者,谓之惊悸;无明显外因,心跳剧烈,上至心胸,下至脐腹,悸动不安者,谓之怔忡	
		心悸,气短,乏力,自汗	心气、心阳亏虚,鼓动乏力
		心悸,面白唇淡,头晕气短	气血两虚,心神失养
		心悸,颧红,盗汗	心阴不足,心神失养
		心悸,时作时止,胸闷不适,痰多	胆郁痰扰,心神不安
		心悸,下肢或颜面浮肿,喘促	阳虚水泛,水气凌心
		心悸,短气喘息,胸痛不移,舌紫暗	心脉痹阻,血行不畅
		心胆气虚而突受惊吓,可致心悸不安	
	胁胀	患者自觉一侧或两侧胁部胀闷不舒	肝胆病变
		胁肋胀痛,太息易怒,脉弦	肝气郁结
		胁肋胀痛,身目发黄,口苦,苔黄腻	肝胆湿热
		胁胀,患侧肋间饱满,咳唾引痛	饮停胸胁
	脘痞	患者自觉胃脘胀闷不舒	脾胃病变
		脘痞,饥不欲食,干呕,舌红少苔	胃阴亏虚
		脘痞,食少,便溏	脾胃气虚
		脘痞,嗳腐吞酸	食积胃脘
		脘痞,纳呆呕恶,苔腻	湿邪困脾
		脘痞,胃脘有振水声	饮邪停胃
	腹胀	患者自觉腹部胀满,痞塞不适,甚则如物支撑	气机不畅
		食后腹胀	脾虚不运

续表

		临床表现	临床意义
问头身胸腹不适	腹胀	腹胀,冷痛,呕吐清水	寒湿犯胃;脾胃阳虚
		腹胀,身热面赤,便秘,腹硬痛拒按	热结阳明(阳明腑实证)
		腹胀,食欲不振,嗳腐吞酸,或腹痛拒按,大便秘结	食积
		腹胀,嗳气太息,遇情志不舒加重	肝气郁滞
		腹胀,呃逆呕吐,腹部按之有水声	痰饮
		小儿腹大,面黄肌瘦,不欲进食,发结如穗	疳积
	身重	患者自觉身体沉重	水湿泛溢;气虚不运
		身重,胸闷苔腻	湿困脾阳,阻滞经络
		身重,浮肿	水湿泛溢肌肤
		身重,嗜卧,疲乏	脾气虚,精微不达四肢肌肉
		热病后期见身重乏力	邪热耗伤气阴,形体失养
	麻木	患者自觉皮肤发麻,或肌肤感觉减退甚至消失	肌肤、筋脉失养
		颜面麻木,伴口眼㖞斜	风邪阻络
		四肢麻木,活动正常,伴有关节痛	寒湿阻滞(痹症)
		四肢麻木,痿废不用	脾胃虚弱(痿证)
		半身麻木,活动自如	中风先兆
		半身麻木,伴头晕目眩,气短乏力	气血两虚
	乏力	患者自觉肢体懈怠,疲乏无力	气血亏虚;湿困阳气
		乏力,神疲气短,倦怠懒言,活动尤甚,舌淡脉弱	气虚
		乏力,头晕,心悸气短,伴面色无华	气血亏虚
		乏力身重,困倦　伴纳呆脘痞,苔腻,脉濡	湿困
		乏力身重,困倦　伴面色萎黄,便溏或便稀,食少腹胀	脾虚湿盛

5. 问耳目

		临床表现	临床意义
问耳目	问耳	重听、耳聋	患者自觉听力略有减退或听觉迟钝,称重听;严重者听力明显减退,甚至听觉完全消失,称耳聋(可单侧或双侧)	
			日久渐成	肾之精气亏虚,耳窍失荣(虚证)
			骤发重听、耳聋	肝胆火扰;痰浊上蒙;风邪上袭(实证)
		耳鸣	患者自觉耳内有响声如潮水或蝉鸣(可单侧或双侧),或持续,或时发时止	
			突发耳鸣,声大如雷,按之尤甚	肝胆火扰;肝阳上亢;痰火壅结;气血瘀阻;风邪上袭;药毒损伤(实证)
			渐起耳鸣,声细如蝉,按之可减,或耳渐失聪而听力减退	肾精亏虚,脾气亏虚,肝阴、肝血不足,耳窍失养(虚证)

续表

		临床表现		临床意义
问耳目	问耳	目痛	患者自觉单目或双目疼痛	
			目剧痛难忍,面红目赤	肝火上炎
			目赤肿痛,羞明多眵	风热上袭
			目微痛微赤,时痛时止而干涩	阴虚火旺
			目剧痛,连及头痛,恶心呕吐,瞳孔散大如云雾状,色青或绿或黄	青(绿、黄)风内障
		目痒	自觉眼睑、眦内或目珠瘙痒,轻者揉拭则止,重者极痒难忍	
			两目痒甚如虫行,伴畏光流泪、灼热	肝火上扰;风热上袭(实证)
			两目痒而势缓	血虚;实性目痒初起或剧痒渐愈
		目眩	患者自觉视物旋转动荡,如坐舟车,或眼前如有蚊蝇飞动	
			伴头晕头胀,面赤耳鸣,腰膝酸软	肝肾阴虚;肝阳上亢
			伴头晕胸闷,体倦肢麻,恶心,苔腻	痰湿内蕴,清阳不升
		目昏	视物昏暗,模糊不清	肝肾亏虚,精血不足,目失所养(老年、体弱或久病)
		雀盲	视力不同程度减退	白天视力正常,每至黄昏以后视力明显减退,视物不清	
		歧视	视一物为二物而不清	

6. 问睡眠

		临床表现	临床意义
问睡眠	失眠	患者经常不易入睡或睡而易醒,难以复睡,或时时惊醒,睡不安宁,甚至彻夜不眠,或伴有多梦	机体阴阳平衡失调,阴虚阳盛,阳不入阴,神不守舍,心神不安
		不易入睡,心烦多梦,潮热盗汗,腰膝酸软	心肾不交
		睡后易醒,心悸,纳少乏力,舌淡,脉虚	心脾两虚
		睡不安宁,易惊,神疲	心胆气虚
		烦躁失眠,舌尖红赤,尿黄,急躁易怒	心肝火旺
		时时惊醒,眩晕胸闷,胆怯心烦,口苦恶心	胆郁痰扰
		夜卧不安,脘闷腹胀,嗳腐吞酸,舌苔厚腻	食滞内停
	嗜睡	患者精神疲倦,睡意很浓,经常不自主入睡	机体阴阳平衡失调,阳虚阴盛
		困倦嗜睡,头目昏沉,胸闷脘痞,肢体困重,苔腻,脉濡	痰湿困脾,清阳不升
		饭后困倦嗜睡,形体衰弱,纳呆腹胀,少气懒言	脾气虚弱,清阳不升,心失所养
		精神极度疲惫,神识朦胧,困倦易睡,肢冷脉微	心肾阳虚,阴寒内盛
		大病之后,神疲嗜睡	正气未复
		嗜睡伴轻度意识障碍,叫醒后不能正确回答问题	热邪、痰热、湿浊闭阻心神

7. 问饮食口味

			临床表现	临床意义
问饮食口味	问口渴与饮水	口不渴	患者无明显口渴的感觉,饮水也不多	津液未伤(寒证、实证、无明显燥热)
		口渴多饮	患者口渴明显,饮水量多	津液损伤
			口渴咽干,鼻干唇燥,发于秋季	燥邪伤津
			口大渴喜冷饮,兼高热面赤,汗出心烦,小便黄短,脉洪数	里热炽盛,耗伤津液(实热证)
			口渴多饮,或饮一溲一,小便量多,多食易饥,身体消瘦	素体阴虚,燥热内生,阴津耗损(消渴病)
			大量汗出或发汗太过,剧烈吐泻,利尿太过,致体内津液大量消耗,也会见口渴多饮	
		渴不多饮	患者有口干口渴的感觉,但又不欲饮水,或饮水不多	轻度津伤;津液输布障碍
			温病见口渴而不多饮,身热夜甚,心烦不寐,舌质红绛	营分证
			口干不欲饮,兼五心烦热,颧红盗汗,舌红少苔,脉细数	阴虚火旺
			口渴不多饮,身热不扬,头身困重,胸闷纳呆,舌苔黄腻	湿热
			口渴喜热饮,饮入不多,或水入即吐	痰饮
			口干,但欲漱水不欲咽,兼舌质青紫,脉涩	血瘀
	问食欲与食量	食欲减退	患者进食欲望减退,甚至不想进食	脾胃亏虚;湿困脾胃;外感疾病
			纳呆食少,形体消瘦,面色淡白或萎黄,腹胀便溏,疲倦乏力,舌淡,脉虚	脾胃气虚
			纳呆腹胀,胸闷恶心,呕吐泄泻,头身困重,苔腻,脉滑	湿邪困脾
			不欲饮食,寒热往来,胸胁苦满,神情默默,口苦咽干,目眩	少阳病
		厌食	厌恶食物,食欲大减,甚至恶闻食臭	食滞;湿邪困阻脾胃
			厌食腹胀,脘闷欲呕,嗳腐食臭,舌苔厚腻,脉滑	食滞胃脘
			厌食油腻,脘闷腹胀,泛恶欲呕,便溏不爽,肢体困重	湿热蕴脾
			厌食油腻,身目发黄,胁肋胀痛,口苦咽干	肝胆湿热
			女子妊娠早期,见厌食恶心,或食入即吐	妊娠反应(正常)

续表

			临床表现	临床意义
问饮食口味	问食欲与食量	消谷善饥	患者食欲亢进,进食量多,易感饥饿	胃热炽盛
			消谷善饥,兼多饮多尿,身体消瘦	消渴病
			多食易饥,兼大便溏泄	胃强脾弱
		饥不欲食	患者虽有饥饿的感觉但不欲进食或进食不多,常伴胃脘部嘈杂,嗳气,干呕,呃逆,咽干口燥等症	胃阴虚证
		偏嗜食物	小儿偏嗜生米、泥土,腹胀腹痛,面色萎黄	虫积
			妇女妊娠期间,偏嗜酸辣食物	生理现象(正常)
	问口味	口淡	患者味觉减退,口中乏味,常伴食欲减退	脾胃虚弱;寒湿内阻
		口苦	患者自觉口中有苦味	心、肝、胆火旺(实热证)
		口甜	患者口中有甜味感	脾胃疾病
			口中甜而胶黏,脘闷不舒,舌苔黄腻	脾胃湿热
			口甜而食少,神疲乏力	脾虚
		口酸	患者口中泛酸水或有酸馊味	肝胃郁热;伤食
			口中泛吐酸水,嗳气不适,脘腹疼痛	肝火横逆犯胃
			口中有酸馊味,口气酸臭	饮食不化
		口咸	患者自觉口中有咸味	肾虚;寒证
		口涩	患者自觉口中有涩味,如食生柿,涩燥不适	燥热伤津;脏腑热盛
		口黏腻	患者自觉口中胶黏不适	湿浊困阻中焦

8.问二便

				临床表现	临床意义
问二便	问大便	便次异常	便秘	排便时间延长,便次减少,便质干燥,或时间虽不延长但排便困难	
				便秘,腹胀痛拒按,口渴喜饮,舌苔黄燥	热结便秘
				大便秘结,排除困难,数日一行,口燥咽干,舌红少苔,脉细数	阴虚
				大便秘结,难以排出,面色无华,少气乏力,头晕目眩	气血亏虚
				大便艰涩,排出困难,面色苍白,手足不温,舌淡,脉沉迟	阳虚;阴寒内盛(冷秘)
			泄泻	大便次数增多,粪质稀薄,甚至泻下如水样	
				新病暴泻,泻下清稀如水,肠鸣腹痛,或伴恶寒发热	寒湿泄泻

续表

			临床表现		临床意义
问二便	问大便	便次异常	泄泻	泄泻腹痛,泻而不爽,粪色黄褐,气味臭秽,兼肛门灼热,小便短黄	湿热泄泻
				脘闷纳呆,腹痛泄泻,泻下臭秽,泻后痛减,或大便中伴有不消化食物	伤食
				纳少腹胀,大便溏泄,脘腹隐痛喜按,面色萎黄,消瘦神疲	脾虚
				黎明前腹痛作泻,泻后则安,腰膝冷痛,形寒肢冷(五更泻)	脾肾阳虚
				腹痛作泻,泻后痛减,因情志抑郁恼怒或精神紧张时加重	肝郁乘脾
		便色异常		大便黄褐如糜而臭,兼发热,腹痛腹胀,口渴,舌苔黄腻	大肠湿热
				大便灰白如陶土,溏结不调	肝失疏泄,胆汁排泄障碍(黄疸)
				大便脓血并见,或伴有黏液(下利赤白)	湿热困阻肠道(痢疾)
		便质异常	完谷不化	大便中夹有很多未消化的食物	脾肾阳虚;伤食
				大便泄泻日久,完谷不化,纳差,腹痛喜温喜按,面白神疲,腰膝酸冷	脾肾阳虚
				暴饮暴食后见大便完谷不化,腹胀腹痛,泻下臭秽	伤食
			溏结不调	大便时干时稀,粪质难以正常	肝郁;脾虚
				平素大便时干时稀	肝郁乘脾
				大便先硬而后溏	脾虚
			便血	便中带血	胃肠血络受损
				远血 先便后血,便血暗红或紫黑,甚至黑如柏油样	脾虚不能摄血,瘀阻胃肠
				近血 大便带血,血色鲜红,血液附着于大便表面,或于排便前后点滴而出	大肠湿热;大肠风燥,伤及血络
		排便感异常	肛门灼热	排便时自觉肛门周围有灼热不适之感	大肠湿热
			里急后重	腹痛窘迫,时时欲泻,肛门重坠,便出不爽	湿热内阻,肠道气滞(痢疾)
			排便不爽	排便不通畅,有涩滞难尽之感	大肠气机阻滞,传导失司
				腹痛欲便,排便不爽,抑郁易怒	肝郁乘脾,大肠气滞

续表

			临床表现	临床意义
问二便	问大便	排便感异常	排便不爽	排便不爽,腹痛泄泻,黄褐臭秽,肛门灼热,或伴里急后重	大肠湿热
				大便不爽,腹胀腹泻,夹有未消化食物,酸臭难闻	伤食
			滑泄失禁	大便不能随意控制,呈滑出之状,甚至便出而不自知	脾肾阳虚
				滑泄不止,腹痛喜温喜按,形瘦食少,倦怠乏力	脾阳虚
				滑泄兼腰膝冷痛,或五更泻	肾阳虚
			肛门重坠	患者自觉肛门有沉重下坠的感觉	脾虚气陷;大肠湿热
				肛门重坠,甚或脱肛,头晕乏力,面色少华	脾虚气陷
				肛门重坠,腹痛窘急,时时欲泻,大便黄褐臭秽,或见脓血便	大肠湿热
	问小便	尿量异常	尿量增多	小便清长量多,形寒肢冷	虚寒证
				小便量多,伴多饮、多食而身体消瘦	消渴病(肾阴亏虚,开多阖少)
			尿量减少	伴高热汗出,小便短少,口渴	实热证(热盛伤津)
				尿少而见肌肤浮肿	水肿(水液停聚,泛溢肌肤)
				汗、吐、下太过,耗伤津液,亦可见小便量少	
		尿次异常	小便频数	小便次数增多,时欲小便	
				小便频数,短赤,尿急,尿痛	湿热蕴结下焦,膀胱气化不利(淋证)
				老年人或久病患者,小便频数,色清量多,夜间明显	肾阳虚衰;肾气不固,膀胱失约
			癃闭	小便不畅,点滴而出者为癃;小便不通,点滴不出者为闭	湿热下注、血瘀内阻、结石阻塞致尿路不通,膀胱气化失利;老年气虚,或肾阳不足,膀胱气化功能减退
		尿色质异常	小便清长	小便色清量多	寒盛;阳虚
			小便短黄	小便色黄而短少	实热证
			尿中带血	小便色赤,混有血液甚至血块	
				尿血鲜红,小便黄赤,心烦口渴	热伤膀胱血络;心火亢盛,下移小肠
				尿血日久,兼面色不华,少气懒言,或见皮肤紫斑	脾不统血
				久病尿血,头晕耳鸣,腰膝酸痛	肾气不固

续表

			临床表现	临床意义
问二便	问小便	尿色质异常	小便混浊，如膏脂或米泔	
			小便混浊如膏脂，或尿时疼痛，苔黄腻，脉滑数	湿热下注膀胱（膏淋）
			小便混浊如米泔，小腹坠胀，面色淡白，神疲乏力，劳则尤甚	脾虚不能升清，精微下泄（中气下陷）
		尿中有砂石	尿中夹有砂石，兼小便短赤疼痛，或有尿血	湿热内蕴膀胱，煎熬尿液，结为砂石（石淋）
		排尿感异常	小便涩痛：排尿时自觉尿道灼热疼痛，小便涩滞不畅	湿热蕴结，膀胱气化不利
			余沥不尽：排尿后仍有小便点滴不尽的症状	肾阳虚；肾气不固
			小便失禁：患者神志清醒时，小便不能随意控制而自行溢出	肾气亏虚，膀胱失约
			遗尿：睡眠中经常不自主排尿	先天禀赋不足，肾气不充；肾气亏虚，不能固摄膀胱；3岁以内小儿（正常）

9. 问经带

			临床表现	临床意义
问经带	问月经	经期异常	月经先期：连续2个月经周期或以上，出现月经来潮提前7天以上	血热妄行；气虚不摄
			月经先期，经色深红，质稠量多（血热）	邪热内扰；肝郁化火；阴虚火旺
			月经先期，经色淡红，质稀量多，气短乏力（气虚不摄）	脾气亏虚，肾气不足，冲任不固
			月经后期：连续2个月经周期或以上，出现月经来潮延后超过7天	血虚；血瘀
			月经后期，经色淡红，质稀，唇淡面白（血虚）	营血亏虚；肾精不足；阳气虚衰
			月经后期，经色紫暗，夹有血块（血瘀）	气滞血瘀；寒凝血瘀；痰湿阻滞；冲任不畅
			月经先后不定期：连续2个月经周期以上，月经时而提前，时而延后达7天以上	肝气郁滞，气机逆乱；脾肾虚损，冲任失调；血瘀内阻，气机不畅
			经行无定期，经色紫红，有血块，兼乳房胀痛	气郁情志不舒，肝气郁结
			经行无定期，经色淡红，质稀，腰酸乏力	脾肾虚衰，气血不足，冲任失调

续表

			临床表现	临床意义
问经带	问月经	经量异常	月经过多	月经血量较常量明显增多	血热;气虚;血瘀
				月经过多,伴月经先期,经色深红,身热或五心烦热	血热
				月经过多,经色淡红,质稀量多,气短乏力	气虚不摄
				月经过多,伴月经后期,经色紫暗,有血块	血瘀
			崩漏	非正常行经期间阴道出血的症状	气虚;血热;血瘀
				经血不止,经血深红,质稠,其势急骤	血热妄行,损伤冲任
				经血不止,经色淡红,质稀,其势缓和	气虚冲任不固,血失摄纳
				经血非时而下,时来时止,或时闭时崩,或久漏不止,血色紫暗或夹有血块	血瘀阻滞冲任,血不循经
			月经过少	月经血量较常量明显减少,甚至点滴即净	营血不足;肾气亏虚;寒凝;血瘀;痰湿阻滞
			闭经	女子年逾18周岁,月经尚未来潮,或已行经、未受孕、不在哺乳期,而停经达3个月以上	
				经闭,急躁易怒,太息,胸胁小腹胀	肝气郁结
				经闭,面色暗黑,小腹胀痛拒按,舌紫暗或紫斑	血瘀
				经闭,体胖而浮,胸闷腹胀,纳少痰多,气短乏力	湿盛痰阻
				经闭,潮热盗汗,皮肤干燥,形体消瘦	阴虚
		经色、经质异常		经色淡红质稀	血少不荣;气虚
				经色深红质稠	血热内炽
				经色紫暗,夹有血块	寒凝血瘀
		痛经		行经期间,或行经前后,阵发性出现下腹部疼痛,或痛引腰骶,甚至剧痛难忍,并伴随月经呈周期性发作	
				经前或经期小腹胀痛或刺痛拒按	气滞血瘀
				月经后期或行经后小腹隐痛、空痛	气血两虚;肾精不足,胞脉失养
				小腹灼痛拒按,平素带下黄稠臭秽	湿热蕴结
				小腹冷痛,遇暖则减	寒凝;阳虚
	问带下	白带		带下色白量多,质稀如涕,淋漓不绝而无臭味	脾肾阳虚,寒湿下注
				带下色白,状如凝乳或豆腐渣	湿浊下注
		黄带		带下色黄,质黏臭秽	湿热下注;湿毒蕴结
		赤白带		白带中混有血液,赤白杂见	肝经郁热;湿毒蕴结,损伤血络
				绝经后仍见赤白带淋漓不断	癥瘤

四、切诊

1.脉诊

				临床表现	临床意义
脉诊	正常脉象	三部有脉，一息四五至	有胃	脉象从容、和缓、流利	脾胃健运；既病亦向愈
			有神	脉象柔和有力，节律整齐	
			有根	尺脉应指有力，沉取不绝	肾气较充盛
	病理脉象	浮脉类（轻取即得）	浮脉	轻取即得，重按稍减而不弱，举之有余，按之不足	表证；虚证
			洪脉	脉体宽大而浮，充实有力，来盛去衰	里热证
			濡脉	浮细无力而软	虚证；湿证
			散脉	浮散无根，稍按则无，至数不齐	元气离散，脏气欲绝（危候）
			芤脉	浮大中空，如按葱管	失血；伤阴
			革脉	浮而搏指，中空外坚，如按鼓皮	亡血；失精；半产；漏下
		沉脉类（重按始得）	沉脉	轻取不应，重按始得，举之不足，按之有余	里证；正常人
			伏脉	重按推筋着骨始得，甚则暂伏而不显	邪闭；厥证；痛极
			牢脉	沉而实大弦长，坚牢不移	阴寒内盛；疝气癥积
			弱脉	沉细无力而软	阳气虚衰；气血两虚
		迟脉类（一息不足四至）	迟脉	脉来迟慢，一息不足四至	寒证；邪热结聚；正常人
			缓脉	一息四至，来去缓怠	湿病；脾胃虚弱；正常人
			涩脉	形细而行迟，往来艰涩不畅，脉势不匀	气滞；血瘀；痰食内停；精伤；血少
			结脉	脉来缓慢，时有终止，止无定数	阴盛气结；寒痰血瘀；气血虚衰
		数脉类（一息五至以上）	数脉	脉来急促，一息五至以上	实热证；里热证
			急脉	脉来急疾，一息七八至	阳极阴竭；元气欲脱
			促脉	脉来数而时有一止，止无定数	阳盛实热；气血痰食停滞；脏气衰败
			动脉	脉形如豆，滑数有力，厥厥动摇，关部尤显	惊恐；疼痛；妇女怀孕早期
		虚脉类（应指无力）	虚脉	三部脉举按无力，应指松软	虚证
			细脉	脉细如线，应指明显	虚证；湿证
			微脉	极细极软，按之欲绝，若有若无	阴阳气血诸虚；阳气衰微
			代脉	脉来一止，止有定数，良久方还	脏气衰微；疼痛；惊恐；跌扑损伤；风证
			短脉	首尾俱短，常只显于关部	气虚；气滞
		实脉类（应指有力）	实脉	三部脉举按皆有力	实证；正常人
			滑脉	往来流利，应指圆滑，如盘走珠	痰湿；食积；实热；青壮年；孕妇
			弦脉	端直以长，如按琴弦	肝胆病；疼痛；痰饮；胃气衰败；疟疾
			紧脉	脉来绷急弹指，状如牵绳转索	实寒证；疼痛
			长脉	首尾端直，超过本位	阳证；热证；实证；正常人
			大脉	脉体宽大，但无脉来汹涌之势	健康人；病进

续表

脉诊	病理脉象	相兼脉	临床表现		临床意义
			浮紧脉		外感寒邪之表寒证;风寒痹症疼痛
			浮缓脉		伤寒表虚证
			浮数脉		表热证
			浮滑脉		表证夹痰;风痰
			沉迟脉		里寒证
			沉弦脉		肝郁气滞;水饮内停
			沉涩脉		血瘀,常见于阳虚而寒凝血瘀
			沉缓脉		脾虚,水湿停留
			沉细脉		血虚证;阴虚证
			沉细数脉		阴虚;血虚内热
			细涩脉		血瘀证
			细数脉		阴虚火旺
			滑数脉		痰热;湿热;食积内热
			洪数脉		气分热盛
			弦数脉		肝郁化火;肝胆湿热;肝阳上亢
			弦紧脉		寒证;痛证
			弦细脉		肝肾阴虚;血虚肝郁;肝郁脾虚
			弦滑数脉		肝火夹痰;肝胆湿热;肝阳上亢;痰火内蕴
		真脏脉	釜沸脉	脉在皮肤,浮数之极,至数不清,如釜中沸水,浮泛无根	三阳热极,阴液枯竭
			鱼翔脉	脉在皮肤,头定而尾摇,似有似无,如鱼在水中游动	三阳寒极,亡阳于外
			虾游脉	脉在皮肤,来则隐隐其形,时而跃然而去,如虾游冉冉,忽而一跃	阴绝阳败,主死
			屋漏脉	脉在筋肉之间,如屋漏残滴,良久一滴,溅起无力,状如水滴溅地	脾气衰败,化源枯竭,胃气荣卫枯竭
			雀啄脉	脉在筋肉之间,连连数急,三五不调,止而复作,如雀啄之状	脾之谷气绝于内
			解索脉	脉在筋肉之间,乍疏乍密,散乱无序,如解绳索状	肾与命门之气皆亡
			弹石脉	脉在筋骨之间,如指弹石,辟辟凑指	肾水枯竭,阴亡液绝

2. 按诊

				临床表现	临床意义
按诊	按胸胁	胸部按诊		肺下界下移	肺胀、腹腔脏器下垂等
				肺下界上移	肺痿、悬饮、臌胀、腹内肿瘤或癥瘕等
				前胸高突,叩之膨膨然有如鼓音,其音清	肺气壅滞所致,多为肺胀
				叩之音浊或有压痛,并有胸痛	饮停胸胁,肺痨损伤,肺内肿瘤,肺痈,痰热壅肺
				胸部压痛,有局限性青紫肿胀	外伤(如胸骨骨折等)
		乳房按诊	乳癖	乳房有大小不一的肿块,边界不清,质地不硬,活动度好,伴有疼痛	肝郁痰凝,气血瘀滞,阻于乳络而发;或冲任失调
			乳核	乳房有形如鸡卵的硬结肿块,边界清楚,表面光滑,推之活动而不痛	肝气郁结,气痰滞结于乳络,演变为核;或因肝肾俱虚,房劳过度,肝肾虚怯,精气不能濡养肝木,致使肝虚血燥,加之脾土运化失职,气郁痰滞,结为乳中结核;或因气滞痰凝,易动忿怒,气郁湿滞,日久不解,聚积不散,发为乳核
			乳痨	乳房有结节如梅李,边缘不清,皮肉相连,病变发展缓慢,日久破溃,流稀脓夹有豆渣样物	肺肾阴虚,阴虚火旺,灼津为痰,痰火凝结而成;或由情志内伤,肝郁化火,耗伤阴液,痰凝气郁而成
			乳癌	乳房肿块质硬,形状不规则,高低不平,边界不清,腋窝多可扪及肿块	因郁怒伤肝,思虑伤脾,以致气滞痰凝而成;或冲任二经失调,气滞血凝而生
			乳疬	女子月经将行的青春发育期,或男子、儿童一侧或两侧乳晕部有扁圆形肿块,触之疼痛	男子由于肾气不充,肝失所养;女子因冲任失调,气滞痰凝所致
		虚里按诊		虚里搏动移位	心脏、胸部、腹部有病变
				虚里按之其动微弱	宗气内虚
				虚里动而应衣太过	宗气外泄
				虚里按之弹手,洪大而搏,或绝而不应	危候
				虚里搏动迟弱,或久病体虚而动数	心阳不足
				虚里搏动数急而时有一止	宗气不守
				胸高而喘,虚里搏动散漫而数	心肺气绝之兆
				虚里动高,聚而不散	热甚;外感热邪、小儿食滞、痘疹将发
		胁部按诊		胁痛喜按,胁下按之空虚无力	肝虚
				胁下肿块,刺痛拒按	血瘀
				右胁下肿块,质软,表面光滑,边缘钝,有压痛	肝热病;肝著
				右胁下肿块,质硬,表面平或呈小结节状,边缘锐利,压痛不明显	肝积
				右胁下肿块,质地坚硬,按之表面凹凸不平,边缘不规则,常有压痛	肝癌
				右侧腹直肌外缘与肋缘交界处附近触到梨形囊状物	胆石、胆胀等胆囊病变
				左胁下痞块	肥气等脾脏病变
				疟疾后左胁下可触及痞块,按之硬	疟母

续表

			临床表现	临床意义
按诊	按脘腹	按脘部	脘部痞满,按之较硬而疼痛	实邪聚结胃脘
			胃脘按之濡软而无痛	胃腑虚弱
			脘部按之有形而胀痛,推之辘辘有声	胃中有水饮
		按大腹	腹部按之手下饱满充实而有弹性、有压痛	实满
			腹部虽膨满,但按之手下虚软而缺乏弹性、无压痛	虚满
			腹部按之高度胀大,如鼓之状	臌胀(分气鼓与水鼓)
			全腹胀大,推之有波动感,按其肌肤不能即起	水鼓
			按之无波动感,按其肌肤举手即起	气鼓
		按小腹和少腹	右少腹剧痛而拒按,反跳痛或按之有包块	肠痈
			左少腹作痛,按之累累有硬块	肠中宿便
			腹中结块,按之起伏聚散,往来不定,或按之形如条索状,久按转移不定,或按之手下如蚯蚓蠕动	虫积
			患者腹痛同时,伴见腹正中、或脐部、或腹股沟有肿块凸起,按之可恢复	疝气
			小腹部触及肿物,触之有弹性,不能被推移,呈横置的椭圆形或球形,按之有压痛,有尿意,排空尿后肿物消失	积尿而胀大的膀胱
			排空尿液后小腹肿物不消	若为妇女停经后,多是怀孕而胀大的胞宫;否则为胞宫或膀胱肿瘤
	按肌肤	按寒热	身热初按热甚,久按不热	热在表
			久按热愈甚	热在里
			初扪之不觉很热,但扪之稍久即感灼手	身热不扬。常见于湿温病,系湿热蕴结,湿遏热伏,热难透达所致
			肌肤寒冷	阳气衰少
			肌肤灼热	阳热炽盛
			肌肤寒冷而大汗淋漓,面色苍白,脉微欲绝	亡阳
			汗出如油,四肢肌肤尚温而脉躁疾无力	亡阴
			身灼热而手足厥冷	里热壅盛(真热假寒)
			外感汗出,热退身凉	表邪已解
			皮肤无汗而灼热	热盛
			皮肤不热,红肿不显	阴证
			皮肤灼热而红肿疼痛	阳证
		按润燥滑涩	新病皮肤多润滑而有光泽	气血津液未伤
			久病肌肤枯涩	津液亏虚;气血两伤
			肌肤甲错	瘀血内阻,新血不生
		按疼痛肿胀	肌肤濡软,按之痛减	虚证
			硬痛拒按	实证
			轻按即痛	病在表浅

续表

			临床表现	临床意义
按诊	按肌肤	按疼痛肿胀	重按即痛	病在深部
			肿胀部位按之凹陷,不能即起	水肿
			肿胀部位按之凹陷,举手即起	气肿
		按疮疡	痈疡按之肿硬而不热	寒证
			痈疡按之高肿灼手而有压痛	热证
			根盘平塌漫肿	虚证
			根盘收束而隆起	实证
			按之患处坚硬而热微	无脓
			按之边硬顶软而热甚	有脓
			按之有波动感	脓已成
			按之陷而不起	脓未成
			轻按即痛	脓在浅表
			重按而痛	脓在深部
		按尺肤	尺肤热甚,脉象洪滑数	温热之征
			尺肤凉,脉象细小	泄泻;少气
			按尺肤窅而不起	风水肤胀
			尺肤粗糙如鱼鳞	精血不足;血瘀内阻;痰饮
	按手足	阳虚之证	四肢犹温	阳气尚存
			四肢厥冷	病情深重
		手足俱冷		阳虚寒盛(寒证)
		手足俱热		阳盛热炽(热证)
		热证见手足热		顺证
		热证反见手足逆冷		逆证
		手足背热甚		外感发热
		手足心热甚		内伤发热
		额上热甚于手心热		表热
		手心热甚于额上热		里热

		肺病	按肺俞、中府	小肠病	按关元
按诊	按腧穴	心病	按巨阙、膻中、大陵	胆病	按日月、胆俞
		脾病	按章门、太白、脾俞	胃病	按胃俞、足三里
		肾病	按气海、太溪	膀胱病	按中极
		大肠病	按天枢、大肠俞	肝病	按期门、肝俞、太冲

五、八纲辨证
(一)表里辨证

		临床表现		病因病机	辨证要点
表里辨证	表证	新起恶风寒,或恶寒发热,头身疼痛,喷嚏,鼻塞,流涕,咽喉痒痛,微有咳嗽、气喘,舌淡红,苔薄,脉浮		正气抗邪于外	外感病史;束表症状(恶寒发热,脉浮,苔薄白)
	里证	病位广泛,症状繁杂,以脏腑症状为主要表现		表邪入里;外邪直犯脏腑;饮食情志失调,损伤脏腑气血,或气血失调	病位不在表;以脏腑、气血精髓等病变为主要表现
	半表半里证	寒热往来,胸胁苦满,心烦喜呕,默默不欲饮食,口苦,咽干,目眩,脉弦		外感病邪由表入里,邪正分争,少阳枢机不利	寒热往来(半表半里);胸胁苦满(胆腑病变)

			表证	里证
表里辨证	表证与里证鉴别	寒热	恶寒发热	但寒不热;但热不寒
		脏腑症状	不明显	以脏腑症状为主
		舌脉	苔薄白,脉浮	舌象变化明显,脉沉
		病程	起病急,病程短	起病可急可缓,病程长
		病势病位	病位浅,病情轻	病位较深,病势较重

		出入变化	形成条件	临床意义
表里辨证	表里出入	表邪入里	先表证,后里证,表证消失	正气虚弱;邪气过盛;护理不当;失治误治	病情由轻转重
		里邪出表	在里病邪向外透达所表现的证候	正气恢复,抗邪能力增强	邪有出路,疾病好转

		形成条件	类型		临床表现
表里辨证	表里同病	①初病即同时出现表证与里证表现②表证未罢,外邪入里③内伤病未愈,复感外邪	表里俱寒	素体脾胃虚寒,复感风寒	恶寒发热,头身疼痛,鼻塞流涕,脘腹冷痛,大便溏泄,脉迟或浮紧
				外感寒邪之后,同时伤及表里	
			表里俱热	素有内热,复感风热	发热重恶寒轻,咽喉疼痛,咳嗽气喘,便秘尿黄,舌红苔黄,脉数或浮数
				外感风热未罢,传及入里	
			表寒里热	先有表证未罢,又入里化热	恶寒发热,无汗,头身疼痛,口渴喜饮,烦躁,便秘尿黄,舌红苔黄
				先有里热,复感风寒之邪	
			表热里寒	素体阳气不足,复感风热	发热恶寒,有汗,头痛咽痛,尿清便溏,腹部胀满
			表里俱实	饮食停滞,复感风寒	恶寒发热,鼻塞流涕,脘腹胀满,厌食便秘,脉浮紧
			表实里虚	素体气血虚弱,复感风寒	恶寒发热,无汗,头身疼痛,神疲乏力,少气懒言,心悸失眠,舌淡脉弱

（二）寒热辨证

			病因病机	临床表现
寒热辨证	寒证	表寒证	寒邪袭表	恶寒重,发热轻,头身疼痛,无汗,苔薄白润,脉浮紧
		里寒证	寒邪客于脏腑,或阳虚阴盛	形寒肢冷,面色㿠白,口淡不渴或渴喜热饮,静而少言,小便清长,大便稀溏,舌质淡,苔白润,脉迟或紧
		实寒证	感受寒邪或过服生冷,体质壮实	畏寒喜暖,面色苍白,四肢欠温,腹痛拒按,肠鸣腹泻,或痰鸣喘嗽,口淡多涎,小便清长,舌苔白润,脉迟或紧
		虚寒证	内伤久病,阳气虚弱而阴寒偏盛	精神不振,面色淡白,畏寒肢冷,腹痛喜按,大便溏薄,小便清长,舌质淡嫩,脉微或沉迟无力
	热证	表热证	风热之邪袭表	发热,微恶风寒,头痛,口干微渴,或有汗,舌边尖红,脉浮数
		里热证	热邪盛于脏腑,或阴虚阳亢	面红身热,口烦渴,喜饮冷饮,烦躁多言,小便黄赤,大便干结,舌红苔黄,脉数
		虚热证	内伤久病,阴液耗损而阳气偏亢	两颧红赤,形体消瘦,潮热盗汗,五心烦热,咽干口燥,舌红少苔,脉细数
		实热证	外感火热阳邪,或过服辛辣温热,或寒湿郁而化热,或七情过极,五志化火	壮热喜冷,口渴饮冷,面红目赤,烦躁或神昏谵语,腹胀满痛拒按,大便秘结,小便短赤,舌红苔黄而干,脉洪滑数实

		转化	形成条件	意义
寒热辨证	寒热转化	寒证化热	先寒证,后热证,寒证消失	寒邪从阳化热;过服温燥之品;失治	正气尚能抗御邪气
		热证转寒	先热证,后寒证,热证消失	失治误治;邪气极盛,损伤正气,正不胜邪,机能衰退	正不胜邪,病情加重

			病机		临床表现
寒热辨证	寒热真假	真寒假热证	阴寒内盛,格阳于外	真寒	下肢厥冷,疲乏无力,咽痛不肿,口渴不欲饮,下利清谷,小便清长,舌淡苔白
				假热	自觉发热,欲脱衣揭被,触之胸腹无灼热,面色浮红如妆,脉浮大或数,但按之无力
		真热假寒证	内热壅盛,格阴于外	真热	神识昏沉,身热,胸腹灼热,口鼻气灼,口臭息粗,口渴引饮,小便短黄,舌红苔黄而干,脉有力
				假寒	四肢凉甚至厥冷,面色紫暗,脉沉迟

续表

		形成条件		类型	
寒热辨证	寒热错杂	①先有热证,复感寒邪;先有寒证,复感热邪 ②先有外感寒证,入里化热,但表寒未解 ③机体阴阳失调	上寒下热	患者同一时间内,上部表现为寒,下部表现为热	
			上热下寒	患者同一时间内,上部表现为热,下部表现为寒	
			表寒里热	(见辨表里)	
			表热里寒	(见辨表里)	

(三)虚实辨证

			病因	表现	特点	
虚实辨证	虚证、实证	虚证	先天禀赋不足;后天失调;疾病损耗	不足,松弛,衰退	正气虚弱明显,但邪气并不太盛	
		实证	邪正斗争剧烈;病理产物停聚;外邪侵袭	有余,亢盛,停聚	邪气盛而正气未虚	
	虚证与实证鉴别	鉴别要点	虚证		实证	
		病程	较长(久病)		较短(虚证)	
		体质	多虚		多壮实	
		精神	多萎靡		多亢奋	
		声息	声低息微		声高气粗	
		疼痛	喜按		拒按	
		胸腹胀满	按之不痛,胀满时减		按之疼痛,胀满不减	
		发热	多为潮热、微热		多为高热	
		恶寒	畏寒,添衣近火得温则减		恶寒,添衣近火得温不减	
		舌脉	舌质嫩,苔少或无,脉无力		舌质老,苔厚腻,脉有力	
	虚实转化	转化	形成条件		意义	
		实证转虚	邪气久留,失治误治		损伤正气	
		虚证转实	正气不足,脏腑机能减退,气血阻滞,病理产物积聚,邪实渐进		因虚致实	
	虚实真假		病机		临床表现	
		真实假虚证	实邪内阻,大积大聚,经脉阻滞,气血不通		假虚	神情默默,倦怠懒言,身体羸瘦,脉象沉细
					真实	虽默默不语但语时声高气粗,虽倦怠乏力但动之觉舒,肢体羸瘦而腹部硬满拒按,脉沉细而按之有力

续表

			病机		临床表现	
虚实辨证	虚实真假	真虚假实证	脏腑虚衰,气血不足,运化无力,气机不畅		假实	腹部胀满,呼吸喘促,或二便闭塞,脉弦
					真虚	腹胀满而时有缓解,喜按,脉虽弦但重按无力,神疲乏力,面色无华
			形成条件		特点	
	虚实错杂	实中夹虚	邪气过盛,损伤正气		邪实为主,正虚为次	
		虚中夹实	正气不足,邪实积聚		正虚为主,邪实为次	
		虚实并重	正气不足,复感外邪		正虚与邪实均明显	
阴阳辨证	阴证		符合"阴"一般属性的证候		里证、寒证、虚证→属阴证范畴	
	阳证		符合"阳"一般属性的证候		表证、热证、实证→属阳证范畴	

六、病性辨证

（一）六淫辨证

				病机	临床表现	辨证要点
六淫辨证	风淫证		风邪袭表	卫气不固	恶风,头痛,汗出,苔薄白,脉浮缓	恶风、微热、汗出、脉浮缓;或突起风团、瘙痒、麻木,肢体关节游走疼痛,面睑浮肿
			风犯肺卫	肺气失宣	鼻塞,流清涕,喷嚏,或伴咽喉痒痛、咳嗽	
			风水相搏	宣降失常,调水失职	新起面睑肢体浮肿,小便不利	
			风客肌肤	营卫不畅,走窜不定	突发皮肤瘙痒、丘疹	
			风邪中络	经气不利	突发肌肤麻木,口眼㖞斜	
			风毒侵络	经络中毒	颈项拘急,口噤不开,肢体抽搐,痉挛,角弓反张	
			风胜行痹	经络阻滞	肢体关节游走疼痛	
	寒淫证		伤寒	寒邪袭表,阻遏卫阳	恶寒发热,无汗,头身痛,咳嗽鼻塞,苔薄白,脉浮紧	新病突起,病势较剧,有感寒原因可查,与寒冷症状共见
		中寒	寒邪客肺	肺失宣降	咳嗽,咳稀白痰,哮喘	
			寒滞胃肠	运化不利	脘腹冷痛,痛剧急骤,拒按,肠鸣泄泻,呕吐清水	
			寒滞心脉	心脉痹阻	心胸憋闷疼痛,痛引肩背,时作时止,遇寒加重,得温痛减	
			寒凝肝脉	肝经凝滞	少腹、前阴、巅顶冷痛,遇寒加重,得温痛减	
			寒凝胞宫	血脉不畅	少腹冷痛,遇寒加重,得温痛减,经行不畅,紫暗夹血块	
			寒湿痹证	痹阻不通	肢体关节冷痛较剧,遇寒加重,得温痛减	

续表

		病机		临床表现		辨证要点
六淫辨证	暑淫证	伤暑	暑伤津气	发热恶热,汗多,烦渴喜冷饮,神疲气短,小便短黄		夏季感受暑热之邪病史,发热、汗出、口渴、疲乏、尿黄等表现
			暑湿袭表	肢体困倦,苔黄或白		
		中暑	暑闭心神	神昏,甚则猝然昏倒,不省人事		
			暑热动风	肢体痉挛抽搐		
			暑闭气机	心胸气滞	胸闷	
				脾胃气滞	腹痛,呕恶	
				肺气闭阻	无汗,气喘	
	湿淫证	郁遏经络、肌肉、筋骨	阻滞经气,气机不畅	头身困重,倦怠,肢体、关节酸痛		起病较缓而缠绵,以身体困重、酸楚、痞闷、腻浊为证候特点
		阻遏肌表	卫气失和	恶寒发热		
		浸淫肌肤	水湿停滞	局部渗液,皮肤湿疹、瘙痒		
		阻滞气机	困遏清阳	面色晦垢,困倦嗜睡		
		湿困脾胃	气机不畅,运化失调	脘腹痞胀或痛,纳呆恶心,大便稀溏,苔滑腻,脉缓		
	燥淫证	燥遏卫表	卫气失和	微恶寒,发热,脉浮		秋季或处于气候干燥的环境,具有干燥不润的证候特点
		燥伤肺系	肺津耗伤,宣降失常	鼻唇咽燥,干咳少痰,皮肤干燥皲裂		
		燥邪干涩	津液失润	口渴,便秘尿少,苔干		
	火淫证	火热充斥内外		发热恶热,渴喜冷饮		新病突起,病势较剧,以发热、口渴、便秘、尿黄、出血、舌红苔黄、脉数为主要表现
		气血涌沸		面红目赤,头目胀痛		
		热扰神明		心烦失眠,甚则狂乱妄动,神昏谵语		
		热极生风		颈项强直,四肢抽搐		
		蒸津外泄		多汗		
		热盛动血		各种急性出血及斑疹;局部红肿热痛而化脓呈疮疡		
		火热伤津而炽盛		大便干,小便黄,舌红绛,苔黄燥或灰黑起芒刺,脉滑数有力		

(二)阴阳虚损辨证

		病因	病机	临床表现	辨证要点
阴阳虚损辨证	阳虚证	久病伤阳;气虚发展;久居寒凉;过服苦寒;年老火衰	阳气亏虚,机体失温	畏寒肢冷	畏寒肢冷、小便清长、面色㿠白与气虚症状并见
			气化无权	小便清长或尿少浮肿,便溏,舌淡胖	
			水湿不化,津不上承	口淡不渴或喜热饮	
			失于固摄	自汗	
			水液内停	面色㿠白,舌苔白滑	
			推动乏力	脉沉迟无力	

续表

		病因	病机	临床表现	辨证要点
阴阳虚损辨证	阴虚证	热病后期;杂病伤阴;情志过极,火邪伤阴;房事不节,耗伤阴津;过服温燥,阴液暗耗	阴液亏少,机体失润	形体消瘦,口燥咽干,舌红少津,大便干结,小便短黄	口干咽燥、五心烦热、潮热盗汗、两颧潮红、舌红少苔、脉细数为主要表现
			阴不制阳,虚热内生	两颧潮红,五心烦热,潮热盗汗,舌红,脉细数	
	亡阳证	阳虚发展;阴寒之邪过盛而阳气暴伤;大汗、亡血、失精等致阴血消亡而阳随阴脱;外伤、剧毒、痰瘀阻窍而阳气暴脱	阳气极度衰微,温煦、固摄、推动失司	冷汗淋漓,汗质稀淡,面色苍白,手足厥冷,肌肤不温,神情淡漠,呼吸气弱,舌质淡润,脉微欲绝	四肢厥冷、面色苍白、冷汗淋漓、气息微弱、脉微欲绝为主要表现
	亡阴证	久病阴虚严重;高热大汗、吐泻过度、失血过多、严重烧伤等致阴液暴失	阴液亏虚欲绝,阴竭阳浮,迫津外泄	汗出如油,身热肢温	汗出如油、身热口渴、唇焦面赤、脉疾数为主要表现
			阴亏体液损失过多	口渴,皮肤皱瘪,目眶凹陷,小便极少	
			阴竭阳气浮亢,上扰心神	虚烦躁扰	
			阳气浮亢于上	面赤颧红	
			阴虚液竭	唇舌干焦,脉细数疾	

（三）气血辨证

		病因	病机	临床表现	辨证要点
气血辨证	气病辨证	气虚证	先天不足;后天失养;久病重病;劳累过度;年老体弱		
			元气不足,脏腑机能减退	神疲乏力,少气懒言,气短	神疲乏力、少气懒言、脉象虚弱、动则诸症加剧为主要表现
			推动乏力,清阳不升,头目失养	头晕目眩	
			卫外不固,肌表不密,腠理疏松	自汗	
			劳则耗气	活动劳累后诸症加重	
			气虚无力推动营血上荣或鼓动血脉	舌质淡嫩,脉象虚弱	
		气陷证	气虚进一步发展;气虚证的一种特殊表现形式	脾气亏虚,水谷不运	神疲,形瘦,腹胀便溏	气坠、脏器下垂与气虚症状并见
				中气亏虚,清阳不升	头晕,气短,眼花	
				清阳不升,气陷于下	久泄久痢	
				无力升举,内脏位置不能维系	气坠;脏器下垂;脱肛,阴挺	

续表

			病因	病机	临床表现		辨证要点
气血辨证	气病辨证	气不固证	气虚的特殊表现形式	气不摄津	自汗、流涎		自汗,或出血,或二便失禁,或津液、精液、胎元等不固与气虚症状并见
				气虚不能固摄二便	遗尿、余溺不尽、小便失禁、大便滑脱失禁		
				气虚不能固摄血液	崩漏、各种慢性出血		
				气虚胎元不固	滑胎、小产		
				气不摄精	遗精、滑精、早泄		
		气脱证	气虚、气不固发展;汗、吐、泻太过;大失血	元气欲脱,脏腑功能严重衰竭	阳气脱	肢厥身凉,气息微弱	气息微弱、汗出不止、脉微与气虚症状并见
					肺气脱	呼吸微弱而不规则,汗出不止	
					心气脱	神识朦胧,面色苍白,口唇青紫	
					脾气脱	口开目合,手撒身软	
					肾气脱	二便失禁	
		气滞证	情志不遂;病理产物阻滞;阴寒湿邪阻碍;阳虚脏弱	气机运行不畅,不通则痛	胀闷,疼痛		胀闷、疼痛、脉弦等为主要表现
				气滞聚散无常	多胀痛、窜痛、攻痛,按之无形,症状时轻时重		
				气机不利,脉气不舒	脉弦		
				气畅则症减	胀痛常在嗳气、肠鸣、矢气、太息后减轻,随情绪而变化		
		气逆证	外邪侵袭;饮食失节;痰饮瘀血内阻;寒热刺激;情志过激	肺失宣降,肺气上逆	咳嗽,喘促		嗳气、咳喘、呕吐呃逆、头痛眩晕等,或与气滞症状并见
				胃失和降,胃气上逆	呃逆、嗳气、恶心、呕吐		
				肝升太过,肝气上逆	气血上冲,阻闭清窍	头痛、眩晕;昏厥	
					血随气逆,并走于上,络破血溢	呕血	

续表

		病因	病机	临床表现	辨证要点
气血辨证	气病辨证 气闭证	精神刺激;邪气阻塞;意外事故	极度精神刺激,神机闭塞,神失所主	突发神昏,晕厥	突发神昏晕厥,或脏器绞痛,或二便闭塞为主要表现
			有形实邪闭阻气机	脏器绞痛	
			气机闭阻不通	二便闭塞	
			邪气阻闭,肺气不通	呼吸气粗、声高	
			实邪内阻	脉沉实有力	
	血病辨证 血虚证	血液耗损过多(失血;久病;思虑过度;虫积);血液生化乏源(禀赋不足;脾胃气虚;进食不足;脏腑功能衰退;瘀血)	血虚不能濡养头目,上荣舌面	面色淡白或萎黄,口唇、眼睑色淡,头晕眼花,舌淡苔白	面、睑、唇、舌色淡白、脉细为主要表现
			心神失养	心悸,失眠	
			不能濡养筋脉、肌肤	手足麻木,爪甲色淡	
			血海空虚,冲任失充	月经量少色淡、愆期、闭经	
			鼓动无力	脉细无力	
	血脱证	大量失血;长期失血;血虚进一步发展	血液亡脱,脉络空虚,不能上荣	面色苍白,舌淡或枯白	出血病史,面色苍白、心悸、脉微或芤等症状并见
			心脏、清窍失养	心悸,头晕,眼花,脉微或芤	
	血瘀证	气虚;血虚;阳虚;气滞;寒凝;血热;外伤;湿浊、痰浊、砂石等实邪阻滞	气血运行不畅,不通则痛	刺痛、固定、拒按	疼痛、肿块、出血与肤色、舌色青紫为主要表现
			夜间阳气内藏,血行较缓,瘀阻更甚	夜间痛甚	
			血液瘀积不散,凝结成块	外而青紫;内而触之坚硬,推之不移	
			瘀血阻塞脉络,血涌络破	渗出体外则出血;停聚体内则凝结为瘀,反复出血,色紫暗夹有血块	
			血行障碍,气血不能濡养肌肤、脉道	皮肤干涩,肌肤甲错,脉细涩或结代	
			血行瘀滞,血色变紫、变黑	面色黧黑,唇甲青紫	
			脉络瘀阻	皮下、舌上紫斑,舌下脉络曲张,皮肤显现丝状红缕,腹露青筋	

续表

		病因	病机	临床表现	辨证要点
气血辨证	血病辨证	血热证	外感热邪;情志过极;过食辛辣燥热	热邪灼伤血络,血不循经	出血	出血与实热症状并见
				邪热煎熬,血液浓缩壅聚	血色鲜红,质地黏稠	
				血热炽盛,血流涌盛	舌红绛,脉弦数	
		血寒证	寒邪侵犯血脉;阴寒内盛	脉道收引,血行不畅,气血不达于局部	手足或局部冷痛、肤色紫暗发凉	拘急冷痛、形寒、肤色紫暗、妇女痛经或月经愆期与实寒症状并见
				寒邪遏制阳气,阳气不达于肌肤四肢,温煦失职	形寒肢冷,得温则减	
				寒凝肝脉	少腹拘急冷痛	
				寒凝胞宫,经血受阻	痛经,月经愆期,经色紫暗,夹有血块	
				阴寒内盛,血行不畅	舌淡紫,苔白润或滑,脉沉迟弦涩	

			病机	辨证要点	特点
	气血同病辨证	气虚血瘀证		气虚运血无力而致血行瘀滞	气虚证与血瘀证并见	多见心、肝经病变
		气滞血瘀证		气滞导致血行瘀滞;血瘀导致气机郁滞	气滞证与血瘀证并见	多见肝经、妇科病症
		气血两虚证		气血不能互相化生	气虚证与血虚证并见	多见脾气虚、心肝血虚之病变
		气不摄血证		气虚不能统摄血液而出血	出血证与气虚证并见	多见脾气虚、心神失养之病变
		气随血脱证		骤然大量失血,气随之暴脱	大量失血与气脱证并见	多见大失血、气脱证、亡阳证

(四)津液辨证

			病机	临床表现	辨证要点
津液辨证	津液亏耗证		脏腑、组织、官窍失于充养、濡润	口鼻唇舌、咽喉、皮肤干燥,甚则皮肤枯瘪无弹性,眼球深陷,口渴欲饮	以口渴、尿少、便干,口鼻唇舌、皮肤干燥等为主要表现
			津液耗伤,尿液化生乏源	小便短黄	
			肠道阴津亏虚,失于濡润	大便干难解	
			阴津亏少,阳气偏旺	舌红干,脉细数	

续表

		病机		临床表现	辨证要点
津液辨证	痰证	痰浊阻肺,宣降失常	肺气上逆	咳嗽气喘、咯痰	咳吐痰多、胸闷、呕恶、眩晕、体胖、局部圆韧包块、苔腻、脉滑等为主要表现
			肺气不利	胸闷不舒	
		痰浊中阻,胃失和降		脘痞、纳呆、泛恶、呕吐痰涎	
		痰蒙清窍		头晕目眩	
		痰湿泛于肌肤		形体肥胖	
		痰蒙心神		神昏、神乱	
		痰浊凝聚成块	皮下肌肉	身体某些部位可见圆滑柔韧的包块	
			颈部	瘰疬:颈侧、颌下有肿块如豆,推之可移,累累如串珠状	
			肢体	痰核:皮下肿起如核的结块,不红不肿,不硬不痛,用手触摸,如同果核状软滑而能移动	
			乳房	乳癖:肿块呈多发性、扁平形,或串珠状结节,大小不一,边界不清,质韧而不硬,活动度好,伴有疼痛,发展缓慢	
		痰阻咽喉		梅核气:咽中似有梅核阻塞,咯之不出、咽之不下、时发时止	
		痰停经络,气血不畅		肢体麻木、半身不遂	
		痰浊内阻		苔腻,脉滑	
	饮证	饮停胃肠(狭义痰饮)	阻滞气机	脘痞腹胀,泛吐清水,脘腹部水声辘辘	胸闷脘痞、呕吐清水、咳吐清稀痰涎、肋间饱满,苔滑脉弦为主要表现
		饮停胸胁(悬饮)	阻碍气机	肋间饱满,咳唾引痛,胸闷息促	
		饮停胸膈(支饮)	阻遏心阳	胸闷心悸,气短不得卧	
		饮溢肌肤(溢饮)	饮邪流行	身体、肢节疼重	
		饮邪犯肺,肺失宣降,气道滞涩		胸部紧闷,咳吐清稀痰涎,或喉间哮鸣有声	
		饮邪内阻,清阳不升		头晕目眩	
	水停证	水液输布失常,泛溢肌肤		水肿	肢体浮肿、小便不利、腹胀如鼓、周身困重,舌胖苔滑为主要表现
		水液停聚腹腔		腹水	
		膀胱气化失司		小便不利	
		水湿困脾,湿渍肢体		周身困重	
		水湿内停		舌胖苔白,脉濡或缓	

七、病位辨证

(一)心与小肠辨证

		病因	病机	临床表现	辨证要点
心与小肠辨证	心血虚证	劳神过度;失血过多;久病伤及营血;脾失健运;肾精亏损	心失濡养,心动失常	心悸	心悸、失眠、多梦与血虚症状并见
			心神失养,神不守舍	失眠、多梦	
			血虚不能上荣	头晕眼花、健忘、面色淡白或萎黄,唇舌色淡	
			血少脉道失充	脉细无力	

续表

		病因	病机	临床表现	辨证要点
心与小肠辨证	心阴虚证	思虑劳神太过,暗耗心阴;温热火邪,灼伤心阴;肝肾阴亏,不能上济,累及心阴	心失濡养,心动失常	心悸	心悸、心烦、失眠与虚热症状并见
			虚热扰心,神不守舍	心烦、失眠、多梦	
			阴虚失滋	口咽干燥,形体消瘦	
			阴不制阳,虚热内生	手足心热,潮热盗汗,两颧潮红,舌红少苔乏津,脉细数	
	心气虚证	素体虚弱;久病失养;劳倦过度;先天不足;年高气衰	鼓动乏力,心动失常	心悸怔忡	心悸怔忡与气虚症状并见
			宗气衰少,功能减退	气短胸闷,精神疲倦	
			气虚卫外不固	自汗	
			动则气耗	活动劳累后诸症加剧	
			气虚运血无力,气血不足,血脉不荣	面色淡白、舌淡、脉虚	
	心阳虚证	心气虚进一步发展;其他脏腑病证损伤心阳	心阳虚衰,推动、温运无力,心动失常	心悸怔忡	心悸怔忡,或心胸疼痛与阳虚症状并见
			宗气衰少,胸阳不展	胸闷气短	
			心脉失其温通而痹阻不畅	心胸疼痛	
			阳虚温煦失职	畏寒肢冷	
			阳虚卫外不固	自汗	
			温运乏力,面部血脉失充,血行不畅	面色㿠白或面唇青紫,舌质紫黯,脉弱或结或代	
			阳虚水湿不化	舌淡胖嫩,苔白滑	
	心阳虚脱证	心阳虚进一步发展;寒邪暴伤心阳;痰瘀阻塞心阳;失血亡津,气无所依,心阳随之外脱	心阳衰亡,不能外固	冷汗淋漓	心悸胸痛、神志模糊,或昏迷与亡阳症状并见
			不能温煦四肢	四肢厥冷	
			宗气外泄,不司呼吸	呼吸微弱	
			阳气外脱,脉道失充	面色苍白无华	
			阳衰血脉失于温通	心痛剧烈,唇舌青紫	
			心神涣散	神志模糊,甚则昏迷	
			心阳衰竭	脉微欲绝	
	心火亢盛证	情志抑郁化火;火热之邪内侵;过食辛辣刺激食物、温补之品,久蕴化火,扰神迫血	心火炽盛,热扰心神	心烦失眠	心烦失眠、舌赤生疮、吐衄、尿赤与实热症状并见
			火热闭窍扰神	狂躁谵语,神识不清	
			火热迫血妄行	吐血、衄血	
			心火上炎舌窍	舌上生疮,溃烂疼痛	
			心火下移小肠	小便赤涩,灼热疼痛	
			热蒸于外	发热	
			热盛伤津	口渴,便秘尿黄	
			火热内盛	面红舌赤,苔黄脉数	

续表

		病因	病机		临床表现	辨证要点
心与小肠辨证	心脉痹阻证	正气先虚,心阳不振,运血无力发展;血瘀、痰浊、阴寒、气滞等痹阻心脉	心阳不振,失于温运,心脉失养,心动失常		心悸怔忡	心悸怔忡、心胸憋闷疼痛与血瘀、痰阻、寒凝或气滞症状并见
			阳气不运,心脉阻滞不通		心胸憋闷疼痛	
			手少阴心经之脉横出腋下,循肩背、内臂后缘		痛引肩背、内臂	
			瘀阻心脉		刺痛,舌质晦暗,或有青紫斑点,脉细涩或结或代	
			痰阻心脉		胸中憋闷疼痛,多伴体胖痰多、身重困倦,苔白腻,脉沉滑或沉涩	
			寒凝心脉		痛势剧烈,突然发作,遇寒加重,得温痛减,形寒肢冷,舌淡或青紫,苔白,脉沉迟或沉紧	
			气滞心脉		胀痛,与精神因素有关,伴见胁胀,善太息,脉弦	
	痰蒙心神证	湿浊酿痰;情志不遂,气郁生痰;痰浊内盛,挟肝风内扰,致痰浊蒙蔽心神	痰浊蒙蔽,心神不清		神情痴呆,意识模糊,甚则昏不知人	精神抑郁、错乱、痴呆、昏迷与痰浊症状并见
			肝失疏泄,气郁生痰,蒙蔽心神		精神抑郁,表情淡漠,喃喃独语,举止失常	
			痰浊内盛,引动肝风,肝风挟痰,蒙闭心神		突然昏仆,不省人事,口吐涎沫,喉中痰鸣	
			痰浊内阻,气血不畅		面色晦暗	
			痰阻胸阳,胃失和降		胸闷呕恶	
			痰浊内盛		舌苔白腻,脉滑	
	痰火扰神证	气郁化火;外感热邪,灼液为痰,痰火内扰	外感热病,火热炼液为痰	痰热扰心	烦躁不宁,失眠多梦	烦躁不宁、失眠多梦、狂躁、神昏谵语与痰热症状并见
				痰火闭窍,扰乱神窍	神昏谵语	
				邪热内盛,热蒸心炎	发热口渴,面红目赤	
			内伤杂病,精神刺激,痰火内盛	闭扰心神	轻则心烦失眠,重则精神错乱	
				痰火扰乱心神	狂妄躁动,打人毁物,不避亲疏,胡言乱语,哭笑无常	
				痰火内盛,气机不畅	胸闷气短,咳痰黄稠,喉间痰鸣	
				痰火内盛	舌红,苔黄腻,脉滑数	

续表

		病因	病机	临床表现	辨证要点
心与小肠辨证	瘀阻脑络证	头部外伤;久病入络	瘀血阻滞脑络	头痛如刺,痛处固定,经久不愈	头痛、头晕与血瘀症状并见
			脑络不通,脑窍失于气血荣养	头晕不已	
			血瘀不去,新血不生,心神失养	健忘,失眠,心悸	
			外伤严重,元神无主	昏不知人	
			血瘀内阻	面色晦暗,舌质紫暗或有瘀斑,脉细涩	
	小肠实热证	心经有热,下移小肠	心火下移小肠,热迫膀胱,气化失司	小便短赤、灼热涩痛	小便赤涩疼痛、心烦、舌疮与实热症状并见
			热伤血络	尿血	
			邪热扰心	心烦	
			火热伤津	口渴	
			火热上炎舌窍	口舌生疮	
			小肠气机失调	脐腹胀痛	
			实热	舌红苔黄,脉数	

(二)肺与大肠病辨证

		病因	病机		临床表现	辨证要点
肺与大肠病辨证	肺气虚证	久患肺疾,耗损肺气;脾虚,肺气生化不足	肺气亏虚,宣肃功能失职,气逆于上		咳喘	咳、喘、痰稀与气虚症状并见
			津液不布,聚为痰浊		咳痰清稀	
			宗气生成减少		少气懒言,语声低怯	
			劳则耗气,稍事活动,肺气益虚		动则诸症加剧	
			气虚		神疲体倦,面色淡白,舌淡苔白脉弱	
			卫气宣发无力	气不摄津	自汗	
				气不固表	恶风、易感	
	肺阴虚证	内伤杂病,久咳耗阴伤肺;痨虫蚀肺,消烁肺阴;外感热病后期,肺阴损伤	肺阴不足,肺失滋润,清肃失司,气逆于上		干咳	干咳无痰、痰少而黏与阴虚症状并见
			痰热内生,炼津为痰		痰少而黏	
			阴虚火旺,火灼肺系,咽喉失濡		声音嘶哑	

续表

		病因	病机	临床表现	辨证要点
肺与大肠病辨证	肺阴虚证	内伤杂病,久咳耗阴伤肺;痨虫蚀肺,消烁肺阴;外感热病后期,肺阴损伤	火热灼伤肺络	痰中带血	干咳无痰、痰少而黏与阴虚症状并见
			肺阴亏虚,机体失濡	口干咽燥,形体消瘦	
			阴虚内热	五心烦热、潮热盗汗、两颧潮红,舌红少津,脉细数	
	风寒犯肺证	风寒邪气,侵犯肺卫	风寒之邪犯肺,肺气失宣而上逆	咳嗽	咳嗽、痰稀色白与风寒表证症状并见
			宣肃失职,津液不布	痰稀色白	
			风寒袭表,卫阳被遏,肌表失于温煦	恶寒	
			卫阳郁遏,与邪相争	发热	
			肺气失宣,鼻窍不利	鼻塞、流清涕	
			寒邪凝滞经脉,气血运行不畅	头身疼痛	
			腠理闭塞	无汗	
			风寒在表	苔薄白,脉浮紧	
	风热犯肺证	风热邪气,侵犯肺卫	风热犯肺,肺失清肃,肺气上逆	咳嗽	咳嗽、痰黄稠与风热表证症状并见
			风热阳邪,灼津为痰	痰稠色黄	
			肺卫受邪,卫气被遏,失于温煦	恶寒	
			卫气抗邪	发热	
			热为阳邪,郁遏卫阳较轻	热重寒轻	
			肺系受邪,鼻咽不利	鼻塞涕浊,咽喉肿痛	
			风热在肺,伤津不甚	口干微渴	
			风热犯表	舌尖红,苔薄黄,脉浮数	
	燥邪犯肺证	外感燥邪,侵犯肺卫	燥邪袭肺,肺气失宣	咳嗽	干咳无痰或痰少而黏与燥淫证并见
			肺气失宣,津液不布,燥性干涩伤津	少痰或无痰	
			燥邪伤津,津伤不润	唇舌鼻咽干燥,少汗或无汗	
			邪犯卫表,卫气被遏	发热恶风寒	
			温燥(燥邪夹热)	发热微恶风寒,脉浮数	
			凉燥(燥邪夹寒)	恶风寒微发热,脉浮紧	

续表

		病因	病机	临床表现	辨证要点
肺与大肠病辨证	肺热炽盛证	外感风热入里,或风寒之邪入里化热,蕴结于肺	热邪壅肺,肺失清肃,气逆于上	咳嗽、气喘	咳嗽、气喘、胸痛与里实热证症状并见
			热灼肺络,肺气不利	胸痛,气息灼热	
			肺热上熏咽喉,气血壅滞	咽喉肿痛	
			邪热蒸腾	发热	
			热盛伤津	口渴,大便秘结,小便短赤	
			里实热盛	舌红苔黄,脉数	
	痰热壅肺证	外邪犯肺,郁而化热,炼津成痰;素有宿痰,日久化热,痰与热结,壅阻于肺	痰热壅肺,肺失清肃,气逆于上	咳嗽,气喘息粗	咳嗽、气喘息粗与痰热症状并见
			肺热蕴郁,胸中气机不利	胸闷胸痛	
			痰热交结,随气而逆	痰黄稠量多,或喉中痰鸣	
			痰热壅滞肺络,火炽血败,肉腐成脓	咳吐脓血腥臭痰	
			里热蒸腾,阳盛则热	壮热	
			内热伤津	口渴,大便秘结,小便短赤	
			痰热内蕴	舌红苔黄腻,脉滑数	
	寒痰阻肺证	素有痰疾,复感寒邪;寒湿之邪袭肺;脾阳不足,寒从内生,聚湿成痰,寒痰阻肺	寒湿阻肺,宣降失司,肺气上逆	咳嗽,气喘	咳嗽、气喘与寒痰症状并见
			肺失宣降,津聚为痰	痰多色白	
			痰气搏结,上涌气道	喉中痰鸣	
			寒痰凝滞于肺,肺气不利	胸闷	
			阴寒凝滞,阳气郁而不达,肌肤失于温煦	形寒肢冷	
			寒饮痰浊内盛	舌淡,苔白腻或白滑,脉濡缓或滑	
	饮停胸胁证	中阳素虚,气不化水,水停为饮;外邪侵袭,肺通调水道失职,水液输布障碍,停聚为饮,流注胸腔	饮停胸胁,气机阻滞,络脉不利	胸胁饱胀疼痛	胸廓饱满、胸胁胀闷或痛与饮证症状并见
			水饮停于胸腔,气机不利,饮邪壅迫于肺	呼吸、咳嗽及身体转侧时牵引作痛	
			饮为阴邪,阻遏阳气,清阳不升	头目眩晕	
			水饮内停	苔白滑,脉沉弦	

续表

		病因	病机		临床表现	辨证要点
肺与大肠病辨证	风水相搏证	外感风邪,肺卫受病,宣降失常,通调失职,风遏水阻,风水相搏,泛溢肌肤	风邪为患,上先受之,风水相搏		浮肿起于眼睑、头面	骤起面睑浮肿与表证症状并见
			外邪新感		发病较快,水肿迅速,皮肤发亮	
			宣降失司,水液难以下输膀胱		小便短少	
			风夹寒侵		伴见恶寒重发热轻,无汗,苔薄白,脉浮紧	
			风与热合		伴见发热重恶寒轻,咽喉肿痛,舌红,脉浮数	
	大肠湿热证	时令暑湿热毒侵袭;饮食不洁,湿热秽浊,积于大肠,伤及肠道气血	湿热侵袭大肠,壅阻气机		腹痛	腹痛、泄泻与湿热症状并见
			湿热内迫肠道,大肠传导失司		腹泻,肛门灼热	
			湿热蕴积大肠,热迫津液随湿浊下注		便次增多,泻如黄水	
			湿热熏蒸肠道,脉络损伤,血腐成脓		痢下脓血	
			湿热蒸迫肠道,肠道气机阻滞		里急后重	
			水液从大便外泄		小便短赤	
			热盛伤津		口渴	
			若属外感	表邪未解	恶寒发热	
				热盛于里	但寒不热	
			湿热内蕴		舌红苔黄腻,脉滑数或濡数	
	肠热腑实证	邪热炽盛,汗出过多,或误用汗剂,津液外泄,致肠中干燥,里热更甚,燥屎内结	热结肠道,气机壅滞,肠中燥屎内结,腑气不通,津液暗耗,肠道失调		腹部硬满,疼痛拒按,大便秘结	腹满硬痛、便秘与里热炽盛症状并见
			燥屎内结,加之邪热迫津外泄		泻下稀水,气味臭秽(热结旁流)	
			大肠属阳明经,其气旺于日晡之时		日晡潮热	
			邪热与燥屎胶结,火热愈炽,上扰心神		神昏谵语	
			里热蒸达,迫津外泄		高热,汗出口渴,小便短黄	
			里热炽盛		舌红,苔黄厚而干燥,或焦黑起刺,脉沉数有力,或沉迟有力	

续表

		病因	病机	临床表现	辨证要点
肺与大肠病辨证	肠燥津亏证	素体阴液不足;年老阴津亏损;嗜食辛辣之物;汗、吐、下太过;温热病后期耗伤阴液	阴津不足,肠道失濡,传导失职	大便干结难解,状如羊屎,数日一行	大便燥结难下与津亏症状并见
			燥屎结聚,气机阻滞	腹胀作痛或左下腹触及包块	
			腑气不通,秽浊之气上逆	口气臭秽,甚至上扰清阳而见头晕	
			阴津亏损,濡润失职	口干,舌红少津,脉细数	
	肠虚滑泻证	泻、痢久延不愈	久泄久痢,损伤阳气,大肠失其固摄	下利无度,甚则大便失禁或脱肛	大便失禁与阳虚症状并见
			大肠阳气虚衰,阳虚则阴盛,寒从内生,寒凝气滞	腹部隐痛,喜温喜按,畏寒神疲,舌淡苔白,滑脉弱	
	虫积肠道证	饮食不洁,虫卵随饮食而入,在肠道内繁殖	虫居肠道,争食水谷,噬耗精微	胃中嘈杂不舒,久则面黄体瘦	腹痛、面黄体瘦、大便排虫或与气滞症状并见
			蛔虫扰动,气机阻滞	腹痛时作,虫静气畅则痛止,或随粪便而排至体外	
			蛔虫钻窜,聚而成团,抟于肠道,阻塞不通	腹痛且扪之有条索状物	
			蛔虫上窜,侵入胆道,气机逆乱	脘腹阵发剧痛,呕吐蛔虫	
			虫积肠道,湿热内蕴,循经上熏	鼻痒、龂齿、面部生斑、唇内颗粒	
			肺与大肠相表里,白睛属肺,蛔虫寄居肠道	巩膜蓝斑	

(三)脾与胃病辨证

		病因	病机	临床表现	辨证要点
脾与胃病辨证	脾气虚证	饮食不节;劳倦过度;忧思日久;禀赋不足,素体脾虚;年老体衰;久病暗耗,调养失慎	脾气虚弱,运化无力,水谷不化	不欲食或纳少,腹胀,便溏	纳少、腹胀、便溏与气虚症状并见
			食后脾气益困	腹胀愈甚	
			气虚推动乏力	神疲乏力,少气懒言	
			脾失健运,气血生化不足,机体失养	肢体倦怠、消瘦、面色萎黄,舌淡	
			脾虚失于运化水液,水湿不运,充斥形体,泛溢肌肤	肢体浮肿或形体肥胖	
			脾气虚弱	脉缓或弱	

续表

		病因	病机	临床表现	辨证要点
脾与胃病辨证	脾虚气陷证	脾气虚进一步发展；久泄久痢；劳累太过；妇女孕产过多，产后失于调护	脾气虚，不能上输水谷精微，头目失养	眩晕	眩晕、泄泻、脘腹重坠、内脏下垂与气虚症状并见
			水谷精微不能上升而下陷及脾虚水湿不化，致清浊混杂，下注肠道	泄泻	
			精微不得输布前走膀胱	小便混浊如米泔	
			脾气亏虚，升举无力，气坠于下	脘腹重坠作痛	
			中气下陷，内脏失于举托	便意频数，肛门重坠，甚或脱肛，或见脏器下垂	
			脾气虚弱，健运失职	纳少	
			气血生化乏源，气虚推动乏力，血虚充养不足	神疲乏力，气短懒言，面白无华，舌淡，脉缓或弱	
	脾阳虚证	脾气虚加重；过食生冷，过用苦寒，外寒直中，损伤脾阳；肾阳不足，命门火衰，火不生土	脾阳亏虚，虚寒内生，寒凝气滞，不通则痛	腹痛绵绵，喜温喜按	腹胀、腹痛、大便清稀与阳虚症状并见
			脾阳虚衰，运化失权	纳少腹胀，大便清稀，甚则完谷不化	
			脾阳亏虚，温煦失职	形寒肢冷	
			脾阳不足，水液不化，泛溢肌肤	肢体浮肿，小便短少	
			水湿下注，带脉不固	带下清稀，色白量多	
			脾阳虚衰，阴寒内生，水湿停聚	舌质淡胖、边有齿痕、苔白滑，脉沉迟无力	
	脾不统血证	久病伤气，或忧思日久、劳倦过度，损伤脾气，致统血功能失职，血溢脉外	脾气亏虚，统血无权，血溢脉外	各种慢性出血	各种出血与脾气虚症状并见
			血液溢出胃肠	呕血或便血	
			溢出膀胱	尿血	
			溢出肌肤	肌衄	
			溢出鼻、齿龈	鼻衄、齿衄	
			脾虚冲任不固	妇女月经过多，甚或崩漏	
			脾气虚弱，运化失健	食少便溏	
			气虚推动乏力	神疲乏力，气短懒言	
			气血生化不足，加之反复出血，营血愈亏，失于充养	面色萎黄，舌淡苔白，脉细弱	

续表

		病因	病机	临床表现	辨证要点
脾与胃病辨证	湿热蕴脾证	外感湿热之邪;嗜食肥甘厚味,饮酒无度,酿生湿热,内蕴脾胃	湿热蕴结脾胃,气机阻滞,升降失常	脘腹胀闷,纳呆,恶心欲呕	腹胀、纳呆、便溏与湿热症状并见
			湿热蕴脾,上蒸于口	口苦口黏,渴不多饮	
			湿热下注大肠,肠道气机不畅	便溏不爽	
			湿热下注膀胱	小便短黄	
			湿热困脾,留滞肌肉,阻碍经气	肢体困重	
			湿遏热伏,热邪难以散发	身热不扬,汗出热不解	
			湿热蕴结脾胃,熏蒸肝胆,肝失疏泄,胆汁外溢	面目发黄,色鲜明	
			湿热泛溢肌肤	皮肤瘙痒	
			湿热内蕴	舌红苔黄腻,脉濡数	
	寒湿困脾证	外感寒湿,或过食肥甘、生冷等内生寒湿,致寒湿内盛,脾阳失运	寒湿内盛,脾阳受困,运化失职,气滞中焦	轻则脘腹胀闷,重则腹胀腹痛	脘腹痞闷、纳呆、腹胀、便溏、身重与寒湿症状并见
			脾失健运,水湿不化	纳呆	
			水湿下渗	便溏	
			湿邪上泛	口中黏腻	
			胃失和降,胃气上逆	泛恶欲呕	
			湿性重浊,湿邪困脾,郁遏清阳	头身困重	
			湿邪困脾,气血失畅	面色晦暗,发黄	
			寒湿困脾,中焦气滞,土壅木郁,肝胆疏泄失职,胆汁外溢	身目发黄,黄色晦暗如烟熏	
			寒湿下注,带脉不固	妇女可见白带量多	
			水湿不化,泛溢肌肤	肢体浮肿,小便短少	
			寒湿内盛	舌体胖大、苔白腻、脉濡缓或沉细	
	胃气虚证	饮食不节,劳逸失度,久病失养,损伤胃气	胃气虚弱,失于和降,气滞于中	胃脘痞满,甚则隐痛	胃脘痞满、隐痛喜按、纳少与气虚症状并见
			按之胃气暂得以通畅	喜按	
			受纳、腐熟功能减退	食少	
			胃失和降,逆气而上	嗳气	

续表

		病因	病机	临床表现	辨证要点
脾与胃病辨证	胃气虚证	饮食不节,劳逸失度,久病失养,损伤胃气	胃虚日久,气血乏源,血虚不能上荣	面色萎黄	胃脘痞满、隐痛喜按、纳少与气虚症状并见
			气虚无力推动	神疲乏力,少气懒言,舌质淡,脉弱	
	胃阳虚证	嗜食生冷,过用苦寒,久病失养,他脏病变伤及卫阳,脾胃阳气素弱	胃阳不足,虚寒内生,寒凝气机	胃脘冷痛	胃脘冷痛与阳虚症状并见
			性属虚寒	其痛绵绵不已,时作时止,得温痛减,喜温喜按,食后痛减	
			胃阳虚,失于温化水液,津液内停,上逆于口	泛吐清水或夹有不消化食物	
			受纳腐熟功能减退	纳少,脘痞	
			阳虚内寒,津液未伤	口淡不渴	
			推动温煦功能减退	倦怠乏力,畏寒肢冷	
			阳虚	舌淡胖嫩,脉沉迟无力	
	胃阴虚证	热病后期,或气郁化火,或吐泻太过,或过食辛温香燥,耗伤胃阴	胃阴不足,虚热内生,胃失濡润,气失和降	胃脘隐隐灼痛,嘈杂不舒	胃脘隐隐灼痛、饥不欲食与阴虚症状并见
			胃中虚热扰动,胃失和降	饥不欲食	
			胃气上逆	干呕、呃逆	
			阴津不能上滋	口燥咽干	
			阴津不能下润	大便干结	
			阴津亏虚,尿液化源不足	小便短少	
			阴虚内热	舌红少苔,脉细数	
	寒滞胃脘证	过食生冷;寒邪犯胃	寒邪犯胃,凝滞气机,不通则痛	胃脘冷痛,痛势急剧,得温痛减,遇寒加重	胃脘冷痛、恶心呕吐与实寒症状并见
			胃失和降,胃气上逆	恶心呕吐	
			吐后气滞暂得通畅	吐后痛减	
			津失输布,停积于胃,逆而向上	口泛清水	
			寒邪不伤津液	口淡不渴	
			寒邪阻遏阳气,形体失于温煦	恶寒肢冷	
			寒凝血脉,血不上荣	面白或青	
			阴寒内盛	舌淡苔白、脉弦紧或沉紧	

续表

		病因	病机	临床表现	辨证要点
脾与胃病辨证	胃热炽盛证	过食辛热、肥甘、温燥之品,化热生火;五志过极,化火犯胃;邪热内侵,胃火亢盛	邪热内扰胃腑,胃气壅滞不畅	胃脘灼痛拒按	胃脘灼痛、消谷善饥与实热症状并见
			胃火炽盛,受纳腐熟太过	消谷善饥	
			胃火内盛,蒸腾胃中浊气上冲	口气臭秽	
			胃火循经上炎,上蒸齿龈,气血壅滞	齿龈红肿疼痛,甚至化脓、溃烂	
			邪热灼伤脉络,迫血妄行	齿龈出血	
			热盛伤津	口渴喜冷饮,小便短黄,大便秘结	
			火热内盛	舌红苔黄,脉滑数	
	食滞胃脘证	暴饮暴食,食积不化;素体胃气虚弱,稍有饮食不慎,即停滞难化	食滞胃脘,胃失和降,气机不畅	胃脘胀满疼痛,拒按	胃脘胀满疼痛、嗳腐吞酸、泻下臭秽与食滞症状并见
			食积于内,腐熟不及,拒于受纳	厌恶食物	
			胃失和降,胃气夹积食、浊气上逆	嗳腐吞酸或呕吐酸腐食物	
			吐后胃气得以通畅	吐后痛减	
			积食下移肠道,阻塞气机	腹胀腹痛,泻下不爽,肠鸣,矢气多而臭如败卵	
			腐败食物下注	泻下之物酸腐臭秽	
			胃中腐浊之气上蒸	舌苔厚腻	
			食积	脉滑	

(四)肝与胆病辨证

		病因	病机	临床表现	辨证要点
肝与胆病辨证	肝血虚证	脾胃虚弱或肾精亏少,血源不足;或久病耗伤肝血;或失血过多	头目失养	头晕目眩,视力减退或夜盲	眩晕、视力减退、肢体麻木与血虚症状并见
			爪甲失养	爪甲干枯脆薄	
			经脉失养	肢体麻木	
			肝血不足,神魂不安	失眠多梦	
			肝血不足,不能充盈冲任	月经量少、色淡,甚则闭经	
			血虚不能上荣	面、唇、舌色淡	
			血虚不能充盈脉道	脉细	

续表

		病因	病机	临床表现	辨证要点
肝与胆病辨证	肝阴虚证	情志不遂,肝郁化火伤阴;热病后期,灼伤阴液;多服久服辛燥药物,耗伤肝阴;肾阴不足,水不涵木,累及肝阴	肝阴不足,头目失养	头晕眼花,两目干涩,视物不清	眩晕、目涩、胁肋隐隐灼痛,阴络失养,虚火内灼
			阴虚内热,肝络失养,虚火内灼	胁肋隐隐灼痛	
			阴津亏虚,口咽失润	口干咽燥	
			阴虚不能制阳,虚热内蒸	五心烦热,午后潮热	隐痛与阴虚症状并见
			阴虚内热,虚热内蒸,迫津外泄	盗汗	
			虚火上炎	两颧潮红	
			肝阴不足,虚热内生	舌红少苔,脉弦细数	
	肝郁气滞证	精神刺激,情志不遂,郁怒伤肝;或其他病邪侵犯,致肝失疏泄,气机不畅	肝失疏泄,经气不利	胸胁、少腹胀满疼痛	情志抑郁、胸胁、少腹胀痛、脉弦与气滞症状并见
			肝气不舒,情志失调	情志抑郁,善太息	
			肝失疏泄,气血失和,冲任失调	月经不调,痛经或闭经	
			肝气失疏,脉气紧张	脉弦	
	肝火炽盛证	情志不遂,气郁化火;外感热邪;嗜烟酒辛辣之品,酿热化火,犯及肝经,致肝胆气火上逆	肝火炽盛,气火循经上逆于头面	头目胀痛,眩晕,面红目赤,口苦咽干	头目胀痛、胁痛、烦躁、耳鸣与实热症状并见
			肝火内灼	胁肋灼痛	
			火热内扰,神魂不安	急躁易怒,失眠多梦	
			肝胆气火上冲于耳	耳鸣耳聋,甚则耳痛流脓	
			火热炽盛,迫血妄行	吐血、衄血	
			火热灼津	口渴,小便短黄,大便秘结	
			肝火炽盛	舌红苔黄,脉弦数	
	肝阳上亢证	肝肾阴亏,不能潜阳,肝阳亢逆;长期恼怒焦虑,气火内郁,暗耗阴液,阴不制阳,阳亢于上	肝阳亢逆,气血上冲	头目胀痛,眩晕耳鸣,面红目赤	头目胀痛、眩晕耳鸣、急躁易怒、腰膝酸软、头重脚轻等上盛下虚症状并见
			肝肾亏虚,肝阳亢盛,肝失柔和	急躁易怒	
			阳热内扰,神魂不安	失眠多梦	
			肝肾阴亏,腰膝失养	腰膝酸软	
			肝肾阴亏于下,肝阳亢逆于上,上盛下虚	头重脚轻	
			肝肾阴亏,肝阳上亢	舌红少津,脉弦或弦细数	
	肝风内动证	热极生风证	外感温热,邪热亢盛,燔灼筋脉,热闭心神,致肝风内动	阳热炽盛,蒸腾内外	高热不退	高热、神昏、抽搐与实热症状并见
				热扰神明,心神不安	躁动不安	
				热入心包,热闭神志	神昏谵语	
				邪热内炽,燔灼肝经,筋脉拘急	抽搐项强,角弓反张	
				肝经热盛	舌质红绛,脉弦数	

续表

		病因	病机	临床表现	辨证要点
肝与胆病辨证	肝风内动证	肝阳化风证	肝阳亢逆,气血上冲	头晕头痛	眩晕、肢麻、震颤或突然昏倒、半身不遂
		素体肝肾阴液不足,或久病阴亏,或肝火内伤营阴,致阴亏不能制阳,肝阳亢逆化风,肝风内动	阳亢化风,筋脉挛急	手足震颤,肢体麻木	
			阳亢于上,阴亏于下,上盛下虚	步履不正,飘浮欲仆	
			风阳挟痰,蒙蔽清窍	猝然昏倒,不省人事,喉中痰鸣	
			风痰阻络	口眼㖞斜,半身不遂,语言不利,甚则舌强不语	
			阴虚阳亢,风痰内盛	舌红苔腻,脉弦	
		阴虚动风证	阴液不足,筋脉失养,虚风内动而拘挛	手足震颤或蠕动	手足震颤或蠕动与阴虚症状并见
		肝阴虚进一步发展;外感热病后期耗伤阴液;久病伤阴,致阴液亏虚,筋脉失养,肝风内动	阴液不足,头目失养	眩晕耳鸣,目干涩,视物模糊	
			阴虚生内热	潮热、盗汗,五心烦热	
			肝阴不足,虚热内生	舌红少苔,脉弦细数	
		血虚生风证	血虚不能养筋,筋脉挛急	手足震颤,肌肉𤑺动	手足颤动、肢体麻木与血虚症状并见
		肝血不足,不能濡养筋脉,筋脉挛急,致虚风内动	肝血亏少,头目失养	头晕眼花,夜盲	
			肝血不足,神魂不安	失眠多梦	
			肝血亏少,筋脉、爪甲、面唇失养	肢体麻木,爪甲不荣、面唇色淡	
			血虚	舌淡白脉细	
	寒凝肝脉证	感受寒邪,凝滞、收引肝脉,血气不畅,筋脉拘急	寒邪入侵肝经,凝滞气血,收引筋脉	少腹、前阴挛缩冷痛,巅顶冷痛	少腹、前阴、巅顶冷痛与实寒症状并见
			遇寒则寒更甚	遇寒痛甚	
			得温则寒能散	得温痛减	
			阴寒内盛,阻遏阳气,机体失温	恶寒肢冷	
			寒盛	舌苔白,脉沉弦或沉紧	
	胆郁痰扰证	情志不遂,胆气郁结,气郁生痰化火,痰火内扰,胆气不宁	痰火内盛,扰乱于胆,胆气不宁,失于决断	惊悸失眠,胆怯易惊,烦躁不安,处事犹豫不决	惊悸失眠、胆怯易惊与痰热症状并见
			胆气上溢	口苦呕恶	
			胆气郁结	胸闷胁胀	
			痰阻清阳,火扰清窍	眩晕耳鸣	
			痰热	舌红苔黄腻,脉弦数	

（五）肾与膀胱病辨证

		病因	病机		临床表现	辨证要点
肾与膀胱病辨证	肾阳虚证	素体阳虚;年高肾亏;久病伤阳;房劳过度	肾阳虚衰,不能温养筋骨、腰膝		腰膝酸软冷痛	腰膝冷痛、性欲减退、夜尿多与虚寒症状并见
			元阳不足,失于温煦		畏寒肢冷,下肢尤甚	
			阳虚无力运行气血,血络不充		面色㿠白	
			肾阳虚衰,阴寒内盛		本脏之色外现而面色黧黑	
			阳虚不能鼓动精神		神疲乏力	
			肾阳虚弱		性欲冷淡,男子遗精,女子宫寒不孕	
			肾阳虚弱,固摄失司		男子滑精、早泄,女子白带清稀量多,尿频清长,夜尿多	
			肾阳不足		舌淡苔白,脉沉细无力,尺部尤甚	
	肾虚水泛证	素体虚弱,久病及肾,或房劳伤肾,肾阳亏耗	肾阳不足,气化失司,水邪泛溢肌肤		全身浮肿,小便短少	浮肿以腰以下为甚、小便不利与肾阳虚症状并见
			阴水,水性趋下		腰以下肿甚,按之没指	
			肾阳虚,失于温煦		腰膝酸软冷痛,畏寒肢冷	
			水气犯肺,脾失健运,气机阻滞		腹部胀满	
			水气上逆	凌心	心悸气短	
				射肺	咳喘痰鸣	
			肾阳亏虚,水湿内停		舌淡胖,苔白滑,脉沉迟无力	
	肾阴虚证	久病及肾;温热病后期伤阴;过服温燥劫阴之品;房事不节	肾阴不足,腰膝、脑、骨、耳窍失养		腰膝酸软而痛,眩晕耳鸣	腰酸耳鸣、男子遗精、女子月经失调与阴虚症状并见
			肾水亏虚,不能上承于心,水火失济,心阳偏亢,心神不宁		失眠多梦	
			肾阴亏虚,阴不制阳,虚火内生		形体消瘦,潮热盗汗,五心烦热,咽干颧红	
			男子	肾阴不足,相火妄动	阳强易举	
				精室被扰	遗精早泄	
			女子以血为用	阴亏则经血来源不足	经少或闭经	
				阴虚火旺,迫血妄行	崩漏	
			阴虚内热		舌红少苔或无苔,脉细数	

续表

		病因	病机		临床表现		辨证要点
肾与膀胱病辨证	肾精不足证	先天禀赋不足;后天失于调养;久病及肾;房劳过度	小儿肾精不充	无力化生气血,生长肌肉	发育迟缓,身体矮小		小儿生长发育迟缓、成人生育机能低下、早衰
				不能主骨生髓充脑	囟门迟闭,骨骼痿软,智力低下		
			成人肾精亏损	脑髓失养	健忘恍惚,神情呆钝		
				发齿失养	发枯易脱,齿松早脱		
				耳窍失养	耳鸣耳聋		
				腰府失养	腰膝酸软		
				骨失充养	两足痿软,行动迟缓		
				生殖无源,不能兴动阳事	性欲减退	男子精少不育	
						女子经闭不孕	
			精血亏虚,脉道失充		舌淡苔白,脉弱		
	肾气不固证	年幼肾气未充;年高肾气亏虚;房劳过度;久病伤肾	肾气亏虚,骨髓、耳窍失养		腰膝酸软,耳鸣耳聋		腰膝酸软、小便频数清长、滑精、滑胎、带下量多清稀与肾气虚症状并见
			气不充身		神疲乏力		
			肾气亏虚,固摄无权,膀胱失约		小便频数,尿后余沥不尽,遗尿,夜尿多,甚则小便失禁		
			精关不固		男子滑精、早泄		
			带脉不固		女子带下量多清稀		
			冲任失约		女子月经淋漓不尽		
			胎元不固		易滑胎		
			肾气虚弱		舌淡苔白,脉弱		
	肾不纳气证	久病咳喘,肺病及肾;年老肾亏,劳倦太过,致神气不足	肾不纳气,气不归元		呼多吸少,气不得续,动则喘息益甚		久病喘咳、呼多吸少、动则尤甚与肾气虚症状并见
			肾气不足,失其充养		腰膝酸软乏力		
			气虚机能减退		神疲乏力		
			宗气不足		声音低怯		
			卫气不固		自汗		
			气虚		舌淡苔白,脉弱		
			肾气虚极,肾阳衰,甚至虚阳浮越欲脱		喘息加剧,冷汗淋漓,肢冷面青,脉浮大无根		
			肾气虚衰,久延伤阴,气阴两虚		气短息促,颧红心烦,口燥咽干,舌红少苔,脉细数		

续表

		病因	病机	临床表现	辨证要点
肾与膀胱病辨证	膀胱湿热证	外感湿热,蕴结膀胱;饮食不节,湿热内生,下注膀胱	湿热蕴结膀胱,气化不利,下迫尿道	尿频尿急,尿道灼痛	尿频、尿急、尿道灼痛、尿短黄与湿热症状并见
			湿热熏灼津液	小便短黄或混浊	
			湿热灼伤血络	尿血	
			湿热久蕴,煎熬尿中杂质	尿中可见砂石	
			膀胱湿热,气机不利	小腹胀痛	
			累及肾脏	腰腹牵引而痛	
			湿热外蒸	发热	
			湿热胶结	舌红苔黄腻,脉滑数	

(六)脏腑兼病辨证

		病因病机	临床表现		辨证要点
脏腑兼病辨证	心肾不交证	久病虚劳,房事不节,肾阴耗伤,不能上奉于心,心火偏亢;劳神太过,情志忧郁化火伤阴,心火内炽,不能下交于肾;心火独亢,不能下温肾水,肾水独寒	心火亢	心烦惊悸,失眠多梦	心烦失眠、腰膝酸软、耳鸣、梦遗与虚寒或虚热症状并见
			肾虚	腰膝酸软,头晕耳鸣,健忘,遗精,五心烦热,口燥咽干,潮热盗汗,舌红,脉细数(肾阴虚);或阳痿,腰膝冷痛,脉沉细无力(肾水寒)	
	心肾阳虚证	心阳虚衰,久病及肾,阴寒内盛,水气内停;肾阳亏虚,气化无权,水气凌心	心阳虚	心悸怔忡	心悸怔忡、腰膝酸冷、肢体浮肿与虚寒症状并见
			肾阳虚	腰膝酸冷,肢体浮肿,下肢为甚,小便不利	
			形寒肢冷,神疲乏力,精神萎靡或嗜睡,唇甲青紫,舌胖,淡暗或青紫,苔白滑,脉弱		
	心肺气虚证	久病咳喘,耗伤肺气,累及于心,致心气不足;心气不足,致肺气虚衰;禀赋不足,年老体虚,劳倦太过,耗伤心肺之气	心气虚	心悸胸闷,气短,动则尤甚	心悸胸闷、咳嗽气喘与气虚症状并见
			肺气虚	咳嗽气喘,咯痰清稀,语声低怯,自汗	
			面色淡白,头晕,神疲乏力,舌淡苔白,脉沉弱或结代		
	心脾两虚证	饮食不节,损伤脾胃,气血生化不足,心失血养;久病失调,思虑过度,暗伤心脾;慢性失血,气血亏耗,致心脾气血两虚	心血虚	心悸怔忡,失眠多梦,健忘	心悸怔忡、失眠多梦、食少便溏、慢性出血与气血两虚症状并见
			脾气虚	食欲不振,腹胀便溏,神疲乏力,慢性出血	
			面色萎黄,眩晕耳鸣,出血色淡,唇甲无华,舌质淡嫩,脉细弱		

续表

		病因病机	临床表现		辨证要点
脏腑兼病辨证	心肝血虚证	思虑过度,暗耗心血,肝无所藏;久病亏虚,失血过多及气血化源不足,心肝失养	心血虚	心悸健忘,失眠多梦,头晕目眩	心悸、失眠、眩晕、爪甲不荣、肢麻与血虚症状并见
			肝血虚	两目干涩,视物模糊,爪甲不荣,肢体麻木,甚则震颤、拘挛,月经量少色淡,甚或闭经	
			面白无华,舌淡苔白,脉细无力		
	肺脾气虚证	久病咳喘,耗伤肺气,子病及母,运化失常;饮食劳倦,脾胃受损,土不生金,累及于肺	脾气虚	食欲不振,腹胀便溏	咳嗽气喘、痰液清稀、食少便溏与气虚症状并见
			肺气虚	久咳不止,气短而喘,咳声低微,咯痰清晰,自汗畏风	
			面白无华,少气乏力,声低懒言,舌淡苔白,脉滑		
	肺肾阴虚证	久病喘咳、痨虫、燥热等损伤肺阴,久病及肾;久病、房劳、耗伤肾阴,损及肺阴	肺阴虚	干咳无痰或痰少而黏,或痰中带血,口燥咽干,声音嘶哑	干咳少痰、腰酸、遗精与虚热症状并见
			肾阴虚	腰膝酸软,男子遗精,女子月经不调	
			形体消瘦,骨蒸潮热,盗汗,颧红,舌红少苔,脉细数		
	肝火犯肺证	郁怒伤肝,气郁化火,循经上逆;邪热内蕴,肝火炽盛,上犯于肺,肺失清肃	肝火	胸胁灼痛,急躁易怒,头胀头晕,口苦	胸胁灼痛、急躁易怒、咳嗽阵作或咯血与实热症状并见
			肺火	咳嗽阵作,咯痰黄稠,甚或咯血	
			面红目赤,烦热,舌红苔薄黄,脉弦数		
	肝胃不和证	情志不舒,肝气郁结,横逆犯胃,胃失和降	肝郁	胁肋胀痛或窜痛,情绪抑郁或急躁易怒	脘胁胀痛、嗳气、吞酸、情志抑郁与气滞症状并见
			胃不和	胃脘痞满,呃逆,嗳气,吞酸嘈杂	
			善太息,饮食减少,舌淡红,苔薄白或薄黄,脉弦		
	肝郁脾虚证	情志不舒,郁怒伤肝,肝失调达,横乘脾土;饮食劳倦,损伤脾气,脾失健运,土壅木侮,肝失疏泄	肝郁	胸胁胀满窜痛,情志抑郁,善太息,急躁易怒	胸胁胀痛、腹胀、便溏与情志抑郁症状并见
			脾虚	纳呆腹胀,腹痛欲泻,泻后痛减;或便溏不爽,肠鸣矢气;或大便溏结不调	
			舌苔白,脉弦或弦缓		

续表

		病因病机	临床表现		辨证要点
脏腑兼病辨证	肝胆湿热证	外感湿热;嗜食肥甘厚味,化生湿热;脾胃纳运失常,湿浊内生,郁而化热熏蒸肝胆	湿热内蕴,肝失疏泄,气机不畅	胁肋胀痛灼热	肝胆湿热以胁肋胀痛、身目发黄与湿热症状并见;肝经湿热以阴部瘙痒、带下黄臭与湿热症状并见
			湿热阻滞,脾胃纳运失司	纳呆腹胀,厌油,泛恶欲呕	
			湿浊下注偏盛	大便稀溏	
			湿阻气滞	排便不爽	
			热偏盛	大便干结	
			湿热郁蒸,胆汁外泄,泛溢肌肤	身目发黄	
			胆气上溢	口苦	
			少阳枢机不利,正邪交争	寒热往来	
			湿热循肝经下注	阴部潮湿瘙痒;男子睾丸肿胀热痛;妇人带下黄臭	
			湿热内蕴	舌红苔黄腻,脉弦滑数	
	肝肾阴虚证	久病失调;情志内伤;房事不节;温病日久,耗伤肝肾之阴	肝阴虚	头晕目眩,胸胁隐痛	胸胁隐痛、腰膝酸软、眩晕耳鸣、两目干涩与虚热症状并见
			肾阴虚	腰膝酸软,耳鸣健忘,失眠多梦,男子遗精,女子经少	
			五心烦热,颧红盗汗,口燥咽干,舌红少苔,脉细数		
	脾肾阳虚证	久病耗伤脾肾之阳;久泄久痢,脾阳损伤,不能充养肾阳;水邪久踞,不能温暖脾阳,致脾阳、肾阳俱虚	脾阳虚	久泄久痢或五更泄泻,便质清稀或完谷不化	腰腹冷痛、久泄久痢、五更泄泻与虚寒症状并见
			肾阳虚	腰膝冷痛,或小便不利,面浮身肿	
			形寒肢冷,面色㿠白,舌淡胖,苔白滑,脉沉迟无力		

（七）六经辨证

			病机	临床表现	辨证要点
六经辨证	太阳病证	太阳经证	太阳中风证	风寒之邪侵袭太阳经脉,以风邪为主,卫强营弱	发热恶风,自汗出,脉浮缓,或见鼻鸣、干呕	发热恶风,汗出,脉浮缓
			太阳伤寒证	风寒之邪侵袭太阳经脉,以寒邪为主,卫阳被遏,营阴郁滞	恶寒发热,头项强痛,肢体疼痛,无汗而喘,脉浮紧	恶寒,无汗,头身疼痛,脉浮紧

续表

			病机	临床表现	辨证要点
六经辨证	太阳病证	太阳腑证	太阳蓄水证	太阳经证不解,邪气内传足太阳膀腑,邪与水结,膀胱气化失司,水液停蓄	发热恶寒,小腹满,小便不利,口渴,或水入则吐,脉浮或浮数	小腹满,小便不利与太阳经证并见
			太阳蓄血证	太阳经证未解,血热内传,邪热与血瘀互结于少腹	少腹急结或硬满,小便自利,如狂或发狂,善忘,大便色黑如漆,脉沉涩或沉结	少腹急结,小便自利,便黑
	阳明病证		阳明经证	邪热亢盛,弥漫全身,肠中尚无燥屎内结	身大热,汗大出,口大渴引饮,或心烦躁扰,不恶寒及恶热,气粗似喘,面赤,苔黄燥,脉洪大	壮热、汗出、口渴、脉洪大
			阳明腑证	邪热内炽阳明之腑,与肠中糟粕相搏,燥屎内结,阻滞肠道	日晡潮热,手足濈然汗出,脐腹胀满硬痛而拒按,大便秘结不通,甚则谵语、狂乱,不得眠,舌苔黄厚干燥,或起芒刺,甚至焦黑燥裂,脉沉迟而实,或滑数	潮热汗出、腹满硬痛、大便秘结、苔黄燥、脉沉实
	少阳病证			邪犯少阳,正邪分争,枢机不利,胆火内郁,经气不畅	寒热往来,口苦,咽干,目眩,胸胁苦满,默默不欲饮食,心烦喜呕,脉弦	寒热往来,胸胁苦满,口苦,咽干,目眩,脉弦
	太阴病证			脾阳虚弱,邪从寒化,寒湿内生	腹满而吐,食不下,口不渴,泄泻时腹自痛,四肢欠温,脉沉缓而弱	腹满时痛、不欲食,腹泻、口不渴与虚寒症状并见
	少阴病证		少阴寒化证	病邪深入少阴,心肾阳气虚衰,从阴化寒,阴寒独盛	无热恶寒,但欲寐,四肢厥冷,下利清谷,呕不能食,或食入即吐,脉微,或见身热反不恶寒,甚则面赤	无热恶寒,但欲寐,四肢厥冷,下利清谷,脉微细
			少阴热化证	邪入少阴,心肾阴虚,从阳化热	心烦不得眠,口燥咽干,舌尖红少苔,脉细数	心烦失眠、口燥咽干、舌尖红、脉细数
	厥阴病证			疾病传变后期,阴阳对峙、寒热交错、厥热胜复	消渴,气上撞心,心中疼热,饥而不欲食,食则吐蛔	消渴,心中疼热,饥而不欲食
	六经病证的传变	传经		自外向内,某一经病证转变为另一经病证	循经传	太阳→阳明→少阳→太阴→少阴→厥阴
					越经传	隔一经甚或隔两经以上相传
					表里传	六经中互为表里的阴阳两经相传
		直中		外感病邪不从阳经传入,而直接侵袭阴经		
		合病		疾病发病之初,两经或三经的病证同时出现		
		并病		疾病一经病证未罢,又出现另一经病证,两经病证合并出现		

（八）卫气营血辨证

		病机	临床表现	辨证要点
卫气营血辨证	卫分证	温热病邪侵袭肌表,卫外功能失调,肺失宣降	发热,微恶风寒,头痛,少汗口干微渴,舌边尖红,苔薄黄,脉浮数,或伴咳嗽、咽喉肿痛	发热,微恶风寒,舌边尖红,脉浮数
	气分证	温热病邪内传脏腑,正盛邪炽,阳热亢盛	发热,不恶寒反恶热,汗出,口渴,尿黄,舌红苔黄,脉数有力;或见咳喘,胸痛,咳痰黄稠;或心烦懊侬,坐卧不安;或见日晡潮热,便秘腹胀,痛而拒按,甚或谵语、狂乱,苔黄干燥,甚则焦黑起刺;或见口苦咽干,胸胁满痛,心烦,干呕,脉弦数	发热,不恶寒反恶热,汗出,口渴,尿黄,舌红苔黄,脉数有力
	营分证	温病邪热内陷,营阴受损,心神被扰	身热夜甚,口不甚渴或不渴,心烦不寐,甚或神昏谵语,斑疹隐隐,舌质红绛无苔,脉细数	身热夜甚,心烦不寐,舌质红绛无苔,脉细数
	血分证 血分实热证	温热病邪深入血分,闭扰心神,迫血妄行,或燔灼肝经	身热夜甚,躁扰不宁,甚者神昏谵语,舌质深绛,脉弦数;或见斑疹显露、色紫黑,及吐血、衄血、便血、尿血;或见四肢抽搐,颈项强直,角弓反张,目睛上视,牙关紧闭	身热夜甚,躁扰神昏,舌质深绛,脉弦数与出血或动风症状并见
	血分虚热证	血热久羁,耗伤肝肾之阴	持续低热,暮热早凉,五心烦热,或见口干咽燥,形体干瘦,神疲耳聋,舌干少苔,脉虚细,或见手足蠕动,瘛疭	低热持续不退与形体干瘦,或手足蠕动、瘛疭等症状并见

卫气营血的传变		次序	临床意义
	顺传	卫分→气分→营分→血分	病邪由表入里,由浅入深,病情逐渐加重
	逆传	邪入卫分,直接深入营分、血分	邪气太盛或正气大虚,病势更加危急凶险
	无规律	①仅见卫分证;②仅见气分证或营分证;③卫气同病;④气营两燔;⑤气血两燔	

（九）三焦辨证

		病机	临床表现
三焦辨证	上焦病证	温热之邪侵袭手太阴肺和手厥阴心包	(邪犯肺卫)发热,微恶风寒,微汗出,头痛,咳嗽,鼻塞,口渴,舌边尖红,脉浮数;(邪热壅肺)或但热不寒,多汗,烦躁口渴,咳嗽,气喘,苔黄,脉数;(邪陷心包)甚则高热,神昏,谵语,舌謇,肢厥,舌质红绛
	中焦病证	温热之邪侵袭中焦脾胃	邪入阳明易化燥伤阴(阳明燥热)：身热气粗,面红目赤,腹满便秘,渴欲饮冷,口燥咽干,唇裂舌焦,小便短赤,大便干结,苔黄燥或焦黑,甚则神昏谵语,脉沉实有力
			邪入太阴易湿化(太阴湿热)：身热不扬,头身重痛,胸脘痞闷,泛恶欲呕,小便不利,大便不爽或溏泄,舌苔黄腻,脉细而濡数

续表

三焦辨证	下焦病证		病机	临床表现
			湿热之邪犯及下焦,劫夺肝肾之阴	身热,手足心热甚于手足背,颧红,口舌干燥,神倦,耳聋,舌红少苔,脉虚大;或见手足蠕动,或瘛疭,心中憺憺大动,神倦,脉虚,舌绛苔少,甚或时时欲脱
	三焦病证的传变		次序	临床意义
		顺传	上焦手太阴肺经→中焦→下焦	病邪由浅入深,病情由轻转重
		逆传	病邪由肺卫直接传入手厥阴心包经	邪热炽盛,病情重笃

第三部分　中　　药

一、解表类

类别	药名	性味	归经	功用	主治	用法用量	现代研究
辛温解表药	麻黄	辛、微苦、温	肺、膀胱经	发汗散寒,宣肺平喘,利水消肿,密炙麻黄润肺止咳	风寒感冒;胸闷喘咳;风水浮肿;支气管哮喘	2~9g	①平喘、升血压及兴奋中枢作用;②利尿;③发汗;④有抗菌作用(见附录五[1])
	桂枝	辛、甘、温	心、肺、膀胱经	发汗解肌,温通经脉,助阳化气	风寒感冒,脘腹冷痛,血寒经闭,关节痹痛,痰饮,水肿,心悸,奔豚	3~9g	①发汗、镇痛、强心、升高体温、改善肾功能,降低血中尿素氮;②有抗菌作用(见附录五[2])
	紫苏	辛、温	肺、脾经	叶:解表散寒,行气和胃,解鱼蟹毒;梗、根:行气安胎;子:降气消痰,平喘,润肠	叶:风寒感冒,咳嗽呕恶,妊娠呕吐,鱼蟹中毒;梗:脾胃气滞及肝郁不舒诸证;子:痰壅气逆,咳嗽气喘,肠燥便秘	叶:5~9g;梗:5~10g;子:3~9g	减少支气管分泌,缓解支气管痉挛,增加胃肠道蠕动,促进消化液的分泌
	荆芥	辛、微温	肺、肝经	解表散风,透疹消疮、止血	感冒,头痛,麻疹,风疹,疮疡初起;炒炭治便血,崩漏,产后血晕	4.5~9g	①发汗;②炒炭后使出血时间和凝血时间缩短;③有抗菌作用(见附录五[3])
	防风	辛、甘、微温	脾、肝、膀胱经	祛风解表,胜湿止痉,止痛	感冒头痛,风湿痹痛,风疹瘙痒,破伤风	4.5~9g	①解食物中毒、农药中毒,常配甘草同用;②有抗菌作用(见附录五[4])
	藁本	辛、温	膀胱经	祛风散寒,除湿止痛	风寒感冒,巅顶疼痛,风湿肢节痹痛	3~9g	①麻痹中枢神经;②镇痛、解痉
	羌活	辛、苦、温	膀胱、肾经	发散风寒,祛风胜湿,止痛	风寒表证夹湿,外感头痛,风湿痹痛,肩背酸痛	3~9g	①解热镇痛;②抗炎抗过敏;③抗心肌缺血;④有抗菌作用(见附录五[5])

续表

类别	药名	性味	归经	功用	主治	用法用量	现代研究
辛温解表药	白芷	辛、温	肺、胃、大肠经	解表散寒,通窍止痛,消肿排脓,燥湿止带	感冒头痛,前额、眉棱骨痛,鼻塞、鼻渊,牙痛,白带过多,疮疡肿痛	3~9g	①抗菌消炎;②解热镇痛;③解痉;④降血压,降低离体蛙心心肌的收缩力;⑤抗癌;⑥抗辐射;⑦光敏作用,可治疗白癜风(见附录五[6])
	细辛	辛、温有小毒	心、肺、肾经	祛风散寒,通窍止痛,温肺化饮	风寒感冒,头痛,牙痛,鼻塞、鼻渊,风湿痹痛,痰饮咳喘,肺寒咳喘	1~3g;外用适量;不宜与藜芦同用	①镇痛,抑制子宫收缩;②局部麻醉;③治疗阿弗他性口腔炎有显效
	苍耳子	辛、苦、温、有毒	肺经	散风寒,通鼻窍,祛风湿,止痛	风寒头痛,鼻渊流涕,风疹瘙痒,湿痹拘挛	3~9g	①抗菌消炎;②抗病毒;③抑制细胞免疫;④抗氧化;⑤降血糖;⑥抗过敏;⑦降压,减慢心律,减弱心肌收缩力;⑧呼吸兴奋作用(见附录五[7])
	辛夷	辛、温	肺、胃经	散风寒,通鼻窍	风寒头痛,鼻塞,鼻渊,鼻流浊涕	3~9g;外用适量	①收缩鼻黏膜血管;②降压;③收缩子宫的作用;④有抗菌作用(见附录五[8])
	葱白★	辛、温	肺、胃	发表散寒,散寒通阳	外感风寒初起,腹泻,腹部冷痛	3~10g	①杀阴道滴虫;②有抗菌作用(见附录五[9])
	鹅不食草	辛、温	肺、肝经	散风寒,通鼻窍,止咳,解毒	风寒感冒,寒痰咳喘,鼻塞不通,鼻渊流涕	6~9g;外用适量	①抑菌;②止咳、平喘;③抗癌;④抗变态反应活性
	胡荽★	辛、温	肺、胃经	发汗透疹,开胃消食	麻疹不透,饮食不消,纳食不佳	3~6g	①抑制白血病细胞;②利尿;③抑菌
	生姜	辛、温	肺、脾、胃经	解表散寒,温中止呕,温肺止咳	风寒感冒;脾胃寒证;胃寒呕吐;解生半夏、生南星毒;肺寒咳嗽	3~9g	①增加血液循环;②促进消化作用;③杀阴道滴虫
	香薷	辛、微温	肺、胃经	发汗解表,和中利湿	风寒感冒,恶寒发热,头痛无汗,腹痛吐泻,急性肾炎,水肿,尿少,脚气	3~9g	利尿

续表

类别	药名	性味	归经	功用	主治	用法用量	现代研究
辛凉解表药	桑叶	甘、苦、寒辛	肺、肝经	疏散风热,清肺润燥,清肝明目,平抑肝阳	风热感冒,肺热燥咳,头晕头痛,目赤昏花	5～9g	①降血糖;②降血脂、抗粥样硬化;③抗炎;④抗衰老;⑤抗肿瘤;⑥抗病毒;⑦其他:抗丝虫、导泻通便、保护肠黏膜、减肥(见附录五[10])
	菊花	甘、苦、微寒	肺、肝经	黄菊散风清热,白菊平肝明目	风热感冒,头痛眩晕,目赤肿痛,眼目昏花,疗痈疔肿	5～9g	①降压;②有抗菌作用(见附录五[11])
	薄荷	辛、凉	肺、肝经	疏散风热,清头目,透疹	风热感冒,风温初起,头痛,目赤,喉痹,口疮,风疹,麻疹,胸胁胀痛	3～6g(后下)	①兴奋中枢神经;②外用止痒、止痛,杀阴道滴虫
	牛蒡子	辛、苦、寒	肺、胃经	疏散风热,宣肺透疹,解毒利咽,祛痰消肿	风热感冒,咳嗽痰多,麻疹,风疹,咽喉肿痛,痄腮丹毒,痈肿疮毒	6～12g	①利尿;②解热;③有抗菌作用(见附录五[12])
	蔓荆子	苦、辛、微寒	膀胱、肝、胃经	疏散风热,清利头目	风热感冒头痛,齿龈肿痛,目赤多泪,目暗不明,头晕目眩,耳鸣耳聋	5～9g	①含有维生素A类物质,治夜盲弱视;②镇痛,可用于神经性头痛,肌肉、神经痛
	蝉蜕	甘、寒	肝、肺经	散风清热,利咽,透疹,退翳,解痉	风热感冒,咽痛声哑,目赤翳障,麻疹不透,风疹瘙痒,小儿惊风,抽搐,破伤风	3～10g	①定惊、镇痉;②消尿蛋白,须配苏叶、益母草
	淡豆豉	苦、辛、凉	肺、胃经	解表除烦,宣发郁热	感冒,寒热头痛,烦躁胸闷,虚烦不寐	6～12g	据报道单味重用至50g以上,可治血尿
	浮萍	辛、寒	肺、膀胱经	宣散风热,透疹,利尿消肿	外感风热,无汗,麻疹透发不畅,风疹瘙痒,水肿小便不利	3～9g	含醋酸钾、氯化钾、碘、溴等
	荷叶	苦、平	肝、脾、胃经	清热解暑,升发清阳,凉血止血;荷叶炭:收涩化瘀止血	暑热烦渴,暑湿泄泻,脾虚泄泻,血热吐衄,便血崩漏。荷叶炭:多种出血症及产后血晕	干品3～9g;鲜品15～30g;荷叶炭3～6g	

续表

类别	药名	性味	归经	功用	主治	用法用量	现代研究
辛凉解表药	葛根	甘、辛、凉	脾、胃经	解肌退热,生津,透疹,升阳止泻	外感发热头痛、项强,口渴,消渴,麻疹不退(生用),热病口渴,阴虚消渴热痢、泄泻(炒用);原发性高血压颈项强痛	9~15g	①解热;②降血糖;③缓解肌肉痉挛;④扩张脑及冠状动脉,并能对抗垂体后叶素引起的急性心肌缺血
	柴胡	辛、苦、微寒	肝、胆经	疏散退热,疏肝解郁,升阳	感冒发热,寒热往来,疟疾,胸胁胀痛,月经不调,子宫脱垂、脱肛	3~9g	①阻止疟原虫发育;②解热,促进肠蠕动;③利胆,抗脂肪肝;④有抗菌作用(见附录五[13])
	木贼	甘、平、苦	肺、肝经	清风热,退目翳	风热目赤,迎风流泪,目生云翳,出血症	3~9g	治疗黄疸型或无黄疸型急性传染性肝炎,亦可治疗各种结石和硅沉着病
	柽柳★	辛、平	肺、胃、心经	发汗透疹、祛风除湿	麻疹透发不畅,外用洗皮肤瘙痒性疾病	3~10g	发汗解热
	一枝黄花★	辛、苦、凉	肺经	祛风解表,清热解毒	伤风感冒,咳嗽咽痛,跌打扭伤,疮疖肿毒,毒蛇咬伤	10~15g	①种子含皂碱配糖体,有败血性,长期大量服用会引起肠出血;②有抗菌作用(见附录五[14])
	路边荆★	淡、温、平	肺经	祛风解表,止咳化痰,舒筋活络	感冒,头痛,咳嗽;痢疾,腹泻;腰痛	15~30g	①抑制大鼠蛋清性关节炎;②抑制金黄色葡萄球菌
	升麻	辛、微甘、微寒	肺、脾、胃、大肠经	发表透疹,清热解毒,升举阳气	风热感冒头痛,齿痛,口疮,咽喉肿痛,麻疹不透,阳毒发斑,脱肛,子宫脱垂	3~9g	①治肠肌弛缓及肛门括约肌痹;②含苦味素,若服过量能使肌肉放松,头晕、呕吐;③解热、镇痛、解毒;④有抗菌作用(见附录五[15])
	黄荆★	辛、平、微苦	肺、胃经	解表化湿,祛痰止咳	感冒风热,咳嗽食滞,肠炎,痢疾	子:6~10g;根:15~30g	①杀疟原虫环状体;②有抗菌作用(见附录五[16])

二、清热类

类别	药名	性味	归经	功用	主治	用法用量	现代研究
清热泻火药	石膏	甘、辛、大寒	肺、胃经	生用:清热泻火,除烦止渴;煅用:敛疮生肌,收湿,止血	温热病气分实热证,肺热喘咳证,胃火牙痛、头痛,实热消渴,溃疡不敛,湿疹瘙痒,水火烫伤,外伤出血	15～60g,先煎	①解热,止渴;②增强免疫功能;③抑制小鼠小肠内容物输送;④缩短凝血时间、利尿、增加胆汁排泄
	寒水石★	辛、咸、寒	心、胃、肾经	清热泻火	热病烦渴,癫狂,口疮,热毒疮肿,丹毒烫伤	10～15g	①抗炎;②利尿
	知母	苦、甘、寒	肺、胃、肾经	清热泻火,生津润燥	热病烦渴,肺热燥咳,骨蒸潮热,内热消渴,肠燥便秘	6～12g	①抗病原微生物;②解热、抗炎;③降低交感神经兴奋性,调节失调的β受体和M受体功能,使之恢复正常;④降血糖,改善学习记忆,保护肾上腺皮质,减轻糖皮质激素不良反应;⑤镇静、利胆、镇咳、祛痰、强心、利尿(见附录五[17])
	芦根	甘、寒	肺、胃经	清热泻火,生津止渴,除烦,止呕,利尿	热病烦渴,胃热呕哕,肺热咳嗽,肺痈吐脓,热淋涩痛	干品15～30g;鲜品加倍,或捣汁用	①解热、镇静、镇咳;②降血压、降血糖、抗氧化及雌性激素样作用;③对β型溶血性链球菌有抑制作用;④所含薏苡素抑制骨骼肌;⑤松弛肠管
	天花粉	甘、微苦、微寒	肺、胃经	清热泻火,生津止渴,消肿排脓	热病烦渴,肺热燥咳,内热消渴,疮疡肿毒	10～15g;不宜与乌头类药材同用	①引产和终止妊娠;②免疫调节;③抗肿瘤;④抗艾滋病;⑤降低血糖;⑥抗菌
	竹叶★	甘、辛、淡、寒	心、胃、小肠经	清热泻火,除烦,生津,利尿	热病烦渴,口疮尿赤	干品6～15g;鲜品15～30g	①解热;②增加尿中氯化物的含量
	淡竹叶	甘、淡、寒	心、胃、小肠经	清热泻火,除烦,利尿	热病烦渴,口疮尿赤,热淋涩痛	6～9g	①解热;②轻度利尿

续表

类别	药名	性味	归经	功用	主治	用法用量	现代研究
清热泻火药	鸭跖草	甘、淡、寒	肺、胃、小肠经	清热泻火,解毒,利水消肿	风热感冒,高热烦渴,咽喉肿痛,痈疮疔毒,水肿尿少,热淋涩痛	干品:15~30;鲜品:60~90g;外用适量	①抑制金黄色葡萄球菌;②解热
	酢浆草★	酸、寒、无毒	大肠、小肠经	清热利湿,凉血散瘀,解毒消肿	湿热泄泻,痢疾,黄疸,淋证,带下,吐血,衄血,尿血,月经不调,跌打损伤,咽喉肿痛,痈肿疔疮,丹毒,湿疹,疥癣,痔疮,麻疹,烫火伤,蛇虫咬伤	干品9~15g;鲜品60~90g	抗炎、抗菌,对沙门氏菌和金黄色葡萄球菌有很好的抑制作用
	栀子	苦、寒	心、肺、三焦经	泻火除烦,清热利尿,凉血解毒 焦栀子:凉血止血	热病心烦,湿热黄疸,血淋涩痛,血热吐衄,目赤肿痛,火毒疮疡	5~10g	①抗病原微生物(见附录五[18]);②解热,镇静催眠,镇痛,降低体温;③心脏抑制,降压;④抑制肠蠕动,减少胃液分泌;⑤保肝利胆;⑥稳定胰腺细胞膜、线粒体膜、溶菌体膜
	夏枯草	辛、苦、寒	肝、胆经	清热泻火,明目,散结消肿	目赤肿痛,头痛眩晕,目珠夜痛,瘰疬,瘿瘤,乳痈肿痛	9~15g	①降压;②抗炎;③抗菌(见附录五[19]);④抑制免疫;⑤降低血糖;⑥抗组胺样作用(见附录六[1])
	鬼针草★	味苦、平、无毒	肝经	清热解毒,散瘀消肿	治疟疾,腹泻,痢疾,胁痛,水肿,胃痛,噎膈,肠痛,咽喉肿痛,跌打损伤,蛇虫咬伤	15~30g	①抗菌;②抗溃疡;③止血;④降脂及降压作用(见附录六[2])
	莲子心	苦、寒	心、肾经	清心安神,交通心肾,涩精止血	热病邪入心包,神昏谵语,心肾不交,失眠遗精,血热吐血	1.5~3g	有显著的强心作用,并有降压利尿、镇静等作用
	决明子	甘、苦、咸、微寒	肝、大肠经	清热明目,润肠通便	目赤肿痛,羞明多泪,目暗不明,头痛,眩晕,肠燥便秘	10~15g	①抗菌、抗真菌;②降压;③降脂,抗动脉粥样硬化;④抗血小板聚集;⑤保肝、泻下、明目、利尿、免疫抑制

续表

类别	药名	性味	归经	功用	主治	用法用量	现代研究
清热泻火药	谷精草	辛、甘、平	肝、肺经	疏散风热，明目退翳	风热目赤，肿痛羞明，眼生翳膜，风热头痛、齿痛	5~10g	抑制某些皮肤真菌及细菌(见附录五[20])
	密蒙花	甘、微寒	肝、胆经	清热泻火，养肝明目，退翳	目赤肿痛，羞明多泪，眼生翳膜，肝虚目暗，视物昏花	9~15g	①保肝；②抗炎；③抗菌④解痉，轻度促进胆汁泌泻，利尿，抗氧化
	青葙子★	苦、微寒	肝、脾经	清热泻火，明目退翳	肝热目赤，眼生翳膜，视物昏花，肝火眩晕	10~15g	①降压；②扩瞳；③抑制铜绿假单胞菌(见附录五[21])
	夜明砂★	辛、微寒	肝经	清热明目，消疳积	青光眼、夜盲症，内外障翳等眼病	3~9g	含维生素A类物质
	望月砂★	辛、寒	肝、肺经	去翳明目；解毒杀虫	目暗生翳；疳疾；痔瘘	5~10g	
清热燥湿药	黄芩	苦、寒	肺、胆、脾、胃、大肠、小肠经	清热燥湿，泻火解毒，止血，安胎	湿温，暑湿，胸闷呕恶，湿热痞满，黄疸泻痢，肺热咳嗽，高热烦渴，血热吐衄，痈肿疮毒，胎动不安	3~10g	①抗病原微生物(见附录五[22])；②抗炎；③免疫抑制；④镇静，催眠解热；⑤保肝、利胆；⑥止血；⑦降压，降脂，抗心肌缺血，抗心律失常；⑧抗乙酰胆碱作用，抗儿茶酚胺作用
	黄连	苦、寒	心、脾、胃、肝、胆、大肠经	清热燥湿，泻火解毒；酒黄连善清上焦火热；姜黄连清胃和胃止呕；萸黄连疏肝和胃止呕	湿热痞满，呕吐吞酸，湿热泻痢，高热神昏，心烦不寐，血热吐衄，痈肿疔疮，目赤牙痛，消渴，外治湿疹、湿疮、耳道流脓；酒黄连用于目赤，口疮；姜黄连用于寒热互结，湿热中阻痞满呕吐；萸黄连用于肝胃不和，呕吐吞酸	2~5g；外用适量	①抗病原微生物(见附录五[23])、抗炎、解热；②镇静催眠；③降血糖；④抗溃疡，抗腹泻；⑤抗肿瘤；⑥对心血管系统：正性肌力作用，负性频率，抑制心脏传导，抗心律失常，降压，抗心肌缺血，抗脑缺氧；⑦抗血小板聚集

续表

类别	药名	性味	归经	功用	主治	用法用量	现代研究
清热燥湿药	黄柏	苦、寒	肾、膀胱、大肠经	清热燥湿,泻火除蒸,解毒疗疮	湿热带下,热淋涩痛,湿热泻痢,黄疸,湿热脚气,痿证,骨蒸劳热,盗汗,遗精,疮疡肿毒,湿疹瘙痒	3～12g	①抑病原微生物(见附录五[24]);②抗心律失常,降压;③抗溃疡
	龙胆草	苦、寒	肝、胆经	清热燥湿,泻肝胆火	湿热黄疸,阴肿阴痒,带下,强中,湿热瘙痒,肝火头痛,目赤耳聋,胁痛口苦,惊风抽搐	3～6g	①抗病原微生物与寄生虫;②抗炎;③提高免疫;④保肝利胆
	秦皮	苦、涩、寒	肝、胆、大肠经	清热燥湿,收涩止痢,止带,明目	湿热泻痢,带下阴痒,肝热目赤肿痛,目生翳膜	6～12g;外用适量	①抑病原微生物(见附录五[25]);抗炎;抗过敏;②镇静、抗惊厥、镇痛;③镇咳、祛痰、平喘④促进尿酸排泄;⑤抑制家兔离体肠肌
	苦参	苦、寒	心、肝、胃、大肠、膀胱经	清热燥湿,杀虫,利尿	湿热泻痢,便血,黄疸,赤白带下,阴肿阴痒,湿疹湿疮,皮肤瘙痒,疥癣麻风,湿热小便不利;外治滴虫性阴道炎	5～10g;外用适量,不宜与藜芦同用	①抗病原微生物(见附录五[26]);②解热,抗炎,抗过敏,免疫抑制;③抗肿瘤;④抗心律失常,抗心肌缺血;⑤抗溃疡,止泻
	白鲜皮	苦、寒	脾、胃、膀胱经	清热燥湿,祛风解毒	湿热疮毒,黄水淋漓,湿疹,风疹,疥癣疮癞,黄疸尿赤,风湿热痹	5～10g;外用适量,煎汤洗或研粉敷	①抗病原微生物(见附录五[27]),驱虫;②小剂量兴奋离体蛙心,抗心律失常,麻黄碱样作用,白藓碱对离体兔耳血管有显著收缩作用;③收缩家兔、豚鼠子宫平滑肌;④抗癌
	苦豆子★	苦、寒、有毒	胃、大肠经	清热燥湿,止痛杀虫	湿热泻痢,胃脘痛,吞酸,湿疹,顽癣,白带过多,疮疖,溃疡	1.5～3g	①镇静、催眠、镇痛、降温;②抗心律失常,正性肌力作用;③降脂,降低血液黏度;④抗炎,免疫抑制

续表

类别	药名	性味	归经	功用	主治	用法用量	现代研究
清热燥湿药	三棵针★	苦、寒、有毒	肝、胃、大肠经	清热燥湿，泻火解毒	湿热泻痢，黄疸，湿疹，痈肿疮疡，咽喉肿痛，目赤肿痛，跌打损伤	10～15g	①负性肌力，抗心律失常，抗心肌缺血，降压，抗血栓，抑制 ADP 诱导的家兔血小板最大聚集率；②抗癌，升白细胞
	马尾连★	苦、寒	心、肺、肝、胆、大肠经	清热燥湿，泻火解毒	湿热泻痢，黄疸，热病烦渴，肺热咳嗽，痈疮肿毒，目赤肿痛	6～12g；全草：15～30g	①抑菌；②降压；③乙酰胆碱样作用，利胆；④抗肿瘤；⑤解热、镇静；⑥利尿
清热解毒药	金银花	甘、寒	肺、心、胃经	清热解毒，疏散风热	痈肿疔疮，外感风热，温病初起，热毒血痢，咽喉肿痛，丹毒，小儿热疮及痱子	6～15g	①抗病原微生物（见附录五[28]）；②抗毒，抗热、抗炎；③利胆、保肝，提高免疫，降脂；④止血；⑤抗生育
	连翘	苦、微寒	肺、心、小肠经	清热解毒，消肿散结，疏散风热	痈疽疮毒，瘰疬痰核，乳痈，丹毒，风热外感，温病初起，温热入营，高热烦渴，神昏发斑，热淋涩痛	6～15g	①抗病原微生物（见附录五[29]）；②抗炎、解热；③保肝；④止吐；⑤免疫调节
	穿心莲	苦、寒	心、肺、大肠、膀胱经	清热解毒，凉血，消肿，燥湿	外感风热，温病初起，肺热咳嗽，肺痈吐脓，咽喉肿痛，湿热泻痢，热淋涩痛，湿疹瘙痒，痈肿疮毒，蛇虫咬伤	6～9g；外用适量	①抗病原微生物（见附录五[30]）；②解热抗炎；③免疫调节；④兴奋肾上腺皮质功能；⑤抗蛇毒；⑥终止妊娠；⑦抗血小板聚集；⑧抗癌，保肝、利胆、镇咳
	大青叶	苦、寒	心、胃经	清热解毒，凉血消斑	温邪入营，高热神昏，发斑发疹，黄疸，热痢，痄腮，喉痹，丹毒，痈肿	干品：9～15g；鲜品：30～60g	①抗病原微生物（见附录五[31]）；②抗炎、解热；③提高免疫；④保肝
	板蓝根	苦、寒	心、胃经	清热解毒，凉血利咽	外感风热，温病初起，咽喉肿痛，温毒发斑，舌绛紫暗，痄腮丹毒，痈肿疮毒	9～15g	①抗病原微生物（见附录五[32]）；②增强免疫；③抑制血小板聚集；④保肝

续表

类别	药名	性味	归经	功用	主治	用法用量	现代研究
清热解毒药	青黛	咸、寒	肝、肺经	清热解毒,凉血消斑,清肝泻火,定惊	温毒发斑,血热吐衄,咽痛口疮,痄腮,火毒疮疡,咳嗽胸痛,痰中带血,暑热惊痫,惊风抽搐	1.5~3g;外用适量	①抗癌;②抗病原微生物(见附录五[33]);③保肝;④调节免疫
	贯众★	苦、微寒,有小毒	肝、脾经	清热解毒,凉血止血,杀虫	风热感冒,温毒发斑,血热出血,虫疾,烧烫伤,带下	4.5~9g	①抗病原微生物;②驱虫;③兴奋子宫,抗早孕,堕胎;④雌激素养作用;⑤抗癌;⑥减少兔凝血时间
	蒲公英	苦、甘、寒	肝、胃经	清热解毒,消肿散结,利湿通淋	痈肿疔疮,乳痈内痈,瘰疬,咽痛,肺痈,肠痈,热淋涩痛,湿热黄疸,目赤肿痛	9~15g;外用鲜品适量捣敷或煎汤熏洗患处	①抗病原微生物(见附录五[34]);②利胆、保肝;③抗溃疡;④抗肿瘤(见附录六[3]);⑤轻泻、健胃;⑥利尿
	紫花地丁	苦、辛、寒	心、肝经	清热解毒,凉血消肿	疔疮肿毒,乳痈肠痈,毒蛇咬伤,肝热目赤肿痛,外感热病	15~30g;外用鲜品适量,捣烂敷患处	①抗菌(见附录五[35]);抗病原微毒;②解热、消炎、消肿
	野菊花	苦、辛、微寒	肝、心经	清热解毒	痈疽疔疖,咽喉肿痛,目赤肿痛,头痛眩晕,湿疹湿疮,风疹瘙痒	10~15g;外用适量	①抗病原微生物,抗毒,(见附录五[36]);②抗炎解热;③抗肿瘤;④降压;⑤免疫调节;⑥抗血小板聚集,抗心肌缺血
	葛花★	甘、平	胃经	解酒醒脾;止血	伤酒烦热口渴,头痛头晕,脘腹胀满,呕逆吐酸,不思饮食,吐血,肠风下血	3~15g	①所含异黄酮类化合物具有解酒保肝等作用;②皂苷类化合物具有降低血糖血脂以及抗诱变等作用
	葎草★	甘、苦、寒,无毒	肺、肾、大肠经	清热解毒,利尿,退虚热	肺热咳嗽,小便不利,尿道刺痛,肺痨咳嗽,午后潮热,皮肤湿疹或瘙痒	9~15g	全草含木犀草素、葡萄糖苷、胆碱及天门冬酰胺,其他尚有挥发油、鞣质及树脂。具有:①具有抗菌、抗炎、止泻等作用;②有抗癌作用(见附录六[4])

续表

类别	药名	性味	归经	功用	主治	用法用量	现代研究
清热解毒药	重楼	苦、微寒、有小毒	肝经	清热解毒,消肿止痛,凉肝定惊	痈肿疔疮,咽喉肿痛,毒蛇咬伤,惊风抽搐,跌打损伤	3~9g;外用适量,研末调敷	①抗菌,抗病毒;②止血;③镇静、镇痛;④平喘止咳;⑤雌激素样作用;⑥杀精;⑦有抗癌作用(见附录六[5])
	蛇莓★	甘、苦、寒、有小毒		清热、凉血、消肿、解毒	治热病,惊痫,咳嗽,吐血,咽喉肿痛,痢疾,痈肿,疔疮,蛇虫咬伤,烫伤	9~15g	①治疗白喉;②治疗细菌性痢疾;③治疗急性穿孔性阑尾炎;④有抗癌作用(见附录六[6])
	石打穿★	苦、平	胃、膀胱经	清热解毒,凉血平肝,利水消肿,散结	肿瘤,病毒性肝炎,暑热泻痢,小儿急性肾炎,水肿,风湿性关节炎,乳糜尿,跌打肿痛,毒蛇咬伤,疮疖肿痛,血崩等	3~10g	常用于治疗食管癌、腮腺癌、肝癌、胃癌、贲门癌等(见附录六[7])
	积雪草(落得打)	苦、辛、寒	肝、脾、肾经	清热解毒,利湿消肿	湿热黄疸,中暑腹泻,砂淋血淋,痈肿疮毒,跌扑损伤	15~30g;鲜品加倍	①抗肿瘤;②抗静脉机能不全;③抗溃疡、促创伤愈合;④抗抑郁,恢复神经功能;⑤免疫调节;⑥抗炎、抗病毒
	狗舌草★	苦、微甘、寒、有小毒	肝、肾、膀胱经	清热解毒,利尿,活血消肿	肺脓疡,尿路感染,小便不利,白血病,口腔炎,疖肿	9~15g	①对白血病细胞有抑制作用;②对肝脏有毒;③有抗肿瘤作用
	石见穿★	苦、辛、平	胃、肝、肺经	清热解毒,活血镇痛	噎膈,痰喘,肝炎,赤白带,痈肿,瘰疬	15~30g	①治疗急、慢性肝炎;②抗炎;③有抗癌作用(见附录六[8])
	石上柏★	甘、平	肺、大肠经	清热解毒,抗癌,止血	目赤,咽痛,咳嗽,乳痈及肿瘤等	9~30g	①抗炎;②抗癌(附录六[9])
	人中黄★	甘、咸、寒	胃、心经	清热解毒	热病发斑,血热毒盛,斑疹紫暗,或高热发狂,以及咽喉肿痛、丹毒等症	3~9g	

续表

类别	药名	性味	归经	功用	主治	用法用量	现代研究
清热解毒药	人中白★	咸,寒	肝、三焦、膀胱经	清热解毒,祛瘀止血	咽喉肿痛,牙疳口疮;咯血、衄血	3~9g	
	岗梅★	苦、甘、寒	肺经	清热解毒	咽喉肿痛,伤风感冒,痈肿	15~30g	有抗菌作用。(见附录五[37])
	十大功劳叶★	苦、寒	脾经	清热解毒,明目健胃	关节炎,发热口渴,潮热,黄疸	15~30g	①对金黄色葡萄球菌、大肠埃希菌、铜绿假单胞菌有抑制作用;②降压;③抗癌
	半枝莲	辛、平	脾、肝、肾经	清热解毒,利水消肿	疮痈肿毒,咽喉肿痛,毒蛇咬伤,腹胀水肿,湿疮湿疹	15~30g;鲜品:30~60g;外用鲜品适量,捣敷患处	有抗癌作用(见附录六[10])
	白英★	苦微辛、平	肝、胃经	祛湿利尿,行血止痛	风湿性关节炎,胆囊炎,急性黄疸型肝炎	9~15g	有抗癌作用(见附录六[11])
	天葵子	甘、苦、寒	肝、胃经	清热解毒,消肿散结	淋巴结核,痈疽肿毒,跌打损伤,毒蛇咬伤,吐血,石淋	9~15g	有抗肿瘤作用(见附录六[12])
	猪殃殃★	辛、微寒	肾、脾经	清热解毒,利尿消肿	疮疖肿毒,肠痈腹痛,癌肿,蛇虫咬伤,水肿、小便淋痛不利	15~30g	有抗癌作用(见附录六[13])
	藤梨根★	酸、涩、凉	肝、胆、胃经	清热解毒,祛风除湿,利尿止血	各种癌症,风湿骨痛,黄疸	15~30g	有抗癌作用(见附录六[14])
	水红菱★	甘、涩、平	胃、肝经	败毒抗癌,安中缓痛,治疮敛血	癌瘤积毒;中满疼痛;疮疡多血	10~60g(鲜品)	有抗癌作用(见附录六[15])
	猫人参★	苦、涩、凉	肝	清热解毒	痈、疔,脓肿,妇女白带,麻风病	30~60g(鲜品)	有抗癌作用(见附录六[16])

续表

类别	药名	性味	归经	功用	主治	用法用量	现代研究
清热解毒药	朱砂根★	苦、涩、凉	肝经	清热解毒，行血祛风	咽喉肿痛，风湿热痹，黄疸，痢疾，跌打损伤，流火，乳腺炎，睾丸炎	9~15g	①抑菌；②抗早孕作用
	山苦瓜★	苦、寒、有小毒	肝经	清热解毒，活血祛瘀	毒蛇咬伤，咽喉痛，痈疖疔毒，黄疸，消渴，跌打损伤	9~15g	①有滋补强壮作用；②抗阿米巴原虫；③抗癌
	了哥王★	苦、寒、有毒	心、肺、小肠经	消肿解毒，行气利水	上呼吸道感染，急慢性支气管炎，肺炎，百日咳，淋巴结核，跌打损伤，腰痛水肿	9~15g；孕妇及体弱者忌服	叶的水浸液可杀灭蛆蝇
	八角莲★	甘、微苦、凉，有小毒	肝、肾经	清热解毒，祛瘀止痛	淋巴结炎，腮腺炎，流行性乙型脑炎，跌打损伤，腰痛，坐骨神经痛，毒蛇咬伤	3~9g	①对离体蛙心有兴奋作用，能使其停于收缩状态；②对兔耳血管有扩张作用；③抑制离体兔肠，兴奋兔及豚鼠的离体子宫
	木芙蓉★	辛、平	肺经	清热解毒，凉血止痛	痈疮肿毒，水火烫伤，子宫出血	9~15g	①外敷治疗疖、痈、蜂窝组织炎、急性乳腺炎等疗效较好；②有抗菌作用（见附录五[38]）；③有抗癌作用（见附录六[17]）
	黄药子★	苦、辛、平	肝经	清热解毒，化痰，止血	甲状腺肿，淋巴结核，痈疽，吐血衄血，毒蛇咬伤	3~9g	①抑制真菌（见附录五[39]）；②有抗癌作用（见附录六[18]）；③兴奋未孕子宫
	葵树子★	甘、涩、平	肺、肝、肾、胃经	败毒抗癌、消瘀止血	食道癌、绒毛膜上皮癌，恶性葡萄胎，白血病	30~60g	有抗癌作用（见附录六[19]）
	龙葵★	微苦、寒	肾、大肠	清热解毒散结	痈肿疔毒，感冒，痢疾，破伤风	15~30g	①含皂素、龙葵碱；②有抗癌作用（见附录六[20]）

续表

类别	药名	性味	归经	功用	主治	用法用量	现代研究
清热解毒药	拳参	苦、涩、微寒	肺、肝、大肠经	清热解毒,凉血止血,消肿	痈肿瘰疬,毒蛇咬伤,热病神昏,惊痫抽搐,热泻热痢,吐血,衄血	4.5~9g;外用适量	①抑菌;②抑制动物移植性肿瘤生长;③外用止血
	漏芦	苦、寒	胃经	清热解毒,消痈散结,通经下乳,舒筋通脉	乳痈肿痛,瘰疬疮毒,乳汁不下,湿痹拘挛,又用作驱蛔剂	4.5~9g;孕妇忌服	①抗氧化,降低血胆固醇和血浆过氧化脂含量,抗动脉粥样硬化,抗衰老;②提高免疫;③有抗菌作用(见附录六[21])
	玉簪花★	苦、甘、凉、小毒	肺、膀胱经	清热解毒,利水,通经	咽喉肿痛,疮痈肿痛,小便不利,经闭	3~6g	①抗肿瘤作用(见附录六[22]);②玉簪全株有毒,可损伤牙齿而致牙齿脱落
	白残花★	苦、涩、寒	胃、大肠经	花:清暑热,化湿浊,顺气和胃;根:活血通络	花:用于暑热胸闷,口渴,呕吐,不思饮食,口疮口糜,痈疖,月经不调;根:用于关节炎,面神经麻痹,外用研末适用于烫伤	花:3~9g;根:15~30g	
	土茯苓	甘、淡、平	肝、胃经	解毒,除湿,通利关节	湿热淋浊,带下,痈肿,瘰疬,疥癣,梅毒及汞中毒所致的肢体拘挛,筋骨疼痛	15~60g	①选择性抑制细胞免疫反应;②抑菌;③抗肿瘤;④拮抗棉酚毒性
	鱼腥草★	辛、微寒	肺经	清热解毒,消痈排脓,利尿通淋,清热止痢	肺痈吐脓,肺热咳嗽,热毒疮痈,湿热淋证	15~25g;鲜品用量加倍	①抗病原微生物(见附录五[40]);②免疫调节;③抗炎;④抗癌(见附录六[23]);⑤利尿
	金荞麦★	微辛、涩、凉	肺经	清热解毒,排脓祛瘀,健脾消食	肺痈,肺热咳嗽,瘰疬疮疖,咽喉肿痛,腹胀食少,疳积消瘦	15~45g	①抗感染,解热抗炎;②祛痰止咳;③抑制血小板聚集;④抗肿瘤
	大血藤	苦、甘	大肠经、肝	清热解毒,活血,祛风,止痛	肠痈腹痛,经闭痛经,风湿痹痛,跌扑肿痛	9~15g	①抑菌;②抑制血小板聚集,增加冠脉流量,抗血栓,扩张冠状动脉,缩小心肌梗死范围

续表

类别	药名	性味	归经	功用	主治	用法用量	现代研究
清热解毒药	败酱草★	辛、苦、微寒	胃、大肠、肝经	清热解毒,消痈排脓,祛瘀止痛	肠痈肺痈,痈肿疮毒,产后瘀阻腹痛,肝热目赤肿痛,赤白痢疾	6～15g	①镇痛;②抗病原微生物(见附录五[41]);③升白细胞,提高免疫;④抗肿瘤;⑤保肝利胆;⑥止血,促进子宫收缩,促进血小板聚集
	射干	苦、寒	肺经	清热解毒,消痰,利咽	热毒痰火郁结,咽喉肿痛,痰涎壅盛,咳嗽气喘	3～9g	①抗炎、解热;②抗病原微生物(见附录五[42]);③雌激素样作用
	山豆根	苦、寒,有毒	肺、胃经	清热解毒,利咽消肿	火毒蕴结,咽喉肿痛,齿龈肿痛	3～6g	①抗肿瘤(见附录六[24]);②抗炎解热、抗菌;③平喘;④抗心律失常;⑤免疫调节;⑥中枢抑制;⑦保肝,解痉,抗溃疡
	马勃	辛、平	肺经	清热解毒,利咽,止血	风热郁肺咽痛,咳嗽,暗哑;外治鼻衄,创伤出血,吐血	1.5～6g;外用适量,敷患处	①止血;②有抗菌作用(见附录五[43])
	青果	甘、酸、平	肺、胃经	清热解毒,利咽,生津	咽喉肿痛,咳嗽烦渴,鱼蟹中毒	4.5～9g	①保肝;②助消化
	锦灯笼	苦、寒	肺经	清热解毒,利咽化痰,利尿通淋	咽痛暗哑,痰热咳嗽,小便不利,热淋涩痛	5～9g;外用适量,捣敷患处	①抗癌;②抑菌,抑制乙肝病毒表面抗原;③可加强蛙心收缩,微弱血管收缩及升压
	金果榄	苦、寒	肺、大肠经	清热解毒,利咽,止痛	咽喉肿痛,痈肿疔疮,胃脘热痛,泻痢腹痛	3～9g;外用适量	①抗菌;②抗肾上腺素作用,抗胆碱酯酶;③降低空腹血糖,增加糖耐量;④解毒、止痛、兴奋子宫
	木蝴蝶	苦、甘、凉	肺、肝、胃经	清肺利咽,疏肝和胃	喉痹暗哑,肺热咳嗽,肝胃气痛	1.5～3g	①预防和治疗大鼠乳糖性白内障;②对离体胃壁黏膜有基因毒性和细胞增殖活性
	水杨梅★	苦、涩、凉	脾经	清热解毒,散瘀止痛	感冒发热,咽喉肿痛,腮腺炎,肠炎,急慢性痢疾;跌打损伤,骨折(用叶)阴痒	根:15～30g;花果:9～15g	①含鞣酸及挥发油;②有抗菌作用(见附录五[44]);③有抗癌作用(见附录六[25])

续表

类别	药名	性味	归经	功用	主治	用法用量	现代研究
清热解毒药	白头翁	苦、寒	胃、大肠经	清热解毒，凉血止痢	热毒血痢，疮痈肿毒，阴痒带下，阿米巴痢	干品：9~15g，鲜品：15~30g	①抗菌（见附录五[45]），抗阿米巴原虫，杀灭阴道滴虫，轻度抑制流感病毒；②镇静、镇痛、抗惊厥；③抗肿瘤
	马齿苋	酸、寒	肝、大肠经	清热解毒，凉血止血，止痢	热毒血痢，痈肿疔疮，湿疹，丹毒，蛇虫咬伤，便血，痔血，崩漏下血，湿热淋证，带下	干品：9~15g，鲜品：30~60g，外用适量捣敷患处	①抑制志贺菌属杆菌及其他多种细菌（见附录五[46]）；②松弛骨骼肌；③抗氧化、延缓衰老、润肤美容；④兴奋子宫平滑肌；⑤升血钾，对心肌收缩力呈双向调节；⑥利尿；⑦降胆固醇
	海蚌含珠★	辛、苦、凉	胃、脾经	清热化湿，收敛止血	急慢性肠炎，菌痢、阿米巴痢，吐血、衄血、便血、外伤出血等症	30~60g	有抗菌作用（见附录五[47]）
	辣蓼★	辛、苦、平	脾经	清热利湿，开关通窍	急、慢性肠炎，痢疾，中暑，呕吐，外洗皮肤湿疹	15~30g	①可杀蛆；②有抗菌作用（见附录五[48]）
	凤尾草★	甘、淡、微苦寒	脾、肾经	清热解毒，凉血祛湿	肠炎痢疾，尿路感染；咽喉肿痛；外敷疮疖及跌打损伤	30~60g	①有抗菌作用（见附录五[49]）；②有抗癌作用（见附录六[26]）
	鸦胆子	苦、寒、有小毒	大肠、肝经	清热解毒，止痢，截疟，腐蚀赘疣	热毒血痢，冷积久痢，各型疟疾，鸡眼赘疣	0.5~2g；用龙眼肉包裹或装入胶囊吞服；外用适量	①杀灭阿米巴原虫，驱杀其他寄生虫，抗疟，抑制流感病毒；②抗肿瘤；③促骨髓干细胞形成；④抑制脂质过氧化；⑤抗颅内压升高；⑥抗实验性胃溃疡
	地锦草	辛、平	肝、大肠经	清热解毒，凉血止血	热毒泻痢，咳血，尿血，便血，崩漏，湿热黄疸，热毒疮肿，毒蛇咬伤	干品：9~20g；鲜品：30~60g；外用适量	①抗病原微生物，解毒；②抗炎；③止血、止泻
	委陵菜	苦、寒	肝、大肠经	清热解毒，凉血止痢	热毒泻痢，久痢不止，血热出血，痈肿疮毒	干品：9~15g；外用鲜品：适量	①抗病原微生物，杀灭阴道滴虫和阿米巴滋养体；②抑制离体心脏；③扩张离体支气管，兴奋离体子宫

续表

类别	药名	性味	归经	功用	主治	用法用量	现代研究
清热解毒药	翻白草★	苦、寒	胃、大肠经	清热解毒，止血，止痢	湿热泻痢，痈肿疮毒，血热出血，肺热咳喘	干品：9～15g；鲜品：30～60g	①抗病原微生物；②降血糖
	半边莲	辛、平	心、小肠、肺经	清热解毒，利尿消肿	疮痈肿毒，蛇虫咬伤，大腹水肿，面浮足肿，晚期血吸虫病腹水	干品：10～15g；鲜品：30～60g	①利尿；②降血压；③对中枢神经系统：先兴奋后抑制；④呼吸兴奋；⑤利胆、轻泻；⑥抗蛇毒；⑦催吐；⑧有抗癌作用（见附录六[27]）
	白花蛇舌草★	微苦、甘、寒	胃、大肠、小肠经	清热解毒，利湿通淋	痈肿疮毒，咽喉肿痛，毒蛇咬伤，热淋涩痛，湿热黄疸	15～60g	①抗菌、抗炎；②抑制生精能力；③抑制多种白血病细胞；④提高人血白细胞对金黄色葡萄球菌的吞噬功能；⑤有抗癌作用（见附录六[28]）
	山慈菇	甘、微辛、凉	肝、脾经	清热解毒，化痰散结	痈疽疔毒，瘰疬痰核，淋巴结结核，蛇虫咬伤，癥瘕痞块	3～9g；外用适量	抗肿瘤（见附录六[29]）
	虎耳草★	苦、辛、寒、有小毒	肺经	祛风，清热凉血，解毒	祛风，清热，凉血解毒；治风疹，湿疹，中耳炎，丹毒，咳嗽，吐血，肺痈，崩漏，痔疾	3～10g	有抗菌作用（见附录五[50]）
	鸡冠花	甘、涩、凉	肝、大肠经	收敛止血，止带，止痢	吐血，崩漏，便血，痔血，久痢不止，赤白带下	6～12g	
	熊胆★	苦、寒	肝、胆、心经	清热解毒，息风止惊，清肝明目	热极生风，惊痫抽搐，热毒疮痈，目赤翳障，黄疸，小儿疳积风火牙痛	0.25～0.5g	①解热抗炎；②镇静抗惊厥镇痛；③利胆溶解胆石，抑制肠蠕动，解痉，促脂质消化吸收；④扩张离体兔耳血管；注射麻醉兔可降低血压，降脂、抗血栓；⑤对白血病细胞的分化诱导；⑥镇咳

续表

类别	药名	性味	归经	功用	主治	用法用量	现代研究
清热解毒药	千里光★	苦、寒	肺、肝、大肠经	清热解毒,清肝明目,清热利湿,杀虫止痒	痈肿疮毒,目赤肿痛,湿热泻痢,湿热虫毒所致头痛、阴囊湿痒,鹅掌风	干品:9～15g;鲜品:30g	①广谱抗菌;②镇咳;③对肝脏有明显毒性
	白蔹	苦、辛、微寒	心、胃经	清热解毒,消痈散结,敛疮生肌,清热凉血,收敛止血	疮痈肿毒,瘰疬痰核,水火烫伤,手足皲裂,血热之咯血、吐血,扭挫伤痛	4.5～9g;外用适量,煎汤洗或研成极细粉敷患处;不宜与乌头类药材同用	①抗菌,抗真菌,抗肝毒素作用;②抗脂质过氧化活性;③增强黑附片及炙川乌的镇痛效果
	四季青★	苦、涩、寒	肺、心经	清热解毒,凉血止血,敛疮	水火烫伤,湿疹,疮疡,肺热咳嗽,咽喉肿痛,热淋泻痢,外伤出血	15～30g	①抗病原微生物;②扩张冠脉,增加冠脉流量,增强心肌耐缺氧能力;③抗炎,抗肿瘤;④促进实验性烫伤创面愈合;⑤祛痰,对抗眼镜蛇蛇毒
	绿豆★	甘、寒	心、胃经	清热解毒,消暑,利水	痈肿疮毒,暑热烦渴,药食中毒,水肿,小便不利	15～30g	降低正常及实验性高胆固醇,防治实验性动脉粥样硬化
清热凉血药	生地黄★	甘、苦、寒	心、肝、肾经	清热凉血,养阴生津	热入营血,舌绛烦渴,斑疹吐衄,阴虚内热,骨蒸劳热,津伤口渴,内热消渴,肠燥便秘	干品:10～15g;鲜品:加倍	①抑制糖皮质激素浓度;②抗衰老;③调节机体环苷酸系统反应,中等剂量时强心,对衰竭心脏尤为显著;④抗真菌;⑤止血;⑥抗肿瘤
	玄参	甘、苦、咸、微寒	肺、胃、肾经	滋阴凉血,泻火解毒,滋阴	温邪入营,内陷心包,温毒发斑,热病阴伤,津伤便秘,骨蒸劳嗽,目赤咽痛,瘰疬,白喉,痈肿疮毒	10～15g;不宜与藜芦同用	①降压,延长耐缺氧存活时间;②抗炎(见附录五[51]);③升血糖
	牡丹皮	苦、辛、微寒	心、肝、肾经	清热凉血,活血化瘀	温毒发斑,吐血、衄血,夜热早凉,无汗骨蒸,血滞经闭、痛经,跌打损伤,痈肿疮毒	6～12g	①抗炎抗菌(见附录五[52]);②抗血栓,抗动脉粥样硬化,抗心肌缺血,抗心律失常,降压;③镇静、催眠、抗惊厥,镇痛,解热,降温;④利尿、抗早孕

续表

类别	药名	性味	归经	功用	主治	用法用量	现代研究
清热凉血药	赤芍	苦、微、寒	肝经	清热凉血,散瘀止痛	温毒发斑,吐血衄血,目赤肿痛,痈肿疮疡,肝郁胁痛,经闭痛经,癥积腹痛,跌打损伤	6～12g;不宜与藜芦同用	①抗血栓,抗动脉粥样硬化,保护心肌,增加冠脉血流量,降低肺动脉压;②镇静、催眠、镇痛、抗惊厥、降温;③缓解内脏平滑肌痉挛;④抗肿瘤,抗菌(见附录五[53])
	紫草	甘、咸、寒	心、肝经	清热凉血,活血,解毒透疹	温病血热毒盛,斑疹紫黑,麻疹不透,疮疡湿疹,水火烫伤	5～10g;外用适量,熬膏或用植物油浸泡涂擦	①抗病原微生物(见附录五[54]);抗炎,抗变态反应;②抗肿瘤;③解热;④抗生育;⑤止血;⑥降糖
	水牛角	苦、寒	心、肝经	清热凉血,解毒,定惊	温病高热,神昏谵语,惊风,癫狂,血热妄行,斑疹、吐衄,痈肿疮疡,咽喉肿痛	15～30g,宜先煎3小时以上;浓缩冲粉服每次1.5～3g	①强心,降压,负性心律;②升高血小板计数,减少凝血时间,降低毛血管通透性;③升高高密度脂蛋白胆固醇;④兴奋肠道平滑肌;⑤使大白鼠肾上腺中抗坏血酸含量下降,对网状内皮系统吞噬功能有增强作用
清虚热药	青蒿	苦、辛、寒	肝、胆经	清透虚热,凉血除蒸,解暑,截疟	温邪伤阴,夜热早凉,阴虚发热,劳热骨蒸,暑热外感,发热口渴,疟疾寒热	6～12g	①抗疟,抗血吸虫;抗菌(见附录五[55]),抗病毒;②解热镇痛;③免疫抑制;④保肝;⑤离体兔心灌注试验:降低心律,抑制心肌收缩力,降低冠脉流量
	白薇	苦、咸、寒	胃、肝、肾经	清热凉血,利尿通淋,解毒疗疮	阴虚发热,产后虚热,热淋,血淋,疮痈肿毒,毒蛇咬伤,咽喉肿痛,阴虚外感	4.5～9g	①加强心肌收缩,减慢心律;②抑制肺炎球菌,解热;③利尿
	地骨皮	甘、寒	肺、肝、肾经	凉血除蒸,清肺降火	阴虚发热,盗汗骨蒸,肺热咳嗽,血热出血证	9～15g	①解热;②降血糖、降血脂,降压;③免疫调节;④抗病原微生物
	银柴胡	甘、微寒	肝、胃经	清虚热,除疳热	阴虚发热,骨蒸劳热,小儿疳积发热	3～9g	①解热;②抗动脉粥样硬化;③杀精

续表

类别	药名	性味	归经	功用	主治	用法用量	现代研究
清虚热药	胡黄连	苦、寒	肝、胃、大肠经	清虚热,除疳热,清湿热	骨蒸劳热,小儿疳热,湿热泻痢,痔疮肿痛,痔漏成管	1.5～9g	①抗菌(见附录五[56]);②利胆;③配黄芩、银花、白芍、甘草能显著缩短痢疾病程

三、泻下类

类别	药名	性味	归经	功用	主治	用法用量	现代研究
攻下药	大黄	苦、寒	脾、胃、大肠、肝、心包经	泻下攻积,清热泻火,凉血解毒,逐瘀通经;酒大黄善清上焦血分热毒;熟大黄泻下力缓,泻火解毒;大黄炭凉血,化瘀,止血	实热便秘,积滞腹痛,泻痢不爽,湿热黄疸,痢疾,淋证,血热吐衄,目赤,咽肿,肠痈腹痛,痈肿疔疮,血瘀经闭,跌打损伤,外治水火烫伤,上消化道出血	5～15g,用于泻下,不宜久煎;外用适量,研磨调敷患处;孕妇忌用	①导泻利胆保肝,抗溃疡;②抗菌(见附录五[57]),抗真菌,抗病毒;③抗肿瘤、抗炎;④止血、降脂、利尿,促尿素氮、肌酐排泄
	芒硝	咸、苦、寒	胃、大肠经	泻下攻积,润燥软坚,清热消肿	积滞便秘,咽痛,口疮,目赤,肠痈肿痛;外治乳痈,痔疮肿痛,牙龈肿痛,丹毒	10～15g;外用适量,孕妇禁用	①泻下;②利尿;③抗炎
	番泻叶★	甘、苦、寒	大肠经	泻下通便	热结便秘,腹水肿胀	温开水泡服1.5～3g;煎服2～6g	①泻下,提高肠道推进率,减少肠道对液体吸收;②抗菌;③止血
	芦荟	苦、寒	肝、胃、大肠经	泻下通便,清肝杀虫	热结便秘,烦躁惊痫,小儿疳积,外用治疗湿癣	1～2g;外用适量,研末敷患处	①泻下;②促进创口愈合;③护肝;④抗菌、抗炎,促进免疫;⑤抗肿瘤
润下药	火麻仁	甘、平	脾、胃、大肠经	润燥,滑肠,通便	血虚津亏,肠燥便秘	10～15g	①缓泻;②降压;③降脂
	郁李仁	辛、苦甘、平	脾、大肠、小肠经	润肠通便,利水消肿	津枯肠燥便秘,食积气滞,腹胀便秘,水肿胀满,脚气浮肿,小便不利	6～12g;孕妇慎用	①润滑性缓泻;②降压

续表

类别	药名	性味	归经	功用	主治	用法用量	现代研究
润下药	松子仁★	甘、温	肺、肝、大肠经	润肠通便,润肺止咳	肠燥便秘,肺燥干咳	5～10g	含脂肪油
峻下逐水药	甘遂	苦、寒、有毒	肺、肾、大肠经	泻水逐饮,消肿散结	水肿,臌胀,胸胁停饮,痰饮积聚,气逆喘咳,癫痫,二便不利	0.5～1.5g;炮制后多入丸散;孕妇禁用,不宜与甘草同用	①泻下;②镇痛;③免疫抑制;④抗生育;⑤抗白血病;⑥利尿、抗菌
	京大戟	苦、寒、有毒	肺、脾、肾经	泻水逐饮,消肿散结	水肿胀满,胸腹积水,痰饮积聚,气逆喘咳,二便不利,痈肿疮毒,瘰疬痰核	煎服1.5～3g;入丸散,每次1g;孕妇禁用,不宜与甘草同用	①泻下;②利尿;③抗菌(见附录五[58]);④抗肿瘤
	芫花	苦、辛、温、有毒	肺、脾、肾经	泻水逐饮,祛痰止咳,杀虫疗疮	胸胁停饮,水肿臌胀,咳嗽痰喘,头疮,白秃,顽癣,痈肿	煎服1.5～3g;入丸散,每次0.6g;孕妇禁用,不宜与甘草同用	①兴奋子宫,抗生育;②扩张冠脉,保护缺血心肌;③镇痛、抗惊厥、镇静;④祛痰、镇咳;利尿、泻下、抗菌
	商陆	苦、寒、有毒	肺、脾、肾、大肠经	逐水消肿,通利二便,解毒散结	水肿胀满,二便不通;外治痈肿疮毒	5～10g;孕妇禁用	①泻下;②祛痰、镇咳、平喘;③利尿;④抗炎;抗肿瘤、抗菌、抗病毒,杀靶细胞;⑤免疫调节
	牵牛子	苦、寒、有毒	肺、肾、大肠经	泻下逐水,去积杀虫	水肿臌胀,痰饮喘咳,虫积腹痛	3～9g;孕妇禁用,不宜与巴豆同用	①泻下;②兴奋平滑肌;③激活腺苷酸环化酶
	乌桕根皮★	苦、微温	肺、肾、脾经	泻下逐水,利尿消肿	大便不通,水肿,小便不利	3～6g	有人用于晚期血吸虫病

续表

类别	药名	性味	归经	功用	主治	用法用量	现代研究
峻下逐水药	牛奶浆草★	苦、寒，有毒	肝、脾经	泻下逐饮，消肿散结	晚期血吸虫病腹水，慢性血吸虫病；水肿胸腹水	1.5～3g	①多数病人有恶心呕吐、腹痛、腹泻反应，少数有尿少头昏乏力，个别有足抽搐、四肢发麻等不良反应；②孕妇、咳血、呕血者忌服
	巴豆	辛、热，有大毒	胃、大肠经	峻下冷积，逐水退肿，祛痰利咽，外用蚀疮	寒积便秘，腹水臌胀，喉痹痰阻，痈肿脓成未溃、疥癣恶疮	0.1～0.3g；外用适量，孕妇禁用，不宜与牵牛子同用	①促胃肠蠕动；②细胞诱导分化作用；③抑制细胞增殖；④杀伤 HL－60 细胞
	千金子	辛、温，有毒	肝、肾、大肠经	逐水消肿，破血消癥	水肿，痰饮，积滞胀满，二便不通，血瘀经闭；外治顽癣，疣赘	1～2g；去壳，去油用，多入丸散；外用适量，捣烂敷患处；孕妇及体弱便溏者忌服	①泻下；②抗肿瘤

四、祛风湿类

类别	药名	性味	归经	功用	主治	用法用量	现代研究
祛风寒湿药	独活	辛、苦、微温	肾、膀胱经	祛风除湿，通痹止痛	风寒湿痹，腰膝疼痛，风寒挟湿表证，少阴伏风头痛	3～9g	①抗炎、镇痛、镇静；抑制血小板聚集，抗血栓；②抗心律失常，降压；③抗肿瘤；④抑制安定受体，α受体，钙通道受体
	威灵仙	辛、咸、温	膀胱经	祛风除湿，通络止痛，消骨鲠	风寒湿痹，肢体麻木，筋脉拘挛，屈伸不利，骨鲠咽喉，跌打伤痛，头痛牙痛，胃脘痛，痰饮、噎膈，痞积	6～9g	①镇痛；②抗菌，抗疟，降压；③利胆；④抗利尿，松弛肠平滑肌；⑤引产；⑥有抗癌作用（见附录六[30]）
	乌头	辛、苦、热，有大毒	心、肝、肾、脾经	祛风除湿，温经止痛	风寒湿痹，关节疼痛，心腹冷痛，寒疝作痛，麻醉止痛，跌打损伤	1.5～3g，宜先煎久煎；生品内服宜慎，不宜与贝母、半夏、白及、白蔹、天花粉、瓜蒌、犀角同用	①镇痛、抗炎；②强心，致心律失常，血管舒张，高浓度时收缩血管；③神经肌肉阻断；④局部麻醉；⑤抗肿瘤；⑥免疫抑制；⑦降糖

续表

类别	药名	性味	归经	功用	主治	用法用量	现代研究
祛风寒湿药	蕲蛇	甘、咸、温，有毒	肝经	祛风，通络，止痉，以毒攻毒	风湿顽痹，麻木拘挛，中风口眼㖞斜，半身不遂，小儿惊风，破伤风，麻风，疥癣，瘰疬，梅毒，恶疮	3～9g；研末吞服每次1～1.5g	①镇静、催眠、镇痛；②降压；③激活纤溶系统；④增强巨噬细胞吞噬功能
	乌梢蛇	甘、平	肝经	祛风，通络，止痉	风湿顽痹，麻木拘挛，中风口眼㖞斜，半身不遂，抽搐痉挛，小儿惊风，破伤风症，麻风，疥癣，瘰疬，恶疮	9～12g	①抗炎；②镇静；③镇痛；④对抗五步蛇毒
	木瓜	酸、温	肝、脾经	平肝舒筋活络，和胃化湿，消食生津止渴	风湿痹证，腰膝关节酸重疼痛，吐泻转筋，消化不良，津伤口渴	6～9g	①抗菌；②抗肿瘤；③保肝
	蚕沙★	甘、辛、温	肝、脾、胃经	祛风湿，化湿和胃	风湿痹证，吐泻转筋，风疹湿疹	5～15g	①抗菌、抗病毒；②促进造血；③抗放射作用；④抗肿瘤
	伸筋草	微苦、辛、温	肝、脾、肾经	祛风除湿，舒筋活络	风寒湿痹，关节酸痛，屈伸不利，肢软麻木，跌打损伤	3～12g	①镇痛、解热，延长戊巴比妥钠睡眠时间及增强可卡因毒性反应；②对实验性硅沉着病疗效良好；③兴奋子宫及小肠
	寻骨风★	辛、苦、平	肝经	祛风湿，通络止痛	风湿痹证，跌打损伤，胃痛，牙痛，痈肿	10～15g	①抗炎、镇痛；②抗着床，抗早孕，终止妊娠；③抗肿瘤；④提高吞噬细胞活性，提高机体防御机能；⑤抗感染；⑥提高小鼠耗氧量
	松节★	苦、辛、温	肝、肾经	祛风湿，通络止痛	风寒湿痹，跌打损伤	10～15g	①镇痛、抗炎；②抗肿瘤；③具有免疫活性
	海风藤	辛、苦、微温	肝经	祛风湿，通经络，止痹痛	风寒湿痹，肢节疼痛，筋脉拘挛，屈伸不利，跌打损伤	6～12g	①扩张冠脉；②扩脑血管；③增加耐缺氧能力；④抗血小板活化因子

续表

类别	药名	性味	归经	功用	主治	用法用量	现代研究
祛风寒湿药	青风藤	苦、辛、平	肝、脾经	祛风湿,通经络,利小便	风湿痹证,关节肿胀,麻痹瘙痒,水肿,脚气	6~12g	①抗炎;镇痛、镇静、镇咳;②免疫调节;③负性肌力;④降压
	丁公藤	辛、温,有小毒	肝、脾、胃经	祛风湿,消肿止痛	风湿痹痛,半身不遂,跌打损伤	3~6g	①抗炎、镇痛、解热;②强烈拟副交感神经作用:缩瞳,降眼内压;减缓心律;③提高免疫
	昆明山海棠★	苦、辛、温,有大毒	肝、脾、肾经	祛风湿,祛瘀通络,续筋接骨,止血、解毒杀虫	风湿痹证,跌打损伤,骨折,产后出血过多,癌肿,顽癣	根6~15g;茎枝:20~30g	①抑制免疫;②抗炎;③抗生育;④抗癌;⑤解热镇痛;⑥抗疟疾
	雪上一枝蒿★	苦、辛、温,有大毒	肝经	祛风湿,活血止痛	诸痛证,疮疡肿毒,虫蛇咬伤	研末0.02~0.04g	①镇痛;②局部麻醉;③心脏抑制;④呼吸抑制
	鸟不宿★	温、辛、平,有小毒	肺、胃	祛风,利湿,活血,止痛	风毒流注风痹,跌打损伤,下胎催生,胃痛	9~15g	治麻风性神经痛
	路路通★	苦、平	肝、肾经	祛风活络,利水,通经,祛风止痒	风湿痹痛,中风半身不遂,跌打损伤,水肿,经行不畅,经闭,乳少,乳汁不通,风疹瘙痒	5~9g	①对蛋清性关节炎肿胀有抑制作用;②抗肝细胞毒活性
祛风湿热药	秦艽	辛、苦、平	胃、肝、胆经	祛风湿,通络止痛,退虚热,清湿热	风湿痹证,中风不遂,筋脉拘挛,骨节烦痛,骨蒸潮热,疳积发热,湿热黄疸	3~9g	①抗炎、抗过敏、抗菌;②抑制中枢神经系统;③降压,减慢心律;④升高血糖
	防己	苦、辛、寒	膀胱、肺经	祛风湿,止痛,清热利水	湿热身痛,风湿痹痛,下肢水肿,小便不利,原发性高血压,脚气,湿疹疮毒	4.5~9g	①解热镇痛;②使肌肉松弛;③消炎,抗过敏;④降压,扩张离体冠脉,增加冠脉流量,抑制血小板聚集,抗心肌缺血,抗心律失常;⑤抗菌(见附录五[59])、抗疟原虫;⑥抗肿瘤

续表

类别	药名	性味	归经	功用	主治	用法用量	现代研究
祛风湿热药	桑枝	微苦、平	肝经	祛风湿,利关节,利水,祛风止痒,生津液	风湿痹证,水肿,白癜风,皮疹瘙痒,消渴	9~15g	提高淋巴细胞转换率
	徐长卿	辛、温	肝、胃经	祛风化湿,止痛止痒	风湿痹痛,胃痛胀满,牙痛,腰痛,荨麻疹,湿疹,跌打损伤	3~12g;不宜久煎	有抗菌作用(见附录五[60])
	内红消★	辛、温	肝、肾、胃经	祛风止痛,散瘀消肿	风湿骨痛,跌打损伤痛,月经不调,产后腹痛,腹痛腹泻,毒蛇咬伤	15~30g	少数病例由于剂量过大可出现全身水肿等中毒症状
	豨莶草	辛、苦、寒	肝、肾经	祛风湿,利关节,解毒,降血压	风湿痹证,筋骨无力,腰膝酸软,中风半身不遂,风疹,湿疮,疮痈,高血压	9~12g	①抗炎、镇痛;②扩血管,降压,抑制血栓形成;③抑制免疫,抗菌;④抗早孕
	臭梧桐★	辛、苦、甘、凉	肝经	祛风湿,通经络,平肝	风湿痹证,风疹,湿疮,头痛眩晕	煎服5~15g;研末服每次3g	①抗炎、镇痛、镇静;②降压
	海桐皮★	辛、苦、平	肝经	祛风湿,通络止痛,杀虫止痒	风湿痹证,疥癣,湿疮	5~15g	①使肌肉肌松;②对平滑肌解痉作用;③镇痛;④有抗菌作用(见附录五[61])
	络石藤	苦、微寒	心、肝、肾经	祛风通络,凉血消肿	风湿热痹,筋脉拘挛,腰膝酸软,喉痹,痈肿,跌扑损伤	6~12g;外用鲜品适量,捣敷患处	①抗痛风;②有抗菌作用(见附录五[62]);③扩张血管,降压;④抑制肠及子宫
	雷公藤★	苦、寒、有大毒	肝、肾经	祛风湿,活血通络,消肿止痛,杀虫解毒	风湿顽痹,麻风顽癣,湿疹疥疮,疔疮肿毒	10~25g;研粉每日1.5~4.5g	①免疫抑制;②抗炎;③抗肿瘤;④抗生育
	老鹳草	辛、苦、平	肝、肾、脾经	祛风湿,通筋络,止泻痢,清热毒	风湿痹痛,麻木拘挛,筋骨酸痛泄泻,痢疾,疮疡	9~15g	①抗菌、抗病毒;镇咳祛痰;②抗肝损伤;③抗氧化;④抗诱变及杀伤癌细胞

续表

类别	药名	性味	归经	功用	主治	用法用量	现代研究
祛风湿热药	穿山龙★	苦、微寒	肝、肺经	祛风湿,活血通络,清肺化痰	风湿痹证,痰热咳喘,胸痹,跌打损伤,痈肿疮毒	10~15g	①免疫抑制;②提高离体蛙心心肌收缩力;③抗动脉粥样硬化
	八角枫★	辛、温	肝、肾经	祛风散寒,活血止痛	风湿痛,肢体麻木,瘫痪,跌打损伤,月经不调,产后腹痛	9~15g	
	丝瓜络	甘、平	肺、胃、肝经	祛风,通络,活血	风湿痹证,胸胁胀痛,乳汁不通,乳痈,跌打损伤,胸痹	4.5~9g	①镇咳祛痰平喘;②抗菌
祛风湿强筋骨药	五加皮	辛、苦、温	肝、肾经	祛风湿,补肝肾,强筋骨,利水	风湿痹证,筋骨痿软,小儿行迟,体虚乏力,水肿脚气	4.5~9g	①抗炎;②免疫抑制;③促核酸合成;④适应原样作用;⑤抗胃溃疡;⑥性激素样作用
	桑寄生	苦、甘、平	肝、肾经	祛风湿,补肝肾,强筋骨,安胎,降血压	风湿痹证,崩漏经多,妊娠漏血,胎动不安,高血压	9~15g	①降压,扩张冠脉,减慢心律;②利尿;③抗菌(见附录五[63]),抗病毒;④止血
	狗脊	苦、甘、温	肝、肾经	祛风湿,补肝肾,强腰膝,止血	风湿痹证,腰膝酸软,下肢无力,遗尿,白带过多,外敷用于金疮出血	6~12g	①其绒毛有较好止血作用;②抗癌
	千年健	苦、辛、温	肝、肾经	祛风湿,健筋骨	风寒湿痹,腰膝冷痛,下肢拘挛麻木	4.5~9g	①抗炎、镇痛;②抗组胺;③抗凝血;④抑制布氏杆菌、单纯疱疹病毒
	菝葜★	甘、温	肝、肾经	祛风湿,利小便,消肿毒	治关节疼痛,肌肉麻木,泄泻,痢疾,水肿,淋病,疔疮,肿毒,瘰疬,痔疮	9~15g	①治疗外科急性感染;②治疗风湿性关节炎;③治疗牛皮癣;④有抗癌作用(见附录六[31])
	透骨草★	辛、甘,温,无毒	肝、肾经	祛风,除湿,舒筋,活血,止痛	治风湿痹痛,筋骨挛缩,寒湿脚气,疮癣肿毒	9~15g	抗真菌,止血

续表

类别	药名	性味	归经	功用	主治	用法用量	现代研究
祛风湿强筋骨药	雪莲花★	甘、微苦、温	肝、肾经	祛风湿,强筋骨,补肾阳,调经止血	风湿痹证,阳痿,月经不调,经闭痛经,崩漏带下	6～12g	①收缩子宫平滑,终止妊娠;②抑制离体兔肠的活动,拮抗乙酰胆碱引起的小肠强烈收缩;抗炎;③镇痛;强心,扩血管;④抗肿瘤
	鹿衔草	甘、苦、温	肝、肾经	祛风湿,强筋骨,止血,止咳	风湿痹证,月经过多,崩漏,咯血,外伤出血,久咳劳嗽,泻痢日久	9～15g	①对抗肾上腺素缩血管作用,提高心脑血流量;②抗菌;③增强免疫;④抗生育
	石楠叶★	辛、苦、平、有小毒	肝、肾经	祛风湿,通经络,益肾气	风湿痹证,头风头痛,风疹瘙痒	10～15g	①镇静、抗炎;②抗癌;③抑菌

五、化湿类

药名	性味	归经	功用	主治	用法用量	现代研究
藿香	辛、微温	脾、胃、肺经	芳香化浊,开胃止呕,发表解暑	湿阻中焦,脘痞呕吐,暑湿倦怠,胸闷不舒,寒湿闭暑,腹痛吐泻,鼻渊头痛	5～10g	①促进胃液分泌,增强消化力,解痉镇痛;②有抗菌作用(见附录五[64]);③对抗实验性腹泻
佩兰	辛、平	脾、胃、肺经	芳香化湿,醒脾开胃,发表解暑	湿阻中焦,脘痞呕恶,口中甜腻,口臭,多涎,暑湿表证,头胀胸闷	5～10g;鲜品加倍	①抗病毒;②祛痰;③兴奋胃肠平滑肌;④有抗菌作用(见附录五[65])
苍术	辛、苦、温	脾、胃、肝经	燥湿健脾,祛风散寒,明目	湿阻中焦,脘腹胀满,泄泻,水肿,脚气痿躄,风湿痹证,风寒夹湿表证,夜盲症及眼目昏涩	5～10g	①用于烟熏,有消毒作用;②利尿、促钠、钾氯排泄;③降糖;④镇静;⑤解毒、利胆,抗溃疡,体外对食管癌细胞有抑制作用
厚朴	苦、辛、温	脾、胃、肺、大肠经	燥湿消痰,下气除满	湿阻中焦,脘腹胀满,食积气滞,腹胀便秘,痰饮喘咳,梅核气	3～10g	①中枢抑制,肌肉松弛作用;②抗溃疡;③兴奋或抑制子宫平滑肌;④抗菌(见附录五[66])

续表

药名	性味	归经	功用	主治	用法用量	现代研究
砂仁	辛、温	脾、胃、肾经	化湿开胃,温中止泻,行气安胎	湿浊中阻,脘痞不饥,脾胃虚寒,呕吐泄泻,气滞妊娠恶阻及胎动不安	3~6g;入煎剂宜后下	①促进消化液分泌,增强胃肠蠕动;②抑制血小板聚集;③抑菌
豆蔻	辛、温	肺、脾、胃经	化湿消痞,行气温中,开胃消食	湿着中阻,不思饮食,湿温初起,胸闷不饥,寒湿呕逆,胸腹胀满,食积不消	3~6g;入煎剂宜后下	①促进胃液分泌,增进胃肠蠕动,止呕;②抗菌
草豆蔻	辛、温	脾、胃经	燥湿健脾,温胃止呕	寒湿内阻,脘腹胀满冷痛,嗳气呕逆,不思饮食	3~6g	①兴奋或抑制胃肠平滑肌;②促进消化液分泌
草果	辛、温	脾、胃经	燥湿温中,除痰截疟	寒湿内阻,脘腹胀痛,痞满呕吐,疟疾寒热	3~6g	①兴奋胃肠平滑肌,促胃液分泌;②抗炎
白残花★	苦涩、寒	胃、肝经	花:清暑热,化湿浊,顺气和胃;根:活血通络	花:暑热胸闷,口渴,呕吐,不思饮食,口疮口糜,痈疖,月经不调;根:关节炎,面神经瘫痪	花:3~9g;根:15~30g	

六、利水渗湿类

类别	药名	性味	归经	功用	主治	用法用量	现代研究
利水消肿药	茯苓	甘、淡、平	心、脾、肾经	利水渗湿,健脾宁心	水肿尿少,痰饮眩悸,脾虚食少,便溏泄泻,心神不安,惊悸失眠	9~15g	①利尿、抗肿瘤、降糖、镇静;②增强免疫功能;③保护肝脏;④促进造血功能;⑤增加心肌收缩能力,加快心律;⑥松弛肠道平滑肌;⑦抗胃溃疡及胃黏膜损伤
	薏苡仁	甘、淡、凉	脾、胃、肺经	利水消肿,健脾渗湿,除痹止泻,清热排脓	水肿,小便不利,脚气,脾虚泄泻,湿痹拘挛,肺痈、肠痈	9~30g	①抗肿瘤(见附录六[32])、抗炎、抗菌,镇静、镇痛;②增强免疫功能;③抑制肌肉收缩、抑制多突触反射;④小剂量兴奋呼吸,大剂量抑制呼吸;⑤抑制胰蛋白酶;⑥降温与解热;⑦降血钙、降压、降糖

续表

类别	药名	性味	归经	功用	主治	用法用量	现代研究
利水消肿药	猪苓	甘、淡、平	肾、膀胱经	利水渗湿,消肿	水肿,小便不利,泄泻,淋浊,带下	6~12g	①利尿、抗肿瘤;②增强免疫功能;③保护肝脏;④抗放射、抗菌、抗衰老、抗诱变;⑤增强血小板聚集
	泽泻	甘、寒	肾、膀胱经	利水消肿,清湿热	水肿胀满,小便不利,泄泻尿少,痰饮眩晕,热淋涩痛,遗精,高脂血症	6~9g	①利尿、止痉、抑制结石的形成;②调节免疫;③抗炎、抑菌(见附录五[67]);④抗血凝、抗动脉粥样硬化;⑤减少心输出量和心律及左室压力,增加冠状动脉流量;⑥降血脂、降血压、降血糖
	冬瓜皮	甘、凉	脾、小肠经	利水消肿、清热解暑	水肿胀满,小便不利,暑热口渴,小便短赤	15~30g	①利尿;②影响血糖
	赤小豆	甘、酸、平	心、小肠经	利水消肿,解毒排脓	水肿胀满,脚气浮肿,黄疸尿赤,风湿热痹,疮痈肿毒,肠痈腹痛	9~30g;外用适量,研末调敷	对脚气病,心脏性水肿甚效
	玉米须★	甘、平	膀胱、肝、胆经	利水消肿,利湿退黄	水肿,黄疸	干品30~60g;新鲜加倍	①降血糖;②利尿;③降压;④促凝血
	葫芦★	甘、平	肺、肾经	利水消肿	水肿,淋证,黄疸	干品15~30g;新鲜加倍	利尿
	葡萄藤★	甘、平	肾、肝、膀胱经	祛风除湿,利水消肿,解毒	风湿痹痛,水肿,腹泻,风热目赤,痈肿疔疮	10~15g	有抗癌作用(见附录六[33])
	香加皮	辛、苦、温、有毒	肝、肾、心经	利水消肿,祛风湿,强筋骨	风寒湿痹,腰膝酸软,心悸气短,下肢浮肿,小便不利	3~6g;本品有毒,服用不宜过量	①强心;②兴奋神经系统;③对呼吸和血压的影响;④抗炎、抗肿瘤;⑤拟胆碱作用

续表

类别	药名	性味	归经	功用	主治	用法用量	现代研究
利水消肿药	枳椇子★	甘、酸、平	脾经	利水消肿,解酒毒	水肿证,醉酒	10~15g	①抗氧化;②利尿;③抗组胺
	泽漆★	辛、苦、微寒,有毒	小肠、大肠、肺经	利水消肿,化痰止咳,解毒散结	水肿证,咳喘证,瘰疬、癣疮	5~10g	①抑菌、杀虫;②降温;③扩张气管;④降低毛细血管通透性,扩张血管;⑤祛痰;⑥峻泻;⑦有抗癌作用(见附录六[34])
	蝼蛄★	咸、寒	膀胱、小肠、大肠经	利水消肿,通淋	水肿证,淋证	6~9g	利尿
利尿通淋药	车前子	甘、微寒	肝、肾、肺、小肠经	清热利尿,渗湿通淋,明目,祛痰	淋证、水肿,暑湿泄泻,目赤肿痛、目暗昏花、翳障,痰热咳嗽	9~15g;入煎剂宜包煎	①利尿;②降低眼压;③增加关节囊紧张度;④抗炎,抗菌(见附录五[68]);⑤抗衰老;⑥缓泻;⑦增强免疫活性;⑧小剂量升血压,大剂量降低血压
	滑石	甘、淡、寒	膀胱、肺、胃经	利尿通淋,清热解毒,收湿敛疮	热淋、石淋、尿热涩痛,暑湿、湿温,湿疮、湿疹、痱子	10~20g	①保护皮肤黏膜;②抗菌
	木通	苦、寒,有毒	心、小肠、膀胱经	清心火,利小便,通经下乳	水肿,热淋涩痛、口舌生疮、心烦尿赤,关节痹痛,经闭乳少	3~6g;孕妇慎用	①利尿;②有抗菌作用,(见附录五[69]);③有肾毒性
	通草	甘、淡、微寒	肺、胃经	清热利尿,通气下乳	湿温尿赤,淋病涩痛,水肿尿少,乳汁不下	6~12g	①利尿;②抗炎
	小通草	甘、淡、寒	肺、胃经	清热,利尿,下乳	小便不利,乳汁不下,尿路感染	2.5~4.5g	

续表

类别	药名	性味	归经	功用	主治	用法用量	现代研究
利尿通淋药	瞿麦	苦、寒	心、小肠经	利尿通淋，破血通经	热淋，石淋，血淋，小便不通，淋漓涩痛，闭经、月经不调	9～15g；孕妇慎用	①利尿；②兴奋肠管；③兴奋子宫；④抑制心脏；⑤降血压；⑥抗菌；⑦抗血吸虫；⑧溶血；⑨镇痛
	萹蓄	苦、微寒	膀胱经	利尿通淋，杀虫止痒	热淋，小便短赤，淋漓涩痛，皮肤湿疹，阴痒带下；虫证	9～15g；鲜品加倍，外用适量	①利尿；②（见附录五[70]）；③降血压；④止血；⑤利胆
	地肤子	辛、苦、寒	肾、膀胱经	利尿通淋，清热利湿，祛风止痒	小便涩痛，阴痒带下，风疹，湿疹	9～15g；外用适量	①抗皮肤真菌；②抗炎；③利尿；④抗迟发型变态反应；⑤抑制单核巨噬系统功能；⑥止痒
	海金沙	甘、咸寒	膀胱、小肠经	清利湿热，通淋止痛	热淋，砂淋，石淋，血淋，膏淋，尿道涩痛	6～15g	①利胆；②排石；③有抗菌作用（见附录五[71]）
	石韦	甘、苦、微寒	肺、膀胱经	利尿通淋，清肺止咳，凉血止血	热淋，血淋，石淋，小便不通，淋漓涩痛，吐血，衄血，尿血，崩漏，肺热咳嗽	6～12g	①镇咳，祛痰，平喘；②利尿排石；③有抗菌作用（见附录五[72]）；④抗病毒；⑤抗癌（见附录六[35]）
	叶下珠★	微苦、甘凉	肝、肾、肠经	清热解毒，止泻利尿	肠炎，痢疾，小儿疳积，尿路感染，尿路结石	15～30g	①用于肝阳上亢的原发性高血压有效；②有抗菌作用（见附录五[73]）
	过路黄★	苦、酸、凉	小肠、膀胱经	利尿排石，清热散瘀	肾及膀胱结石；跌打损伤	30～60g	
	破铜钱★	辛、苦、寒	肾经	清热利湿，行气活血	尿路结石，跌打损伤，腹痛吐泻	15～30g	
	冬葵子	甘、涩、凉	大肠、小肠、膀胱经	清热利尿通淋，下乳，润肠	淋证，尿闭，水肿，口渴，乳汁不通，乳房胀痛，便秘	3～9g	①抑菌；②抗补体；③降血糖

续表

类别	药名	性味	归经	功用	主治	用法用量	现代研究
利尿通淋药	灯心草	甘、淡、微寒	心、肺、小肠经	利尿通淋，清心降火	尿少涩痛，心烦失眠，口舌生疮	1~3g	抗肿瘤
	绵草薢	苦、平	肾、胃经	利湿除浊，祛风除痹	膏淋、白浊、白带过多，湿热疮毒，风湿腰膝痹痛	9~15g	①杀昆虫；②雌激素作用；③抗真菌；④抗动脉粥样硬化
利湿退黄药	茵陈	苦、辛、微寒	脾、胃、肝、胆经	利湿退黄，解毒疗疮	黄疸尿少，湿疮瘙痒；传染性黄疸型肝炎	6~15g；外用适量，煎水熏洗	①利胆、保肝；②预防糖尿病并发症；③抑菌（见附录五[74]）、抗真菌、抗病毒、消炎、镇痛、解热、抗内毒素血症、抗肿瘤；④扩张冠脉、降血压、降血脂；⑤抗凝及促纤溶作用；⑥其他：杀虫、利尿、提高免疫作用
	金钱草	甘、咸、微寒	肝、胆、肾、膀胱经	利湿退黄，清热消肿，利尿通淋	热淋，砂淋，石淋，小便涩痛，水肿尿少，黄疸尿赤，尿路结石	15~60g	①利尿排石；②利胆排石；③增强免疫系统；④抗炎、镇痛；⑤松弛血管平滑肌
	虎杖	微苦、微寒	肝、胆、肺经	利湿退黄，清热解毒，散瘀止痛，化痰止咳	湿热黄疸，淋浊，带下，水火烫伤，痈肿疮毒，毒蛇咬伤，经闭，癥瘕，跌打损伤，肺热咳嗽	9~15g；外用适量，孕妇慎用	①降压，减慢心律，加强心肌收缩力，保护心脏、降血脂；②抑制血小板聚集，升高白细胞及血小板；③抗休克，改善微循环；④保肝；⑤抗菌（见附录五[75]）、抗病毒、抗肿瘤（见附录六[36]）、抗氧化；⑥平喘、镇咳、镇静、镇痛；⑦止血、抗炎
	黄疸草★	辛、平	肝、肾、膀胱经	清热利湿，散瘀止痛	黄疸型肝炎，尿路感染，跌伤，痈肿，蛇咬伤	15~30g	

续表

类别	药名	性味	归经	功用	主治	用法用量	现代研究
利湿退黄药	田基黄★（地耳草）	甘、苦、凉	肝、胆经	利湿退黄，清热解毒，活血消肿	黄疸，痈肿，跌打损伤	15～30g	①抗菌（见附录五[76]），抗癌；②保肝；③增强免疫功能；④低浓度使心肌先兴奋后抑制，高浓度可引起心脏颤动而停搏
	垂盆草	甘、淡、微酸、微寒	心、肝、胆经	利湿退黄，清热解毒	湿热黄疸，小便不利，痈肿疮疡，急慢性肝炎，喉痛，蛇伤，烫伤	15～30g；鲜品250g	①保肝；②抗菌；③免疫抑制作用；④抗脂质过氧化；⑤有抗癌作用（见附录六[37]）
	鸡骨草	甘、微苦、凉	肝、胃经	利湿退黄，清热解毒，疏肝止痛	黄疸，胁肋不舒，乳痛，胃脘胀痛，急慢性肝炎	15～30g	①保肝；②影响平滑肌收缩；③抗炎
	珍珠草★	甘、苦、凉	肝、肺经	利湿退黄，清热解毒，明目，消积	湿热黄疸、泄泻、淋证，疮疡肿毒、蛇犬咬伤，目赤肿痛，小儿疳积	15～30g	①灭活乙肝病毒抗原；②对肝细胞损伤有保护作用；③抗病毒

七、温里类

药名	性味	归经	功用	主治	用法用量	现代研究
附子	辛、甘，大热；有毒	心、肾、脾经	回阳救逆，补火助阳，祛风寒湿邪，止痛	亡阳虚脱，肢冷脉微，阳痿、宫冷，心腹冷痛，虚寒吐泻，阴寒水肿，阳虚外感，寒湿痹痛	3～15g；孕妇禁用，不宜与半夏、瓜蒌、贝母、白及同用	①抗炎，抗溃疡，镇静，镇痛；②调节体温；③止泻；④提高免疫功能；⑤强心，升压，抗心律失常，抗休克，抗心肌缺血，保护心肌，降血糖，扩张外周血管；⑥促凝与抗凝；⑦兴奋副交感神经
干姜	辛、热	脾、胃、肾、心、肺经	温中散寒，回阳通脉，燥湿消痰	脘腹冷痛，呕吐，泄泻，肢冷脉微，痰饮喘咳	3～10g	①促进胃肠吸收，保护胃黏膜，抗溃疡，抑制消化酶活性；②镇吐，镇静，镇痛，止咳，平喘；③抑制肠管运动，止泻；④保护肝脏，利胆；⑤抗缺氧，抗凝，抗炎，抗菌，抗原虫，抗变态反应；⑥促进前列腺素生物合成

续表

药名	性味	归经	功用	主治	用法用量	现代研究
肉桂	辛、甘、大热	肾、脾、心、肝经	补火助阳，散寒止痛，活血通经，引火归原	阳痿，宫冷、腹痛，寒疝、腰痛，胸痹，闭经，阴疽，痛经，虚阳上浮	1～4.5g 有出血倾向者及孕妇慎用，不宜与赤石脂同用	①镇静，镇痛；②抗溃疡，抗炎，抗凝，抗炎，抗心肌缺血，抗菌，抗肿瘤，抗补体，抗内毒素毒素；③促进胆汁分泌；④扩张外周血管，降压；⑤调节体温及解热；⑥提高免疫功能；⑦平喘
吴茱萸	辛、热、苦，有小毒	肝、脾、胃、肾经	散寒止痛，降逆止呕，助阳止泻	厥阴头痛，寒疝腹痛，寒湿脚气，经行腹痛，脘腹胀痛，呕吐吞酸，五更泄泻，口疮（外治），高血压症	1.5～4.5g，外用适量	①抗溃疡，抑制胃液分泌，抑制离体胃运动，止呕，止泻；②镇痛抗炎，抗凝；③保肝；④强心，升压与降压，改善微循环，抗休克；⑤抗菌（见附录五[77]），抗病毒，抗健忘；⑥杀虫，利尿
小茴香	辛、温	肝、肾、脾、胃经	散寒止痛，理气和胃；盐小茴香暖肾、散寒止痛	寒疝腹痛，睾丸偏坠，少腹冷痛，痛经，脘腹胀痛，食少吐泻，睾丸鞘膜积液	3～6g	①调节胃肠功能；②抗溃疡；③利胆，肝脏再生；④抑制中枢；⑤祛痰，平喘；⑥镇痛；⑦抗凝，抗纤溶；⑧抗菌，抗肿瘤
丁香	辛、温	脾、胃、肺、肾经	温中降逆，散寒止痛，温肾助阳	胃寒呕吐、呃逆、脘腹冷痛、阳痿、宫冷	1～3g	①抗溃疡，促进胆汁分泌；②镇痛；③平喘；④促进消化，抑制肠管收缩及推进运动，止泻；⑤抑菌（见附录五[78]），抗缺氧，抗氧化，解热抗炎，抗凝抗血栓形成，抗病毒；⑥抑制细胞诱变，抑制花生四烯酸代谢，抑制乙酰胆碱酯酶
高良姜	辛、热	脾、胃经	温胃散寒，消食止痛	胃寒冷痛，胃寒呕吐，嗳气吞酸	3～6g	①促进胃液分泌；②抗溃疡；③镇痛，抗菌（见附录五[79]），抗炎，抗凝，改善微循环；④调节肠平滑肌，止泻；⑤抗缺氧
胡椒	辛、大热	胃、大肠经	温中散寒，下气消痰	胃寒呕吐，腹痛泄泻，食欲不振，癫痫痰多	2～4g；或0.6～1.5g研粉吞服；外用适量	①抗惊厥，镇静；②降血脂；③利胆；④升压；⑤杀虫

续表

药名	性味	归经	功用	主治	用法用量	现代研究
花椒	辛、温	脾、胃、肾经	温中止痛,杀虫止痒	胃脘冷痛,呕吐泄泻,虫积腹痛,蛔虫症;外治湿疹瘙痒	3～6g;外用适量,煎汤熏洗	①抗溃疡,调节胃肠活动,止泻;②保肝;③麻醉,镇痛;④抗炎(见附录五[80]),抗氧化、抗衰老、抗疲劳、抗缺氧、抗凝血;⑤驱虫;⑥抑制真菌;⑦升压及抗应激性心肌损伤
荜茇	辛、热	胃、大肠经	温中散寒,下气止痛	脘腹冷痛,呕吐,泄泻,偏头痛;外治牙痛	1.5～3g;外用适量,研末塞龋齿孔中	①抗溃疡;②镇静;③抗惊厥;④降血脂;⑤增加冠状动脉流量,舒张冠状动脉,抗心律不齐,耐缺氧;⑥降压;⑦抗病原微生物;⑧松弛平滑肌
荜澄茄	辛、温	脾、胃、肾、膀胱经	温中散寒,行气止痛	胃寒腹痛,呕吐,呃逆,寒疝腹痛,小便混浊	1.5～3g	①祛痰,平喘;②止泻;③镇静,镇痛;④抗溃疡,抗过敏,抗缺氧,抗心律失常,抗心肌缺血,抗血小板聚集;⑤降压;⑥抑菌,抗病毒;⑦利胆

八、理气类

药名	性味	归经	功用	主治	用法用量	现代研究
陈皮	辛、苦、温	脾、肺经	理气健脾,燥湿化痰	脾胃气滞证,呕吐、呃逆,湿痰,寒痰,咳嗽,胸痹	3～9g	①抗溃疡,抑制胃肠蠕动;②升压,抗休克;③祛痰,平喘;④抗炎,抗过敏;⑤利胆,溶石;⑥抑菌,抗病毒,抗氧化;⑦增强免疫功能
青皮	苦、辛、温	肝、胆、胃经	疏肝破气,消积化滞	胸胁胀痛,疝气,乳核,乳痛,气滞脘腹疼痛,食积腹痛,癥瘕积聚,久疟痞块	3～9g	①祛痰,平喘;②升压,抗休克;③利胆,保肝;④兴奋心脏;⑤对平滑肌影响
枳壳	苦、辛、酸、温	脾、胃、大肠经	理气宽中,行滞消胀	胸胁疼痛,食积不化,痰饮内停,胃下垂,脱肛,子宫脱垂	3～9g;孕妇慎用	①增加冠脉流量和肾血流量,降低心肌耗氧;②升压,收缩血管

续表

药名	性味	归经	功用	主治	用法用量	现代研究
枳实	苦、辛、酸、温	脾、胃、大肠经	破气消积，化痰消痞	积滞内停，痞满胀痛，泻痢后重，大便不通，痰滞气阻，胸痹，结胸，胸胁疼痛，产后腹痛，胃下垂，脱肛，子宫脱垂	3~9g；孕妇慎用	①对子宫有显著的兴奋作用，能使子宫收缩有力，肌张力增强，可治子宫脱垂；②能增强胃肠节律性蠕动，治疗脱肛、疝气
木香	辛、苦温	脾、胃、大肠、胆经	行气止痛，健脾消食	脘腹胀痛，肠鸣腹泻，里急后重，两胁不舒，肝胆疼痛	1.5~6g	①平喘，抑制呼吸；②双向调节肠管活性；③小剂量扩张心血管，大剂量收缩心血管；④调节血压；⑤抗病原微生物（见附录五[81]）；⑥降血糖；⑦促进胃排空，抗溃疡；⑧促进纤维蛋白溶解
沉香	辛、苦、微温	脾、胃、肾经	行气止痛，温中止呕，纳气平喘	胸腹胀痛，胃寒呕吐呃逆，肾虚气逆喘急	1.5~4.5g；入煎剂宜后下	①抑制肠管收缩；②解痉止痛；③延长睡眠时间；④抗痉挛，抗组胺；⑤降压；⑥有抗菌作用（见附录五[82]）
檀香	辛、温	脾、胃、心、肺经	行心温中，开胃止痛	寒凝气滞，胸痛，腹痛，胃痛食少，冠心病，心绞痛	2~5g	①抗菌；②利尿
川楝子	苦、寒、有小毒	肝、胃、小肠、膀胱经	疏肝行气止痛，驱虫	胸胁、脘腹胀痛，疝痛，虫积腹痛	4.5~9g	①兴奋平滑肌；②阻断神经肌肉接头间的传递功能；③抑制呼吸中枢；④抗肉毒杆菌，抗癌（见附录五[83]）；⑤驱虫
乌药	辛、温	肺、脾、肾、膀胱经	行气止痛，温肾散寒	寒凝气滞胸腹诸痛证，气逆喘急，膀胱虚冷，尿频，遗尿，疝气，痛经	3~9g	①助消化；②抗凝，止血；③抗肿瘤，抗菌，抗病毒，抗组胺
八月扎★	甘、寒	肝、胃经	疏肝理气，活血止痛，除烦利尿	肝胃气痛，胃热食呆，烦渴，赤白痢疾，腰痛，胁痛，疝气	10~15g	有报道治疗甲状腺瘤、肺癌、大肠癌、肝癌、胃癌、食道癌等（见附录六[38]）

续表

药名	性味	归经	功用	主治	用法用量	现代研究
青木香	辛、苦、寒	肝、胃经	平肝止痛,解毒消肿	眩晕头痛,胸胁、脘腹胀痛,泻痢腹痛,疔疮肿毒,皮肤湿疮,毒蛇咬伤	3～9g;散剂:1.5～2g,外用适量,研末敷患处	①降压;②抑制肠平滑肌;③抗癌,抗菌,抗炎,抗病毒;④增强机体免疫功能;⑤镇痛;⑥抑制成纤维细胞胶原合成;⑦有肾毒性
荔枝核	辛、微苦、温	肝、胃经	行气散结,散寒止痛	疝气痛,睾丸肿痛,胃脘久痛,痛经,产后腹痛	4.5～9g	①降血糖;②抗菌
香附	辛、微苦、微甘、平	肝、脾、三焦经	疏肝解郁,调经止痛,理气调中	肝郁气滞胁痛,脘腹胀痛,消化不良,胸脘痞闷,月经不调,经闭痛经,乳房胀痛,气滞腹痛,寒疝腹痛	6～9g	①催眠,麻醉;②解热解痉,镇痛,抗炎,抗菌;③降温;④强心,降压;⑤调经;⑥抑制子宫收缩;⑦保肝,利胆
佛手	辛、苦、温	肝、脾、胃、肺经	疏肝解郁,理气和中,燥湿化痰	肝郁胸胁胀痛,气滞脘腹疼痛,久咳痰多,胸闷作痛	3～9g	①平喘祛痰;②抑制胃肠平滑肌;③保护心脏;④抗炎,抗病毒;⑤降压
香橼	辛、微苦、酸、温	肝、脾、胃、肺经	疏肝解郁,理气和中,燥湿化痰	肝郁胸胁胀痛,气滞脘腹胀痛,呕吐噫气,痰饮咳嗽,胸膈不利	3～9g	①抗炎;②抗病毒
合欢花	甘、平	心、肝经	舒郁,理气,安神	郁结胸闷,失眠,健忘,风火眼疾,视物不清	4.5～9g	抗抑郁,治疗神经衰弱
玫瑰花	甘、微苦、温	肝、脾经	疏肝解郁,活血止痛	肝胃气痛,食少呕恶,月经不调,经前乳房胀痛,跌打伤痛	1.5～6g	①促进胆汁分泌;②解毒;③抗心肌梗死
玳玳花★	温、甘、苦	肝、胃经	理气宽胸,和胃止呕	胸中痞闷,脘腹胀痛,呕吐少食	1.5～2.5g	
绿萼梅★	微酸、涩、平	肝、胃、肺经	疏肝解郁,和中,化痰	肝胃气痛,梅核气	3～5g	①降压;②抗菌,抗炎

续表

药名	性味	归经	功用	主治	用法用量	现代研究
娑罗子	甘、温	肝、胃经	理气宽中，和胃止痛	胸闷胁痛，脘腹胀痛，妇女经前乳房胀痛，经闭痛经，小便不利	3～9g	①抗炎；②消肿；③升高血糖；④抗心绞痛，降血脂
薤白	辛、苦、温	肺、胃、大肠经	通阳散结，行气导滞	胸痹心痛，脘腹痞满胀痛，泻痢里急后重	5～9g	①抑菌；②降压，降血脂，抑制血小板聚集，抗血栓形成；③升高前列腺素，抑制平滑肌细胞增生，干扰花生四烯酸系列代谢，抑制主动脉脂质斑块形成；④镇痛，⑤耐缺氧，⑥抗氧化，⑦抗癌；⑧利尿
天仙藤	苦、温	肝、脾经	行气活血，利水消肿，止痛	胃脘痛，疝气痛，产后腹痛，妊娠水肿，风湿痹痛，癥瘕积聚	4.5～9g	①加快心律；②抗心律失常；③镇痛；④降低血压，改善微循环；⑤对中枢神经系统影响；⑥抑制腺体分泌；松弛平滑肌
大腹皮	辛、微温	脾、胃、大肠、小肠经	下气宽中，利水消肿	湿阻气滞，脘腹胀闷，大便不爽，水肿胀满，脚气浮肿，小便不利	4.5～9g	①抗凝；②增强免疫功能；③增强纤维蛋白溶解；④收缩平滑肌
甘松	辛、甘、温	脾、胃经	行气止痛，开郁醒脾	脘腹闷胀、疼痛，思虑伤脾，不思饮食，呕吐；外治牙痛，脚气	3～6g；外用适量	①抗心律失常；②调节血压，抗心肌缺血；③镇静，解痉，抗惊厥；④抗溃疡；⑤耐缺氧；⑥抗菌；⑦细胞毒活性
九香虫	咸、温	肝、脾、肾经	理气止痛，温中助阳	胃寒胀痛，肝胃气痛，肾虚阳痿，腰膝冷痛，尿频	3～9g	①抗菌，抗癌，抗凝；②镇痛
刀豆	甘、温	胃、肾经	温中，下气，止呃，温肾助阳	虚寒呃逆，呕吐，肾虚腰痛	6～9g	①抗癌；②增加细胞钙离子浓度；③抑制病毒
柿蒂	苦、涩、平	胃经	降气，下气，止呃	呃逆	4.5～9g	①抗心律失常；②镇静；③抗生育；④抗痉挛

九、消食类

药名	性味	归经	功用	主治	用法用量	现代研究
山楂	酸、甘、微温	脾、胃、肝经	消食健胃,行气散瘀。焦山楂消食导滞力强	肉食积滞,胃脘胀痛,泻痢腹痛,血瘀经闭,产后瘀阻,心腹刺痛,疝气疼痛,高脂血症	10~15g	①促进胃液分泌;②收缩子宫,止痛;③降血脂,降血压;④抗菌(见附录五[84]),抗癌,抗血小板聚集;⑤强心,扩张冠状动脉,抗心肌缺血,抗心律失常;⑥缓解血管痉挛,促进肠系膜微循环的恢复;⑦抗氧化,保肝,增强免疫功能;⑧镇静催眠
神曲★	甘、辛、温	脾、胃经	消食和胃	饮食积滞	6~15g	促进人体对食物中蛋白质的消化吸收及利用
麦芽	甘、平	脾、胃、肝经	行气消食,健脾开胃,回乳消胀;生麦芽:健脾和胃通乳;炒麦芽:行气消食回乳;焦麦芽:消食化滞	米面薯芋食积不消,脘腹胀痛,脾虚食少,乳汁郁积,断乳,乳房胀痛。生麦芽:脾虚食少,乳汁郁积;炒麦芽:食积不消,妇女断乳;焦麦芽:食积不消,脘腹胀痛	10~15g;回乳炒用60g	①助消化;②降血糖;③抗真菌;④催乳
谷芽	甘、温	脾、胃经	消食和中,健脾开胃;炒谷芽偏于消食;焦谷芽善化积滞	米面薯芋食积不消,腹胀口臭,脾胃虚弱,不饥食少;炒谷芽:不饥食少;焦谷芽:积滞不消	9~15g	①助消化;②抗过敏
莱菔子	辛、甘、平	肺、脾、胃经	消食除胀,降气化痰	饮食停滞,脘腹胀痛,大便秘结,积滞泻痢,咳喘痰壅,胸闷食少	6~10g	①抗病原微生物(见附录五[85]);②解毒;③降压;④抗炎及对肾上腺皮质功能影响;⑤促进胃肠运动
鸡内金	甘、平	脾、胃、小肠、膀胱经	消食健胃,涩精止遗	饮食积滞,小儿疳积,肾虚遗精、遗尿,沙石淋证,胆结石	3~10g	①增强胃肠运动;②加速放射性锶的排泄;③助消化

续表

药名	性味	归经	功用	主治	用法用量	现代研究
鸡矢藤★	甘、苦、微寒	脾、胃、肝、肺经	消食健胃,化痰止咳,清热解毒,止痛	饮食积滞,小儿疳积,热痰咳嗽,热毒泻痢,咽喉肿痛,痈疮疖肿,烫火伤,多种痛证	15～60g	①镇痛,抗炎;②抗惊厥;③降压;④松弛平滑肌;⑤抗菌;⑥祛痰;⑦局部麻醉
隔山消★	甘、苦、平	脾、胃、肝经	消食健胃,理气止痛,催乳	饮食积滞,脘腹胀痛,乳汁不下或不畅	6～15g	调节免疫
阿魏	苦、辛、温	肝、脾、胃经	化癥散痞,消积,杀虫	血瘀癥瘕,腹中痞块,虫积腹痛,肉食积滞	1～1.5g;孕妇禁用	①抗过敏;②抗炎及免疫抑制;③抗变态反应;④抗生育;⑤加快心律;⑥抑菌杀虫

十、驱虫类

药名	性味	归经	功用	主治	用法用量	现代研究
使君子	甘、温	脾、胃经	驱虫消积	蛔虫病,蛲虫病,虫积腹痛,小儿疳积	9～12g,捣碎入煎剂;使君子仁6～9g,多入丸散或单用作1～2次分服	①驱蛔虫;②驱蛲虫;③驱绦虫;④抗皮肤真菌
苦楝皮	苦、寒、有毒	肝、脾、胃经	杀虫,疗癣	蛔虫病,蛲虫病,钩虫病,虫积腹痛;外用疥癣瘙痒	4.5～9g;外用适量,研末,用猪脂调敷患处;肝炎、肾炎患者慎服	①驱蛔虫、蛲虫、绦虫;②抗血吸虫;③抗真菌;④抗肉毒中毒;⑤抑制呼吸;⑥抗炎;⑦兴奋肠平滑肌
石榴根皮★	酸、涩、温、有毒	肝、胃、大肠经	杀虫涩肠	绦虫、蛔虫、久泻、久痢	1.5～3g	有抗菌作用(见附录五[86])
槟榔	苦、辛、温	胃、大肠经	杀虫消积,行水,截疟	绦虫、蛔虫、蛲虫、钩虫、姜片虫病,虫积腹痛,积滞泻痢,里急后重,水肿,脚气肿痛,疟疾	3～10g;驱绦虫、姜片虫30～60g	①驱蛔虫、蛲虫、绦虫;②抗血吸虫,抗真菌,抗病毒(包括人类免疫缺陷病毒);③有抗菌作用(见附录五[87]);④拟胆碱作用;⑤抗原发性高血压;⑥抗癌与致口腔癌;⑦大剂量兴奋中枢

续表

药名	性味	归经	功用	主治	用法用量	现代研究
南瓜子*	甘、平	胃、大肠经	杀虫	绦虫病	60～120g	①驱绦虫;②抗血吸虫
鹤草芽*	苦、涩、凉	肝、小肠、大肠经	杀虫	绦虫病	30～45g	①驱绦虫及囊虫;②抗血吸虫;③驱蛔虫;④抗疟;⑤抗肿瘤
雷丸	微苦、寒,有小毒	胃、大肠经	杀虫消积	绦虫病,钩虫病,蛔虫病,虫积腹痛,小儿疳积	不宜入煎剂,多研粉服用,15～21g,每日2～3次,饭后开水调服,连服3天	①驱绦虫、蛔虫;②抗阴道滴虫;③抗炎;④增强免疫功能;⑤抗癌
鹤虱	苦、辛、平,有小毒	脾、胃经	杀虫消积	蛔虫、蛲虫、钩虫、绦虫病,虫积腹痛,小儿疳积	3～10g	①驱虫;②抗菌
榧子	甘、平	肺、胃、大肠经	杀虫消积,润肠通便,润肺止咳	钩虫、蛔虫、绦虫、姜片虫病,虫积腹痛,小儿疳积,肠燥便秘,肺燥咳嗽	10～15g	①驱虫;②收缩子宫
芜荑*	辛、苦温	脾、胃经	杀虫消积	虫积腹痛,小儿疳积	3～10g	①驱虫;②疥疮;③有抗菌作用(见附录五[88])

十一、止血类

类别	药名	性味	归经	功用	主治	用法用量	现代研究
凉血止血药	小蓟	甘、苦、凉	心、肝经	凉血止血,散瘀,解毒消痈	衄血,吐血,尿血,便血,崩漏下血,外伤出血,痈肿疮毒	10～15g;外用鲜品适量,捣烂敷患处	①止血;②(见附录五[89]);③兴奋心脏;④升压;⑤收缩支气管平滑肌;⑥抗突变
	大蓟	甘、苦、凉	心、肝经	凉血止血,祛瘀消肿,解毒	衄血,吐血,尿血,便血,崩漏下血,外伤出血,痈肿疮毒	10～15g;外用鲜品适量,捣烂敷患处	①止血;②降压;③抗菌

续表

类别	药名	性味	归经	功用	主治	用法用量	现代研究
凉血止血药	地榆	苦、酸、涩、微寒	肝、大肠经	凉血止血，解毒敛疮	便血，痔血，血痢，崩漏，水火烫伤，湿疹，疮疡痈肿	10~15g；外用适量，研末涂敷患处	①止血；②抗菌（见附录五[90]），抗炎，减少因烧伤、烫伤引起的感染；③保护胃黏膜，助消化、镇吐；④抗腹泻；⑤促进细胞免疫；⑥抗肿瘤；⑦高浓度可减弱心肌收缩力
	槐花	苦、微寒	肝、大肠经	凉血止血，清肝泻火	便血，痔血，血痢崩漏，吐血，衄血，肝热目赤，头痛眩晕	10~15g	①凝血，止血；②改善毛细血管通透性；③抗炎，抗真菌；④解痉，抗溃疡；⑤增强心肌收缩力；⑥降压，降血脂；⑦平喘，利尿；⑧抗辐射
	槐角	苦、寒	肝、大肠经	清热泻火，凉血止血	用于肠热便血，痔肿出血，肝热头痛，眩晕目赤	6~12g	有破坏红细胞的作用
	侧柏叶	苦、涩、寒	肺、肝、脾经	凉血止血，化痰止咳，生发乌发	吐血，衄血，咯血，便血，崩漏下血，肺热咳嗽，血热脱发，须发早白	10~15g；外用适量	①止血；②抗菌（见附录五[91]）；③镇静，镇咳，祛痰，平喘；④降压
	白茅根	甘、寒	肺、胃、膀胱经	凉血止血，清热利尿，清肺胃热	血热吐血，衄血，尿血，热病烦渴，水肿，热淋，黄疸，胃热呕吐，肺热咳喘；急性肾炎水肿	干品：15~30g，鲜品：加倍	①降低毛细血管通透性，止血；②抗菌；③镇痛、镇静；④增强免疫；⑤利尿
	苎麻根★	甘、寒	心、肝经	凉血止血，安胎，清热解毒	血热出血症，胎动不安，胎漏下血，热毒痈肿	干品：10~30g，鲜品：30~60g	①止血；②抗菌
	卷柏	辛、平	肝、心经	活血通经；卷柏炭：化瘀止血	经闭痛经，癥瘕痞块，跌扑损伤。卷柏炭：吐血，崩漏，便血，脱肛	4.5~9g；孕妇慎用	治疗小儿夏季热有良效；本品注射剂治疗血小板减少性紫癜及其他多种疾病的出血均有显著疗效
	荠菜★	甘、凉	肝、胃经	利水消肿，凉血止血，明目	咯血，便血，水肿，吐血，崩漏，肝热目赤，目生翳膜	15~30g	①加鸡蛋煎食对肾结核有效；②止血，能缩短出、凝血时间；③有降压作用；④扩张血管；⑤收缩子宫

续表

类别	药名	性味	归经	功用	主治	用法用量	现代研究
凉血止血药	羊蹄根★	苦、涩、寒	心、肝、大肠经	凉血止血,解毒杀虫,泻下	血热出血症,疥癣,疮疡,烫伤,大便秘结	干品:10~15g;鲜品:30~50g	①止血;②抗菌;③导泻利胆;④有抗癌作用(见附录六[39])
化瘀止血药	三七	甘、微苦、温	肝、胃经	散瘀止血,活血定痛	咯血,吐血,衄血,便血,崩漏,外伤出血,胸腹刺痛,跌打损伤,血瘀肿痛	3~10g,研粉吞服;每次1~1.5g;外用适量;孕妇慎用	①止血,活血,补血;②保护心肌,抗心肌缺血,抗心律失常;③抗失血性休克;④阻断钙通道,降压,抗血栓形成及血小板聚集,保护缺血性脑损伤,保护神经细胞,改善记忆功能;⑤镇静,镇痛,抗应激,抗炎;⑥保肝,抗氧化,抗自由基损伤,抗衰老,免疫调节作用;⑦降低血脂,促进蛋白质合成,促进脱氧核苷酸合成;⑧双向调节血糖;⑨滋补,强壮,抗肿瘤(见附录六[40]),抗真菌,抗病毒,抗辐射,抗乙醇损伤;⑩收缩子宫平滑肌及肛门括约肌
	茜草根	苦、寒	肝经	凉血化瘀止血,通经	吐血,衄血,崩漏下血,外伤出血,血瘀经闭,跌打损伤,风湿痹痛	10~15g	①止血;②镇咳,祛痰;③有抗菌作用(见附录五[92]),升高白细胞;④抗癌;⑤抗心肌缺血;⑥保肝;⑦抗氧化
	蒲黄	甘、平	肝、心包经	止血,化瘀,通淋利尿	吐血,衄血,咯血,崩漏,外伤出血,经闭痛经,脘腹刺痛,跌扑肿痛,血淋尿血	3~10g;外用适量,敷患处;孕妇慎用	①止血,促凝血;②抗血栓形成;③降低血清胆固醇和抗动脉粥样硬化;④增加冠脉流量,保护心肌,提高缺氧耐受;⑤抑制细胞免疫;⑥兴奋子宫,加强肠道收缩;⑦抗菌,抗炎
	铁树叶★	甘、淡、凉	肝、胃经	散瘀止血,止咳平喘	咯血,咳血,吐血,衄血,尿血,便血,崩漏,跌打损伤;哮喘;痢疾;小儿疳积	30~60g	有抗癌作用(见附录六[41])

续表

类别	药名	性味	归经	功用	主治	用法用量	现代研究
化瘀止血药	水红花子	咸、微寒	肝、胃经	散血消癥,消积止痛,健脾利湿	治胁腹癥积痞块,瘿瘤肿痛,水臌,胃疼,食少腹胀,火眼	15~30g;外用适量,熬膏敷患处	有抗癌作用(见附录六[42])
	蟅螂★	咸、寒	肝、胃、大肠经	破瘀,定惊,通便,散结,拔毒去腐	癥瘕,惊痫,噎膈反胃,腹胀便秘,痔漏,疔肿,恶疮	煎汤,3~5g;研末,1~2g	①对呼吸兴奋作用;②对心脏有抑制作用;③对家兔肠管及子宫平滑肌有抑制作用;④有抗癌作用(见附录六[43])
	花蕊石	酸、涩、平	肝经	化瘀止血	咯血,吐血,外伤出血,跌扑伤痛	10~15g,研末服,每次1~1.5g;外用适量	①止血;②促进凝血
	降香	辛、温	肝、脾经	化瘀止血,理气止痛	呕吐腹痛,肝郁胁痛,胸痹刺痛,跌扑损伤,外伤出血	3~6g,入煎剂宜后下;外用适量,研细末敷患处	①抗血栓;②镇静
收敛止血药	白及	苦、甘、涩、寒	肺、胃、肝经	收敛止血,消肿生肌	咳血,吐血,外伤出血,痈肿疮疡,手足皲裂,水火烫伤,肺结核咳血,溃疡病出血	3~10g,研粉吞服;1.5~3g;外用适量,不宜与乌头类药材同用	①止血;②抗胃黏膜损伤;③预防肠粘连;④抗菌(见附录五[93]);⑤抗癌
	仙鹤草	苦、涩、平	心、肝经	收敛止血,止痢,截疟,解毒,补虚	咳血,吐血,崩漏下血,腹泻,血痢,疟疾寒热,脱力劳伤,痈肿疮毒,阴痒带下	3~10g,外用适量	①止血;②抗凝血与抑制血栓形成;③升原发性高血压,强心,增快心律;④抗炎(见附录五[94]),抗肿瘤;⑤杀精子;⑥抗血吸虫及绦虫,兴奋蛔虫;⑦松弛肠管平滑肌
	紫珠草★	苦、涩、凉	肝、肺、胃经	凉血,收敛止血,清热解毒	出血症,烧烫伤,热度疮疡	10~15g	①止血;②抗菌(见附录五[95]);③有抗癌作用(见附录六[44])

续表

类别	药名	性味	归经	功用	主治	用法用量	现代研究
收敛止血药	棕榈炭	苦、涩、平	肝、肺、大肠经	收涩止血	吐血,衄血,尿血,便血,崩漏下血	3~10g;研末1~1.5g	①止血;②促进血小板聚集;③对血液黏度有影响
	血余炭	苦、平	肝、胃经	收敛止血,化瘀利尿	吐血,咯血,衄血,尿血,崩漏下血,外伤出血,小便不利	6~10g	①止血;②抗菌
	藕节	甘、涩、平	肝、肺、胃经	止血,收敛	吐血,咯血,尿血,崩漏	10~15g	①止血;②降血糖
	檵木★	苦、涩、平	肝、胃、大肠经	收敛止血,清热解毒,止泻	出血症,水火烫伤,泄泻,痢疾	6~10g	①止血;②兴奋子宫;③有抗菌作用(见附录五[96]);④扩张血管
温经止血药	艾叶	辛、苦、温,有小毒	肝、脾、肾经	温经止血,散寒止痛,调经,安胎;醋艾炭:温经止血	少腹冷痛,经寒不调,宫冷不孕,吐血,衄血,崩漏经多,妊娠下血,胎动不安;外治皮肤瘙痒;醋艾炭:虚寒性出血症	3~10g;外用适量,供灸治或熏洗用	①止血,抗凝血和抑制血小板聚集;②抗菌(见附录五[97]),抗真菌,抗病毒,抗支原体,抗过敏;③补体激活作用,增强免疫作用;④抑制心脏收缩;⑤镇静;⑥平喘,镇咳,祛痰;⑦护肝利胆;⑧兴奋子宫
	炮姜	苦、涩、温	脾、肝经	温经止血,温中散寒	脾胃虚寒,腹痛吐泻,吐衄崩漏,阳虚失血	3~6g	①止血;②抗凝和抑制血小板聚集
	灶心土★	辛温	脾、胃经	温中止血,止呕,止泻	出血症,胃寒呕吐,脾虚久泻	15~30g	①止血;②止吐

十二、活血化瘀类

类别	药名	性味	归经	功用	主治	用法用量	现代研究
活血止痛药	川芎	辛、温	肝、胆、心包经	活血行气，祛风止痛	月经不调，经闭痛经，癥瘕腹痛，胸胁刺痛，跌扑肿痛，头痛，风湿痹痛	3～9g	①增加冠状动脉流量，抗心肌缺血，增加心排血量；加快心律，致心律失常；②松弛平滑肌，降压；③抗血小板聚集及血栓形成，耐缺氧，改善脑循环及微循环，对脑缺血再灌注的影响；④镇静，镇痛；⑤清除氧自由基，调节血栓素A－前列环素平衡，纠正糖尿病血管功能病变；⑥抗菌(见附录五[98])，抗病毒，抗癌，抗放射线损伤
	延胡索	辛、苦、温	心、肝、脾经	活血，行气，止痛	胸胁、脘腹疼痛，经闭痛经，产后瘀阻，跌扑肿痛	3～10g；研末吞服每次1～3g	①镇痛，镇静，催眠；②保护心脏；③扩张血管，抗心肌缺血，抗心律失常；④抗溃疡；⑤松弛肌肉；⑥促进垂体分泌促肾上腺皮质激素
	郁金	辛、苦、寒	肝、胆、心经	活血止痛，行气解郁，清心凉血，利胆退黄	气滞血瘀痛证，热病神昏，癫痫痰闭，吐血，衄血，倒经，尿血，血淋，肝胆湿热黄疸，胆石症	5～12g	①抗真菌；②免疫活性；③对纤维蛋白原的影响；④降血脂；⑤提高血清中胃泌素和胰泌素的浓度；⑥抗氧化，抗自由基损伤，抗变态反应；⑦催眠
	片姜黄	辛、苦、温	肝、脾经	破血行气，通经止痛	胸胁刺痛，闭经，癥瘕，风湿肩臂疼痛，跌扑肿痛	3～10g；外用适量；孕妇慎用	①降血脂；②抑制血小板聚集，抗实验性心肌缺血；③降压；④抗炎，抗突变，抗肿瘤，抗氧化，保护氧自由基应激状态下的表皮细胞；⑤保肝，利胆；⑥兴奋子宫，终止妊娠；⑦抗细菌，真菌，病毒
	乳香★	辛、苦、温	心、肝、脾经	活血行气止痛，消肿生肌	跌打损伤，疮疡痈肿，气滞血瘀痛证	3～10g	①对癌细胞的抑制和分化诱导作用；②抗溃疡；③终止妊娠

续表

类别	药名	性味	归经	功用	主治	用法用量	现代研究
活血止痛药	没药★	辛、苦、平	心、肝、脾经	活血止痛，消肿生肌	跌打损伤，疮疡痈肿，气滞血瘀痛证	3～10g	①抗真菌；②降血脂
	急性子	辛、微苦、温，小毒	肝、肺经	行瘀降气，软坚散结	经闭，痛经，产难，产后胞衣不下，噎膈，痞块，骨鲠，龋齿，疮疡肿毒	3～4.5g；孕妇慎用	①含皂苷、甾醇、脂肪油等，有抗癌作用（见附录六［45］）；②有抗炎作用；③子宫兴奋，抗生育作用
	毛冬青★	苦、涩、平	肺、肝、大肠经	活血通脉，清热解毒，消肿止痛	血栓闭塞性脉管炎，冠心病，肺热咳嗽，外用根、叶油调可治水、火烫伤	30～90g	①含黄酮苷、对冠状动脉有扩张作用，治疗冠心病、心肌梗死等症有较好疗效；②能降低胆固醇及降压，可用于高脂血症、动脉硬化、原发性高血压等病
	刺猬皮★	苦、平	大肠、胃经	活血，止血，止痛	痔疮，痔漏，肝痛，胃痛	6～9g	亦可用来治疗滑精遗精
	五灵脂★	苦咸、甘、温	肝经	活血止痛，化瘀止痛	瘀血阻滞痛证，瘀血阻滞出血症	3～10g	①有抗菌作用（见附录五［99］）；②保护胃黏膜
	夏天无	苦、微辛、温	肝经	行气活血，通络止痛，祛风除湿	中风半身不遂，小儿麻痹后遗症，坐骨神经痛，风湿性关节炎，跌打损伤	5～15g，研末分3次服	①抗心律失常；②降压；③兴奋中枢；④抗血栓形成；⑤解痉；⑥扩张脑血管及外周血管
	枫香脂	辛、微苦、平	肺、脾经	活血止痛，止血，解毒，生肌	风湿痹痛，跌打损伤，血热吐衄，外伤出血，瘰疬，痈疽肿痛，臁疮不愈	1.5～3g，宜入丸散服；外用适量	抗血栓

续表

类别	药名	性味	归经	功用	主治	用法用量	现代研究
活血调经药	丹参	苦、微寒	心、心包、肝经	活血调经，祛瘀止痛，凉血消痈，除烦安神	月经不调，闭经痛经，产后瘀滞腹痛，血瘀心痛，脘腹疼痛，癥瘕积聚，跌打损伤风湿痹证，疮痈肿毒，热病烦躁神昏，心悸失眠，肝脾肿大，心绞痛	5～15g；不宜与藜芦同用	①抑制心肌收缩力，扩张冠状动脉，抗心肌缺血和心肌梗死，改善微循环，耐缺氧；②降压，降低甘油三酯，延缓动脉粥样硬化；③抑制凝血，激活纤溶，防止及延缓血栓形成；④稳定红细胞膜，保护失血性休克晚期组织细胞的功能；⑤抗氧化，保肝及促进肝细胞再生，抗肝纤维化；⑥平喘，改善肾功能，保护胃黏膜及抗溃疡；⑦抗病原微生物（见附录五[100]），抗炎及提高免疫，促进伤口愈合；⑧镇静、催眠及抗惊厥；⑨雌激素样作用及抗雄激素活性；⑩抗放射损伤，抑制白内障形成
	红花	辛、温	心、肝经	活血通经，祛瘀止痛	血滞经闭，痛经，产后瘀滞腹痛，癥瘕积聚，胸痹心痛，胁痛，跌打损伤，瘀滞肿痛，血瘀腹痛，瘀滞斑疹色暗	3～9g；孕妇慎用	①减慢心律，增加冠状动脉流量，抗心肌缺血和心肌梗死；②降压，抗凝、抗血栓形成，减轻缺血性脑水肿；③降血脂，保肝；④抗缺氧，抗盆腔粘连，抗炎；⑤兴奋子宫；⑥免疫抑制；⑦镇静，镇痛
	桃仁	苦、甘、平；有小毒	心、肝、大肠经	活血祛瘀，润肠通便，止咳平喘	经闭痛经，癥瘕痞块，肺痈，肠痈，肠燥便秘，咳嗽气喘	5～10g；孕妇慎用	①扩张血管；②抗凝及抑制血栓形成；③润肠通便；④镇咳、镇痛、抗炎、抗过敏、驱虫；⑤兴奋子宫；⑥保肝；⑦抗癌

续表

类别	药名	性味	归经	功用	主治	用法用量	现代研究
活血调经药	益母草	辛、苦、微寒	心包、肝、膀胱经	活血调经,利水消肿,清热解毒	血滞经闭,痛经,经行不畅,产后恶露不尽,瘀滞腹痛,水肿尿少,急性肾炎水肿,跌打损伤,疮痈肿毒,皮肤隐疹	10～30g;孕妇禁用	①兴奋子宫;②抗早孕;③抗血小板聚集,抗血栓形成;④改善冠状动脉循环,保护心脏,降压;⑤抗菌;⑥利尿及溶血;⑦大剂量抑制呼吸中枢
	茺蔚子	苦、辛、微寒	心包、肝经	活血调经,清肝明目	产后淤滞腹痛,月经不调,痛经,头昏胀痛,目赤翳障	4.5～9g;瞳孔散大者慎用	①含有维生素A类物质,有清肝明目的作用;②亦有兴奋子宫及降压作用
	马鞭草	苦、凉	肝、脾经	活血散瘀,解毒,治疟,利水消肿	癥瘕积聚,跌打损伤,闭经痛经,腹泻,水肿,疟疾,肝炎,喉痹,痈肿,热淋	4.5～9g	用鲜马鞭草捣烂,米泔水浸泡,服用米泔水,治疗咽白喉有效,一天150～200g
	泽兰	苦、辛、微温	肝、脾经	活血调经,祛瘀消痈,利水消肿	血瘀经闭,痛经,产后瘀滞腹痛,跌打损伤,瘀肿疼痛,疮痈肿毒,水肿,腹水	10～15g	①降低全血黏度,改善微循环;②防止术后粘连;③收缩子宫平滑肌
	牛膝	川牛膝:甘、微苦、平 怀牛膝:苦、酸、平	肝、肾经	川牛膝:逐瘀通经,通利关节,利尿通淋 怀牛膝:补肝肾,强筋骨,逐瘀通经,引血下行	川牛膝:经闭癥瘕,胞衣不下,关节痹痛 怀牛膝:腰膝酸软,筋骨无力,经闭癥瘕,肝阳眩晕	4.5～9g;川牛膝:孕妇禁用;怀牛膝:孕妇慎用	①活血,抗生育;②雌激素活化作用;③蛋白质同化作用;④增强免疫作用;⑤缩短妊娠天数
	鸡血藤	苦、微甘、温	肝、肾经	活血补血,调经,舒筋活络	月经不调,痛经,闭经,风湿痹痛,手足麻木,肢体瘫痪,血虚萎黄	10～30g	①补血;②抑制心脏,降压;③抗炎;④对造血功能影响及凝血、纤溶的影响;⑤提高自然杀伤细胞活性
	映山红★	甘、温	肝经	活血通经,止痛消肿	月经不调,跌打肿痛	9～15g	

续表

类别	药名	性味	归经	功用	主治	用法用量	现代研究
活血调经药	皂角刺	辛、温	肝、胃经	消肿托毒,通乳、杀虫	痈疽乳痈初起或脓成不溃,乳汁不通,疮癣,麻风	3~9g;外用适量,醋蒸涂患处	①与醋浓煎,外涂皮癣;②单味治急性扁桃体炎
	王不留行	苦、平	肝、胃经	活血通经,下乳消痈,利尿通淋	血瘀经闭,痛经,难产,产后乳汁不下,乳痈肿痛,热淋,血淋,石淋	5~10g;孕妇慎用	抗早孕
	月季花	甘、淡、微苦、平	肝经	活血通经,疏肝解郁,消肿解毒	肝血郁滞,月经不调,痛经,闭经及胸胁胀痛,跌打损伤,瘀肿疼痛,痈疽肿毒,瘰疬	2~5g	抗菌
	凌霄花	辛、微寒	肝、心包经	破瘀通经,凉血祛风	血瘀经闭,癥瘕积聚,跌打损伤,风疹发红,皮癣,皮肤瘙痒,痤疮,便血,崩漏	3~10g;孕妇慎用	①活血;②收缩子宫;③有抗癌作用(见附录六[46])
活血疗伤药	土鳖虫	咸寒;有小毒	肝经	破血逐瘀,续筋接骨	跌打损伤,筋伤骨折,瘀肿疼痛,血瘀经闭,产后瘀滞腹痛,积聚痞块	3~10g;孕妇禁用	①降脂;②升高红细胞沉降率;③抗凝血;④溶栓;⑤抑制白细胞;⑥抗心肌缺血,耐缺氧;⑦镇痛;⑧有抗癌作用(见附录六[47])
	马钱子	苦、温;有大毒	肝、脾经	通络止痛,散结消肿	风湿顽痹,麻木瘫痪,跌打损伤,痈疽肿痛,咽喉肿痛,小儿麻痹后遗症,类风湿性关节痛	0.3~0.6g,炮制后入丸散用;不宜生用、多服、久服;孕妇禁用	①兴奋中枢神经;②镇痛;③促进消化;④镇咳,平喘,祛痰,抗菌;⑤细胞毒作用;⑥麻痹;⑦抗肿瘤;⑧促进骨髓增生
	自然铜	辛、平	肝经	散瘀止痛,接骨疗伤	跌打损伤,骨折筋断,瘀肿疼痛	10~15g	促进骨折愈合
	苏木	甘、咸、辛、平	心、肝经	活血疗伤,祛瘀通经	跌打损伤,骨折筋伤,瘀滞肿痛,血滞经闭,产后瘀阻腹痛,痛经,心腹疼痛,痈肿疮毒	3~10g;孕妇慎用	①抗癌;②抗菌,抗炎;③增强心肌收缩力;④抗血小板聚集;⑤促进血液凝固;⑥镇静;⑦免疫抑制作用

续表

类别	药名	性味	归经	功用	主治	用法用量	现代研究
活血疗伤药	骨碎补	苦、温	肝、肾经	活血续伤,补肾强骨	跌打损伤或创伤,筋骨损伤,瘀滞肿痛,肾虚腰痛脚弱,耳鸣耳聋,牙痛,久泄	干品10～15g;外用鲜品适量	①抗衰老;②促进骨伤愈合;③促进钙化;④降血脂,抗动脉粥样硬化;⑤治疗骨性关节炎;⑥抗菌
	血竭★	甘、咸、平	肝经	活血定痛,化瘀止血,敛疮生肌	跌打损伤,瘀滞心腹疼痛,外伤出血,疮疡不敛	1～2g	①抗真菌,抗细菌(见附录五[101]);②抗炎;③抗血栓形成;④抗心律失常;⑤止血;⑥降低血浆中环磷鸟苷的含量
	儿茶	苦、涩、凉	心、肺经	活血疗伤,止血生肌,收湿敛疮,清肺化痰	跌打伤痛,出血,疮疡,湿疮,牙疳,下疳,痔疮、肺热咳嗽	1～3g,包煎,多入丸散;外用适量	①抗病原微生物;②降低毛细血管通透性;③止泻;④保肝解毒;⑤抗脂质过氧化;⑥抗癌,防癌;⑦避孕
	墓头回★	苦、微酸涩、凉	心、肝经	燥湿止带,收敛止血,清热解毒	赤白带下,崩漏,泄泻痢疾,黄疸,疟疾,肠痈,疮疡肿毒,跌打损伤,子宫颈癌,胃癌	内服:煎汤,9～15g;外用:适量,捣敷	①抗肿瘤;②镇静
	刘寄奴★	苦、温	心、肝、脾经	散瘀止痛,疗伤止血,破血通经,消食化积	跌打损伤,肿痛出血,血瘀经闭,产后瘀滞腹痛,食积腹痛,赤白痢疾	3～10g	①抗缺氧;②抗菌;③促进子宫内源性前列腺素的生成
破血消癥药	莪术	辛、苦、温	肝、脾经	破血行气,消积止痛	癥瘕积聚,经闭,心腹瘀痛,食积脘腹胀痛,早期宫颈癌	3～15g;孕妇禁用	①抗肿瘤(见附录六[48]),对放疗的保护作用;②升高白细胞;③对免疫功能的影响,保肝;④抗菌,抗炎,抗盆腔粘连,抗银屑病,抗血栓形成,抗早孕;⑤增强动脉血流量;⑥低浓度兴奋肠管平滑肌,高浓度舒张肠管
	三棱	辛、苦、平	肝、脾经	破血行气,消积止痛	癥瘕积聚,经闭,心腹瘀痛,食积脘腹胀痛	3～10g;孕妇禁用	①促进肠管收缩;②抗血栓形成;③降低血沉速度;④升高白细胞;⑤抗肿瘤;⑥镇痛

续表

类别	药名	性味	归经	功用	主治	用法用量	现代研究
破血消癥药	鬼箭羽★	苦、寒	肝经	破血,通经,杀虫	月经不调,产后血瘀腹痛,产后血晕,心腹绞痛,冠心病,风湿痹痛等,跌打损伤肿痛	5~9g	①含黄酮类活性成分,可调血脂、降血糖、降血压、抗氧化、耐缺氧、扩冠脉、改善血流动力学;②有抗癌作用(见附录六[49])
	土牛膝★	苦、酸、平	肺、肝经	破血行瘀,清热解毒	咽喉肿痛,口腔糜烂,跌打损伤,关节炎,风湿痛,蛇咬伤	15~30g	可治白喉
	水蛭	咸、苦、平,有小毒	肝经	破血通经,逐瘀消癥	血瘀经闭,癥瘕积聚,跌打损伤,心腹疼痛	1.5~3g;孕妇禁用	①抗凝血及血小板聚集,抑制血栓形成;②降脂,抗动脉粥样硬化;③降低血黏度;④终止妊娠;⑤加快心率和抗心律不齐;⑥抗炎;⑦有抗癌作用(见附录六[50])
	虻虫★	苦、微寒,有小毒	肝经	破血逐瘀,散积消癥	血瘀经闭,癥瘕积聚,跌打损伤,瘀滞肿痛	1~1.5g	①抗凝血;②溶栓;③抗肝出血坏死;④降低血黏度
	斑蝥	辛、热;有大毒	肝、肾、胃经	破血逐瘀,散结消癥,攻毒蚀疮	癥瘕,经闭,痈疽不溃,恶疮死肌,积年顽癣,瘰疬,赘疣	0.03~0.06g;外用适量	①抗癌,升高白细胞;②局部刺激;抗炎,抗病毒,抗真菌,杀虫;③促进雌激素分泌;④促白介素生成,抑制磷酸二酯酶活性
	穿山甲	咸、微寒	肝、胃经	活血消癥,通经,下乳,消肿排脓,搜风通络	癥瘕,经闭,关节痹痛,麻木拘挛,中风瘫痪,产后乳汁不下,痈肿疮毒,瘰疬	3~10g,一般炮炙后用;孕妇慎用	①降低血黏度;②抗炎;③抗缺氧;④有抗癌作用(见附录六[51])

十三、化痰止咳平喘类

类别	药名	性味	归经	功用	主治	用法用量	现代研究
温化寒痰药	半夏	辛、温，有毒	脾、胃、肺经	燥湿化痰，降逆止呕，消痞散结；外用消肿止痛	痰多咳喘，痰饮眩悸，风痰眩晕，痰厥头痛，呕吐反胃，心下痞，结胸，梅核气，瘿瘤，痰核，痈疽肿毒，毒蛇咬伤；生用外治痈肿痰核；姜半夏多用于降逆止呕；法半夏燥湿化痰，多用于痰多症	3～10g；外用适量 不宜与乌头类药材同用	①可抑制呕吐中枢而止呕；②有抗肿瘤、抗心律失常、抑制胃酸分泌、镇咳、抗早孕的作用
	天南星	苦、辛、温，有毒	肺、肝、脾经	燥湿化痰，祛风止痉，散结消肿止痛	顽痰咳嗽，风痰眩晕，中风痰壅，口眼歪斜，半身不遂，癫痫，惊风，破伤风；生用外治痈疽肿毒，蛇虫咬伤	一般炮制后用 3～10g；孕妇慎用	①煎剂有祛痰及抗惊厥、镇静、镇痛的作用；②水提取液有抑制肿瘤的作用
	白附子	辛、甘、温，有毒	胃、肝经	祛风痰，定惊搐，止痛，解毒散结	中风痰壅，口眼歪斜，语言謇涩，惊风癫痫，破伤风，痰厥头痛，偏正头痛，眩晕，喉痹咽痛，外治瘰疬痰核，毒蛇咬伤	一般炮制后用 3～5g；孕妇慎用	①有镇静、抗惊厥的作用；②注射液对结核杆菌有一定抑制作用
	白芥子	辛、温	胃、肺经	温肺豁痰，利气，散结，通络止痛	寒痰喘咳，胸胁胀痛，痰滞经络，悬饮，阴疽流注，肢体麻木，关节肿痛	3～6g；外用适量	①小剂量白芥子粉可刺激胃黏膜，增加胃液胰液的分泌，大量催吐；②水浸剂对皮肤真菌有抑制作用；③有抗菌作用（见附录五[102]）
	皂荚*	辛、咸、温，有小毒	肺、大肠经	祛顽痰，通窍开闭，祛风杀虫	顽痰阻肺，咳喘痰多，中风，痰厥，癫痫，喉痹痰甚	研末服，1～1.5g；入汤剂，1.5～5g	①皂苷促进呼吸道黏膜的分泌，产生祛痰作用；②大量皂苷不仅刺激胃肠黏膜，而且腐蚀胃黏膜
	橘红	辛、苦、温	肺、脾经	散寒，燥湿，利气，消痰	风寒咳嗽，咽痒痰多，食积伤酒，呕恶痞闷	3～9g	①抗炎；②镇咳、祛痰；③抗纤维化；④抗氧化
	旋覆花	苦、辛、咸、微温	肺、脾、胃、大肠经	降气行水，化痰，降逆止呕	风寒咳嗽，喘咳痰多，痰饮蓄结，胸膈痞满，噫气，呕吐，心下痞硬	3～10g，包煎	①镇咳、祛痰；②对免疫性肝损伤有保护作用

续表

类别	药名	性味	归经	功用	主治	用法用量	现代研究
温化寒痰药	白前	辛、苦、微温	肺经	降气化痰	肺气壅实,咳嗽痰多,胸闷喘急	3~10g	①镇咳、祛痰;②水提取物有抗炎作用
清化热痰药	川贝母	苦、甘、微寒	肺、心经	清热润肺,化痰止咳,散结消肿	肺热燥咳,干咳少痰,阴虚劳嗽,咯痰带血,瘰疬,乳痈肺痈	煎服3~10g;研末服1~2g;不宜与乌头类药材同用	①镇咳祛痰、平喘、抑菌;②贝母总碱有抗溃疡作用;③川贝碱、西贝碱有降压作用
	浙贝母	苦、寒	肺、心经	清热化痰,开郁散结	风热,燥热,痰热咳嗽,瘰疬,瘿瘤,乳痈疮毒,肺痈	3~10g;不宜与乌头类药材同用	①镇咳、祛痰、平喘、抗炎;②大剂量浙贝母碱可使血压中等程度降低,小量可使血压微升
	瓜蒌	甘、微苦、寒	肺、胃、大肠经	清热化痰,宽胸散结,润肠通便	痰热咳喘,胸痹,结胸,肺痈,肠痈,乳痈,肠燥便秘	全:10~20g;皮:6~12g;子:10~15g;不宜与乌头类药材同用	①祛痰、降脂;②瓜蒌仁有止泻作用;③有抗菌作用(见附录五[103]);④有抗癌作用(见附录六[52])
	桔络★	甘、苦、平	肺经	通络化痰,止咳	咳嗽痰多,胸痛	3~5g	
	竹茹	甘、微寒	肺、胃经	清热化痰,除烦止呕	肺热咳嗽,痰热心烦不寐,胃热呕吐,妊娠恶阻	6~10g	竹茹粉体外对白色葡萄球菌、枯草杆菌、大肠埃希菌、伤寒沙门菌有较强的抑制作用(见附录五[104])
	竹沥★	甘、寒	心、肺、肝经	清热豁痰,定惊利窍	痰热咳喘,中风痰迷,惊痫癫狂	30~50g,冲服	①镇咳、祛痰;②增加尿中氯化物、增高血糖
	天竺黄	甘、寒	心、肝经	清热豁痰,清心定惊	小儿痰热惊痫、抽搐、夜啼,中风癫痫,热病神昏,痰热咳喘	煎服,3~6g;研粉冲服,每次0.6~1g	①镇痛,抗炎;②竹红菌甲素抑制革兰氏阳性菌

续表

类别	药名	性味	归经	功用	主治	用法用量	现代研究
清化热痰药	前胡	苦、辛、微寒	肺经	降气化痰,疏散风热	痰热咳喘,风热咳嗽	6~10g	①紫花前胡祛痰作用好;②抑制溃疡、解痉、镇静
	桔梗	苦、辛、平	肺经	宣肺,祛痰,利咽,排脓,通利二便	咳嗽痰多,胸闷不畅,咽喉肿痛,失音,肺痈吐脓,疮疡脓成未溃,癃闭,便秘	3~10g	①镇咳、增强抗炎和免疫;②镇静、镇痛、解热、降血糖、降胆固醇、松弛平滑肌
	胖大海	甘、寒	肺、大肠经	清热润肺,利咽解毒,润肠通便	肺热声哑,咽喉疼痛,干咳无痰,燥热便秘,头痛目赤	2~4枚,沸水泡胀或煎服	①收缩血管平滑肌;②改善黏膜炎症、减轻痉挛性疼痛;③促进肠蠕动、缓泻
	金钱吊白米★	甘、平	肺经	润肺止咳,驱蛔虫	肺热咳嗽,小儿疳积,蛔虫病	9~15g	流行性腮腺炎
	瓜子金★	苦、辛、平	肺、胃、心经	镇咳、化痰、活血、止血、安神、解毒	咳嗽痰多,吐血,便血,怔忡,失眠,咽喉肿痛,痈疽疮毒,蛇咬伤,跌打损伤	6~15g	根含三萜皂苷、树脂、脂肪油、远志醇。①治疗骨髓炎、骨关节结核、多发性脓肿;②治疗毒蛇咬伤;③治疗小儿疳积;④治疗精神病引起的失眠症
	南天竹★	苦、平 子:有小毒	心经	子:止咳,平喘;叶:止血,止咳	子:治疗咳嗽气喘、百日咳;叶:治尿血、百日咳	9~15g	有强烈的麻痹呼吸中枢作用,故能镇咳,但过量易中毒
	金沸草★	甘、平	肺、肝经	化痰止咳,降血压	咳嗽痰多,咳血,慢性支气管炎,原发性高血压	15~30g	①镇咳;②抑菌;③治疗6-磷酸葡萄糖脱氢酶缺乏病(蚕豆病)
	胡颓叶★	酸、平	肺、大肠经	收敛止咳。果能止泻;根能止血,解毒消肿	肺虚咳嗽,气喘。果:治腹泻;根:治咯血,咽喉肿痛,外洗疮癣	6~9g	①降血糖;②治抗脂质过氧化;③抗炎、镇痛;④促进肌肉松弛;⑤抑制溃疡

续表

类别	药名	性味	归经	功用	主治	用法用量	现代研究
清化热痰药	海藻	咸、寒	肝、胃、肾经	消痰软坚,利水消肿	瘿瘤,瘰疬,痰饮水肿,睾丸肿痛	10~15g,不宜与甘草同用	①治疗地方性甲状腺肿大;②水浸剂有降压作用;③有抗菌作用(见附录五[105]);④有抗癌作用(见附录六[53])
	昆布	咸、寒	肝、肾经	消痰软坚,利水消肿	瘿瘤,瘰疬,痰饮,水肿	6~12g	①防治缺碘性甲状腺肿;②抑制肿瘤;③有抗癌作用(见附录六[54])
	海蛤壳★	咸、寒	肺、胃经	清肺化痰,软坚散结	肺热,痰热咳喘,瘿瘤,痰核	10~15g,蛤粉宜包煎	①抗衰老;②消炎;③有抗菌作用(见附录五[106])
	海浮石★	咸、寒	肺、肾经	清肺化痰,软坚散结,利尿通淋	痰热咳喘,瘿瘤,痰核,血淋,石淋	10~15g,先煎	①促进尿液分泌及祛痰;②有抗菌作用(见附录五[107])
	瓦楞子	咸、平	肺、胃、肝经	消痰软坚,化瘀散结,制酸止痛	瘿瘤,瘰疬,癥瘕痞块,顽痰积结,黏稠难咯,胃痛泛酸	10~15g,宜先煎	碳酸钙能中和胃酸,减轻胃溃疡之疼痛
	礞石★	咸、平	肺、肝经	坠痰下气,平肝镇惊	气逆喘咳,癫狂,惊痫(为治惊痫之良药)	煎服,6~10g	青礞石能促进阳离子交换,产生吸附作用,这是其化痰利水作用机制之一
止咳平喘药	苦杏仁	苦、微温,有小毒	肺、大肠经	降气止咳平喘,润肠通便	咳嗽气喘,胸满痰多,血虚津枯,肠燥便秘	3~10g	①祛痰,镇咳,平喘,抗炎,免疫促进,肠通便;②镇痛,抗肿瘤
	紫苏子	辛、温	肺、大肠经	降气化痰,止咳平喘,润肠通便	咳喘痰多,肠燥便秘	5~10g	①降血脂;②提高实验动物的学习能力
	百部	甘、苦、微温	肺经	润肺下气,杀虫灭虱;蜜百部:润肺止咳	新久咳嗽,百日咳,肺痨咳嗽,外用于头虱,蛲虫病,阴痒症;蜜百部:阴虚劳嗽	5~15g;外用适量,水煎或酒浸	①止咳;②松弛痉挛的支气管;③镇静、镇痛;④有抗菌作用(见附录五[108])

续表

类别	药名	性味	归经	功用	主治	用法用量	现代研究
止咳平喘药	紫菀	苦、辛、甘、微温	肺经	润肺下气,化痰止咳	痰多咳喘,新久咳嗽,劳嗽咳血	5~10g	①祛痰、止咳;②抗癌
	款冬花	辛、微苦、温	肺经	润肺下气,止咳化痰	新久咳嗽,喘咳痰多,劳嗽咳血	5~10g	①镇咳、祛痰、支气管扩张、呼吸兴奋;②升血压、解痉;③抗血小板激活因子
	马兜铃	苦、微辛、寒、有毒	肺、大肠经	清肺降气,止咳平喘,清肠消痔	肺热咳喘,痰中带血,痔疮肿痛,肠热痔血	3~10g	①止咳,煎剂有微弱祛痰作用;②舒张支气管,缓解支气管痉挛;③有抗菌作用(见附录五[109])
	枇杷叶	苦、微寒	肺、胃经	清肺止咳,降逆止呕	肺热咳嗽,气逆喘急,烦热口渴,胃热呕吐	5~10g	①镇咳、平喘;②乙醚冷浸提取物及所含熊果酸有抗炎作用;③有抗菌作用(见附录五[110])
	桑白皮	甘、寒	肺经	泻肺平喘,利水消肿	肺热咳喘,水肿胀满尿少,面目肌肤浮肿	5~15g	①轻度止咳,并能利尿;②降压、镇静、抗惊厥;③镇痛、降温
	葶苈子	苦、辛、大寒	肺、膀胱经	泻肺平喘,利水消肿	痰涎壅盛,喘息不得平卧,水肿,悬饮,胸腹积水,小便不利;肺源性心脏病水肿	5~10g	①强心;②利尿;③葶苈子的苄基芥子油具有广谱抗菌作用
	白果	甘、苦、涩、平、有毒	肺经	敛肺化痰定喘,止带缩尿	哮喘痰嗽,带下,白浊,尿频,遗尿	5~10g;生食有毒	①能抑制结核杆菌的生长;②能祛痰,对松弛气管平滑肌有一定作用;③有抗菌作用(见附录五[111])
	银杏叶	苦、涩、平	心、肺经	敛肺平喘,活血止痛	肺虚咳喘,高脂血症,原发性高血压,冠心病心绞痛,脑血管痉挛	5~10g	主要成分为银杏黄酮。①清除氧自由基,保护血管内皮,改善脑缺血、抗凝、抗血栓;②保肝;③抗菌抗炎

续表

类别	药名	性味	归经	功用	主治	用法用量	现代研究
止咳平喘药	矮地茶	苦、辛、平	肺、肝经	止咳平喘,清利湿热,活血化瘀	咳喘,湿热黄疸,水肿,血瘀经闭,风湿痹痛,跌打损伤	10～30g	①止咳、祛痰;②抗结核;③有抗癌作用(见附录六[55])
	铁包金★	甘、淡、平	肺、肝经	祛痰止咳	气管炎,肺结核咯血,溃疡病出血,跌打损伤	15～30g	①治疗慢性支气管炎有疗效;②茶油调敷治烧伤;③有抗菌作用(见附录五[112])
	夜关门★	苦、酸、凉	肺、肾、肝经	化痰止咳,平喘,收敛升提	咳嗽痰多,气喘,子宫下垂,脱肛,遗尿,肝炎,腹泻,疳积	9～15g	治疗慢性支气管炎有效
	洋金花	辛、温、有毒	肺、肝经	平喘止咳,麻醉镇痛,止痉	哮喘咳嗽,心腹疼痛,风湿痹痛,跌打损伤,麻醉,癫痫,小儿慢惊风	0.2～0.6g,外用适量;外感及痰热咳喘、青光眼、高血压患者禁用	①麻醉、镇痛;②松弛支气管及胃肠平滑肌;③阿托品样解除血管痉挛作用

十四、安神类

类别	药名	性味	归经	功用	主治	用法用量	现代研究
重镇安神药	朱砂	甘、微寒、有毒	心经	清心镇惊,安神解毒	心神不宁,心悸,失眠,小儿惊风,癫痫发狂,疮疡肿毒,咽喉肿痛,口舌生疮,视物昏花	0.1～0.5g,多入丸散服,忌火煅;外用适量	①镇静催眠,抗惊厥,抗心律失常;②外用抑制和杀灭细菌、寄生虫
	磁石	咸、寒	心、肝、肾经	镇惊安神,平肝潜阳,聪耳明目,纳气平喘	心神不宁,惊悸,失眠,癫痫,头晕目眩,耳鸣耳聋,视物昏花;肾虚气喘	15～30g,先煎	抑制中枢神经系统,镇静、抗惊厥
	龙骨★	甘、涩、平	心、肝、肾经	镇惊安神,平肝潜阳,收敛固涩;外用:收湿敛疮生肌	心神不宁,心悸失眠,惊痫癫狂,肝阳眩晕,滑脱诸证,湿疮痒疹,疮疡久溃不敛	15～30g(先煎)	①抗惊厥;②减轻骨骼肌的兴奋性

续表

类别	药名	性味	归经	功用	主治	用法用量	现代研究
重镇安神药	琥珀*	甘、平	心、肝、膀胱经	镇惊安神,活血散瘀,利尿通淋	心神不宁,心悸失眠,痛经经闭,心腹刺痛,淋证,癃闭,惊风,癫痫,癥瘕积聚	1.5~3g(忌火煅)	琥珀酸有中枢抑制作用
养心安神药	酸枣仁	甘、酸、平	心、肝、胆经	养心益肝,安神,敛汗,生津	虚烦不寐,惊悸多梦,体虚多汗,津伤口渴	煎服,6~9g;研末服,1.5~2g	①镇静催眠,抗惊厥,抗心律失常,抗心肌缺血;②降血脂,抗肿瘤,抑制血小板聚集,增强免疫功能及兴奋子宫
	柏子仁	甘、平	心、肾、大肠经	养心安神,润肠通便,止汗	虚烦失眠,心悸怔忡,阴虚盗汗,肠燥便秘	10~20g	柏子仁单方注射液可使猫的慢波睡眠深睡期明显延长,并具有显著的恢复体力作用
	首乌藤	甘、平	心、肝经	养血安神,祛风通络	心神不宁,失眠多梦,血虚身痛,风湿痹痛,皮肤痒疹	9~15g;外用适量,煎水洗患处	①镇静催眠;②促进免疫功能
	合欢皮	甘、平	心、肝、肺经	解郁安神,活血消肿	心神不宁,忿怒忧郁,烦躁失眠,跌打骨折,血瘀肿痛,疮痈肿毒	3~15g;外用适量,研末调敷	①合欢皮水煎液及醇提取物均能延长小鼠戊巴比妥钠睡眠时间;②节律性增强妊娠子宫收缩
	远志	苦、辛、温	心、肾、肺经	安神益智,祛痰开窍,消散痈肿	心肾不交,失眠多梦,健忘惊悸,癫痫惊狂,咳嗽痰多,痈疽疮毒,乳房肿痛,喉痹	3~9g	①镇静、抗惊厥;②祛痰镇咳;③抗痴呆;④有抗菌作用(见附录五[113])

十五、平肝熄风类

类别	药名	性味	归经	功用	主治	用法用量	现代研究
平抑肝阳药	石决明	咸、寒	肝经	平肝潜阳,清肝明目	肝阳上亢,头晕目眩,目赤翳障,视物昏花,青盲雀目	3~15g,先煎	①抑菌;②抗凝血
	珍珠母	咸、寒	肝、心经	平肝潜阳,安神,定惊明目	肝阳上亢,头晕目眩,惊悸失眠,目赤翳障,视物昏花	10~25g,先煎	用珍珠粉给小鼠灌胃,可明显减少其自主活动,并对戊巴比妥钠的中枢抑制有明显的协同作用

续表

类别	药名	性味	归经	功用	主治	用法用量	现代研究
平抑肝阳药	牡蛎	咸、微寒	肝、胆、肾经	重镇安神,潜阳补阴,软坚散结,收敛固涩	心神不安,惊悸失眠,肝阳上亢,头晕目眩,痰核,瘰疬;煅牡蛎:收敛固涩,用于自汗盗汗,遗精崩带,胃痛泛酸	9～30g,先煎	①镇静,镇痛,抗惊厥;②牡蛎多糖有降血脂、抗凝血、抗血栓等作用
	紫贝齿★	咸、平	肝经	平肝潜阳,重镇安神,清肝明目	肝阳上亢,头晕目眩;惊悸失眠;目赤翳障,目昏眼花	10～15g,先煎	①解热;②降低血管通透性;③抗肝损伤
	赭石	苦、寒	肝、心经	平肝潜阳,重镇降逆,凉血止血	肝阳上亢,头晕目眩;呕吐,噫气,气逆喘息,血热吐衄,崩漏	10～30g,先煎;孕妇慎用	①兴奋肠管,使肠蠕动亢进;②促进红细胞及血红蛋白的新生;③镇静
	刺蒺藜★	辛、苦、微温,有小毒	肝经	平肝舒肝,祛风明目	肝阳上亢,头晕目眩,胸胁胀痛,风热上攻,目赤翳障,白癜风,风疹瘙痒	6～9g	①降压;②利尿
	罗布麻	甘、苦、凉	肝经	平抑肝阳,安神,清热,利尿	头晕目眩,心悸失眠,浮肿尿少,高血压病,神经衰弱,肾炎浮肿	6～12g	①降压;②强心;③镇静、抗惊厥
	生铁落★	辛、凉	肝、心经	平肝镇惊	癫狂,易惊善怒,失眠,疮疡肿毒,关节酸痛,扭伤疼痛	30～60g	①生铁落经火煅醋煅后,变成醋酸铁,使易于吸收;②镇静
熄风止痉药	羚羊角	咸、寒	肝、心经	平肝息风,清肝明目,散血解毒	高热惊痫,神昏惊厥,子痫抽搐,癫痫发狂,肝阳上亢,头晕目眩,肝火上炎,目赤肿痛,热毒发斑,痈肿疮毒	1～3g,宜单煎2小时以上;磨汁或研末服,每次0.3～0.6g	①镇静;②抗惊厥;③解热;④降压
	牛黄	甘、凉	心、肝经	清心开窍,凉肝息风,清热解毒,豁痰	热病神昏,中风痰迷,惊痫抽搐,癫痫发狂,小儿惊风,口舌生疮,咽喉肿痛,牙痛,痈疽疔毒	0.15～0.35g,多入丸散;外用适量,研末敷患处	①镇静、抗惊厥、解热;②抗炎;③止血;④降血脂

续表

类别	药名	性味	归经	功用	主治	用法用量	现代研究
熄风止痉药	珍珠	甘、咸、寒	心、肝经	安神定惊,明目消翳,解毒生肌	心神不宁,心悸失眠,惊风,视物不清,疮疡肿毒	0.1～0.3g,多入丸散;外用适量	①抗衰老;②抗辐射;③抗心律失常
	钩藤	甘、凉	肝、心包经	清热平肝,息风定惊	头痛,眩晕,感冒夹惊,妊娠子痫,肝风内动,惊痫抽搐,高血压	3～12g,入煎剂宜后下	①降压,镇静;②抑制血小板聚集,抗血栓;③降血脂
	天麻	甘、平	肝经	息风止痉,平抑肝阳,祛风通络	肝风内动,惊痫抽搐,头痛,眩晕,肢体麻木,手足不遂	煎服,3～9g;研末冲服,每次1～1.5g	①镇静,抗惊厥,抗眩晕,降压,保护脑神经细胞;②抑制血小板聚集,抗血栓和改善微循环
	地龙	咸、寒	肝、脾、膀胱经	清热定惊,通络,平喘,利尿	高热神昏,惊痫抽搐,癫狂,气虚血滞,半身不遂,痹症,肺热哮喘,尿少水肿,高血压	煎服,4.5～9g;鲜品10～20g;研末吞服,每次1～2g	①解热,镇静,抗惊厥;②平喘;③降压;④增强免疫;⑤抗肿瘤;⑥抗菌;⑦利尿;⑧兴奋子宫及肠平滑肌
	全蝎	辛、平,有毒	肝经	息风镇痉,攻毒散结,通络止痛	小儿惊风,痉挛抽搐,中风口歪,半身不遂,破伤风症,疮疡肿毒,瘰疬结核,风湿顽痹,顽固性偏正头痛	煎服,2.5～4.5g;研末吞服,每次0.6～1g	①抗癫痫;②抗惊厥;③抗凝;④镇痛;⑤抗肿瘤(见附录六[56])
	蜈蚣	辛、温,有毒	肝经	息风镇痉,攻毒散结,通络止痛	小儿惊风,痉挛抽搐,中风口歪,半身不遂,破伤风症,疮疡肿毒,风湿顽痹,顽固性头痛,毒蛇咬伤	煎服,3～5g;研末吞服,每次0.6～1g	①惊厥;②改善微循环;③镇痛;④抗炎;⑤有抗菌作用(见附录五[114]);⑥有抗癌作用(见附录六[57])
	蛇蜕	甘、咸,平	肝经	祛风,定惊,退翳,止痒,解毒消肿	小儿惊风,惊痫抽搐,角膜翳障,风疹瘙痒,喉痹,口疮,龈肿,聤耳,痈疽,疔毒,瘰疬,恶疮,烫伤	煎汤,2～3g;研末,每次0.3～0.6g	①抗炎,抑制足跖浮肿;②抑制血管通透性;③抑制红血球热溶血;④有抗癌作用(见附录六[58])

续表

类别	药名	性味	归经	功用	主治	用法用量	现代研究
熄风止痉药	壁虎★	咸,寒,有小毒		祛风,定惊,止痛,散结	惊风,癫痫,破伤风,瘰疬结核,癌肿	煎汤,3～6g;研末,每次1.5～3g	其水溶液对人体肝癌细胞的呼吸有抑制作用,临床用于治疗食道癌、肠癌、原发性肝癌、肺癌等(见附录六[59])
	僵蚕	咸、辛、平	肝、肺、胃经	祛风定惊,化痰散结	惊痫抽搐,咽喉肿痛,颌下淋巴结炎,风中经络,口眼歪斜,风热头痛,目赤,痰核,瘰疬,风疹瘙痒,咽痛	煎服,5～9g;研末吞服,每次1～1.5g	①催眠;②抗惊厥;③抗凝;④降血糖

十六、开窍类

药名	性味	归经	功用	主治	用法用量	现代研究
麝香	辛、温	心、脾经	开窍醒神,活血通经,消肿止痛	热病神昏,中风痰厥,气郁暴厥,中恶昏迷,咽喉肿痛,疮疡肿痛,血瘀经闭,跌打损伤,痹痛麻木,头痛,心腹暴痛,难产,死胎,胞衣不下	0.03～0.1g,外用适量;孕妇禁用	①对中枢神经系统的作用是双向的,小剂量兴奋,大剂量抑制;②强心;③抗炎;④抑制肿瘤细胞
冰片	辛、苦、微寒	心、脾、肺经	开窍醒神,清热止痛	热病神昏、惊厥,中风痰厥,气郁暴厥,中恶昏迷,目赤肿痛,口疮,耳道流脓,疮疡肿痛,水火烫伤	0.15～0.3g,外用研粉点敷患处;孕妇慎用	耐缺氧、镇静、镇痛、抗炎、抗菌(见附录五[115])
苏合香	辛、温	心、脾经	开窍醒神,辟秽,止痛	中风痰厥,猝然昏倒,胸腹冷痛,满闷	0.3～1g;宜入丸散服,不入煎剂	抗心肌缺血,抗血小板聚集,抗血栓形成
石菖蒲	辛、苦、温	心、胃经	开窍醒神,化湿和胃,醒神益智	痰蒙清窍,神志昏迷,湿阻中焦,脘腹痞满,噤口痢,健忘耳聋,失眠	3～9g,鲜品加倍	①缓解平滑肌痉挛,促进胆汁分泌;②抗抑郁、改善学习记忆作用;③有抗菌作用(见附录五[116])

十七、补益类

类别	药名	性味	归经	功用	主治	用法用量	现代研究
补气药	人参	甘、微苦、平	肺、脾、心经	大补元气,补脾益肺,生津,安神益智	元气虚脱,肺脾心肾气虚,热病气虚,津伤口渴及消渴	3～19g;不宜与藜芦同用	①含人参皂苷,调节中枢神经系统;②增强机体免疫功能;③增强内分泌系统功能;④强心,扩张血管,调节血压,抗休克;⑤增强骨髓造血功能;⑥促进核酸及蛋白质的合成,降血脂,调节血糖;⑦抗肿瘤,延缓衰老,抗应激
	西洋参★	甘、微苦、凉	肺、心、肾、脾经	补气养阴,清热生津	气阴两伤,肺气虚及肺阴虚,热病气虚,津伤口渴及消渴	3～6g;不宜与藜芦同用	①改善心肌功能,抗缺血,抗心律失常,抗休克,抗动脉硬化;②增强体质,抗缺氧,抗疲劳,耐高温,耐寒,耐饥渴;③促进造血;④镇静;⑤降血糖;⑥增强免疫力
	党参	甘、平	肺、脾经	补脾肺气,补血,生津	肺脾虚弱,气短心悸,食少便溏,虚喘咳嗽,内热消渴	9～30g;不宜与藜芦同用	①减少胃酸分泌,保护胃黏膜;②抑制血小板凝聚;③增加红细胞和血红蛋白;④升高血糖,降低血压
	太子参	甘、微苦、平	肺、脾经	益气健脾,生津润肺	脾虚体倦,食欲不振,病后虚弱,气阴不足,自汗口渴,肺燥干咳	9～30g;不宜与藜芦同用	①太子参多糖抗应激、抗疲劳;②增强免疫;③超氧化物歧化酶样作用;④延长寿命;⑤镇咳及抗菌、抗病毒
	黄芪	甘、微温	脾、肺经	补中健脾,升阳举陷,益卫固表,利尿,托毒排脓,敛疮生肌;蜜制黄芪:益气补中	气虚乏力,食少便溏,中气下陷,久泻脱肛,便血崩漏,表虚自汗,气虚水肿,痈疽难溃,久溃不敛,血虚萎黄,内热消渴,慢性肾炎、蛋白尿,糖尿病。蜜制黄芪用于气虚乏力,食少便溏	9～30g	①增强免疫功能;②强心,双向调节血压;③促进骨髓造血;④抗自由基,保肝,抗溃疡;⑤抗病原微生物(见附录五[117]);⑥利尿保肾;⑦抗肿瘤及骨质疏松

续表

类别	药名	性味	归经	功用	主治	用法用量	现代研究
补气药	白术	甘、苦、温	脾、胃经	健脾益气，燥湿利尿，止汗，安胎；土白术健脾、和胃、安胎	脾虚食少，腹胀泄泻，痰饮眩悸，水肿，自汗，胎动不安；土白术用于脾虚食少，泄泻便溏，胎动不安	6～12g	①调整胃肠运动功能，保肝、抗溃疡；②增强机体免疫功能；③抗应激；④增强造血功能；⑤抑制子宫收缩；⑥抗氧化、延缓衰老；⑦其他：降血糖，抗肿瘤，抗凝血
	山药	甘、平	脾、肺、肾经	补脾养胃，生津益肺，补肾涩津；麸炒山药补脾健胃	脾虚食少，久泻不止，咳喘，脾虚喘咳，肾虚遗精，带下，尿频，虚热消渴	15～30g	①调节或增强免疫功能；②调整胃肠功能；③降血糖；④抗衰老；⑤降脂；⑥抗肿瘤；⑦其他：山药中的尿囊素具有抗刺激物、麻醉镇痛、促进上皮生长、消炎和抑菌作用及诱生A2干扰素作用
	白扁豆	甘、微温	脾、胃经	健脾化湿，和中消暑；炒扁豆健脾化湿	脾胃虚弱，食欲不振，大便溏泻，白带过多，暑湿吐泻，胸闷腹胀；炒扁豆用于脾虚泄泻，白带过多	10～15g	①增强机体免疫功能；②抗菌，抗病毒
	山海螺（羊乳）★	甘、温	脾、肺经	补气养血，消肿，解毒，排脓，催乳，抗疲劳	病后体虚，乳汁不足，痈肿疮毒，乳腺炎，肺癌	15～30g	①治疗艾滋病；②有抗癌作用（见附录六[60]）
	甘草	甘、平	心、肺、脾、胃经	补脾益气，祛痰止咳，缓急止痛，清热解毒，调和诸药	心气不足，脉结代，心动悸，脾气虚，咳喘，脘腹、四肢挛急疼痛，热毒疮疡，咽喉肿痛，药食中毒，调和药性	1.5～9g；不宜与大戟、芫花、甘遂同用	①肾上腺皮质激素样作用；②增强细胞免疫，抑制体液免疫，抑制补体反应；③抗溃疡，保肝，解痉；④解毒抗炎，抗病原微生物；⑤镇咳祛痰；⑥抗心律失常，降脂，抗动脉硬化；⑦抗肿瘤
	大枣	甘、温	脾、胃、心经	补中益气，养血安神	脾虚食少，乏力便溏，妇人脏躁，失眠	6～15g	①抗肿瘤，抗氧化；②降血压，降胆固醇；③保肝；④治疗脑供血不足；⑤防治心血管病；⑥抗过敏

续表

类别	药名	性味	归经	功用	主治	用法用量	现代研究
补气药	刺五加	辛、微苦、温	肺、脾、心、肾经	益气健脾，补肾安神	脾肺气虚，脾肾阳虚，体虚乏力，食欲不振，腰膝酸痛，心脾不足，失眠健忘	9~27g	①抗肿瘤；②抗疲劳；③抗衰老；④调节免疫功能；⑤降血糖
	绞股蓝★	甘、苦、寒	脾、肺经	益气健脾，清热解毒，化痰止咳	脾虚，肺虚咳嗽	10~20g	①降血脂，降血糖，提高蛋白质的合成速率，减少脂肪的吸收积累，促进肝脏细胞的再生；②调节机体的免疫机能及抗衰老、抗疲劳；③抗癌；④镇静、镇痛以及缓解紧张；⑤防治糖皮质激素的不良反应；⑥抗心肌缺血，改善心脏血流
	红景天★	甘、寒	肺、脾经	健脾益气，清肺止咳，活血化瘀	脾气虚，肺阴虚，肺热咳嗽	6~12g	①抗疲劳，抗衰老，免疫调节，清除自由基，抗肝纤维化，抗肾损害；②改善保护心脑功能；③抗肿瘤；④抗辐射
	沙棘	涩、酸、温	脾、胃、肺、心经	健脾消食，止咳祛痰，活血散瘀	脾虚食少，消化不良，食积腹痛，咳嗽痰多，跌扑瘀肿，血瘀经闭	3~9g	①调血脂，控制体重；②保护消化系统，抗溃疡，保肝；③祛痰、止咳、平喘；④治疗念珠菌性阴道炎，宫颈糜烂；⑤其他：排铅，抗肿瘤，提高免疫功能，抗衰老
	饴糖★	甘、温	肺、胃、脾经	补中益气，缓急止痛，润肺止咳	中虚脘腹疼痛，肺燥咳嗽	烊化冲服，每次15~20g	①维持肠道健康；②降压、降脂；③保护肝脏
	蜂蜜★	甘、平	肺、脾、大肠经	补中，润燥，止痛，解毒	脾气虚弱，脘腹挛急疼痛，肺虚久咳，肺燥咳嗽，肠燥便秘，解乌头类毒	15~30g	①保肝；②缓泻，调节胃酸；③低剂量降血糖，大剂量则升血糖；④增强免疫功能；⑤抗菌；⑥对心血管系统起双向调节作用；⑦滋补强壮与促进组织再生

续表

类别	药名	性味	归经	功用	主治	用法用量	现代研究
补阳药	鹿茸	甘、咸、温	肾、肝经	补肾阳,益精血,强筋骨,调冲任,托疮毒	肾阳虚衰,精血不足,神疲,畏寒,眩晕,耳鸣耳聋,肾虚骨弱,腰膝无力或小儿五迟,妇女冲任虚寒,崩漏带下,疮疡久溃不敛,疮肿内陷不起	1~2g,研末吞服	①性激素样作用;②促进核酸和蛋白质合成;③促进骨生长作用;④增强造血功能;⑤增强机体免疫功能;⑥抗应激,延缓衰老
	鹿角	咸、温	肝、肾经	温肾阳,强筋骨,行血消肿	阳痿遗精,腰脊冷痛,阴疽疮疡,胃腹寒痛,滑精,失血,乳痈初起,血瘀肿痛,老角能消乳痈肿痛,恶疮阴疽	5~15g	①抗炎作用;②明显抑制线粒体的单胺氧化酶活性;③鹿角提取物40mg/kg,可使氟烷轻度麻醉狗心搏出量明显增加
	鹿角胶*	甘、咸、性温	肝、肾经	补虚强壮,止血安胎	体虚腰痛;吐血,尿血,子宫出血,自汗,疮疡肿毒	5~15g	①防治骨质疏松;②恢复性功能障碍;③抗衰老;④抗乳腺增生;⑤补血;⑥保护胃黏膜
	鹿角霜	咸温	肝、肾经	温肾助阳,收敛止血	脾肾阳虚,食少吐泻,白带,遗尿,尿频,崩漏下血,痈疽痰核	10~25g	①对泌尿系统疾病如尿失禁、遗尿有改善作用;②抗乳腺增生、卵巢囊肿;③抗前列腺增生;④改善冠脉搭桥后复发心绞痛;⑤促进骨折愈合;⑥胃溃疡
	紫河车	甘、咸、温	肺、心、肾经	补肾益精,养血益气	阳痿遗精,腰酸,头晕,耳鸣虚劳羸瘦,骨蒸盗汗,咳嗽气喘,食少气短,阳痿遗精,不孕少乳	1.5~3g,研末吞服	①产生绒毛膜促性腺激素;②对睾丸有兴奋作用;③产生雌激素及孕激素,对胸腺、脾脏、子宫、阴道、乳腺、甲状腺、睾丸等显著促进其发育;④胎盘r-球蛋白,含有麻疹、流感等抗体以及白喉抗毒素等,可用于预防或减轻麻疹等传染病;⑤含有干扰素等,可预防或控制感染

续表

类别	药名	性味	归经	功用	主治	用法用量	现代研究
补阳药	淫羊藿	辛、甘、温	肾、肝经	补肾壮阳,祛风除湿,强筋骨	肾阳虚衰,阳痿遗精,筋骨痿软,尿频,腰膝无力,风寒湿痹,肢体麻木,围绝经期高血压	3～15g	①增强免疫力;②增强性腺功能;③提高骨髓细胞的增殖率和DNA合成率;④抗心肌缺血;⑤降压
	巴戟天	辛、甘、微温	肾、肝经	补肾助阳,祛风除湿,强筋骨	阳痿不举,宫冷不孕,月经不调,少腹冷痛,小便频数,风湿痹痛,肾虚腰膝酸软	5～15g	环烯醚萜类成分有抗菌,抗氧化,抗肿瘤及抗细胞染色体诱变作用,泻下和抗炎镇痛作用
	仙茅	辛、热、有毒	肾、肝经	温肾壮阳,祛寒除湿,强筋骨	肾阳不足,命门火衰,阳虚冷泻,阳痿精冷,小便频数,腰膝冷痛,筋骨萎软	5～15g	①含有仙茅苷,促进巨噬细胞的增生能力和吞噬作用,提高机体免疫力;②抗骨质增生,延缓生殖系统的老化
	杜仲	甘、温	肝、肾经	补肝肾,强筋骨,安胎	肾虚腰痛及各种腰痛,筋骨无力,胎动不安,习惯性堕胎,原发性高血压	10～15g	①降血压;②抗衰老及抗肿瘤,抗菌,抗病毒;③保护免疫功能
	续断	苦、辛、微温	肝、肾经	补益肝肾,强筋健骨,止血安胎,疗伤续折	阳痿不举,遗精遗尿,腰膝酸痛,寒湿痹痛,崩漏下血,胎动不安,跌打损伤,筋伤骨折	9～15g	①正性肌力;②降血压;③抗炎,抗菌
	肉苁蓉	甘、咸、温	肾、大肠经	补肾助阳,润肠通便,益精血	肾阳亏虚,精血不足,阳痿早泄,宫冷不孕,腰膝酸痛,痿软无力,肠燥津枯,便秘	10～15g	①抗衰老;②调节免疫;③抗应激及强壮作用;④促进垂体细胞增加,促进卵巢孕激素分泌,还能增强性腺轴雌激素受体、孕激素受体的表达
	锁阳	甘、温	脾、肾、大肠经	补肾阳,益精血,润肠通便	肾阳亏虚,精血不足,阳痿,不孕,下肢痿软,筋骨无力,血虚津亏,肠燥便秘	10～15g	①具有抗缺氧、抗疲劳、耐热、耐寒作用;②锁阳的提取物具有极好的清除自由基作用;③抑制血小板聚集;④类糖皮质激素作用

续表

类别	药名	性味	归经	功用	主治	用法用量	现代研究
补阳药	补骨脂	苦、辛、温	肾、脾经	补肾壮阳,固精缩尿,温脾止泻,纳气平喘	肾虚阳痿,腰膝冷痛,肾虚遗精,遗尿,尿频,脾肾阳虚,五更泄泻,肾不纳气,虚寒咳喘	5～15g	①调节免疫功能;②抗肿瘤活性作用;③促进成骨细胞生成,抑制骨质疏松;④平喘;⑤胆汁清除及肝药酶诱导作用;⑥抗良性前列腺增生作用;⑦治疗白癜风;⑧有抗菌作用(见附录五[118])
	益智仁	辛、温	脾、肾经	暖肾固精缩尿,温脾止泻摄唾	下元虚寒,遗精白浊,遗尿,小便频数,脾胃虚寒,腹痛吐泻,口涎自流	3～9g	①拮抗钙活性的作用;②强心;③抗癌,控制回肠收缩;④抑制前列腺素作用;⑤抑制胃溃疡
	菟丝子★	辛、甘、平	肾、肝、脾经	补肾益精,养肝明目,止泻,安胎	肾虚腰痛,阳痿遗精,尿频,宫冷不孕,肝肾不足,目暗不明,脾肾阳虚,便溏泄泻,肾虚胎动不安	10～20g	①免疫调节作用;②性腺激素样作用;③菟丝子黄酮调节下丘脑、垂体、卵巢轴功能;④抗衰老作用
	沙苑子	甘、温	肝、肾经	补肾固精,养肝明目,缩尿	肾虚腰痛,阳痿遗精,尿频遗尿,小便余沥,白带过多,目暗不明,头昏眼花	10～20g	①抗炎;②降低血液黏度,减慢红细胞沉降率、红细胞电泳时间加快;③抑制癌细胞生长;④降脂;⑤降压;⑥其他:抑制血小板聚集、保肝、镇痛、抗疲劳
	蛤蚧	咸、平	肺、肾经	补肺益肾,纳气平喘,助阳益精	肺虚咳嗽,肾虚作喘,虚劳咳喘,肾虚阳痿	5～10g	①性激素样双向调节作用;②抗炎作用;③平喘作用;④有非特异性免疫增强作用
	核桃仁	甘、温	肾、肺、大肠经	补肾温肺,润肠通便	肾阳虚衰,腰痛脚弱,小便频数,肺肾不足,虚寒咳喘,肺虚久咳,气喘,肠燥便秘,遗精,阳痿	10～30g	①防止心脑血管疾病;②治疗胆石症;③抗衰老;④补脑增智

续表

类别	药名	性味	归经	功用	主治	用法用量	现代研究
补阳药	冬虫夏草	甘、温	肺、肾经	补肾益肺，止血化痰	阳痿遗精，腰膝酸痛，久咳虚喘，劳咳痰血	5～15g	①性激素样作用；②增强肾上腺皮质功能；③调节免疫功能，抑制器官移植排斥反应；④延缓衰老，保肾，平喘；⑤增强骨髓造血功能；⑥降血糖；⑦抗肿瘤；⑧有抗菌作用(见附录五[119])
	葫芦巴★	苦、温	肾经	温肾助阳，散寒止痛	寒疝腹痛，胁腹胀痛，足膝冷痛，寒湿脚气，阳痿滑精，精冷囊湿	3～10g	①催乳；②致泻；③驱肠线虫
	韭菜子	辛、甘、温	肾、肝经	温补肝肾，壮阳固精	阳痿遗精，白带自淫，肝肾不足，腰膝酸软，遗尿尿频	3～9g	①韭菜子中含皂苷，口服大量可引起红细胞溶解；②祛痰；③抗菌作用
	阳起石★	咸、温	肾经	温肾壮阳	阳痿不举，宫冷不孕	3～6g	增加正常小鼠交尾次数
	紫石英	甘、温	肺、心、肾经	温肾助阳，镇心安神，温肺平喘	肾阳亏虚，宫冷不孕，崩漏带下，心悸怔忡，虚烦不眠，肺寒气逆，痰多咳喘	9～15g	①兴奋中枢神经；②促进卵巢分泌
	海狗肾★	咸、热	肾经	暖肾壮阳，益精补髓	阳痿精冷，精少不育，肾阳衰微，心腹冷痛	1～3g	雄性激素样作用
	海马	甘、温	肝、肾经	补肾壮阳，调气活血，散结消肿	阳痿，遗精，遗尿，肾虚作喘，癥瘕积聚，跌打损伤；外治疔疮肿痛	3～9g；外用适量，研末敷患处	雄性激素样作用
	蛤蟆油★	甘、咸、平	肺、肾经	补肾益精，养阴润肺	病后体虚，神衰盗汗，劳嗽咳血	3～10g	①促进皮肤基底细胞分裂，使皮肤保持细腻，富有弹性；②增强机体的免疫力及抗病能力，延缓衰老，增强体力和记忆力

续表

类别	药名	性味	归经	功用	主治	用法用量	现代研究
补阳药	羊红膻★	辛、甘、温	心、肾、肺、脾经	温肾助阳,活血化瘀,养心安神,温肺散寒	阳痿不举,精少精冷,气滞血瘀,胸痹心痛,心悸失眠,胸闷气短,外感风寒,寒饮咳嗽	10~15g	①含黄酮苷,能增强心肌及脑组织呼吸酶的活性;②降压
补血药	当归	辛、温、甘	肝、心、脾经	补血调经,活血止痛,润肠通便	血虚诸证,血虚血瘀,月经不调,经闭,痛经,虚寒性腹痛,跌打损伤,痈疽疮疡,风寒痹痛,血虚肠燥便秘,眩晕心悸	5~15g	①促进骨髓造血;②抑制血小板聚集,抗血栓;③降血脂,抗动脉硬化;④抗心肌缺血及心肌梗死后纤维化,抗心律失常,扩张血管,降血压;⑤兴奋和抑制子宫平滑肌;⑥增强免疫功能;⑦抗辐射,抗损伤,保肝;⑧有抗菌作用(见附录五[120])
	熟地黄	甘、微温	肝、肾经	补血养阴,填精益髓	肝肾阴虚,腰膝酸软,骨蒸潮热,盗汗遗精,内热,血虚萎黄,心悸怔忡,月经不调,崩漏下血,眩晕,耳鸣,须发早白	10~30g	①增强免疫功能;②抗甲状腺作用;③降血糖;④促凝血与促造血功能;⑤抗脂质过氧化;⑥降压
	白芍	苦、酸、微寒	肝、脾经	养血敛阴,柔肝止痛,平抑肝阳,调经止汗	肝血亏虚,月经不调,肝脾不和,胸胁脘腹疼痛,四肢挛急疼痛,肝阳上亢,头痛眩晕,血虚萎黄,自汗盗汗	5~15g;不宜与藜芦同用	①抗炎作用(见附录五[121]);②白芍总苷对免疫功能增高或降低呈反向调节;③护肝作用;④影响睡眠节律;⑤抗氧化,镇痛,抗惊厥
	阿胶	甘、平	肺、肝、肾经	补血,滋阴,润肺,止血	血虚萎黄,眩晕心悸,肌痿无力,心烦不眠,肺阴虚燥咳,劳嗽咯血,吐血,尿血,便血,崩漏,妊娠胎漏,热病伤阴,心烦失眠,阴虚动风	5~15g;烊化兑服	①促进造血功能;②抗辐射损伤;③影响免疫功能;④耐缺氧,耐寒冷,抗疲劳作用;⑤止血作用;⑥增加机体内钙的摄入量;⑦抗肌痿,抗休克作用;⑧利尿消肿作用

续表

类别	药名	性味	归经	功用	主治	用法用量	现代研究
补血药	何首乌	苦、甘、涩、微温	肝、肾经	制用:补肝肾,益精血,乌须发,强筋骨;生用:解毒,消痈,润肠通便,截疟	制用:血虚萎黄,眩晕耳鸣,须发早白,腰膝酸软,肢体麻木,崩漏带下,久疟体虚,高脂血症;生用:痈疽,瘰疬,风疹瘙痒,肠燥便秘,高脂血症	10~30g	①延缓衰老;②增强机体免疫功能;③降血脂,抗动脉硬化;④促进骨髓造血;⑤泻下保肝;⑥肾上腺皮质激素样作用
	龙眼肉	甘、温	心、脾经	补益心脾,养血安神	思虑过度,劳伤心脾,气血不足,惊悸征忡,失眠健忘,血虚萎黄	10~25g	①延缓衰老作用;②降血脂和抗动脉粥样硬化作用;③保护肝脏;④抗菌作用
	楮实子	甘、寒	肝、肾经	滋肾,清肝,明目,利尿	腰膝酸软,虚劳骨蒸,头晕目昏,目翳昏花,水肿胀满	6~9g	对毛发癣菌有抑制作用
补阴药	北沙参	甘、微苦、微寒	肺、胃经	养阴清肺,益胃生津	肺热燥咳,劳嗽痰血,热病津伤口渴,大便干结	4.5~9g;不易与藜芦同用	①祛痰和镇惊作用;②提高和促进免疫功能
	南沙参	甘、微寒	肺、胃经	养阴清肺,清胃生津,补气,化痰	肺热燥咳,阴虚劳嗽,干咳痰黏,气阴不足,烦热口干	9~15g;不易与藜芦同用	①祛痰;②沙参浸剂心脏有强心作用;③对皮肤真菌有抑制作用;④抗应激作用;⑤增加免疫器官重量;⑥其他:抗病原微生物,抗衰老,增加体重,抗癌
	百合	甘、微寒	肺、心、胃经	养阴润肺,清心安神	阴虚燥咳,劳嗽咳血,阴虚有热之失眠及百合病心肺阴虚内热,虚烦惊悸,失眠多梦,精神恍惚	6~12g	①止咳;②对抗组织胺引起的哮喘
	麦冬	甘、微苦、微寒	心、肺、胃经	养阴生津,润肺清心	肺燥干咳,虚劳咳嗽,津伤口渴,心烦失眠,肠燥便秘	6~12g	①改善心功能;②抗心肌缺血及抗心律失常;③增强机体免疫功能;④延缓衰老;⑤降血糖;⑥抗过敏,平喘;⑦镇静,抗肿瘤,抗辐射;⑧有抗菌作用(见附录五[122])

续表

类别	药名	性味	归经	功用	主治	用法用量	现代研究
补阴药	天门冬	甘、苦、寒	肺、肾、胃经	养阴润燥,清肺生津	肺燥干咳,顿咳痰黏,咽干口渴及肠燥便秘,食欲不振	6~12g	①镇咳、祛痰及平喘作用;②抗菌作用(见附录五[123]);杀灭蚊、蝇虫;③抗肿瘤作用(见附录六[61])
	石斛	甘、微寒	胃、肾经	益胃生津,滋阴清热	热病阴伤津亏,口干烦渴,食少干呕,病后虚热,目暗不明	煎服6~12g;鲜品15~30g	①对消化系统起调节作用;②抗衰老与免疫调节;③抗肿瘤;④治疗白内障
	玉竹	甘、微寒	肺、胃经	养阴润燥,生津止渴	肺胃阴伤,燥热咳嗽,咽干口渴,内热消渴	6~12g	①铃兰苷有强心作用,小剂量可使心搏增速和加强,大剂量则相反;②降血脂,缓冲动脉样硬化斑块形成;③降血糖,抗肿瘤,抗衰老及增强免疫力
	黄精	甘、平	脾、肺、肾经	补气养阴,健脾,润肺,益肾	阴虚肺燥,干嗽少痰,肺肾阴虚,劳嗽久咳,脾胃虚弱,体倦乏力,口干食少,肾精亏虚,内热消渴	9~15g	①抗菌(见附录五[124]),抗真菌;②抑制病毒;③降压
	明党参	甘、微苦、微寒	肺、脾、肝经	润肺化痰,养阴和胃,平肝,解毒	肺阴虚,肺热咳嗽;脾胃阴虚,呕吐反胃,食少口干;肝阴不足,肝热上扰,眩晕,头痛,目赤	6~12g	①提高人体免疫力功能及抗氧化;②提高应激能力;③提高胃肠蠕动的能力;④祛痰、止咳、平喘;⑤降血脂、抑制血小板聚集和抗凝血;⑥抗突变
	枸杞子	甘、平	肝、肾经	滋补肝肾,益精明目	虚劳精亏,腰膝酸痛,眩晕耳鸣,内热消渴,血虚萎黄,目昏不明	6~12g	①增强机体免疫功能;②延缓衰老;③保肝;④降血糖,抗糖尿病并发症;⑤抗肿瘤
	墨旱莲	甘、酸、寒	肝、肾经	滋补肝肾,凉血止血	牙齿松动,须发早白,眩晕耳鸣,腰膝酸软,阴虚血热,吐血、衄血,尿血,血痢,崩漏下血,外伤出血	6~12g;外用鲜品适量	①止血;②增加冠脉流量;③镇静、镇痛

续表

类别	药名	性味	归经	功用	主治	用法用量	现代研究
补阴药	女贞子	甘、苦、凉	肝、肾经	滋补肝肾，乌发明目	眩晕耳鸣，腰膝酸软，须发早白，目暗不明	6～12g	①抗炎,抑菌(见附录五[125]);②降血糖、降血脂、保肝;③抗血栓形成,抗衰老及抗疲劳;④调节免疫,提高肿瘤患者的免疫功能
	桑葚	甘、酸、寒	心、肝、肾经	滋阴补血，生津润燥	肝肾阴虚，眩晕耳鸣，心悸失眠，须发早白，津伤口渴，内热消渴，肠燥便秘	9～15g	①降压、镇静;②增强免疫、促进造血细胞生长;③抗诱变、抗衰老;④降糖、降脂、保肝、护肝
	黑芝麻	甘、平	肝、肾、大肠经	补肝肾，益精血，润肠燥	精血亏虚，头晕眼花，耳鸣耳聋，须发早白，病后脱发，肠燥便秘	9～15g	①降血糖;②促肾上腺作用;③抗炎,致泻
	龟板	甘、寒	肝、肾、心经	滋阴潜阳，益肾健骨，养血补心	阴虚阳亢，阴虚内热，虚风内动，肾虚骨痿，囟门不合，阴血亏虚，惊悸，失眠，健忘	9～24g,先煎	①煎剂高浓度时收缩子宫;②抑制人型结核杆菌;③影响内分泌系统;④降低甲亢型大鼠的甲状腺功能;⑤调节β肾上腺素受体⑥降低血浆黏度,加速血液流动,延长痛阈值
	鳖甲	咸、微寒	肝、肾经	滋阴潜阳，退热除蒸，软坚散结	阴虚发热，劳热骨蒸，虚风内动，经闭，癥瘕积聚，久疟疟母	9～24g,先煎	①强壮作用;②免疫促进作用;③抑制结缔组织的增生,消结块;④增加血浆蛋白,可用于肝病所致的贫血;⑤有抗癌作用(见附录六[62])

十八、收涩类

类别	药名	性味	归经	功用	主治	用法用量	现代研究
固表止汗药	麻黄根	甘、微涩、平	肺经	固表止汗	自汗，盗汗	3～9g;外用适量,研粉撒扑	①麻黄根醇提取物能降血压,但麻黄素有升压作用;②扩张末梢血管,收缩肠管、子宫等平滑肌

续表

类别	药名	性味	归经	功用	主治	用法用量	现代研究
固表止汗药	浮小麦★	甘、凉	心经	固表止汗,益气,除热	自汗,盗汗,骨蒸劳热	煎服,15~30g;研末服,3~5g	收敛作用
敛肺涩肠药	五味子	酸、甘、温	肺、心、肾经	收敛固涩,益气生津,补肾宁心	久咳虚喘,自汗,盗汗,梦遗滑精,遗尿尿频,久泻不止,津伤口渴,短气脉虚,内热消渴,心悸,失眠,多梦	煎服,3~6g	①调节神经系统;②保肝;③抗溃疡;④改善呼吸系统机能;⑤抗氧化,延缓衰老,调节免疫功能;⑥有抗菌作用(见附录五[126])
	乌梅	酸、涩、平	肝、脾、肺、大肠经	敛肺止咳,涩肠止泻,安蛔止痛,生津止渴	肺虚久咳,久泻,久痢,蛔厥腹痛,虚热消渴	3~10g	①体外对蛔虫的活动有抑制作用;②增强机体免疫功能;③有抗菌作用(见附录五[127])
	五倍子	酸、涩、寒	肺、大肠、肾经	敛肺降火,止咳止汗,涩肠止泻,固精止遗,收敛止血,收湿敛疮	肺虚久嗽,咯血,自汗,盗汗,久泻,久痢,遗精,滑精,便血痔血,外伤出血,崩漏,湿疮,肿毒	3~9g;外用适量	①沉淀蛋白质;②减轻肠道炎症,止泻;③有抗菌作用(见附录五[128])
	罂粟壳	酸、涩、平,有毒	肺、大肠、肾经	涩肠止泻,敛肺止咳,止痛	久泻,久痢,肺虚久咳,脱肛,胃痛,腹痛,筋骨疼痛	3~6g,本品易成瘾,不宜常服	其所含的吗啡、可待因等有显著的镇痛、镇咳作用,能使胃肠道及其括约肌的张力提高,消化液分泌减少,从而起到止泻作用
	诃子	苦、酸、涩、平	肺、大肠经	涩肠止泻,敛肺止咳,降火利咽	久泻,久痢,久咳,咽痛喑哑	3~10g	①其所含的鞣质有收敛、止泻作用;②用盐酸、乙醚提取的乙醇提取物有更强的抗菌(见附录五[129])及抗真菌作用
	石榴皮	酸、涩、温	大肠经	涩肠止泻,杀虫,收敛止血	久泻,久痢,虫积腹痛,崩漏,便血,带下	3~10g	①其所含的鞣质有收敛作用;②对病毒有一定的抑制作用

续表

类别	药名	性味	归经	功用	主治	用法用量	现代研究
敛肺涩肠药	肉豆蔻	辛、温	脾、胃、大肠经	涩肠止泻，温中行气	脾胃虚寒，久泻不止，冷痢，胃寒胀痛，食少呕吐	煎服，3～9g；入丸、散服，每次0.5～1g	①其挥发油，少量能促进胃液的分泌及胃肠蠕动，大量有抑制作用；②肉豆蔻醚对正常人有致幻、抗炎作用
	赤石脂	甘、涩、温	大肠、胃经	涩肠止泻，收敛止血，敛疮生肌	久泻，久痢，崩漏，便血，疮疡久溃，脓水浸淫	10～20g；外用适量，研末调患处	①有吸附作用；②对胃肠黏膜有保护作用，能制止胃肠道出血
	禹余粮	甘、涩、平	胃经	涩肠止泻，收敛止血，止带	久泻，久痢，崩漏，便血，带下	10～20g；外用适量，孕妇慎用	生品禹余粮能缩短凝血时间和出血时间，而煅品则有延长作用
固精缩尿止带药	山茱萸	酸、涩、微温	肝、肾经	补益肝肾，涩精固脱	眩晕耳鸣，腰膝酸软，阳痿遗精，遗尿尿频，崩漏带下，大汗虚脱，内热消渴	5～10g	①强心、抗休克、抗应激、抗氧化、降血脂；②对免疫系统功能有一定的影响；③抗炎、抗菌（见附录五[130]）
	覆盆子★	甘、酸、微温	肝、肾经	固精缩尿，益肝肾明目	遗精滑精，肝肾不足，目暗不明	5～10g	①抑制葡萄球菌、霍乱弧菌（见附录五[131]）；②有雌激素样作用
	桑螵蛸	甘、咸、平	肝、肾经	固精缩尿，止浊，补肾助阳	遗精滑精，遗尿尿频，小便白浊，肾虚阳痿	6～10g	①轻微抗利尿及敛汗；②促进消化液分泌；③降血糖、血脂；④抑制癌症
	金樱子	酸、甘、涩、平	肾、膀胱、大肠经	固精缩尿止带，涩肠止泻	遗精滑精，遗尿尿频，带下，久泻，久痢	6～12g	①收敛、止泻；②抗动脉粥样硬化；③有抗菌作用（见附录五[132]）
	木馒头★	甘、平	肾、胃、大肠经	补肾固精，清热利湿，活血通经，催乳，解毒消肿	肾虚遗精，阳痿，小便淋浊，久痢，痔血，肠风下血，久痢脱肛，闭经，疝气，乳汁不下，咽喉痛，疥癣，痈肿，疥癣	6～15g	①含有脱肠草素，佛手柑内酯等，具有抗风湿的作用；②含有芸香苷，蒲公英赛醇乙酸酯等，具有清热凉血，活血消肿，通经催乳的效果；③有抗癌作用（见附录六[63]）

续表

类别	药名	性味	归经	功用	主治	用法用量	现代研究
固精缩尿止带药	海螵蛸	咸、涩、微温	肝、肾经	固精止带,收敛止血,制酸止痛,收湿敛疮	遗精滑精,赤白带下,溃疡病,胃痛吐酸,吐血衄血,崩漏便血;外治损失出血,疮多浓汁	6~12g;外用适量,研末敷患处	①抗消化性溃疡,抗肿瘤,抗放射;②中和胃酸,降低胃蛋白酶活性;③接骨,促进骨缺损修复
	莲子	甘、涩、平	脾、肾、心经	固精止带,补脾止泻,益肾养心	遗精滑精,带下,脾虚泄泻,心悸,失眠	10~15g	①降压强心;②抗癌降脂;③延年美容
	莲须	甘、涩、平	心、肾经	固肾涩精,止血	遗精,滑精,白带,尿频,子宫出血	1.5~5g	催产
	芡实	甘、涩、平	脾、肾经	益肾固精,健脾止泻,除湿止带	遗精滑精,脾虚久泻,遗尿尿频,白浊带下	10~15g	消除尿蛋白,可用于治疗肾小球肾炎

十九、涌吐类

药名	性味	归经	功用	主治	用法用量	现代研究
常山	苦、辛、寒、有毒	肺、心、肝经	涌吐痰涎,截疟	胸中痰饮证,疟疾	4.5~9g;有催吐的不良反应,量不宜过大,孕妇慎用	①抗疟;②降压;③兴奋子宫;④抗肿瘤;⑤抗流感病毒
瓜蒂★	苦、寒、有毒	胃经	涌吐痰食,祛湿退黄	风痰、宿食停滞及食物中毒诸证,湿热黄疸	煎服,2.5~5g;入丸、散服,每次0.3~1g	①甜瓜素能刺激胃感觉神经,兴奋呕吐中枢而致吐;②能抗肿瘤(见附录六[64]),降压,抑制心肌收缩力,减慢心律等
胆矾★	酸涩、辛、寒、有毒	肝、胆经	涌吐痰涎,解毒收湿,祛腐蚀疮	喉痹,癫痫,误食毒物,风眼赤烂,口疮,牙疳,疮疡	温水化服,0.3~0.6g	①能刺激胃壁神经,引起反射性呕吐;②其浓溶液对局部黏膜有腐蚀作用,可退翳

续表

药名	性味	归经	功用	主治	用法用量	现代研究
藜芦★	苦、辛、寒，有毒	肺、胃、肝经	涌吐风痰，清热解毒，杀虫	中风痰涌，风痫癫疾，黄疸，久疟，泄痢，头痛，喉痹，鼻息肉，疥癣，恶疮	入丸、散，0.3～0.6g；外用：适量，研末，油或水调涂	①降压和减慢心律的作用；②杀蚊、蝇、蚤、虱等；③藜芦所含总生物碱具强烈局部刺激作用，口服能催吐祛痰；④毒性：成人口服藜芦须根70mg即发生中毒。藜芦中毒，出现恶心、呕吐，抑制心肌的兴奋传导，可出现传导阻滞

二十、攻毒杀虫止痒类

药名	性味	归经	功用	主治	用法用量	现代研究
雄黄	辛、温，有毒	肝、胃、大肠经	解毒，杀虫，燥湿祛痰，截疟	痈肿疔疮，蛇虫咬伤，虫积腹痛，惊痫，疟疾，湿疹	0.05～0.1g；外用适量；孕妇禁用	①通过诱导肿瘤细胞凋亡，抑制细胞DNA合成，增强机体的细胞免疫功能等多种因素发挥其抗肿瘤作用；②抗血吸虫及疟原虫
硫黄	酸、温，有毒	肾、大肠经	外用解毒杀虫疗疮；内服补火助阳通便	外用治疥癣，秃疮，湿疹，阴疽疮疡；内服治阳痿足冷，虚喘冷哮，虚寒便秘	内服1.5～3g；外用适量，孕妇慎用	①对动物试验性炎症有治疗作用，并可促进支气管分泌增加而祛痰；②一部分硫黄在肠内形成硫化氢，刺激肠壁增加蠕动，从而缓解作用
白矾	酸、涩、寒	肺、脾、肝、大肠经	外用解毒杀虫，燥湿止痒；内服止血，止泻，化风痰；枯矾收湿敛疮，止血化腐	外用治湿疹瘙痒，聤耳流脓；内服治便血，崩漏，癫痫发狂，久泻久痢，湿热黄疸；枯矾用于湿疹湿疮，聤耳流脓，阴痒带下，鼻衄齿衄，鼻息肉	内服0.6～1.5g；外用适量	①白矾能强力凝固蛋白质，临床又可消炎、止血、止汗、止泻和用作硬化剂；②可以光谱抗菌；③经尿道灌溉有止血作用；④促进溃疡愈合
蛇床子	辛、苦、温，有小毒	肾经	温肾壮阳，杀虫止痒，燥湿，祛风	寒湿带下，湿痹腰痛，宫冷，肾虚阳痿；外治阴部湿疹，妇人阴痒，滴虫性阴道炎	3～9g；外用适量	①延长小鼠交尾期；②有雄激素样作用；③抗心律失常，降血压；④祛痰平喘；⑤延缓衰老、促进记忆；⑥有抗菌作用（见附录五[133]）

续表

药名	性味	归经	功用	主治	用法用量	现代研究
蟾酥	辛、温,有毒	心经	解毒,止痛,开窍醒神	咽喉止痛,牙痛;腹痛神昏、中暑吐泻,痈疽疔疮,手术麻醉	0.015~0.03g;外用适量,孕妇慎用	①强心,抗心肌缺血,抗凝血,升压,抗休克,兴奋大脑皮层及呼吸中枢;②抗炎,镇痛及局部麻醉作用;③抗肿瘤(见附录六[65])
樟脑★	辛、热,有毒	心、脾经	除湿杀虫,温散止痛,开窍辟秽	湿疮溃烂,跌打伤痛,吐泻神昏	0.1~0.2g	①临床用樟脑擦剂有止痒和镇痛作用;②口服有驱风和轻微祛痰作用
木鳖子	苦、微甘、凉,有毒	肝、脾、胃经	攻毒疗疮,消肿散结	疮疡肿毒,乳痈,瘰疬,痔漏,干癣秃疮,筋脉拘挛	0.9~1.2g;外用适量,研末,用油或醋调涂患处	①抗炎;②降血压;③抗肿瘤(见附录六[66])
土荆皮	辛、温,有毒	肺、脾经	杀虫,止痒	体癣、头癣等多种癣病,湿疹,皮炎	外用适量	①抗癌细胞,抗早孕;②止血
蜂房	甘、平	胃经	攻毒杀虫,祛风止痛	龋齿牙痛,疮疡肿毒,乳痈,瘰疬,皮肤顽癣,鹅掌风,风湿痹痛,牙痛	3~5g;煎服或烧存性研末服;外用适量,研末油调敷或煎水漱、洗患处	①抑制急性和慢性炎症;②降压、扩张血管,强心作用,抗癌(见附录六[67])、抗菌和降温;③驱蛔虫、绦虫
大蒜★	辛、温	脾、胃、肺经	解毒杀虫,消肿止痢	痈肿疔毒,痢疾,泄泻,钩虫病,蛲虫病,肺痨,顿咳	5~10g	①较强的广谱抗菌作用;②降低胆固醇和甘油三酯,防治动脉粥样硬化;③抗炎、增强免疫、抗氧化;④降血压

二十一、拔毒化腐生肌类

药名	性味	归经	功用	主治	用法用量	现代研究
升药★	辛、热、有大毒	肺、脾经	拔毒,去腐	痈疽溃后,脓出不畅,腐肉不去,新肉难生	外用适量;不能内服,有大毒,外用不可过量或持续使用;外疡腐肉已去或脓水已尽者,不宜用	①升药对金黄色葡萄球菌、乙型溶血性链球菌等有很强的杀菌作用;②促进和改善创面微循环,减少微血栓,增加创面营养和血供,有利于创面愈合
轻粉	辛、寒、有毒	大肠、小肠经	外用攻毒杀虫,敛疮;内服祛痰消积,逐水通便	外用治疥疮,湿疹,顽癣,臁疮,梅毒,疮疡;内服治痰涎积滞,水肿胀满,二便不利	内服 0.1 ~ 0.2g;外用适量,本品有毒,不可过量,内服慎用,孕妇禁服	①有广谱抑菌作用;②泻下、利尿
砒石★	辛、大热、有大毒	肺、肝经	外用攻毒杀虫,蚀疮去腐;内服祛痰平喘,截疟	腐肉不脱之瘰疬,顽癣,牙疳,痔疮,寒痰哮喘	0.002 ~ 0.004g;本品剧毒,内服宜慎;外用亦应注意,以防局部吸收中毒,孕妇忌服,不可作酒剂服;忌火煅	①杀微生物、疟原虫及阿米巴原虫;②对癌细胞有特定的毒性;③抗组织胺及平喘
铅丹★	辛、微寒、有毒	心、肝经	拔毒生肌,杀虫止痒	外用治疮疡溃烂,湿疹瘙痒,狐臭,酒齄鼻;内服治惊痫癫狂	0.3 ~ 0.6g;本品有毒,用之不当可致铅中毒,应慎用,不可久用,以防蓄积	直接杀灭细菌、寄生虫,抑制黏膜分泌
炉甘石	甘、平	肝、胃经	解毒明目退翳,收湿止痒敛疮	目赤肿痛,眼缘赤烂,翳膜胬肉,溃疡不敛,脓水淋漓,湿疮,皮肤瘙痒	外用适量,宜炮制后用	外用能部分吸收创面的分泌液,有防腐、收敛、消炎止痒及保护创面作用,并能抑制局部葡萄球菌的生长
硼砂★	甘、咸、凉	肺、胃经	外用清热解毒,内服清肺化痰	咽喉肿痛,口舌生疮,目赤翳障,痰热咳嗽	1.5 ~ 3g;以外用为主,内服宜慎	①对多种革兰阳性与阴性菌,浅部皮肤真菌及白色念珠菌有不同程度抑制作用;②对皮肤和黏膜还有收敛和保护作用

第四部分　方　　剂

一、解表剂

分类	方名	出处	组成	功用	适应证	临床运用
辛温解表剂	麻黄汤	《伤寒论》	麻黄9g、桂枝6g、杏仁10g、炙甘草3g	发汗解表，宣肺平喘	外感风寒表实证。恶寒发热，头疼身痛，无汗而喘，舌苔薄白，脉浮紧	①流行性感冒；②周围神经病；③缓慢性心律失常；④小儿遗尿症
	三拗汤	《太平惠民和剂局方》	麻黄6g、杏仁10g、甘草6g	宣肺发汗，止咳平喘	外感风邪，鼻塞声重，咳喘痰多，头痛目眩，四肢拘急，口不渴，苔薄，脉浮	①上呼吸道感染；②慢性咽炎、急性喉炎；③小儿支气管肺炎；④变异型哮喘；⑤喘息性支气管炎；⑥分泌性中耳炎；⑦急性肾小球肾炎
	华盖散	《太平惠民和剂局方》	麻黄9g、桑白皮9g、紫苏子9g、杏仁9g、茯苓9g、陈皮9g、炙甘草6g	宣肺解表，祛痰止咳	素体痰多，肺感风寒，咳嗽上气，痰气不利	①小儿急性支气管炎；②小儿哮喘；③急性支气管炎；④慢性支气管炎
	桂枝汤	《伤寒论》	桂枝9g、白芍9g、炙甘草6g、生姜9g、大枣3枚	解肌发表，调和营卫	外感风寒表虚证。头痛发热，汗出恶风，鼻鸣干呕，苔白不渴，脉浮缓或浮弱者	①过敏性鼻炎；②发热；③荨麻疹；④围绝经期综合征；⑤心律失常；⑥原发性坐骨神经痛；⑦肩周炎
	九味羌活汤	《此事难知》	羌活10g、防风10g、苍术6g、细辛2g、川芎10g、白芷10g、生地黄10g、黄芩10g、甘草3g	发汗祛湿，兼清里热	外感风寒湿邪，兼有里热证。恶寒发热，肌表无汗，头痛项强，肢体酸楚疼痛，口苦微渴，舌苔白或微黄，脉浮	①风疹、湿疹；②偏头痛；③类风湿性关节炎；④肋间神经痛
	香苏散	《太平惠民和剂局方》	香附12g、紫苏叶12g、炙甘草3g、陈皮6g	疏风散寒，理气和中	外感风寒，内有气滞证。恶寒发热，头痛无汗，胸脘痞闷，不思饮食，舌苔白，脉浮	支气管炎
	葛根汤	《伤寒论》	葛根12g、麻黄9g、桂枝6g、白芍6g、生姜9g、炙甘草6g、大枣12枚	发汗解表，升津舒筋，止利	太阳伤寒兼太阳经气不舒证，兼见项背强几几；太阳阳明合并下利，舌苔白或微黄，脉浮紧	①上呼吸道感染；②荨麻疹；③肩周炎；④周围性面神经瘫痪；⑤小儿春秋季腹泻；⑥颈椎病；⑦急性乳腺炎；⑧局限性系统性硬化

续表

分类	方名	出处	组成	功用	适应证	临床运用
辛温解表剂	小青龙汤	《伤寒论》	麻黄9g、白芍9g、细辛3g、干姜5g、炙甘草6g、桂枝9g、半夏9g、五味子6g	解表散寒，温肺化饮	外寒内饮证。恶寒发热，头身疼痛，无汗，胸痞喘咳，痰多而稀，或痰饮喘咳，不得平卧，或身体疼重，头面四肢浮肿，舌苔白滑，脉浮者	①老年慢性急性支气管炎、慢性喘息性支气管炎、慢性阻塞性肺病；②病态窦房结综合征
	荆防颗粒	鲁南制药	荆芥10g、防风10g、羌活6g、独活6g、柴胡9g、前胡6g、川芎6g、枳壳10g、茯苓10g、桔梗9g、甘草3g	发汗解表，散风祛湿	用于风寒感冒，头痛身痛，恶寒无汗，鼻塞清涕，咳嗽白痰	①普通感冒；②流行性感冒
	瓜蒌桂枝汤	《金匮要略》	瓜蒌根6g、桂枝9g、芍药9g、甘草6g、生姜9g、大枣12枚	解肌发表，生津舒筋	外感风寒。发热恶风，头痛汗出，身体强直，几几然，舌淡苔白，脉沉迟	抽搐
	越婢加术汤	《金匮要略》	麻黄18g、石膏18g、生姜9g、甘草6g、白术12g、大枣15枚	发越阳气，散水清热，健脾除湿	水肿，风水水盛过湿，恶风，一身悉肿，脉浮不渴，继自汗出，无大热；热极，热则身体津脱，腠理开，汗大泄等	①急性肾小球肾炎；②药物过敏后全身水肿；③风湿热痹；④小儿急性肾炎
辛凉解表剂	桑菊饮	《温病条辨》	桑叶10g、菊花10g、连翘10g、杏仁10g、桔梗10g、苇根10g、薄荷6g、生甘草3g	疏风清热，宣肺止咳	风温初起，表热轻证。但咳，身热不甚，口微渴，脉浮数	①小儿淋巴结核；②小儿遗尿；③急性肾炎；④喉源性咳嗽；⑤高热；⑥血小板减少性紫癜；⑦咯血
	银翘散	《温病条辨》	连翘10g、金银花10g、桔梗6g、薄荷6g、竹叶10g、荆芥穗10g、淡豆豉10g、牛蒡子10g、生甘草3g	辛凉透表，清热解毒	温病初起。发热无汗，或有汗不畅，微恶风寒，头痛口渴，咳嗽咽痛，舌尖红，苔薄白或微黄，脉浮数	①流行性感冒；②流行性腮腺炎；③乙型脑炎；④麻疹；⑤小儿外感高热
	麻黄杏仁石膏甘草汤	《伤寒论》	麻黄9g、杏仁9g、炙甘草6g、石膏18g	辛凉疏表，清肺平喘	表邪未解，肺热咳喘证。身热不解，咳逆气，急则鼻煽，口渴，有汗或无汗，舌苔薄白或黄，脉浮而数者	①支原体肺炎；②病毒性上呼吸道感染；③皮肤划痕征；④顽固性荨麻疹；⑤小儿肺炎；⑥小儿咳嗽；⑦小儿哮喘发作期

续表

分类	方名	出处	组成	功用	适应证	临床运用
辛凉解表剂	柴银颗粒	鲁南制药	柴胡 12g、金银花 12g、黄芩 9g、葛根 6g、荆芥 10g、青蒿 6g、连翘 9g、桔梗 6g、苦杏仁 10g、薄荷 6g、鱼腥草 15g	清热解毒，利咽止咳	用于上呼吸道感染外感风热证，症见发热恶风，头痛、咽痛，汗出，鼻塞流涕，咳嗽，舌边尖红，苔薄黄等症	①普通感冒；②流行性感冒；③上呼吸道感染；④急性咽喉炎
	葱豉桔梗汤	《重门通俗伤寒论》	鲜葱白 3~5 枚、苦桔梗 3~4g、焦山栀 6~9g、淡豆豉 9~15g、薄荷 3~4g、连翘 5~6g、生甘草 2g、鲜淡竹叶 30 片	疏风解表，清肺泄热	风温、风热初起。头痛身热，微恶风寒，无汗或少汗，咳嗽，咽痛，口渴，舌尖红苔薄白，脉浮数	流行性感冒
	羌活胜湿汤	《内外伤辨》	羌活 6g、独活 6g、藁本 6g、防风 9g、蔓荆子 9g、川芎 6g、甘草 3g	祛风胜湿	风湿在表。头痛，腰背重痛，或周身疼痛，恶寒，发热，舌苔白腻，脉浮	①耳膜内陷耳聋；②功能性水肿；③痛风病；④过敏性紫癜
	柴葛解肌汤	《伤寒六书》	柴胡 6g、石膏 10g、葛根 10g、白芷 10g、羌活 10g、桔梗 9g、黄芩 10g、白芍 6g、甘草 3g、生姜 3 片、大枣 6 枚	辛凉解肌，解毒透疹	外感风寒，郁而化热。恶寒渐轻，身热增盛，无汗头痛，目疼鼻干，心烦不眠，咽干耳聋，舌苔薄黄，脉浮微洪	①流行性感冒；②病毒性上呼吸道感染；③带状疱疹后遗神经痛；④荨麻疹；⑤外感发热
	鼻渊通窍颗粒	鲁南制药	辛夷 12g、炒苍耳子 6g、麻黄 6g、白芷 9g、薄荷 6g、藁本 10g、黄芩 9g、连翘 12g、野菊花 6g、天花粉 10g、地黄 6g、丹参 10g、茯苓 10g、甘草 3g	疏风清热，宣肺通窍	用于急鼻渊（急性鼻窦炎），属外邪犯肺证，症见前额或颧骨部压痛，鼻塞时作，流涕黏白或黏黄，或头痛，或发热，苔薄黄或白，脉浮	①急性鼻窦炎；②慢性鼻窦炎；③过敏性鼻炎；④中耳炎；⑤小儿腺样体肥大；⑥上呼吸道感染
	苍耳子散	《济生方》	辛夷仁 15g、苍耳子（炒）6g、白芷 30g、薄荷叶 3g	疏风止痛，通利鼻窍	鼻渊，鼻流浊涕不止	①急性鼻炎；②慢性单纯性鼻炎；③急性鼻窦炎；④鼻息肉摘除术后；⑤副鼻窦炎；⑥春季结膜炎；⑦变应性鼻炎；⑧慢性额窦炎，面神经炎

续表

分类	方名	出处	组成	功用	适应证	临床运用
辛凉解表剂	五虎汤	《仁斋直指》	麻黄6g、杏仁(去皮、尖)10g、甘草3g、细茶(炒)6g、石膏15g	辛凉宣泄,清肺平喘	风热壅肺,身热,咳喘痰多者	①病毒性肺炎;②小儿急性肺炎
	升麻葛根汤	《太平惠民和剂局方》	升麻6g、葛根15g、白芍10g、炙甘草3g	解肌透疹	麻疹。麻疹初起,疹出不透,身热头痛,咳嗽,目赤流泪,口渴,舌红苔干,脉数	①麻疹;②破伤风;③鼻旁窦炎;④慢性咽炎;⑤急性结膜炎;⑥慢性化脓性中耳炎急性发作
扶正解表剂	败毒散	《小儿药证直诀》	柴胡10g、前胡10g、川芎10g、枳壳10g、羌活10g、独活10g、茯苓10g、桔梗10g、人参10g、甘草5g	散寒祛湿,益气解表	气虚外感证。憎寒壮热,头项强痛,肢体酸痛,无汗,鼻塞声重,咳嗽有痰,胸膈痞满,舌淡苔白,脉浮而按之无力	病毒性感冒
	再造散	《伤寒六书》	人参10g、桂枝10g、熟附片6g、羌活10g、防风10g、川芎10g、煨生姜6g、黄芪15g、甘草3g、细辛2g	助阳益气,解表散寒	阳气虚弱,外感风寒,恶寒发热,热轻寒重,无汗肢冷,倦怠嗜卧,面色苍白,语言低微,舌淡苔白,脉沉无力,或浮大无力	①心律失常;②过敏性鼻炎;③剥脱性皮炎
	加减葳蕤汤	《重汀通俗伤寒论》	生葳蕤10g、淡豆豉10g、生葱白5g、桔梗9g、薄荷6g、白薇10g、炙甘草5g、红枣5g	滋阴清热,发汗解表	阴虚外感风热证。头痛身热,微恶风寒,无汗或有汗不多,咳嗽,心烦,口渴,咽干,舌红脉数	①上呼吸道感染;②急性咽炎;③口腔溃疡
	葱白七味饮	《外台秘要》	葱白9g、葛根9g、淡豆豉6g、生姜6g、麦门冬9g、生地黄9g	养血滋液,解表散邪	血虚外感风寒。病后阴血亏虚,调摄不慎,感受外邪。或失血之后,复感冒风寒,头痛身热,微寒无汗	
	参苏饮	《太平惠民和剂局方》	人参6g、紫苏叶6g、葛根6g、半夏6g、前胡6g、茯苓6g、木香4g、炒枳壳4g、桔梗4g、炙甘草4g、陈皮4g	益气解表,理气化痰	虚人外感风寒,内有痰饮证。恶寒发热,无汗,头痛,鼻塞,咳嗽痰白,胸膈满闷,倦怠无力,气短懒言,舌苔白,脉弱	①感冒;②婴幼儿毛细支气管炎;③小儿反复呼吸道感染;④慢性支气管炎急性发作

续表

分类	方名	出处	组成	功用	适应证	临床运用
扶正解表剂	桂枝加黄芪汤	《金匮要略》	桂枝9g、芍药9g、甘草6g、生姜9g、大枣12枚、黄芪6g	调和营卫,益气扶阳	黄汗病。用于黄汗病身重,汗出后减轻,但汗后有肌肉跳动,胸痛,腰以上汗出,腰以下无汗,腰髋驰痛,如有物在皮中,剧者不能食,身疼痛,烦躁,小便不利	①汗腺炎;②冠心病心律失常;③夏季气虚感冒

二、泻下剂

分类	方名	出处	组成	功用	适应证	临床应用
寒下剂	大承气汤	《伤寒论》	大黄12g、厚朴15g、枳实12g、芒硝9g	急下存阴,峻下热结	①阳明腑实证。大便不通,频转矢气,脘腹痞满,腹痛拒按,按之则硬,神昏谵语,舌苔黄燥起刺或焦黑燥裂,脉沉实。②热结旁流证。下利清水,色纯青,其气臭秽,脐腹疼痛,按之坚硬有块,口舌干燥,脉滑数。③里热实证之热厥、痉病或发狂	①术后粘连性肠梗阻;②出血性中风(急性期);③精神分裂症
	大陷胸汤	《伤寒论》	大黄9g、芒硝15g、甘遂1g	泻热逐水	水热互结之结胸证。心下满痛或心下至少腹硬满而痛不可近,大便秘结,日晡潮热,或气短烦躁,舌上燥而渴,脉沉紧,按之有力	①急性胰腺炎;②急性肠梗阻;③肝脓疡;④渗出性胸膜炎;⑤胆囊炎、胆石症等属于水热互结者

续表

分类	方名	出处	组成	功用	适应证		临床运用
寒下剂	胆道排石汤	《新急腹症学》	一号：茵陈 30g、黄芩 9g、金银花 9g、枳壳 9g、枳实 9g、木香 18g、大黄 15g、芒硝 9g	通里攻下，清热燥湿	热偏盛	胁痛。用于湿热证，起病急，胁脘疼痛如掣如绞，拒按，手不可近。或可触及包块，伴发热或往来寒热，口苦咽干，恶心欲吐，不思饮食，或有目黄、身黄，黄似橘色，腹胀便秘，尿少色黄，舌红，苔黄腻，脉滑数	①急性胆管炎；②急性胆囊炎；③胆总管结石
			二号：枳壳 9g、黄芩 9g、黄连 6g、大黄 6g	理气通腑，清热解毒			
			三号：青皮 9g、枳壳 9g、茵陈 30g、黄芩 9g、柴胡 9g、陈皮 6g、白术 12g	理气活血，健脾和胃	郁热偏盛		
			四号：虎杖 15g、黄芩 9g、枳壳 9g、木香 12g	清热燥湿，理气活血	湿热轻证		
			五号：川楝子 9g、枳实 9g、木香 9g、黄芩 9g、金钱草 30g、大黄 6g	理气活血，疏肝止痛	气滞偏盛		
			六号：虎杖 15g、金钱草 30g、栀子 12g、枳壳 15g、木香 15g、延胡索 15g、大黄 15g	清热燥湿，理气通下	湿热偏盛		
	清胰一号	《新急腹症学》	柴胡 15g、黄芩 15g、胡黄连 15g、白芍 15g、木香 10g、延胡索 10g、大黄（后下）15g、芒硝（冲服）10g	理气开郁，清热解毒，通里攻下	结胸。用于肝郁气滞热毒证，上腹满痛，痛如针刺，疼痛拒按，胸闷恶心，口苦纳减，舌苔薄黄，脉弦紧		急性水肿性胰腺炎
	清胰二号	《新急腹症学》	栀子 15g、丹皮 15g、赤芍 24g、木香 15g、厚朴 15g、延胡索 15g、生大黄（后下）24g、芒硝（冲服）10g	清热泻里，止痛通便	结胸。用于急性胰腺炎脾胃湿热型和部分脾胃实热型，水肿性胰腺炎进一步发展，持续上腹疼痛，腹胀口苦，胸闷呕吐，大便秘结，舌苔黄腻，脉弦滑		急性胰腺炎

续表

分类	方名	出处	组成	功用	适应证	临床运用
寒下剂	清胰三号	《新急腹症学》	柴胡 15g、黄芩 10g、胡黄连 10g、木香 10g、槟榔 30g、使君子 30g、苦楝皮根 30g、细辛 3g、芒硝（冲服）10g	疏肝清热，杀虫驱虫	结胸证。用于饮食不节或暴怒伤肝或食积、蛔虫上扰所引起的病理证候，持续性上腹疼痛，阵发性加重，钻顶样疼痛，腹胀口苦，胸闷呕吐，大便秘结，舌苔黄腻，脉弦滑	急性胰腺炎
	复方红藤煎	《急腹症方药新解》	红藤 30g、金银花 30g、冬瓜仁 30g、薏苡仁 30g、紫花地丁 15g、败酱草 15g、郁李仁 12g、桃仁 9g、牡丹皮 9g、皂角刺 6g、菖蒲 6g	清热解毒，排脓消肿，化瘀散结	肠痈。用于急性阑尾炎的郁滞期、蕴热期、毒热期，转移性右下腹痛，腹皮急拒按，恶心呕吐，发热，便秘溲赤，舌红苔黄或黄腻，脉数或滑数	急性阑尾炎
	阑尾清解汤	《中西医结合治疗急腹症》	金银花 60g、蒲公英 30g、冬瓜仁 30g、大黄 24g、牡丹皮 15g、木香 9g、川楝子 9g、生甘草 9g	清热解毒，行气活血	肠痈。症见发热恶寒或不恶寒，口渴，面红目赤，唇干舌燥，呕恶不能食，腹胀痛拒按，甚至腹壁硬，大便秘结，小便赤涩或尿痛，脉象洪滑数大或弦数有力，舌苔黄燥或黄腻，舌质红绛或尖红	急性阑尾炎瘀滞期
	季德胜蛇药	《国家基本药物·中成药》	七叶一枝花、蟾蜍皮、蜈蚣、地锦草等	清热解毒，消肿止痛	毒蛇、毒虫咬伤。局部肿胀，起水泡，麻木或剧痛，甚则伤口变黑坏死，伴有头晕、出汗、胸闷、四肢乏力，语言不清，或寒战发热，四肢肌肉酸痛等全身症状，舌淡苔白，脉数	①毒蛇、毒虫咬伤；②痄腮；③蛇串疮；④胁痛；⑤虫咬皮炎；⑥耳壳流痰，阴肿；⑦疥疮；⑧湿热发斑

续表

分类	方名	出处	组成	功用	适应证	临床运用
温下剂	大黄附子汤	《金匮要略》	大黄9g、附子9g、细辛3g	温里散寒，通便止痛	寒积实证。腹痛便秘，胁下偏痛，发热，手足厥冷，舌苔白腻，脉弦紧	①泌尿系结石；②便秘；③下肢静脉曲张疼痛
	温脾汤	《备急千金要方》	大黄12g、附子9g、人参9g、干姜6g、甘草6g、当归9g、芒硝6g	攻下寒积，温补脾阳	寒积腹痛。便秘腹痛，脐下绞结，绕脐不止，手足欠温，苔白不渴，脉沉弦而迟	①慢性结肠炎；②习惯性便秘；③贫血；肠道蛔虫症；④胃脘痛；⑤肠粘连
	三物备急丸	《金匮要略》	大黄3g、干姜3g、巴豆3g	功逐寒积	寒食冷积。猝然心腹胀痛，痛如锥刺，气急口噤，大便不通	①便秘；②泌尿系结石；③下肢静脉曲张疼痛
润下剂	麻子仁丸	《伤寒论》	麻子仁20g、白芍9g、枳实9g、大黄12g、厚朴9g、杏仁10g	润肠泄热，行气通便	脾约证。肠胃燥热，脾津不足，大便秘结，小便频数	①便秘；②咳嗽；③急性支气管炎；④化脓性脑膜炎；⑤精神分裂症；⑥便秘；⑦慢性前列腺炎；⑧呃逆；⑨失眠
	五仁丸	《世医得效方》	桃仁15g、杏仁15g、柏子仁15g、松子仁15g、郁李仁15g、陈皮10g	润肠通便	津枯便秘。大便干燥，艰涩难出，口干欲饮，舌燥少苔，脉细涩	①便秘；②幽门梗阻；③蝴蝶斑
	首荟通便胶囊	鲁南制药	何首乌10g、芦荟6g、决明子10g、枸杞子10g、阿胶6g、人参3g、白术10g、枳实10g	养阴益气，泻浊通便	用于功能性便秘，中医辨证属气阴两虚兼毒邪内蕴证者，症见便秘，腹胀，口燥咽干，神疲乏力，五心烦热，舌质红嫩或淡，舌苔白或白腻，脉沉细或滑数	①功能性便秘；②顽固性便秘；③术后便秘的预防；④短暂性排便困难
	济川煎	《景岳全书》	当归10g、牛膝6g、肉苁蓉9g、泽泻5g、升麻6g、枳壳10g	温肾益精，润肠通便	肾虚便秘。大便秘结，小便清长，腰膝酸软，头目眩晕，舌淡苔白，脉沉迟	①功能性便秘；②老年性便秘

续表

分类	方名	出处	组成	功用	适应证	临床运用
逐水剂	十枣汤	《伤寒论》	芫花1.5g、甘遂1.5g、大戟1.5g、大枣10枚,煎汤送服	攻逐水饮	①悬饮。咳唾胸胁引痛,心下痞硬,干呕短气,头痛目眩,或胸背掣痛不得息,舌苔滑,脉沉弦。②水肿。一身悉肿,尤以身半以下为重,腹胀喘满,二便不利	①渗出性胸膜炎;②肝硬化腹水;③肾性水肿;④百日咳;⑤心衰;⑥带状疱疹;⑦小儿病毒性肺炎
	舟车丸	《景岳全书》	牵牛子12g、甘遂3g、芫花3g、大戟3g、大黄6g、青皮6g、陈皮6g、木香6g、槟榔6g、轻粉0.3g,共为丸	行气逐水	水肿、水胀。口渴、气粗、腹坚,大小便秘,脉沉数有力	①肝硬化腹水;②胸膜积液
	甘遂半夏汤	《金匮要略》	甘遂3g、法半夏9g、芍药15g、炙甘草6g	攻破利导	留饮伏脉。其人欲自利,利后虽自觉轻快,但心下仍坚满者	①脑积液伴癫痫;②肾积水
	葶苈大枣泻肺汤	《金匮要略》	葶苈子(熬令色黄,捣丸如弹子大)、大枣12枚	泻肺行水,下气平喘	肺痈。胸中胀满,痰涎壅盛,咳喘胸满,不得卧,甚则一身面目浮肿	①慢性充血性心力衰竭;②非进行性血胸;③肺癌胸水;④小儿病毒性肺炎;⑤结核性胸膜炎;⑥心包积液
	控涎丹	《三因极一病证方论》	红大戟15g、甘遂15g、白芥子15g、朱砂0.1g	祛痰逐饮,消癥破瘀	凡人忽患胸背手足腰胯疼痛,牵引跳动,时时走易不定,或手足冷痹,气脉不通	①淋巴结核;②胸腔积液
	禹功散	《儒门事亲》	黑牵牛头(头末)120g、茴香(炒)30g,或加木香30g	行气消肿,逐水通便	①阳水。用于水气内停,全身浮肿,皮薄光亮,身体困重②臌胀。气滞湿阻证,腹胀满闷痛,或胁下胀痛,头重身困,胸脘痞闷,食欲减退,恶心呕吐,小便利,大便溏垢,或肢肿,或面目皮肤发黄	肝硬化腹水

续表

分类	方名	出处	组成	功用	适应证	临床运用
逐水剂	疏凿饮子	《重订严氏济生方》	泽泻12g、赤小豆15g、商陆6g、羌活（去芦）9g、大腹皮15g、椒目9g、木通12g、秦艽（去芦）9g、槟榔、茯苓皮30g	泻下通水，疏风发表	水湿壅盛。遍身水肿，喘呼气急，烦躁多渴，大小便不利	肝硬化腹水
	中满分消丸	《兰室秘藏》	黄芩10g、黄连6g、知母10g、厚朴12g、枳实15g、半夏10g、陈皮6g、茯苓15g、猪苓15g、泽泻10g、姜黄6g、人参9g、白术12g、炙甘草10g、干姜6g、砂仁6g	健脾行气，清利湿热，消胀除满	脾虚气滞、湿热郁结之脘腹胀满、呕恶不能食，尿短赤，五心烦热，口苦咽干，舌红苔黄腻，脉数	各型腹水
攻补兼施剂	黄龙汤	《伤寒六书》	大黄9g、芒硝9g、枳实9g、厚朴6g、甘草3g、人参6g、当归9g	攻下通便，益气养血	阳明腑实，气血不足证。自利清水，或大便秘结，腹痛拒按，身热口渴，神倦气少，甚则循衣撮空，神昏肢厥，舌苔焦黄或焦黑燥裂，脉虚	①幽门梗阻；②胆囊结石合并胆囊炎；③便秘；④支气管扩张症；⑤肠梗阻
	新加黄龙汤	《温病条辨》	生地15g、生甘草6g、人参（另煎）4.5g、生大黄9g、芒硝3g、玄参15g、麦冬15g、当归4.5g、海参2条、姜汁6匙	泄热通便，滋阴益气	热结里实，气阴不足证。大便秘结，腹中胀满而硬，神倦少气，口干咽燥，唇裂舌焦，苔焦黄或焦黑燥裂	①肝硬化腹水；②急性胰腺炎；③麦粒肿、眶蜂窝组织炎、泪腺炎
	增液承气汤	《温病条辨》	玄参30g、麦冬24g、大黄9g、芒硝4.5g、生地24g	滋阴增液，泻热通便	热结阴亏证。燥屎不行，下之不通，口干唇燥，舌红苔黄，脉细数	①便秘；②口疮；③眩晕症；④胃炎；⑤荨麻疹；⑥癔病性抽搐

三、和解剂

分类	方名	出处	组成	功用	适应证	临床应用
和解少阳剂	小柴胡汤	《伤寒论》	柴胡 12g、黄芩 9g、人参 6g、法半夏 9g、甘草 5g、生姜 9 片、大枣 12 枚	和解少阳	①伤寒少阳证。往来寒热，胸胁苦满，默默不欲饮食，心烦喜呕，口苦，咽干，目眩，舌苔薄白，脉弦者。②妇人热入血室。经水适断，寒热发作有时。③疟疾、黄疸等病而见少阳证者	①发热；②急性卡他性中耳炎；③胃切除后胆汁反流性胃炎；④厌食症；⑤痛经；⑥老年性便秘
	蒿芩清胆汤	《重订通俗伤寒论》	青蒿 10g、淡竹茹 15g、法半夏 10g、赤茯苓 15g、黄芩 10g、枳壳 10g、广陈皮 10g、碧玉散（滑石 18g、甘草 3g、青黛 3g）	清胆利湿，和胃化痰	少阳湿热证。寒热如疟，寒轻热重，口苦膈闷，吐酸苦水，或呕黄涎而黏，甚则干呕呃逆，胸胁胀疼，小便黄少，舌红苔白腻，间现杂色，脉数而右滑左弦者	①功能性发热；②胆汁反流性胃炎；③伤寒；④急性阑尾炎
	柴胡桂枝干姜汤	《伤寒论》	柴胡 6g、桂枝（去皮）9g、干姜 6g、瓜蒌根 12g、黄芩 9g、牡蛎（熬）20g、炙甘草 6g	和解少阳，生津敛阴	少阳病兼水饮内结证。伤寒五六日，经过发汗复下等法治疗后，致表证已罢，邪入少阳，其往来寒热，胸胁满，心烦，是少阳柴胡证。胸胁满微结，小便不利，渴而不呕，当是少阳病兼水饮内停	①慢性乙型肝炎；②亚健康状态
	达原饮	《瘟疫论》	槟榔 12g、厚朴 9g、草果 3g、知母 12g、芍药 9g、黄芩 12g、甘草 3g	开达膜原，辟秽化浊	瘟疫或疟疾，邪伏膜原。憎寒壮热，或一日三次，或一日一次，发无定时，胸闷呕恶，头痛烦热，舌苔白厚如积粉，脉弦滑数	①布鲁菌病；②黄疸型肝炎；③病毒性感染性发热；④流行性感冒

续表

分类	方名	出处	组成	功用	适应证	临床应用
调和肝脾剂	四逆散	《伤寒论》	炙甘草、枳实、柴胡、白芍各6g	透邪解郁，疏肝理气	①阳郁厥逆证。手足不温，或身微热，或咳，或悸，或小便不利，或腹痛，或泄利，脉弦。②肝脾不和证。胁肋胀闷，脘腹疼痛，脉弦等	①乳腺增生；②失眠
	逍遥散	《太平惠民和剂局方》	柴胡 10g、当归 10g、白茯苓 10g、芍药 10g、白术 10g、炙甘草 5g	疏肝解郁，养血健脾	肝郁血虚脾弱证。两胁作痛，头痛目眩，口燥咽干，神疲食少，或往来寒热，或月经不调，乳房胀痛，脉弦而虚者	①口腔溃疡；②月经不调；③混合性焦虑性抑郁障碍
	当归芍药散	《金匮要略》	当归 9g、白芍 30g、茯苓 12g、白术 12g、泽泻 15g、川芎 15g	养血调肝，健脾利湿，缓急止痛	肝血不足，脾虚湿停证。腹中急痛，头昏心悸，或下肢浮肿，小便不利，舌质淡，苔白腻，脉濡细缓，或细弦	①特发性水肿；②椎基底动脉供血不足；③冠心病；④血管神经痛；⑤睾丸炎；⑥结肠炎；⑦盆腔炎；⑧肾病综合征；⑨慢性缺血性肠病；⑩其他：梅尼埃病、闭经、尿路感染、肝硬化腹水、脑血管性痴呆
	痛泻要方	《丹溪心法》	炒白术 15g、白芍 10g、陈皮 6g、防风 5g	补脾柔肝，祛湿止泻	痛泻。肠鸣腹痛，大便泄泻，泻必腹痛，舌苔薄白，脉两关不调，弦而缓者	①肠易激综合征；②溃疡性结肠炎；③慢性结肠炎；④慢性腹泻；⑤婴幼儿惊泻；⑥慢性胆囊炎
调和肠胃剂	半夏泻心汤	《伤寒论》	半夏 12g、黄芩 9g、干姜 6g、人参 6g、黄连 3g、大枣 12 枚、炙甘草 9g	寒热平调，和胃降逆，散结除痞	寒热互结之痞证。心下痞，但满而不痛，或呕吐，肠鸣下利，舌苔腻而微黄	①慢性胃炎；②胆汁反流性胃炎；③胃溃疡；④消化性溃疡出血
	香砂六君子汤	《医方集解》	人参 9g、白术 9g、茯苓 9g、陈皮 6g、木香 6g、砂仁 6g、炙甘草 6g、法半夏 9g	健脾和胃，理气止痛	痞证。脘腹胀满疼痛，嗳气纳呆。呕吐泄泻，神瘦少气，舌淡苔白腻，脉濡	①慢性萎缩性胃炎；②胃溃疡；慢性胃炎；③放化疗及肿瘤手术后恢复期；④妊娠恶阻；⑤肠易激综合征

续表

分类	方名	出处	组成	功用	适应证	临床应用
调和肠胃剂	抑肝和胃饮	《江苏省中医院临床验方》	苏叶3g、黄连5g、制半夏5g、广陈皮5g、竹茹5g、钩藤15g、黄芩9g、生姜3片	抑肝和胃，降逆止呕	妊娠呕吐。用于肝热犯胃证，妊娠早期，恶心呕吐剧烈，不能进食，吐出黄苦水或酸水，甚至吐出黄绿色胆汁和血液，胸闷胁胀，头昏目眩，烦躁口苦，尿黄尿少，大便干结，舌偏红，苔黄腻，脉弦滑	妊娠呕吐

四、清热剂

分类	方名	出处	组成	功用	适应证	临床应用
清气分热剂	栀子豉汤	《伤寒论》	栀子14个、淡香豉6g	清宣郁热	热郁胸膈证。身热懊恼，虚烦不眠，胸脘痞满，按之软而不硬，嘈杂似饥，但不欲食，舌红苔微黄，脉数	①慢性萎缩性胃炎；②失眠
	白虎汤	《伤寒论》	石膏30g、知母9g、炙甘草3g、粳米6g	清热除烦，生津止渴	阳明气分热盛证。壮热面赤，烦渴引饮，汗出恶热，脉洪大有力	①流行性感冒；②流行性乙型脑炎；③病毒性脑炎；④麻疹；⑤大叶性肺炎；⑥风湿性关节炎；⑦小儿夏季热、中暑
	白虎加桂枝汤	《金匮要略》	石膏碎30g、知母18g、桂枝9g、炙甘草6g、粳米9g	清热通络，调和营卫	①温疟。其脉如平，身无寒但热，骨节烦痛，时呕。②风湿热痹。壮热，气粗烦躁，关节肿痛，口渴苔白，脉弦数	①痛风性关节炎；②系统性红斑狼疮；③类风湿性关节炎；④长期高热
	竹叶石膏汤	《伤寒论》	淡竹叶6g、石膏30g、半夏9g、麦门冬20g、人参6g、炙甘草6g、粳米10g	清热生津，益气和胃	伤寒、温病、暑病余热未清，气津两伤证。身热多汗，心胸烦闷，气逆欲呕，口干喜饮，或虚烦不寐，舌红苔少，脉虚数	①小儿急性扁桃体炎；②麻疹后期；③胆道术后呕吐；④肝癌介入化疗后呕吐；⑤顽固性失眠；⑥顽固性口腔溃疡

续表

分类	方名	出处	组成	功用	适应证	临床应用
清营凉血	清营汤	《温病条辨》	水牛角30g、生地黄15g、玄参9g、淡竹叶3g、麦冬9g、丹参6g、黄连5g、金银花9g、连翘6g	清营解毒，透热养阴	热入营血证。身热夜甚，神烦少寐，时有谵语，目常喜开或喜闭，口渴或不渴，斑疹隐隐，脉数，舌绛而干	①多种急性传染性、感染性病；②药物性皮疹；③银屑病；④急性白血病高热；⑤紫癜性肾炎；⑥眼底出血；⑦类风湿性关节炎；⑧嗜酸粒细胞增多症
	犀角地黄汤	《小品方》	水牛角30g、生地黄24g、赤芍9g、牡丹皮6g	清热解毒，凉血散瘀	①热入血分证。身热谵语，斑色紫黑，舌绛起刺，脉细数，或喜忘如狂，漱水不欲咽，大便色黑易解等。②热伤血络证。吐血、衄血、便血、尿血等，舌红绛，脉数。③血分热毒耗伤血中津液。舌紫绛而干	①小儿过敏性紫癜；②病毒性肺炎；③痤疮；④特发性血小板减少性紫癜；⑤肺性脑病；⑥顽固性荨麻疹
清热解毒	黄连解毒汤	《肘后备急方》	黄连9g、黄芩6g、黄柏6g、栀子9g	泻火解毒	三焦火毒热盛证。大热烦躁，口燥咽干，错语不眠；或热病吐血、衄血；或热甚发斑，身热下利，湿热黄疸；外科痈疡疔毒，小便黄赤，舌红苔黄，脉数有力	①急性上消化道出血；②肠伤寒合并肠出血；③急性肾盂肾炎；④急性盆腔炎；⑤急性睾丸炎；⑥宫颈糜烂；⑦急性白血病合并霉菌感染
	当归龙荟丸	《宣明论方》	当归(酒洗)30g、龙胆草30g、炒栀子30g、黄芩30g、炒黄连30g、炒黄柏30g、大黄(酒洗)15g、芦荟15g、青黛(水飞)15g、木香6g、麝香1.5g(另研)	清热泻火	头晕目眩，耳鸣耳聋，头胀面赤，两目红肿，口干舌燥，大便秘结，小便黄赤，脉弦数有力；胸膈痞塞，或两胁痛引少腹，或发热烦躁，神志错乱，躁扰不宁，甚或谵语发斑，惊悸抽搐，大便不畅，小便赤涩，脉实有力	①精神分裂症；②原发性高血压病；③不孕症；④无汗症

续表

分类	方名	出处	组成	功用	适应证	临床应用
清热解毒	四顺清凉饮子	《审视瑶涵》	当归10g、龙胆草6g、黄芩10g、桑白皮10g、车前子15g、生地15g、赤芍10g、枳壳10g、炙甘草3g、熟大黄6g、防风6g、川芎6g、木贼草6g、柴胡6g、羌活6g	清热解毒，泻火	凝脂翳。用于里热炽盛证，黑精溃陷大而深，凝脂大片，黄液上冲，瞳神紧小，胞睑红肿，白睛混赤，头目疼痛剧烈，羞明难睁，热泪如汤，眵多色黄或黄绿；可兼有发热口渴，便秘溲赤，舌红苔黄腻，脉数	①细菌性角膜炎；②毕夏综合征(一种眼－黏膜－皮肤的综合征，兼有神经系统、消化系统、泌尿生殖系统等全身症状)
	梅花点舌丹	《外科全生集》	熊胆3g、冰片3g、雄黄3g、硼砂3g、血竭3g、葶苈子3g、沉香3g、乳香3g、没药3g、珍珠9g、牛黄6g、麝香6g、蟾酥（人乳化)6g、朱砂6g	清热解毒，消肿止痛	恶疮初起，无名肿毒，疔疮发背	①齿龈肿痛；②带状疱疹；③癌性疼痛
	黄连膏	《医宗金鉴》	黄连9g、当归15g、黄柏9g、生地黄30g、姜黄9g、麻油360g、黄蜡120g	清热解毒，润燥止痛	湿疮烫伤及各种疮疡红肿作痛	①化妆品引起的皮炎；②臁疮；③肛窦炎；④中小面积烧烫伤；⑤血管瘤
	青黛散	《中医外科学讲义》	青黛30g、石膏60g、滑石60g、黄柏30g	清热解毒，燥湿止痒，生肌敛疮	①湿疮、黄水疮、口疮、蛇窜疮、痄腮及肛周湿疹、褥疮，湿热毒盛，气血凝滞证，症见局部丘、疱疹或伴有其他皮损，红肿、痒痛、出水②泄泻。属湿热内蕴，见腹痛腹泻，泻后痛减，夹有黏液、脓血，肛门灼热	①湿疮；②脓疱疮；③口腔溃疡；带状疱疹；④流行性腮腺炎；⑤接触性皮炎；⑥褥疮；⑦溃疡性结肠炎
	三黄洗剂	《外科学》	大黄15g、黄柏15g、黄芩15g、苦参15g	清热燥湿，收涩止痒	一切疮疡，湿热毒蕴者，皮肤红肿、瘙痒渗液，大便秘结，尿少而黄，舌红，苔腻，脉数	急性皮肤病

续表

分类	方名	出处	组成	功用	适应证	临床应用
清热解毒	六神丸	《雷允上诵芬堂方》	麝香4.5g、牛黄4.5g、冰片3g、珍珠(豆腐制)4.5g、蟾酥(制)3g、明雄黄3g	清热解毒，消肿止痛	咽喉红肿疼痛，表面或可见黄白色脓性分泌物，见恶寒发热，汤水难咽，口渴，心烦，口臭，尿赤便秘，舌红，苔黄，脉数有力	①急性咽炎；②急性喉炎；③急性扁桃腺炎；④扁桃体周围脓肿；⑤咽后壁脓肿；⑥皮肤化脓性感染；⑦蜂窝组织炎
	凉膈散	《太平惠民和剂局方》	川大黄9g、朴硝9g、甘草9g、山栀子6g、薄荷6g、黄芩6g、连翘12g	泻火通便，清上泄下	上中二焦火热证。烦躁口渴，面赤唇焦，胸膈烦热，口舌生疮，睡卧不宁，谵语狂妄，或咽痛吐衄，便秘溲赤，或大便不畅，舌红苔黄，脉滑数	①儿童口疮；②大叶性肺炎；③失眠；④外感发热；⑤小儿急性扁桃体炎；⑥小儿疱疹性咽炎
	普济消毒饮	《东垣试效方》	黄芩15g、黄连15g、连翘3g、板蓝根3g、马勃3g、牛蒡子3、薄荷3g、陈皮6g、甘草3g、玄参10g、柴胡10g、桔梗10g、僵蚕2g、升麻2g	清热解毒，疏风散邪	大头瘟。恶寒发热，头面红肿焮痛，目不能开，咽喉不利，舌燥口渴，舌红苔白兼黄，脉浮数有力	①大头瘟；②风热乳蛾；③喉痹；④眼睑湿疹；⑤眼睑丹毒；⑥抱头火丹
气血两清剂	清瘟败毒饮	《疫诊一得》	生石膏24g、生地黄18g、乌犀角6g、黄连3g、栀子6g、桔梗6g、黄芩10g、知母10g、赤芍10g、玄参10g、连翘10g、丹皮10g、淡竹叶6g、甘草3g	清热解毒，凉血泻火	温病气血两燔证。大热渴饮，头痛如劈，干呕狂躁，谵语神昏，或发斑，或吐血，或四肢抽搐，或厥逆，舌绛唇焦，脉沉细而数，或沉数，或浮大而数	①多种病毒性或细菌感染性疾病；②白血病；③手足口病；④急性红皮病型银屑病；⑤皮肤黏膜淋巴结综合征；⑥白塞综合征；⑦系统性红斑狼疮急性发作；⑧痛风；⑨剥脱性皮炎；⑩弥漫性血管内凝血

续表

分类	方名	出处	组成	功用	适应证	临床应用
清脏腑热剂	导赤散	《小儿药证直诀》	生地黄10g、木通10g、生甘草梢10g	清心利水，养阴	心经火热证。心胸烦热，口渴面赤，意欲冷饮，以及口舌生疮；或心热移于小肠，症见小溲赤涩刺痛，舌红，脉数	①尿路感染；②泌尿系结石；③前列腺炎；④痤疮
	龙胆泻肝汤	《医方集解》	龙胆草6g、黄芩9g、栀子9g、泽泻12g、木通6g、当归3g、生地黄9g、柴胡6g、生甘草6g、车前子9g	清肝胆实火，泻下焦湿热	①肝胆实火上炎证。症见头痛目赤，胁痛，口苦，耳聋，耳肿等，舌红苔黄，脉弦数有力。②肝胆湿热下注证。症见阴肿，阴痒，阴汗，小便淋浊，或妇女带下黄臭等，舌红苔黄腻，脉弦数有力	①胆囊炎、胆石症；②青光眼、电光性眼炎；③带状疱疹；④腮腺炎；⑤精神病；⑥原发性高血压性脑出血；⑦支气管扩张咯血；⑧卵巢囊肿；⑨急性尿路感染
	栀子清肝汤	《外科正宗》	牛蒡子15g、柴胡10g、川芎15g、白芍15g、石膏15g、当归15g、山栀15g、牡丹皮15g、黄芩15g、黄连6g、甘草6g	清热泻火，解毒散结	腋痈或痈疽。用于少阳经虚，肝火风热上扰证，痛连颈项、胸乳、太阳等处，胸胁苦满，口苦舌干，大便秘结，小便短赤，舌红，苔薄黄，脉弦数	①腋窝淋巴结炎；②头面部蜂窝组织炎
	化滞柔肝颗粒	鲁南制药	茵陈6g、决明子（清炒）9g、大黄（酒炖）3g、泽泻10g、猪苓10g、山楂10g、苍术（麸炒）10g、白术（麸炒）10g、陈皮6g、瓜蒌6g、女贞子（酒蒸）10g、墨旱莲6g、枸杞子10g、小蓟6g、柴胡（醋炙）6g、甘草3g	清热利湿、化浊解毒、祛瘀柔肝	用于非酒精性单纯性脂肪肝湿热中阻证，症见肝区不适或隐痛，乏力，食欲减退，舌苔黄腻	①非酒精性脂肪肝；②酒精肝；③化疗药引起的肝损伤；④肝硬化的辅助治疗；⑤脂肪性肝炎
	左金丸	《丹溪心法》	黄连6g、吴茱萸1g	清泻肝火，降逆止呕	肝火犯胃证。症见胁肋疼痛，嘈杂吞酸，呕吐口苦，舌红苔黄，脉弦数	①胃炎；②胃溃疡；③急慢性胆囊炎；④幽门螺杆菌感染；⑤尿毒症呕吐；⑥结肠炎

续表

分类	方名	出处	组成	功用	适应证	临床应用
清脏腑热剂	泻白散	《小儿药证直诀》	地骨皮10g、桑白皮10g、炙甘草5g、粳米5g	清泻肺热,平喘止咳	肺热喘咳证。气喘咳嗽,皮肤蒸热,日晡尤甚,舌红苔黄,脉细数	①喉源性咳嗽;②肺炎;③寻常性痤疮;④气管炎
	清肺饮	《症因脉治》	石膏30g、桔梗10g、山栀10g、知母10g、连翘15g、川黄连6g、甘草3g、麦冬10g、杏仁10g、枇杷叶10g	清热化痰,止咳平喘	湿热伤肺灼津,致成上消,烦渴引饮,咳嗽面肿,寸脉数大	①支气管炎;②肺炎;③痤疮
	桑白皮汤	《景岳全书》	炙桑白皮30g、法半夏10g、黄芩10g、黄连10g、栀子10g、苏子9g、杏仁12g、川贝母12g	清火涤痰,止咳平喘	痰热壅肺所致诸症,咳痰黄稠,烦热,苔黄腻,脉滑数	①老年性慢性支气管炎;②慢性肺源性心脏病急性发作期;③急性病毒性结膜炎角膜并发症
	泻肺汤	《审视瑶函》	桑白皮、黄芩、地骨皮、知母、麦门冬、桔梗各10g	清肺泻热	金疳。用于肺经燥热证,涩痛畏光,流泪眵多,白睛表面小泡杨颗粒隆起,周围赤丝环绕,赤脉粗大,色鲜红,兼见口渴鼻干,咳嗽少痰,便秘溲赤。白膜浸睛。金疳生于黑睛边际,致使黑睛边缘有似白膜浸入的病变	泡性结膜炎
	清心莲子饮	《太平惠民和剂局方》	黄芩10g、麦冬10g、地骨皮10g、车前子15g、炙甘草10g、石莲肉15g、白茯苓15g、黄芪15g、人参10g	清心利湿,益气养阴,止淋浊	心火妄动,气阴两虚,湿热下注,遗精白浊,妇人带下赤白;肺肾亏虚,心火刑金,口舌干燥,渐成消渴,睡卧不安,四肢倦怠,病后气不收敛,阳浮于外,五心烦热	①难治性慢性肾盂肾炎;②女性泌尿系感染;③肾病综合征;④病毒性心肌炎
	泻心汤	《金匮要略》	大黄6g、黄连3g、黄芩3g	泻火解毒,燥湿泄满	心胃火炽,迫血妄行,吐血、衄血,或湿热内蕴而成黄疸,胸痞烦热	①咯血;②上消化道出血;③急性湿疹;④顽固性失眠

续表

分类	方名	出处	组成	功用	适应证	临床应用
清脏腑热剂	清胃散	《脾胃论》	生地黄6g、当归6g、牡丹皮9g、黄连6g、升麻6g	清胃凉血	胃火牙痛。牙痛牵引头疼,面颊发热,其齿喜冷恶热;或牙龈出血;或牙龈红肿溃烂;或唇舌颊腮肿痛,口气热臭,口干舌燥,舌红苔黄,脉滑数	①荨麻疹;②口腔溃疡;③急性牙周炎;④糜烂性胃炎
	泻黄散	《小儿药证直诀》	藿香15g、山栀子6g、石膏30g、甘草6g、防风10g	泻脾胃伏火	脾胃伏火证。口疮口臭,烦渴易饥,口燥唇干,舌红脉数,脾热弄舌	①剥脱性唇炎;②口腔溃疡;③过敏性紫癜;④粉刺
	玉女煎	《景岳全书》	石膏15~30g、熟地10~20g、麦冬10g、知母、牛膝各15g	清胃热,滋肾阴	胃热阴虚证。头痛,牙痛,齿松牙衄,烦热干渴,舌红苔黄而干。亦治消渴,消谷善饥等	①复发性口疮;②鼻衄;③非胰岛素依赖型糖尿病
	保阴煎	《景岳全书》	炒白芍9g、淮山药9g、续断9g、生地9g、熟地9g、黄芩6g、黄柏6g、生甘草3g	养阴清热,补益肝肾	阴虚劳损,相火亢盛,津枯烦渴,咳嗽吐衄;或因阴虚内热,以致尿血、便血,或月经先期,经量过多,赤白带下,或内热口干,舌红,脉数	①产后子宫复旧不良;②先兆流产;③抗精子抗体所致免疫性不孕
	芍药汤	《素问病机气宜保命集》	赤芍15g、当归9g、黄连5g、大黄6g、槟榔10g、木香10g、甘草5g、黄芩9g、官桂3g	清热燥湿,调气和血	湿热痢疾。腹痛,便脓血,赤白相兼,里急后重,肛门灼热,小便短赤,舌苔黄腻,脉弦数	①过敏性紫癜;②结肠炎;③细菌性痢疾;④慢性荨麻疹
	脏连丸	《外科正宗》	黄连240g、公猪大肠(肥者一段)40cm、酒120mL	清化大肠湿热	痔疮无论新久,便血作痛,肛门重坠,里急后重,大便不爽,腹胀腹坠,小便短赤,苔黄腻,脉滑数	①内痔;②外痔;③直肠息肉
	白头翁汤	《伤寒论》	白头翁15g、黄柏12g、黄连6g、秦皮12g	清热解毒,凉血止痢	热毒痢疾。腹痛,里急后重,肛门灼热,下痢脓血,赤多白少,渴欲饮水,舌红苔黄,脉弦数	①细菌性痢疾;②盆腔炎;③溃疡性结肠炎

续表

分类	方名	出处	组成	功用	适应证	临床应用
清虚热剂	青蒿鳖甲汤	《温病条辨》	青蒿 6g、鳖甲 15g、细生地 12g、知母 6g、牡丹皮 9g	养阴透热	温病后期,邪伏阴分证。夜热早凉,热退无汗,舌红苔少,脉细数	①急性吸血虫病发热;②胆囊术后发热;③肝炎后综合征;④粒细胞减少发热;⑤暑热;⑥慢性支气管炎;⑦慢性浅表性胃炎;⑧其他:面部色素沉着、糖尿病、口腔溃疡、围绝经期综合征、系统性红斑狼疮合并肺结核感染
	秦艽鳖甲散	《卫生宝鉴》	地骨皮 9g、柴胡 9g、鳖甲 9g、秦艽 5g、知母 5g、当归 5g	滋阴养血,清热除蒸	风劳病。骨蒸盗汗,肌肉消瘦,唇红颊赤,午后潮热,咳嗽困倦,舌红少苔,脉微数	①术后非感染性发热;②间质性肺炎;③淋巴结炎;④风湿性关节炎
	黄芪鳖甲散	《卫生宝鉴》	人参 10g、肉桂 2g、桔梗 6g、半夏 6g、紫苑 10g、知母 6g、赤芍 10g、黄芪 30g、甘草 6g、桑白皮 10g、天门冬 10g、炙鳖甲 15g（先煎）秦艽 10g、茯苓 10g、地骨皮 15g、干地黄 10g、柴胡 10g	益气养阴化痰,退热除蒸	气阴两虚咳嗽,潮热骨蒸。咳嗽气短,痰稀白或夹有血丝,骨蒸劳热,畏风,自汗,盗汗,腹胀食少,面色苍白或浮肿,舌质光剥少津,脉虚或虚数	肺结核
	清骨散	《证治准绳》	银柴胡 5g、胡黄连 3g、秦艽 3g、鳖甲 3g、地骨皮 3g、青蒿 3g、知母 3g、甘草 3g	清虚热,退骨蒸	阴虚内热,虚劳骨蒸证。骨蒸潮热,或低热日久不退,形体消瘦,唇红颊赤,咽干盗汗,或心烦口渴,舌红少苔脉细数	①不明原因发热;②肺结核发热;③药物热
	当归六黄汤	《兰室秘藏》	当归 10g、生地黄 10g、熟地黄 10g、黄芩 10g、黄柏 10g、黄连 10g、黄芪 20g	滋阴泻火,固表止汗	阴虚火扰之盗汗。发热盗汗,面赤心烦,口干咽燥,大便干结,小便短赤,舌红,脉数	①白塞综合征;②不明原因长期低热;③妇女围绝经期综合征;④精神分裂症;⑤神经性耳聋;⑥顽固性失眠

五、祛暑剂

分类	方名	出处	组成	功用	适应证	临床应用
祛暑解表剂	香薷散	《太平惠民和剂局方》	香薷 15g、白扁豆 15g、厚朴 8g	祛暑解表，化湿和中	阴暑。恶寒发热，腹痛吐泻，头重身痛，无汗，胸闷，舌苔白腻，脉浮	①小儿疱疹性咽炎；②托吡酯致自主神经功能紊乱
	新加香薷散	《温病条辨》	香薷 6g、银花 9g、鲜扁豆花 9g、厚朴 6g、连翘 9g	祛暑解表，清热化湿	暑温夹湿，复感于寒，发热头痛，恶寒无汗，口渴面赤，胸闷不舒，舌苔白腻，脉浮而数	①小儿发热；②夏季胃肠型感冒；③夏季腹泻
祛暑利湿剂	六一散	《宣明论方》	滑石 18g、甘草 3g	清暑利湿	暑湿证。身热烦渴，小便不利，或泄泻	①慢性前列腺炎；②中暑；③夏季急性肠炎
	桂苓甘露饮	《宣明论方》	茯苓 15g、甘草 6g、白术 12g、泽泻 15g、官桂 3g、石膏 30g、寒水石 30g、滑石 30g、猪苓 15g	祛暑清热，化气利湿	中暑并水湿内停证。症见发热头痛，烦渴引饮，小便不利，霍乱吐下	①夏季中暑；②泌尿系结石
清暑益气剂	清络饮	《温病条辨》	鲜荷叶边 6g、鲜银花 6g、丝瓜皮 6g、西瓜翠衣 6g、鲜扁豆花 6g、鲜竹叶心 6g	祛暑清热	暑热伤肺，邪在气分证。身热口渴不甚，但头目不清，昏眩微胀，舌淡红，苔薄白，脉细	中暑
	清暑益气汤	《温热经纬》	西洋参 6g、石斛 15g、麦冬 9g、黄连 3g、竹叶 6g、荷梗 15g、知母 6g、甘草 3g、粳米 15g、西瓜皮 30g	清暑益气，养阴生津	暑热气津两伤证。身热汗多，口渴心烦，小便短赤，体倦少气，精神不振，脉虚数	①产褥感染；②中暑

六、温里剂

分类	方名	出处	组成	功用	适应证	临床应用
温中散寒剂	理中丸	《伤寒论》	人参9g、干姜9g、炙甘草9g、白术9g	温中散寒，补气健脾	①脾胃虚寒证。脘腹冷痛，喜温欲按，自利不渴，畏寒肢冷，呕吐，不欲饮食，舌淡苔白，脉沉细；②或阳虚失血；③或小儿慢惊；或病后喜唾涎沫，或霍乱吐泻，以及胸痹等中焦虚寒所致者	①急、慢性胃肠炎；②胃、十二指肠溃疡；③胃扩张；④胃下垂
	附子理中丸	《太平惠民和剂局方》	黑附子9g、人参9g、干姜9g、炙甘草9g、白术9g	温阳祛寒，益气健脾	脾胃虚寒，风冷相乘，脘腹疼痛，下利清谷，恶心呕吐，畏寒肢冷，霍乱吐利转筋等	①溃疡性结肠炎；②婴幼儿腹泻；③小儿滞颐；④痛经
	吴茱萸汤	《伤寒论》	吴茱萸9g、人参9g、大枣4枚、生姜18g	温中补虚，降逆止呕	虚寒呕吐。食谷欲呕，畏寒喜热，或胃脘痛，吞酸嘈杂，或厥阴头痛，干呕吐涎沫，或少阴吐利，手足逆冷，烦躁欲死	①神经性头痛、三叉神经痛、偏头痛、梅尼埃综合征；②耳源性眩晕；③原发性高血压病、中风顽固性呕吐；④慢性腹泻；⑤小儿疝痛；⑥痛经；⑦难治性肝功能异常症；⑧其他：围绝经期顽固性呕吐、幽门梗阻
	桂枝加龙骨牡蛎汤	《金匮要略》	桂枝9g、芍药9g、生姜9g、甘草6g、大枣2枚、龙骨30g、牡蛎30g	调和阴阳，潜镇摄纳	男子失精，女子梦交，少腹弦急，目眩发落，脉虚芤迟	①遗精；②儿童多动症；③盗汗；不育症；④妇女围绝经期综合征；⑤小儿遗尿；⑥顽固性失眠；⑦慢性宫颈炎
	小建中汤	《伤寒论》	白芍12g、桂枝6g、炙甘草5g、生姜9g、大枣4枚、饴糖30g	温中补虚，和里缓急	虚劳里急证。腹中时痛，喜温欲按，舌淡苔白，脉细弦；或虚劳而心中悸动，虚烦不宁，面色无华，或手足烦热，咽干口燥等	①十二指肠球部溃疡；②慢性溃疡性结肠炎；③白塞综合征；④感冒

续表

分类	方名	出处	组成	功用	适应证	临床应用
温中散寒剂	大建中汤	《金匮要略》	蜀椒 3g、干姜 10g、人参 6g	温中散寒，降逆止痛	中阳虚衰，阴寒内盛证。心胸中大寒痛，呕不能食，腹中寒，上冲皮起，见有头足，上下痛而不可触近，舌苔白滑，脉细紧，甚则肢厥脉浮	①胆道蛔虫症；②克罗恩病；③放射性肠炎
	暖脐散	散装	丁香、官桂、艾叶、小茴香各 3g	温里散寒，行气止痛	用于寒凝气滞，少腹冷痛，腹泻等症	外用，将少量粉末敷脐上，外用胶布固定
回阳救逆剂	四逆汤	《伤寒论》	附子 6g、干姜 9g、炙甘草 9g	回阳救逆，温经散寒	少阴病。四肢厥逆，恶寒踡卧，呕吐不渴，腹痛下利，神衰欲寐，舌苔白滑，脉微；或太阳病误汗亡阳	①雷诺综合征；②倾倒综合征
	参附汤	《正体类要》	人参 30g、附子 10g	回阳益气，救逆固脱	元气大亏，阳气暴脱证。手足厥逆，冷汗淋漓，呼吸微弱，或上气喘急，脉微欲绝	①新生儿硬肿；②出血性休克；③期前收缩；④充血性心力衰竭；⑤崩漏
	乌头赤石脂丸	《金匮要略》	蜀椒 12g、乌头（炮）6g、附子（炮）6g、干姜 12g、赤石脂 12g	温阳散寒，峻逐阴邪	心痛。胸痛彻背，背痛彻心，四肢厥冷，脉象沉紧	①动脉栓塞；②甲状腺机能减退症之肌肉疼痛
	回阳救急汤	《伤寒六书》	熟附子 9g、肉桂 6g、干姜 6g、人参 6g、白术 9g、茯苓 9g、陈皮 6g、炙甘草 5g、五味子 3g、法半夏 9g	回阳救逆，益气生脉	寒邪直中三阴，真阳衰微证。恶寒踡卧，四肢厥冷，吐泻腹痛，口淡不渴，神疲欲寐，或身寒战栗，或唇甲青紫，或口吐涎沫，舌淡苔白，脉微沉，或无脉	①病态窦房结综合征；②充血性心力衰竭

续表

分类	方名	出处	组成	功用	适应证	临床应用
温经散寒剂	当归四逆汤	《伤寒论》	当归 12g、桂枝 9g、细辛 3g、白芍 9g、甘草 6g、通草 6g、大枣 8 枚	温经散寒，养血通脉	血虚寒厥证。手足厥寒，口不渴，或腰、股、腿、足疼痛，舌淡苔白，脉沉细或细而欲绝	①带状疱疹神经痛；②冠心病心绞痛；③肩周炎；④慢性瘾疹；⑤闭经；⑥术后肠粘连；⑦痛经；⑧血栓闭塞性脉管炎；⑨硬皮病；⑩小儿睾丸鞘膜积液
	艾附暖宫丸	《寿世保元》	艾叶 90g、香附 180g用醋 1 升，以石罐煮一昼夜，捣烂为饼，慢火焙干、吴茱萸 60g、川芎 60g、白芍 60g、黄芪 60g、当归(酒洗)90g、续断 45g、生地(酒洗、焙干)30g、官桂 15g	暖宫散寒，调经止痛	下元虚寒证。月经量多不止，经色淡红无块，小腹冷痛，面色萎黄，形寒怕冷，腰膝酸软，倦怠无力，饮食减少，舌淡苔白，脉沉细	①功能性子宫出血；②闭经；痛经；③不孕症；④慢性腹泻；⑤肠梗阻
	黄芪桂枝五物汤	《金匮要略》	黄芪 9g、芍药 10g、桂枝 9g、生姜 18g、大枣 10 枚	益气温经，和血通痹	血痹。肌肤麻木不仁，脉微涩而紧	①慢性胃炎；②神经根型颈椎病；③白细胞减少症；④多发性神经炎；⑤老年类风湿性关节炎；⑥糖尿病周围神经病变；⑦肋软骨炎
	乌头汤	《金匮要略》	麻黄9g、芍药9g、黄芪 9g、炙甘草 9g、川乌 5 枚(咀，以蜜 400mL，煎取 200mL，即出乌头)	温经散寒，除湿解痛	寒湿历节，用于寒湿痹阻症，关节疼痛不可屈伸为主	①咳喘；②三叉神经痛；③癌性疼痛；④变态反应性综合征；⑤脊柱过敏症；类风湿性关节炎；⑥子宫脱垂；⑦阳缩；痛经；⑧急性肠梗阻；⑨风湿性多肌痛；⑩肩关节周围炎
	乌附麻辛桂姜汤	《中医治法与方剂》	制川乌10g、制附子10g、麻黄6g、细辛3g、桂枝9g、干姜 10g、蜂蜜 30g	温经散寒，除湿宣痹	痛痹。肢体关节剧烈疼痛，屈伸更甚，痛有定处，自觉骨节寒凉，得温痛减，舌淡苔白，脉沉紧或弦紧	①三叉神经痛；②癌性疼痛

七、表里双解剂

分类	方名	出处	组成	功用	适应证	临床应用
解表清里剂	葛根芩连汤	《伤寒论》	葛根 15g、甘草 6g、黄芩 9g、黄连 9g	解表清里,解表攻里	湿热下利。身热下利,胸脘烦热,口干作渴,端而汗出,舌红苔黄,脉数或促	①麻疹合并肺炎;②急性细菌性痢疾;③放射性直肠炎;④口轻溃疡;⑤流行性腮腺炎
	石膏汤	《外台秘要》	石膏 30g、黄连 6g、黄柏 10g、黄芩 10g、香豉 9g、栀子 9g、麻黄 9g	清热解毒,发汗解表	伤寒表证未解,里热已炽。壮热无汗,身体沉重拘急,鼻干口渴,烦躁不眠,神昏谵语,或发斑,脉滑数	①流行性感冒;②细菌性痢疾
解表温里剂	五积散	《仙授理伤续断秘方》	苍术 10g、桔梗 10g、枳壳 10g、陈皮 6g、白芍 10g、白芷 10g、川芎 10g、当归 10g、甘草 3g、肉桂 6g、茯苓 15g、法半夏 10g、厚朴 12g、干姜 12g、麻黄 6g	发表温里,顺气化痰,活血化积	外感风寒,内伤生冷,身热无汗,头痛身痛,项背拘急,胸满恶食,呕吐腹痛,以及妇女气血不调,心腹疼痛,月经不调等属寒者	①慢性胃炎;②痛经;③闭经
表里双解剂	大青龙汤	《伤寒论》	麻黄 12g、桂枝 12g、炙甘草 12g、杏仁 12g、生姜 15g、大枣 10 枚、生石膏 30g	发汗解表,清热解烦	感冒。外寒里热证,发热恶寒,身疼痛,汗闭,烦躁口渴,舌红苔白,或兼黄,脉浮紧	①慢性支气管炎合并肺部感染;② 流行性感冒发热;③痤疮
	麻黄连翘赤小豆汤	《伤寒论》	麻黄 6g、连翘 6g、杏仁 8g、赤小豆 20g、大枣 3 枚、生梓白皮 20g、生姜 6g、炙甘草 6g	解表散邪,清热解毒,除湿退黄	黄疸,用于阳黄兼表证。身目俱黄,黄色鲜明,发热恶寒,无汗,身痒,口渴,头重身困,胸脘痞满,恶心呕吐,腹胀,小便短少黄赤,大便秘结或黄垢,苔黄腻,脉弦滑数或濡缓	①急性肾炎;②急性痛风性关节炎;③荨麻疹

续表

分类	方名	出处	组成	功用	适应证	临床应用
解表攻里剂	大柴胡汤	《金匮要略》	柴胡 15g、黄芩 9g、芍药 9g、半夏 9g、生姜15g、枳实 9g、大枣 10g、大黄 6g	和解少阳，内泻热结	少阳阳明合病。往来寒热，胸胁苦满，呕不止，郁郁微烦，心下痞硬，或心下满痛，大便不解或下利，舌苔黄，脉弦数有力者	①胆囊炎、胆结石绞痛；②急性胰腺炎；③脂肪肝
	防风通圣散	《宣明论方》	防风 10g、川芎 10g、当归 10g、赤芍 10g、大黄 10g、薄荷叶 6g、麻黄 6g、连翘 10g、芒硝 6g、甘草 3g、石膏 20g、黄芩 10g、桔梗 12g、滑石 20g、荆芥 10g、白术 10g、栀子 9g	疏风解表，清热通便	风热壅盛，表里俱实证。憎寒壮热无汗，头目昏眩，目赤睛痛，口苦舌干，咽喉不利，涕唾稠黏，大便秘结，小便赤涩，舌苔黄腻，脉数有力。并治疮疡肿毒，肠风痔漏，鼻赤瘾疹等证	①急性肾小球肾炎；②病毒性心肌炎；③过敏性汗出过多症

八、补益剂

分类	方名	出处	组成	功用	适应证	临床应用
补气剂	四君子汤	《圣济总录》	党参 12g、白术 9g、茯苓 9g、炙甘 5g	益气健脾	脾胃气虚证。面色萎白，语言低微，气短乏力，食少便溏，舌淡苔白，脉虚	①功能性消化不良；②慢性浅表性胃炎；③复方性口腔溃疡；④化疗反应
	异功散	《小儿药证直诀》	人参 10g、白术 10g、茯苓 10g、炙甘草 3g、陈皮 5g	益气健脾，行气化滞	脾胃虚弱而兼气滞证。面色㿠白，语音低微，气短乏力，不思饮食，大便溏薄，舌淡，苔白，脉虚弱	①小儿厌食症；②慢性腹泻；③慢性萎缩性胃炎
	六君子汤	《医学正传》	人参9g、茯苓9g、白术9g、甘草9g、半夏5g、陈皮3g、大枣2枚	健脾益气，燥湿化痰，和胃消痞，降逆止呕	脾胃虚弱，胃失和降，食少便溏，胸脘痞闷，呕逆	①慢性支气管炎；②内耳眩晕；③经漏
	参苓白术散	《太平惠民合剂局方》	莲子肉 10g、薏苡仁20g、砂仁3g、桔梗10g、甘草6g、白茯苓 15g、人参 10g、白术 10g、山药20g、白扁豆15g	益气健脾，渗湿止泻	①脾虚夹湿证。饮食不化，胸脘痞闷，肠鸣泄泻，四肢乏力，形体消瘦，面色萎黄，舌淡苔白腻，脉虚缓；②肺损虚劳证	①肠易激综合征；②功能性消化不良；③慢性肾炎；④溃疡性结肠炎；⑤腹部肿瘤化疗后副反应

续表

分类	方名	出处	组成	功用	适应证	临床应用
补气剂	七味白术散	《小儿药证直诀》	人参10g、白术10g、茯苓10g、炙甘草3g、葛根10g、藿香3g、木香3g	益气补中，健脾和胃	脾胃虚弱，津虚内热证。呕吐泄泻，肌热烦渴	①小儿腹泻；②肠炎
	补中益气汤	《内外伤辨惑论》	黄芪18g、甘草3g、白术12g、人参6g、当归6g、升麻10g、柴胡6g、橘皮6g	补中益气，升阳举陷	①脾胃气虚证。饮食减少，体倦肢软，少气懒言，面色㿠白，大便稀溏，脉大而虚软；②气虚下陷证。脱肛，子宫脱垂，久泻久痢，崩漏等，气短乏力，舌淡，脉虚者；③气虚发热证。身热，自汗，渴喜热饮，气短乏力，舌淡，脉虚大无力	①低血压；②类风湿性关节炎；③牙痛；④荨麻疹；⑤胃下垂
	益气聪明汤	《证治准绳》	党参15g、黄芪16g、升麻10g、葛根10g、白芍10g、黄柏6g、炙甘草10g、远志肉15g	补中气，升清阳，散风热	中气不足，清阳不升，风热上扰，头痛眩晕，或内障初起，视物不清，或耳鸣耳聋，或齿痛	①低血压；②颈椎病；③脑外伤综合征；④血管性痴呆
	大补元煎	《景岳全书》	人参3~15g、山药6g、熟地15g、杜仲6g、当归6~10g、枸杞6~9g、炙甘草3~6g	补益气血，救本培元	气血大亏，精神失守之危重病症	①失眠；②产后子宫复旧不良；③椎基底动脉供血不足；④排卵障碍性不孕症
	举元煎	《景岳全书》	人参9~15g、炙黄芪9~15g、炙甘草3~6g、升麻2g、炒白术3~6g	益气举陷，补气升阳	气虚下陷，血崩血脱，亡阳垂危等症	①功能性月经紊乱；②先兆流产；③儿童锌缺乏症
	参芪降糖颗粒	鲁南制药	人参(茎叶)皂苷0.025g、五味子5g、黄芪10g、山药10g、地黄10、覆盆子8g、麦冬10g、茯苓10g、天花粉10g、泽泻10g、枸杞子10g	益气养阴，滋脾补肾	主治消渴症，用于Ⅱ型糖尿病	①糖尿病；②性功能衰退

续表

分类	方名	出处	组成	功用	适应证	临床应用
补气剂	玉屏风散	《医方类聚》	防风 10g、黄芪 20g、白术 15g	益气固表，止汗	表虚自汗。汗出恶风，面色㿠白，舌淡苔薄白，脉浮虚。亦治虚人腠理不固，易于感冒	①感冒；②支气管炎；③过敏性鼻炎；④小儿体虚腹泻
	生脉散	《医学启源》	人参 9g、麦门冬 9g、五味子 6g	益气生津，敛阴止汗	①温热、暑热，耗气伤阴证。汗多神疲，体倦乏力，气短懒言，咽干口渴，舌干红少苔，脉虚数。②久咳肺虚，气阴两虚证。干咳少痰，短气自汗，口干舌燥，脉虚细	①原发性高血压病；②考试紧张综合征；③化疗毒副反应；尘肺；④肺心病合并感染；⑤小儿感冒
	人参蛤蚧散	《博济方》	蛤蚧一对、人参 10g、茯苓 15g、知母 10g、贝母 10g、桑白皮 10g、甘草 6g、杏仁 9g	补肺益肾，止咳定喘	肺肾气虚，痰热内蕴咳喘证。咳嗽气喘，呼多吸少，声音低怯，痰稠色黄，咳吐脓血，胸中烦热，身体羸瘦，或遍身浮肿，脉浮虚	①慢性支气管炎；②慢性阻塞性肺病
	人参固本口服液	鲁南制药	人参 2g、地黄 5g、熟地黄 5g、山茱萸 5g、山药 10g、牡丹皮 5g、泽泻 5g、茯苓 5g、天冬 5g、麦冬 5g	滋阴益气，固本培元	用于阴虚气弱，虚劳咳嗽，心悸气短，骨蒸潮热，腰酸耳鸣，遗精盗汗，大便干燥	①肺结核；②慢性支气管炎；③更年期综合征；④慢性肾炎；⑤白细胞减少症；⑥甲亢；⑦肠燥便秘
补血剂	四物汤	《仙授理伤续断秘方》	熟地黄 10g、当归 10g、白芍药 10g、川芎 10g	补血和血	营血虚滞证。心悸失眠，头晕目眩，面色无华，妇人月经不调，量少或经闭不行，脐腹作痛，舌淡，脉细弦或细涩	①先兆流产；②闭经；③类风湿性关节炎；④血管神经性头痛；⑤寻常型银屑病
	当归补血汤	《内外伤辨惑论》	黄芪 30g、当归 6g	补气生血	血虚发热证。身热面红，烦渴欲饮，脉洪大而虚，重按无力。亦治妇人经期、产后血虚发热头痛，或疮疡溃后，久不愈合者	①便秘；②白细胞减少症；③崩漏

续表

分类	方名	出处	组成	功用	适应证	临床应用
补血剂	养心汤	《仁斋直指》	炙黄芪15g、茯苓15g、茯神15g、半夏曲15g、当归15g、远志（取肉，姜汁淹焙）10g、肉桂10g、柏子仁10g、酸枣仁10g、北五味子10g、人参10g、炙甘草6g	补益气血，养心安神	①心血虚少，惊惕不宁；②劳淋、气淋虚证	①病毒性心肌炎；②期前收缩；③冠心病心绞痛；④化疗所致心肌损害；⑤肺源性心脏病；⑥梦游症
	除风益损汤	《原机启微》	当归15g、生地20g、白芍20g、川芎10g、藁本15g、前胡15g、防风9g	养血活血，祛散风邪，养阴柔肝	眼挫伤。为气血逆乱，风邪侵入，血不循经，逆于络外，滞为血瘀之证	①外伤性前房积血；②外伤性眼外直肌麻痹；③外伤性瞳孔散大
	炙甘草汤	《伤寒论》	炙甘草12g、生姜9g、桂枝9g、人参6g、生地黄20g、阿胶6g、麦门冬10g、麻仁10g、大枣10枚	滋阴养血，益气温阳，复脉止悸	①阴血不足，阳气虚弱证。脉结代，心动悸，虚羸少气，舌光少苔，或质干而瘦小者。②虚劳肺痿。咳嗽，涎唾多，形瘦短气，虚烦不眠，自汗盗汗，咽干舌燥，大便干结，脉虚数	①病态窦房结综合征；②期前收缩；③低血压；④房室传导阻滞；⑤老年顽固性失眠
	泰山磐石散	《古今医统大全》	人参15g、黄芪15g、当归10g、川续断10g、黄芩10g、川芎12、白芍药12g、熟地黄12g、糯米15g、炙甘草6g、白术10g、砂仁3g	益气健脾，养血安胎	堕胎、滑胎。胎动不安，或屡有堕胎宿疾，面色淡白，倦怠乏力，不思饮食，舌淡苔薄白，脉滑无力	①习惯性流产；②贫血
气血双补剂	八珍汤	《正体类要》	人参9g、白术9g、茯苓9g、当归9g、川芎9g、白芍9g、熟地黄9g、炙甘草6g	气血双补	气血两虚，头晕目眩，心悸，面色苍白，食欲不振，全身乏力，妇女月经不调，舌淡，脉细	①白细胞减少症；②贫血

续表

分类	方名	出处	组成	功用	适应证	临床应用
气血双补剂	十全大补汤	《太平惠民和剂局方》	人参6g、肉桂3g、川芎6g、地黄（洗、蒸、焙）12g、茯苓9g、白术（焙）9g、炙甘草3g、黄芪（去芦）12g、当归（洗，去芦）9g、白芍12g	温补气血	虚劳。久病体虚，饮食减少，脚膝无力，四肢不温，面色萎黄，精神倦怠，或见男子遗精，女子崩漏，舌淡胖，脉虚细无力	①继发性闭经；②低血压症；③白细胞减少症；④不孕症；⑤死胎不下；⑥化疗副作用
	人参养荣汤	《太平惠民和剂局方》	白芍30g、当归10g、陈皮10g、黄芪10g、桂心10g、人参10g、白术10g、炙甘草30g、熟地黄8g、五味子8g、茯苓8g、远志6g、生姜3片、大枣2枚	益气补血，养心安神	积劳虚损。用于气血不足证，四肢沉滞，骨肉酸痛，小腹拘急，腰背强直，心虚惊悸，咽干唇燥，饮食无味，形体瘦削，舌苔苔白，脉虚细	①癌症放疗和化疗的不良反应；②白细胞减少症；③雷诺氏综合征；④椎动脉型颈椎病；⑤胃下垂；⑥糖尿病；⑦带状疱疹
	归脾汤	《正体类要》	白术10g、茯苓10g、黄芪12g、龙眼肉12g、酸枣仁12g、人参10g、木香5g、炙甘草10g、当归10g、远志10g	益气补血，健脾养心	①心脾气血两虚证。心悸怔忡，健忘失眠，盗汗虚热，体倦食少，面色萎黄，舌淡，苔薄白，脉细弱；②脾不统血证。便血，皮下紫癜，妇女崩漏，月经超前，量多色淡，或淋漓不止，舌淡苔薄，脉细者	①失眠；②白细胞减少症；③紫癜；④缺铁性贫血；⑤慢性疲劳综合征；⑥低血压症
	圣愈汤	《医宗金鉴》	生地黄10g、熟地黄15g、川芎6g、人参10g、当归10g、黄芪15g	益气补血，摄血	一切失血过多或气血俱虚，烦渴燥热，睡卧不宁，贫血，月经色淡血少等症	①功能性子宫出血；②胎位不正
	通乳丹	《傅青主女科》	人参30g、生黄芪30g、当归（酒洗）60g、麦冬（去心）15g、木通1g、桔梗1g、七孔猪蹄2个（去爪壳）	补气益血，疏络通乳	缺乳。用于气血虚弱证，可见产后乳少，甚或全无，乳汁清稀，乳房柔软无胀感，面色少华，神疲食少，舌淡，脉虚细	缺乳

续表

分类	方名	出处	组成	功用	适应证	临床应用
补阴剂	六味地黄丸	《小儿药证直诀》	熟地黄 20g、山萸肉 10g、山药 10g、泽泻 10g、牡丹皮 10g、茯苓 15g	滋阴补肾	肾阴虚证。腰膝酸软,头晕目眩,耳鸣耳聋,盗汗,遗精,消渴,骨蒸潮热,手足心热,舌燥咽痛,牙齿动摇,足跟作痛,小便淋沥,以及小儿囟门不合,舌红少苔,脉沉细数	①骨质疏松症;②帕金森病;③糖尿病;④干燥综合征;⑤围绝经期综合征;⑥遗尿症;⑦慢性咽炎;⑧失眠;⑨原发性高血压;⑩脂肪肝
	玉泉丸	《仁斋直指》	麦门冬（去心,晒）30g、人参 30g、茯苓 30g、黄芪（半生,半蜜炙）30g、乌梅肉（焙）30g、甘草 30g、瓜蒌根 45g、干葛 45g	益气养阴,生津止渴	消渴病。烦渴口干,大便稀溏,腹胀食少,精神疲乏,身体消瘦	糖尿病
	知柏地黄丸	《医宗金鉴》	知母 6g、黄柏 6g、山茱萸 12g、牡丹皮 9g、熟地 24g、山药 12g、茯苓 9g、泽泻 9g	滋阴降火	阴虚火旺,骨蒸劳热,虚烦盗汗,遗精早泄,腰脊酸痛,舌质红,脉细数	①脂溢性皮炎;②儿童遗尿症;③早泄;④糖尿病;⑤复方性口腔溃疡;⑥病毒性肝炎;⑦围绝经期综合征
	杞菊地黄丸	《医极》	生地黄 24g、山茱萸 12g、茯苓 9g、山药 12g、牡丹皮 9g、泽泻 9g、枸杞子 9g、菊花 9g	滋养肝肾,平肝明目	水不涵木,肝阳上亢证,表现为眩晕、口干、两目干涩、视物不清、失眠多梦、耳鸣耳聋、五心烦热、腰膝酸软,舌红少苔,脉细数	①多种眼科疾病;②原发性高血压;③血管性头痛;④糖尿病⑤围绝经期综合征;⑥复方性口腔溃疡;⑦小儿多发性抽动症
	麦味地黄丸	《医级》	生地黄 240g、山茱萸 120g、怀山药 120g、白茯苓 90g、牡丹皮 90g、泽泻 90g、麦冬 90g、五味子 60g	滋补肺肾之阴	肺肾阴虚证。咳嗽少痰,动则气喘、间或咳嗽,吐血,腰膝酸软,骨蒸潮热,盗汗,颧红,遗精,舌红少苔,脉细数	①慢性阻塞性肺病;②小儿哮喘;③围绝经期综合征;④糖尿病;⑤甲状腺功能亢进;⑥慢性功能性便秘
	两地汤	《傅青主女科》	生地黄 30g、玄参 30g、白芍 15g、麦冬 15g、地骨皮 10g、阿胶 10g	滋阴养血,清热调经	月经不调。经来先期,量少或量多,色红,质稠,或伴两颧潮红,手足心热,舌红,苔少,脉细数	①青春期功能失调性子宫失调;②精液不液化;③精液量少;④黄体功能不全

续表

分类	方名	出处	组成	功用	适应证	临床应用
补阴剂	左归丸	《景岳全书》	枸杞子10g、山茱萸肉10g、山药10g、菟丝子10g、鹿角胶10g、龟板胶10g、熟地20g	滋阴补肾，填精益髓	真阴不足证。头目眩晕，腰酸腿软，遗精滑泄，自汗盗汗，口燥舌干，舌红少苔，脉细	①白细胞减少症；②功能性子宫出血；③足跟痛
	大补阴丸	《丹溪心法》	熟地黄15g、龟板15g、黄柏10g、知母10g	滋阴降火	阴虚火旺证。骨蒸潮热，盗汗遗精，咳嗽咯血，心烦易怒，足膝疼热，舌红少苔，尺脉数而有力	①肺结核咯血；②围绝经期综合征；③顽固性失眠；④糖尿病；⑤阳痿；⑥慢性肾盂肾炎；⑦肾炎尿血
	一贯煎	《续名医类案》	北沙参10g、麦冬10g、当归9g、生地黄15g、枸杞子15g、川楝子6g	滋阴疏肝	肝肾阴虚，肝气不舒证。胸脘胁痛，吞酸吐苦，咽干口燥，舌红少津，脉细弱或虚弦。亦治疝气瘕聚	①慢性肝炎；②肝硬化；③慢性胆囊炎；④胃及十二指肠溃疡；⑤萎缩性胃炎；⑥中心性浆液性视网膜脉络膜病变；⑦经前期紧张综合征
	石斛夜光丸	《瑞竹堂经验方》	天冬12g、麦冬12g、生地黄12g、熟地黄12g、人参12g、白茯苓12g、山药12g、枸杞子15g、牛膝15g、石斛15g、草决明15g、杏仁10g、甘菊15g、菟丝子15g、羚羊角15g、肉苁蓉15g、五味子6g、防风6g、炙甘草6g、沙苑子10g、黄连3g、枳壳10g、川芎10g、生乌犀6g、青葙子6g	滋补肝肾，清热明目	肝肾不足，虚火上扰证。瞳神散大，视物昏花，羞明流泪，头晕目眩，白内障	①神经性头痛；②耳鸣耳聋；③原发性高血压病；④围绝经期综合征；⑤眩晕
	明目地黄丸	《审视瑶函》	熟地黄120g、生地黄60g、山药60g、泽泻60g、山茱萸60g、丹皮60g、柴胡60g、茯神60g、当归60g、五味子60g	滋养肝肾，益精明目	用于肝肾不足证之白内障、云雾移精、青盲、视瞻昏渺。症见：视物模糊，视野缩小，双目干涩，耳鸣耳聋，失眠多梦，口干，腰膝酸软，舌红，苔薄白或黄，脉细数	①原发性视网膜色素变性；②急性视网膜坏死；③外层渗出性视网膜病变；④中心浆液性脉络膜视网膜病变

续表

分类	方名	出处	组成	功用	适应证	临床应用
补阴剂	驻景丸加减方	《中医眼科六经法要》	菟丝子15g、楮实子15g、茺蔚子10g、枸杞子10g、车前子10g、木瓜10g、寒水石5g、紫河车2g、五味子5g、生三七2g	补养肝肾，益精明目	用于肝肾不足之云雾移精、青盲、白内障、近视、白涩病。症见：视物模糊，视野缩小，双目干涩，耳鸣耳聋，失眠多梦，口干，腰膝酸软，舌红，苔薄白或黄，脉细数	①玻璃体混浊；②糖尿病性视网膜病变；③高度近视眼底病变；④缺血性视神经病变；⑤视神经萎缩；⑥视网膜脱离；⑦老年性黄斑变性
	耳聋左慈丸	《重订广温热论》	熟地120g、山茱萸60g、山药60g、丹皮45g、磁石90g、五味子30g、石菖蒲30g	补肾填精，滋阴潜阳	耳鸣耳聋，用于肾精亏损证，耳鸣如蝉，昼夜不息，安静时尤甚，听力逐渐下降，或见头昏眼花，腰酸膝软，虚烦不寐，夜尿频多，发脱齿摇，舌红少苔，脉细弱	耳聋
	保真汤	《十药神书》	当归9g、人参9g、生地9g、熟地9g、白术9g、黄芪9g、赤茯苓4.5g、白茯苓4.5g、天冬6g、麦冬6g、赤芍药6g、知母6g、黄柏6g、五味子6g、柴胡6g、地骨皮6g、甘草4.5g、陈皮4.5g、厚朴4.5g	益气养阴，兼清虚热	各种劳证骨蒸体虚	①减轻抗结核治疗时毒副反应；②肾病综合征；③肺间质纤维化
	益胃汤	《温病条辨》	沙参9g、麦冬15g、冰糖3g、细生地15g、玉竹（炒香）4.5g	滋养胃阴	阳明温病，下后汗出，胃阴受伤者	①萎缩性胃炎；②残胃炎；③慢性浅表性胃炎；④消化性溃疡
	虎潜丸	《丹溪心法》	黄柏（酒炒）30g、龟甲（酒炒）24g、知母（酒炒）12g、熟地黄12g、陈皮12g、白芍12g、锁阳12g、虎骨6g、干姜3g	滋阴降火，强筋壮骨	痿证。肝肾阴虚者，症见筋骨软弱，腰膝酸软，行走无力，舌红苔少，脉细弱	①老年性骨质疏松症；②糖尿病性骨质疏松症；③骨性关节炎

续表

分类	方名	出处	组成	功用	适应证	临床应用
补阴剂	二冬汤	《医学心悟》	天冬6g、麦冬9g、天花粉3g、黄芩3g、知母3g、荷叶3g、甘草1.5g、人参1.5g	益气生津，清热止渴	①消渴。用于阴虚燥热证，渴而多饮，小便频数，舌红苔黄，脉洪数无力；②瘿病。用于瘿气证，瘿病兼见烦热、心悸、失眠、自汗、急躁易怒、眼球突出、手指颤抖、多食易饥，甚则消瘦乏力，舌质红，脉弦数或细数	①糖尿病视网膜病变；②百日咳
	定经汤	《傅青主女科》	菟丝子（酒炒）30g、白芍（酒炒）30g、当归（酒炒）30g、熟地黄（九蒸）15g、山药（炒）15g、白茯苓10g、芥穗（炒黑）6g、柴胡1.5g	补肾养血，疏肝调经	月经先后无定期，用于肾虚肝郁证。症见经来先后不定，行经量少，色红无块，腹不痛，腰酸头晕，夜寐不熟，乱梦纷纭，胸闷烦躁，有时乳房作胀，情绪抑郁，或时急躁，舌质红少苔，脉细弦带数	①经期延长、闭经、痛经；②子宫肌瘤；③高泌乳素血症；④神经官能症
	养精种玉汤	《傅青主女科》	熟地黄（九蒸）30g、白芍（酒炒）15g、当归（酒炒）15g、山萸肉（蒸熟）15g	滋阴养血	不孕症，用于肾阴虚证。症见婚久不孕，月经先期，量少，色红无块，或月经尚正常，但形体消瘦，腰腿酸软，头晕眼花，心悸失眠，性情急躁，口干，五心烦热，午后低热，舌质偏红，苔少，脉细数	①排卵功能不良之不孕症；②月经后期量少；③产后或人流术后闭经；④闭经溢乳综合征
	顺经汤	《傅青主女科》	熟地黄（九蒸）15g、白芍（酒炒）15g、当归（酒炒）15g、丹皮15g、白茯苓10g、沙参10g、黑芥穗10g	滋肾润肺，引血下行	经行吐衄，用于肺肾阴虚证。症见经前或经后吐血、衄血，量少，色黯红。可有头晕耳鸣，手足心热，两颧潮红，潮热咳嗽，咽干口渴，月经每先期、量少，舌红或绛，苔花剥或无苔	①代偿性月经；②经期球结膜下出血；③子宫内膜异位症；④逆经性鼻咽喉口腔病

续表

分类	方名	出处	组成	功用	适应证	临床应用
补阴剂	调肝汤	《傅青主女科》	山药（炒）15g、阿胶（白面炒）10g、白芍（酒炒）10g、当归（酒炒）1g、山萸肉（蒸熟）10g、巴戟（盐水浸）3g、甘草3g	调补肝肾，养血止痛	①痛经。用于肝肾虚损证，可见经行后一二日内小腹绵绵作痛，腰部酸胀，经色黯淡，量少，质稀薄，或有潮热，或耳鸣，苔薄白或薄黄，脉细弱。②产后腹痛。用于肝肾虚损证，可见产后一二日内小腹隐隐作痛，喜按，恶露量少色淡，伴见头晕眼花，腰酸形寒，或烦热口渴，苔白，脉细	①不孕症；②痛经；③胁痛、少腹痛、慢性炎症后期；④忧郁疼痛
	补肺阿胶汤	《小儿药证直诀》	阿胶9g、牛蒡子3g、炙甘草3g、马兜铃6g、杏仁6g、糯米30g	养阴补肺，清热止血	阴虚肺热证。咳嗽气喘，咽喉干燥，咳痰不爽，或痰中带血，舌红少苔，脉细数	小儿支气管炎
补阳剂	肾气丸	《金匮要略》	山药12g、山茱萸12g、泽泻9g、茯苓9g、丹皮9g、干地黄24g、桂枝3g、附子3g	补肾助阳	肾阳不足证。腰痛脚软，身半以下常有冷感，少腹拘急，小便不利，或小便反多，入夜尤甚，阳痿早泄，舌淡而胖，脉虚弱，尺部沉细，以及痰饮，水肿，消渴，脚气，转胞等	①过敏性紫癜；②肾病综合征；尿毒症；③血管迷走性晕厥，女性尿道综合征；④原发性高血压病，复发性口腔溃疡；⑤前列腺肥大；运动性哮喘（缓解期）；⑥肠易激综合征；⑦其他：糖尿病性膀胱病、男性乳房发育症、痛经、失眠、肾积水、老年性尿失禁
	桂枝甘草龙骨牡蛎汤	《伤寒论》	桂枝（去皮）9g、炙甘草15g、牡蛎（熬）30g、龙骨30g	补益心阳，镇潜安神	心悸。用于心阳不振证，心悸不安，胸闷气短，面色苍白，形寒肢冷，舌质淡白，脉象虚弱或沉细而数	①频发性室性期前收缩；②窦性心动过速；③心脏神经官能症；④精神分裂症、神经衰弱、植物神经功能紊乱；⑤遗精；⑥甲状腺机能亢进

续表

分类	方名	出处	组成	功用	适应证	临床应用
补阳剂	济生肾气丸	《济生方》	熟地黄15g、山药（炒）30g、山茱萸30g、泽泻30g、茯苓30g、官桂枝15g、炮附子2g、川牛膝15g、车前子（酒蒸）30g	温补肾阳，利水消肿	肾阳不足。腰重脚肿，小便不利，下半身常有冷感，少腹拘急，或小便反多。心脉沉细，舌质淡而胖，苔薄白不燥，以及脚气、痰饮、消渴、转胞等	①原发性高血压病；②肾下垂；③梅尼埃病；④糖尿病肾病慢性肾功能不全；⑤慢性前列腺炎；⑥肺源性心脏病；⑦其他：糖尿病性神经障碍、老年性白内障、输尿管结石伴肾积水、老年性骨质疏松症、前列腺肥大
	保元汤	《博爱心鉴》	黄芪 30g、人参10g、甘草10g、肉桂5g	温补阳气，引火归元	虚损劳伤，元气不足，小儿豆疹	①小儿尿道综合征；②心悸；③胃脘痛
	右归丸	《景岳全书》	熟地黄24g、山药12g、山茱萸9g、枸杞子9g、菟丝子12g、鹿角胶12g、杜仲12g、肉桂6g、当归9g、制附子6g	温补肾阳，填精益髓	肾阳不足，命门火衰证。年老或久病气衰神疲，畏寒肢冷，腰膝软弱，阳痿遗精，或阳衰无子，或饮食减少，大便不实，或小便自遗，舌淡苔白，脉沉而迟	①不孕症；②勃起功能障碍；③青春期功能性出血；④骨质疏松症；⑤髌骨软化症
	毓麟珠	《景岳全书》	鹿角霜10g、白芍10g、白术10g、茯苓10g、人参10g、杜仲10g、当归10g、菟丝子20g、熟地20g、川芎5g、川椒5g、甘草5g	温补肾阳，补养气血，调补冲任	不孕症。肾虚不孕，偏阳虚证，婚久不孕，月经后期，量少色淡，或闭经；面色晦暗，腰酸腿软，性欲淡漠，小便清长，小便不实；舌淡苔白，脉沉细或沉迟	不孕（原发性不孕，继发性不孕）
	鹿茸补涩丸	《杂病源流犀烛》	人参 3g、黄芪10g、菟丝子10g、桑螵蛸5g、莲肉30g、肉桂2g、山药20g、附子10g、鹿茸3g、桑皮6g、龙骨15g、补骨脂10g、五味6g	温肾涩精	①尿浊。用于肾气不固证，症见小便白浊，凝如膏糊，排尿时并无淋漓涩痛，小便余沥不尽、频数，尿浊日久不愈，精神萎靡，舌淡胖，苔白滑，脉沉细。②遗尿。用于肾阳亏虚，肾关不固证。症见遗尿，形寒肢冷，腰酸膝软，面色㿠白，舌质淡，苔薄白，舌边有齿印，脉沉细	①乳糜尿；②前列腺增生症

续表

分类	方名	出处	组成	功用	适应证	临床应用
阴阳双补剂	地黄饮子	《圣济总录》	熟地黄15g、巴戟天 15g、山茱萸15g、石斛15g、肉苁蓉10g、附子6g、五味子6g、官桂 6g、白茯苓15g、麦门冬15g、石菖蒲15、远志15g	滋肾阴，补肾阳，开窍化痰	喑痱。舌强不能言，足废不能用，口干不欲饮，足冷面赤，脉沉细弱	①慢性咽喉炎；②不寐；③糖尿病；④眩晕；⑤震颤麻痹
	七宝美髯丹	《本草纲目》	赤、白何首乌各20g、赤、白茯苓各20g、牛膝10g、当归10g、枸杞子10g、补骨脂10g	补益肝肾，乌发壮骨	肝肾不足证。须发早白，脱发，齿牙动摇，腰膝酸软，梦遗滑精，肾虚不育	
	龟鹿二仙胶	《医方考》	鹿角 5kg、龟板2.5kg、枸杞子2.5kg、人参500g	填阴补精，益气壮阳	阳痿。肾中阴阳两虚，任督精血不足证，阳痿遗精，全身瘦弱，两目昏花，腰膝酸软	性功能障碍
	还少丹	《杨氏家藏方》	山茱萸30g、茯苓30g、杜仲（姜汁炒）30g、肉苁蓉（酒浸）30g、楮实（酒蒸）30g、小茴香 30g、巴戟天（酒浸）	温补下元，养心安神	①阳痿。用于心肾不足证，神疲无力，腰膝酸软，阳事不举，或举而不坚，舌质淡，脉沉迟②虚劳。用于脾肾虚寒证，身体瘦弱，腰膝酸软，神疲无力，饮食无味，健忘怔忡或遗精白浊，须发早白③痴呆。用于脾肾亏损证，老年表情呆板，行动迟缓，甚而终日寡言少动，傻哭傻笑，兼见头晕眼花，心悸气短，舌质黯淡，苔薄白，脉细弱或细滑	①肠癌；②性功能障碍

续表

分类	方名	出处	组成	功用	适应证	临床应用
阴阳双补剂	补天大造丸	《医学心悟》	人参 60g、黄芪（蜜炙）90g、白术（陈土蒸）90g、当归（酒蒸）45g、枣仁（去壳，炒）45g、远志（去心甘草水泡，炒）45g、白芍（酒炒）45g、山药（乳蒸）45g、枸杞子（酒蒸）120g、大熟地黄（九蒸，晒）120g、紫河车 1 具（甘草水洗净）、鹿角 500g（熬膏）、龟板 240g（与鹿角同熬膏）	补阳滋阴	五脏虚损	①肺结核；②贫血
	寿胎丸	《医学衷中参西录》	菟丝子120g、桑寄生 60g、川续断 60g、阿胶 60g	补肾固冲，安胎	用于肾虚之胎漏、胎动不安；滑崩漏。症见妊娠期阴道少量下血，色暗淡；或屡孕屡堕，甚或应期而堕；或月经先后不定，经量偏多，色暗红；伴头晕耳鸣，腰膝酸软，神疲乏力，或心悸气短，夜尿多甚或失禁，舌淡苔白，脉沉细弱	①习惯性流产；②先兆性流产；③功能失调性子宫出血
	二仙汤	《中医方剂临床手册》	仙茅 10g、仙灵脾 10g、当归 10g、巴戟天 9g、知母 6g、黄柏 6g	调补肝肾，育阴助阳	阴阳两亏证。症见眩晕耳鸣，视物模糊，口干烘热，心烦失眠，腰膝酸软，畏寒肢冷，夜尿频多，舌尖红，脉细数无力	①老年高血压；②围绝经期综合征；③乳腺增生病；④男性更年期综合征；⑤慢性前列腺炎；⑥慢性肾炎或肾病综合征；⑦其他：甲状腺机能减退症、复方性口腔溃疡、血小板减少性紫癜
	五子衍宗丸	《证治准绳》	枸杞子250g、菟丝子 250g、覆盆子 125g、五味子 30g、车前子 60g	填补精髓，疏利肾气，种嗣衍宗	肾虚遗精，阳痿早泄，小便后余沥不尽，久生不育，须发早白	①男性不育症；②女性不孕症；③女性性欲低下

九、固涩剂

分类	方名	出处	组成	功用	适应证	临床应用
固表止汗剂	牡蛎散	《太平惠民合剂局方》	黄芪30g、麻黄根9g、浮小麦15g、煅牡蛎30g	益气固表，敛阴止汗	自汗，盗汗。常自汗出，夜卧更甚，心悸惊惕，短气烦倦，舌淡红，脉细弱	①盗汗证；②小儿多汗证；③手术后汗证
敛肺止咳剂	九仙散	《卫生宝鉴》	人参9g、款冬花9g、桑白皮9g、桔梗9g、五味子9g、阿胶9g、乌梅9g、贝母6g、罂粟壳12g	敛肺止咳，益气养阴	久咳伤肺，气阴两虚证。咳嗽日久不已，甚则气喘自汗，痰少而黏，脉虚数	①慢性支气管炎；②肺结核
涩肠固脱剂	真人养脏汤	《太平惠民和剂局方》	人参9g、当归9g、白术9g、肉豆蔻6g、肉桂3g、炙甘草5g、白芍12g、木香10g、诃子12g、罂粟壳15g	涩肠止泻，温中补虚	久泻久痢。泻痢无度，滑脱不禁，甚至脱肛坠下，脐腹疼痛，不思饮食，舌淡苔白，脉迟细	①糖尿病性腹泻；②肛门失禁；③肠易激综合征
	四神丸	《内外摘要》	肉豆蔻6g、补骨脂12g、五味子6g、吴茱萸3g	温肾暖脾，固肠止泻	肾泄。五更泄泻，不思饮食，食不消化，或腹痛肢冷，神疲乏力，舌淡，苔薄白，脉沉迟无力	①尿频；②盗汗；③胃脘痛；④周身痛
	补肾固冲丸	《中医学新编》	菟丝子250g、熟地150g、阿胶120g、党参120g、续断100g、鹿角霜100g、白术100g、杜仲100g、枸杞子100g、巴戟天100g、砂仁15g、当归头60g、大枣肉50g	补肾益脾，调固冲任	滑胎。用于脾肾两虚证，屡孕屡堕，甚或应期而堕，体质纤弱，腰酸膝软，精神萎靡，夜尿频多，舌质淡嫩，苔薄白，脉沉细	习惯性流产
	桃花汤	《伤寒论》	赤石脂30g、干姜9g、粳米30g	温中涩肠，止痢	虚寒痢。下痢不止，便脓血，色暗不鲜，日久不愈，腹痛喜温喜按，舌淡苔白，脉迟弱或微细	①非特异性溃疡性结肠炎；②慢性菌痢；③直肠脱垂；④慢性肾炎蛋白尿

续表

分类	方名	出处	组成	功用	适应证	临床应用
涩精止遗剂	金锁固精丸	《医方集解》	沙苑蒺藜12g、芡实12g、莲须12g、煅龙骨15g、煅牡蛎15g	补肾涩精	遗精。遗精滑泄,神疲乏力,腰痛耳鸣,舌淡苔白,脉细弱	①遗精;②白带;③乳糜尿;④神经衰弱;⑤遗尿
	膏淋汤	《医学衷中参西录》	生山药30g、生芡实18g、生龙骨18g、生牡蛎18g、大生地18g、路党参9g、生杭芍9g	补涩固虚	淋证。膏淋之虚证,病久不已,反复发作,小便混浊,更兼稠黏,便时淋涩作痛,形体日渐消瘦,头昏无力,腰酸膝软,舌淡,苔腻,脉细弱	①慢性肾盂肾炎;②慢性膀胱炎;③慢性尿道炎
	桑螵蛸散	《本草衍义》	桑螵蛸9g、远志6g、菖蒲6g、龙骨15g、人参9g、茯神12g、当归9g、龟甲15g	调补心肾,涩精止遗	心肾两虚证。小便频数,或尿如米泔色,或遗尿遗精,心神恍惚,健忘,舌淡苔白,脉细弱	①尿道综合征;②小儿遗尿症
	缩泉丸	《魏氏家藏方》	乌药9g、益智仁9g	温肾祛寒,缩尿止遗	下元虚寒之小便频数证。小便频数,或遗尿不止,舌淡,脉细弱	①功能性尿失禁;②精神紧张性尿频;③尿道综合征;④尿崩症;⑤应力性尿失禁;⑥肾盂积水;⑦其他:多涕症、冷泪症、慢性前列腺炎、过敏性鼻炎
固崩止带剂	固冲汤	《医学衷中参西录》	白术20g、生黄芪12g、龙骨15g、牡蛎15g、萸肉15g、白芍12g、海螵蛸12g、茜草9g、棕榈炭6g、五倍子3g	益气健脾,固冲摄血	脾气虚弱,冲脉不固证。血崩或月经过多,色淡质稀,心悸气短,腰膝酸软,舌淡,脉微弱者	①功能失调性子宫出血;②消化性溃疡
	固本止崩汤	《傅青主女科》	大熟地黄(九蒸)30g、白术(土炒焦)30g、黄芪10g、当归(酒洗)15g、黑姜6g、人参10g	补气摄血,固冲止崩	用于脾虚之崩漏、月经过多。症见经血非时而至,崩中继而淋漓,血色淡而质薄,或经来量多,色淡红,质清稀,伴气短神疲,面色白,气短懒言,或面浮肢肿,或手足不温,或心悸怔忡,舌质淡,苔薄白,脉弱或沉弱	①功能失调性子宫出血;②人流术后阴道流产;③胎漏;④产后出血;⑤贫血性眩晕

续表

分类	方名	出处	组成	功用	适应证	临床应用
固崩止带剂	健固汤	《傅青主女科》	人参 15g、茯苓 10g、白术 30g、巴戟天 15g、薏苡仁 10g	健脾补肾，利湿固经	经行泄泻。用于肾虚证，可见经行泄泻，神疲乏力，腰膝酸软，头晕耳鸣，畏寒肢冷，经色淡，质清稀，纳谷不馨，脉沉迟	①经前期紧张综合征、围绝经期综合征；②血管神经性水肿；③慢性盆腔炎；④慢性宫颈炎；⑤妊娠高血压综合征；⑥盆腔积液；⑦贫血
	固经丸	《丹溪心法》	黄柏 6g、黄芩 10g、椿根皮 12g、白芍 15g、龟板 15g、香附 9g	滋阴清热，固精止血	阴虚血热崩漏证。经水过期不止，或下血量过多，血色深红或紫黑黏稠，手足心热，腰膝酸软，或小腹疼痛，舌红，脉细数	崩漏
	震灵丹	《太平惠民和剂局方》	禹余粮12g、紫石英 12g、赤石脂 12g、代赭石 12g、乳香 6g、五灵脂 6g、没药 6g、朱砂 3g	止血化瘀	冲任虚寒，瘀阻胞宫之崩漏。出血不止，血色紫红或紫黑，加有血块，小腹疼痛拒按，血块排出则痛减，舌质紫暗，脉沉细弦	①崩漏；②功能性子宫出血；③产后出血过多
	完带汤	《傅青主女科》	白术 10g、山药 10g、人参6g、白芍 10g、车前子9g、苍术 9g、甘草3g、陈皮 6g、黑芥穗 6g、柴胡 6g	补脾疏肝，化湿止带	脾虚肝郁，湿浊带下证。带下色白，清稀无臭，肢体倦怠，大便溏薄，舌淡苔白，脉缓或濡弱，面色㿠白	①慢性宫颈炎、阴道炎、盆腔炎；②结肠炎；③慢性肝炎；④慢性胃炎；⑤慢性肾病；⑥白细胞减少症；⑦其他：梅尼埃病、黄褐斑、阳痿

十、安神剂

分类	方名	出处	组成	功用	适应证	临床应用
重镇安神剂	朱砂安神丸	《内外伤辨惑论》	朱砂5g、黄连 6g、炙甘草 6g、生地黄 10g、当归 8g	重镇安神，清心泻火	心火亢盛，阴血不足证。失眠多梦，惊悸怔忡，心烦神乱，舌红，脉细数	①神经衰弱；②精神抑郁
	磁朱丸	《备急千金药方》	磁石 10g、朱砂 3g、神曲 12g	重镇安神，聪耳目明	心肾不交证。视物昏花，耳聋耳鸣，心悸失眠，亦治癫痫	癫痫病

续表

分类	方名	出处	组成	功用	适应证	临床应用
重镇安神剂	定志丸	《备急千金要方》	菖蒲 60g、远志 60g、茯苓 90g、人参 90g	安神定志	心气不足,惊悸不寐,甚者忧愁悲伤,忽忽喜忘	①儿童多动症;②青少年近视
	安神定志丸	《医学心悟》	人参 3g、茯苓 15g、茯神 15g、远志 10g、石菖蒲 12g、龙齿 30g、朱砂 3g	补心安神,滋阴清热	心气虚,易惊悸,心悸失眠,多梦,气短神疲,舌质淡,脉细弱	①心律失常;②神经官能症
	安神补脑液	鲁南制药	鹿茸 3g、制何首乌 6g、淫羊藿 5g、干姜 3g、甘草 3g、大枣 6g、维生素 B15mg	生精补髓,益气养血,强脑安神	用于肾精不足、气血两亏所致的头晕、乏力、健忘、失眠;神经衰弱症见上述证候者	①神经衰弱;②失眠;③性功能衰退
	珍珠母丸	《普济本事方》	珍珠母 30g、当归 10g、熟地 10g、人参 10g、酸枣仁 12g、柏子仁 12g、犀角 15g、茯神 15g、沉香 6g、龙齿 15g	镇心安神,平肝潜阳,滋阴养血	阳亢血虚不足之神志不宁证。入夜少寐,时而惊悸,头目眩晕,脉细数	①失眠;②高血压
	牛黄清心丸	《景岳全书》	黄连 15g、黄芩 9g、山栀仁 9g、郁金 6g、辰砂 4.5g、牛黄 0.75g	清热解毒,开窍安神	身热,烦躁不安,甚则神昏谵语,小儿高热惊厥,中风昏迷等	①全身化脓性感染;②颅脑病变
	生铁落饮	《医学心悟》	天冬 9g、麦冬 9g、贝母 9g、胆星 3g、橘红 3g、远志 3g、石菖蒲 3g、连翘 3g、茯苓 3g、茯神 3g、玄参 4.5g、丹参 4.5g、辰砂 1g、生铁落 15g	镇心除痰,安神定志	痰火上扰而致的癫狂证。起病急骤,面红目赤,喜怒无常,狂乱无知,毁物伤人,不避亲疏,头痛,失眠,两目怒视,舌质红,苔多黄腻,脉象弦大滑数	①精神病;②癫痫

续表

分类	方名	出处	组成	功用	适应证	临床应用
补养安神剂	天王补心丹	《校注妇人良方》	酸枣仁15g、柏子仁15g、当归15g、天冬15g、麦冬15g、生地黄20g、人参6g、丹参15g、玄参10g、白茯苓10g、五味子6g、远志6g、桔梗6g	滋阴养血，补心安神	阴虚血少，神志不安证。心悸失眠，虚烦神疲，梦遗健忘，手足心热，口舌生疮，舌红少苔，脉细而数	①女性围绝经期心悸；②复方性口腔溃疡；③心律失常；④慢性荨麻疹
	酸枣仁汤	《金匮要略》	酸枣仁15~30g、茯苓15g、知母9g、川芎10、甘草3g	养血安神，清热除烦	虚烦不眠证。失眠心悸，虚烦不安，头目眩晕，咽干口燥，舌红，脉弦细	①失眠；②功能性子宫出血；③自主神经紊乱；④围绝经期综合征；⑤难治性室性期前收缩；⑥先天性非溶血性黄疸
交通心肾剂	交泰丸	《韩氏医通》	黄连6g、肉桂1g	交通心肾	水不济火，心火偏亢证。怔忡不宁，或夜寐不安，口舌生疮	①慢性肠炎；②失眠症
	二阴煎	《景岳全书》	生地6g、麦冬6g、酸枣仁6g、甘草3g、玄参4g、黄连3g、茯苓4g、木通4g	清心泻火，养心安神	肾阴不足，心火亢盛的虚烦失眠，心悸健忘，自汗盗汗，口苦咽干，梦遗早泄，甚则惊狂失志，多言多笑，喜怒无常，舌淡苔少而干，脉细数	①原发性高血压病；②全身化脓性感染
	七福饮	《景岳全书》	人参6g、熟地9g、当归9g、炒白术5g、炙甘草3g、酸枣仁9g、制远志5g	补益气血，健脾安神	①失眠。用于心脾气血两虚证，失眠，夜梦多，易受惊吓，心悸心慌，纳少乏力，头痛头晕，少气懒言，四肢倦怠，舌淡苔薄白，脉濡细。②心悸。用于心脾气血两虚证，胸闷，心悸，气短，自汗，神疲乏力，失眠，腹胀，小便不利，颜面或下肢浮肿，舌淡苔薄白，脉沉细弱或濡细	①冠心病、心衰；②神经衰弱症
	黄连阿胶汤	《伤寒论》	黄连12g、黄芩6g、芍药6g、鸡子黄2枚、阿胶9g	滋阴降火，除烦安神	阴虚火旺，心肾不交之失眠证。心烦失眠，口燥咽干，腰膝酸软或遗精，舌尖红脉细数	①失眠；②乙型脑炎后期；③心律失常；④便血

十一、开窍剂

分类	方名	出处	组成	功用	适应证	临床应用
凉开剂	安宫牛黄丸	《温病条辨》	牛黄 3g、郁金 10g、犀角 10g、黄连 10g、朱砂 10g、山栀 10g、雄黄 10g、黄芩 10g、梅片 2.5g、麝香 2.5g、珍珠 5g、金箔衣 5 片	清热开窍，豁痰解毒	邪热内陷心包证。高热烦躁，神昏谵语，口干舌燥，痰涎壅盛，舌红或绛，脉数。亦治中风昏迷，小儿惊厥，属邪热内闭者	①意识障碍或昏迷；②血管性痴呆；③尿毒症；④椎基底动脉供血不足；⑤晚期肺癌；⑥原发性高血压病；⑦急性反应性精神病
	紫雪丹	《外台秘要》	石膏 20g、寒水石 20g、滑石 20g、磁石 20g、犀角 20g、羚羊角 20g、沉香 10g、青木香 10g、玄参 15g、升麻 10g、炙甘草 6g、丁香 3g、芒硝 30g、硝石 30g、麝香 2g、朱砂 6g	清热开窍，熄风止痉	温热病，热邪内陷心包，热盛动风证。高热烦躁，神昏谵语，惊厥，斑疹吐衄，口渴引饮，唇焦齿燥，尿赤便秘，舌红绛苔干黄，脉数有力或弦数，小儿热盛惊厥	①重症腮腺炎；②小儿高热
	至宝丹	《太平惠民和剂局方》	生乌犀屑 10g、朱砂 10g、雄黄 10g、玳瑁 10g、琥珀 10g、麝香 1g、龙脑 1g、金箔 5 片、银箔 5 片、牛黄 5g、安息香 1.5g	清热开窍，化浊解毒	中暑，中风及温病痰热内闭心包证。神昏谵语，身热烦躁，痰盛气粗，舌红苔黄，脉滑数，以及小儿惊厥属痰热内闭证	①急性脑血管病；②脑震荡；③流行性乙型脑炎；④流行性脑脊髓炎；⑤肝昏迷；⑥冠心病心绞痛、尿毒症、中暑、癫痫证属痰热内闭者
	白金丸	《外科全生集》	白矾、郁金各等份	豁痰通窍，清心安神，利胆解郁	痰阻心窍而致癫痫发作，烦躁不安，神志不清，痰涎壅盛，昏仆头晕，又治胸胁胀满，喉风、乳蛾等	①精神分裂症；②慢性肝炎
	行军散	《霍乱论》	西牛黄 3g、麝香 3g、珍珠 3g、梅片 3g、硼砂 3g、明雄黄 20g、硝石 0.9g、金箔 20 片	清热开窍，辟秽解毒	暑秽蒙心之痧胀。吐泻腹痛，烦闷欲绝，头目昏晕，不省人事。或口疮咽痛	

续表

分类	方名	出处	组成	功用	适应证	临床应用
温开剂	苏合香丸	《太平惠民和剂局方》	苏合香 3g、冰片 3g、麝香 1g、安息香 1g、青木香 10g、香附 10g、白檀香 10g、荜茇 10g、丁香 3g、沉香 6g、乳香 10g、白术 10g、诃子 10g、朱砂 10g、乌犀屑 10g	芳香开窍，行气温中	寒闭证。突然昏倒，牙关紧闭，不省人事，苔白，脉迟；心腹猝痛，甚则昏厥。亦治中风、中气及感受时行瘴疬之气，属于寒闭证者	①胆道蛔虫症；②胆绞痛；③面瘫
	涤痰汤	《济生方》	半夏（姜制）8g、胆南星 8g、橘红 6g、枳实 6g、茯苓 6g、人参 3g、菖蒲 3g、竹茹 2g、甘草 2g	涤痰开窍	中风痰迷心窍，舌强不能语，突然昏仆，不省人事，痰涎壅盛，舌苔白腻，脉沉滑缓	①肥厚性心脏病②高血压危象；③冠心病；④顽固性失眠；⑤梅尼埃病、帕金森病；⑥发作性睡眠症；⑦其他：精神分裂症、抑郁症、多囊卵巢综合征
	冠心苏合丸	《中华人民共和国药典》	苏合香 50g、冰片 105g、醋制乳香 105g、檀香 210g、青木香 210g	芳香开窍，行气止痛	胸痹。属寒郁气滞者，症见胸闷憋气，胸部刺痛，手足不温，舌苔白，脉紧	①冠心病、心绞痛；②急性胃炎；③月经不调
	紫金锭	《万氏密传片玉心书》	山慈菇 10g、红大戟 10g、千金子霜 1g、五倍子 1.5g、麝香 0.1g、雄黄 1g、朱砂 1g	化痰开窍，辟秽解毒，消肿止痛	秽恶痰浊之时疫。脘腹胀满疼痛，恶心呕吐，泄泻，及小儿痰厥。外敷治疗疔疮疖肿，虫咬损伤，无名肿毒，痄腮、丹毒、喉风	①冠心病心绞痛；②急性胃炎

十二、理气剂

分类	方名	出处	组成	功用	适应证	临床应用
行气剂	越鞠丸	《丹溪心法》	香附 6g、川芎 6g、苍术 6g、神曲 6g、栀子 6g	行气解郁	六郁证。胸膈痞闷，脘腹胀满，嗳腐吞酸，恶心呕吐，饮食不消	①新生儿腹胀；②消化性溃疡；③偏头痛；④精神失调症；⑤慢性胃炎；⑥胆源性胰腺炎；⑦其他：脂肪肝、脑血管外后抑郁症、失眠、多囊卵巢综合征、功能性消化不良、带状疱疹后遗神经痛、乳腺增生

续表

分类	方名	出处	组成	功用	适应证	临床应用
行气剂	柴胡疏肝散	《景岳全书》	陈皮 6g、柴胡 6g、川芎 10g、香附 10g、枳壳 10g、白芍 10g、炙甘草 3g	疏肝解郁，活血止痛	肝气郁滞证。胁肋疼痛，或寒热往来，嗳气太息，脘腹胀满，脉弦	①肠粘连；②肠易激综合征；③围绝经期综合征；④神经衰弱
	枸橘汤	《外科全生集》	枸橘 15g、川楝 10g、秦艽 15g、陈皮 6g、防风 10g、泽泻 10g、赤芍 10g、生甘草 5g	舒肝理气，化湿清热	子痈。湿热下注厥阴之络，致气血凝滞，不通则肿而痛，又湿热内蕴日久，耗伤肝肾之阴，阴虚火旺，更助湿热熏蒸之势	①睾丸疾病；②不射精症；③咳症
	金铃子散	《太平圣惠方》	川楝子（金铃子）9g、延胡索 9g	疏肝清热，活血止痛	肝郁化火证。胸腹胁肋疼痛，时发时止，口苦，舌红苔黄，脉弦数	①梅核气；②干咳；③慢性胃炎；④消化性溃疡；⑤痛经
	四海舒郁丸	《疡医大全》	海蛤粉 9g、海带 60g、海藻 60g、海螵蛸 60g、昆布 60g、陈皮 6g、青木香 15g	理气解郁，软坚消肿	瘿瘤。发病部位颈前喉结两侧，或为漫肿，或为结块，多数皮色不变，能随吞咽动作上下移动。时有烦热，震颤，心悸，女性月经量少，甚至闭经等症状	①多发性肉芽肿；②单纯性甲状腺肿；③甲状腺腺瘤
	开郁种玉汤	《傅青主女科》	白芍（酒炒）30g、香附（酒炒）10g、当归（酒炒）15g、白术（土炒）15g、丹皮（酒洗）10g、茯苓（去皮）10g、花粉 6g	理气解郁，调经种子	不孕症。用于肝郁证，可见月经不调，先后不一，经行量少不畅，色紫红，有血块，小腹胀痛，经前乳房作胀，情志抑郁不畅，或急躁易怒，胸胁胀满，舌质暗红，脉弦	①不孕症；②经前乳房胀痛、乳癖；③肋间神经痛
	下乳涌泉散	《清太医院配方》	当归 30g、川芎 30g、花粉 30g、白芍 30g、生地 30g、柴胡 30g、青皮 15g、漏芦 15g、木通 15g、桔梗 15g、白芷 15g、通草 15g、山甲 45g、王不留行 90g、甘草 7.5g	舒肝解郁，通络下乳	缺乳。肝郁气滞证，产后乳汁分泌少，甚或全无，乳汁稠，乳房胀硬疼痛，胸胁胀满，情志郁闷，或有微热，食欲减退，舌质淡红，苔薄黄，脉弦细或数	产后缺乳

续表

分类	方名	出处	组成	功用	适应证	临床应用
行气剂	瓜蒌薤白白酒汤	《金匮要略》	瓜蒌实24g、薤白12g、白酒适量	通阳散结，行气祛痰	胸痹。胸中闷痛，甚至胸痛彻背，喘息咳唾，短气，舌苔白腻，脉沉弦或紧	①吡喹酮致窦性心动过缓；②室性期前收缩
	枳实消痞丸	《兰室秘藏》	干姜3g、炙甘草6g、麦芽曲6g、白茯苓6g、白术6g、厚朴12g、半夏曲9g、人参9g、枳实15g、黄连6g	行气消痞，健脾和胃	脾虚气滞，寒热互结证。心下痞满，不欲饮食，倦怠乏力，大便失调	①慢性胃炎；②胃下垂；③慢性结肠炎
	半夏厚朴汤	《金匮要略》	法半夏12g、厚朴9g、茯苓12g、生姜12g、苏叶6g	行气散结，降逆化痰	梅核气。咽中如有物阻，咯吐不出，吞咽不下，胸膈满闷，或咳或呕，舌苔白润或白腻，脉弦缓或弦滑	①梅核气；②海洛因依赖者脱毒后稽延性戒断症状；③神经性呕吐；④食道癌术后食道糜烂；⑤慢性咽炎；⑥神经官能症
	厚朴温中汤	《内外伤辨惑论》	厚朴9g、陈皮9g、炙甘草5g、茯苓15g、草豆蔻仁5g、木香10g、干姜3g	行气温中，燥湿除满	脾胃寒湿气滞证。脘腹胀满或疼痛，不思饮食，舌苔白腻，脉沉弦	①痰湿潮热；②小儿肠痉挛；③慢性浅表性胃炎
	天台乌药散	《圣济总录》	乌药10g、木香6g、小茴香3g、青皮6g、高良姜9g、槟榔9g、川楝子10g、巴豆5g	行气疏肝，散寒止痛	小肠疝气，少腹引控睾丸而痛，偏坠肿胀。或少腹疼痛，舌苔白，脉弦	①慢性结肠炎、肠胀气；②小儿肠痉挛；③睾丸炎、附睾炎；④胃及十二指肠溃疡；⑤慢性胃炎；⑥女性疝气
	暖肝煎	《景岳全书》	当归9g、枸杞子9g、小茴香6g、肉桂6g、乌药6g、沉香3g、茯苓6g	温补肝肾，行气止痛	肝肾虚寒证。睾丸冷痛，或小腹疼痛，畏寒喜暖，舌淡苔白，脉沉迟	①疝气；②慢性阑尾炎；③肋间神经痛
	沉香散	《三因极一病证方论》	沉香4g、石韦（去毛）15g、滑石（包煎）15g、炒当归10g、王不留行10g、白芍10g、陈皮10g、冬葵子10g、甘草5g	理气活血，通淋止痛	气淋癃闭。五郁内结，气不得舒，阴滞于阳而致气淋癃闭，小腹胀满	①肾盂肾炎；②前列腺肥大；③尿道综合征

续表

分类	方名	出处	组成	功用	适应证	临床应用
行气剂	天仙藤散	《妇人良方》	天仙藤（洗微炒）9g、香附子9g、陈皮9g、乌药9g、甘草9g	理气行滞，健脾化湿	子肿。用于气滞证，妊娠三四月后，先由脚肿，渐及于腿，皮色不变，随按随起，头晕胀痛，胸闷胁胀，食少，苔薄腻，脉弦滑	特发性水肿
	理气宽肠汤	《新急腹症学》	全当归15g、桃仁9g、乌药9g、青皮6g、陈皮6g	行气通下	关格。用于痞结型（肠腑气滞），腹痛腹胀，呕吐，便秘，胀重于痛，部位不定，时痛时止，气聚痛而见形，气散平而无迹，气逆于上则呕吐频繁，气虚则全腹胀满，叩之如鼓状，苔白，脉弦	各种早期急性肠梗阻
	甘遂通结汤	《新急腹症学》	甘遂末3.5g、桃仁9g、赤芍15g、生牛膝9g、川朴15g、大黄9～24g（后下）、木香9g	行气祛瘀，逐水通下	关格。用于瘀结型（肠腑湿阻），腹痛腹胀，呕吐，便秘，脘腹胀满，全腹拒按，水走肠间，辘辘有声（肠腔积液多），舌苔腻，脉弦滑	①早期轻度肠扭转；②早期肠套叠；③病期长、膨胀明显的单纯性肠梗阻；④嵌顿性腹外疝（尚无肠坏死）
	清胆行气汤	《急腹症方药新解》	柴胡10g、黄芩10g、法半夏10g、木香12g、杭芍15g、香附10g、郁金10g、延胡索10g、生大黄10g	疏肝理气，活血止痛	胁痛。胆道感染气滞型，症见右胁绞痛或串痛，口苦咽干，头晕食少，舌尖微红，苔薄腻或微黄，脉弦紧或弦细	①急性胆囊炎；②胆绞痛；③单纯性胆囊炎
	清胆泻火汤	《急腹症方药新解》	柴胡15g、黄芩15g、法半夏10g、木香10g、郁金10g、栀子10g、龙胆草10g、大黄10g（后下）、芒硝10g（冲服）	疏肝理气，清热泻火，通里利湿	胁痛。毒热型，症见右胁持续性胀痛，口苦咽干，寒热往来，腹胀而满，舌红或绛，苔黄燥或有芒刺，脉弦滑数	重型胆道感染

续表

分类	方名	出处	组成	功用	适应证	临床应用
行气剂	肠粘连缓解汤	《急腹症方药新解》	川朴 10~15g、木香 10g、乌药 10g、炒莱菔子 10~15g、桃仁 10g、赤芍 10g、芒硝 10g、番泻叶 10g	行气祛瘀，通里消胀	脏结。症见阵发性腹痛，恶心呕吐，或食入即吐，便秘或无矢气，或得矢气则舒，舌淡苔白腻，脉弦紧	轻型肠粘连或部分性肠梗阻
	加味乌药汤	《奇效良方》	乌药 10g、砂仁 3g、木香 10g、玄胡索 10g、香附 10g、甘草 5g	行气活血，调经止痛	气滞血瘀的痛经证。月经前或月经初行时，少腹胀痛，胀甚于痛，舌淡苔白，脉弦紧	①痛经；②功能失调性子宫出血
降气剂	苏子降气汤	《太平惠民和剂局方》	紫苏子 9g、半夏 9g、当归 6g、炙甘草 6g、肉桂 3g、前胡 10g、厚朴 10g	降气平喘，祛痰止咳	上实下虚喘咳证。痰涎壅盛，喘咳短气，胸膈满闷，或腰疼脚软，或肢体浮肿，舌苔白滑或白腻，脉弦滑	①慢性喘息性支气管炎；②慢性阻塞性肺病；③哮喘；创伤性血胸
	定喘汤	《摄生众妙方》	白果 12g、麻黄 9g、苏子 6g、甘草 3g、款冬花 9g、杏仁 9g、桑白皮 12g、黄芩 10g、半夏 9g	宣肺降气，清热化痰	哮喘。咳嗽，痰多气急，痰稠色黄，微恶风寒，舌苔黄腻，脉滑数	①慢性支气管炎；②支气管哮喘；③急性毛细支气管炎
	参蛤散	《济生方》	人参 60g、蛤蚧一对	纳气归肾	喘证、哮证、肾不纳气证。症见气不得续，动则喘甚，呼多吸少，形神衰惫，舌淡，脉沉细	①慢性支气管炎；②支气管哮喘
	四磨汤	《济生方》	人参 6g、槟榔 9g、沉香 6g、乌药 6g	行气降逆，宽胸散结	肝郁气逆证。胸膈胀闷，上气喘急，心下痞满，不思饮食，苔白脉弦	①非溃疡性消化不良；②老年慢性阻塞性肺疾病伴消化不良
	五磨饮子	《医方集解》	木香、乌角沉香、槟榔、枳实、台乌药各等份	行气降逆	①厥证。用于气厥证，胸膈痞满，暴怒猝死，闭厥等症；②心腹胀痛，或走注攻痛，情志失调所致肝气上逆；③伤乳。婴儿过伤乳滞，腹胀痛，啼哭不止，或伤乳吐泻	①气厥实证；②腹痛；③腹胀

续表

分类	方名	出处	组成	功用	适应证	临床应用
降气剂	厚朴麻黄汤	《金匮要略》	厚朴 15g、麻黄 12g、石膏 18g、杏仁 9g、半夏 9g、干姜 6g、细辛 6g、小麦 18g、五味子 8g	散饮降逆，止咳平喘	哮喘病。用于饮热上迫证。咳嗽喘逆，胸满烦躁，咽喉不利，痰声漉漉，但头汗出，倚息不能平卧，苔滑，脉浮	①慢性支气管炎、肺气肿；②间质性肺炎
	射干麻黄汤	《金匮要略》	射干 6g、麻黄 12g、生姜 12g、细辛 9g、紫苑 9g、款冬 9g、五味子 3g、大枣 3 枚、法半夏 9g	解表蠲饮，下气止咳	咳而上气，喉中有水鸡声	①支气管哮喘；②支气管炎；③小儿咳嗽变异性哮喘；④小儿喘息性支气管炎
	越婢加半夏汤	《金匮要略》	麻黄 18g、石膏 18g、生姜 9g、大枣 15 枚、甘草 6g、法半夏 9g	宣肺泄热，降逆平喘	肺胀。用于饮热郁肺证，咳嗽上气，喘急，甚至目睛胀脱，有如脱出之状，脉浮大	①哮喘；②百日咳；③某些支气管炎、肺气肿、肺心病
	硝菔通结汤	《新急腹症学》	鲜萝卜 1500g、芒硝 90g	行气通下	关格。用于痞结型（肠腑气滞），腹痛腹胀，呕吐，便秘，胀重于痛，部位不定，时痛时止，气聚痛而见形，气散平而无迹，气逆于上则呕吐频繁，气虚则全腹胀满，叩之如鼓状，舌苔白，脉弦	各种早期急性肠梗阻
	旋覆代赭汤	《伤寒论》	旋覆花 9g、人参 6g、生姜 10g、代赭石 20g、炙甘草 6g、法半夏 9g、大枣 10g	降逆化痰，益气和胃	胃气虚弱，痰浊内阻证。心下痞硬，或反胃呕逆，吐涎沫，嗳气不除，舌苔白滑，脉弦而虚	①神经性呕吐；②胃肠神经官能症；③胃扩张；④幽门不完全性梗阻；⑤胃、十二指肠溃疡
	香附旋覆花汤	《温病条辨》	生香附 9g、旋覆花（绢包）9g、苏子霜 9g、广皮 6g、法半夏 15g	理气和络，降气化痰	伏暑、湿温，胁痛，或咳或不咳，无寒，但潮热，或竟寒热如疟状	①渗出性胸膜炎；②冠心病；③肋间神经痛

续表

分类	方名	出处	组成	功用	适应证	临床应用
降气剂	苏叶黄连汤	《温热经纬》	黄连2g、苏叶1g	降逆止呕	妊娠恶阻。用于肝胃不和证,妊娠初期,呕吐酸水或苦水,胸满胁痛,嗳气叹息,头胀而晕,烦渴口苦,舌淡红,苔微黄,脉弦滑	妊娠剧吐
	橘皮竹茹汤	《金匮要略》	橘皮12g、竹茹12g、生姜9g、甘草6g、人参3g、大枣5枚	降逆止呃,益气清热	胃虚有热之呃逆。呃逆或干呕,舌红嫩,脉虚数	①顽固性呕吐;②顽固性呃逆;③反流性食管炎;④妊娠恶阻;⑤胆汁反流性胃炎
	丁香柿蒂汤	《症因脉治》	丁香6g、柿蒂9g、人参3g、生姜6g	降逆止呃,温中补虚	虚寒呃逆。呃逆不止,胸脘痞闷,舌淡苔白,脉沉迟	①膈肌痉挛;②反流性食管炎

十三、理血剂

分类	方名	出处	组成	功用	适应证	临床应用
活血祛瘀剂	桃核承气汤	《伤寒论》	桃仁12g、大黄12g、桂枝6g、炙甘草6g、芒硝6g	破血下瘀泻热	下焦蓄血证。少腹急结,小便自利,甚则谵语烦躁,其人如狂,至夜发热。血瘀经闭,痛经,脉沉实而涩等	①血栓性浅静脉炎;②急性胰腺炎;③慢性前列腺炎;④急性黄疸型肝炎高胆红素血症;⑤睾丸附睾炎;⑥慢性肾功能不全;⑦急性牙龈炎;⑧慢性荨麻疹
	抵当汤	《伤寒论》	水蛭(熬)30个、虻虫(去翅足,熬)30个、桃仁(去皮尖)20个、大黄(酒洗)9g	破血逐瘀	蓄血重证。症见发狂,少腹硬满,脉象沉微,小便自利	高黏血症
	血府逐瘀汤	《医林改错》	桃仁12g、红花10g、生地黄10g、川芎10g、赤芍10g、牛膝10g、桔梗9g、当归10g、柴胡6g、枳壳10g、甘草3g	活血祛瘀,行气止痛	胸中血瘀证。胸痛,头痛日久,痛如针刺而有定处,或呃逆日久不止,或内热烦闷,或心悸失眠,急躁易怒,入暮潮热,唇暗或两目暗黑,舌黯红或有瘀斑,脉涩或弦紧	①冠心病,心绞痛,心肌缺血;②脑动脉硬化,脑外伤后遗症;③糖尿病,肾病;④失眠;⑤肋软骨炎;⑥乳房囊性增生病;⑦眼视网膜静脉周围炎;⑧黄褐斑

续表

分类	方名	出处	组成	功用	适应证	临床应用
活血祛瘀剂	心通颗粒	鲁南制药	黄芪 12g、党参 12g、麦冬 12g、何首乌 6g、淫羊藿 6g、葛根 12g、当归 6g、丹参 6g、皂角刺 6g、海藻 6g、昆布 6g、牡蛎 12g、枳实 12g	益气活血，化痰通络	用于气阴两虚、痰瘀痹阻所致的胸痹，症见心痛、胸闷、气短、呕恶、纳呆；冠心病心绞痛见上述证候者	①冠心病心绞痛；②房室传导阻滞；③慢性心力衰竭；④病毒性心肌炎；⑤慢性肺源性心脏病；⑥阵发性房颤
	通窍活血汤	《医林改错》	桃仁 9g、红花 9g、川芎 3g、赤芍 3g、老葱 3 根（切碎）、鲜姜 9g（切碎）、红枣 7 个（去核）、麝香 0.15g（绢包）、黄酒 250mL	活血通窍	血瘀阻滞于头面部所致的头痛昏晕，耳聋年久，脱发，面色青紫，酒糟鼻，白癜风，紫斑症，以及妇女干血痨，小儿疳积，肌肉消瘦，腹大青筋暴露，潮热，舌暗红边有瘀点，脉弦紧	①血管神经性头痛；②脑震荡；③颅脑外伤性耳聋；④肥厚性鼻炎；⑤老年性痴呆；⑥内耳眩晕；⑦白癜风
	癫狂梦醒汤	《医林改错》	桃仁 24g、柴胡 9g、香附 6g、木通 9g、赤芍 9g、半夏 6g、陈皮 9g、大腹皮 9g、青皮 6g、桑白皮 9g、苏子 12g、甘草 6g	疏肝解郁，祛痰行气，活血化瘀	癫狂。癫证可见沉默痴呆，语无伦次，静而多喜为特征；狂证为喧扰不宁，躁妄打骂，动而多怒为特征。伴有恶心欲呕，胸闷口苦，健忘，嗜睡，记忆力减退，心悸烦躁，失眠多梦，舌质紫暗或有瘀点、瘀斑，脉沉弦或沉涩	①颅脑损伤后遗症、头痛、偏头痛；②癫痫；③精神分裂症；④支气管哮喘；⑤失眠；⑥汗证；⑦呃逆
	身痛逐瘀汤	《医林改错》	秦艽 3g、川芎 6g、桃仁 9g、红花 9g、甘草 6g、羌活 3g、没药 6g、当归 9g、五灵脂 6g（炒）、香附 3g、牛膝 9g、地龙 6g（去土）	活血祛瘀，祛风止痛	气血痹阻，经络不通之痹症。症见周身及四肢关节疼痛，肿大而屈伸不利，周围结节，皮肤瘀斑，舌苔黄燥或黄腻，脉细涩	①风湿性关节炎；②类风湿性关节炎；③坐骨神经痛；④糖尿病神经病变

续表

分类	方名	出处	组成	功用	适应证	临床应用
活血祛瘀剂	补阳还五汤	《医林改错》	黄芪30g、当归尾10g、赤芍10g、地龙10g、川芎10g、红化10g、桃仁10g	补气活血，通络	中风。半身不遂，口眼㖞斜，语言蹇涩，口角流涎，小便频数或遗尿不禁，舌黯淡，苔白，脉缓	①脑出血；②脑血栓；③脑梗死、脑萎缩；④中风后遗症偏瘫；⑤慢性心功能不全；⑥面瘫；⑦其他：糖尿病性周围神经病变、急性感染性多发性末梢神经炎
	川蛭通络胶囊	鲁南制药	水蛭12g、川芎15g、丹参12g、黄芪30g	活血化瘀，益气通络	用于中风病中经络（脑梗死）恢复期血瘀气虚证。症见半身不遂，口舌歪斜，语言蹇涩或不语，偏身麻木，气短乏力，口角流涎，手足肿胀，舌暗或有瘀斑，苔薄白	①脑梗死；②中风恢复期；③脑血栓
	脉络舒通丸	鲁南制药	黄芪12g、金银花10g、黄柏10g、苍术12g、薏苡仁12g、玄参12g、当归10g、白芍12g、甘草3g、水蛭2g、蜈蚣2g、全蝎2g	清热解毒，化瘀通络，祛湿消肿	用于湿热瘀阻脉络所致的血栓性浅静脉炎，非急性期深静脉血栓形成所致的下肢肢体肿胀、疼痛、肤色暗红或伴有条索状物	①浅静脉炎；②深静脉血栓形成；③动脉硬化闭塞症；④糖尿病足；⑤痔疮；⑥颈动脉粥样硬化性斑块；⑦子宫肌瘤；⑧静脉曲张；⑨静脉功能不全
	复元活血汤	《医学发明》	柴胡15g、瓜蒌根9g、当归9g、红花6g、甘草6g、穿山甲6g大黄10g、桃仁9g	活血祛瘀，疏肝通络	跌打损伤。血瘀留于胁下，痛不可忍	①原发性硬化性胆管炎；②干燥综合征；③痛经；④老年癃闭
	七厘散	《同寿录》	朱砂4g、麝香0.4g、冰片0.4g、乳香5g、红花5g、没药5g、血竭30g、儿茶7.5g	活血散瘀，定痛止血	跌打损伤，筋断骨折之血瘀肿痛，或刀伤出血。一切无名肿毒之疮肿瘀痛，烧伤烫伤	外伤骨折早期；冠心病
	新伤续断汤	《中医伤科学》	当归尾12g、醋煅自然铜12g、骨碎补12g、桑枝12g、丹参6g、桃仁6g、泽兰叶6g、延胡索6g、乳香3g、没药3g、续断10g、苏木10g	活血祛瘀，止痛接骨	骨伤初、中期，血瘀气滞者，见肿胀疼痛明显，活动受限，舌红，脉弦	各种类型骨折的早中期

续表

分类	方名	出处	组成	功用	适应证	临床应用
活血祛瘀剂	归芪活血胶囊	鲁南制药	黄芪 12g、当归 6g、白芍 12g、制何首乌 6g、枸杞子 10g、槲寄生 6g、鹿茸 3g、骨碎补 10g、威灵仙 10g、透骨草 6g、人工麝香 0.1g、葛根 10g、川芎 6g	益气补肾，活血通络	用于颈椎病（神经根型以及神经根型为主的混合型）肝肾不足，气虚血瘀证，症见颈项疼痛沉重，肩背酸痛，手臂麻木，肢体痿软无力，眩晕，舌质暗红或淡有瘀斑，苔薄白，脉沉弱，或沉弦涩	①颈椎病；②肩周炎
	温经汤	《金匮要略》	吴茱萸 6g、当归 9g、芍药 6g、川芎 6g、人参 6g、桂枝 6g、阿胶 9g、丹皮 6g、生姜 6g、甘草 6g、半夏 6g、麦冬 9g	温经散寒，祛瘀养血	冲任虚寒，血瘀阻滞证。漏下不止，月经不调，或前或后，或一月再行，或经停不至，而见入暮发热，手心烦热，唇口干燥。亦治妇人久不受孕	①痛经；②功能失调性子宫出血；③老年阴道出血；④闭经；⑤习惯性流产；⑥萎缩性胃炎；⑦其他：子宫内膜异位症、席汉综合征、血管神经性头痛
	生化汤	《傅青女主科》	当归 12g、川芎 9g、桃仁 6g、干姜 3g、炙甘草 3g	化瘀生新，温经止痛	产后血瘀腹痛。恶露不行，小腹冷痛	①子宫复旧不良及宫缩痛；②子宫内膜异位症痛经；③子宫肌瘤；④不孕症
	通瘀煎	《景岳全书》	归尾 12g、山楂 6g、香附 6g、红花 6g、乌药 3g、青皮 5g、泽泻 5g、木香 2g	活血化瘀，理气止痛	①血厥。突然昏倒，不省人事，牙关紧闭，面赤唇紫，舌红，脉多沉弦。②妇人血滞血积，经脉不利，痛极拒按及产后血瘀实痛	①冠心病（心绞痛、心肌梗死）；②痛经；③闭经
	失笑散	《太平惠民和剂局方》	五灵脂 6g、蒲黄 6g	活血祛瘀，散结止痛	瘀血停滞证，心胸或脘腹刺痛，或产后恶露不行，或月经不调，少腹急痛等	①原发性痛经；②不全流产；③子宫肌瘤；④冠心病心绞痛
	宫外孕I号方	山西医学院附属第一医院验方	当归 20g、赤芍 20g、花蕊石 20g、槐花 20g、红藤 30g、败酱草 30g、白及 20g	活血祛瘀	异位妊娠已破损期，少腹积血证，表现为停经、早孕反应，阴道不规则流血，或下腹疼痛，突然转为下腹剧痛，见面色苍白，冷汗淋漓，烦躁异常，四肢厥冷，后穹窿或腹腔穿刺可抽出不凝血，妊娠试验阳性，脉细数无力甚至脉微欲绝	异位妊娠

续表

分类	方名	出处	组成	功用	适应证	临床应用
活血祛瘀剂	宫外孕Ⅱ号方	山西医学院附属第一医院验方	丹参19g、赤芍15g、桃仁9g、三棱3~6g、莪术3~6g	活血祛瘀，消癥杀胚	异位妊娠。小腹血瘀证，用于为破损期，表现为停经、早孕反应，阴道不规则流血，或下腹一侧隐痛，双合诊可触及一侧附件软性包块，压痛，妊娠试验阳性，脉多弦滑；或异位妊娠破损后，腹腔血肿形成包块，腹痛逐渐消失，阴道流血也渐止，可有下腹坠胀之感，脉象细涩	①异位妊娠；②药物流产后出血；③卵巢子宫内膜异位囊肿；④慢性盆腔炎
	归芍红花散	《审视瑶函》	当归、大黄、山栀、黄芩、红花、赤芍、甘草、白芷、生地黄、连翘、防风各10g	凉血散瘀，清热解毒	椒疮。用于血热壅滞证，胞睑肥厚，眼睑重坠难开，眼内灼热刺痛，沙涩羞明，眵多流泪，睑内颗粒累累，黑睛赤膜下垂	①沙眼；②眼眶炎性假瘤
	丹参饮	《时方歌括》	丹参30g、檀香、砂仁3g	活血祛瘀，行气止痛	血瘀气滞之心胃诸痛	①冠心病；②原发性痛经；③术后肠粘连；④慢性胃炎；⑤二指肠球部溃疡
	活络效灵丹	《医学衷中参西录》	当归15g、丹参15g、乳香15g、没药15g	活血祛瘀，通络止痛	气血凝滞证。心腹疼痛，或腿臂疼痛，或跌打肿痛，或内外疮疡，以及癥瘕积聚等	①异位妊娠；②阑尾周围脓肿；③肋间神经痛；④结节性红斑
	清经散	《傅青主女科》	丹皮9g、地骨皮10g、白芍9g、青蒿6g、黄柏3g、熟地9g、茯苓6g	清热凉血，滋肾养阴	月经先期。用于阳盛血热证，可见经来先期，量多，色深红或紫，质黏稠。或伴心胸烦躁，面红口干，小便短黄，大便燥结，舌质红，苔黄，脉数	①功能失调性子宫出血；②宫颈炎；③尿血

续表

分类	方名	出处	组成	功用	适应证	临床应用
活血祛瘀剂	活血止痛汤	《伤科大成》	当归 12g、川芎 6g、苏木 5g、红花 5g、乳香 6g、没药 6g、地鳖虫 9g、紫荆藤 9g、三七 3g、赤芍 9g、陈皮 5g、落得打 6g	活血化瘀，通经止痛	①跌打损伤早期，血瘀肿痛，症见局部血瘀肿块，多有青斑，肿胀疼痛，痛如针刺，固定不移，痛处拒按，舌质紫暗，脉细涩。②骨痹，气滞血瘀症。症见局部肿胀疼痛，痛处固定，活动不利，舌紫暗，脉细弦	①骨折初期；②全髋置换术后异位骨化；③早期骨性关节炎
	活血舒筋汤	《中医外伤科学讲义》	当归尾 15g、赤芍 15g、片姜黄 12g、伸筋草 15g、松节 6g、海桐皮 15g、落得打 10g、路路通 10g、羌活 12g、独活 12g、防风 9g、续断 12g、甘草 6g	活血祛瘀，舒筋活络	伤筋、关节肿痛之血瘀阻滞者	骨折、脱位、软组织损伤中期
	阑尾清化汤	《中西医结合治疗急腹证》	金银花 15g、川楝子 15g、延胡索 10g、牡丹皮 10g、桃仁 10g、大黄（后下）10g、木香 10g	行气活血，清热解毒，泻下散结	肠痈，瘀滞期。症见右下腹固定疼痛，不寒不热，或热象不显著，而见脘腹胀闷，嗳气纳呆，恶心，舌苔黄燥，舌质红绛或尖红有瘀斑等症状	急性阑尾炎瘀滞期
	大黄䗪虫丸	《金匮要略》	大黄 15g、黄芩 9g、甘草 6g、桃仁 10g、杏仁 10g、赤芍 12g、生地黄 15g、干漆 6g、虻虫 10g、水蛭 6g、蛴螬 10g、䗪虫 6g	活血散瘀，去瘀生新	正气虚损，血瘀内停之干血劳。形体虚羸，腹满不能饮食，肌肤甲错，两目黯黑，或潮热，妇人经闭不行，舌质紫暗，或边有瘀斑，脉象沉涩	
止血剂	十灰散	《十药神书》	大蓟 10g、小蓟 10g、荷叶 10g、侧柏叶 10g、茅根 10g、茜根 10g、山栀 10g、大黄 10g、丹皮 10g、棕榈皮 10g	凉血止血	血热妄行。吐血、咯血、嗽血、衄血	①围绝经期功能失调性子宫出血；②上消化道出血；③支气管扩张咯血；④挫伤性前房出血；⑤鼻出血

续表

分类	方名	出处	组成	功用	适应证	临床应用
止血剂	榆栀止血颗粒	鲁南制药	地榆炭 9g、墨旱莲 6g、炒栀子 6g、绵马贯众 5g、仙鹤草 10g、炒槐花 5g、拳参 5g、大蓟 10g、侧柏叶（炒）6g、棕榈炭 6g、牡丹皮 10g、茜草 10g、蒲黄炭 6g、生地黄 10g、白芍 10g、黄芩 6g、当归 6g	清热,凉血,止血	用于排卵性功能失调性子宫出血所致的月经量多且中医辨证属于血热证者,可伴见口干心烦,尿赤便结,舌红苔黄,脉滑数等	①功能性子宫出血;②月经不调
	普济痔疮栓	鲁南制药	熊胆粉、冰片、猪胆粉(外用适量)	清热解毒,凉血止血	用于热症便血。对各期内痔便血及混合痔肿胀等有较好的疗效	①痔疮;②痔疮术后消肿;③便秘
	四生丸	《杨氏家藏方》	生柏叶 15g、生地黄 15g、生荷叶 9g、生艾叶 9g	凉血止血	血热妄行之吐血、衄血。血色鲜红,口干咽燥,舌红或绛,脉弦数	①胃溃疡;②肺结核;③支气管扩张;④特发性血小板减少性紫癜
	柏叶汤	《金匮要略》	柏叶 9g、干姜 9g、艾叶 10g	温中止血	中焦虚寒之吐血。吐血不止,血色暗淡清晰,面色㿠白,或萎黄,舌淡苔白,脉虚弱无力	①痛经;②功能性子宫出血
	茜根散	《景岳全书》	茜草根 30g、黄芩 30g、侧柏叶 30g、生地黄 30g、阿胶（蛤粉炒）、炙甘草各 15g	滋阴降火,宁络止血	用于阴虚火旺之鼻衄、肌衄、尿血、吐血。伴见头晕耳鸣,腰酸乏力,心烦不寐,舌红苔少,脉细数	①过敏性紫癜;②血小板减少性紫癜;③老年型肌衄
	咳血方	《丹溪心法》	青黛 6g、瓜蒌仁 9g、海蛤粉 10g、山栀子 9g、诃子 6g	清肝宁肺,凉血止血	肝火犯肺之咳血证。咳嗽痰稠带血,咯吐不爽,心烦易怒,胸胁作痛,咽干口苦,颊赤便秘,舌红苔黄,脉弦数	①肺结核咯血;②支气管扩张咯血

续表

分类	方名	出处	组成	功用	适应证	临床应用
止血剂	生蒲黄汤	《中医眼科六经法要》	生蒲黄15g、旱莲草15g、丹参15g、荆芥炭15g、生地15g、郁金10g、川芎10g、丹皮10g	滋阴凉血,化瘀止血	云雾移睛。用于虚火伤络证,自觉眼前黑花飞舞,视力缓降,神膏点状、絮状或团块状混浊,眼底可见出血,灌于神膏,全身常见头晕耳鸣,心烦少寐,口燥咽干,舌红少苔,脉弦细数	①周边色素膜炎;②视网膜静脉周围炎;③视网膜中央静脉阻塞;④糖尿病性视网膜病变
	固冲汤	《医学衷中参西录》	白术30g、生黄芪18g、龙骨12g、牡蛎12g、山萸肉24g、白芍12g、海螵蛸12g、茜草9g、棕榈炭6g、五味子1.5g	补气健脾,固冲止血	用于脾气虚弱之崩漏、月经多、胃痛。症见经血非时而至,崩中继而淋漓,血色淡而质稀,心悸气短,面色无华,手足不温,舌淡苔薄白,脉细弱	①功能失调性子宫出血;②消化性溃疡
	小蓟饮子	《济生方》	生地黄20g、小蓟15g、滑石15g、木通6g、蒲黄10g、藕节10g、淡竹叶10g、当归10g、山栀子10g、炙甘草6g	凉血止血,利水通淋	血淋、尿血。尿中带血,小便频数,赤涩热痛,舌红,脉数等	①急性肾小球肾炎;②增生性肾炎;③肾挫伤;④过敏性紫癜;⑤血精症;⑥经尿道前列腺术后出血症
	槐花散	《普济本事方》	槐花12g、柏叶12g、荆芥穗12g、枳壳12g	清肠凉血,疏风行气	肠风脏毒下血。便前出血,或便后出血,或粪中带血,以及痔疮出血,血色鲜红或晦暗	①痔疮;②便血
	黄土汤	《金匮要略》	甘草9g、干地黄9g、白术9g、附子9g、阿胶9g、黄芩9g、灶心黄土30g	温阳健脾,养血止血	阳虚便血。大便下血,先便后血,或吐血、衄血,及妇人崩漏,血色暗淡,四肢不温,面色萎黄,舌淡苔白,脉沉细无力者	①慢性溃疡性结肠炎;②恶性肿瘤出血;③功能性子宫出血;④食道下端静脉曲张破裂出血;⑤痔疮出血

十四、祛风剂

分类	方名	出处	组成	功用	适应证	临床应用
疏散外风剂	川芎茶调散	《太平惠民和剂局方》	川芎 12g、荆芥 10g、白芷 10g、羌活 10g、甘草 6g、细辛 3g、防风 9g、薄荷 6g	疏风止痛	风邪头痛。偏正头痛或巅顶作痛，恶寒发热，目眩鼻塞，舌苔薄白，脉浮者	①偏头痛，枕大神经痛，鼻窦炎；②颈椎病；③化脓性扁桃体炎；④周围性面神经麻痹
	大秦艽汤	《保命集》	川芎 10g、独活 10g、当归 10g、白芍 10g、石膏 10g、甘草 6g、秦艽 15g、羌活 6g、防风 6g、白芷 6g、黄芩 6g、白术 10g、茯苓 10g、生地黄 10g、熟地黄 10g、细辛 3g	祛风清热，养血活血	风邪初中经络证。口眼㖞斜，舌强不能言语，手足不能运动，风邪散见，不拘一经者	①面神经麻痹；②脑梗死；③风湿热
	消风散	《外科正宗》	当归 10g、生地 10g、防风 10g、蝉蜕 10g、知母 10g、苦参 10g、胡麻仁 10g、荆芥 10g、苍术 10g、牛蒡子 10g、石膏 10g、甘草 5g、木通 5g	疏风养血，清热除湿	风疹，湿疹。皮肤疹出色红，或遍身云片斑点，瘙痒，抓破后渗出津水，苔白或黄，脉浮数	①过敏性紫癜；②疥疮、湿疹、玫瑰糠疹、慢性荨麻疹、面部扁平疣；③春季卡他性结膜炎；④肠易激综合征；⑤哮喘；⑥急性肾小球肾炎；⑦氨苄西林过敏所致药疹
	驱风散热饮子	《审视瑶函》	连翘 10g、牛蒡子 10g、羌活 10g、薄荷 5g、大黄 10g、赤芍 10g、防风 10g、当归尾 10g、甘草 3g、山栀仁 10g、川芎 5g	祛风清热，退赤止痛	漏睛疮，天行赤眼，风牵偏视，胞轮振跳	①急性泪囊炎；②病毒性结膜炎；③麻痹性斜视
	驱风一字散	《审视瑶函》	熟地黄 120g、生地黄 60g、山药 60g、泽泻 60g、山萸肉 60g、丹皮 60g、柴胡 60g、茯神 60g、当归 60g、五味子 60g	滋养肝肾，益精明目	用于肝肾不足之高风内障、云雾移睛、青盲、视瞻昏渺	①原发性视网膜色素变性；②急性视网膜坏死；③外层渗出性视网膜病变；④中心性浆液性脉络膜视网膜病变

续表

分类	方名	出处	组成	功用	适应证	临床应用
疏散外风剂	新制柴连汤	《眼科纂要》	柴胡 10g、黄芩 10g、蔓荆子 10g、山栀 10g、龙胆草 10g、荆芥 10g、木通 10g、黄连 6g、赤芍 15g、防风 15g、甘草 5g	祛风清热	聚星障,凝滞翳,混睛障,瞳神紧小	①单纯疱疹病毒性角膜炎;②细菌性角膜炎;③带状疱疹性角膜炎;④急性虹膜睫状体炎
	牵正散	《杨氏家藏方》	白附子 9g、僵蚕 9g、全蝎 9g	祛风化痰,止痉。平熄内风	中风中经络,口眼㖞斜,或面肌抽动,舌蕊红,苔白	①面神经炎;②眼肌麻痹;③腰椎间盘突出症;④血管性头痛;⑤颈椎病;⑥过敏性鼻炎
	小活络丹	《太平惠民和剂局方》	川乌 15g、草乌 15g、地龙 15g、天南星 15g、乳香 5g、没药 5g	祛风除湿,化痰通络,活血止痛	风寒湿痹。肢体筋脉疼痛,麻木拘挛,关节屈伸不利,疼痛游走不定。也治中风,手足不仁,日久不愈,筋络中痰湿死血,腰腿沉重,或腿臂间作痛	①腰椎病;②肩关节周围炎;③痛风;④冠心病心绞痛
	玉真散	《外科正宗》	南星 6g、防风 6g、白芷 6g、天麻 6g、羌活 6g、白附子 6g	祛风化痰,定搐止痉	风毒痰阻之破伤风。牙关紧急,身体强直,角弓反张,脉弦紧	破伤风或疯犬咬伤;外伤
平熄内风剂	羚角钩藤汤	《通俗伤寒论》	羚角 15g、双钩藤 12g、霜桑叶 6g、滁菊花 9g、生白芍 9g、茯神 9g、鲜生地黄 15g、川贝母 12g、淡竹茹 15g、生甘草 3g	凉肝熄风,增液舒筋	肝热生风证。高热不退,烦闷躁扰,手足抽搐,发为痉厥,甚则神昏,舌绛而干,或舌焦起刺,脉弦而数	①原发性高血压;②各种原因引起的脑炎、脑膜炎、脑血管意外;③妊娠子痫;④小儿肺炎;⑤流行性乙型脑炎;⑥中暑
	镇肝熄风汤	《医学衷中参西录》	怀牛膝 30g、生赭石 30g、川楝子 6g、生龙骨 15g、生牡蛎 15g、生龟板 15g、生白芍 15g、玄参 15g、天冬 15g、生麦芽 6g、茵陈 6g、甘草 5g	镇肝熄风,滋阴潜阳	类中风。头目眩晕,目胀耳鸣,脑部热痛,心中烦热,面色如醉,或时常噫气,或肢体渐觉不利,口角渐形歪斜;甚或眩晕颠仆,昏不知人,移时始醒;或醒后不能复原,脉弦长有力者	①原发性高血压、脑梗死、高血压性脑出血、血管性头痛;②围绝经期综合征;③梅尼埃病;④麻痹性斜视;⑤上睑下垂;⑥面神经麻痹

续表

分类	方名	出处	组成	功用	适应证	临床应用
平熄内风剂	天麻钩藤饮	《中医内科杂病证治新义》	天麻9g、栀子9g、黄芩9g、杜仲9g、益母草9g、桑寄生9g、夜交藤9g、朱茯神9g、川牛膝12g、钩藤12g、石决明18g	平肝熄风，清热活血，补益肝肾	肝阳偏亢，肝风上扰证。头痛，眩晕，失眠，舌红苔黄，脉弦	①原发性高血压；②高血压性脑出血；③脑梗死；④面神经麻痹；⑤颈椎病；⑥神经衰弱；⑦其他：围绝经期综合征、偏头痛、梅尼埃病
	大定风珠	《温病条辨》	白芍18g、生地黄18g、麦冬18g、麻仁6g、五味子6g、生龟板12g、生牡蛎12g、炙甘草6g、鳖甲12g、阿胶9g、鸡子黄2个	滋阴熄风	阴虚动风证。温病后期，神倦瘛疭，脉气虚弱，舌绛苔少，有时时欲脱之势者	①帕金森病；②慢性肾衰；③抽动秽语综合征；④小儿舞蹈病；⑤甲状腺功能亢进；⑥顽固性荨麻疹；⑦原发性高血压；⑧糖尿病非酮症高渗性昏迷
	解语丹	《永类钤方》	白附子30g、石菖蒲30g、远志30g、天麻30g、全蝎30g、羌活30g、僵蚕30g、胆南星30g、木香15g	息风化痰，通络开窍	心脾中风，痰阻廉泉，舌强不语，半身不遂	①卒中；②血管性痴呆
	阿胶鸡子黄汤	《通俗伤寒论》	阿胶6g、白芍9g、石决明15g、钩藤6g、生地12g、炙草3g、生牡蛎12g、络石藤9g、茯神12g、鸡子黄2个	滋阴养血，柔肝熄风	热伤阴血，虚风内动证。筋脉拘急，或头晕目眩，舌绛少苔，脉细数	①原发性高血压；②流行性乙型脑炎；③失眠；④眩晕；⑤震颤麻痹

十五、治燥剂

分类	方名	出处	组成	功用	适应证	临床应用
轻宣外燥剂	杏苏散	《温病条辨》	苏叶10g、杏仁10g、法半夏10g、茯苓10g、前胡10g、橘皮10g、桔梗10g、枳壳10g、甘草6g、生姜6g、大枣3枚	轻宣凉燥，理肺化痰	外感凉燥证。头微痛，恶寒无汗，咳嗽痰稀，鼻塞，嗌干，苔白，脉弦	①流行性感冒；②急性支气管炎；③肺炎

续表

分类	方名	出处	组成	功用	适应证	临床应用
轻宣外燥剂	清燥救肺汤	《医门法律》	桑叶 15g、石膏 12g、甘草 3g、胡麻仁 10g、人参 4g、阿胶 6g、麦冬 10g、杏仁 10g、枇杷叶 10g	清燥润肺，滋润内燥	温燥伤肺之重证。头痛身热，干咳无痰，气逆而喘，咽喉干燥，口渴鼻燥，胸膈满闷，舌干少苔，脉虚大而数	①慢性扁桃体炎；②皮肤瘙痒症；③急、慢性支气管炎；④急性咽炎引起的失音；⑤多发性神经炎；⑥重症肌无力
	桑杏汤	《温病条辨》	桑叶3g、杏仁4.5g、沙参6g、象贝母3g、豆豉3g、栀皮3g、梨皮3g	轻宣温燥，凉润止咳	外感温燥证。头痛，身热不甚，口渴咽干鼻燥，干咳无痰，或痰少而黏，舌红，苔薄白而干，脉浮数而右脉大者	①急性支气管炎；②麻疹后期
滋润内燥剂	养阴清肺汤	《重楼玉钥》	大生地黄 12g、生甘草、薄荷各 2g、贝母 10g、丹皮 10g、炒白芍 10g、麦冬 12g、玄参 15g	养阴清肺	白喉，喉间起白如腐，不易拭去，咽喉肿痛，初起发热，或不发热，鼻干唇燥，或咳或不咳，呼吸有声，似喘非喘，脉数无力或细数	①白喉；②急性扁桃体炎；③慢性咽炎；④糖尿病足；⑤小儿肺炎；⑥支气管扩张；⑦干燥性角膜炎；⑧口腔溃疡
	麦门冬汤	《金匮要略》	麦冬 15g、法半夏 3g、粳米 50g、人参 6g、甘草 6g、大枣 4 枚	润肺益胃，降逆下气	肺痿。咳唾涎沫，短气喘促，咽喉干燥，舌干红少苔，脉虚数。胃阴不足证，气逆呕吐，口渴咽干，舌红少苔，脉虚数	①慢性浅表性胃炎；②感染后咳嗽；③慢性萎缩性胃炎；④肺脓肿空洞；⑤鼻咽癌放疗后；⑥肺不张；⑦其他：咽源性咳嗽、急性支气管炎、齿衄、眩晕
	沙参麦冬汤	《温病条辨》	沙参9g、玉竹6g、生甘草 3g、冬桑叶4.5g、麦冬9g、生扁豆 4.5g、花粉4.5g	清养肺胃，生津润燥	余邪未尽，肺胃阴伤证，必须为低热或不发热，干咳或痰少而黏，口舌干燥而渴，舌干红少苔，脉细	①浅表性胃炎；②萎缩性胃炎；③肺炎；④肺癌；⑤干燥综合征、干眼症、慢性咽炎；⑥糖尿病；⑦肿瘤化疗后不良反应
	百合固金汤	《慎儒遗书》	百合 15g、熟地 10g、生地 10g、当归身 10g、白芍 10g、甘草3g、桔梗 6g、玄参 6g、贝母 10g、麦冬 10g	养阴润肺，化痰止咳	肺肾阴虚，虚火上炎证。咽喉燥痛，手足心热，骨蒸盗汗，舌红少苔，脉细数	①肺结核；②慢性支气管炎；③支气管扩张咯血；④失音；⑤肺源性心脏病

续表

分类	方名	出处	组成	功用	适应证	临床应用
滋润内燥剂	月华丸	《医学心悟》	天冬 30g、麦冬 30g、生地 30g、熟地 30g、山药 30g、百部 30g、沙参 30g、川贝 30g、阿胶 30g、茯苓 15g、獭肝 15g、三七 15g、白菊花 60g、桑叶 60g	滋阴润肺，镇咳止血	用于肺肾阴虚之咳嗽、肺痨、肺痿	①肺结核并发咯血；②慢性咽炎
	玉液汤	《医学衷中参西录》	生山药 30g、生黄芪 15g、知母 18g、生鸡内金 6g、葛根 4.5g、五味子 9g、天花粉 9g	益气生津，润燥止渴	气不布津，肾虚胃燥之消渴。口渴引饮，小便频数量多，或小便浑浊，困倦气短，舌嫩红而干，脉细虚无力	①糖尿病；②胃炎；③干燥综合征；④流行性出血热
	琼玉膏	《洪氏集验方》	人参750g、生地黄8kg、白茯苓 1.5kg、白沙蜜 5kg	滋阴润肺，益气补脾	阴虚肺燥之肺痿。干咳，咽燥咳血，肌肉消瘦，气短乏力等	①肺结核；②恶性肿瘤
	增液汤	《温病条辨》	玄参 10g、麦冬 8g、细生地 8g	增液润燥	津亏肠燥证。阳明温病，津液不足，大便秘结，或下后二三日，下证复现，脉沉无力者	①口腔溃疡；②便秘

十六、祛湿剂

分类	方名	出处	组成	功用	适应证	临床应用
化湿和胃剂	平胃散	《简要济众方》	苍术 15g、厚朴 9g、陈皮 9g、甘草 4g	燥湿运脾，行气和胃	湿滞脾胃证。脘腹胀满，怠情嗜卧，不思饮食，呕吐恶心，嗳气吞酸，肢体沉重，常多自利，舌苔白腻而厚，脉缓	①慢性胃炎；②功能性消化不良；③脂肪肝；④抗生素不良反应；⑤小儿功能性腹痛
	小半夏加茯苓汤	《金匮要略》	法半夏15g、生姜 15g、茯苓9g	和胃止呕	呕吐。用于痰饮内停证，见呕吐，胃脘胀满，头昏目眩，心悸，舌淡，苔滑腻，脉滑	①心包积液；②肺心病心功能不全；③梅尼埃病；④胃神经官能症；⑤原发性高血压

续表

分类	方名	出处	组成	功用	适应证	临床应用
化湿和胃剂	藿香正气散	《太平惠民和剂局方》	大腹皮 30g、白芷 30g、紫苏 30g、茯苓 30g、法半夏 60g、白术 60g、陈皮 60g、厚朴 60g、苦桔梗 60g、藿香 90g、炙甘草 75g	解表化湿，理气和中	外感风寒，内伤湿滞证。头痛，恶寒，发热，胸脘满闷，脘腹疼痛，霍乱，呕恶泻痢，舌苔白腻，以及山岚瘴疟	①腹泻；②发热；③胁痛
	不换金正气散	《易简方》	厚朴、藿香、半夏、苍术、陈皮、甘草各 10g	行气化湿，和胃止呕	湿浊内停，兼有表寒证。呕吐腹胀，恶寒发热或霍乱吐泻，或不服水土，舌苔白腻	①肠易激综合征；②慢性浅表性胃炎
清热祛湿剂	三仁汤	《温病条辨》	杏仁 15g、飞滑石 18g、白通草 6g、白蔻仁 6g、竹叶 6g、厚朴 6g、生薏苡仁 18g、法半夏 10g	宣畅气机，清利湿热	湿温初起及暑温夹湿。头痛恶痛，身重疼痛，面色淡黄，胸闷不饥，午后身热，苔白不渴，脉弦细而濡	①流行性乙型脑炎；②风湿性及类风湿性关节炎；③肺炎、支气管炎；④接触性皮炎；⑤功能性消化不良；⑥带状疱疹；⑦其他：急性胃肠炎、尿路结石、尿路感染、手术后发热及不明原因发热、冠心病、角膜炎
	茵陈蒿汤	《伤寒论》	茵陈 30g、栀子 15g、大黄 8g	清热利湿，退黄	湿热黄疸，一身面目俱黄，黄色鲜明，则头汗出，小便短赤，腹微满，口渴，苔黄腻，脉沉数	①慢性胆囊炎；②高胆红素血症；③乙型病毒性肝炎亚急性肝坏死
	茵栀黄颗粒	鲁南制药	茵陈（绵茵陈）提取物 0.36g、栀子提取物 0.15g、黄芩提取物（以黄芩苷计）1.2g、金银花提取物 0.25g	清热解毒，利湿退黄	用于肝胆湿热所致的黄疸，症见面目悉黄、胸胁胀痛、恶心呕吐、小便黄赤；急、慢性肝炎见上述证候者	①病毒性肝炎；②新生儿黄疸；③肿瘤药物相关性肝损伤；④非酒精性脂肪性肝病；⑤慢性乙型肝炎
	甘露消毒丹	《医效秘传》	飞滑石450g、淡黄芩 300g、绵茵陈 330g、石菖蒲 180g、川贝母 150g、木通 150g、藿香 120g、连翘 120g、白蔻仁 120g、薄荷 120g、射干 120g	利湿化浊，清热解毒	湿温时疫。发热倦怠，胸闷腹胀，肢酸咽肿，身目发黄，颐肿口渴，小便短赤，泄泻淋浊等，舌苔淡白或厚腻或干黄。并主水土不服	①散发性脑炎；②酒精肝病；慢性肝炎；③病毒性慢性乙型肝炎低热；④婴肝综合征；⑤肥厚性胃炎；⑥病毒感染；⑦急性咽炎

续表

分类	方名	出处	组成	功用	适应证	临床应用
清热祛湿剂	化滞柔肝颗粒	鲁南制药	茵陈6g、决明子（清炒）9g、大黄（酒炖）3g、泽泻10g、猪苓10g、山楂10g、苍术（麸炒）10g、白术（麸炒）10g、陈皮6g、瓜蒌6g、女贞子（酒蒸）10g、墨旱莲6g、枸杞子10g、小蓟6g、柴胡（醋炙）6g、甘草3g	清热利湿、化浊解毒、祛瘀柔肝	用于非酒精性单纯性脂肪肝湿热中阻证，症见肝区不适或隐痛，乏力，食欲减退，舌苔黄腻	①非酒精性脂肪肝；②酒精肝；③化疗药引起的肝损伤；④肝硬化的辅助治疗；⑤脂肪性肝炎
	除湿汤	《眼科纂要》	连翘10g、滑石10g、车前子10g、黄芩10g、白茯苓10g、防风10g、荆芥10g、川连5g、木通5g、陈皮5g、枳壳6g、甘草3g	清热除湿	用于湿热证之睑弦赤烂、时复目痒、风赤疮痍	①睑缘炎；②眼睑湿疹；③春季卡他性结膜炎；④带状疱疹性角膜炎
	连朴饮	《霍乱论》	制厚朴6g、川连3g、石菖蒲3g、制法半夏3g、香豉9g、焦栀9g、芦根60g	清热化湿，理气和中	湿热霍乱。上吐下泻，胸脘痞闷，心烦躁扰，小便短赤，舌苔黄腻，脉滑数	①急性胃肠炎；②伤寒；③副伤寒；④细菌性痢疾
	二妙散	《丹溪心法》	黄柏15g、苍术15g	清热燥湿	湿热下注证。筋骨疼痛，或两足痿软无力，或足膝红肿热痛，或下部湿疮，小便短赤，或湿热带下，舌苔黄腻	①肾盂肾炎；②腓肠肌痉挛；③坐骨神经痛；④痛风性关节炎
	三妙丸	《医学正传》	黄柏200g、苍术300g、川牛膝100g	清热燥湿，活血通络	湿热下注致带下、痿证	①阴垂；②盆腔炎；③阳痿；④痛风性关节炎；⑤中风后遗症；⑥原发性高血压；⑦腰痛
	四妙丸	《成方便读》	川黄柏200g、薏仁米200g、苍术120g、怀牛膝120g	清热利湿	湿热痿证，两足麻木，痿软，肿痛	①类风湿性关节炎；②风湿性关节炎；③痛风性关节炎；④阴道炎；⑤盆腔炎；⑥功能失调性子宫出血；⑦急慢性湿疹

续表

分类	方名	出处	组成	功用	适应证	临床应用
清热祛湿剂	宣痹汤	《温病条辨》	防己 15g、杏仁 15g、滑石 15g、连翘 9g、山栀 9g、薏仁 15g、半夏 9g、晚蚕沙 9g、赤小豆皮 9g	清热化湿，宣痹通络	湿热痹证。湿聚热蒸，阻于经络，寒战发热，骨节烦痛，面色萎黄，小便短赤，舌苔黄腻或灰滞	①风湿性关节炎；②慢性浅表性胃炎；③十二指肠球部炎；④结节性红斑
	金藤清痹颗粒	鲁南制药	金银花 10g、青风藤 10g、白花蛇舌草 10g、玄参 10g、白芍 12g、生地黄 12g、山慈菇 10g、鹿衔草 12g、当归 9g、甘草 3g、蜈蚣 3g	清热解毒，活血消肿，通痹止痛	用于类风湿性关节炎活动期，属于毒热内蕴，湿热阻络证。症见关节肿胀，疼痛拒按，晨僵，触之发热，或皮肤发红，身热，汗多，口渴，便干溲黄，舌质红，苔黄腻，脉滑数	类风湿性关节炎
	八正散	《太平惠民和剂局方》	车前子、瞿麦、扁蓄、滑石、山栀子、炙甘草、木通、大黄各 500g	清热泻火，利水通淋	湿热淋证。尿频尿急，溺时涩痛，淋沥不畅，尿色浑赤，甚则癃闭不通，小腹急满，口燥咽干，舌苔黄腻，脉滑数	①急性尿路感染；②急性前列腺炎；③急性盆腔炎；④肛肠病术后尿潴留；⑤前列腺增生；⑥排卵期出血
	石韦散	《外台秘要》	滑石 15g、冬葵子 15g、瞿麦 15g、石韦 15g、车前子 15g	清热利湿，通淋排石	石淋。湿热蕴结下焦证，症见小便淋沥频数，脐腹急痛，或尿如豆汁，或尿有砂石，尿痛刺痛窘迫，甚或尿时突然中断，尿中带血，舌红苔黄腻，脉弦数	①慢性肾盂肾炎；②泌尿系结石
	易黄汤	《傅青主女科》	山药 30g、芡实 30g、黄柏6g、车前子 3g、白果 10 枚（碎）	清热利湿，固任止带	用于脾虚湿热证之带下过多、经短复来、经间期出血、水肿、膏淋；热淋	①乳糜尿；②尿道炎；③阴道炎；宫颈炎；④盆腔炎；⑤慢性肾炎；⑥慢性前列腺炎；⑦妊娠瘙痒

续表

分类	方名	出处	组成	功用	适应证	临床应用
清热祛湿剂	丹白颗粒	鲁南制药	牡丹皮10g、大血藤10g、紫花地丁10g、三棱、莪术各6g、败酱草10g、川芎6g、白芍10g、土茯苓6g、白英10g、白花蛇舌草10g、蔓头回10g、椿皮6g、当归6g	清热化瘀、祛湿止痛	用于慢性盆腔炎、中医属于瘀热湿阻型者，症见小腹疼痛、带下色黄、带下异味、腰骶胀痛、经期腹痛、低热起伏、口苦咽干等	①急慢性盆腔炎；②阴道炎；③宫颈炎；④子宫内膜炎
	牛角散	《神巧万全方》	水牛角30g、黄芩90g、大黄90g、王不留行30g、赤芍药45g、蒲黄30g、石韦30g、木通45g、冬葵子45g、滑石30g、车前子60g	通淋排石，凉血止血	湿热蕴结之石淋血淋。小便下沙石，或小便下血夹碎血丝、血片，淋漓涩滞，小腹结痛闷绝，舌红，苔黄或腻，脉数	泌尿系结石
	尿石一号	《急腹症方药新解》	石韦15g、金钱草30g、黄柏10g、冬葵子15g、海金沙15g、车前子10g、牛膝12g	清热利湿，通淋排石	石淋。用于蕴热型及湿热型之尿路结石。腰腹剧痛，向会阴部放射，或伴尿频、尿急、尿痛，排尿滴沥，呕吐泛恶，舌红苔黄腻，脉弦紧	尿路结石
	尿石二号	《急腹症方药新解》	益智仁12g、菟丝子12g、黄芪15g、乌药10g、牛膝15g、车前子10g、淫羊藿10g	补肾理气，排石	石淋。用于肾虚气结型尿路结石。症见腰膝酸痛萎软，或伴滴沥不尽，畏寒怕冷，少气懒言，呕吐泛恶，舌淡苔白腻，脉迟紧	尿路结石
	清胆利湿汤	《急腹症方药新解》	柴胡10~15g、黄芩10g、法半夏10g、木香10g、郁金10g、茵陈蒿15g、栀子10g、木通10g、车前子10g、大黄10g	清肝胆，利湿热	胁痛。湿热型，症见往来寒热，右胁持续性胀痛，口苦咽干，目黄身黄，尿黄浊或赤涩，大便秘结，舌红苔黄腻，脉弦数	①湿热型急性胆囊炎、胰腺炎、总胆管结石、化脓性胆管炎；②胆道蛔虫伴感染；③急性黄疸性肝炎

续表

分类	方名	出处	组成	功用	适应证	临床应用
清热祛湿剂	当归拈痛汤	《兰室秘藏》	白术 4.5g、人参6g、苦参6g、升麻6g、葛根6g、苍术6g、防风6g、知母9g、泽泻9g、黄芩9g、猪苓9g、当归身9g、炙甘草15g、茵陈15g、羌活15g	利湿清热，疏风止痛	风湿热痹证。肢节烦痛，肩背疼痛，或遍身疼痛，或脚气肿痛，脚膝生疮，苔白腻微黄，脉弦数或濡数等	①风湿热；②类风湿性关节炎；③痛风性关节炎；④湿疹；⑤脚气病
利水渗湿剂	五苓散	《伤寒论》	猪苓 9g、泽泻15g、白术9g、茯苓9g、桂枝6g	利水渗湿，温阳化气	①蓄水证：小便不利，头痛微热，烦渴欲饮，甚则水入即吐，舌苔白，脉浮。②水湿内停：水肿，泄泻，小便不利，以及霍乱等。③痰饮：脐下动悸，吐涎沫而头眩，或短气而咳者	①婴幼儿秋季腹泻；②视网膜震荡；③泌尿系结石症；④急性单纯性胃炎
	猪苓汤	《伤寒论》	猪苓9g、茯苓9g、泽泻9g、阿胶9g、滑石9g	利水清热，养阴	水热互结证。小便不利，下利，口渴欲饮，心烦不寐，咳嗽、呕恶，舌红、苔白或微黄，脉细数	①慢性肾炎；②泌尿系感染；③尿道综合征；④肝硬化腹水；⑤原发性肾性血尿；⑥泌尿系结石；⑦肾积水
	防己黄芪汤	《金匮要略》	防己 12g、黄芪15g、甘草6g、炒白术9g	益气祛风，健脾利水	风水或风湿。汗出恶风，身重，小便不利，舌淡苔白，脉浮，温化水湿	①肾病水肿、特发性水肿；②小儿肾病综合征早期；③丹毒余肿；④老年人充血性心衰；⑤结节性血管炎；⑥慢性腹泻；⑦乳糜尿
	五皮饮	《华氏中藏经》	生姜皮 9g、桑白皮9g、陈橘皮9g、大腹皮9g、茯苓皮9g	利水消肿，行气祛湿	水停气滞之皮水证。头面四肢悉肿，心腹胀满，上气喘急，小便不利，或妊娠水肿，苔白腻，脉沉缓	①高血压危象；②肝硬化腹水

续表

分类	方名	出处	组成	功用	适应证	临床应用
温化水湿剂	苓桂术甘汤	《金匮要略》	茯苓 12g、桂枝9g、白术 9g、甘草 6g	温阳化饮，健脾利湿	痰饮。头目眩晕，短气而咳，心悸，胸胁胀满，舌苔白滑且较厚，脉沉弦，或沉滑，沉紧	①特发性水肿；②慢性肺源性心脏病心力衰竭；③眩晕；④顽固性带下病；⑤结核性胸膜炎胸腔积液；⑥乙型肝炎后肝硬化腹水；⑦胃潴留
	甘姜苓术汤	《金匮要略》	甘草 6g、干姜12g、茯苓 12g、白术 6g	暖土胜湿	寒湿下侵之肾着病。身重腰以下冷痛，但饮食如故，口不渴，小便自利	①臀上皮神经炎；②老年性痹痛；③腰椎间盘突出；④腰痛；⑤双足不温；⑥身半汗出；⑦胸膜积液
	真武汤	《伤寒论》	茯苓9g、芍药9g、白术 6g、生姜9g附子9g	温阳利水	①脾肾阳虚，水气内停证。小便不利，四肢沉重疼痛，腹痛下利，或肢体浮肿，苔白不渴，脉沉。②太阳病发汗过多，阳虚水泛。汗出不解，其人仍发热，心下悸，头眩，身瞤动，振振欲擗地	①难治性心力衰竭；②持久性心房纤颤；③原发性高血压；④梅尼埃病；⑤寒冷性荨麻疹；⑥老年性甲状腺机能亢进症；⑦糖尿病肾病；⑧其他：慢性盆腔炎、慢性支气管炎、尿路结石伴肾积水、尿潴留、顽固性结肠炎
	实脾散	《重订严氏济生方》	厚朴 6g、炒白术6g、木瓜 6g、木香6g、草果仁 6g、大腹子6g、附子6g、白茯苓 6g、干姜6g、炙甘草3g	温阳健脾，行气利水	阳虚水肿，身半以下肿甚，手足不温，口中不渴，胸腹胀满，大便溏薄，舌苔白腻，脉沉弦而迟者	①肝硬化腹水；②慢性肾炎腹水；③结核性腹膜炎腹水；④慢性肺源性心脏病；⑤支气管哮喘；⑥肾病综合征；⑦其他：老年功能性水肿、老年人慢性腹泻、急性羊水过多
	鸡鸣散	《类编朱氏集验医方》	槟榔 15g、陈皮9g、木瓜 9g、吴茱萸 3g、紫苏叶 3g、桔梗 5g、生姜 5g	温化寒湿，行气降浊	寒湿脚气。足胫肿重无力，麻木冷痛，恶寒发热，或挛急上冲，甚至胸闷泛恶。或风湿流注，脚足痛不可忍，筋脉浮肿	①痛风；②骨伤科疾病；③糖尿病合并末梢神经炎；④慢性心力衰竭；⑤风湿性关节炎
	萆薢分清饮	《杨氏家藏方》	益智仁 9g、萆薢9g、石菖蒲 9g、乌药 9g	温暖下元，利湿化浊，祛风胜湿	虚寒白浊。小便频数，白如米泔，凝如膏糊，舌淡苔白，脉沉	①乳糜尿；②慢性前列腺炎

续表

分类	方名	出处	组成	功用	适应证	临床应用
祛风胜湿剂	羌活胜湿汤	《脾胃论》	羌活 6g、独活 6g、藁本 3g、防风 3g、炙甘草 3g、川芎 3g、蔓荆子 12g	祛风胜湿	风湿在表证。头痛身痛,肩背疼痛不可回顾,或腰脊重痛,难以转侧,苔白脉浮	①耳膜内陷性耳聋;②功能性水肿;③痛风病;④过敏性紫癜
	桂枝芍药知母汤	《金匮要略》	桂枝 12g、芍药 9g、甘草 6g、麻黄 6g、生姜 15g、白术 15g、知母 12g、防风 12g、附子 6g	祛风除湿,温经散寒,滋阴清热	历节病。用于风寒外袭,化热伤阴证,肢节疼痛,关节肿大,身体消瘦,脚肿如脱,头眩短气,温温欲吐	①痛风性关节炎;②类风湿性关节炎;③肩关节周围炎;④关节型银屑病;⑤颞下颌关节紊乱综合征;⑥膝关节炎;⑦膝关节积液
	蠲痹汤	《杨氏家传方》	当归 9g、羌活 9g、防风 9g、姜黄 9g、黄芪 9g、白芍 9g、炙甘草 3g	益气活血,祛风除湿	痹证。用于风湿痹痛,风湿相搏,症见身体烦疼,项臂痛重,痛无定处,举动艰难,及手足冷痹,腰腿沉重,筋脉无力,舌淡,脉弦	①肩周炎;②颈椎病;③臂丛神经炎;④书写痉挛症;⑤尿酸性肾病;⑥颞颌关节紊乱综合征;⑦多发性腔隙性脑梗死
	三痹汤	《校注妇人良方》	续断 10g、杜仲 10g、防风 10g、桂心 10g、细辛 3g、人参 10g、白茯苓 10g、当归 10g、白芍 10g、甘草 3g、秦艽 9g、生地黄 10g、独活 10g、黄芪 30g、川牛膝 10g	益气活血,温经通络,祛风湿,止痹痛,补肝肾	痹证。用于风湿痹兼气虚证,手足拘挛,下肢痛,伴有寒冷,沉重感觉,或足胫有轻微浮肿,或腰膝酸痛,肢节屈伸不利,或麻木不仁,畏寒,乏力气短,舌淡苔白,脉细弱	①类风湿性关节炎;②中风后遗症;③产后体痛

续表

分类	方名	出处	组成	功用	适应证	临床应用
祛风胜湿剂	大活络丹	《兰台轨范》	白花蛇60g、乌梢蛇60g、威灵仙60g、草乌60g、天麻60g、全蝎60g、何首乌60g、龟板60g、麻黄60g、贯仲60g、炙甘草60g、羌活60g、肉桂60g、藿香60g、乌药60g、黄连60g、熟地黄60g、大黄60g、木香60g、沉香60g、细辛30g、赤芍30g、没药30g、丁香30g、乳香30g、僵蚕30g、天南星30g、青皮30g、骨碎补30g、白豆蔻30g、安息香30g、黑附子30g、黄芩30g、茯苓30g、香附30g、玄参30g、白术30g、防风75g、犀角15g、麝香15g、松脂15g、牛黄4.5g、冰片4.5g、人参90g	祛风止痛，除湿豁痰，舒筋活络	中风，痿痹，痛疽流注，跌仆损伤	①脑血管疾病;②各类周围神经痛;③风湿性关节炎;④类风湿性关节炎;⑤脑震荡后遗症;⑥深部脓疡;⑦其他:淋巴结核、血栓闭塞性脉管炎、骨髓炎
	独活寄生汤	《备急千金要方》	独活9g、桑寄生6g、杜仲6g、牛膝6g、细辛6g、秦艽6g、茯苓6g、肉桂心6g、防风6g、川芎6g、人参6g、甘草6g、当归6g、白芍6g、地黄6g	祛风湿，止痹痛，益肝肾，补气血	肝肾两亏，气血不足之痹证。腰膝疼痛，肢节屈伸不利，或麻木不仁，畏寒喜暖，心悸气短，舌淡苔白，脉象细弱	①腰椎间盘突出症;②糖尿病性周围神经病变;③闭塞性动脉硬化症;④产后疼痛;⑤强直性脊柱炎

十七、祛痰剂

分类	方名	出处	组成	功用	适应证	临床应用
燥湿化痰剂	二陈汤	《太平惠民和剂局方》	法半夏 15g、橘红 15g、白茯苓 9g、甘草炙 5g、生姜 7 片、乌梅 1 个	燥湿化痰，理气和中	湿痰之证，咳嗽痰多色白易咯，胸膈胀满，恶心呕吐，眩晕心悸，肢体困倦，舌苔白润，脉滑	①慢性支气管炎；②眩晕；③糖尿病；胆汁反流性胃炎；④继发性闭经；⑤脑震荡
	导痰汤	《妇人良方》	半夏 12g、天南星 3g、橘红 3g、枳实 3g、赤茯苓 3g、甘草 1.5g	燥湿祛痰，行气开郁	痰涎壅盛，胸膈痞塞，或咳嗽恶心，饮食少思，或因肝风挟痰，呕不能食，头痛眩晕，甚或痰厥	①脑梗死；②慢性支气管炎；③脂肪肝；④不孕症；⑤三叉神经痛；⑥便秘；⑦其他：癫病、神经根型颈椎病、寻常性痤疮、精液不化症、帕金森病
	血脂康	阿斯利康制药有限公司	红曲 0.3g	化浊降脂，活血化瘀，健脾消食	痰阻血瘀所致的高脂血症，症见气短、乏力、头晕、头痛、胸闷、腹胀、食少纳呆等	①原发性高脂血症；②动脉粥样硬化引起的冠状动脉粥样硬化性心脏病，脑中风等心脑血管疾病
	苍附导痰丸	《叶氏女科证治》	苍术 10g、香附 10g、枳壳 10g、法半夏 6g、陈皮 6g、茯苓 6g、胆南星 5g、甘草 5g	化痰燥湿，理气调经	痰湿阻滞型闭经、月经不调。症见肥盛之妇，闭经，或月经量少或者后期，黏腻如痰，色淡红，胸闷恶呕，或带下黏腻，舌苔白腻，脉滑	①闭经；月经不调；②产后突发性肥胖
	启宫丸	《医方集解》	白术 30g、法半夏 30g、香附 30g、川芎 30g、神曲 15g、茯苓 15g、橘红 3g、甘草 3g	燥湿化痰，启宫助孕	不孕症。症见婚后久不受孕，形体肥胖，经行延后，甚至闭经，带下量多，质黏稠，面色㿠白，头晕心悸，胸闷泛恶，舌黯红，脉滑	①不孕症；②月经不调、闭经；③肥胖
	温胆汤	《三因极一病证方论》	法半夏 9g、竹茹 9g、枳实 9g、陈皮 12g、白茯苓 5g、甘草 3g	理气化痰，清胆和胃	胆胃不和，痰热内扰证。胆怯易惊，虚烦不宁，失眠多梦，呕吐呃逆，癫痫等证	①失眠；②神经衰弱症；③病毒性心肌炎；④冠心病；⑤慢性咽炎；梅尼埃病；⑥癫痫；⑦其他：妊娠剧吐、胆汁反流性胃炎、糖尿病周围神经病变

续表

分类	方名	出处	组成	功用	适应证	临床应用
清热化痰剂	清金化痰丸	《医方考》	瓜蒌仁 6g、陈皮6g、黄芩 6g、杏仁6g、枳实 6g、茯苓6g、胆南星 9g、制法半夏 9g	清热化痰，理气止咳	痰热咳嗽。痰稠色黄，咯之不爽，胸膈痞闷，甚则气急呕恶，舌质红，苔黄腻，脉滑数	①慢性支气管炎；②支气管扩张咯血；③肺炎中后期；④慢性咽炎
	清金化痰汤	《杂病广要》	黄芩 5g、山栀 5g、桔梗 6g、麦冬 3g、桑皮 3g、知母 3g、瓜蒌仁 3g、橘红3g、茯苓 3g、甘草 2g	清热化痰	内伤咳嗽。用于痰热郁肺证，咳嗽气息喘促，或喉中有痰声，痰多，质黏厚或稠黄，咯吐不爽，或有热腥味，或吐血痰，胸胁胀痛，咳时隐痛，面赤，或有身热，口干欲饮，舌苔薄黄腻，质红，脉滑数	①慢性咽炎；②急慢支气管炎；③肺部感染
	黛蛤散	《中药成方配本》	青黛、蛤壳各9g	清肝宣肺，清热化痰	内伤咳嗽。用于肝火犯肺证，上气咳逆阵作，咳时面赤，咽干，常感痰滞咽喉，咯之难出，量少质黏，或痰如絮条，胸胁胀痛，咳时隐痛，口干苦，苔薄黄少津，脉弦数	①支气管炎；②肺部感染
	小儿消积止咳口服液	鲁南制药	炒山楂 10g、槟榔6g、枳实 12g、蜜枇杷叶 6g、瓜蒌12g、炒莱菔子 6g、炒葶苈子 10g、桔梗 6g、连翘 6g、蝉蜕 6g	清热肃肺，消积止咳	用于小儿饮食积滞、痰热蕴肺所致的咳嗽、夜间加重、喉间痰鸣、腹胀、口臭	①呼吸道感染；②消化不良；③新生儿积滞；④便秘；⑤小儿支原体肺炎；⑥地图舌
	小陷胸汤	《伤寒论》	黄连 6g、法半夏12g、瓜蒌子 30g	清热化痰，宽胸散结	痰热互结证。胸脘痞闷，按之则痛，咳痰黄稠，舌苔黄腻，脉浮滑或滑数	①胆心综合征；②冠心病心绞痛；③反流性食管炎

续表

分类	方名	出处	组成	功用	适应证	临床应用
清热化痰剂	滚痰丸	《玉机微义》	大黄240g、黄芩240g、沉香15g、礞石30g	泻火逐痰，润燥化痰	实热老痰证。癫狂惊悸，或怔忡昏迷，或咳喘痰稠，或胸脘痞闷，或眩晕耳鸣，或绕项结核，或口眼蠕动，或不寐，或梦寐奇怪之状，或骨节卒痛难以名状，或嗳息烦闷，大便秘结，舌苔黄腻，脉滑数有力	①癫痫；②眩晕；③慢性支气管炎急性发作期；④精神分裂症
润燥化痰剂	贝母瓜蒌散	《医学心悟》	贝母12g、瓜蒌9g、花粉3g、茯苓3g、橘红3g、桔梗3g	润肺清热，理气化痰	燥痰咳嗽。咳嗽呛急，咯痰不爽，涩而难出，咽喉干燥，苔白而干	①急慢性支气管炎；②慢性咽炎
	桔贝合剂	鲁南制药	浙贝母10g、桔梗10g、苦杏仁6g、黄芩6g、枇杷叶6g、麦冬10g、甘草3g	润肺止咳	用于肺热咳嗽，痰稠色黄，咯痰不爽	①上呼吸道感染；②支气管炎；③肺结核；④咳嗽
	金水六君煎	《景岳全书》	当归6g、茯苓6g、半夏6g、熟地黄15g、陈皮15g、炙甘草3g	滋补肺肾，益气养阴，化痰	肺肾阴血不足，外感风寒，水泛为痰，痰浊内盛证，症见咳嗽气喘急，恶呕多痰	①过敏性鼻炎；②慢性支气管炎临床缓解期；③慢性支气管炎急性发作
	消瘰丸	《医学心悟》	玄参120g、煅牡蛎120g、贝母120g	清润化痰，软坚散结	痰火凝结之瘰疬痰结。颈项结核，累累如珠，久不消散，不红不热，按之痛，或伴有潮热盗汗，舌质红，脉弦滑或弦细	①淋巴结结核；②甲状腺肿大
温化寒痰剂	苓甘五味姜辛汤	《金匮要略》	茯苓12g、甘草9g、干姜9g、细辛6g、五味子12g	温肺化饮	寒痰或寒饮证。咳嗽痰多，清稀色白，或喜唾清涎，胸闷呕恶，舌淡胖苔白滑，脉沉迟	①哮喘；②急慢性支气管炎
	瓜蒌薤白半夏汤	《金匮要略》	瓜蒌实12g、薤白9g、法半夏12g、白酒适量	行气通阳，祛痰散结	胸闷。痰浊较多，胸痛彻背，不能安卧	①心绞痛；②乳房胀痛；③高脂血症；④慢性支气管炎、肺气肿、肺心病；⑤胆心综合征；⑥胃切除术后吻合口梗阻

续表

分类	方名	出处	组成	功用	适应证	临床应用
温化寒痰剂	三子养亲汤	《皆效方》	白芥子6g、苏子9g、莱菔子9g	降气平喘,化痰消食	寒痰夹食证。咳嗽喘逆,痰多色白,胸膈痞满,食少难消,舌苔白腻,脉滑	①慢性支气管炎;②血胸
治风化痰剂	止嗽散	《医学心悟》	桔梗1kg、荆芥1kg、紫苑1kg、百部1kg、白前1kg、甘草360g、陈皮500g	止咳化痰,疏风宣肺	风痰咳嗽。咳嗽咽痒,咳痰不爽,或微有恶寒发热,舌苔薄白	①急性支气管炎;②百日咳;③肺炎
	半夏白术天麻汤	《医学心悟》	半夏9g、天麻6g、茯苓6g、橘红6g、白术15g、甘草3g	燥湿化痰,平肝熄风	风痰上扰证。眩晕头痛,胸闷呕恶,舌苔白腻,脉弦滑等	①高脂血症;②椎基底动脉供血不足;③椎动脉型颈椎病;④脑震荡;⑤鼻窦炎;⑥神经衰弱;⑦梅尼埃病
	天麻眩晕宁颗粒		天麻5g、钩藤10g、泽泻15g、半夏10g、白术12g、茯苓12g、白芍10g、竹茹10g、川芎3g、炙甘草3g、陈皮6g、生姜4.5g	祛痰定眩,和胃止呕	用于眩晕,恶心,呕吐,舌淡,苔白滑,尤适用于梅尼埃病	①梅尼埃病;②眩晕
	定痫丸	《医学心悟》	天麻30g、川贝母30g、姜法半夏30g、茯苓30g、茯神30g、胆南星15g、石菖蒲15g、全蝎15g、僵蚕15g、真琥珀15g、陈皮20g、远志20g、丹参60g、麦冬60g、辰砂9g	豁痰开窍,熄风止痉	风痰痫证。忽然发作,眩仆倒地,不省高下,甚则抽搐,目斜口歪,或叫喊作畜声,脉弦滑	①癫痫;②精神分裂症

十八、消导化积剂

分类	方名	出处	组成	功用	适应证	临床应用
消食导滞剂	保和丸	《丹溪心法》	山楂 18g、神曲 6g、法半夏 9g、茯苓 9g、陈皮 6g、连翘 10g、莱菔子 10g	消食和胃	食积。脘腹痞满胀痛，嗳腐吞酸，恶食呕吐，或大便泄泻，舌苔厚腻，脉滑	①脂肪肝；②小儿腹泻；③小儿慢性胆囊炎；④小儿消化不良；⑤老年性便秘；⑥胃石症
	枳实导滞丸	《内外伤辨惑论》	大黄 20g、枳实（麸炒）10g、神曲（炒）10g、茯苓 10g、黄芩 10g、黄连 3g、白术 10g、泽泻 6g	消食导滞，清热祛湿	湿热食积、脘腹痞满胀痛、大便秘结、痢下赤白，里急后重	①慢性胃炎；②胃下垂；③慢性结肠炎
	木香槟榔丸	《儒门事亲》	木香 10g、槟榔 10g、青皮 6g、陈皮 6g、莪术 10g、黄连 6g、黄柏 15g、大黄 15g、香附 10g、牵牛 10g、枳壳 10g	行气导滞，攻积泄热	痢疾，食积。赤白痢疾，里急后重，或食积内停，脘腹胀满，大便秘结。舌苔黄腻，脉沉实	①急性痢疾；②急性肠梗阻；③先天性巨结肠；④结肠直肠狭窄；⑤小儿腹痛；⑥肝（脾）曲综合征
	健脾丸	《证治准绳》	炒白术 15g、木香 10g、甘草 3g、白茯苓 15g、人参 9g、神曲 15g、陈皮 6g、砂仁 3g、麦芽（炒）15g、山楂 15g、山药 20g、肉豆蔻 10g	健脾和胃，消食止泻	脾胃虚弱，饮食内停，脘腹痞闷，食少难消，大便溏薄，苔腻微黄，脉象虚弱	①小儿厌食症；②小儿反复呼吸道感染
消癥化积剂	桂枝茯苓丸	《金匮要略》	桂枝 9g、茯苓 9g、牡丹皮 9g、赤芍 9g、桃仁 9g	活血化瘀，缓消癥块	血瘀留阻胞宫证。妇人妊娠胎动不安，漏下不止，血色紫黑晦暗，腹痛拒按	①卵巢囊肿；②子宫肌瘤；③盆腔包块积液；④妊娠出血；⑤肝硬化；⑥痛经；⑦乳房结块；⑧人工流产后不孕症；⑨前列腺增生症

续表

分类	方名	出处	组成	功用	适应证	临床应用
消癥化积剂	鳖甲煎丸	《金匮要略》	鳖甲 90g、射干 22g、黄芩 22g、柴胡 45g、鼠妇 22g、干姜 22g、大黄 22g、芍药 37g、桂枝 37g、葶苈 7g、石韦 22g、厚朴 22g、牡丹 37g、瞿麦 15g、蜂巢 30g、赤硝 90g、蜣螂 45g、桃仁 15g	行气活血，祛湿化痰，软坚消癥	疟母，以及各种癥积。疟疾日久不愈，胁下痞硬成块。或脘腹癥积，腹中疼痛，肌肉消瘦，饮食减少，时有寒热，或女子月经闭止	①肝硬化；②原发性肝癌；③恶性肿瘤；④卵巢囊肿；⑤面部黄褐斑
	香棱丸	《证治准绳》	木香、丁香、三棱、枳壳、莪术、青皮、川楝子、茴香各等份	理气导滞，活血消结	治五积，破痰癖，消症块及冷热积聚	①盆腔血瘀综合征；②子宫内膜异位增生症
	橘核丸	《济生方》	橘核 20g、海藻 20g、昆布 20g、海带 20g、川楝子 10g、桃仁 20g、厚朴 10g、枳实 10g、木通 10g、延胡索 10g、桂心 10g、木香 10g	行气止痛，软坚散结	寒湿疝气，睾丸肿胀偏坠，或坚硬如石，或痛引脐腹	①前列腺综合征；②急性附睾睾丸炎；③慢性肥厚性咽炎
	海藻玉壶汤	《外科正宗》	海藻 10g、贝母 10g、陈皮 10g、昆布 10g、青皮 10g、川芎 10g、当归 10g、法半夏 10g、连翘 10g、甘草 3g、独活 10g、海带 5g	化痰软坚，消瘿散结	气滞痰凝之瘿瘤。瘿瘤初起，或肿或硬，皮色不变	①肥厚性咽炎；②乳腺增生病；③甲状腺机能亢进症；④双侧卵巢囊肿不孕症；⑤前列腺增生

十九、驱虫剂

方名	出处	组成	功用	适应证	临床应用
乌梅丸	《伤寒论》	乌梅 24g、细辛 3g、干姜 9g、黄连 6g、当归 12g、附子 6g、蜀椒（炒香）9g、桂枝 9g、人参 9g、黄柏 9g	温脏，安蛔，补虚	蛔厥证。腹痛时作，心烦呕吐，时发时止，常自吐蛔，手足厥冷；并治久痢、久泻	①雷诺综合征；②胃溃疡合并胃炎；③肠炎；④蛔虫病；⑤输卵管不通；⑥小儿营养不良；⑦复发性口腔溃疡；⑧非感染性尿道综合征
胆道驱蛔汤	《新急腹症学》	槟榔 10g、使君子 8g、苦楝皮 5g、川朴 3g、延胡索 5g、木香 5g、大黄 5g	安蛔驱蛔，理气止痛	虫证。用于蛔滞证，症见上腹闷胀，嗳气，目黄纳差，阵发性钻顶样痛，可有恶心呕吐，甚至可以吐出蛔虫，严重者伴四肢厥冷，面色苍白，苔薄白，脉弦紧	单纯性胆道蛔虫症
化虫丸	《太平惠民和剂局方》	鹤虱 10g、玄明粉 10g、大黄 5g、苦楝皮 5g、雷丸 5g、牵牛子（炒）5g、槟榔 5g、芜荑 5g、使君子（去壳）5g	驱杀诸虫	肠道虫积证。发作时腹中疼痛，往来上下，其痛甚剧，呕吐清水，或吐蛔虫	①肠道寄生虫病；②滴虫性阴道炎
肥儿丸	《太平惠民和剂局方》	神曲 15g、黄连 6g、肉豆蔻 3g、使君子 10g、麦芽 15g、槟榔 10g、木香 6g	杀虫消积，健脾清热	虫积脾虚内热证。面黄体瘦，肚腹胀满而痛，发热口臭，大便稀溏	肠道寄生虫病

二十、治疡剂

分类	方名	出处	组成	功用	适应证	临床应用
散结消痈剂	仙方活命饮	《校注妇人良方》	白芷 10g、贝母 10g、防风 10g、赤芍 10g、当归尾 10g、甘草节 6g、皂角刺 10g、穿山甲炙 6g、天花粉 10g、乳香 10g、没药 10g、金银花 25g、陈皮 9g	清热解毒，消肿溃坚，活血止痛	痈疡肿毒初起。红肿焮痛，或身热凛寒，苔薄白或黄，脉数有力	①化脓性扁桃体炎；②泌尿系感染；③寻常痤疮；④湿疹；⑤皮肤瘙痒症

续表

分类	方名	出处	组成	功用	适应证	临床应用
散结消痈剂	五味消毒饮	《医宗金鉴》	金银花 30g、野菊花 15g、蒲公英 15g、紫花地丁 15g、紫背天葵子 15g	清热解毒，消散疔疮	火热结聚之痈疖疔疮。患处红肿热痛，或有发热恶寒，各种疔毒，疮形如粟，坚硬根深，其状如钉，舌红苔黄，脉数	①蜂窝组织炎；②急性乳腺炎；③化脓性胆管炎；④急性结膜炎；⑤急性泌尿系感染；⑥化脓性扁桃体炎；⑦其他：败血症、肺脓疡、慢性骨髓炎
	四妙勇安汤	《验方新编》	金银花 30g、玄参 30g、当归 15g、甘草 6g	清热解毒，活血止痛	热毒炽盛之脱疽。患肢暗红微肿灼热，疼痛剧烈，溃烂腐臭，甚则脚趾节节脱落，延及足背，烦热口渴，舌红脉数	①血栓闭塞性脉管炎；②动脉栓塞性坏疽（开始溃烂）；③栓塞性大静脉炎；④慢性肝炎
	瓜蒌牛蒡汤	《医宗金鉴》	瓜蒌仁 10g、牛蒡子 10g、天花粉 10g、黄芩 10g、陈皮 10g、生栀子 10g、连翘 10g、金银花 10g、皂角刺 10g、青皮 5g、柴胡 5g	理气疏肝，清热解毒，消肿散结	乳痈。乳汁瘀积结块，皮色不变或微红，肿胀疼痛，伴有恶寒发热，头痛，周身酸楚，口渴，便秘苔薄，脉数	急性乳腺炎
	复方红藤煎	《急腹症方药新解》	红藤 30g、金银花 30g、冬瓜仁 30g、薏苡仁 30g、紫花地丁 15g、败酱草 15g、郁李仁 15g、桃仁 15g、牡丹皮 9g、皂角刺 6g、菖蒲 6g	清热解毒，排脓消肿，化瘀散结	肠痈。用于急性阑尾炎郁滞期、蕴热期、毒热期，转移性右下腹疼痛或右下腹固定疼痛，腹皮急拒按，恶心呕吐，发热，便秘溲赤，舌红苔黄或黄腻，脉数或滑数	急性阑尾炎
	阑尾清化汤	《中西医结合治疗急腹症》	金银花 60g、蒲公英 30g、冬瓜仁 30g、大黄 24g、牡丹皮 15g、木香 9g、川楝子 9g、生甘草 9g	清热解毒，行气活血	肠痈。症见发热恶寒或不恶寒，口渴，面红目赤，唇干舌燥，呕恶不能食，腹胀痛拒按，甚至腹壁硬，大便秘结，小便赤涩或尿痛，脉象洪滑数大或弦数有力，舌苔黄燥或黄腻，舌质红绛或尖红	急性阑尾炎蕴热期

续表

分类	方名	出处	组成	功用	适应证	临床应用
散结消痈剂	醒消丸	《外科全生集》	雄黄 15g、麝香 4.5g、乳香 30g、没药 30g	活血消肿，解毒止痛	脏腑蕴热，气血凝结引起之痈肿，鱼肚痈，翻花疮，久烂不愈	①乳腺炎；②乳房肿瘤
	犀黄丸	《外科全生集》	牛黄 1g、麝香 5g、乳香 30g、没药 30g、黄米饭 30g	解毒消痈，化痰散结，活血祛瘀	用于乳岩、横痃、瘰疬、痰核、流注等症	①消化道恶性肿瘤；②血液系统肿瘤；③感染性疾病；④消化道系统疾病
	阳和汤	《外科证治全生集》	熟地 30g、肉桂 3g、麻黄 2g、鹿角胶 9g、白芥子 6g、姜炭 2g、生甘草 3g	温阳补血，散寒通滞	阴疽。漫肿无头，皮色不变，酸痛无热，口中不渴，舌淡苔白，脉沉细或迟细。或贴骨疽、脱疽、流注、痰核、鹤膝风等属于阴寒证者	①淋巴结核；②骨结核；③慢性支气管炎；④坐骨神经痛
	小金丹	《外科全生集》	当归 23g、乳香 23g、没药 23g、制草乌 45g、白胶香 45g、五灵脂 45g、地龙 45g、番木鳖子 45g、麝香 9g、香墨 4g	活血止痛，解毒消肿	用于阴疽初起，皮色不变，肿硬作痛者，以及多发性脓肿、瘰疬、瘿瘤、乳岩、乳癣、鼠疮等。症见肤起肿核或囊肿，外观皮色不变，触之可动，肿胀作痛，或流脓清稀，久不收口等	①乳腺小叶增生；②乳腺肿瘤
	苇茎汤	《备急千金要方》	芦根（苇茎）60g、薏苡仁 30g、瓜瓣 24g、桃仁 9g	清肺化痰，逐瘀排脓	肺痈。身有微热，咳嗽痰多，甚则咳吐腥臭脓血，胸中隐隐作痛，舌红苔黄腻，脉滑数	①肺脓疡；②大叶性肺炎；③急慢性支气管炎；④支气管扩张伴感染；⑤百日咳
	加味桔梗汤	《医学心悟》	桔梗 10g、白及 10g、橘红 10g、葶苈子 10g、甘草 12g、贝母 12g、金银花 15g、薏苡仁 15g	止咳祛痰，消痈排脓	肺痈。用于溃脓期，咳吐大量脓痰，或如米粥，或痰血相兼，腥臭异常，胸中烦满而痛，身热面赤，口渴喜饮，舌质红，苔黄腻，脉滑数	①肺脓疡；②急慢性支气管炎

续表

分类	方名	出处	组成	功用	适应证	临床应用
散结消痈剂	红升丹	《医宗金鉴》	水银 30g、火硝 120g、白矾 30g、雄黄 15g、朱砂 15g、皂矾 18g	拔毒提脓，祛腐生肌，消肿散结	各种痈疽疮疡，各种瘘道、窦道；皮肤病	①骨、关节结核；②窦道
	如意金黄散	《外科正宗》	生大黄 2.5kg、黄柏 2.5kg、姜黄 2.5kg、白芷 2.5kg、天南星 1kg、陈皮 1kg、苍术 1kg、厚朴 1kg、甘草 1kg、天花粉 5kg	清热解毒，除湿化痰，散瘀消肿	痈疽发背，诸疮疔肿，跌仆损伤，湿痰流毒，大头时肿，漆疮火丹，风热天疱，肌肤赤肿，干湿脚气，妇女乳痈，小儿丹毒等。症见患处高肿红活，疼痛剧烈，口渴引饮，烦躁，便秘，溲赤，舌红苔黄脉数	①体表感染及脓肿；②跌打损伤
	大黄牡丹皮汤	《金匮要略》	大黄 18g、牡丹皮 9g、桃仁 12g、冬瓜子 30g、芒硝 9g	泻热破瘀，散结消肿	湿热郁滞之肠痈初起。右下腹疼痛拒按，甚或局部肿痞，或右侧足屈而不伸，伸而痛剧，或时时发热、恶寒、自汗出，舌苔黄腻，脉滑数	①肺脓疡；②粘连性肠梗阻；③急性阑尾炎合并弥漫性腹膜炎；④急性子宫内膜炎
	薏苡附子败酱散	《金匮要略》	薏苡 30g、附子 6g、败酱草 15g	排脓消肿	肠痈。脓已成，身无热，肌肤甲错，腹皮急，按之濡，如肿状，脉数	①慢性溃疡性结肠炎；②慢性盆腔炎；③急性细菌性肝脓肿；④阑尾周围脓肿；⑤附件炎；⑥细菌性痢疾
托脓剂	透脓散	《外科正宗》	生黄芪 12g、穿山甲（炒末）6g、川芎 9g、当归 9g、皂角刺 6g	益气养血，托毒透脓	气血不足，痈疮脓成难溃证。疮疡内已成脓，不易外溃，漫肿无头，红肿热痛	体表脓肿
	托里消毒散	《外科正宗》	人参 3g、川芎 3g、白芍 3g、白术 3g、金银花 3g、茯苓 3g、白芷 1.5g、皂刺 1.5g、桔梗 1.5g、黄芪 3g	补益气血，托毒消肿	疮疡。症见体虚邪盛，脓毒不易外达者，表现为肿疡局部平塌，肿热散漫，难溃难腐；溃疡坚肿不消，脓水清稀，新肉不生，伴全身乏力，少气懒言，神疲，纳少，便溏，舌淡苔薄白，脉细	①体表脓肿；②慢性溃疡

续表

分类	方名	出处	组成	功用	适应证	临床应用
涌吐剂	瓜蒂散	《伤寒论》	瓜蒂 10g、赤小豆 10g	涌吐痰涎，食宿	痰涎宿食，壅滞胸脘证。胸中痞硬，泛恶欲吐，气上冲咽喉不得息，寸脉微浮	额窦炎
收敛剂	清凉膏	《外科正宗》	生石灰 500g、清水 1000mL、香油 60mL	清热祛湿，收敛止痛	水火烫伤，用于火热伤津证。患处红斑或小疱，剧痛，基底潮红，患处肿胀；口渴，唇红而干，发热，便秘，溲赤，舌质红而干，苔黄或黄燥，脉弦细数	烧伤
腐蚀剂	三品一条枪	《外科正宗》	白砒 45g、明矾 60g、明雄黄 8g、乳香 4g	腐蚀瘘管	痔疮、瘰疬翻花、瘿瘤、瘰疬、疔疮、发背等腐肉不祛或有瘘管者。用于正虚邪实证，疮疡溃后脓毒未尽，腐肉难脱，死肌不化；或瘘管形成，脓腐不易除去，难以生肌长肉，伴气虚懒言，四肢乏力，精神倦怠，纳少便溏，舌淡苔白，脉细数	①慢性溃疡；②瘘管及瘘道
	生肌玉红膏	《外科正宗》	当归 60g、白芷 15g、白蜡 60g、轻粉 12g、甘草 36g、紫草 6g、血竭 12g	活血祛腐，解毒镇痛，润肤生肌	疮疡溃后。疮面脓腐不脱、疼痛不止、新肌难生。疮面灰白或暗，腐肉黏滞，脓汁清稀而臭，周围皮色紫暗；或脓腐祛后疮面暗淡，肉芽不生，疮口难敛。伴气虚懒言，四肢乏力，精神倦怠，纳少便溏，舌质紫暗有瘀斑，脉细涩	溃疡

第五部分　临床各科常见病证处方用药

第一章　内科病证

第一节　肺系病证

一、感冒

感冒是感受触冒风邪而导致的常见外感疾病,临床表现以鼻塞、流涕、喷嚏、咳嗽、头痛、恶寒、发热、全身不适、脉浮为其特征。感冒是由于六淫、时行之邪,乘人体御邪能力不足之时,侵袭肺卫皮毛,致使肺失宣肃,卫表失和。本病邪在肺卫,辨证属表实证,但应根据证情,区别风寒、风热和暑湿兼夹之证,还需注意虚体外感者邪正虚实主次关系。

证型	症状	治法	代表方剂	常用药
风寒束表	恶寒重,发热轻,无汗,头痛,肢节酸疼,鼻塞流涕,咽痒咳嗽,痰薄色白,舌苔薄白而润,脉浮或浮紧	辛温解表	荆防达表汤或荆防败毒散加减	荆芥10g、防风10g、苏叶10g、淡豆豉10g、葱白10g、生姜3片、杏仁10g、前胡10g、桔梗10g、橘红10g、甘草3g
风热犯表	身热,微恶风,汗泄不畅,头昏胀痛,目胀面赤,咳痰黏黄,咽痛口干,鼻流浊涕,舌苔薄白微黄,脉浮数	辛凉解表	银翘散、葱豉桔梗汤加减	金银花10g、连翘15g、黑山栀10g、淡豆豉10g、薄荷(后下)6g、荆芥10g、竹叶10g、芦根30g、牛蒡子10g、桔梗10、甘草3g
暑湿伤表	夏令感邪,身热汗少,微恶风,肢体酸重或疼痛,头昏重胀痛,心烦口渴,小便短赤,口黏,渴不多饮,胸闷脘痞,泛恶,舌苔薄黄而腻,脉濡数	清暑祛湿解表	新加香薷饮加减	金银花10g、连翘15g、鲜荷叶60g、鲜芦根60g、香薷10g、厚朴6g、扁豆10g
气虚感冒	恶寒较甚,发热,无汗,头痛身楚,咳嗽,痰白,咯痰无力,平素神疲体弱,气短懒言,反复易感;舌淡苔白,脉浮而无力	益气解表	参苏饮加减	党参15g、茯苓10g、紫苏叶10g、葛根15g、前胡10g、半夏10g、陈皮6g、枳壳10g、桔梗9g、甘草3g
阴虚感冒	身热,微恶风寒,少汗,干咳少痰,头昏,心烦,口干,舌红少苔,脉细数	滋阴解表	加减葳蕤汤	玉竹10g、淡豆豉10g、薄荷6g、葱白10g、桔梗10g、白薇10g、甘草3g、大枣10枚

续表

证型	症状	治法	代表方剂	常用药
阳虚感冒	恶寒重,发热轻,四肢欠温,语音低微,舌质淡胖,脉沉细无力	助阳解表	再造散加减	党参15g、黄芪15g、桂枝9g、附子(先煎)6g、细辛3g、防风10g、羌活10g、炙甘草6g

二、咳嗽

咳嗽是指肺失宣降,肺气上逆作声,咯吐痰液而言,为肺系疾病的主要证候之一。分别言之,有声无痰为咳,有痰无声为嗽,一般多为痰声并见,难以截然分开,故以咳嗽并称。病因有外感、内伤两大类。外感咳嗽为六淫外邪侵袭肺系;内伤咳嗽为饮食所伤、肝气犯肺、肺脏自虚等导致的脏腑功能失调,内邪干肺。不论邪从外入,或自内而发,均可引起肺失宣肃,肺气上逆作咳。临证需辨外感内伤,外感咳嗽,多为新病,起病急,病程短,属邪实,以风寒、风热、风燥为主,常伴恶寒、发热、头痛等肺卫表证。内伤咳嗽,多为久病,常反复发作,病程长,多为虚实夹杂,其中的痰湿、痰热、肝火多为邪实正虚;肺阴亏耗咳嗽则属正虚,或虚中夹实。可伴他脏见症。

证型		症状	治法	代表方剂	常用药
外感	风寒袭肺	咳嗽声重,气急,咽痒,咯痰稀薄色白,常伴鼻塞,流清涕,头痛,肢体酸楚,或见恶寒发热,无汗等表证,舌苔薄白,脉浮或浮紧	疏风散寒,宣肺止咳	三拗汤合止嗽散加减	麻黄6g、杏仁10g、桔梗9g、前胡10g、橘皮10g、金沸草15g、甘草5g
	风热犯肺	咳嗽频剧,气粗或咳声嘶哑,喉燥咽痛,咯痰不爽,痰黏稠或黄,咳时汗出,常伴鼻流黄涕,口渴,头痛,身楚,或见恶风,身热等表证,舌苔薄黄,脉浮数或浮滑	疏风清热,宣肺止咳	桑菊饮加减	桑叶10g、菊花10g、薄荷(后下)6g、连翘15g、前胡10g、牛蒡子10g、杏仁10g、桔梗10g、大贝母10g、枇杷叶10g
	风燥伤肺	干咳,连声作呛,喉痒,咽喉干痛,唇鼻干燥,无痰或痰少而粘连成丝,不易咯出,或痰中带有血丝,口干,初起或伴鼻塞、头痛、微寒、身热等表证,舌质红干而少津,苔薄白或薄黄,脉浮数或小数	疏风清肺,润燥止咳	桑杏汤加减	桑叶10g、薄荷(后下)6g、淡豆豉10g、杏仁10g、前胡10g、牛蒡子10g、南沙参10g、大贝母10g、天花粉15g、梨皮15g、芦根30g
内伤	痰湿蕴肺	咳嗽反复发作,咳声重浊,痰多,因痰而嗽,痰出咳平,痰黏腻或稠厚成块,色白或带灰色,每于早晨或食后则咳甚痰多,进甘甜油腻食物加重,胸闷,脘痞,呕恶,食少,体倦,大便时溏,舌苔白腻,脉濡滑	燥湿化痰,理气止咳	二陈平胃散合三子养亲汤加减	法半夏10g、陈皮6g、茯苓10g、苍术10g、厚朴10g、杏仁10g、佛耳草15g、紫菀10g、款冬花10g

续表

证型		症状	治法	代表方剂	常用药
内伤	痰热郁肺	咳嗽气息粗促，或喉中有痰声，痰多质黏厚或稠黄，咯吐不爽，或有热腥味，或吐血痰，胸胁胀满，咳时引痛，面赤，或有身热，口干而黏，欲饮水，舌质红，舌苔薄黄腻，脉滑数	清热肃肺，豁痰止咳	清金化痰汤	黄芩10g、山栀10g、知母10g、桑白皮10g、杏仁10g、贝母10g、瓜蒌15g、海蛤壳10g、竹沥半夏10g、射干10g
	肝火犯肺	上气咳逆阵作，咳时面赤，咽干口苦，常感痰滞咽喉而咯之难出，量少质黏，或如絮条，胸胁胀痛，咳时引痛。症状可随情绪波动而增减。舌红或舌边红，舌苔薄黄少津，脉弦数	清肺泄肝，顺气降火	黛蛤散合加减泻白散加减	桑白皮10g、地骨皮10g黄芩10g、山栀10g、牡丹皮10g、青黛10g、海蛤壳10g、紫苏子10g、竹茹10g、枇杷叶10g、粳米30g、甘草5g
	肺阴亏耗	干咳，咳声短促，或痰中带血丝，或声音逐渐嘶哑，口干咽燥，或午后潮热，颧红，盗汗，口干，日渐消瘦，神疲，舌质红、少苔，脉细数	滋阴润肺，化痰止咳	沙参麦冬汤加减	南沙参15g、麦冬10g、天花粉15、玉竹10g、百合15g、甘草5g、贝母10g、杏仁10g、桑白皮10g、地骨皮10g

三、哮证

哮证是一种发作性的痰鸣气喘疾患。发时喉中有哮鸣声，呼吸气促困难，甚则喘息不能平卧。其发生为痰伏于肺，每因外邪侵袭、饮食不当、情志刺激、体虚劳倦等诱因引动而触发，以致痰壅气道，肺气宣降功能失常。哮病总属邪实正虚之证，发时以邪实为主，当分寒、热、寒包热、风痰、虚哮五类，注意是否兼有表证。未发时以正虚为主，应辨阴阳之偏虚，肺脾肾三脏之所属。若久发正虚，虚实错杂者，当按病程新久及全身症状辨别其主次。

证型		症状	治法	代表方剂	常用药
实	冷哮	喉中哮鸣如水鸡声，呼吸急促，喘憋气逆，胸膈满闷如塞，咳不甚，痰少咯吐不爽，色白而多泡沫，口不渴或渴喜热饮，形寒怕冷，天冷或受寒易发，面色青晦，舌苔白滑，脉弦紧或浮紧	宣肺散寒，化痰平喘	射干麻黄汤或小青龙汤加减	麻黄9g、射干10g、干姜6g、细辛3g、半夏10g、紫菀10g、款冬10g、五味子6g、大枣10g、甘草3g
	热哮	喉中痰鸣如吼，喘而气粗息涌，胸高胁胀，咳呛阵作，咳痰色黄或白，黏浊稠厚，排吐不利，口苦，口渴喜饮，汗出，面赤，或有身热，甚至有好发于夏季者，舌苔黄腻、质红，脉滑数或弦滑	清热宣肺，化痰定喘	定喘汤或越婢加半夏汤加减	麻黄9g、黄芩10g、桑白皮10g、杏仁10g、半夏10g、款冬10g、紫苏子10g、白果10g、甘草5g

续表

证型		症状	治法	代表方剂	常用药
实	寒包热哮	喉中鸣息有声,胸膈烦闷,呼吸急促,喘咳气逆,咯痰不爽,痰黏色黄,或黄白相兼,烦躁,发热,恶寒,无汗,身痛,口干欲饮,大便偏干,舌苔白腻,罩黄,舌尖边红,脉弦紧	解表散寒,清化痰热	小青龙加石膏汤或厚朴麻黄汤加减	麻黄9g、生石膏(先煎)30g、厚朴10g、杏仁10g、生姜3片、半夏10g、甘草5g、大枣10g
	风痰哮	喉中痰涎壅盛,声如拽锯,或鸣声如吹哨笛,喘急胸满,但坐不得卧,咯痰黏腻难出,或为白色泡沫痰液,无明显寒热倾向,面色青黯,起病多急,常倏忽来去,发前自觉鼻、咽、眼、耳发痒,喷嚏、鼻塞、流涕,胸部憋塞,随之迅即发作。舌苔厚浊,脉滑实	祛风涤痰,降气平喘	三子养亲汤加味	白芥子10g、紫苏子10g、莱菔子10g、麻黄9g、杏仁10g、僵蚕10g、厚朴10g、半夏10g、陈皮6g、茯苓15g
虚	虚哮	喉中哮鸣如鼾,声低,气短息促,动则喘甚,发作频繁,甚则持续喘哮,口唇爪甲青紫,咳痰无力,痰涎清稀或质黏起沫,面色苍白或颧红唇紫,口不渴或咽干口渴,形寒肢冷或烦热,舌质淡或偏红,或紫黯,脉沉细或细数	补肺纳肾,降气化痰	平喘固本汤加减	党参15g、黄芪15g、胡桃肉10g、沉香(另吞)3g、脐带10g、冬虫夏草(另煎)2g、五味子6g、紫苏子10g、半夏10g、款冬10g、橘皮6g
	喘脱危	哮病反复久发,喘息鼻搧,张口抬肩,气短息促,烦躁,昏蒙,面青,四肢厥冷,汗出如油,脉细数不清,或浮大无根,舌质青黯,苔腻或滑	补肺纳肾,扶正固脱	回阳急救汤合生脉饮加减	人参(另煎)5g、附子(先煎)6g、甘草3g、山茱萸10g、五味子6g、麦冬10g、龙骨(先煎)30g、牡蛎(先煎)30g、冬虫夏草(另煎)2g、蛤蚧10g
	肺脾气虚	气短声低,喉中时有轻度哮鸣,痰多质稀,色白,自汗,怕风,常易感冒,倦怠无力,食少便溏,舌质淡,苔白,脉濡软	健脾益气,补土生金	六君子汤	党参15g、白术10g、山药15g、薏苡仁15g、茯苓15g、法半夏10g、橘皮6g、五味子6g、甘草3g
	肺肾两虚	短气息促,动则为甚,吸气不利,咯痰质黏起沫,脑转耳鸣,腰酸腿软,心慌,不耐劳累。或五心烦热,颧红,口干,舌质红少苔,脉细数;或畏寒肢冷,面色苍白,舌苔淡白、肢胖,脉沉细	补肺益肾	生脉地黄汤合金水六君煎	熟地黄10g、山茱萸10g、胡桃肉10g、人参(另煎)5g、麦冬10g、五味子6g、茯苓15g、半夏10g、陈皮6g、甘草3g

四、喘证

喘即气喘、喘息。临床表现以呼吸困难,甚至张口抬肩,鼻翼煽动,不能平卧为特征。常由多种疾患引起,病因很复杂,常见的病因有外感、内伤两大类。外感为六淫外邪侵袭肺系;内伤为饮食不当、情志失调、久病劳欲等各种病因致使肺气上逆,宣降失职,或气无所主,肾失摄纳而成。喘证的辨证首当分清虚实。实喘者呼吸深长有余,呼出为快,气粗声高,伴有痰鸣咳嗽,脉数有力,病势多急;虚喘呼吸短促难续,深吸为快,气怯声低,少有痰鸣咳嗽,脉象微弱或浮大中空,病势徐缓,时轻时重,遇劳则甚。实喘又当辨外感内伤。外感起病急,病程短,多有表证;内伤病程久,反复发作,无表证。虚喘应辨病变脏器。肺虚者劳作后气短不足以息,喘息较轻,常伴有面色㿠白,自汗易感冒;肾虚者静息时亦有气喘,动则更甚,伴有面色苍白、颧红,怕冷,腰酸膝软;心气、心阳衰弱时,喘息持续不已,伴有紫绀,心悸,浮肿,脉结代。

证型	症状	治法	代表方剂	常用药
风寒壅肺	喘息咳逆,呼吸急促,胸部胀闷,痰多稀薄而带泡沫,色白质黏,常有头痛,恶寒,或有发热,口不渴,无汗,苔薄白而滑,脉浮紧	宣肺散寒	麻黄汤合华盖散	麻黄 6g、紫苏 10g、半夏 10g、橘红 6g、杏仁 10g、紫苑 10g、白前 10g
表寒肺热	喘逆上气,胸胀或痛,息粗,鼻煽,咳而不爽,吐痰稠黏,伴形寒,身热,烦闷,身痛,有汗或无汗,口渴,苔薄白或罩黄,舌边红,脉浮数或滑	解表清里,化痰平喘	麻杏石甘汤	麻黄 6g、黄芩 10g、桑白皮 10g、石膏(先煎)30g、紫苏子 10g、杏仁 10g、半夏 10g、款冬花 10g
痰热郁肺	喘咳气涌,胸部胀痛,痰多质黏色黄,或夹有血色,伴胸中烦闷,身热,有汗,口渴而喜冷饮,面赤,咽干,小便赤涩,大便或秘,舌质红,舌苔薄黄或腻,脉滑数	清热化痰,宣肺平喘	桑白皮汤	桑白皮 10g、黄芩 10g、知母 10g、贝母 10g、射干 10g、瓜蒌皮 10g、前胡 10g
痰浊阻肺	喘而胸满闷塞,甚则胸盈仰息,咳嗽,痰多黏腻色白,咯吐不利,兼有呕恶,食少,口黏不渴,舌苔白腻,脉象滑或濡	祛痰降逆,宣肺平喘	二陈汤合三子养亲汤	陈皮 6g、半夏 10g、茯苓 15g、紫苏子 10g、白芥子 10g、莱菔子 10g、杏仁 10g、紫苑 10g
肺气郁痹	每遇情志刺激而诱发,发时突然呼吸短促,息粗气憋,胸闷胸痛,咽中如窒,但喉中痰鸣不著,或无痰声。平素常多忧思抑郁,失眠,心悸。舌苔薄,脉弦	开郁降气平喘	五磨饮子	沉香(另吞)3g、木香 10g、厚朴花 6g、枳壳 10g、紫苏子 10g、金沸草 15g、杏仁 10g
肺气虚耗	喘促短气,气怯声低,喉有鼾声,咳声低弱,痰吐稀薄,自汗畏风,或见咳呛,痰少质黏,烦热而渴,咽喉不利,面颧潮红,舌质淡红或有苔剥,脉软弱或细数	补肺益气养阴	生脉散合补肺汤	党参 15g、黄芪 15g、冬虫夏草(另煎)2g、五味子 6g、炙甘草 9g

续表

证型	症状	治法	代表方剂	常用药
肾虚不纳	喘促日久,动则喘甚,呼多吸少,气不得续,形瘦神惫,跗肿,汗出肢冷,面青唇紫,舌淡苔白或黑而润滑,脉微细或沉弱;或见喘咳,面红烦躁,口咽干燥,足冷,汗出如油,舌红少津,脉细数	补肾纳气	金匮肾气丸合参蛤散	附子(先煎)6g、肉桂(后下)6g、山茱萸10g、冬虫夏草(另煎)2g、胡桃肉10g、紫河车10g、熟地黄10g、当归10g
正虚喘脱证	喘逆甚剧,张口抬肩,鼻翼煽动,端坐不能平卧,稍动则喘剧欲绝,或有痰鸣,咳吐泡沫痰,心慌动悸,烦躁不安,面青唇紫,汗出如珠,肢冷。舌淡无华或干瘦枯萎,少苔或无苔,脉浮大无根,或见歇止,或模糊不清	扶阳固脱,镇摄肾气	参附汤送服黑锡丹	人参10g、黄芪30g、炙甘草5g、山萸肉12g、冬虫夏草3g、五味子10g、蛤蚧粉10g、龙骨30g、牡蛎30g

五、肺痈

肺痈是肺叶生疮,形成脓疡的一种病证,属内痈之一。临床以咳嗽、胸痛、发热、咯吐腥臭浊痰,甚则脓血相兼为主要特征。发病的主要原因为感受外邪,内犯于肺,或因痰热素盛,蒸灼肺脏,以致热壅血瘀,蕴酿成痈,血败肉腐化脓。根据其临床表现,辨证总属实热之证。初起及成痈阶段,症见高热,咳嗽气急,咯痰黏稠量多等,为热毒瘀结在肺,成痈酿脓,邪盛证实。后期溃脓之后,大量腥臭脓痰排出,身热渐退,咳嗽减轻,但因痰热久蕴,肺之气阴耗伤,则可表现虚实夹杂之候。

证型	症状	治法	代表方剂	常用药
初期	恶寒发热,口干鼻燥,咳嗽,咯白色黏浓痰,由少渐多,胸痛,呼吸不利,舌苔薄黄,脉浮滑数	疏风散热,清肺化痰	银翘散	金银花10g、连翘15g、芦根30g、竹叶15g、桔梗10g、贝母10g、牛蒡子10g、甘草3g
成痈期	身热转甚,时时振寒,继则壮热,汗出烦躁,咳嗽气急,咳吐黄脓痰有腥味,胸满痛,转侧加剧,口干咽燥,舌苔黄腻,脉滑数	清肺解毒,化瘀消痈	千金苇茎汤合如金解毒散	薏苡仁20g、桃仁10g、桔梗10g、黄芩10g、金银花10g、芦根60g、鱼腥草30g、蒲公英30g、紫花地丁30g
溃脓期	咳吐多量脓血,或如米粥,腥臭异常,胸中烦满,甚则喘不得卧,身热面赤,烦渴喜饮,舌苔黄腻,舌质红,脉滑数或数实	排脓解毒	加味桔梗汤	桔梗15g、薏苡仁15g、冬瓜仁10g、鱼腥草30g、金荞麦根30g、败酱草30g
恢复期	身热渐退,咳嗽减轻,痰转清稀,臭味亦淡,胸胁隐痛,低热气短,自汗,盗汗,心烦,口干咽燥,形体消瘦,精神萎靡,舌质红苔薄,脉细或细数无力;或咳嗽,咯吐脓血痰日久不净,或痰液一度清稀而复转臭浊,病情时轻时重,迁延不愈	清养补肺	沙参清肺汤或桔梗杏仁煎	南沙参15g、北沙参15g、麦冬10g、百合15g、玉竹10g、党参15g、太子参15g、黄芪15g、当归10g、贝母10g、冬瓜仁10g

六、肺痨

肺痨是具有传染性的慢性虚弱性疾患。临床特征为咳嗽、咳血、潮热、盗汗,身体逐步消瘦。肺痨的致病因素,不外内外两端。外因系指痨虫传染,内因系指正气虚弱,两者往往互为因果。痨虫蚀肺,耗损肺阴,进而演变发展,可至阴虚火旺,或导致气阴两虚,甚则阴损及阳。临证当辨病变脏器及病理性质。其病变脏器主要在肺,以肺阴虚为主。久则损及脾肾两脏,肺损及脾,以气阴两伤为主;肺肾两伤,元阴受损,则现阴虚火旺之象;甚则由气虚而致阳虚,表现阴阳两虚之候。同时注意四大主症的主次轻重及其病理特点,结合其他兼证,辨其证候所属。

证型	症状	治法	代表方剂	常用药
肺阴亏损	干咳、咳声短促,或咯少量黏痰,或痰中带有血丝、色鲜红,胸部隐隐闷痛,午后自觉手足心热,或见少量盗汗,皮肤干灼,口干咽燥,疲倦乏力,纳食不香,苔薄白、边尖红,脉细数	滋阴润肺	月华丸	北沙参15g、麦冬10g、天冬10g、玉竹10g、百合20g、白及10g、百部10g
虚火灼肺	呛咳气急,痰少质黏,或吐痰黄稠量多,时时咯血、血色鲜红、混有泡沫痰涎,午后潮热,骨蒸,五心烦热,颧红,盗汗量多,口渴心烦,失眠,性情急躁易怒,或胸胁掣痛。男子可见遗精,女子月经不调;形体日益消瘦。舌干而红,苔薄黄而剥,脉细数	滋阴降火	百合固金汤合秦艽鳖甲散	南沙参15g、北沙参15g、麦冬10g、玉竹10g、百合20g、百部10g、白及10g、生地黄10g、五味子6g、玄参10g、阿胶10g、龟板(先煎)10g、冬虫夏草(另煎)2g
气阴耗伤	咳嗽无力,气短声低,咳痰清稀色白、量较多,偶或夹血,或咯血,血色淡红,午后潮热,伴有畏风、怕冷,自汗与盗汗可并见,纳少神疲,便溏,面色㿠白颧红,舌质光淡、边有齿印,苔薄,脉细弱而数	益气养阴	保真汤或参苓白术散	党参15g、黄芪15g、白术10g、甘草3g、山药15g、北沙参15g、百合15g、麦冬10g、地黄10g、阿胶(另烊)10g、五味子6g、冬虫夏草(另煎)2g、白及10g、紫菀10g、冬花10g、紫苏子10g
阴阳虚损	咳逆喘息少气,咯痰色白有沫,或夹血丝、血色暗淡,潮热,自汗,盗汗,声嘶或失音,面浮肢肿,心慌,唇紫,肢冷,形寒,或见五更泄泻,口舌生糜,大肉尽脱,男子遗精阳痿,女子经闭。苔黄而剥,舌质光淡隐紫,少津,脉微细而数,或虚大无力	滋阴补阳	补天大造丸	人参(另煎)5g、黄芪10g、白术10g、山药15g、麦冬10g、生地黄10g、五味子6g、阿胶(另烊)10g、当归10g、枸杞子15g、山茱萸12g、龟板(先煎)10g、鹿角胶(另烊)10g、紫河车10g

七、肺胀

肺胀是多种慢性肺系疾患,反复发作,迁延不愈,肺气胀满,不能敛降的一种病证。临床表现为胸部膨满,胀闷如塞,喘咳上气,痰多,烦躁,心慌等。其病程缠绵,时轻时重,日久则见面色晦暗,唇甲紫绀,脘腹胀满,肢体浮肿,甚或喘脱等危重证候。肺胀的发生,多因久病肺虚,痰浊潴留,肺不敛降,气还肺间,肺气胀满,复感外邪诱使病情发作或加剧。辨证总属标实本虚,但有偏实、偏虚的不同,因此辨证应分清其标本虚实的主次。一般感邪时偏于邪实,平时偏于本虚。偏实者须分清痰浊、水饮、血瘀的偏盛,以痰浊为主者症见咳嗽痰黏,不易咯出;以水饮为主者,心下悸动,气逆作喘,面浮,目如脱状;以血瘀为主者,面色晦暗,唇甲青紫。早期以痰浊为主,渐而痰瘀并重,并可兼见气滞、水饮错杂为患。偏虚者当区别气(阳)虚、阴虚的性质,肺、心、肾、脾病变的主次。气虚者以气短,少气懒言,倦怠,纳差,便溏,腰膝酸软为主,若伴口干咽燥,五心烦热,舌红苔少或少津,脉细数等,则为气阴两虚,病位在肺脾肾;若气虚及阳,则可见怯寒肢冷,心悸,小便清长或尿少,舌淡胖,脉沉迟等,甚则可见阴阳两虚,或阴竭阳亡之证,以肺肾心为主。

证型	症状	治法	代表方剂	常用药
痰浊壅肺	胸膺满闷,短气喘息,稍劳即著,咳嗽痰多,色白黏腻或呈泡沫,畏风易汗,脘痞纳少,倦怠乏力,舌暗,苔薄腻或浊腻,脉小滑	化痰降气,健脾益肺	苏子降气汤、三子养亲汤、六君子汤	紫苏子 10g、前胡 10g、白芥子 10g、法半夏 10g、厚朴 10g、陈皮 6g、白术 10g、茯苓 15g、甘草 3g
痰热郁肺	咳逆喘息气粗,胸满,烦躁,目胀睛突,痰黄或白,黏稠难咯。或伴身热,微恶寒,有汗不多,口渴欲饮,溲赤,便干,舌边尖红,苔黄或黄腻,脉数或滑数	清肺化痰,降逆平喘	越婢加半夏汤、桑白皮汤	麻黄 6g、黄芩 10g、石膏(先煎)30g、桑白皮 10g、杏仁 10g、半夏 10g、紫苏子 10g
痰蒙神窍	神志恍惚,表情淡漠,谵妄,躁烦不安.撮空理线,嗜睡,甚则昏迷,或伴肢体瞤动,抽搐,咳逆喘促,咯痰不爽,苔白腻或黄腻,舌质暗红或淡紫,脉细滑数	涤痰开窍,熄风	涤痰汤、至宝丹或安宫牛黄丸	法半夏 10g、茯苓 10g、橘红 10g、胆星 10g、竹茹 10g、枳实 10g、石菖蒲 10g、远志 10g、郁金 10g
阳虚水泛	心悸,喘咳,咯痰清稀,面浮,下肢浮肿,甚则一身悉肿,腹部胀满有水,脘痞,纳差,尿少,怕冷,面唇青紫,舌胖质黯,苔白滑,脉沉细	温肾健脾,化饮利水	真武汤、五苓散	附子(先煎)6g、桂枝 10g、茯苓 15g、白术 10g、猪苓 10g、泽泻 10g、生姜 3 片、赤芍 10g
肺肾气虚	呼吸浅短难续,声低气怯,甚则张口抬肩,倚息不能平卧,咳嗽,痰白如沫,咯吐不利,胸闷心慌,形寒汗出,或腰膝酸软,小便清长,或尿有余沥,舌淡或黯紫,脉沉细数无力,或有结代	补肺纳肾,降气平喘	平喘固本汤、补肺汤	党参 15g(人参 5g)、黄芪 15g、炙甘草 6g、冬虫夏草(另煎)2g、熟地黄 10g、胡桃肉 10g、脐带 10g、五味子 6g、灵磁石(先煎)15g、沉香(另吞)3g、紫菀 10g、款冬花 10g、紫苏子 10g、法半夏 10g、橘红 10g

八、肺痿

肺痿,是指肺叶痿弱不用,临床以咳吐浊唾涎沫为主症,为肺脏的慢性虚损性疾患。本病病因可分为久病损肺和误治津伤两个方面,而以前者为主。发病机理为肺虚津气失于濡养所致。临证需辨虚热虚寒。虚热证易火逆上气,常伴咳逆喘息;虚寒证常见上不制下,小便频数或遗尿。

证型	症状	治法	代表方剂	常用药
虚热	咳吐浊唾涎沫,其质较黏稠,或咳痰带血,咳声不扬,甚则音嘎,气急喘促,口渴咽燥,午后潮热,形体消瘦,皮毛干枯,舌红而干,脉虚数	滋阴清热,润肺生津	麦门冬汤合清燥救肺汤加减	太子参15g、大枣10g、粳米15g、桑叶10g、石膏(先煎)30g、阿胶(另烊)10g、麦冬10g、胡麻仁10g、杏仁10g、枇杷叶10g、半夏10g、甘草3g
虚寒	咯吐涎沫,其质清稀量多,不渴,短气不足以息,头眩,神疲乏力,食少,形寒,小便数,或遗尿,舌质淡,脉虚弱	温肺益气	甘草干姜汤或生姜甘草汤加减	甘草6g、干姜6g、人参(另煎)5g、大枣10g、白术10g、茯苓15g

第二节 心系病证

一、心悸

心悸是指病人自觉心中悸动、惊惕不安、甚则不能自主的一种病证,临床一般多呈发作性,每因情志波动或劳累过度而发作。且常伴胸闷、气短、失眠、健忘、眩晕、耳鸣等症。病情较轻者为惊悸。病情较重者为怔忡。每因体质虚弱、饮食劳倦、七情所伤、感受外邪及药食不当等病因,以致气血阴阳亏损、心神失养;或痰、饮、火、瘀阻滞心脉,扰乱心神,心神不宁。临证当辨虚实,并分清虚实之程度。虚者系指脏腑气血阴阳亏虚,实者多指痰饮、血瘀、火邪之类。

证型	症状	治法	代表方剂	常用药
心虚胆怯	心悸不宁,善惊易恐,坐卧不安。不寐多梦而易惊醒,恶闻声响,食少纳呆。苔薄白,脉细略数或细弦	镇惊定志,养心安神	安神定志丸	朱砂0.3g、龙齿(先煎)30g、琥珀(另吞)3g、酸枣仁10g、远志10g、茯神15g、人参(另煎)5g、茯苓15g、山药15g、天冬10g、生地黄10g、熟地黄10g、肉桂(后下)3g、五味子6g
心血不足	心悸气短,头晕目眩,失眠健忘,面色无华,倦怠乏力,纳呆食少。舌淡红,脉细弱	补血养心,益气安神	归脾汤	黄芪15g、人参(另煎)5g、白术10g、炙甘草10g、熟地黄10g、当归10g、龙眼肉10g、茯神15g、远志10g、酸枣仁15g、木香10g

续表

证型	症状	治法	代表方剂	常用药
阴虚火旺	心悸易惊,心烦失眠,五心烦热,口干,盗汗,思虑劳心则症状加重。耳鸣腰酸,头晕目眩,急躁易怒。舌红少津,苔少或无,脉细数	滋阴清火,养心安神	天王补心丹合朱砂安神丸	生地黄10g、玄参10g、麦冬10g、天冬10g、当归10g、丹参15g、人参(另煎)5g、炙甘草10g、黄连3g、朱砂0.3g、茯苓10g、远志10g、枣仁15g、柏子仁15g、五味子6g、桔梗10g
心阳不振	心悸不安,胸闷气短,动则尤甚。面色苍白,形寒肢冷。舌淡苔白,脉虚弱或沉细无力	温补心阳,安神定悸	桂枝甘草龙骨牡蛎汤合参附汤	桂枝10g、附片(先煎)6g、人参(另煎)10g、黄芪15g、麦冬10g、枸杞子10g、炙甘草10g、龙骨(先煎)30g、牡蛎(先煎)30g
水饮凌心	心悸眩晕,胸闷痞满,渴不欲饮,小便短少。下肢浮肿,形寒肢冷,伴恶心、欲吐、流涎。舌淡胖,苔白滑,脉弦滑或沉细而滑	振奋心阳,化气行水,宁心安神	苓桂术甘汤	泽泻10g、猪苓15g、车前子(包煎)15g、茯苓15g、桂枝10g、炙甘草10g、人参(另煎)5g、白术10g、黄芪15g、远志10g、茯神15g、酸枣仁15g
瘀阻心脉	心悸不安,胸闷不舒,心痛时作,痛如针刺。唇甲青紫。舌质紫暗或有瘀斑,脉涩或结或代	活血化瘀,理气通络	桃仁红花煎合桂枝甘草龙骨牡蛎汤	桃仁10g、红花10g、丹参15g、赤芍10g、川芎10g、延胡索10g、香附10g、青皮6g、生地黄10g、当归10g、桂枝10g、甘草3g、龙骨(先煎)30g、牡蛎(先煎)30g
痰火扰心	心悸时发时止,受惊易作,胸闷烦躁。失眠多梦,口干苦,大便秘结,小便短赤。舌红,苔黄腻,脉弦滑	清热化痰,宁心安神	黄连温胆汤	黄连3g、山栀10g、竹茹10g、半夏10g、胆南星10g、全瓜蒌15g、陈皮6g、生姜3片、枳实10g、远志10g、石菖蒲10g、酸枣仁15g、生龙骨(先煎)30、生牡蛎(先煎)30g

二、胸痹

胸痹是指以胸部闷痛,甚则胸痛彻背,喘息不得卧为主症的一种疾病。临床特征有轻中重之别。本病证的发生多与寒邪内侵,饮食失调,情志失节,劳倦内伤,年迈体虚等因素有关,其病机有虚实两方面,实为寒凝、血瘀、气滞、痰浊,痹阻胸阳,阻滞心脉;虚为气虚、阴伤、阳衰,肺脾肝肾亏虚,功能失调,心脉失养。在本病证的形成和发展过程中,大多先实而后致虚,亦有先虚而后致实者。但临床表现多虚实夹杂,或以实证为主,或以虚证为主。临证首辨标本虚实:胸痹总属本虚标实之证,标实应区别气滞、痰浊、血瘀、寒凝的不同;本虚又应区别阴阳气血亏虚的不同。标实者:闷重而痛轻,兼见胸胁胀满,善太息,憋气,苔薄白,脉弦者,多属气滞;伴唾吐痰涎,苔腻,脉弦滑或弦数者,属痰浊为患;胸痛如绞,遇寒则发,或得冷加剧,伴畏寒肢冷,舌淡苔白,脉细,为寒凝心脉所致;刺痛固定不移,痛有定处,夜间多发,舌紫暗或有瘀斑,脉结代或涩,由心脉瘀滞所致。本虚者:心胸隐痛而闷,因劳累而发,伴心慌、气短、乏力,舌淡胖嫩,边有齿痕,脉沉细或结代者,多属心气不足之症。若绞痛兼见胸闷气短,四肢厥冷,神倦自汗,脉沉细,则为心阳不振之象。隐痛时作时止,缠绵不休,动则多发,伴口干,舌淡红而少苔,脉沉细而数,常为气阴两虚表现。再辨病情程度:疼痛持续时间短暂,瞬息即逝者多轻;持续时间长,反复发作者多重;若持续数小时甚至数日不休者常为重症或危候。若疼痛遇劳发作,休息或服药后能缓解者为顺症;若服药后难以缓解者常为危候。一般疼痛发作次数多少与病情轻重程度呈正比,但亦有发作次数不多而病情较重的情况,尤其在安静或睡眠时发作疼痛者病情较重,必须结合临床表现,具体分析判断。

证型	症状	治法	代表方剂	常用药
心血瘀阻	心胸疼痛,如刺如绞,痛有定处,入夜为甚,甚则心痛彻背,背痛彻心。痛引肩背,伴有胸闷,日久不愈,可因暴怒,劳累而加重。舌质暗红,或紫暗,有瘀斑,舌下瘀筋,苔薄,脉弦涩或结、代、促	活血化瘀,通脉止痛	血府逐瘀汤	川芎10g、桃仁10g、红花10g、赤芍10g、柴胡6g、桔梗10g、枳壳10g、牛膝10g、当归10g、生地黄10g、降香10g、郁金10g
气滞心胸	心胸满闷,隐痛阵发,痛尤定处,时欲太息,遇情志不遂时容易诱发或加重。脘胀闷,得嗳气或矢气则舒。苔薄或薄腻,脉细弦	疏调气机,和血舒脉	柴胡疏肝散、四逆散	柴胡6g、白芍10g、当归10g、香附10g、枳壳10g、陈皮6g、川芎10g
痰浊闭阻	胸闷重而心痛微,痰多气短,肢体沉重,形体肥胖,遇阴雨天而易发作或加重。倦怠乏力,纳呆便溏,咯吐痰涎。舌体胖大且边有齿痕,苔浊腻或白滑,脉滑	通阳泄浊,豁痰宣痹	瓜蒌薤白半夏汤合涤痰汤	瓜蒌10g、薤白10g、半夏10g、胆南星10g、竹茹10g、人参10g、茯苓10g、甘草3g、石菖蒲10g、陈皮6g、枳实10g
阴寒凝心	猝然心痛如绞,心痛彻背,喘不得卧,多因气候骤冷或骤感风寒而发病或加重。形寒,甚则手足不温,冷汗自出,胸闷气短,心悸,面色苍白。苔薄白,脉沉紧或沉细	辛温散寒,振通心阳	枳实薤白桂枝汤合当归四逆散	桂枝10g、细辛3g、薤白10g、瓜蒌10g、当归10g、白芍10g、甘草3g、枳实10g、厚朴10g
心气不足	心胸隐痛,时作时休,心悸气短,动则益甚。倦怠乏力,声息低微,面色㿠白,易汗出。舌质淡红,舌体胖且边有齿痕,苔薄白,脉虚细缓或结代	益气通脉,鼓动心阳	生脉散合保元汤	人参(另煎)10g、黄芪15g、炙甘草10g、桂枝9g、麦冬10g、五味子6g

续表

证型	症状	治法	代表方剂	常用药
心肾阴虚	心痛憋闷,心悸盗汗,虚烦不寐,腰酸膝软,头晕耳鸣,口干便秘,舌红少津,苔薄或剥,脉细数或促代	滋阴清火,养心和络	天王补心丹合加减复脉汤	生地黄10g、玄参10g、天冬10g、麦冬10g、太子参15g、炙甘草10g、茯苓15g、柏子仁10g、酸枣仁10g、五味子6g、远志10g、丹参15g、当归10g、白芍10g、阿胶(另烊)10g
心阳虚衰	心悸而痛,胸闷气短,自汗,动则更甚。面色㿠白,神倦怯寒,四肢欠温或肿胀。舌质淡胖,边有齿痕,苔白或腻,脉沉细迟	温补阳气,振奋心阳	参附汤合桂枝甘草汤	人参(另煎)10g、附子(先煎)6g、桂枝10g、炙甘草10g、淫羊藿10g、水红花子10g、泽泻15g、白术10g、丹参15g

附:真心痛

　　真心痛是胸痹的严重类型,为病邪直犯心脉而引起,其特点:剧烈而持久的胸骨后疼痛,伴心悸、水肿、肢冷、喘促、汗出、面色苍白等症状,甚至危及生命。其病因病机与年老体衰、阳气不足、七情内伤、气滞血瘀、过食肥甘或劳倦伤脾、痰浊化生、寒邪侵袭、血脉凝滞等因素有关。其发病基础是本虚,标实是发病条件。如寒凝气滞、血瘀痰浊、闭阻心脉、心脉不通,出现心胸疼痛(心绞痛),严重者部分心脉突然闭塞,气血运行中断,可见心胸猝然大痛,而发为真心痛(心肌梗死)。若心气不足,血行不畅,心脉瘀阻,心血亏虚,气血运行不利,可见心动悸,脉结代(心律失常);若心肾阳虚,水邪泛滥,水饮凌心射肺,可出现心悸、水肿、喘促(心力衰竭);或亡阳厥脱,亡阴厥脱(心源性休克),或阴阳俱厥,最后导致阴阳离决。总之,本病其位在心,其本在肾,总的病机为本虚标实,而在急性期则尤以标实为主。因此,在发作期必须选用速效止痛作用之药剂,以迅速缓解心痛症状。疼痛缓解后予以辨证施治,常以补气活血,温阳通脉为法。必要时采用中西医结合治疗。

证型	症状	治法	代表方剂	常用药
气虚血瘀	胸痛、胸闷,动则加重,休息减轻,伴短气乏力,汗出心悸,舌体胖大,边有齿痕,舌质黯淡或有瘀点瘀斑,舌苔薄白,脉弦细无力	益气活血,通脉止痛	保元汤合血府逐瘀汤	人参(另煎)10g、黄芪30g、桃仁10g、红花10g、川芎10g、牛膝10g、赤芍10g、当归10g、生地黄10g、柴胡6g、枳壳10g、桔梗9g、炙甘草6g
寒凝心脉	胸痛彻背,胸闷气短,心悸不宁,神疲乏力,形寒肢冷,舌质黯淡,舌苔白腻,脉沉无力,迟缓或结代	温补心阳,散寒通脉	当归四逆汤加味	当归10g、白芍10g、桂枝10g、附子(先煎)6g、细辛3g、人参(另煎)10g、炙甘草6g、大枣10g、小通草10g、三七末(另吞)3g、丹参15g
气阴两虚	胸痹气短,倦怠乏力,自汗盗汗,咽干口燥,舌红少苔,脉细数无力	益气养阴,活血通脉	生脉散加味	人参(另煎)10g、黄芪10g、黄精30g、麦门冬15g、沙参10g、玉竹10g、五味子6g、山茱萸12g、浮小麦15g、丹参15g、景天三七10g

续表

证型	症状	治法	代表方剂	常用药
阴竭阳脱	心胸隐痛,胸中憋闷或有窒息感,面色苍白,大汗淋漓,烦躁不安或表情淡漠,重则神识昏迷,四肢厥冷,口开目合,手撒尿遗,脉疾数无力或脉微欲绝	回阳救逆,益气固脱	四逆加人参汤	人参20g、附子10g、炙甘草6g、干姜10g

三、心衰

心衰是以心悸、气喘、肢体水肿为主症的一种病症,为多种慢性心系疾病反复发展,迁延不愈的最终归宿。临床上,轻者可表现为气喘、不耐劳累,重者可见喘息心悸,不能平卧,或伴咳吐痰涎,尿少肢肿,或口唇发绀,胁下痞块,颈脉显露,甚至出现端坐呼吸,喘悸不休,汗出肢冷等厥脱现象。心衰的发病基础是心的气血阴阳亏虚,心失所养,心血不运。病位在心,与肺、脾、肝、肾密切相关。肺为气之主,肾为气之根,心气虚可累及肺肾,肺失肃降;肾不纳气,又加重心气虚衰。脾阳不振,脾失健运,水饮内停,既可凌心犯肺,又能耗伤心气,使悸喘加重。心行血,肝藏血,心阳亏虚则心血瘀阻,肝失疏泄则藏血异常,瘀结胁下,形成癥瘕。

证型	症状	治法	代表方剂	常用药
气虚血瘀	胸闷气短,心悸,活动后诱发或加剧,神疲乏力,自汗,面色㿠白,口唇发绀,或胸部闷痛,或肢肿时作,喘息不得卧;舌淡胖或淡暗有瘀斑,脉沉细或涩、结、代	补益心肺,活血化瘀	保元汤合血府逐瘀汤	人参(另煎)10g、黄芪30g、桃仁10g、红花10g、川芎10g、牛膝10g、赤芍10g、当归10g、生地黄10g、柴胡6g、枳壳10g、桔梗9g、炙甘草6g
气阴两虚	胸闷气短,心悸,动则加剧,神疲乏力,口干,五心烦热,两颧潮红,或胸痛,入夜尤甚,或伴腰膝酸软,头晕耳鸣,或尿少肢肿;舌暗红少苔或少津,脉细数无力或结、代	益气养阴,活血化瘀	生脉散合血府逐瘀汤	人参(党参)10g、麦冬15g、五味子6g、生地黄15g、桃仁9g、红花9g、枳壳10g、赤芍10g、川芎10g、当归10g、牛膝10g、柴胡10g、桔梗10g
阳虚水泛	心悸,喘息不得卧,面浮肢肿,尿少,神疲乏力,畏寒肢冷,腹胀,便溏,口唇发绀,胸部刺痛,或胁下痞块坚硬,颈脉显露;舌淡胖有齿痕,或有瘀点、瘀斑,脉沉细或结、代、促	益气温阳,化瘀利水	真武汤合葶苈大枣泻肺汤	附子(先煎)10g、茯苓15g、芍药10g、生姜10g、白术10g、葶苈子10g、大枣10g
喘脱危证	面色晦暗,喘悸不休,烦躁不安,或额汗如油,四肢厥冷,尿少肢肿;舌淡苔白,脉微细欲绝或疾数无力	回阳固脱	参附龙骨牡蛎汤	人参(另煎)10g、附子(先煎)10g、龙骨(先煎)30g、牡蛎(先煎)30g、生姜10g、大枣10g

四、不寐

不寐是以经常不能获得正常睡眠为特征的一类病证。主要表现为睡眠时间、深度的不足,轻者入睡困难,或寐而不酣,时寐时醒,或醒后不能再寐,重则彻夜不寐,常影响人们的正常工作、生活、学习和健康。每因饮食不节,情志失常,劳倦、思虑过度及病后、年迈体虚等因素,影响气血阴阳规律地运动,心神不安,不能由动转静而导致不寐病证。本病证当辨其病位,主要病位在心,由于心神的失养或不安,神不守舍而不寐,且与肝、胆、脾、胃、肾的阴阳气血失调相关。如急躁易怒而不寐,多为肝火内扰;脘闷苔腻而不寐,多为胃腑宿食,痰热内盛;心烦心悸,头晕健忘而不寐,多为阴虚火旺,心肾不交;面色少华、肢倦神疲而不寐,多属脾虚不运,心神失养;心烦不寐,触事易惊,多属心胆气虚等。

证型		症状	治法	代表方剂	常用药
实证	肝火扰心	不寐多梦,甚则彻夜不眠,急躁易怒,伴头晕头胀,目赤耳鸣,口干而苦,不思饮食,便秘溲赤,舌红苔黄,脉弦而数	疏肝泻火,镇心安神	龙胆泻肝汤	龙胆草9g、黄芩10g、栀子10g、泽泻15g、车前子(包煎)15g、当归10g、生地黄10g、柴胡6g、生龙骨(先煎)30g、生牡蛎(先煎)30g、灵磁石(先煎)30g
	痰热扰心	心烦不寐,胸闷脘痞,泛恶嗳气,伴口苦,头重,目眩,舌偏红,苔黄腻,脉滑数	化痰清热,和中安神	黄连温胆汤	半夏10g、陈皮6g、茯苓15g、枳实10g、黄连3g、竹茹10g、龙齿(先煎)30g、珍珠母(先煎)30g、磁石(先煎)30g
虚证	心脾两虚	不易入睡,多梦易醒,心悸健忘,神疲食少,伴头晕目眩,四肢倦怠,腹胀便溏,面色少华,舌淡苔薄,脉细无力	补益心脾,养血安神	归脾汤	党参20g、白术10g、炙甘草3g、当归10g、黄芪30g、远志10g、酸枣仁15g、茯神15g、龙眼肉10g、木香10g
	心肾不交	心烦不寐,入睡困难,心悸多梦,伴头晕耳鸣,腰膝酸软,潮热盗汗,五心烦热,咽干少津,男子遗精,女子月经不调,舌红少苔,脉细数	滋阴降火,交通心肾	六味地黄丸合交泰丸	熟地黄10g、山茱萸12g、山药15g、泽泻15g、茯苓10g、牡丹皮10g、黄连3g、肉桂(后下)1g
	心胆气虚	虚烦不寐,触事易惊,终日惕惕,胆怯心悸,伴气短自汗,倦怠乏力,舌淡,脉弦细	益气镇惊,安神定志	安神定志丸合酸枣仁汤	党参30g、茯苓15g、炙甘草6g、茯神15g、远志10g、龙齿(先煎)30g、石菖蒲10g、川芎10g、酸枣仁15g、知母10g

附:健忘

健忘是指记忆力减退,遇事善忘的一种病证,亦称"喜忘""善忘""多忘"等。本病以虚证居多,如思虑过度,劳伤心脾,阴血损耗,化生乏源,脑失濡养,或房劳、久病、损伤精血,年迈气血精液亏虚,致肾精亏虚,导致健忘。实证则见于七情所伤,年迈体虚,久病久络,致血瘀内停,痰浊上蒙所致。但临床为本虚标实,虚多实少,而以虚实兼杂证者多见。

证型	症状	治法	代表方剂	常用药
心脾不足	健忘失眠,心悸神倦,纳呆气短,脘腹胀满,舌淡,脉细弱	补养心脾	归脾汤	党参20g、白术10g、炙甘草6g、当归10g、炙黄芪30g、远志10g、酸枣仁15g、茯神15g、龙眼肉10g、木香10g
肾精亏耗	健忘,形体疲惫,腰酸腿软,头晕耳鸣,遗精早泄,五心烦热,舌红,脉细数	填精补髓	河车大造丸	紫河车10g、龟甲(先煎)15g、熟地黄10g、杜仲10g、牛膝10g、太子参15g、天冬15g、麦冬15g、黄柏10g、酸枣仁15g、五味子6g、石菖蒲10g
痰浊扰心	健忘嗜卧,头晕胸闷,呕恶,咳吐痰涎,苔腻,脉弦滑	化痰宁心	温胆汤	法半夏10g、苍术10g、竹茹10g、枳实10g、白术10g、茯苓15g、炙甘草3g、石菖蒲10g、郁金10g
血瘀痹阻	遇事善忘,心悸胸闷,伴言语迟缓,神思久敏,表现呆钝,面唇暗红,舌质紫暗有瘀点,脉细涩或结代	活血化瘀	血府逐瘀汤	桃仁10g、红花10g、当归10g、生地黄10g、赤芍10g、川芎10g、川牛膝10g、柴胡6g、枳壳10g、桔梗9g、甘草6g

附:多寐

多寐指不分昼夜,时时欲睡,呼之即醒,醒后复睡的病证,亦称"嗜睡""多卧""嗜眠""多眠"等。本病的病位在心、脾,与肾关系密切。多属本虚标实,本虚主要为心脾肾阳气虚弱,心窍失荣;标实则为湿邪、痰浊、血瘀等阻滞脉络、蒙塞心窍。病变过程中各种病理机制相互影响,如脾气虚弱,则生化乏源,脾虚运化失司,水津停聚成痰浊,又可致湿盛困脾,痰浊内阻,而痰浊、血瘀内阻,又可进一步耗伤气血,损伤阳气,以致心阳不足,脾气虚弱,虚实夹杂。

证型	症状	治法	代表方剂	常用药
湿盛困脾	头蒙如裹,昏昏嗜睡,肢体沉重,偶伴浮肿,胸脘痞满,纳少、泛恶,舌苔腻,脉濡	燥湿健脾,醒神开窍	平胃散加减	苍术10g、藿香10g、橘皮10g、厚朴10g、生姜3片、石菖蒲10g
血瘀阻滞	神倦嗜睡,头痛头晕,病程较久,或有外伤史,脉涩,舌质紫暗或有瘀斑	活血通络	通窍活血汤	赤芍10g、川芎10g、桃仁10g、红花10g、生姜3片、黄酒30g、老葱10g、麝香(另吞)0.2g、红枣10g
脾气虚弱	嗜睡多卧,倦怠乏力,饭后尤甚,伴纳少便溏,面色萎黄,苔薄白,脉虚弱	益气健脾	香砂六君子汤	党参30g、茯苓15g、白术10g、甘草3g、法半夏10g、陈皮6g、木香10g、砂仁(后下)3g

续表

证型	症状	治法	代表方剂	常用药
阳气虚衰	心神昏浊,倦怠嗜卧,精神疲乏懒言,畏寒肢冷,面色㿠白,健忘,脉沉细无力,舌淡苔薄	益气温阳	附子理中丸合人参益气汤	附子(先煎)6g、干姜10g、炙黄芪30g、人参(另煎)5g、白术10g、炙甘草6g、熟地黄10g、五味子6g、川芎10g、升麻10g

五、癫狂

癫狂为临床常见多发的精神失常疾病,癫病以精神抑郁,表情淡漠,沉默痴呆,语无伦次,静而多喜为特征。狂病以精神亢奋,狂躁不安,喧扰不宁,骂詈毁物,动而多怒为特征,均以青壮年罹患者多。因二者在临床症状上不能截然分开,又能相互转化,故癫狂并称。癫狂的发生与七情内伤、饮食失节、禀赋不足相关,损及心、脾、肝、胆、肾,导致脏腑功能失调和阴阳失于平秘,进而产生气滞、痰结、郁火、血瘀等,蒙蔽心窍或心神被扰,神明逆乱,而引起精神失常。癫狂虽为精神失常疾患,临床应区分癫病与狂病之不同。癫病初期以情感障碍为主,表现情感淡漠,生活懒散,少与人交往,喜静恶动,此期以气滞、血瘀、痰浊等症状较为突出。若病情进入充分发展期,可出现思维障碍,意向低下,沉默寡言,学习成绩下降,直至丧失生活和工作的能力,进一步发展,病情更甚者,可出现淡漠不知,喃喃自语,终日闭户,不知饥饱,此时以气虚、阳虚、阴虚等症状较为突出。狂病初期以情绪高涨为著,多见兴奋话多,夜不寐,好外走,喜冷饮,喜动恶静,此期多实,以气滞、血瘀、邪热、痰火等症状为突出表现。病情进一步则为发展期,渐至频繁外走,气力倍增,刚暴易怒,登高而歌,自高贤,自尊贵。部分患者亦可出现呼号骂詈,不避水火,不避亲疏的严重症状。狂病日久,虽有狂势,但其狂躁精神症状却时有时无或已无狂力。此乃久病多虚,为邪所伤,出现阴虚、气虚、阳虚的症状。癫狂至其晚期,正气大亏,邪气尤存,实者为邪气上扰心神,虚者为正虚心神失养,临床极为难治。

证型		症状	治法	代表方剂	常用药
癫	痰气郁结	精神抑郁,表情淡漠,沉默痴呆,时时太息,言语无序,或喃喃自语,多疑多虑,喜怒无常,秽洁不分,不思饮食,舌红苔腻而白,脉弦滑	理气解郁,化痰醒神	逍遥散合顺气导痰汤	柴胡10g、白芍10g、当归10g、茯苓15g、白术10g、甘草3g、枳实10g、木香10g、香附10g、半夏10g、陈皮6g、胆南星10g、郁金10g、石菖蒲10g
	心脾两虚	神思恍惚,魂梦颠倒,心悸易惊,善悲欲哭,肢体困乏,饮食锐减,言语无序,舌淡苔薄白,脉沉细无力	健脾益气,养心安神	养心汤合越鞠丸	党参15g、黄芪30g、炙甘草3g、香附10g、神曲10g、苍术10g、茯苓15g、当归10g、川芎10g、远志10g、柏子仁15g、酸枣仁15g、五味子6g

续表

证型		症状	治法	代表方剂	常用药
狂	痰火扰神	素有性情急躁,头痛失眠,两目怒视,面红目赤,突发狂乱无知,骂詈号叫,不避亲疏,逾垣上屋,或毁物伤人,气力逾常,不食不眠。舌质红绛,苔多黄腻或黄燥而垢,脉弦大滑数	清心泻火,涤痰醒神	生铁落饮	龙胆草9g、黄连3g、连翘15g、胆南星10g、贝母10g、橘红10g、竹茹10g、石菖蒲10g、远志10g、茯神15g、生铁落30g、朱砂0.3g、玄参10g、麦冬10g、天冬10g、丹参10g
	痰热瘀结	癫狂日久不愈,面色晦滞而秽,情绪躁扰不安,多言无序,恼怒不休,甚至登高而歌,弃衣而走,妄见妄闻,妄思离奇,头痛,心悸而烦,舌质紫暗,有瘀斑,少苔或薄黄苔干,脉弦细或细涩	豁痰化瘀,调畅气血	癫狂梦醒汤	陈皮6g、半夏10g、胆南星10g、柴胡6g、香附10g、青皮6g、桃仁10g、赤芍10g、丹参15g
	火盛伤阴	癫狂久延,时作时止,势已较瘥,妄言妄为,呼之已能自制,但有疲惫之象,寝不安寐,烦惋焦躁,形瘦面红而秽,口干便难,舌尖红无苔有剥裂,脉细数	育阴潜阳,交通心肾	二阴煎合琥珀养心丹	黄连3g、黄芩10g、麦冬15g、玄参10g、生地黄10g、阿胶(另烊)10g、白芍10g、太子参15g、茯神15g、酸枣仁15g、柏子仁15g、远志10g、石菖蒲10g、生龙齿(先煎)30g、琥珀(另吞)3g

六、痫病

痫病是一种反复发作性神志异常的病证。临床以突然意识丧失,发则仆倒,不省人事,强直抽搐,口吐涎沫,两目上视或口中怪叫为特征。移时苏醒,一如常人。发作前可伴眩晕,胸闷等先兆,发作后常有疲乏无力等症状。痫病的发生,大多由于七情失调,先天因素,脑部外伤,饮食不节,劳累过度,或患他病之后,造成脏腑失调,痰浊阻滞,气机逆乱,风阳内动所致,而尤以痰邪作祟最为重要。辨证应明确风、痰、湿、热、瘀的不同,来势急剧,神昏卒倒,不省人事,口噤牙紧,颈项强直,四肢抽搐者,病性属风;发作时口吐涎沫,气粗痰鸣,发作后或有情志错乱、幻听、错觉,或有梦游者,病情属痰;发作时呆木无知,呼之不应,扎之不知痛,平素或发作后有神疲胸闷,纳呆身重者,病性属湿;卒倒啼叫,面赤身热,口流血沫,平素或发作后有大便秘经,口臭苔黄者,病性属热;发作时面色潮红、紫红,继则青紫,口唇紫绀,或有颅脑外伤、产伤等病史者,病性属瘀。再判断本病之轻重,决定于两个方面,一是病发持续时间之长短,一般持续时间长则病重,短则病轻;二是发作间隔时间之久暂,即间隔时间短暂则病重,间隔时间长久则病轻,其临床表现的轻重与痰浊之浅深和正气之盛衰密切相关。

证型	症状	治法	代表方剂	常用药
风痰闭窍	发病前常有眩晕、头昏、胸闷、乏力痰多,心情不悦。发作呈多样性,或突然跌倒,神志不清,抽搐吐涎,或伴尖叫与二便失禁,或短暂神志不清,双目发呆,茫然若有所失,谈话中断,持物落地,或精神恍惚而无抽搐,舌红苔白腻,脉多弦滑有力	涤痰熄风,开窍定痫	定痫丸	天麻10g、全蝎3g、僵蚕10g、川贝母10g、胆南星10g、姜半夏10g、竹沥10g、菖蒲10g、琥珀(另吞)3g、朱茯神15g、远志10g、茯苓15g、陈皮6g、丹参15g
痰火扰神	发作时昏仆抽搐,吐涎或有吼叫,平时急躁易怒,心烦失眠,咯痰不爽,口苦咽干,便秘溲黄,病发后,症情加重,彻夜难眠,目赤,舌红,苔黄腻,脉弦滑而数	清热泻火,化痰开窍	当归龙荟丸合涤痰汤	龙胆草9g、青黛(包)10g、芦荟10g、大黄10g、黄芩10g、栀子10g、姜半夏10g、胆南星10g、木香10g、枳实10g、茯苓10g、橘红10g、菖蒲10g、麝香(另吞)0.2g、当归10g
瘀阻脑络	平素头晕头痛,痛有定处,常伴单侧肢体抽搐,或一侧面部抽动,颜面口唇青紫,舌质暗红或有瘀斑,舌苔薄白,脉涩或弦。多继发于颅脑外伤,产伤,颅内感染性疾患后遗症等,或先天脑发育不全	活血化瘀,熄风通络	通窍活血汤	赤芍10g、川芎10g、桃仁10g、红花10g、麝香(另吞)0.2g、老葱10g、地龙10g、僵蚕10g、全蝎3g
心脾两虚	反复发痫,神疲乏力,心悸气短,失眠多梦,面色苍白,体瘦纳呆,大便溏薄,舌质淡,苔白腻,脉沉细而弱	补益气血,健脾宁心	六君子汤合天王补心丹	党参20g、茯苓15g、白术10g、炙甘草6g、陈皮6g、姜半夏10g、当归10g、丹参15g、生地黄10g、天冬10g、麦冬10g、酸枣仁15g、柏子仁15g、远志10g、五味子6g
肝肾阴虚	痫病频发,神思恍惚,头晕目眩,两目干涩,面色晦暗,耳轮焦枯不泽,健忘失眠,腰膝酸软,大便干燥,舌质红,脉沉细而数	滋补肝肾,潜阳安神	左归丸合天王补心丹	熟地黄10g、山药10g、山茱萸12g、菟丝子12g、枸杞子15g、鹿角胶(另烊)10g、龟板胶(另烊)10g、川牛膝10g、生牡蛎(先煎)30g、鳖甲(先煎)15g

七、痴呆

痴呆是由髓减脑消,神机失用所导致的一种神志异常的疾病,以呆傻愚笨,智能低下,善忘等为主要临床表现。其轻者可见神情淡漠,寡言少语,反应迟钝,善忘;重则表现为终日不语,或闭门独居,口口中喃喃,言辞颠倒,行为失常,忽笑忽哭,或不欲食,数日不知饥饿等。本病的形成以内因为主,多由于年迈体虚、七情内伤、久病耗损等原因导致气血不足,肾精亏耗,脑髓失养,或气滞、痰阻、血瘀于脑而成。临床上以虚实夹杂者多见,痴呆属虚者,临床主要以神气不足,面色失荣,形体消瘦,言行迟弱为特征,结合舌脉兼症,临床常见髓海不足、肝肾亏虚、脾肾两虚等证。其中肝肾亏虚又有肝肾阴虚和精血亏虚之分,脾肾两虚又有气虚、阴虚、阳虚、气阴两虚、阴阳两虚之别。脾肾虚衰还可波及于心,而致心脾两虚或心肾不交。痴呆属实者,除见智能减退,表情反应呆钝外,临床还可见因浊实之邪蒙神扰窍而引起情志、性格方面或亢奋或抑制的明显改变,以及痰浊、血瘀、风火等诸实邪引起的相应证候。老年人脏腑功能减退,气血津液运化失司,致痰浊、血瘀、风火等实邪内生,故老年痴呆虚实夹杂者多见。或以正虚为主,兼有实邪,或以邪实为主,兼有正虚。无论为虚为实,都能导致髓减脑消,脏腑功能失调。

证型	症状	治法	代表方	常用药
髓海不足	智能减退,记忆力、计算力、定向力、判断力明显减退,神情呆钝,语不达意,头晕耳鸣,懈惰思卧,齿枯发焦,腰酸骨软,步履艰难,舌瘦色淡,苔薄白,脉沉细弱	补肾益髓,填精养神	七福饮	熟地黄10g、鹿角胶(另烊)10g、龟板胶(另烊)10g、阿胶(另烊)10g、紫河车10g、猪骨髓10g、当归10g、人参(另煎)5g、白术10g、炙甘草6g、石菖蒲10g、远志10g、杏仁10g
脾肾两虚	表情呆滞,沉默寡言,记忆减退,失认失算,口齿含糊,词不达意,腰膝酸软,肌肉萎缩,食少纳呆,气短懒言,口涎外溢或四肢不温,腹痛喜按,鸡鸣泄泻。舌质淡白,舌体胖大,苔白,或舌红,苔少或无苔,脉沉细弱,双尺尤甚	补肾健脾,益气生精	还少丹	熟地黄10g、枸杞子15g、山茱萸12g、肉苁蓉10g、巴戟天10g、小茴香3g、杜仲10g、怀牛膝10g、楮实子10g、党参15g、白术10g、茯苓10g、山药20g、大枣10g、石菖蒲10g、远志10g、五味子6g
痰浊蒙窍	表情呆钝,智力衰退,或哭笑无常,喃喃自语,或终日无语,呆若木鸡。不思饮食,脘腹胀痛,痞满不适,口多涎沫,头重如裹。舌质淡,苔白腻,脉滑	豁痰开窍,健脾化浊	涤痰汤	法半夏10g、陈皮6g、茯苓15g、枳实10g、竹茹10g、胆南星10g、石菖蒲10g、远志10g、郁金10g、甘草3g、生姜3片
血瘀内阻	表情迟钝,言语不利,善忘,易惊恐,或思维异常,行为古怪。肌肤甲错,口干不欲饮,双目晦暗。舌质暗或有瘀点瘀斑,脉细涩	活血化瘀,开窍醒脑	通窍活血汤	麝香(另吞)0.2g、当归10g、桃仁10g、红花10g、赤芍10g、川芎10g、丹参15g、葱白10g、生姜3片、石菖蒲10g、郁金10g

八、厥证

厥证是以突然昏倒,不省人事,四肢厥冷为主要表现的一种病证。常由情志内伤所愿不遂,肝气郁结、劳倦体虚、饮食不节而致气机逆乱,升降失常,阴阳气不相顺接所致,辨证当分清虚实,属气、属血、属痰的不同。厥证的实证表现为气壅息粗,喉有痰声,牙关紧闭,四肢拘急或僵直,两手握固,脉多沉实或沉伏;虚证多见气息微弱,张口,自汗,肤冷肢凉,两手撒开,脉微细。气厥、血厥之虚证的临床表现均具有面色苍白,唇舌色淡,出汗,脉细弱等症。其不同点为:气厥多见于元气素虚之人,复因惊恐、疲劳、饥饿、失眠等诱发;血厥多见于血虚之人或因急性出血(如月经过多、分娩之后)者。气厥、血厥之实证均由情志引发,发时猝然昏厥,牙关紧闭,脉象沉弦。但气厥常有情绪改变、反复发作的特点,发病前后哭笑无常,神志似糊而知觉尚在。血厥常有阳亢眩晕证候,发时猝然昏厥,或神识轻度不清,或有抽搐,面赤,醒后不遗留口眼歪斜,半身不遂等症。痰厥多见于老年久病痰喘患者,痰阻气逆,或痰浊素盛,蒙蔽神机,厥而喉中痰涌有声,呼吸急促,面唇青紫。

证型	症状	治法	代表方剂	常用药
气厥实证	由情志异常、精神刺激而发,突然昏倒,不知人事,或四肢厥冷,呼吸气粗,口噤拳握,舌苔薄白,脉伏或沉弦	开窍顺气,解郁	通关散合五磨饮子	可先通关开窍,急救催醒。沉香(另吞)3g、乌药10g、槟榔10g、枳实10g、木香10g、檀香10g、丁香6g、藿香10g
气厥虚证	发病前有明显的情绪紧张、恐惧、疼痛或站立过久等诱发因素,发作时眩晕昏仆,面色苍白,呼吸微弱,汗出肢冷,舌淡,脉沉细微	补气回阳醒神	生脉注射液、参附注射液、四味回阳饮	首先急用生脉注射液或参附注射液补气摄津醒神。人参(另煎)10g、附子(先煎)6g、炮姜10g、炙甘草3g
血厥实证	多因急躁恼怒而发,突然昏倒,不知人事,牙关紧闭,面赤唇紫,舌黯红,脉弦有力	平肝潜阳,理气通瘀	清开灵注射液急救,再与羚角钩藤汤	水牛角(先煎)30g、桑叶10g、川贝10g、鲜生地15g、钩藤(后下)15g、菊花9g、茯神15g、白芍15g、甘草3g、当归10g、泽泻10g
血厥虚证	因失血过多而发,突然昏厥,面色苍白,口唇无华,四肢震颤,自汗肢冷,目陷口张,呼吸微弱,舌质淡,脉芤或细数无力	补养气血	急用独参汤灌服,继服人参养营汤	人参(另煎)5g、黄芪30g、当归10g、熟地黄10g、白芍10g、五味子6g、白术10g、茯苓15g、远志10g、甘草3g、肉桂(后下)3g、生姜3片、大枣10g
痰厥	素有咳喘宿痰,多湿多痰,恼怒或剧烈咳嗽后突然昏厥,喉有痰声,或呕吐涎沫,呼吸气粗,舌苔白腻,脉沉滑	行气豁痰	导痰汤	陈皮6g、枳实10g、半夏10g、胆南星10g、茯苓15g、紫苏子10g、白芥子10g

第三节　脾胃系病证

一、胃痛

　　胃痛,又称胃脘痛,是指以上腹胃脘部近心窝处疼痛为主症的病证。发生常因外邪犯胃、饮食伤胃、情志不畅和脾胃素虚等方面,致胃气阻滞,胃失和降,不通则痛。辨证应辨虚实寒热、在气在血,还应辨兼夹证。实者多痛剧,固定不移,拒按,脉盛;虚者多痛势徐缓,痛处不定,喜按,脉虚。胃痛遇寒则痛甚,得温则痛减,为寒证;胃脘灼痛,痛势急近,遇热则痛甚,得寒则痛减,为热证。一般初病在气,久病在血。在气者,有气滞、气虚之分。其中,气滞者,多见胀痛,或涉及两胁,或兼见恶心呕吐,嗳气频频,疼痛与情志因素显著相关;气虚者,除见胃脘疼痛外,兼见饮食减少,食后腹胀,大便溏薄,面色少华,舌淡脉弱等。在血者,疼痛部位固定不移,痛如针刺,舌质紫暗或有瘀斑,脉涩,或兼见呕血、便血。胃痛见寒凝、气滞、食停、湿热、血瘀、气虚、阳虚、阴虚等证,但各证往往不是单独出现或一成不变的,而是互相转化和兼杂,如寒热错杂、虚中夹实、气血同病等。

证型	症状	治法	代表方剂	常用药
寒邪客胃	胃痛暴作,恶寒喜暖,得温痛减,遇寒加重,口淡不渴,或喜热饮,舌淡苔薄白,脉弦紧	温胃散寒,行气止痛	香苏散合良附丸加味	高良姜10g、吴茱萸1.5g、香附10g、乌药10g、陈皮6g、木香10g
饮食伤胃	胃脘疼痛,胀满拒按,嗳腐吞酸,或呕吐不消化食物,其味腐臭,吐后痛减,不思饮食,大便不爽,得矢气及便后稍舒,舌苔厚腻,脉滑	消食导滞,和胃止痛	保和丸加减	神曲10g、山楂15g、莱菔子10g、茯苓15g、半夏10g、陈皮6g、连翘10g
肝气犯胃	胃脘胀痛,痛连两胁,遇烦恼则痛作或痛甚,嗳气、矢气则痛舒,胸闷嗳气,喜长叹息,大便不畅,舌苔多薄白,脉弦	疏肝解郁,理气止痛	柴胡疏肝散加减	柴胡6g、芍药10g、川芎10g、郁金10g、香附10g、陈皮6g、枳壳10g、佛手6g、甘草3g
脾胃湿热	胃脘疼痛,痛势急迫,脘闷灼热,口干口苦,口渴而不欲饮,身重疲倦,纳呆恶心,小便色黄,大便不畅,舌苔黄腻,脉滑数	清化湿热,理气和胃	清中汤加减	黄连3g、栀子10g、制半夏10g、茯苓15g、草豆蔻10g、陈皮6g、甘草3g
血瘀停胃	胃脘疼痛,如针刺、似刀割,痛有定处,按之痛甚,痛时持久,食后剧,入夜尤甚,或见吐血黑便,舌质紫黯或有瘀斑,脉涩	化瘀通络,理气和胃	失笑散合丹参饮加减	蒲黄(另包)10g、五灵脂10g、丹参15g、檀香9g、砂仁(后下)3g
胃阴不足	胃脘隐隐灼痛,似饥而不欲食,口燥咽干,五心烦热,消瘦乏力,口渴思饮,大便干结,舌红少津,脉细数	养阴益胃,和中止痛	一贯煎合芍药甘草汤加减	沙参15g、麦冬10g、生地黄10g、枸杞子15g、当归10g、川楝子3g、芍药10g、甘草3g
脾胃虚寒	胃痛隐隐,绵绵不休,喜温喜按,空腹痛甚,得食则缓,劳累或受凉后发作或加重,泛吐清水,神疲纳呆,四肢倦怠,手足不温,大便溏薄,舌淡苔白,脉虚弱或迟缓	温中健脾,和胃止痛	黄芪建中汤加减	黄芪15g、桂枝9g、生姜3片、白芍10g、炙甘草6g、饴糖10g、大枣10g

附:吐酸

吐酸是指胃中酸水上泛,又称泛酸。若随即咽下称为吞酸,若随即吐出者称为吐酸,可单独出现,但常与胃痛兼见。本证有寒热之分,以热证多见,属热者,多由肝郁化热犯胃所致;因寒者,多因脾胃虚弱,肝气以强凌、犯胃而成。但总以肝气犯胃、胃失和降为基本病机。

证型	症状	治法	代表方剂	常用药
热证	吞酸时作,嗳腐气秽,胃脘闷胀,两胁胀满,心烦易怒,口干口苦,咽干口渴,舌红,苔黄,脉弦数	清泄肝火,和胃降逆	左金丸加味	黄连9g、吴茱萸1.5g、黄芩10g、栀子10g、乌贼骨(先煎)30g、煅瓦楞子(先煎)30g
寒证	吐酸时作,嗳气酸腐,胸脘胀闷,喜唾涎沫,饮食喜热,四肢不温,大便溏泄,舌淡苔白,脉沉迟	温中散寒,和胃制酸	香砂六君子汤加味	党参15g、白术10g、茯苓15g、木香10g、砂仁(后下)3g、法夏10g、陈皮6g、干姜3g、吴茱萸1.5g、甘草3g

附:嘈杂

嘈杂是指胃中空虚,似饥非饥,似辣非辣,似痛非痛,莫可名状,时作时止的病证。可单独出现,又常与胃痛、吞酸兼见。其病因常有胃热、胃虚之不同。

证型	症状	治法	代表方剂	常用药
胃热	嘈杂而兼恶心吞酸,口渴喜冷,口臭心烦,脘闷痰多,多食易饥,或似饥非饥,舌质红,苔黄干,脉滑数	清热化痰,和中	温胆汤加味	法半夏10g、陈皮6g、竹茹10g、黄连3g、栀子10g、枳实10g、生姜3片、甘草3g
胃虚	嘈杂时作时止,口淡无味,食后脘胀,体倦乏力,不思饮食,舌质淡,脉虚	健脾益胃,和中	四君子汤加味	党参15g、白术10g、茯苓10g、山药15g、蔻仁(后下)3g、甘草3g
血虚	嘈杂而兼面白唇淡,头晕心悸,失眠多梦,舌质淡,脉细弱	益气养血,和中	归脾汤	黄芪30g、党参15g、当归10g、龙眼肉10g、木香10g、茯神15g、远志10g、枣仁15g、生姜3片、大枣10g、甘草3g

二、痞满

痞满是指以自觉心下痞塞,胸膈胀满,触之无形,按之柔软,压之无痛为主要症状的病证。感受外邪、内伤饮食、情志失调等可引起中焦气机不利,脾胃升降失职而发生痞满。辨证应首辨虚实,外邪所犯、暴饮暴食、食滞内停、痰湿中生、湿热内蕴、情志失调等所成之痞皆为有邪,有邪即为实痞;脾胃气虚,无力运化,或胃阴不足,失于濡养所致之痞,则属虚痞。痞满能食,食后尤甚,饥时可缓,便秘、舌苔厚腻,脉实有力者为实痞;饥饱均满,食少纳呆,大便清利、虚无力者属虚痞。次辨寒热,痞满绵绵,得热则减,口淡不渴,或渴不欲饮,舌淡苔白脉沉迟或沉涩者属寒,而痞满势急,口渴喜冷,舌红苔黄脉数者为热,还要辨虚实兼夹。

证型	症状	治法	代表方剂	常用药
饮食内停	脘腹痞闷而胀,进食尤甚,拒按,嗳腐吞酸,恶食呕吐,或大便不调,矢气频作,味臭如败卵,舌苔厚腻,脉滑	消食和胃,行气消痞	保和丸加减	山楂15g、神曲15g、莱菔子10g、半夏10g、陈皮6g、茯苓15g、连翘10g
痰湿中阻	脘腹痞塞不舒,胸膈满闷,头晕目眩,身重困倦,呕恶纳呆,口淡不渴,小便不利,舌苔白厚腻,脉沉滑	除湿化痰,理气和中	二陈汤加减	制半夏10g、苍术10g、藿香10g、陈皮6g、厚朴10g、茯苓15g、甘草3g
脾胃湿热	脘腹痞闷,或嘈杂不舒,恶心呕吐,口干不欲饮,口苦,纳少,舌红苔黄腻,脉滑数	清热化湿,和胃消痞	泻心汤合连朴饮加减	大黄10g、黄连3g、黄芩10g、厚朴10g、石菖蒲10g、半夏10g、芦根10g、栀子10g、淡豆豉10g
肝胃不和	脘腹痞闷,胸胁胀满,心烦易怒,善长太息,呕恶嗳气,或吐苦水,大便不爽,舌质淡红,苔薄白,脉弦	疏肝解郁,和胃消痞	越鞠丸合枳术丸加减	香附10g、川芎10g、苍术10g、神曲15g、栀子10g、枳实10g、白术10g、荷叶10g
脾胃虚弱	脘腹满闷,时轻时重,喜温喜按,纳呆便溏,神疲乏力,少气懒言,语声低微,舌质淡,苔薄白,脉细弱	补气健脾,升清降浊	补中益气汤加减	黄芪15g、党参15g、白术10g、炙甘草6g、升麻10g、柴胡6g、当归10g、陈皮6g
胃阴不足	脘腹痞闷,嘈杂,饥不欲食,恶心嗳气,口燥咽干,大便秘结,舌红少苔,脉细数	养阴益胃,调中消痞	益胃汤加香橼	生地黄10g、麦冬10g、沙参15g、玉竹10g、香橼6g

三、呕吐

呕吐是指胃失和降,气逆于上,迫使胃中之物从口中吐出的一种病证。临床以有物有声谓之呕,有物无声谓之吐,无物有声谓之干呕,故合称为呕吐。呕吐病因是多方面的,外感六淫、内伤饮食、情志不调、禀赋不足均可影响于胃,使胃失和降,胃气上逆,发生呕吐。本病据其病因,应首辨虚实。实证多由感受外邪、饮食停滞所致,发病较急,病程较短,呕吐量多,呕吐物多有酸臭味。虚证多属内伤,有气虚、阴虚之别。呕吐物不多,常伴有精神萎靡,倦怠乏力,脉弱无力等症。

证型	症状	治法	代表方剂	常用药
外邪犯胃	突然呕吐,胸脘满闷,发热恶寒,头身疼痛,舌苔白腻,脉濡缓	疏邪解表,化浊和中	藿香正气散加减	藿香10g、紫苏10g、白芷10g、大腹皮10g、厚朴10g、半夏10g、陈皮6g、白术10g、茯苓15g、甘草3g、桔梗10g、生姜3片、大枣10g
食滞内停	呕吐酸腐,脘腹胀满,嗳气厌食,大便或溏或结,舌苔厚腻,脉滑实	消食化滞,和胃降逆	保和丸加减	山楂15g、神曲15g、莱菔子10g、陈皮6g、法半夏10g、茯苓15g、连翘10g
痰饮内阻	呕吐清水痰涎,脘闷不食,头眩心悸,舌苔白腻,脉滑	温中化饮,和胃降逆	小半夏汤合苓桂术甘汤加减	法半夏10g、生姜3片、茯苓15g、白术10g、甘草3g、桔梗10g
肝气犯胃	呕吐吞酸,嗳气频繁,胸胁胀痛,舌质红,苔薄腻,脉弦	疏肝理气,和胃降逆	四七汤加减	苏叶10g、厚朴10g、半夏10g、生姜3片、茯苓15g、大枣10g
脾胃气虚	恶心呕吐,食入难化,食欲不振,脘部痞闷,大便不畅,舌苔白滑,脉象虚弦	健脾益气,和胃降逆	香砂六君子汤加减	党参15g、茯苓15g、白术10g、甘草3g、半夏10g、陈皮6g、木香10g、砂仁(后下)3g
脾胃阳虚	饮食稍多即吐,时作时止。面色㿠白,倦怠乏力,喜暖恶寒,四肢不温,口干而不欲饮,大便溏薄。舌质淡,脉濡弱	温中健脾,和胃降逆	理中汤加减	人参(另煎)10g、白术10g、干姜10g、甘草3g
胃阴不足	呕吐反复发作,或时作干呕,似饥而不欲食,口燥咽干,舌红少津,脉象细数	滋养胃阴,降逆止呕	麦门冬汤加减	太子参15g、麦门冬15g、粳米30g、甘草3g、半夏10g、大枣10g

四、噎膈

噎膈之病是以吞咽困难,梗死阻滞为主要表现。病因虽有多端,但主要责之于情志内伤、酒食不节等因素,致使痰、气、血、火郁结食道,狭窄不通,故饮食难下,吞咽梗阻。继则郁火伤阴,生化乏源,而成阴津枯槁之证,病情由实转虚。终则阴损及阳,气虚阳微,病情危笃。由于本病属本虚标实之证,辨证时当分本虚与标实之别。初期属标实,症见痰气交阻、血瘀内停、火郁热结,久则以本虚为主,见阴亏、气虚、阳微。若病情只停留在噎证的阶段,其病轻,预后良好。若由噎致膈,其病重,预后皆为不良。在治疗方面,应根据具体病情立法遣方,并注意精神调摄,保持乐观情绪,少思静养,避免不良刺激,禁食辛辣刺激食品等。

证型	症状	治法	代表方剂	常用药
痰气交阻	吞咽梗阻,胸膈痞满,甚则疼痛,情志舒畅时稍可减轻,情志抑郁时则加重,嗳气呃逆,呕吐痰涎,口干咽燥,大便艰涩,舌质红,苔薄腻,脉弦滑	开郁化痰,润燥降气	启膈散加减	郁金10g、砂仁壳(后下)3g、丹参15g、沙参15g、贝母10g、茯苓15g、杵头糠10g、荷叶15g
血瘀内结	饮食难下,或虽下而复吐出,甚或呕出物如赤豆汁,胸膈疼痛,固着不移,肌肤枯燥,形体消瘦,舌质紫暗,脉细涩	滋阴养血,破血行瘀	通幽汤加减	生地黄10g、熟地黄10g、当归10g、桃仁10g、红花10g、升麻10g、甘草3g
津亏热结	食入格柜不下,入而复出,甚则水饮难进。心烦口干,胃脘灼热,大便干结如羊屎,形体消瘦,皮肤干枯,小便短赤,舌质光红,干裂少津,脉细数	滋阴养血,润燥生津	沙参麦冬汤加减	沙参15g、麦冬10g、天花粉15g、玉竹10g、甘草3g
气虚阳微	水饮不下,泛吐多量黏液白沫,面浮足肿,面色㿠白,形寒气短,精津疲惫,腹胀,形寒气短,舌质淡,苔白,脉细弱	温补脾肾	补气运脾汤	黄芪15g、党参15g、白术10g、砂仁(后下)3g、茯苓15g、甘草3g、陈皮6g、半夏10g、生姜3片、大枣10g、熟地黄10g、山药15g、山茱萸12g、附子(先煎)6g、肉桂(后下)6g、鹿角胶(另烊)10g、当归10g、枸杞子15g、菟丝子10g、杜仲10g

五、呃逆

呃逆是指胃气上逆动膈,以气逆上冲,喉间呃呃连声,声短而频,令人不能自制为主要表现的病证。病因有饮食不节、情志不遂、正气虚弱等,发病在膈,与脾、胃、肺、肝、肾等脏腑病变有关,基本病机为胃气失降、上逆动膈。辨证时首先应分清是生理现象,还是病理反应。若一时性气逆而作呃逆,且无明显兼证者,属暂时生理现象,可不药而愈。若呃逆持续性或反复发作者,兼证明显,或出现在其他急慢性病证过程中,可视为呃逆病证,需服药治疗才能止呃。辨证首当辨虚、实、寒、热。其次,辨病深临危,老年正虚、重证后期、急危患者之呃逆持续不继,呃声低微,气不得续,饮食难进,脉细沉伏,多为病情恶化,胃气将绝,元气欲脱的危候。

证型	症状	治法	代表方剂	常用药
胃中寒冷	呃声沉缓有力,胸膈及胃脘不舒,得热则减,遇寒更甚,进食减少,恶食冷凉,喜热饮,口淡不渴,舌苔白润,脉迟缓	温中散寒,降逆止呃	丁香散	丁香3g、柿蒂10g、高良姜10g、甘草3g

续表

证型	症状	治法	代表方剂	常用药
胃火上逆	呃声洪亮有力,冲逆而出,口臭烦渴,多喜冷饮,脘腹满闷,大便秘结,小便短赤,苔黄燥,脉滑数	清胃泄热,降逆止呃	竹叶石膏汤	淡竹叶10g、生石膏(先煎)30g、沙参15g、麦冬10g、半夏10g、粳米30g、甘草3g、竹茹10g、柿蒂10g
气机郁滞	呃逆连声,常因情志不畅而诱发或加重,胸胁满闷,脘腹胀满,嗳气纳减,肠鸣矢气,苔薄白,脉弦	顺气解郁,和胃降逆	五磨饮子	木香10g、乌药10g、枳壳10g、沉香(另吞)3g、槟榔10g、丁香3g、代赭石(先煎)20g
脾胃阳虚	呃声低长无力,气不得续,泛吐清水,脘腹不舒,喜温喜按,面色㿠白,手足不温,食少乏力,大便溏薄,舌质淡,苔薄白,脉细弱	温补脾胃,止呃	理中丸	党参30g、白术10g、甘草3g、干姜10g、吴茱萸1.5g、丁香3g、柿蒂10g
胃阴不足	呃声短促而不得续,口干咽燥,烦躁不安,不思饮食,或食后饱胀,大便干结,舌质红,苔少而干,脉细数	生津养胃,止呃	益胃汤合橘皮竹茹汤	沙参15g、麦冬10g、玉竹10g、生地黄10g、枇杷叶10g、柿蒂10g

附:反胃

反胃是指饮食入胃,宿谷不化,经过良久,复由胃反出之病。多由饮食不当,饥饱无常,或嗜食生冷,损及脾阳,或忧愁思虑,有伤脾胃,中焦阳气不振,寒从内生,致脾胃虚寒,不能腐熟水谷,饮食入胃停留不化,逆而向上,终至尽吐而出。

证型	症状	治法	代表方剂	常用药
脾胃虚寒	食后脘腹胀满,朝食暮吐,暮食朝吐,宿谷不化,吐后则舒,神疲乏力,面色少华,手足不温,大便溏泄,舌淡苔白滑,脉细缓无力	温中健脾,降气和胃	丁香透膈散加减	党参30g、白术10g、炙甘草6g、丁香6g、半夏10g、木香10g、香附10g、砂仁(后下)3g、白豆蔻(后下)3g、神曲10g、麦芽15g

六、腹痛

腹痛是指胃脘以下,耻骨毛际以上部位发生疼痛为主症的病证。感受外邪、饮食所伤、情志失调及素体阳虚等,均可导致气机阻滞,脉络瘀阻或经脉失养而发生腹痛。以寒热虚实为辨证纲领,但病程中病机变化复杂,往往互为因果,互相转化,互相兼夹,如寒痛缠绵发作,可以郁而化热;热痛日久不愈,可以转化为寒,成为寒热交错之证;实痛治不及时,或治疗不当,日久饮食少进,化源不足,则实证可转化为虚证。腹痛病位在腹,有脐腹、胁腹、小腹、少腹之分,病变脏腑涉及肝、胆、脾、肾、膀胱、大小肠等。临床应根据不同证候,分辨疼痛的性质,腹痛拘急,疼痛暴作,痛无间断,坚满急痛,遇冷痛剧,得热则减者,为寒痛;痛在脐腹,痛处有热感,时轻时重,或伴有便秘,得凉痛减者,为热痛;腹痛时轻时重,痛处不定,攻冲作痛,伴胸胁不舒,腹胀、嗳气或矢气则胀痛减轻者,属气滞痛;少腹刺痛,痛无休止,痛处不移,痛处拒按,经常夜间加剧者,伴面色晦暗,为血瘀痛;因饮食不慎,脘腹胀痛,嗳气频作,嗳后稍舒,痛甚欲便,便后痛减者,为伤食痛;暴痛多实,伴腹胀、呕逆、拒按等;虚痛病程较久,痛势绵绵,喜揉喜按。同时还应辨别腹痛的急缓和部位,突然发病,腹痛较剧,伴随症状明显者,多因外感时邪,饮食不节,蛔虫内扰等,属急性腹痛;发病缓慢,病程迁延日久,腹痛绵绵,痛势不甚,多因内伤情志,脏腑虚弱,气血不足,属慢性腹痛。腹痛在少腹多属肝经病证;脐以上大腹疼痛,多为脾胃病证,脐以下少腹多属膀胱及大小肠病证。

证型	症状	治法	代表方剂	常用药
寒邪内阻	腹痛拘急,遇寒痛甚,得温痛减,口淡不渴,形寒肢冷,小便清长,大便清稀或秘结,舌质淡,苔白腻,脉沉紧	散寒温里,理气止痛	良附丸合正气天香散	高良姜10g、干姜10g、紫苏10g、乌药10g、香附10g、陈皮6g
湿热壅滞	腹痛拒按,烦渴引饮,大便秘结,或溏滞不爽,潮热汗出,小便短黄,舌质红,苔黄燥或黄腻,脉滑数	泄热通腑,行气导滞	大承气汤	大黄(后下)10g、芒硝(冲服)10g、厚朴10g、枳实10g
饮食积滞	脘腹胀满,疼痛拒按,嗳腐吞酸,恶食呕恶,痛而欲泻,泻后痛减,或大便秘结,舌苔厚腻,脉滑	消食导滞,理气止痛	枳实导滞丸	大黄10g、枳实10g、神曲15g、黄芩10g、黄连3g、泽泻15g、白术10g、茯苓15g
肝郁气滞	腹痛胀闷,痛无定处,痛引少腹,或兼痛窜两胁,时作时止,得嗳气矢气则舒,遇忧恼怒则剧,舌质红,苔薄白,脉弦	疏肝解郁,理气止痛	柴胡疏肝散	柴胡6g、枳壳10g、香附10g、陈皮6g、白芍10g、甘草3g、川芎10g
血瘀内停	腹痛较剧,痛如针刺,痛处固定,经久不愈,舌质紫黯,脉细涩	活血化瘀,和络止痛	少府逐瘀汤	桃仁10g、红花10g、牛膝10g、川芎10g、赤芍10g、当归10g、生地黄10g、甘草3g、柴胡6g、枳壳10g、桔梗9g
中虚脏寒	腹痛绵绵,时作时止,喜温喜按,形寒肢冷,神疲乏力,气短懒言,胃纳不佳,面色无华,大便溏薄,舌质淡,苔薄白,脉沉细	温中补虚,缓急止痛	小建中汤	桂枝9g、生姜3片、饴糖10g、大枣10g、白芍10g、炙甘草6g

七、泄泻

泄泻是指大便次数增多,粪便稀薄,甚至泻出如水样的病证。大便溏薄而势缓者为泄,大便清稀如水而直下者为泻。泄泻的病因,有感受外邪,饮食所伤,情志不调,禀赋不足及久病后脏腑虚弱等,而脾虚湿盛致脾胃运化功能失调,肠道泌浊传导功能失司是发生泄泻的主要病机。临床应辨其虚实缓急。凡病势急骤,脘腹胀满,腹痛拒按,泻后痛减,小便不利者,多属实证;凡病程较长,腹痛不甚且喜按,小便利,口不渴,多属虚症。粪质清稀如水,腹痛喜温,完谷不化,多属寒湿之证;粪便黄褐,味臭较重,泻下急迫,肛门灼热,多属湿热症。久泻迁延不愈,倦怠乏力,稍有饮食不当,或劳倦过度即复发,多以脾虚为主;泄泻反复不愈,每因情志不遂而复发,多为肝郁克脾之证;五更飧泄,完谷不化,腰酸肢冷,多为肾阳不足。泄泻而饮食如常,说明脾胃未败,多为轻证,预后良好;泻而不能食,形体消瘦,或暑湿化火,暴泄无度,或久泄滑脱不禁,均属重证。

证型		症状	治法	代表方剂	常用药
暴泻	寒湿内盛	泄泻清稀,甚则如水样,脘闷食少,腹痛肠鸣,舌质淡,苔白腻,脉濡缓。若兼外感风寒,则恶寒发热头痛,肢体酸痛,苔薄白,脉浮	散寒化湿	藿香正气散	藿香10g、白术10g、茯苓15g、甘草3g、半夏10g、陈皮6g、厚朴10g、大腹皮10g、紫苏10g、白芷10g、桔梗10g
	湿热伤中	泄泻腹痛,泻下急迫,或泻而不爽,粪色黄褐,气味臭秽,肛门灼热,烦热口渴,小便短黄,舌质红,苔黄腻,脉滑数或濡数	清热利湿	葛根芩连汤	葛根15g、黄芩10g、黄连3g、甘草3g、车前草15g、苦参10g
	食滞肠胃	腹痛肠鸣,泻下粪便,臭如败卵,泻后痛减,脘腹胀满,嗳腐酸臭,不思饮食,舌苔垢浊或厚腻,脉滑	消食导滞	保和丸	神曲15g、山楂15g、莱菔子10g、半夏10g、陈皮6g、茯苓10g、连翘15g、谷芽15g、麦芽15g
久泻	肝气乘脾	素有胸胁胀闷,嗳气食少,每因抑郁恼怒,或情绪紧张之时,发生腹痛泄泻,腹中雷鸣,攻窜作痛,矢气频作,舌淡红,脉弦	抑肝扶脾	痛泻要方	白芍10g、白术10g、陈皮6g、防风10g、
	脾胃虚弱	大便时溏时泻,迁延反复,食少,食后脘闷不舒,稍进油腻食物,则大便次数明显增加,面色萎黄,神疲倦怠,舌质淡,苔白,脉细弱	健脾益气,化湿止泻	参苓白术散	党参30g、白术10g、茯苓15g、甘草3g、砂仁(后下)3g、陈皮6g、桔梗10g、扁豆15g、山药15g、莲子肉10g、薏苡仁15g
	肾阳虚衰	黎明之前脐腹作痛,肠鸣即泻,泻下完谷,泻后则安,形寒肢冷,腰膝酸软,舌淡苔白,脉沉细	温肾健脾,固涩止泻	四神丸	补骨脂10g、肉豆蔻(后下)3g、吴茱萸1.5g、五味子6g

八、痢疾

痢疾是以大便次数增多,腹痛,里急后重,痢下赤白黏冻为主症的疾病,是夏秋季常见的肠道传染病。病因有外感时邪疫毒和饮食不节两方面,病机主要为邪蕴肠腑,气血壅滞,传导失司,脂络受伤而成痢。实证以湿热痢多见,亦见于寒湿痢;而疫毒痢,因病势凶险,应及早救治;虚证又有阴虚痢和虚寒痢不同,若下痢不能进食,或入口即吐,又称噤口痢。临证首辨虚实,初痢及年轻体壮患痢者多实;久痢及年高体弱患痢者多虚。腹痛胀满,痛而拒按,痛时窘迫欲便,便后里急后重暂时减轻者为实;腹痛绵绵,痛而喜按,便后里急后重不减,坠胀甚者为虚,反复发作之休息痢,常为本虚标实。次辨寒痢、热痢:大便排出脓血,色鲜红,赤白甚至紫黑,浓厚黏稠腥臭,腹痛,里急后重感明显,口渴喜冷,口臭,小便黄或短赤,舌红苔黄腻,脉滑数者属热;大便排出赤白清稀,白多赤少,清淡无臭,腹痛喜按,里急后重感不明显,面白肢冷形寒,舌淡苔白,脉沉细者属寒。再辨伤气、伤血:下痢白多赤少,邪伤气分;赤多白少,或以血为主者,邪伤血分。

证型		症状	治法	代表方剂	常用药
暴痢	湿热痢	腹部疼痛,里急后重,痢下赤白脓血,黏稠如胶冻,腥臭,肛门灼热,小便短赤,舌苔黄腻,脉滑数	清热导滞,调气行血	芍药汤	芍药10g、当归10g、甘草3g、木香10g、槟榔10g、大黄10g、黄芩10g、黄连3g、肉桂(后下)3g、金银花15g
	疫毒痢	起病急骤,壮热口渴,头痛烦躁,恶心呕吐,大便频频,痢下鲜紫脓血,腹痛剧烈,后重感特著,甚者神昏惊厥,舌质红绛,舌苔黄燥,脉滑数或微欲绝	清热解毒,凉血除积	白头翁汤合芍药汤	白头翁10g、黄连3g、黄柏10g、秦皮10g、金银花15g、地榆10g、牡丹皮10g、赤芍10g、甘草3g、木香10g、槟榔10g
	寒湿痢	腹痛拘急,痢下赤白黏冻,白多赤少,或为纯白冻,里急后重,口淡乏味,脘胀腹满,头身困重,舌质或淡,舌苔白腻,脉濡缓	温中燥湿,调气和血	不换金正气散	藿香10g、苍术10g、半夏10g、厚朴10g、炮姜6g、桂枝9g、陈皮6g、大枣10g、甘草3g、木香10g、枳实10g
久痢	阴虚痢	痢下赤白,日久不愈,脓血黏稠,或下鲜血,脐下灼痛,虚坐努责,食少,心烦口干,至夜转剧,舌红绛少津,苔腻或花剥,脉细数	坚阴泄热,扶正止痢	黄连阿胶汤合驻车丸	黄连3g、黄芩10g、阿胶(另烊)10g、白芍10g、甘草3g、当归10g、干姜6g、瓜蒌10g
	虚寒痢	腹部隐痛,缠绵不已,喜按喜温,痢下赤白清稀,无臭味,或为白冻,甚则滑脱不禁,肛门坠胀,便后更甚,形寒畏冷,四肢不温,食少神疲,腰膝酸软,舌淡苔薄白,脉沉细而弱	温补脾肾,收涩固脱	桃花汤合真人养脏汤	党参15g、白术10g、干姜6g、肉桂(后下)3g、粳米30g、炙甘草6g、诃子10g、罂粟壳10g、肉豆蔻(后下)3g、赤石脂15g、当归10g、白芍10g、木香10g
	休息痢	下痢时发时止,迁延不愈,常因饮食不当、受凉、劳累而发,发时大便次数增多,夹有赤白黏冻,腹胀食少,倦怠嗜卧,舌质淡苔腻,脉濡软或虚数	温中清肠,调气化滞	连理汤	党参30g、白术10g、干姜6g、茯苓15g、甘草3g、黄连3g、枳实10g、木香10g、槟榔10g

九、便秘

便秘是指粪便在肠内滞留过久,秘结不通,排便周期延长,或周期不长,但粪质干结,排出艰难,或粪质不硬,虽有便意,但便而不畅的病症。便秘发病的原因归纳起来有饮食不节、情志失调、外邪犯胃、禀赋不足,病机主要是热结、气滞、寒凝、气血阴阳亏虚引起肠道传导失司所致。临证便秘实者当辨热秘、气秘和冷秘,虚者当辨气虚、血虚、阴虚和阳虚的不同。热秘证见大便干结,伴腹胀腹痛,口干心烦,面红身热等症;气秘证见大便干结,或不甚干结,欲便不得出,伴肠鸣矢气,腹中胀痛,嗳气频作等症;冷秘证见大便艰涩,伴腹痛拘急,胀满拒按,手足不温等症;气虚证见大便并不干硬,虽有便意,但排便困难,用力努挣则汗出短气,并伴便后乏力,神疲懒言等症;血虚证可见大便干结,面色无华,头晕目眩,心悸气短等症;阴虚证见大便干结,如羊屎状,伴头晕耳鸣,心烦少眠,潮热盗汗等症;阳虚证见大便不干,排出困难,伴小便清长,四肢不温,腹中冷痛等症。

证型		症状	治法	代表方剂	常用药
实秘	肠胃积热	大便干结,腹胀腹痛,口干口臭,面红心烦或有身热,小便短赤,舌红苔黄燥,脉滑数	泻热导滞,润肠通便	麻子仁丸	大黄(后下)10g、枳实10g、厚朴10g、麻子仁10g、杏仁10g、白蜜(冲服)10g、白芍10g
	气机郁滞	大便干结,或不甚干结,欲便不得出,或便而不爽,肠鸣矢气,腹中胀痛,嗳气频作,纳食减少,胸胁痞满,舌苔薄腻,脉弦	顺气导滞	六磨汤	木香10g、乌药10g、沉香(另吞)3g、大黄10g、槟榔10g、枳实10g
	阴寒积滞	大便艰涩,腹痛拘急,胀满拒按,胁下偏痛,手足不温,呃逆呕吐,舌苔白腻,脉弦紧	温里散寒,通便止痛	温脾汤合半硫丸	附子(先煎)6g、大黄(后下)10g、芒硝(冲服)5g、当归10g、干姜10g、党参15g、炙甘草3g
虚秘	脾肺气虚	大便并不干硬,虽有便意,但排便困难,用力努挣则汗出短气,便后乏力,面白神疲,肢倦懒言,舌淡苔白,脉弱	益气润肠	黄芪汤	黄芪30g、麻仁15g、白蜜(冲服)15g、陈皮6g
	血液亏虚	大便干结,面色无华,头晕目眩,心悸气短,健忘,口唇色淡,舌淡苔白,脉细	养血润燥	润肠丸	当归10g、生地黄10g、麻仁10g、桃仁10g、枳壳10g
	阴津不足	大便干结,如羊屎状,形体消瘦,头晕耳鸣,两颧红赤,心烦少眠,潮热盗汗,腰膝酸软,舌红少苔,脉细数	滋阴通便	增液汤	玄参10g、麦冬10g、生地黄10g、当归10g、石斛10g、沙参10g
	阳虚寒凝	大便干或不干,排出困难,小便清长,面色㿠白,四肢不温,腹中冷痛,或腰膝酸冷,舌淡苔白,脉沉迟	温阳通便	济川煎	肉苁蓉10g、牛膝10g、当归10g、升麻10g、泽泻10g、枳壳10g

第四节 肝胆系病证

一、胁痛

胁痛是一侧或两侧胁肋部位疼痛为主要表现的病证。胁痛的病因主要有情志不遂、饮食不节、跌扑损伤、久病体虚等多种因素,导致肝气郁结,肝失条达;血瘀停着,痹阻胁络;湿热蕴结,肝失疏泄;肝阴不足,络脉失养等诸多病理变化,最终导致胁痛发生。辨证当着重辨气血虚实。大抵胀痛多属气郁,且疼痛呈游走不定,时轻时重,症状轻重与情绪变化有关;刺痛多属血瘀,且痛处固定不移,疼痛持续不已,局部拒按,入夜尤甚。实证之中以气滞、血瘀、湿热为主,多病程短,来势急,症见疼痛剧烈而拒按,脉实有力。虚证多为阴血不足,脉络失养,症见其痛隐隐,绵绵不休,且病程长,来势缓,并伴见全身阴血亏耗之症。临床上以实证最为多见。胁痛的各个证候在一定条件下,可以相互转化。

证型	症状	治法	代表方剂	常用药
肝气郁结	胁肋胀痛,走窜不定,甚则引及胸背肩臂,疼痛每因情志变化而增减,胸闷腹胀,嗳气频作,得嗳气而胀痛稍舒,纳少口苦,舌苔薄白,脉弦	疏肝理气	柴胡疏肝散	柴胡6g、枳壳10g、香附10g、川楝子10g、白芍10g、甘草3g、川芎10g、郁金10g
肝胆湿热	胁肋胀痛或灼热疼痛,口苦口黏,胸纳呆,恶心呕吐,小便黄赤,大便不爽,或兼身热恶寒,身目发黄,舌红苔黄腻,脉弦滑数	清热利湿	龙胆泻肝汤	龙胆草9g、山栀10g、黄芩10g、川楝子10g、延胡索10g、泽泻10g、车前子(包煎)15g
血瘀阻络	胁肋刺痛,痛有定处,痛处拒按,入夜痛甚,胁肋下或见积块,舌质紫暗,脉象沉涩	祛瘀通络	血府逐瘀汤或复元活血汤	当归10g、川芎10g、桃仁10g、红花10g、柴胡6g、枳壳10g、制香附10g、川楝子10g、广郁金10g、五灵脂(包煎)10g、延胡索10g、三七10g
肝络失养	胁肋隐痛,悠悠不休,遇劳加重,口干咽燥,心中烦热,头昏目眩,舌红少苔,脉细弦而数	养阴柔肝	一贯煎	生地黄10g、枸杞子10g、黄精10g、沙参10g、麦冬10g、当归10g、白芍10g、甘草3g、川楝子10g、延胡索10g

二、黄疸

黄疸是以目黄、身黄、小便黄为主要症状的病证,其中尤以目睛黄染为主要特征。黄疸的病因有外感和内伤两个方面,外感多属湿热疫毒所致,内伤常与饮食、劳倦、病后有关。黄疸的病机关键是湿,由于湿邪困遏脾胃,壅塞肝胆,疏泄失常,胆汁泛溢而发生黄疸。黄疸的辨证,应以阴阳为纲,阳黄黄色鲜明,发病急,病程短,常伴身热、口干苦、舌苔黄腻、脉象弦数。急黄为阳黄之重症,病情急剧,疸色如金,兼见神昏、发斑、出血等危象。阴黄黄色晦暗,病程长,病势缓,常伴纳少、乏力、舌淡、脉沉迟或细缓。阳黄以湿热疫毒为主,阴黄以脾虚、寒湿为主。临证应根据黄疸的色泽,结合病史、症状,区别阳黄与阴黄。

证型		症状	治法	代表方剂	常用药
阳黄	热重于湿	身目俱黄,黄色鲜明,发热口渴,或见心中懊憹,腹部胀闷,口干而苦,恶心呕吐,小便短少黄赤,大便秘结,舌苔黄腻,脉象弦数	清热通腑,利湿退黄	茵陈蒿汤	茵陈15g、山栀10g、大黄(后下)10g、黄柏10g、连翘15g、垂盆草15g、蒲公英30g、茯苓15g、滑石(包煎)10g、车前草15g
	湿重于热	身目俱黄,黄色不及前者鲜明,头重身困,胸脘痞闷,食欲减退,恶心呕吐,腹胀或大便溏垢,舌苔厚腻微黄,脉濡数或濡缓	利湿化浊运脾,佐以清热	茵陈五苓散合甘露消毒丹	藿香10g、白蔻仁(后下)3g、陈皮6g、茵陈蒿15g、车前子(包煎)15g、茯苓15g、薏苡仁20g、黄芩10g、连翘10g
	胆腑郁热	身目发黄,黄色鲜明,上腹右胁胀闷疼痛,牵引肩背,身热不退,或寒热往来,口苦咽干,呕吐呃逆,尿黄赤,大便秘,苔黄舌红,脉弦滑数	疏肝泄热,利胆退黄	大柴胡汤	柴胡6g、黄芩10g、半夏10g、大黄(后下)10g、枳实10g、郁金10g、佛手10g、茵陈15g、山栀10g、白芍10g、甘草3g
	疫毒炽盛	发病急骤,黄疸迅速加深,其色如金,皮肤瘙痒,高热口渴,胁痛腹满,神昏谵语,烦躁抽搐,或衄血便血,肌肤瘀斑,舌质红绛,苔黄而燥,脉弦滑或数	清热解毒,凉血开窍	千金犀角散	水牛角(先煎)30g、黄连3g、栀子10g、大黄(后下)10g、板蓝根15g、生地黄10g、玄参10g、牡丹皮10g、茵陈15g、土茯苓15g
阴黄	寒湿阻遏证	身目俱黄,黄晦暗如烟熏,脘腹痞胀,纳谷减少,大便不实,神疲畏寒,口淡不渴,舌淡苔腻,脉濡缓或沉迟	温中化湿,健脾和胃	茵陈术附汤	附子(先煎)6g、白术10g、干姜10g、茵陈15g、茯苓15g、泽泻15g、猪苓15g
	脾虚湿滞证	面目肌肤淡黄,甚则晦暗不泽,肢软乏力,心悸气短,大便溏薄,舌质淡,苔薄白,脉濡	健脾养血,利湿退黄	黄芪连中汤	黄芪30g、桂枝10g、生姜3片、白术10g、当归10g、白芍10g、茵陈15g、茯苓15g、甘草3g、大枣10g

附:萎黄

　　萎黄一证,与黄疸有所不同,其主要症状为:两目不黄,周身肌肤呈淡黄色,干萎无光泽,小便通畅而色清,倦怠乏力,眩晕耳鸣,心悸少寐,大便溏薄,舌淡苔薄,脉象濡细。本病是由于虫积食滞导致脾土虚弱,水谷不能化精微而生气血,气血衰少,肌肤失养,以致肌肤萎黄无光泽。此外,失血过多,或大病之后,血亏气耗,肌肤失养而发本病,临床亦属常见。

症状	治法	代表方剂	常用药
两目不黄,周身肌肤呈淡黄色,干萎无光泽,小便通畅而色清,倦怠乏力,眩晕耳鸣,心悸少寐,大便溏薄,舌淡苔薄,脉象濡细	调理脾胃,益气补血	黄芪建中汤或人参养营汤	炙黄芪15g、党参15g、白术10g、炙甘草6g、当归10g、白芍10g、熟地黄10g、阿胶(烊化)10g、桂枝6g、砂仁(后下)3g;由钩虫病引起者加榧子10g、雷丸15g、槟榔10g、百部10g、鹤虱10g、贯众10g

三、积聚

积聚是腹内结块,或痛或胀的病证。分别言之,积属有形,结块固定不移,痛有定处,病在血分,是为脏病;聚属无形,包块聚散无常,痛无定处,病在气分,是为腑病。积聚的发生,多因情志失调,饮食所伤,寒邪内犯,及他病之后,肝脾受损,脏腑失和,气机阻滞,血瘀内结而成。积聚的辨证必须根据病史长短、邪正盛衰以及伴随症状,辨其虚实之主次。聚证多实证。积证初起,正气未虚,以邪实为主;中期,积块较硬,正气渐伤,邪实正虚;后期日久,瘀结不去,则以正虚为主。

证型		症状	治法	代表方剂	常用药
聚证	肝气郁结	腹中结块柔软,时聚时散,攻窜胀痛,脘胁胀闷不适,苔薄,脉弦	疏肝解郁,行气散结	逍遥散、木香顺气散	柴胡6g、当归10g、白芍10g、甘草6g、生姜3片、薄荷(后下)6g;香附10g、青皮10g、枳壳10g、郁金10g、台乌药10g
	食滞痰阻	腹胀或痛,腹部时有条索状物聚起,按之胀痛更甚,便秘,纳呆,舌苔腻,脉弦滑	理气化痰,导滞散结	六磨汤	大黄(后下)10g、槟榔10g、枳实10g、沉香(另吞)3g、木香10g、乌药10g
积证	气滞血阻	腹部积块质软不坚,固定不移,胀痛不适,舌苔薄,脉弦	理气消积,活血散瘀	柴胡疏肝散合金铃子散加减	柴胡6g、青皮6g、川楝子10g、丹参15g、延胡索10g、蒲黄(包煎)10g、五灵脂(包煎)10g
	血瘀内结	腹部积块明显,质地较硬,固定不移,隐痛或刺痛,形体消瘦,纳谷减少,面色晦暗黧黑,面颈胸臂或有血痣赤缕,女子可见月事不下,舌质紫或有瘀斑瘀点,脉细涩	祛瘀软坚,佐以扶正健脾	膈下逐瘀汤合六君子汤加减	当归10g、川芎10g、桃仁10g、鳖甲(先煎)20g、三棱10g、莪术10g、石见穿15g、香附10g、乌药10g、陈皮6g、党参30g、白术10g、黄精10g、甘草3g
	正虚瘀结	久病体弱,积块坚硬,隐痛或剧痛,饮食大减,肌肉瘦削,神倦乏力,面色萎黄或黛黑,甚则面肢浮肿,舌质淡紫,或光剥无苔,脉细数或弦细	补益气血,活血化瘀	八珍汤合化积丸加减	人参(另煎)5g、白术10g、茯苓15g、甘草3g、当归10g、白芍10g、地黄10g、川芎10g、三棱10g、莪术10g、阿魏10g、瓦楞子(先煎)30g、五灵脂(包煎)10g、香附10g、槟榔10g

四、臌胀

臌胀是指腹部胀大如鼓的一类病症,临床以腹大胀满,绷急如鼓,皮色苍黄,脉络显露为特征。臌胀病因有酒食不节、情志刺激、虫毒感染,病后续发导致肝脾肾受损,气滞血结,水停腹中。本病多属本虚标实之证。临床首先应辨其虚实标本的主次,标实者当辨气滞、血瘀、水湿的偏盛,腹部膨隆,嗳气或矢气则舒,腹部按之空空然,叩之如鼓,是为"气臌",多属肝郁气滞;腹部胀满膨大,或状如蛙腹,按之如囊裹水,常伴下肢浮肿,是为"水臌",多属阳气不振,水湿内停;脘腹坚满,青筋显露,腹内积块痛如针刺,面颈部赤丝血缕,是为"血臌",多属肝脾血瘀水停。气血水三者常相兼为患,但各有侧重,掌握上述特点,有助于辨证。本虚者当辨阴虚与阳虚的不同。腹大胀满,形似蛙腹,朝宽暮急,面色苍黄或㿠白,脘闷纳呆,神倦怯寒,肢冷浮肿,小便短少不利,舌体胖、质紫、苔淡白,脉沉细无力为阳虚。腹大胀满,或见青筋暴露,面色晦滞、唇紫,口干而燥,心烦失眠,时或鼻衄,牙龈出血,小便短少,舌质红绛少津、苔少或光剥,脉弦细数,为阴虚。

证型	症状	治法	代表方剂	常用药
气滞湿阻	腹胀按之不坚,胁下胀满或疼痛,饮食减少,食后胀甚,得嗳气、矢气稍减,小便短少,舌苔薄白腻,脉弦	疏肝理气,运脾利湿	柴胡疏肝散合胃苓汤	柴胡6g、香附10g、郁金10g、青皮6g、川芎10g、白芍10g、苍术10g、厚朴10g、陈皮6g、茯苓15g、猪苓15g
水湿困脾	腹大胀满,按之如囊裹水,甚则颜面微浮,下肢浮肿,脘腹痞胀,得热则舒,精神困倦,怯寒懒动,小便少,大便溏,舌苔白腻,脉缓	温中健脾,行气利水	实脾饮	白术10g、苍术10g、附子(先煎)6g、干姜10g、厚朴10g、木香10g、草果6g、陈皮6g、连皮茯苓15g、泽泻15g
水热蕴结	腹大坚满,脘腹胀急,烦热口苦,渴不欲饮,或有面目皮肤发黄,小便赤涩,大便秘结或溏垢,舌边尖红、苔黄腻或兼灰黑,脉象弦数	清热利湿,攻下逐水	中满分消丸合茵陈蒿汤	茵陈15g、金钱草30g、山栀10g、黄柏10g、苍术10g、厚朴10g、砂仁(后下)3g、大黄(后下)10g、猪苓15g、泽泻15g、车前子(包煎)15g、滑石10g
瘀结水留	脘腹坚满,青筋显露,胁下癥结痛如针刺,面色晦暗黧黑,或见赤丝血缕,面颈胸臂出现血痣或蟹爪纹,口干不欲饮水,或见大便色黑,舌质紫黯,或有紫斑,脉细涩	活血化瘀,行气利水	调营饮	当归10g、赤芍10g、桃仁10g、三棱10g、莪术10g、鳖甲(先煎)15g、大腹皮10g、马鞭草15g、益母草15g、泽兰15g、泽泻15g、赤茯苓15g
阳虚水盛	腹大胀满,形似蛙腹,朝宽暮急,面色苍黄,或呈㿠白,脘闷纳呆,神倦怯寒,肢冷浮肿,小便短少不利,舌体胖、质紫、苔淡白,脉沉细无力	温补脾肾,化气利水	附子理苓汤或济生肾气丸	附子(先煎)6g、干姜6g、人参(另煎)10g、白术10g、鹿角片10g、葫芦巴10g、茯苓15g、泽泻15g、陈葫芦15g、车前子(包煎)15g

续表

证型	症状	治法	代表方剂	常用药
阴虚水停	腹大胀满,或见青筋暴露、面色晦滞、唇紫、口干而燥、心烦失眠、时或鼻衄、牙龈出血、小便短少、舌质红绛少津、苔少或光剥、脉弦细数	滋肾柔肝,养阴利水	六味地黄丸合一贯煎	沙参15g、麦冬15g、生地黄10g、山茱萸12g、枸杞子15g、楮实子15g、猪苓10g、茯苓10g、泽泻15g、玉米须15g

五、头痛

头痛是指因外感六淫、内伤杂病而引起的,以头痛为主要表现的一类病证。六淫之邪上犯清空,阻遏清阳,或痰浊、血瘀痹阻经络,壅遏经气,或肝阴不足,肝阳偏亢,或气虚清阳不升,或血虚头窍失养,或肾精不足,髓海空虚,均可导致头痛的发生。临证应首辨外感与内伤,外感头痛因外邪致病,属实证,起病较急,病势较剧,多表现为掣痛、跳痛、灼痛、胀痛、重痛、痛无休止。内伤头痛,以虚证或虚实夹杂证为多见,一般起病缓慢,病势较缓,多表现为隐痛、空痛、昏痛、痛处固定、痛势悠悠,遇劳加重,时作时止。内伤头痛如因肝阳、痰浊、血瘀所致者属实,头痛多表现为头昏胀痛,或昏蒙重痛,或刺痛钝痛,痛点固定,常伴有肝阳、痰浊、血瘀的相应证候。再辨头痛之部位:头为诸阳之会,手足三阳经均循头面,厥阴经亦上会于巅顶,由于受邪之脏腑经络不同,头痛之部位亦不同。大抵太阳头痛,多在头后部,下连于项;阳明头痛,多在前额部及眉棱骨等处;少阳头痛,多在头之两侧,并连及于耳;厥阴头痛则在巅顶部位,或连目系。

证型		症状	治法	代表方剂	常用药
外感头痛	风寒头痛	头痛时作,痛连项背,恶风畏寒,遇风尤剧,口不渴,苔薄白,脉浮紧	疏散风寒,止痛	川芎茶调散	川芎10g、白芷10g、藁本10g、羌活10g、细辛3g、荆芥10g、防风10g、薄荷6g、菊花10g、蔓荆子10g
	风热头痛	头痛耳胀,甚则头胀如裂,发热或恶风,面红耳赤,口渴喜饮,大便不畅,或便秘,溲赤,舌尖红,苔薄黄,脉浮数	疏风清热,和络	芎芷石膏汤	菊花10g、薄荷(后下)6g、蔓荆子10g、川芎10g、白芷10g、羌活10g、生石膏(先煎)30g
	风湿头痛	头痛如裹,肢体困重,胸闷纳呆,大便溏薄,苔白腻,脉濡	祛风胜湿,通窍	羌活胜湿汤	羌活10g、独活10g、藁本10g、川芎10g、白芷10g、防风10g、细辛3g、蔓荆子10g
内伤头痛	肝阳头痛	头昏胀痛,两侧为重,心烦易怒,夜寐不宁,口苦面红,或兼胁痛,舌红苔黄,脉弦数	平肝潜阳,熄风	天麻钩藤饮	天麻10g、石决明(先煎)30g、珍珠母(先煎)30g、龙骨(先煎)30g、牡蛎(先煎)30g、钩藤(后下)15g、菊花15g、山栀10g、黄芩10g、牡丹皮10g、桑寄生10g、杜仲10g、牛膝10g、益母草15g、白芍10g、夜交藤15g

续表

证型		症状	治法	代表方剂	常用药
内伤头痛	血瘀头痛	头痛经久不愈,痛处固定不移,痛如锥刺,或有头部外伤史,面色晦暗,渴不欲饮,舌紫暗,或有瘀斑、瘀点,苔薄白,脉细或细涩	活血化瘀,通窍止痛	通窍活血汤	川芎10g、赤芍10g、桃仁10g、益母草15g、当归10g、白芷10g、细辛3g、郁金10g、全蝎3g、蜈蚣2条、僵蚕10g
	痰浊头痛	头痛昏蒙,胸脘满闷,纳呆呕恶,舌苔白腻,脉滑或弦滑	健脾燥湿,化痰降逆	半夏白术天麻汤	半夏10g、陈皮6g、枳壳10g、厚朴10g、白术10g、茯苓15g、天麻10g、白蒺藜10g、蔓荆子10g
	肾精亏虚	头痛而晕,心悸失眠,面色少华,神疲乏力,遇劳加重,舌质淡苔薄白,脉细弱	养阴补肾,填精生髓	大补元煎	熟地黄10g、枸杞子15g、女贞子10g、杜仲10g、川断10g、龟板(先煎)10g、山茱萸12g、山药20g、人参(另煎)10g、当归10g、白芍10g
	血虚头痛	头痛而晕,心悸失眠,面色少华,神疲乏力,遇劳加重,舌质淡苔薄白,脉细弱	养血滋阴,和络止痛	加味四物汤	当归10g、生地黄10g、白芍10g、首乌10g、人参(另煎)15g、白术10g、茯苓15g、黄芪30g、川芎10g、菊花10g、蔓荆子10g、五味子6g、远志10g、酸枣仁10g

六、眩晕

眩晕是以头昏眼花为主症的病证,有轻重之别。眩晕的病因主要有情志、饮食、体虚年高、跌仆外伤等方面。其病性有虚实两端,属虚者居多,如阴虚易肝风内动,血虚则脑失所养,精亏则髓海不足,均可导致眩晕。属实者多由于痰浊壅遏,或化火上蒙,而形成眩晕。眩晕多属本虚标实证,肝肾阴虚,气血不足为病之本虚证;风、火、痰、瘀为病之标实证。凡病程较长,反复发作,遇劳即发,伴两目干涩,腰膝酸软,或面色㿠白,神疲乏力,脉细或弱者,多属虚证,由精血不足或气血亏虚所致。其中,肝肾阴虚者,头眩目涩,舌红少苔,脉弦细数;气血不足者,神倦乏力,面色㿠白,唇舌色淡,脉细弱无力。凡病程短,或突然发作,眩晕重,视物旋转,伴呕恶痰涎,头痛、面赤、形体壮实者,多属实证。痰湿中阻证,头重昏蒙,胸闷呕恶,苔腻脉滑;血瘀阻窍证,头痛固定,唇舌紫暗、舌有瘀斑,其中以肝阳风火为病最急,证见眩晕、面赤、烦躁、口苦,肢麻震颤,甚则昏仆,脉弦有力,病情重者,当警惕发生中风。

证型	症状	治法	代表方剂	常用药
肝阳上亢	眩晕,耳鸣,头目胀痛,口苦,失眠多梦,遇烦劳、郁怒而加重,甚则仆倒,颜面潮红,急躁易怒,肢麻震颤,舌红苔黄,脉弦或数	平肝潜阳,清火熄风	天麻钩藤饮	天麻10g、石决明(先煎)30g、钩藤(后下)15g、牛膝10g、杜仲10g、桑寄生10g、黄芩10g、山栀10g、菊花10g、白芍10g

续表

证型	症状	治法	代表方剂	常用药
气血亏虚	眩晕动则加剧,劳累即发,面色㿠白,神疲乏力,倦怠懒言,唇甲不华,发色不泽,心悸少寐,纳少腹胀,舌淡苔薄白,脉细弱	补益气血,调养心脾	归脾汤	党参30g、白术10g、黄芪30g、当归10g、熟地黄10g、龙眼肉10g、大枣10g、茯苓15g、炒扁豆10g、远志10g、枣仁15g
肾精不足	眩晕日久不愈,精神萎靡,腰酸膝软,少寐多梦,健忘,两目干涩,视力减退。或遗精、滑泄,耳鸣,齿摇;或颧红咽干,五心烦热,舌红少苔,脉细数;或面色㿠白,形寒肢冷,舌淡嫩,苔白,脉弱尺甚	滋养肝肾,益精填髓	左归丸	熟地黄10g、山茱萸12g、山药10g、龟板(先煎)15、鹿角胶(另烊)10g、紫河车10g、杜仲10g、枸杞子10g、菟丝子10g、牛膝10g
痰湿中阻	眩晕,头重昏蒙,或伴视物旋转,胸闷恶心,呕吐痰涎,食少多寐,舌苔白腻,脉濡滑	化痰祛湿,健脾和胃	半夏白术天麻汤	半夏10g、陈皮6g、白术10g、薏苡仁20g、茯苓15g、天麻10g
血瘀阻窍	眩晕,头痛,兼见健忘、失眠、心悸、精神不振、耳鸣耳聋,面唇紫暗,舌暗有瘀斑,脉涩或细涩	祛瘀生新,活血通窍	通窍活血汤	川芎10g、赤芍10g、桃仁10g、红花10g、白芷10g、菖蒲10g、老葱10g、当归10g、地龙10g

七、中风

中风是以猝然昏仆,不省人事,伴半身不遂,口眼㖞斜,语言不利为主症的病证。病轻者可无昏仆而仅见口眼㖞斜及半身不遂等症状。本病多是在内伤积损的基础上,复因劳逸失度、情志不遂、饮酒饱食或外邪侵袭等刺激,引起脏腑阴阳失调,肝阳暴张,内风旋动;血随气逆,挟痰挟火,横窜经脉,蒙蔽神窍,从而发生猝然昏仆、半身不遂诸症。临证中风者应辨中经络、中脏、中腑。中经络者虽有半身不遂、口眼㖞斜、语言不利,但意识清楚;中腑者见二便闭塞不通,虽有神志障碍但无昏迷;中脏者肢体不用,昏不知人。中脏腑需辨闭证与脱证。闭证属实,因邪气内闭清窍所致,症见神志昏迷、牙关紧闭、口噤不开、两手握固、肢体强痉等。脱证属虚,乃为五脏真阳散脱、阴阳即将离决之候。临床可见神志昏愦无知、目合口开、四肢松懈瘫软、手撒肢冷汗多、二便自遗、鼻息低微等。闭证当辨阳闭和阴闭二类。阳闭有瘀热痰火之象,如身热面赤、气粗鼻鼾、痰声曳锯、便秘溲黄、舌苔黄腻、舌绛干,甚则舌体卷缩,脉弦滑而数。阴闭有寒湿痰浊之征,如面白唇紫、痰涎壅盛、四肢不温、舌苔白腻、脉沉滑等。

证型		症状	治法	代表方剂	常用药
中经络	风痰入络	肌肤不仁,手足麻木,突然发生口眼㖞斜,语言不利,口角流涎,舌强言謇,甚则半身不遂。或兼见恶寒、发热、手足拘挛、关节酸痛等症。舌苔薄白,脉浮数	养血祛风,通络	真方白丸子	秦艽10g、羌活10g、防风10g、独活10g、当归10g、白芍10g、生地黄10g、白术10g、茯苓15g、甘草3g

续表

证型		症状	治法	代表方剂	常用药
中经络	风阳上扰	突然发生口眼歪斜,舌强语謇,或手足重滞,甚则半身不遂等症。平素头晕头痛,耳鸣目眩,少寐多梦,腰酸膝软。舌质红或苔腻,脉弦细数或弦滑	育阴潜阳,镇肝熄风	天麻钩藤饮	天麻10g、钩藤(后下)15g、珍珠母(先煎)30g、石决明(先煎)30g、桑叶10g、菊花10g、茯苓15g、泽泻15g、牛膝10g
	阴虚风动	突然发生口眼歪斜,言语不利,手指瞤动,甚则半身不遂等症。平素头晕头痛,少寐多梦,腰酸膝软。舌质红或苔腻,脉弦细数或弦滑	滋阴潜阳,熄风通络	镇肝熄风汤	白芍10g、玄参10g、天冬10g、枸杞子15g、龙骨(先煎)30g、牡蛎(先煎)30g、龟板10g、代赭石(先煎)15g、牛膝10g、当归10g、天麻10g、钩藤(后下)15g、菊花15g
中脏腑	闭证 痰热腑实	突然昏仆,不省人事,牙关紧闭,口噤不开,两手握固,大小便闭,肢体强痉。素有头痛眩晕,心烦易怒,痰多而黏,伴腹胀,便秘,舌质暗红,或有瘀点瘀斑,苔黄腻,脉弦滑或弦涩	通腑泄热,熄风化痰	桃仁承气汤	桃仁10g、大黄(后下)10g、芒硝(冲服)10g、枳实10g、陈胆星10g、黄芩10g、全瓜蒌15g、桃仁10g、赤芍10g、牡丹皮10g、牛膝10g
	闭证 痰火瘀闭	突然昏仆,不省人事,牙关紧闭,口噤不开,两手握固,大小便闭,肢体强痉。面赤身热,气粗口臭,躁扰不宁。苔黄腻,脉弦滑而数	熄风清火,豁痰开窍	羚羊钩藤汤	山羊角(先煎)30g、钩藤(后下)15g、珍珠母(先煎)30g、石决明(先煎)30g、胆星10g、竹沥半夏10g、天竺黄10g、黄连3g、菖蒲10g、郁金10g
	闭证 痰浊瘀闭	突然昏仆,不省人事,牙关紧闭,口噤不开,两手握固,大小便闭,肢体强痉。面白唇暗,静卧不烦,四肢不温,痰涎壅盛,苔白腻,脉沉滑缓	化痰熄风,宣郁开窍	涤痰汤	法半夏10g、茯苓15g、橘红10g、竹茹10g、郁金10g、菖蒲10g、胆星10g、天麻10g、钩藤(后下)15g、僵蚕10g
	脱证 阴竭阳亡	突然昏仆,不省人事,目合口张,鼻鼾息微,手撒肢冷,汗多,大小便自遗,肢体软瘫,舌萎,脉细弱或脉微欲绝	回阳救阴,益气固脱	参附汤合生脉散	人参(另煎)10g、附子(先煎)6g、麦冬10g、五味子6g、山茱萸12g
恢复期	风痰瘀阻	口眼歪斜,舌强语謇或失语,半身不遂,肢体麻木。苔滑腻,舌暗紫,脉弦滑	搜风化痰,行瘀通络	解语丹	天麻10g、胆星10g、天竺黄10g、半夏10g、陈皮6g、地龙10g、僵蚕10g、全蝎3g、远志10g、菖蒲10g、豨莶草15g、桑枝10g、鸡血藤10g、丹参15g、红花10g

续表

证型		症状	治法	代表方剂	常用药
恢复期	气虚络瘀	肢体偏枯不用,肢软无力,面色萎黄,舌质淡紫或有瘀斑,苔薄白,脉细涩或细弱	益气养血,化瘀通络	补阳还五汤	黄芪30g、桃仁10g、红花10g、当归10g、赤芍10g、地龙10g、全蝎3g、乌梢蛇10g、川牛膝10g、桑枝10g、地鳖虫10g、川断10g
	肝肾亏虚	半身不遂,患肢僵硬,拘挛变形,舌强不语,或偏瘫,肢体肌肉萎缩。舌红脉细,或舌淡红,脉沉细	滋养肝肾	左归丸合地黄饮子	干地黄10g、首乌10g、枸杞子15g、山茱萸12g、麦冬10g、石斛10g、当归10g、鸡血藤15g

八、瘿病

瘿病是由于情志内伤,饮食及水土失宜,以致气滞、痰凝、血瘀壅结颈前所引起的,以颈前喉结两旁结块肿大为主要临床特征的一类疾病。瘿病的病因主要是情志内伤、饮食及水土失宜,但也与体质因素有密切关系。气滞痰凝血瘀壅结颈前是瘿病的基本病机,初期多为气机郁滞,津凝痰聚,痰气搏结颈前所致,日久引起血脉瘀阻,气、痰、瘀三者合而为患。本病的辨证需辨明在气在血、火旺与阴伤的不同及病情的轻重。颈前肿块光滑,柔软,属气郁痰阻,病在气分;病久肿块质地较硬,甚则质地坚硬,表面高低不平,属痰结血瘀,病在血分。兼见烦热、易汗、性情急躁易怒,眼球突出,手指颤抖,面部烘热,口苦,舌红苔黄,脉数者,为火旺;如见心悸不宁,心烦少寐,易出汗,手指颤动,两目干涩,头晕目眩,倦怠乏力,舌红,脉弦细数者,为阴虚。本病一般病情较轻,预后多好,但若肿块在短期内迅速增大,质地坚硬,表现有结节,高低不平,或阴虚火旺症状较重,出现高热,大汗,烦躁,谵妄,神志淡漠,脉疾或微细欲绝者,均为重症。

证型	症状	治法	代表方剂	常用药
气郁痰阻	颈前正中肿大,质软不痛,颈部觉胀,胸闷,喜太息,或兼胸胁窜痛,病情的波动常与情志因素有关,苔薄白,脉弦	理气舒郁,化痰消瘿	四海舒郁丸	柴胡6g、陈皮6g、青皮6g、昆布10g、海带10g、海藻15g、海螵蛸10g、海蛤壳10g
痰结血瘀	颈前出现肿块,按之较硬或有结节,肿块经久未消,胸闷,纳差,苔薄白或白腻,脉弦或涩	理气活血,化痰消瘿	海藻玉壶汤	海藻10g、昆布10g、海带10g、青皮6g、陈皮6g、半夏10g、贝母10g、连翘10g、甘草3g、当归10g、川芎10g
肝火旺盛	颈前轻度或中度肿大,一般柔软、光滑。烦热,容易出汗,性情急躁易怒,眼球突出,手指颤抖,面部烘热,口苦,舌质红,苔薄黄,脉弦数	清泄肝火,消瘿散结	栀子清肝汤合消瘰丸	柴胡6g、白芍10g、茯苓15g、甘草3g、当归10g、川芎10g、栀子10g、牡丹皮10g、牛蒡子10g、生牡蛎(先煎)30g、浙贝母30g、赤芍10g

续表

证型	症状	治法	代表方剂	常用药
心肝阴虚	瘿肿或大或小、质软、病起较缓，心悸不宁，心烦少寐，易出汗，手指颤动，眼干，目眩，倦怠乏力，舌质红、舌体颤动，脉弦细数	滋养阴精，宁心柔肝	天王补心丹或一贯煎加减	生地黄10g、玄参10g、麦冬10g、天冬10g、太子参15g、茯苓15g、五味子6g、当归10g、丹参15g、酸枣仁15g、柏子仁15g、远志10g

九、疟疾

疟疾是感受疟邪所引起的以寒战、壮热、头痛、汗出、休作有时为临床特征的一类疾病。本病的发生，主要是感受"疟邪"，至于诱发因素，则与外感风寒、暑湿有关，其中尤以暑湿诱发为最多。夏秋暑湿当令之际，正是蚊毒疟邪肆虐之时，若人体被疟蚊叮吮，疟邪则入侵致病。其次如饮食劳倦也可成为本病的诱因，因饮食所伤，脾胃受损，痰湿内生；或起居失宜，劳倦太过，元气耗伤，营卫空虚，疟邪乘袭，即可发病。感邪之后，邪伏半表半里，出入营卫之间，邪正交争，则疟病发作；疟邪伏藏，则发作休止。疟疾的辨证应根据病情的轻重，寒热的偏盛，正气的盛衰及病程的久暂，区分正疟、温疟、寒疟、瘴疟、劳疟的不同。恶寒发热，休作有时的典型疟疾为正疟；热重寒轻，或但热不寒者，为偏于热盛，属于温疟；疟发寒重热轻，或但寒不热者，为偏于寒盛，属于寒疟；如高热不退，头痛甚则出现惊厥，抽搐，颈项强直，昏迷等症，为邪入心肝的危重症，多属疫疟（瘴疟）；疟久形体羸弱，遇劳即发的疟疾为劳疟。

证型	症状	治法	代表方剂	常用药
正疟	发作症状比较典型，常先有呵欠乏力，继则寒战鼓颔，寒罢则内外皆热，头痛面赤，口渴引饮，终则遍身汗出，热退身凉。每日或间一二日发作一次，寒热休作有时。舌红、苔薄白或黄腻，脉弦	祛邪截疟，和解表里	柴胡截疟饮或截疟七宝饮	柴胡6g、黄芩10g、常山10g、草果6g、槟榔10g、半夏10g、生姜3片、红枣10g
温疟	发作时热多寒少，汗出不畅，头痛，骨节酸痛，口渴引饮，便秘尿赤，舌红、苔黄，脉弦数	清热解表，和解祛邪	白虎加桂枝汤或白虎加人参汤	生石膏(先煎)30g、知母10g、黄芩10g、柴胡6g、青蒿10g、桂枝10g、常山10g
寒疟	发作时热少寒多，口不渴，胸闷脘痞，神疲体倦，舌苔白腻，脉弦	和解表里，温阳达邪	柴胡桂枝干姜汤合截疟七宝饮	柴胡6g、黄芩10g、桂枝10g、干姜6g、甘草3g、常山10g、草果6g、槟榔10g、厚朴10g、青皮6g、陈皮10g
热瘴	热甚寒微，或壮热不寒，头痛，肢体烦疼，面红目赤，胸闷呕吐，烦渴饮冷，大便秘结，小便热赤，甚至神昏谵语，舌质红绛、苔黄腻或垢黑，脉洪数或弦数	解毒除瘴，清热保津	清瘴汤急用，紫雪丹清心开窍	黄芩10g、黄连3g、知母10g、金银花10g、柴胡6g、常山10g、青蒿10g、法半夏10g、竹茹10g、碧玉散(布包)10g

续表

证型	症状	治法	代表方剂	常用药
冷瘴	寒甚热微,或但寒不热,或呕吐腹泻,甚则嗜睡不语,神志昏蒙,舌苔厚腻色白,脉弦	解毒除瘴,芳化湿浊	加味不换金正气散	苍术10g、厚朴10g、陈皮6g、藿香10g、半夏10g、佩兰10g、荷叶15g、槟榔10g、草果6g、菖蒲10g
劳疟	疟疾迁延日久,每遇劳累辄易发作。发时寒热较轻,面色萎黄,倦怠乏力,短气懒言,纳少自汗,舌质淡,脉细弱	益气养血,扶正祛邪	何人饮	何首乌10g、人参(另煎)10g、白术10g、当归10g、白芍10g、陈皮6g、生姜3片、青蒿10g、常山10g

第五节　肾系病证

一、水肿

水肿是指体内水液潴留,泛滥肌肤,引起眼睑、头面、四肢、腹背甚至全身浮肿为特征的一类病证(严重者还可伴有胸水、腹水等),其病因有风邪袭表、疮毒内犯、外感水湿、饮食不节及禀赋不足、久病劳倦五种,形成本病的机理为肺失通调,脾失转输,肾失开合,三焦气化不利。临证首先须辨阳水、阴水,以此辨别水肿表里虚实之属性。阳水发病较急,每成于数日之间,肿多由面目开始,自上而下,继及全身,肿处皮肤绷急光亮,按之凹陷即起,兼有寒热等表证,属表、属实,一般病程较短,《金匮要略》之风水、皮水多属此类。阴水发病缓慢,肿多由足踝开始,自下而上,继及全身,肿处皮肤松弛,按之凹陷不易恢复,甚则按之如泥,属里、属虚或虚实夹杂,病程较长,《金匮要略》之正水、石水多属此类。其次要辨水肿之病因,有外感、内伤之分,外感者,当辨风寒、风热、水湿、湿热、疮毒之不同;内伤者,须别饮食、劳伤、禀赋不足之差别。其三应辨病变之脏腑,在肺、脾、肾、心之差异。最后,对于虚实夹杂,几个病因同至,多个脏器共损之病情复杂者,应仔细辨清本虚标实之主次,证情之缓急,疾病之轻重,以求辨证审因,审证求(病)机。

证型		症状	治法	代表方剂	常用药
阳水	风水相搏	眼睑浮肿,继则四肢及全身皆肿,来势迅速,按之水肿凹陷易恢复。恶寒发热,肢节酸楚,小便不利,伴咽喉红肿疼痛,或兼恶寒,咳喘。舌质红,脉浮滑数,或舌苔薄白,脉浮滑或紧,亦可见沉脉	疏风清热,宣肺行水	越婢加术汤加减	麻黄6g、杏仁10g、防风10g、浮萍15g、白术10g、茯苓15g、泽泻15g、车前子(包煎)15g、石膏(先煎)30g、桑白皮10g、黄芩10g
	湿毒浸淫	眼睑浮肿,延及全身,皮肤光亮,身发疮痍,甚者溃烂,小便不利,恶风发热。舌质红,苔薄黄,脉浮数或滑数	宣肺解毒,利湿消肿	麻黄连翘赤小豆汤合五味消毒饮	麻黄6g、连翘10g、桑白皮10g、赤小豆15g、金银花15g、野菊花15g、蒲公英15g、紫花地丁15g、天葵子15g

续表

证型		症状	治法	代表方剂	常用药
阳水	水湿浸渍	全身水肿,身体困重,下肢明显,按之没指,小便短少,起病缓慢,病程较长,胸闷,纳呆,泛恶,苔白腻,脉沉缓	健脾化湿,通阳利水	五皮饮合胃苓汤	桑白皮 10g、陈皮 6g、大腹皮 10g、茯苓皮 15g、生姜皮 15g、苍术 10g、厚朴 10g、陈皮 6g、草果 5g、桂枝 10g、白术 10g、茯苓 15g、猪苓 15g、泽泻 15g
	湿热壅盛	遍体浮肿,皮肤绷急光亮,胸脘痞闷,烦热口渴,小便短赤,或大便干结,苔黄腻,脉沉数或濡数	分利湿热	疏凿饮子	羌活 10g、秦艽 10g、防风 10g、大腹皮 10g、茯苓皮 15g、生姜皮 10g、猪苓 15g、泽泻 15g、小通草 10g、椒目 6g、赤小豆 10g、黄柏 10g、商陆 6g、槟榔 10g、生大黄(后下)10g
阴水	脾阳虚衰	腰以下肿甚,按之凹陷不易起,脘腹胀闷,纳减便溏,面色萎黄,神倦肢冷,小便短少,舌质淡,苔白腻或白滑,脉沉缓或沉弱	健脾温阳,利水	实脾饮	干姜 3g、附子(先煎)6g、草果仁 6g、桂枝 10g、白术 10g、茯苓 15g、炙甘草 6g、生姜 3 片、大枣 10g、茯苓 15g、泽泻 10g、车前子(包煎)15g、木瓜 10g、木香 10g、厚朴 10g、大腹皮 10g
	肾阳衰微	面浮身肿,腰以下尤甚,按之凹陷不起,腰部冷痛酸重,尿量减少或增多,四肢厥冷,怯寒神疲,面色灰滞或㿠白,心悸胸闷,喘促难卧,腹大胀满。舌质淡胖,苔白,脉沉细或沉迟无力	温肾助阳,化气行水	济生肾气丸合真武汤	附子(先煎)6g、肉桂(后下)3g、巴戟肉 10g、仙灵脾 10g、白术 10g、茯苓 15g、泽泻 15g、车前子(包煎)15g、牛膝 10g
	瘀水互结	水肿延久不退,肿势轻重不一,四肢或全身浮肿,以下肢为主,皮肤瘀斑,腰部刺痛或伴有血尿,舌紫暗,苔白,脉沉细涩	活血祛瘀,化气行水	桃红四物汤合五苓散	当归 10g、赤芍 10g、川芎 10g、丹参 15g、益母草 15g、红花 10g、莪术 10g、桃仁 10g、桂枝 10g、附子(先煎)6g、茯苓 15g、泽泻 15g、车前子(包煎)15g

二、淋证

淋证是指小便频数短涩,淋沥刺痛,小腹拘急引痛为主症的病证。淋证的病因可归结为外感湿热、饮食不节、情志失调、禀赋不足或劳伤久病四个方面,其主要病机为湿热蕴结下焦,肾与膀胱气化不利。淋证有六淋之分,病理性质有虚有实,且多虚实夹杂,此外各淋证常易转化。临床辨证首先应别六淋之类别。六种淋证均有小便频涩,滴沥刺痛,小腹拘急引痛。此外各种淋证又有不同的特殊表现。热淋起病多急骤,小便赤热,溲

时灼痛,或伴有发热,腰痛拒按。石淋以小便排出砂石为主症,或排尿时突然中断,尿道
窘迫疼痛,或腰腹绞痛难忍。气淋小腹胀满较明显,小便艰涩疼痛,尿后余沥不尽。血淋
为溺血而痛。膏淋证见小便浑浊如米泔水或滑腻如膏脂。劳淋小便不甚赤涩,溺痛不
甚,但淋沥不已,时作时止,遇劳即发。其次,须辨证候之虚实,虚实夹杂者,须分清标本
虚实之主次,证情之缓急,最后须辨明各淋证的转化与兼夹。

证型	症状	治法	代表方剂	常用药
热淋	小便频数短涩,灼热刺痛,溺色黄赤,少腹拘急胀痛,或有寒热、口苦、呕恶,或有腰痛拒按,或有大便秘结,苔黄腻,脉滑数	清热利湿,通淋	八正散	瞿麦15g、萹蓄10g、车前子(包煎)15g、滑石(包煎)10g、萆薢10g、大黄(后下)10g、黄柏10g、蒲公英15g、紫花地丁15g
石淋	尿中夹砂石,排尿涩痛,或排尿时突然中断,尿道窘迫疼痛,少腹拘急,腰腹绞痛难忍,甚则牵及外阴,尿中带血,舌红,苔薄黄,脉弦或带数。若病久砂石不去,可伴见面色少华,精神萎顿,少气乏力,舌淡边有齿印,脉细而弱;或腰腹隐痛,手足心热,舌红少苔,脉细带数	清热利湿,排石通淋	石韦散	瞿麦15g、萹蓄10g、通草10g、滑石(包煎)10g、金钱草30g、海金砂(包煎)10g、鸡内金10g、石韦10g、穿山甲(另吞)5g、虎杖10g、王不留行10g、牛膝10g、青皮6g、乌药10g、沉香(另吞)3g
血淋	小便热涩刺痛,尿色深红,或夹有血块,疼痛满急加剧,或见心烦,舌尖红,苔黄,脉滑数	清热通淋,凉血止血	小蓟饮子	小蓟10g、生地黄10g、白茅根15g、墨旱莲15g、小通草10g、生草梢6g、山栀10g、滑石(包煎)10g、当归10g、蒲黄(包煎)10g、土大黄10g、三七10g、马鞭草15g
气淋	郁怒之后,小便涩滞,淋沥不宣,少腹胀满疼痛,苔薄白,脉弦	理气疏导,通淋利尿	沉香散	沉香(另吞)3g、青皮6g、乌药10g、香附10g、石韦10g、滑石(包煎)10g、冬葵子10g、车前子(包煎)15g
膏淋	小便混浊乳白或如米泔水,上有浮油,置之沉淀,或伴有絮状凝块物,或混有血液、血块,尿道热涩疼痛,尿时阻塞不畅,口干,苔黄腻,舌质红,脉濡数	清热利湿,分清泄浊	程氏萆薢分清饮	萆薢10g、石菖蒲10g、黄柏10g、车前子(包煎)15g、飞廉10g、水蜈蚣10g、向日葵芯10g、莲子芯3g、连翘芯10g、牡丹皮10g、灯心草3g
劳淋	小便不甚赤涩,溺痛不甚,但淋沥不已,时作时止,遇劳即发,腰膝酸软,神疲乏力,病程缠绵,舌质淡,脉细弱	补脾益肾	无比山药丸	党参30g、黄芪30g、淮山药30g、莲子肉10g、茯苓15g、薏苡仁20g、泽泻15g、扁豆衣15g、山茱萸12g、菟丝子10g、芡实10g、金樱子10g、煅牡蛎(先煎)30g

附：尿浊

　　小便混浊，白如泔浆，尿时无涩痛不利感为主证的疾患。本病的病机不外乎湿热下注，脾肾亏虚。多由过食肥甘油腻食物，脾失健运，酿湿生热。或某些疾病（如血丝虫病）病后，久病脾虚中气下陷，肾虚固摄无权，封藏失职，病情更为缠绵。此外，脾肾气虚阳衰，气不摄血或阴虚火旺，伤络血溢还可引起尿浊夹血。多食肥腻（动、植物脂肪）、蛋白类食物，或劳累过度可使本病加重或复发。本病初起以湿热为多，属实证，治宜清热利湿。病久则脾肾亏虚，治宜培补脾肾，固摄下元。虚实夹杂者，应标本兼顾。

证型	症状	治法	代表方剂	常用药
湿热内蕴	小便混浊色白或黄或红，或夹凝块，上有浮油。或伴血块，或尿道有灼热感，口苦、口干，舌质红，苔黄腻，脉濡数	清热利湿，分清泄浊	程氏萆薢分清饮加减	萆薢10g、石菖蒲10g、黄柏10g、茵陈20g、滑石（包）15g、车前子（包煎）15g、莲子心3g、连翘心10g、牡丹皮10g、灯心草3g
脾虚气陷	尿浊反复发作，日久不愈，状如白浆。小腹坠胀，神倦无力，面色无华，劳累或进食油腻则发作加重，舌淡、苔白，脉虚软	健脾益气，升清固摄	补中益气汤加减	党参15g、黄芪30g、白术15g、山药15g、益智仁15g、金樱子10g、莲子15g、芡实10g、升麻9g、柴胡6g
肾元亏虚	尿浊日久不愈，小便乳白如脂膏，精神萎靡，消瘦无力，腰膝酸软，头晕耳鸣。偏于阴虚者，烦热，口干，舌质红，脉细数；偏于阳虚者，面色㿠白，形寒肢冷，舌质淡红，脉沉细	偏肾阴虚者，宜滋阴益肾；偏于阳虚者，宜温肾固摄	偏肾阴虚，知柏地黄丸；偏肾阳虚，鹿茸固涩丸	熟地黄10g、山药10g、山茱萸12g、枸杞子15g、鹿茸10g、附子（先煎）6g、菟丝子15g、肉桂（后下）10g、补骨脂10g、桑螵蛸10g、龙骨30g、益智仁10g、芡实10g、茯苓15g、泽泻15g

三、癃闭

　　癃闭是小便量少，排尿困难，甚则小便闭塞不通为主症的一种病证，其中又以小便不畅，点滴而短少，病势较缓者称为癃；小便闭塞，点滴不通，病势较急者称为闭。癃闭的病因主要有外邪侵袭，饮食不节，情志内伤，瘀浊内停，体虚久病五种。基本病理机制为膀胱气化功能失调。癃闭的辨证首先要判别病之虚实。实证当辨湿热、浊瘀、肺热、肝郁之偏胜；虚证当辨脾、肾虚衰之不同，阴阳亏虚之差别。其次要了解病情之缓急，病势之轻重。水蓄膀胱，小便闭塞不通为急病；小便量少，但点滴能出，无水蓄膀胱者为缓证。由"癃"后"闭"为病势加重，由"闭"转"癃"为病势减轻。

证型	症状	治法	代表方剂	常用药
膀胱湿热	小便点滴不通，或量极少而短赤灼热，小腹胀满，口苦口黏，或口渴不欲饮，或大便不畅，舌质红，苔黄腻，脉数	清利湿热，通利小便	八正散加减	黄柏10g、山栀10g、大黄10g、滑石10g、瞿麦10g、萹蓄10g、茯苓15g、泽泻15g、车前子（包煎）15g

续表

证型	症状	治法	代表方剂	常用药
肺热壅盛	小便不畅或点滴不通,咽干,烦渴欲饮,呼吸急促,或有咳嗽,舌红,苔薄黄,脉数	清泻肺热,通利水道	清肺饮加减	黄芩10g、桑白皮10g、鱼腥草30g、麦冬10g、芦根30g、天花粉15g、地骨皮10g、车前子(包煎)15g、茯苓15g、泽泻15g、猪苓15g
肝郁气滞	小便不通或通而不爽,情志抑郁,或多烦善怒,胁腹胀满,舌红,苔薄黄,脉弦	疏利气机,通利小便	沉香散加减	沉香(另吞)3g、橘皮9g、柴胡6g、青皮6g、乌药10g、当归10g、王不留行10g、郁金10g、石韦10g、车前子(包煎)15g、冬葵子15g、茯苓15g
浊瘀阻塞	小便点滴而下,或尿如细线,甚则阻塞不通,小腹胀满疼痛,舌紫暗,或有瘀点,脉涩	行瘀散结,通利水道	代抵挡丸加减	当归尾10g、穿山甲(另吞)15g、桃仁10g、莪术10g、大黄(后下)10g、芒硝(冲服)10g、郁金10g、肉桂(后下)6g、桂枝9g
脾气不升	小腹坠胀,时欲小便而不得出,或量少而不畅,神疲乏力,食欲不振,气短而语声低微,舌淡,苔薄脉细	升清降浊,化气行水	补中益气汤合春泽汤加减	人参(另煎)10g、党参10g、黄芪30g、白术10g、桂枝9g、肉桂(后下)3g、升麻9g、柴胡6g、茯苓15g、猪苓15g、泽泻15g、车前子(包煎)15g
肾阳衰惫	小便不通或点滴不爽,排出无力,面色㿠白,神气怯弱,畏寒肢冷,腰膝冷而酸软无力,舌淡胖,苔薄白,脉沉细或弱	温补肾阳,化气利水	济生肾气丸加减	附子(先煎)6g、肉桂(后下)6g、桂枝9g、地黄10g、山药20g、山茱萸12g、车前子(包煎)15g、茯苓15g、泽泻15g

附:关格

关格是由于脾肾虚衰,气化不利,浊邪壅塞三焦而致小便不通与呕吐并见为临床特征的危重病症。分而言之,小便不通谓之关,呕吐时作称之格,多见于水肿、淋证、癃闭的晚期。关格的发生多由多种疾病反复不愈迁延日久而引起。基本病理变化为脾肾衰惫,气化不利,湿浊毒邪内蕴三焦。病理性质为本虚标实,脾肾虚衰为本;湿浊毒邪为标。初起时,病在脾肾,病至后期可损及多个脏器。若肾阳衰竭,寒水上注,则凌心射肺,久则转变为心悸、胸痹;若阳损及阴,肾阴亏耗,肝阳上亢,内风自生,则可有眩晕、中风;若浊邪内盛,内陷心包,而成昏迷、谵妄。临证应首辨脾肾虚损程度;次辨浊邪之性质;再辨是否累及他脏。治疗宜攻补兼施,标本兼顾。

证型	症状	治法	代表方剂	常用药
脾肾阳虚,湿浊内蕴	小便短少,色清,甚则尿闭,面色晦滞,形寒肢冷,神疲乏力,浮肿腰以下为主,纳差,腹胀,泛恶呕吐,大便溏薄,舌淡体胖,边有齿印,苔白腻,脉沉细	温补脾肾,化湿降浊	温脾汤合吴茱萸汤	附子(先煎)6g、干姜10g、仙灵脾10g、人参(另煎)10g、白术15g、茯苓15g、姜半夏10g、陈皮6g、制大黄10g、六月雪15g、吴茱萸2g、生姜9g
肝肾阴虚,肝风内动	小便短少,呕恶频作,头晕头痛,面部烘热,腰膝酸软,手足抽搐,舌红,苔黄腻,脉弦细	滋补肝肾,平肝熄风	杞菊地黄丸合羚羊钩藤汤	熟地黄10g、山药20g、山茱萸12g、枸杞子15g、山羊角(先煎)30g、钩藤(后下)15g、石决明(先煎)30g、贝母10g、竹茹10g、胆南星10g、竹沥10g、制大黄10g、败酱草15g、六月雪15g
肾气衰微,邪陷心包	无尿或少尿,全身浮肿,面白唇暗,四肢厥冷,口中尿臭,神识昏蒙,循衣摸床,舌卷缩,淡胖,苔白腻或灰黑,脉沉细欲绝	温阳固脱,豁痰开窍	急用参附汤合苏合香丸,继用涤痰汤	人参(另煎)10g、附子(先煎)6g、胆南星10g、石菖蒲10g、半夏10g、竹茹10g

四、阳痿

阳痿是指成年男子性交时,由于阴茎萎软不举,或举而不坚,或坚而不久,无法进行正常性生活的病证。但对发热、过度劳累、情绪反常等因素造成的一时性阴茎勃起障碍,不能视为病态。本病的病因主要有劳伤久病,饮食不节,七情所伤,外邪侵袭,基本病机为肝肾心脾受损,经脉空虚,或经络阻滞,导致宗筋失养而发为阳痿。因本病有虚有实,且虚实夹杂者,临证首先当辨虚实标本的主次,标实者需别气滞、湿热;本虚者应辨气血阴阳虚损之差别,病变脏器之不同;虚实夹杂者,先别虚损之脏器,后辨夹杂之病邪。

证型	症状	治法	代表方剂	常用药
命门火衰	阳事不举,或举而不坚,精薄清冷,神疲倦怠,畏寒肢冷,面色㿠白,头晕耳鸣,腰膝酸软,夜尿清长,舌淡胖,苔薄白,脉沉细	温肾壮阳	赞育丸	巴戟天10g、肉桂(后下)6g、仙灵脾10g、韭菜子10g、熟地黄10g、山茱萸12g、枸杞子15g、当归10g
心脾亏虚	阳痿不举,心悸,失眠多梦,神疲乏力,面色萎黄,食少纳呆,腹胀便溏,舌淡,苔薄白,脉细弱	补益心脾	归脾汤	党参15g、黄芪30g、白术10g、茯苓15g、当归10g、熟地黄10g、枣仁15g、远志10g、仙灵脾10g、补骨脂10g、九香虫10g、阳起石10g、木香10g、香附10g

续表

证型	症状	治法	代表方剂	常用药
肝郁不舒	阳事不起,或起而不坚,心情抑郁,胸胁胀痛,脘闷不适,食少便溏,苔薄白,脉弦	疏肝解郁	逍遥散	柴胡6g、香附10g、郁金10g、川楝子10g、当归10g、白芍10g、生地黄10g、枸杞子15g、白术10g、茯苓15g、甘草6g
惊恐伤肾	阳痿不振,心悸易惊,胆怯多疑,夜多噩梦,常有惊吓史,苔薄白,脉弦细	益肾宁神	启阳娱心丹	人参(另煎)10g、菟丝子10g、当归10g、白芍10g、远志10g、茯神15g、龙齿(先煎)30g、石菖蒲10g、柴胡6g、香附10g、郁金10g
湿热下注	阴茎萎软,阴囊潮湿,瘙痒腥臭,睾丸坠胀作痛,小便赤涩灼痛,胁胀腹闷,肢体困倦,泛恶口苦,舌红苔黄腻,脉滑数	清利湿热	龙胆泻肝汤	龙胆草9g、牡丹皮10g、山栀10g、黄芩10g、小通草10g、车前子(包煎)15g、泽泻15g、土茯苓15g、柴胡6g、香附10g、当归10g、生地黄10g、牛膝10g

五、遗精

遗精是指不因性生活而精液遗泄的病证,其中因梦而遗精的称"梦遗",无梦而遗精,甚至清醒时精液流出的谓"滑精"。必须指出,凡成年未婚男子,或婚后夫妻分居,长期无性生活者,一月遗精1~2次属生理现象。如遗精次数过多,每周2次以上,或清醒时流精,并有头昏,精神萎靡,腰腿酸软,失眠等症,则属病态。本病的发生,多由劳心太过,欲念不遂,饮食不节,恣情纵欲诸多因素而致。其基本病机为热扰精室或肾气不固而致肾失封藏,精关不固。临证应辨明虚实,新病梦遗有虚有实,多虚实互见;久病精滑虚多实少;湿热郁滞常多为实证。其次,需审查脏腑病位。用心过度,邪念妄想梦遗者,多责于心;精关不固无梦滑泄者,多见于肾病。此外,对肾虚不藏者还应辨别阴阳。

证型	症状	治法	代表方剂	常用药
君相火旺	少寐多梦,梦则遗精,阳事易举,心中烦热,头晕目眩,口苦胁痛,小溲短赤,舌红,苔薄黄,脉弦数	清心泄肝	黄连清心饮合三才封髓丹	黄连3g、山栀10g、灯心草3g、知母10g、黄柏10g、牡丹皮10g、生地黄10g、熟地黄10g、天冬10g、远志10g、酸枣仁15g、茯神15g
湿热下注	遗精时作,小溲黄赤,热涩不畅,口苦而腻,舌质红,苔黄腻,脉濡数	清热利湿	程氏萆薢分清饮	萆薢10g、黄柏10g、茯苓15g、车前子(包煎)15g、莲子心3g、石菖蒲10g、丹参15g、白术10g、薏苡仁20g

续表

证型	症状	治法	代表方剂	常用药
劳伤心脾	劳则遗精,失眠健忘,心悸不宁,面色萎黄,神疲乏力,纳差便溏,舌淡苔薄,脉弱	调补心脾,益气摄精	妙香散	人参(另煎)10g、黄芪 10g、山药 10g、茯神 15g、远志 10g、朱砂(冲服)3g、木香 10g、桔梗 9g、升麻 9g
肾气不固	多为无梦而遗,甚则滑泄不禁,精液清稀而冷,形寒肢冷,面色㿠白,头昏目眩,腰膝酸软,阳痿早泄,夜尿清长,舌淡胖,苔白滑,脉沉细	补肾固精	金锁固精丸	沙苑子10g、杜仲 10g、菟丝子10g、山药 20g、潼蒺藜 10g、莲须 10g、龙骨(先煎)30g、牡蛎(先煎)30g

第六节 气血津液病证

一、郁证

郁证是由于情志不舒、气机都滞所致,以心情抑郁、情绪不宁、胸部满闷、胁肋胀痛,或易怒易哭,或咽中如有异物梗塞等症为主要临床表现的一类病证。病因比较明确,即情志所伤。而其发病与肝的关系最为密切,其次涉及心、脾,肝失疏泄、脾失健运、心失所养是郁证的主要病机所在。临证应依据临床症状,辨明其受病脏腑侧重之差异,气郁、血郁、火郁主要与肝有关;食郁、湿郁、痰郁主要与脾有关;而气血或阴精亏虚则与心的关系最为密切。次辨证候虚实,气郁、血郁、化火、食积、湿滞、痰结均属实,而心、脾、肝的气血或阴精亏虚所导致的证候则属虚。

证型	症状	治法	代表方剂	常用药
肝气郁结	精神抑郁,情绪不宁,胸部满闷,胁肋胀痛,痛无定处,脘闷嗳气,不思饮食,大便不调,苔薄腻,脉弦	疏肝解郁,理气畅中	柴胡疏肝散	柴胡 6g、香附 10g、枳壳 10g、陈皮 6g、川芎 10g、白芍 10g、甘草 3g
气郁化火	性情急躁易怒,胸胁胀满,口苦而干,或头痛、目赤、耳鸣,或嘈杂吞酸,大便秘结,舌质红,苔黄,脉弦数	疏肝解郁,清肝泻火	丹栀逍遥散	柴胡 6g、薄荷(后下)6g、郁金 10g、制香附10g、当归 10g、白芍 10g、白术 10g、茯苓 15g、牡丹皮 10g、栀子 10g
痰气郁结	精神抑郁,胸部闷塞,胁肋胀满,咽中如有物梗塞,吞之不下,咯之不出,苔白腻,脉弦滑	行气开郁,化痰散结	半夏厚朴汤	厚朴 10g、紫苏 10g、半夏 10g、茯苓 15g、生姜 9g
心神失养	精神恍惚,心神不宁,多疑易惊,悲忧善哭,喜怒无常,或时时欠伸,或手舞足蹈,骂詈喊叫等多种症状,舌质淡,脉弦	甘润缓急,养心安神	甘麦大枣汤	甘草 6g、浮小麦 15g、大枣 10g

续表

证型	症状	治法	代表方剂	常用药
心脾两虚	多思善疑,头晕神疲,心悸胆怯,失眠,健忘,纳差,面色不华,舌质淡,苔薄白,脉细	健脾养心,补益气血	归脾汤	党参30g、茯苓15g、白术10g、甘草6g、黄芪30g、当归10g、龙眼肉10g、酸枣仁15g、远志10g、茯苓15g、木香10g、神曲10g
心肾阴虚	情绪不宁,心悸,健忘,失眠,多梦,五心烦热,盗汗,口咽干燥,舌红少津,脉细数	滋养心肾	天王补心丹合六味地黄丸	地黄10g、淮山药15g、山茱萸12g、天冬12g、麦冬10g、玄参10g、人参(另煎)10g、茯苓15g、五味子6g、当归10g、柏子仁10g、酸枣仁15g、远志15g、丹参15g、牡丹皮10g

二、血证

凡由多种原因,致使血液不循常道,或上溢于口鼻诸窍,或下泄于前后二阴,或渗出于肌肤,所形成的疾患,统称为血证。感受外邪、情志过极、饮食不节、劳倦过度、久病或热病等多种原因均可导致血证。而其病机可以归结为火热熏灼,迫血妄行及气虚不摄,血溢脉外两类。临证首辨病证的不同:从口中吐出的血液,有吐血与咳血之分;小便出血有尿血与血淋之别;大便下血则有便血、痔疮、痢疾之异。应根据临床表现、病史等加以鉴别。次辨脏腑病变之异:同属鼻衄,但病变脏腑有在肺、在胃、在肝的不同;吐血有病在胃及病在肝之别;齿衄有病在胃及在肾之分;尿血则有病在膀胱、肾或脾的不同。再辨证候之寒热虚实:血证由火热熏灼,热迫血行引起者为多。但火热之中,有实火及虚火的区别。血证有实证及虚证的不同,一般初病多实,久病多虚;由实火所致者属实,由阴虚火旺、气虚不摄甚至阳气虚衰所致者属虚。

病名	证型	症状	治法	代表方剂	常用药
鼻衄	热邪犯肺	鼻燥衄血,口干咽燥,或兼有身热、咳嗽痰少等症,舌质红,苔薄,脉数	清泄肺热,凉血止血	桑菊饮	桑叶10g、菊花10g、薄荷(后下)6g、连翘15g、桔梗10g、杏仁10g、甘草6g、芦根30g、牡丹皮10g、白茅根30g、墨旱莲15g、侧柏叶10g
	胃热炽盛	鼻衄,或兼齿衄,血色鲜红,口渴欲饮,鼻干,口干臭秽,烦躁,便秘,舌红,苔黄,脉数	清胃泻火,凉血止血	玉女煎	石膏(先煎)30g、知母10g、生地黄10g、麦冬10g、牛膝10g、大蓟10g、小蓟10g、白茅根30g、藕节10g
	肝火上炎	鼻衄,头痛,目眩,耳鸣,烦躁易怒,两目红赤,口苦,舌红,脉弦数	清肝胃火,凉血止血	龙胆泻肝汤	龙胆草9g、柴胡6g、栀子10g、黄芩10g、小通草10g、泽泻15g、车前子(包煎)15g、生地黄10g、当归10g、甘草3g、白茅根30g、蒲黄(包煎)10g、大蓟10g、小蓟10g、藕节10g

续表

病名	证型	症状	治法	代表方剂	常用药
鼻衄	气血亏虚	鼻衄,或兼齿衄、肌衄,神疲乏力,面色㿠白,头晕,耳鸣,心悸,夜寐不宁,舌质淡,脉细无力	补气摄血	归脾汤	党参30g、茯苓15g、白术15g、甘草6g、当归10g、黄芪15g、酸枣仁12g、远志10g、龙眼肉10g、木香10g、阿胶(另烊)10g、仙鹤草15g、茜草15g
齿衄	胃火炽盛	齿衄血色鲜红,齿龈红肿疼痛,头痛,口臭,舌红,苔黄,脉洪数	清胃泻火,凉血止血	加味清胃散合泻心汤	生地黄10g、牡丹皮10g、水牛角(先煎)30g、大黄(后下)10g、黄连3g、黄芩10g、连翘15g、当归10g、甘草6g、白茅根30g、大蓟15g、小蓟15g、藕节15g
齿衄	阴虚火旺	齿衄,血色淡红,起病较缓,因受热及烦劳而诱发,齿摇不坚,舌质红,苔少,脉细数	滋阴降火,凉血止血	六味地黄丸合茜根散	熟地黄10g、山药20g、山茱萸15g、茯苓15g、牡丹皮10g、泽泻15g、茜草根15g、黄芩10g、侧柏叶10g、阿胶(另烊)10g
咳血	燥热伤肺	喉痒咳嗽,痰中带血,口干鼻燥,或有身热,舌质红,少津,苔薄黄,脉数	清热润肺,宁络止血	桑杏汤	桑叶10g、栀子10g、淡豆豉10g、沙参15g、梨皮15g、贝母10g、杏仁10g、白茅根30g、茜草15g、藕节10g、侧柏叶10g
咳血	肝火犯肺	咳嗽阵作,痰中带血或纯血鲜红,胸胁胀痛,烦躁易怒,口苦,舌质红,苔薄黄,脉弦数	清肝泻火,凉血止血	泻白散合黛蛤散	青黛(包煎)10g、黄芩10g、桑白皮10g、地骨皮10g、海蛤壳15g、甘草6g、墨旱莲15g、白茅根30g、大蓟15g、小蓟15g
咳血	阴虚肺热	咳嗽痰少,痰中带血或反复咳血,血色鲜红,口干咽燥,颧红,潮热盗汗,舌质红,脉细数	滋阴润肺,宁络止血	百合固金汤	百合20g、麦冬15g、玄参10g、生地黄10g、熟地黄10g、当归10g、白芍10g、贝母10g、甘草6g、白及10g、藕节10g、白茅根30g、茜草15g
吐血	胃热壅盛	脘腹胀闷,甚则作痛,吐血色红或紫黯,常夹有食物残渣,口臭,便秘,大便色黑,舌质红,苔黄腻,脉滑数	清胃泻火,化瘀止血	泻心汤合十灰散	黄芩10g、黄连3g、大黄(后下)10g、牡丹皮10g、栀子10g、大黄10g、大蓟15g、小蓟15g、侧柏叶10g、茜草根15g、白茅根30g、陈棕炭15g
吐血	肝火犯胃	吐血色红或紫黯,口苦胁痛,心烦易怒,寐少梦多,舌质红,脉弦数	泻肝清胃,凉血止血	龙胆泻肝汤	龙胆草9g、柴胡6g、黄芩10g、栀子10g、泽泻15g、小通草10g、车前子(包煎)15g、生地黄10g、当归10g、白茅根30g、藕节10g、墨旱莲15g、茜草15g

续表

病名	证型	症状	治法	代表方剂	常用药
吐血	气虚血溢	吐血缠绵不止，时轻时重，血色暗淡，神疲乏力，心悸气短，面色苍白，舌质淡，脉细弱	健脾益气，摄血	归脾汤	党参30g、茯苓15g、白术10g、甘草6g、当归10g、黄芪15g、酸枣仁15g、远志10g、龙眼肉10g、木香10g、阿胶（另烊）10g、仙鹤草15g、炮姜炭10g、白及10g、乌贼骨30g
便血	肠道湿热	便血色红，大便不畅或稀溏，或有腹痛，口苦，舌质红，苔黄腻，脉濡数	清化湿热，凉血止血	地榆散合槐角丸	地榆15g、茜草15g、槐角15g、栀子10g、黄芩10g、黄连3g、茯苓15g、防风10g、枳壳10g、当归10g
	气虚不摄	便血色红或紫黯，食少，体倦，面色萎黄，心悸，少寐，舌质淡，脉细	益气摄血	归脾汤	党参30g、茯苓15g、白术15g、甘草6g、当归10g、黄芪15g、酸枣仁15g、远志10g、龙眼肉10g、木香10g、阿胶（另烊）10g、槐花15g、地榆20g、仙鹤草15g
	脾胃虚寒	便血紫黯，甚则黑色，腹部隐痛，喜热饮，面色不华，神倦懒言，便溏，舌质淡，脉细	健脾温中，养血止血	黄土汤	灶心土（煎汤带水）60g、白术15g、附子（先煎）6g、甘草6g、熟地黄10g、阿胶（另烊）10g、黄芩10g、白及15g、乌贼骨（先煎）30g、三七10g、花蕊石（先煎）30g
尿血	下焦热盛	小便黄赤灼热，尿血鲜红，心烦口渴，面赤口疮，夜寐不安，舌质红，脉数	清热泻火，凉血止血	小蓟饮子	小蓟15g、生地黄15g、藕节15g、蒲黄（包煎）10g、栀子10g、小通草10g、竹叶15g、滑石（包煎）18g、甘草3g、当归10g
	肾虚火旺	小便短赤带血，头晕耳鸣，神疲，颧红潮热，腰膝酸软，舌质红，脉细数	滋阴降火，凉血止血	知柏地黄丸	生地黄10g、淮山药20g、山茱萸12g、茯苓15g、泽泻15g、牡丹皮10g、知母10g、黄柏10g、墨旱莲15g、大蓟15g、小蓟15g、藕节10g、蒲黄（包煎）10g
	脾不统血	久病尿血，甚或兼见齿衄、肌衄，食少，体倦乏力，气短声低，面色不华，舌质淡，脉细弱	补脾摄血	归脾汤	党参30g、茯苓15g、白术15g、甘草6g、当归10g、黄芪30g、酸枣仁15g、远志10g、龙眼肉10g、木香10g、熟地黄10g、阿胶（另烊）10g、仙鹤草15g、槐花10g
	肾气不固	久病尿血，血色淡红，头晕耳鸣，精神困惫，腹脊酸痛，舌质淡，脉沉弱	补益肾气，固摄止血	无比山药丸	熟地黄10g、山药20g、山茱萸12g、怀牛膝10g、肉苁蓉10g、菟丝子10g、杜仲10g、巴戟天10g、茯苓15g、泽泻15g、五味子6g、赤石脂10g、仙鹤草15g、蒲黄（包煎）10g、槐花15g、紫珠草15g

续表

病名	证型	症状	治法	代表方剂	常用药
紫斑	血热妄行	皮肤出现青紫斑点或斑块,或伴有鼻衄、齿衄、便血、尿血,或有发热,口渴,便秘,舌质红,苔黄,脉弦数	清热解毒,凉血止血	十灰散	大蓟15g、小蓟15g、侧柏叶15g、茜草根15g、白茅根30g、陈棕炭10g、牡丹皮10g、栀子10g、大黄炭10g
	阴盛火旺	皮肤出现青紫斑点或斑块,时发时止,常伴鼻衄、齿衄或月经过多,颧红,心烦,口渴,手足心热,或有潮热,盗汗,舌质红,苔少,脉细数	滋阴降火,宁络止血	茜根散	茜草根15g、黄芩10g、侧柏叶15g、生地黄10g、阿胶(另烊)10g、甘草6g
	气不摄血	反复发生肌衄,久病不愈,神疲乏力,头晕目眩,面色苍白或萎黄,食欲不振,舌质淡,脉细弱	补气摄血	归脾汤	党参30g、茯苓15g、白术10g、甘草6g、当归10g、黄芪30g、酸枣仁15g、远志10g、龙眼肉10g、木香10g、仙鹤草15g、陈棕炭15g、地榆20g、蒲黄(包煎)10g、茜草根15g、紫草15g

三、痰饮

　　痰饮是指体内水液输布、运化失常,停积于某些部位的一类病证。痰饮的成因为外感寒湿、饮食不当或劳欲所伤,以致肺脾肾三脏功能失调,水谷不得化为精微输布全身,津液停积为患。临证辨别阳虚阴盛,本虚标实。本虚为阳气不足,标实指水饮留聚。还要辨病邪的兼夹。痰饮虽为阴邪,寒证居多,但亦有郁久化热者,初起若有寒热见证,为夹表邪;饮积不化,气机升降受阻,常兼气滞。

病名	证型	症状	治法	代表方剂	常用药
痰饮	脾阳虚弱	胸胁支满,心下痞闷,胃有振水音,脘腹喜温畏冷,泛吐清水痰涎,饮入易吐,口渴不欲饮水,头晕目眩,心悸气短,食少,大便或溏,形体逐渐消瘦,舌苔白滑,脉弦细而滑	温脾化饮	苓桂术甘汤合小半夏加茯苓汤	桂枝9g、甘草6g、白术15g、茯苓15g、半夏10g、生姜9g
	饮留胃肠	心下坚满或痛,自利,利后反快,虽利心下续坚满;或水走肠间,沥沥有声,腹满、便秘、口舌干燥,舌苔腻、色白或黄,脉沉弦或伏	攻下逐饮	甘遂半夏汤或己椒苈黄丸	甘遂10g、半夏10g、白芍10g、蜂蜜10g、大黄(后下)10g、葶苈子10g、防己10g、川椒目10g

续表

病名	证型	症状	治法	代表方剂	常用药
悬饮	邪犯胸肺	寒热往来,身热起伏,汗少,或发热不恶寒,有汗而热不解,咳嗽,痰少,气急,胸胁刺痛,呼吸、转侧疼痛加重,心下痞硬,干呕,口苦,咽干,舌苔薄白或黄,脉弦数	和解宣利	柴枳半夏汤	柴胡6g、黄芩10g、瓜蒌20g、半夏10g、枳壳10g、青皮6g、赤芍10g、桔梗9g、杏仁10g
	饮停胸胁	胸胁疼痛,咳唾引痛,痛势较前减轻,而呼吸困难加重,咳逆喘息促不能平卧,或仅能偏卧于停饮的一侧,病侧肋间胀满,甚则可见偏侧胸廓隆起,舌苔白,脉沉弦或弦滑	泻肺祛饮	椒目瓜蒌汤合十枣汤加减或控涎丹	葶苈子10g、桑白皮10g、瓜蒌皮20g、杏仁10g、枳壳10g、川椒目10g、猪苓15g、茯苓15g、泽泻15g、车前子(包煎)15g、甘遂(吞服)10g、大戟(吞服)10g、芫花10g
	络气不和	胸胁疼痛,如灼如刺,胸闷不舒,呼吸不畅,或有闷咳,甚则迁延经久不已,阴雨更甚,可见病侧胸廓变形,舌苔薄,质黯,脉弦	理气和络	香附旋覆花汤	旋覆花(包煎)10g、紫苏子10g、柴胡6g、香附10g、枳壳10g、郁金10g、延胡索10g、当归须10g、赤芍10g、沉香(另吞)3g
	阴虚内热	咳呛时作,咯吐少量黏痰,口干咽燥,或午后潮热,颧红,心烦,手足心热,盗汗,或伴胸胁闷痛,病久不复,形体消瘦,舌质偏红,少苔,脉小数	滋阴清热	沙参麦冬汤合泻白散	沙参15g、麦冬10g、玉竹10g、白芍15g、天花粉15g、桑白皮10g、桑叶10g、地骨皮10g、甘草6g
溢饮		身体沉重而疼痛,甚则肢体浮肿,恶寒,无汗,或有咳喘,痰多白沫,胸闷,干呕,口不渴,苔白,脉弦紧	发表化饮	小青龙汤	麻黄6g、桂枝10g、半夏10g、干姜6g、细辛3g、五味子6g、白芍10g、炙甘草6g
支饮	寒饮伏肺	咳逆喘满不得卧,痰吐白沫量多,经久不愈,天冷受寒加重,甚至引起面浮跗肿。或平素伏而不作,遇寒即发,发则寒热,背痛、腰疼、目泣自出、身瞤动,舌苔白滑或白腻,脉弦紧	宣肺化饮	小青龙汤	麻黄6g、桂枝9g、干姜6g、细辛3g、半夏10g、厚朴10g、紫苏子10g、杏仁10g、甘草6g、五味子10g
	脾肾阳虚	喘促动则为甚,心悸,气短,或咳而气怯,痰多,食少,胸闷,怯寒肢冷,神疲,少腹拘急不仁,脐下动悸,小便不利,足跗浮肿,或吐涎沫而头目昏眩,舌体胖大,质淡,苔白润或腻,脉沉细而滑	温脾补肾,以化水饮	金匮肾气丸合苓桂术甘汤	桂枝9g、附子(先煎)6g、黄芪30g、淮山药20g、白术15g、炙甘草6g、紫苏子10g、干姜10g、款冬花10g、钟乳石(先煎)30g、沉香(另吞)3g、补骨脂10g、山茱萸12g

四、消渴

消渴是以多尿、多饮、多食、乏力、消瘦,或尿有甜味为主要临床表现的一种疾病。消渴病的病因比较复杂,禀赋不足、饮食失节、情志失调、劳欲过度等原因均可导致消渴。消渴病变的脏腑主要在肺、胃、肾,其病机主要在于阴津亏损,燥热偏胜,而以阴虚为本,燥热为标,两者互为因果。临证应首辨病位:以肺燥为主,多饮症状较突出者,称为上消;以胃热为主,多食症状较为突出者,称为中消;以肾虚为主,多尿症状较为突出者,称为下消。次辨标本:本病以阴虚为主,燥热为标,两者互为因果,常因病程长短及病情轻重的不同,而阴虚和燥热之表现各有侧重。一般初病多以燥热为主,病程较长者则阴虚与燥热互见,日久则以阴虚为主。进而由于阴损及阳,导致阴阳俱虚之证。再辨本证与并发症的关系:一般以本证为主,并发症为次。多数患者,先见本证,随病情的发展而出现并发症。但亦有少数患者与此相反,如少数中老年患者,"三多"及消瘦的症状不明显,常因痈疽、眼疾、心脑病症等为线索,最后确诊为本病。

证型		症状	治法	代表方剂	常用药
上消	肺热津伤	烦渴多饮,口干舌燥,尿频量多,舌边尖红,苔薄黄,脉洪数	清热润肺,生津止渴	消渴方	天花粉15g、葛根20g、麦冬15g、生地黄10g、藕汁10g、黄连3g、黄芩10g、知母10g
中消	胃热炽盛	多食易饥,口渴,尿多,形体消瘦,大便干燥,苔黄,脉滑实有力	清胃泻火,养阴增液	玉女煎	生石膏(先煎)30g、知母10g、黄连3g、栀子10g、玄参10g、生地黄10g、麦冬15g、川牛膝10g
	中气亏虚	口渴引饮,能食与便溏并见,或饮食减少,精神不振,四肢乏力,舌质淡,苔白而干,脉弱	益气健脾,生津止渴	七味白术散	黄芪30g、党参30g、白术15g、茯苓15g、淮山药20g、甘草6g、木香10g、藿香10g、葛根10g、天冬10g、麦冬10g
下消	肾阴亏虚	尿频量多,混浊如脂膏,或尿甜,腰膝酸软,乏力,头晕耳鸣,口干唇燥,皮肤干燥,瘙痒,舌红苔少,脉细数	滋阴固肾	六味地黄丸	熟地黄10g、山茱萸12g、枸杞子15g、五味子6g、淮山药30g、茯苓15g、泽泻15g、牡丹皮10g
	阴阳两虚	小便频数,混浊如膏,甚至饮一溲一,面容憔悴,耳轮干枯,腰膝酸软,四肢欠温,畏寒肢冷,阳痿或月经不调,舌苔淡白而干,脉沉细无力	滋阴温阳,补肾固涩	金匮肾气丸	熟地黄10g、山茱萸12g、枸杞子15g、五味子6g、淮山药15g、茯苓15g、附子(先煎)6g、肉桂(后下)6g、人参(另煎)10g、黄芪30g、当归10g、川芎10g、熟地黄10g、白芍10g、川牛膝10g、地龙10g、桃仁10g、红花10g、鸡血藤15g

五、自汗、盗汗

自汗、盗汗是指由于阴阳失调,腠理不固,而致汗液外泄失常的病证。其中,不受外界环境因素的影响,而白昼时时汗出,动辄益甚者,称为自汗;寐中汗出,醒来自止者,称为盗汗,亦称为寝汗。引起自汗、盗汗的病因主要有病后体虚,表虚受风,思虑烦劳过度,情志不舒,嗜食辛辣五个方面。其病机主要是阴阳失调,腠理不固,以致汗液外泄失常。临证应着重辨明阴阳虚实。一般来说,汗证以属虚者多。自汗多属气虚不固;盗汗多属阴虚内热,但因肝火、湿热等邪热郁蒸所致者,则属实证。病程久者,或病变重者会出现阴阳虚实错杂的情况。自汗久则可以伤阴,盗汗久则可以伤阳,出现气阴两虚或阴阳两虚之证。

证型	症状	治法	代表方剂	常用药
肺卫不固	汗出恶风,稍劳汗出尤甚,或表现半身、某一局部出汗,易于感冒,体倦乏力,面色少华,脉细弱,苔薄白	益气固表	桂枝加黄芪汤或玉屏风散	桂枝9g、白芍10g、黄芪30g、白术10g、防风10g
心血不足	自汗或盗汗,心悸少寐,神疲气短,面色不华,舌质淡,脉细	补血养心	归脾汤	党参30g、黄芪30g、白术15g、茯苓15g、当归10g、龙眼肉10g、酸枣仁15g、远志10g
阴虚火旺	夜寐盗汗或有自汗,五心烦热,或兼午后潮热,两颧色红,口渴,舌红少苔,脉细数	滋阴降火	当归六黄汤	当归10g、生地黄10g、熟地黄10g、黄连3g、黄芩10g、黄柏10g、黄芪30g
邪热郁蒸	蒸蒸汗出,汗液易使衣服黄染,面赤烘热,烦躁,口苦,小便色黄,舌苔薄黄,脉象弦数	清肝泄热,化湿和营	龙胆泻肝汤	龙胆草9g、黄芩10g、栀子10g、柴胡6g、泽泻15g、小通草10g、车前子(包煎)15g、当归10g、生地黄10g

六、内伤发热

内伤发热是指以内伤为病因,脏腑功能失调,气血水湿郁遏或气血阴阳亏虚为基本病机,以发热为主要临床表现的病证。内伤发热的病因主要是久病体虚、饮食劳倦、情志失调及外伤出血,其病机主要原因为气、血、阴、阳亏虚,阴阳失衡引起发热,以及气、血、水等郁结壅遏化热而引起发热两类。临证应依据病史、症状、脉象等辨明证候的虚实,由气郁、血瘀、湿停所致的内伤发热属实;由气虚、血虚、阴虚、阳虚所致的内伤发热属虚。邪实伤正及因虚致实者,则成为虚实夹杂的证候。辨病情之轻重,病程长久,热势亢盛,持续发热或反复发作,经治不愈,胃气衰败,正气虚甚,兼夹病证多,均为病情较重的表现;轻症反之。

证型	症状	治法	代表方剂	常用药
阴虚发热	午后潮热,或夜间发热,不欲近衣,手足心热,烦躁,少寐多梦,盗汗,口干咽燥,舌质红,或有裂纹,苔少甚至无苔,脉细数	滋阴清热	清骨散	银柴胡10g、知母10g、胡黄连10g、地骨皮10g、青蒿10g、秦艽10g
血虚发热	发热,热势多为低热,头晕眼花,身倦乏力,心悸不宁,面白少华,唇甲色淡,舌质淡,脉细弱	益气养血	归脾汤	黄芪15g、党参15g、茯苓15g、白术15g、甘草6g、当归10g、龙眼肉10g、酸枣仁15g、远志10g、木香10g
气虚发热	发热,热势或低或高,常在劳累后发作或加剧,倦怠乏力,气短懒言,自汗,易于感冒,食少便溏,舌质淡,苔白薄,脉细弱	益气健脾,甘温除热	补中益气汤	黄芪30g、党参30g、白术15g、甘草6g、当归10g、陈皮6g、升麻9g、柴胡9g
阳虚发热	发热而欲近衣,形寒怯冷,四肢不温,少气懒言,头晕嗜卧,腰膝酸软,纳少便溏,面色㿠白,舌质淡胖,或有齿痕,苔白润,脉沉细无力	温补阳气,引火归元	金匮肾气丸	附子(先煎)6g、桂枝10g、山茱萸12g、熟地黄10g、山药20g、茯苓15g、牡丹皮10g、泽泻15g
气郁发热	发热多为低热或潮热,热势常随情绪波动而起伏,精神抑郁,胁肋胀满,烦躁易怒,口干而苦,纳食减少,舌红,苔黄,脉弦数	疏肝理气,解郁泻热	丹栀逍遥散	牡丹皮10g、栀子10g、柴胡10g、薄荷(后下)6g、当归10g、白芍10g、白术10g、茯苓15g、甘草6g
湿郁发热	低热,午后热甚,胸闷脘痞,全身重着,不思饮食,渴不欲饮,呕恶,大便稀薄或黏滞不爽,舌苔白腻或黄腻,脉濡数	利湿清热	三仁汤	杏仁10g、蔻仁5g、薏苡仁15g、半夏10g、厚朴10g、通草10g、滑石(包煎)15g、竹叶15g
血瘀发热	午后或夜晚发热,或自觉身体某些部位发热,口燥咽干,但不多饮,肢体或躯干有固定痛处或肿块,面色萎黄或晦暗,舌质青紫或有瘀点、瘀斑,脉弦或涩	活血化瘀	血府逐瘀汤	当归10g、川芎10g、赤芍10g、生地黄10g、桃仁10g、红花10g、牛膝10g、柴胡6g、枳壳10g、桔梗9g

七、虚劳

虚劳又称虚损,是由多种原因所致的,以脏腑亏损,气血阴阳不足为主要病机,以五脏虚证为主要临床表现的多种慢性衰弱证候的总称。禀赋薄弱、烦劳过度、饮食不节、大病久病、误治失治等多种病因作用于人体,引起脏腑气血阴阳的亏虚,日久不复,而成为虚劳。临证应辨五脏气血阴阳亏虚的不同:虚劳的证候虽多,但总不离乎五脏,而五脏之辨又不外乎气血阴阳,故对虚劳的辨证应以气、血、阴、阳为纲,五脏虚候为目。一般说来,病情单纯者,病变比较局限,容易辨清其气、血、阴、阳亏虚的属性和病及脏腑的所在。在气、血、阴、阳亏虚的分辨上,一般来说,气虚损者主要表现面色萎黄、神疲体倦、懒言声低、自汗、脉细;血虚损者主要表现面色不华、唇甲淡白、头晕眼花、脉细;阴虚损者主要表现口干舌燥、五心烦热、盗汗、舌红苔少、脉细数;阳虚损者主要表现面色苍白、形寒肢冷、舌质淡胖有齿印、脉沉细。但由于气血同源、阴阳互根、五脏相关,所以各种原因所致的虚损往往互相影响,由一虚渐致两虚,由一脏而累及他脏,使病情趋于复杂和严重,辨证时应加注意。

证型		症状	治法	代表方剂	常用药
气虚	肺气虚	短气自汗,声音低怯,时寒时热,平素易于感冒,面白,舌质淡,脉弱	补益肺气	补肺汤	党参15g、黄芪30g、沙参15g、熟地黄10g、五味子6g、百合20g、紫苑10g、桑白皮10g
	心气虚	心悸,气短,劳则尤甚,神疲体倦,自汗,舌质淡,脉弱	益气养心	七福饮	人参(另煎)10g、白术10g、炙甘草10g、熟地黄10g、当归10g、酸枣仁15g、远志10g
	脾气虚	饮食减少,食后胃脘不舒,倦怠乏力,大便溏薄,面色萎黄,舌淡苔薄,脉弱	健脾益气	加味四君子汤	党参15g、黄芪30g、白术15g、甘草6g、茯苓15g、扁豆15g
	肾气虚	神疲乏力,腰膝酸软,小便频数而清,白带清稀,舌质淡,脉弱	益气补肾	大补元煎	人参(另煎)10g、山药15g、炙甘草6g、杜仲10g、山茱萸12g、熟地黄10g、枸杞子15g、当归10g
血虚	心血虚	心悸怔忡,健忘,失眠,多梦,面色不华,舌质淡,脉细或结代	养血安神	养心汤	人参(另煎)10g、黄芪30g、茯苓15g、五味子6g、甘草3g、当归10g、川芎10g、柏子仁15g、酸枣仁15g、远志10g、肉桂(后下)6g、半夏10g
	肝血虚	头晕,目眩,胁痛,肢体麻木,筋脉拘急,或筋惕肉瞤,妇女月经不调甚则闭经,面色不华,舌质淡,脉弦细或细涩	补血养肝	四物汤加味	熟地黄10g、当归10g、白芍10g、川芎10g
阴虚	肺阴虚	干咳,咽燥,甚或失音,咯血,潮热,盗汗,面色潮红,舌红少津,脉细数	养阴润肺	沙参麦冬汤	沙参15g、麦冬10g、玉竹10g、天花粉15g、桑叶10g、甘草6g
	心阴虚	心悸,失眠,烦躁,潮热,盗汗,或口舌生疮,面色潮红,舌红少津,脉细数	滋阴养心	天王补心丹	生地黄10g、玄参10g、麦冬10g、天冬10g、太子参15g、茯苓15g、五味子6g、当归10g、丹参15g、柏子仁15g、酸枣仁15g、远志10g

续表

证型		症状	治法	代表方剂	常用药
阴虚	脾胃阴虚	口干唇燥,不思饮食,大便燥结,甚则干呕,呃逆,面色潮红,舌干,苔少或无苔,脉细数	养阴和胃	益胃汤	沙参15g、麦冬10g、生地黄10g、玉竹10g
	肝阴虚	头痛,眩晕,耳鸣,目干畏光,视物不明,急躁易怒,或肢体麻木,筋惕肉瞤,面潮红,舌干红,脉弦细数	滋养肝阴	补肝汤	生地黄10g、当归10g、白芍10g、川芎10g、木瓜10g、甘草6g、麦冬10g、酸枣仁15g
	肾阴虚	腰酸,遗精,两足痿弱,眩晕,耳鸣,甚则耳聋,口干,咽痛,颧红,舌红,少津,脉沉细	滋补肾阴	左归丸	熟地黄10g、龟板胶(另烊)15g、枸杞子15g、山药20g、菟丝子15g、牛膝10g、山茱萸12g、鹿角胶(另烊)10g
阳虚	心阳虚	心悸,自汗,神倦嗜卧,心胸憋闷疼痛,形寒肢冷,面色苍白,舌质淡或紫暗,脉细弱或沉迟	益气温阳	保元汤	人参(另煎)10g、黄芪30g、肉桂(后下)6g、甘草6g、生姜9g
	脾阳虚	面色萎黄,食少,形寒,神倦乏力,少气懒言,大便溏薄,肠鸣腹痛,每因受寒或饮食不慎而加剧,舌质淡,苔白,脉弱	温中健脾	附子理中汤	党参30g、白术10g、甘草6g、附子(先煎)6g、干姜10g
	肾阳虚	腰背酸痛,遗精,阳痿,多尿或不禁,面色苍白,畏寒肢冷,下利清谷或五更泄泻,舌质淡胖,有齿痕,苔白,脉沉迟	温补肾阳,兼养精血	右归丸	附子(先煎)6g、肉桂(后下)6g、杜仲10g、山茱萸12g、菟丝子15g、鹿角胶(另烊)10g、熟地黄10g、山药20g、枸杞子15g、当归10g

八、肥胖

肥胖是由于多种原因导致体内膏脂堆积过多,体重异常增加,身肥体胖,并多伴有头晕乏力,神疲懒言,少动气短等症状的一类病证。多因年老体弱、过食肥甘、缺乏运动、先天禀赋等导致气虚阳衰痰湿瘀滞形成。临证应辨标本虚实,本病多为标实本虚之候,本虚要辨明气虚,还是阳虚。气虚表现为神疲乏力,少气懒言,倦怠气短,动则喘促,舌胖边有齿痕等;阳虚多表现为神疲乏力,腹胀便溏,畏寒肢冷,下肢浮肿,舌淡胖等。标实要辨明痰湿、水湿及血瘀之不同。痰湿明显者,表现为形体肥胖,腹大胀满,四肢沉重,头重胸闷,时吐痰涎;水湿偏重,多有腹泻便溏,暮后肢肿,舌苔薄白或白腻。血瘀内停者,常见面色紫暗,舌暗或有瘀点瘀斑,舌下脉络迂曲,其中舌淡紫胖者,属气虚血瘀;舌暗红苔黄腻者,属痰热血瘀互结。还须详辨脏腑病位,肥胖病变与脾关系最为密切,临床症见身体重着,神疲乏力,腹大胀满,头沉胸闷,或有恶心,痰多者,病变主要在脾。病久累及于肾,症见腰膝酸软疼痛,动则气喘,嗜睡,形寒肢冷,下肢浮肿,夜尿频多。病在心肺者,则见心悸气短,少气懒言,神疲自汗等。

证型	症状	治法	代表方剂	常用药
胃热滞脾	多食,消谷善饥,形体肥胖,脘腹胀满,面色红润,心烦头昏,口干口苦,胃脘灼痛,嘈杂,得食则缓,舌红苔黄腻,脉弦滑	清胃泻火,佐以消导	小承气汤合保和丸	大黄(后下)10g、连翘10g、黄连3g、枳实10g、厚朴10g、山楂10g、神曲15g、莱菔子10g、陈皮6g、半夏10g、茯苓15g
痰湿内盛	形盛体胖,身体重着,肢体困倦,胸膈痞满,痰涎壅盛,头晕目眩,口干而不欲饮,嗜食肥甘醇酒,神疲嗜卧,苔白腻或白滑,脉滑	燥湿化痰,理气消痞	导痰汤	半夏10g、制南星10g、生姜9g、橘红10g、枳实10g、冬瓜皮10g、泽泻15g、决明子30g、莱菔子10g、白术15g、茯苓15g、甘草6g
脾虚不运	肥胖臃肿,神疲乏力,身体困重,胸闷脘胀,四肢轻度浮肿,晨轻暮重,劳累后明显,饮食如常或偏少,既往多有暴饮暴食史,小便不利,便溏或便秘,舌淡胖边有齿印,苔薄白或白腻,脉濡细	健脾益气,渗利水湿	参苓白术散合防己黄芪汤	党参20g、黄芪30g、茯苓15g、白术15g、甘草3g、大枣10g、桔梗10g、山药15g、扁豆10g、薏苡仁10g、莲子肉15、陈皮6g、砂仁3g、防己10g、猪苓10g、泽泻10g、车前子(包煎)15g
脾肾阳虚	形体肥胖,颜面虚浮,神疲嗜卧,气短乏力,腹胀便溏,自汗气喘,动则更甚,畏寒肢冷,下肢浮肿,尿昼少夜频,舌淡胖苔薄白,脉沉细	温补脾肾,利水化饮	真武汤合苓桂术甘汤	附子(先煎)6g、桂枝9g、茯苓15g、白术10g、白芍10g、甘草3g、生姜9g

第七节 肢体筋络病证

一、痹证

痹证是由于风、寒、湿、热、痰、瘀等邪气闭阻经络,影响气血运行,导致肢体、筋骨、关节、肌肉等处发生疼痛、重着、酸楚麻木,或有关节屈伸不利、僵硬、肿大、变形等症状的一种疾病。轻者病在四肢关节肌肉,重者可内舍于脏。痹证的发生与体质因素、气候条件、生活环境及饮食等有密切关系。正虚卫外不固是痹证发生的内在基础,感受外邪是痹证发生的外在条件。邪气痹阻经脉为其病机根本,病变多累及肢体筋骨、肌肉、关节,甚则影响脏腑。痹证的辨证注意病邪性质不同,临床痹痛游走不定者为行痹,属风邪盛;痛势较甚,痛有定处,遇寒加重者为痛痹,属寒邪盛;关节酸痛、重着、漫肿者为着痹,属湿邪盛;关节肿胀,肌肤焮红,灼热疼痛为热痹,属热邪盛。关节疼痛日久,肿胀局限,或见皮下结节者为痰;关节肿胀,僵硬,疼痛不移,肌肤紫暗或瘀斑等为瘀。一般说来,痹证新发,风、寒、湿、热、痰、瘀之邪明显者为实;痹证日久,耗伤气血,损及脏腑,肝肾不足为虚;病程缠绵,日久不愈,常为痰瘀互结,肝肾亏虚之虚实夹杂证。

证型		症状	治法	代表方剂	常用药
风寒湿痹	行痹	肢体关节、肌肉疼痛酸楚,屈伸不利,痛处游走,或恶风、发热,舌苔薄白,脉浮或浮缓	祛风通络,散寒除湿	防风汤	防风10g、麻黄9g、桂枝10g、葛根20g、大枣10g、甘草6g
	痛痹	肢体关节疼痛,痛势较剧,部位固定,遇寒则甚,得热则缓,屈伸不利,形寒怕冷,舌质淡,苔薄白,脉弦紧	散寒通络,祛风除湿	乌头汤	制川乌6g、麻黄9g、白芍10g、甘草6g、蜂蜜10g、黄芪30g
	着痹	肢体关节肌肉酸楚、重着、疼痛,肿胀散漫,关节活动不利,肌肤麻木不仁,舌质淡,苔白腻,脉濡缓	除湿通络,祛风散寒	薏苡仁汤	薏苡仁30g、苍术10g、甘草3g、羌活10g、独活10g、防风10g、麻黄6g、桂枝10g、制川乌6g、当归10g、川芎10g
风湿热痹		关节疼痛,活动不便,局部灼热红肿,痛不可触,得冷则舒,皮下结节或红斑,或发热恶风、汗出、口渴烦躁,舌质红,苔黄或黄腻,脉滑数或浮数	清热通络,祛风除湿	白虎加桂枝汤合宣痹汤	生石膏(先煎)30g、知母10g、黄柏10g、连翘15g、桂枝10g、防己10g、杏仁10g、薏苡仁30g、滑石(包煎)15g、赤小豆15g、蚕砂10g
痰瘀痹阻		痹证日久,关节刺痛,固定不移,按之较硬,或僵硬变形,肢体顽麻,屈伸不利,或硬结、瘀斑,面色黯黧,舌质紫暗或有瘀斑,舌苔白腻,脉弦涩	化痰行瘀,蠲痹通络	双合汤或桃红饮	桃仁10g、红花10g、当归10g、川芎10g、白芍10g、茯苓15g、半夏10g、陈皮10g、白芥子10g、竹沥10g、姜汁10g
肝肾两虚		痹证日久,关节屈伸不利,肌肉瘦削,腰膝酸软,或畏寒肢冷,阳痿、遗精,或骨蒸劳热,心烦口干,舌质淡红,舌苔薄白或少津,脉沉细弱或细数	培补肝肾,舒筋止痛	补血荣筋丸或独活寄生汤	熟地黄10g、肉苁蓉10g、五味子6g、鹿茸10g、菟丝子10g、牛膝10g、杜仲10g、桑寄生10g、天麻10g、木瓜10g

二、痉证

痉证是以项背强直,四肢抽搐,甚至口噤、角弓反张为主要临床表现的一种病证,古亦称为"痓"。痉证的病因可分为外感和内伤两个方面,外感由于感受风寒湿热之邪,壅阻经络,气血不畅,或热盛动风而致痉。内伤是肝肾阴虚,肝阳上亢,亢阳化风而致痉,或阴虚血少,筋脉失养,虚风内动而致痉。至于风寒误下,疮家误汗,产后血虚,汗出中风等,则皆属误治、失治导致津亏血虚。临证要辨外感与内伤、病变部位、证候的虚实。外感致痉多有恶寒、发热、脉浮等表证,即使热邪直中,可无恶寒,但必有发热,内伤发痉则多无恶寒发热。四肢抽搐、角弓反张、口噤齘齿、手足躁动、头痛壮热,病位在肝;手足抽搐、角弓反张、壮热口渴、腹满便结,病位在阳明胃府;项背强急、四肢抽搐、神昏谵语、四肢厥冷,病位在心。颈项强直,牙关紧闭,角弓反张,四肢抽搐频繁有力而幅度较大者,多属实证;实证多由外感或血瘀、痰浊所致;手足蠕动,或抽搐时休时止,神疲倦怠,多属虚证;虚证多由内伤所致气血、阴津不足。

证型	症状	治法	代表方剂	常用药
邪壅经络	头痛,项背强直,恶寒发热,无汗或汗出,肢体酸重,甚至口噤不能语,四肢抽搐。舌苔薄白或白腻,脉浮紧	祛风散寒,燥湿和营	羌活胜湿汤	羌活10g、独活10g、防风10g、藁本10g、川芎10g、蔓荆子10g、葛根20g、白芍10g、甘草3g
肝经热盛	高热头痛,口噤龂齿,手足躁动,甚则项背强急、四肢抽搐,角弓反张。舌质红绛,舌苔薄黄或少苔,脉弦细而数	清肝潜阳,熄风镇痉	羚角钩藤汤	水牛角(先煎)60g、钩藤(后下)15g、桑叶10g、菊花10g、川贝母10g、竹茹10g、茯神15g、白芍10g、生地黄10g、甘草3g
阳明热盛	壮热汗出,项背强急,手足挛急,甚则角弓反张,腹满便结,口渴喜冷饮。舌质红,苔黄燥,脉弦数	清泄胃热,增液止痉	白虎汤合增液承气汤	生石膏(先煎)30g、知母10g、玄参10g、生地黄10g、麦冬10g、大黄10g、芒硝10g、粳米15g、甘草6g
心营热盛	高热烦躁,神昏谵语,项背强急,四肢抽搐,甚则角弓反张。舌质红绛,苔黄少津,脉细数	清心透营,开窍止痉	清营汤	水牛角(先煎)60g、莲子心3、淡竹叶10g、连翘15g、玄参10g、生地黄10g、麦冬10g
痰浊阻滞	头痛昏蒙,神识呆滞,项背强急,四肢抽搐,胸脘满闷,呕吐痰涎。舌苔白腻,脉滑或弦滑	祛风豁痰,开窍,熄风镇痉	祛风导痰汤	羌活10g、防风10g、半夏10g、石菖蒲10g、陈皮6g、胆南星10g、姜汁10g、竹沥10g、枳实10g、茯苓15g、白术10g、全蝎6g、地龙10g、蜈蚣3条
阴血亏虚	项背强急,四肢麻木,抽搐或筋惕肉瞤,直视口噤,头目昏眩,自汗,神疲气短,或低热。舌质淡或舌红无苔,脉细数	滋阴养血,熄风止痉	四物汤合大定风珠	生地黄10g、熟地黄10g、白芍10g、麦门冬15g、阿胶10g、五味子6g、当归10g、麻仁15g、生龟板(先煎)15g、生鳖甲(先煎)15g、生牡蛎(先煎)30g、鸡子黄10g

三、痿证

痿证是因外感或内伤,使精血受损,肌肉筋脉失养,以致肢体筋脉弛缓,软弱无力,不能随意运动或伴有肌肉萎缩的一种病证。痿证形成的原因颇为复杂,有外感温热毒邪,内伤情志、饮食劳倦、先天不足、房事不节、跌打损伤以及接触神经毒性药物等,均可致使五脏受损,精津不足,气血亏耗,肌肉筋脉失养,而发为痿证。痿证辨证,重在辨病位、审虚实及兼夹病邪。痿证初起,证见发热、咳嗽、咽痛,或在热病之后出现肢体软弱不用者,病位多在肺;凡见四肢痿软,食少便溏,面浮,下肢微肿,纳呆腹胀,病位多在脾胃;

凡以下肢痿软无力明显,甚则不能站立,腰脊酸软,头晕耳鸣,遗精阳痿,月经不调,咽干目眩,病位多在肝肾。因感受温热毒邪或湿热浸淫者,多急性发病,病程发展较快,属实证,热邪最易耗津伤正,故疾病早期就常见虚实错杂。劳倦内伤,或久病不愈,累及脏腑,主要为肝肾阴虚和脾胃虚弱,多属虚证,又常兼夹郁热、湿热、痰浊、血瘀,而虚中有实。跌打损伤,瘀阻脉络或痿证日久,气虚血瘀,因此,血瘀在疾病的发生发展过程中也属常见。

证型	症状	治法	代表方剂	常用药
肺热津伤	病起发热,或热后突然出现肢体软弱无力,皮肤干燥,心烦口渴,咳呛少痰,咽干不利,小便黄赤或热痛,大便干燥。舌质红,苔黄,脉细数	清热润燥,养阴生津	清燥救肺汤	人参(另煎)10g、麦冬10g、生甘草6g、阿胶10g、苦杏仁10g、炒胡麻仁15g、生石膏(先煎)30g、桑叶10g、炙枇杷叶10g
湿热浸淫	逐渐出现肢体困重,痿软无力,尤以下肢或两足痿弱为甚,兼见微肿,手足麻木,扪及微热,喜凉恶热,或有发热,胸脘痞闷,小便赤涩热痛,舌质红,舌苔黄腻,脉濡数或滑数	清热利湿,通利经脉	四妙丸加减	苍术10g、黄柏10g、萆薢15g、防己10g、薏苡仁20g、蚕砂(包煎)10g、木瓜10g、牛膝10g、龟板(先煎)15g
脾胃虚弱	起病缓慢,肢体软弱无力逐渐加重,神疲肢倦,肌肉萎缩,少气懒言,纳呆便溏,面色㿠白或萎黄不华,面浮,舌淡苔薄白,脉细弱	补中益气,健脾升清	参苓白术散合补中益气汤	人参(另煎)10g、白术10g、山药15g、扁豆10g、莲肉10g、甘草6g、大枣10g、黄芪30g、当归10g、薏苡仁10g、茯苓15g、砂仁(后下)3g、陈皮6g、升麻10g、柴胡6g、神曲10g
肝肾亏损	起病缓慢,渐见肢体痿软无力,尤以下肢明显,腰膝酸软,不能久立甚至步履全废,腿胫大肉渐脱,或伴有眩晕耳鸣,舌咽干燥,遗精或遗尿,或妇女月经不调,舌红少苔,脉细数	补益肝肾,滋阴清热	虎潜丸	狗骨(先煎)30g、牛膝10g、熟地黄10g、龟板(先煎)15g、知母10g、黄柏10g、锁阳10g、当归10g、白芍15g、陈皮6g、干姜10g
脉络瘀阻	久病体虚,四肢痿弱,肌肉瘦削,手足麻木不仁,四肢青筋显露,舌质暗淡或瘀点、瘀斑,脉细涩	益气养营,活血行瘀	圣愈汤合补阳还五汤	人参(另煎)10g、黄芪30g、当归10g、川芎10g、熟地黄10g、白芍10g、川牛膝10g、地龙10g、桃仁10g、红花10g、鸡血藤15g

四、颤证

颤证以头摇肢颤为其主要临床特征,甚者不能持物,食则令人代哺,继则肢体强急,行动缓慢,表情淡漠,口角流涎,痴呆等。颤证病在筋脉,与肝、脾、肾等脏关系密切,常见原因有年老体虚、情志过极、房事不节、饮食所伤、劳逸失当,或久病脏腑受损,气血亏虚,痰瘀内盛,导致气血阴精亏虚,不能濡养筋脉;或痰浊、血瘀壅阻经脉,或热甚动风,扰动筋脉,而致肢体拘急颤动,颤证首先要辨清标本虚实,其中风之内动为病之标;脏腑气血功能失调为病之本。肝肾阴虚、气血不足为病之本虚;风、火、痰、瘀等病理因素多为病之标实。然而病久,常标本虚实夹杂,临证需仔细辨别。

证型	症状	治法	代表方剂	常用药
风阳内动	肢体颤动粗大,程度较重,不能自制,眩晕耳鸣,易激动,心情紧张时颤动加重,伴有肢体麻木,口苦而干,语言迟缓不清,流涎,尿赤,大便干,舌质红,苔黄,脉弦	镇肝熄风,舒筋止颤	天麻钩藤饮合镇肝熄风汤	天麻10g、钩藤(后下)15g、石决明(先煎)30g、代赭石(先煎)30g、龙骨(先煎)30g、牡蛎(先煎)30g、生地黄10g、白芍10g、玄参10g、龟板(先煎)15g、天冬10g
痰热风动	头摇不止,肢麻震颤,重则手不能持物,头晕目眩,胸脘痞闷,口苦口黏,甚则口吐痰涎。舌体胖大,有齿痕,舌质红,舌苔黄腻,脉弦滑数	清热化痰,平肝熄风	导痰汤合羚角钩藤汤	半夏10g、胆南星10g、竹茹10g、贝母10g、黄芩10g、山羊角(先煎)30g、钩藤(后下)15g、白芍10g、橘红6g、茯苓15g
气血亏虚	头摇肢颤,面色㿠白,表情淡漠,神疲乏力,动则气短,心悸健忘,眩晕,纳呆。舌体胖大,舌质淡红,苔薄白滑,脉沉濡无力或沉细弱	益气养血,濡养筋脉	人参养荣汤	熟地黄10g、当归10g、白芍10g、人参(另煎)10g、白术10g、黄芪30g、茯苓15g、甘草3g、肉桂(后下)6g、五味子6g
髓海不足	头摇肢颤,持物不稳,腰膝酸软,失眠心烦,头晕,耳鸣,善忘,老年患者常兼有神呆、痴傻。舌质红,苔薄白,或红绛无苔,脉象细数	填精补髓,育阴熄风	龟鹿二仙膏合大定风珠	龟板(先煎)15g、鳖甲(先煎)15g、生牡蛎(先煎)30g、钩藤15g、鸡子黄10g、阿胶10g、枸杞子15g、熟地黄10g、生地黄10g、白芍10g
阳气虚衰	头摇肢颤,筋脉拘挛,畏寒肢冷,四肢麻木,心悸懒言,动则气短,自汗,小便清长或自遗,大便溏,舌质淡,舌苔薄白,脉沉迟无力	补肾助阳,温煦筋脉	地黄饮子	附子(先煎)6g、肉桂(后下)6g、巴戟天10g、山茱萸12g、熟地黄10g、党参15g、白术10g、茯苓15g、白芍10g

五、腰痛

　　腰痛是指因外感、内伤或挫闪等导致腰部气血运行不畅,或失于濡养,引起腰部一侧或两侧疼痛为主要症状的一种病证。腰痛病因不外内伤、外感与挫伤,筋脉痹阻、腰府失养为基本病机。内伤多责之禀赋不足,肾亏腰府失养;外感风寒湿热诸邪痹阻经脉,或劳力扭伤,气滞血瘀,经脉不通而致腰部痛。临证应辨别致病原因:外感者,多起病较急,腰痛明显,常伴有感受寒湿之邪的症状;内伤者,多起病隐袭,腰部酸痛,病程缠绵,常伴有脏腑虚损症状,多见于肾虚;外伤者,起病急,疼痛部位明显,血瘀症状明显,常有外伤史可鉴。再审察脏腑虚实:内伤脏腑腰痛多为虚证,外感多属实证。

证型	症状	治法	代表方剂	常用药
寒湿腰痛	腰部冷痛重着,转侧不利,逐渐加重,静卧病痛不减,寒冷和阴雨天则加重。舌质淡,苔白腻,脉沉而迟缓	散寒行湿,温经通络	甘姜苓术汤	干姜10g、桂枝10g、甘草3g、牛膝10g、茯苓15g、白术10g、杜仲10g、桑寄生10g、续断10g
湿热腰痛	腰部疼痛,重着而热,暑湿阴雨天气症状加重,活动后或可减轻,身体困重,小便短赤。苔黄腻,脉濡数或弦数	清热利湿,舒筋止痛	四妙丸	苍术10g、黄柏10g、薏苡仁20g、木瓜10g、络石藤30g、川牛膝10g
血瘀腰痛	腰痛如刺,痛有定处,痛处拒按,日轻夜重,轻者俯仰不便,重则不能转侧。舌质暗紫,或有瘀斑,脉涩	活血化瘀,通络止痛	身痛逐瘀汤	当归10g、川芎10g、桃仁10g、红花10g、䗪虫10g、香附10g、没药10g、五灵脂(包煎)10g、地龙10g、牛膝10g
肾虚腰痛	腰部隐隐作痛,酸软无力,缠绵不愈,心烦少寐,口燥咽干,面色潮红,手足心热。舌红少苔,脉弦细数	滋补肾阴,濡养筋脉	左归丸	熟地黄10g、枸杞子15g、山茱萸12g、山药20g、龟板胶(另烊)10g、菟丝子10g、鹿角胶(另烊)10g、牛膝10g
肾虚腰痛	腰部隐隐作痛,酸软无力,缠绵不愈,局部发凉,喜温喜按,遇劳更甚,卧则减轻,常反复发作,少腹拘急,面色㿠白,肢冷畏寒。舌质淡,脉沉细无力	补肾壮阳,温煦经脉	右归丸	肉桂(后下)6g、附子(先煎)6g、鹿角胶10g、杜仲10g、菟丝子10g、熟地黄10g、山药30g、山茱萸12g、枸杞子15g

第二章　中医儿科学病篇

第一节　肺系病证

一、感冒

感冒是感受外邪引起的一种常见的外感疾病,以发热、鼻塞流涕、喷嚏、咳嗽为主要临床特征。小儿感冒以感受风邪为主,常兼杂寒、热、暑、湿、燥等,亦有感受时邪疫毒所致者。在气候变化,冷热失常,沐浴着凉,调护不当时容易发生本病。当小儿正气不足、机体抵抗力低下时,外邪易于乘虚而入形成感冒。病机为肺卫失宣,由于小儿肺脏娇嫩,脾常不足,神气怯弱,肝气未盛,感邪之后,或肺失宣肃,痰壅气道,或脾运失司,食滞中焦,或热扰肝经,心神不宁,可导致感冒夹痰、感冒夹滞、感冒夹惊等兼证。本病辨证,重在辨风寒、风热、暑湿、表里、虚实。根据发病季节及流行特点,冬春二季多为风寒、风热感冒;夏季多为暑邪感冒;冬末春初,发病呈流行性者多为时邪感冒。根据全身及局部症状,凡恶寒,无汗,流清涕,咽不红,舌淡,苔薄白为风寒之证;若发热恶风,有汗,鼻塞流浊涕,咽红,舌苔薄黄为风热之证。暑邪感冒发热较高,无汗或少汗,口渴心烦为暑热偏盛之证;若胸闷,泛恶,身重困倦,食少纳呆,舌苔腻为暑湿偏盛之证。时邪感冒起病急,发热,恶寒,无汗或少汗,烦躁不安,头痛,肢体酸痛,多为表证;若恶心,呕吐,胸胀,腹痛,大便不调,面红目赤,多为里证。感冒为外感疾病,病在肌表肺卫,属表证、实证;若反复感冒,体质虚弱,易出汗,畏寒,多为实中挟虚证。感冒的兼证,不论轻重,其证候与感冒有关,感冒缓解,兼证减轻。若感冒减轻而兼证加重,辨证时应注意有无其他病证。

证型	症状	治法	代表方剂	常用药
风寒感冒	发热,恶寒,无汗,头痛,鼻流清涕,喷嚏,咳嗽,咽部未红肿,舌淡红,苔薄白,脉浮紧或指纹浮红	辛温解表	荆防败毒散	荆芥10g、防风10g、羌活10g、苏叶10g、前胡10g、桔梗6g、甘草3g
风热感冒	发热重,恶风,有汗或少汗,头痛,鼻塞,鼻流浊涕,喷嚏,咳嗽,痰稠色白或黄,咽红肿痛,口干渴,舌质红,苔薄黄,脉浮数或指纹浮紫	辛凉解表	银翘散	金银花10g、连翘10g、大青叶10g、薄荷(后下)6g、桔梗6g、牛蒡子10g、荆芥10g、淡豆豉10g、芦根15g、竹叶10g
暑邪感冒	发热,无汗或汗出热不解,头晕、头痛,鼻塞,身重困倦,胸闷,泛恶,口渴心烦,食欲不振,或有呕吐、泄泻,小便短黄,舌质红,苔黄腻,脉数或指纹紫滞	清暑解表	新加香薷饮	香薷6g、金银花10g、连翘10g、厚朴6g、扁豆10g

续表

证型	症状	治法	代表方剂	常用药
时邪感冒	起病急骤,全身症状重。高热,恶寒,无汗或汗出热不解,头痛,心烦,目赤咽红,肌肉酸痛,腹痛,或有恶心、呕吐,舌质红,舌苔黄,脉数	清热解毒	银翘散合普济消毒饮	金银花10g、连翘10g、荆芥10g、羌活10g、栀子10g、黄芩6g、大青叶10g、桔梗6g、牛蒡子10g、薄荷(后下)6g
感冒夹痰	感冒兼见咳嗽较剧,痰多,喉间痰鸣	辛温解表,宣肺化痰;辛凉解表,清肺化痰	风寒夹痰证用荆防败毒散加三拗汤、二陈汤,风热夹痰证用银翘散加桑菊饮	风寒夹痰证用荆防败毒散加麻黄5g、杏仁10g、半夏6g、陈皮6g;风热夹痰证用银翘散加桑叶10g、菊花6g、瓜蒌皮10g、浙贝母6g
感冒夹滞	感冒兼见脘腹胀满,不思饮食,呕吐酸腐,口气秽浊,大便酸臭,或腹痛泄泻,或大便秘结,小便短黄,舌苔厚腻,脉滑	解表兼以消食导滞	风寒夹痰证用荆防败毒散加保和丸,风热夹痰证用银翘散加保和丸	风寒夹痰证用荆防败毒散加山楂10g、神曲10g、鸡内金6g、莱菔子10g、枳壳6g,风热夹痰证用银翘散加山楂10g、神曲10g、鸡内金6g、莱菔子10g、枳壳6g
感冒夹滞	感冒兼见惊惕哭闹,睡卧不宁,甚至骤然抽风,舌质红,脉浮弦	解表,兼以清热镇惊	银翘散加镇惊丸	银翘散加钩藤(后下)10g、僵蚕10g、蝉蜕6g

二、咳嗽

　　咳嗽是小儿常见的一种肺系病证。有声无痰为咳,有痰无声为嗽,有声有痰谓之咳嗽。小儿咳嗽发生的原因,主要为感受外邪,其中又以感受风邪为主。此外,肺脾虚弱则是本病的主要内因。本病病机为肺失宣肃,临床以八纲辨证为纲。外感咳嗽,发病较急,咳声高扬,病程短,伴有表证,多属实证;内伤咳嗽,发病较缓,咳声低沉,病程较长,多兼有不同程度的里证,且常呈由实转虚或虚中夹实的证候变化。咳嗽痰白清稀,咽不红,舌质淡红,苔薄白或白腻,多属寒证;咳嗽痰黄黏稠,咽红,舌质红,苔黄腻,或见苔少,多属热证。

证型	症状	治法	代表方剂	常用药
风寒咳嗽	咳嗽频作、声重,咽痒,痰白清稀,鼻塞流涕,恶寒无汗,发热头痛,全身酸痛,舌苔薄白,脉浮紧或指纹浮红	疏风散寒,宣肺止咳	金沸草散	金沸草10g、前胡6g、荆芥10g、细辛3g、生姜6g、半夏6g

续表

证型	症状	治法	代表方剂	常用药
风热咳嗽	咳嗽不爽,痰黄黏稠,不易咯出,口渴咽痛,鼻流浊涕,伴有发热恶风,头痛,微汗出,舌质红,苔薄黄,脉浮数或指纹浮紫	疏风解热,宣肺止咳	桑菊饮	桑叶10g、菊花6g、薄荷(后下)6g、连翘10g、大青叶10g、杏仁10g、桔梗6g、芦根15g、甘草3g
痰热咳嗽	咳嗽痰多,色黄黏稠,难以咯出,甚则喉间痰鸣,发热口渴,烦躁不宁,尿少色黄,大便干结,舌质红,苔黄腻,脉滑数或指纹紫	清肺化痰,止咳	清金化痰汤	桑白皮10g、前胡6g、款冬花10g、黄芩6g、栀子10g、鱼腥草15g、桔梗6g、浙贝母6g、橘红5g、麦冬10g、甘草3g
痰湿咳嗽	咳嗽重浊,痰多壅盛,色白而稀,喉间痰声漉漉,胸闷纳呆,神乏困倦,舌淡红,苔白腻,脉滑	燥湿化痰,止咳	三拗汤合二陈汤	炙麻黄5g、杏仁10g、白前6g、陈皮5g、半夏5g、茯苓10g、甘草3g
气虚咳嗽	咳而无力,痰白清稀,面色苍白,气短懒言,语声低微,自汗畏寒,舌淡嫩,边有齿痕,脉细无力	健脾补肺,益气化痰	六君子汤	党参10g、白术10g、茯苓10g、陈皮6g、半夏6g、百部10g、炙紫菀10g、甘草3g
阴虚咳嗽	干咳无痰,或痰少而黏,或痰中带血,不易咯出,口渴咽干,喉痒,声音嘶哑,午后潮热或手足心热,舌红,少苔,脉细数	养阴润肺,兼清余热	沙参麦冬汤	南沙参10g、麦门冬10g、生地黄10g、玉竹10g、天花粉10g、甘草3g、桑白皮10g、炙冬花10g、炙枇杷叶10g

三、肺炎喘嗽

肺炎喘嗽是小儿时期常见的肺系疾病之一,临床以发热、咳嗽、痰壅、气急、鼻煽为主要症状,重者可见张口抬肩,呼吸困难,面色苍白,口唇青紫等症。本病外因责之于感受风邪,或由其他疾病传变而来;内因责之于小儿形气未充,肺脏娇嫩,卫外不固。小儿外感风邪,外邪由口鼻或皮毛而入,侵犯肺卫,肺失宣降,清肃之令不行,致肺被邪束,闭郁不宣,化热烁津,炼液成痰,阻于气道,肃降无权,从而出现咳嗽、气喘、痰鸣、鼻煽、发热等肺气闭塞的证候,发为肺炎喘嗽。病情进一步发展,可由肺而涉及其他脏腑,若热毒之邪炽盛化火,则内陷厥阴,引动肝风;肺气闭塞,则气滞血瘀,重者可致心失所养,心气不足,甚而心阳虚衰。本病初起辨证应分清风热还是风寒,风寒者多恶寒无汗,痰多清稀,风热者则发热重,咳痰黏稠。痰阻肺闭时应辨清热重还是痰重,热重者高热稽留不退,面红唇赤,烦渴引饮,便秘尿黄;痰重者喉中痰声漉漉,胸高气急。若高热炽盛,喘憋严重,张口抬肩,为毒热闭肺重症。若出现心阳虚衰或热陷厥阴,见肢厥脉微或神昏抽搐,为邪毒炽盛,正气不支的危重症。

证型	症状	治法	代表方剂	常用药
风寒闭肺	恶寒发热,无汗,呛咳不爽,呼吸气急,痰白而稀,口不渴,咽不红,舌质不红,舌苔薄白或白腻,脉浮紧,指纹浮红	辛温宣肺,化痰止咳	华盖散	麻黄5g、杏仁10g、荆芥10g、防风10g、桔梗6g、白前6g、紫苏子10g、陈皮6g
风热闭肺	初起证稍轻,见发热恶风,咳嗽气急,痰多,痰稠黏或黄,口渴咽红,舌红,苔薄白或黄,脉浮数。重证则见高热烦躁,咳嗽微喘,气急鼻煽,喉中痰鸣,面色红赤,便干尿黄,舌红苔黄,脉滑数,指纹紫滞	辛凉宣肺,清热化痰	银翘散合麻杏石甘汤	炙麻黄5g、杏仁10g、生石膏(先煎)15g、甘草3g、金银花10g、连翘10g、薄荷(后下)6g、桑叶10g、桔梗6g、前胡6g
痰热闭肺	发热烦躁,咳嗽喘促,呼吸困难,气急鼻煽,喉间痰鸣,口唇紫绀,面赤口渴,胸闷胀满,泛吐痰涎,舌质红,舌苔黄,脉象弦滑	清热涤痰,开肺定喘	五虎汤合葶苈大枣泻肺汤	炙麻黄5g、杏仁10g、前胡10g、生石膏(先煎)20g、黄芩6g、鱼腥草15g、甘草3g、桑白皮10g、葶苈子10g、紫苏子10g
毒热闭肺	高热持续,咳嗽剧烈,气急鼻煽,甚至喘憋,涕泪俱无,鼻孔干燥如烟煤,面赤唇红,烦躁口渴,溲赤便秘,舌红而干,舌苔黄腻,脉滑数	清热解毒,泻肺开闭	黄连解毒汤合三拗汤	炙麻黄5g、杏仁10g、枳壳6g、黄连5g、黄芩6g、栀子10g、生石膏(先煎)30g、知母10g、生甘草3g
阴虚肺热	病程较长,低热盗汗,干咳无痰,面色潮红,舌质红乏津,舌苔花剥,苔少或无苔,脉细数	养阴清肺,润肺止咳	沙参麦冬汤	沙参10g、麦冬10g、玉竹10g、天花粉10g、桑白皮10g、炙冬花10g、扁豆10g、甘草3g
肺脾气虚	低热起伏不定,面白少华,动则汗出,咳嗽无力,纳差便溏,神疲乏力,舌质偏淡,舌苔薄白,脉细无力	补肺健脾,益气化痰	人参五味子汤	人参(另煎)5g、茯苓10g、炒白术10g、炙甘草3g、五味子4g、百部10g、橘红5g
心阳虚衰	骤然面色苍白,口唇紫绀,呼吸困难或呼吸浅促,额汗不温,四肢厥冷,虚烦不安或神萎淡漠,右胁下出现痞块并渐增大,舌质略紫,苔薄白,脉细弱而数,指纹青紫,可达命关	温补心阳,救逆固脱	参附龙牡救逆汤	人参(另煎)10g、附子(先煎)5g、龙骨(先煎)30g、牡蛎(先煎)30g、白芍10g、甘草3g
邪陷厥阴	壮热烦躁,神昏谵语,四肢抽搐,口噤项强,双目上视,舌质红绛,指纹青紫,可达命关,或透关射甲	平肝熄风,清心开窍	羚角钩藤汤合牛黄清心丸	羚羊角粉(冲服)0.3g、钩藤(后下)10g、茯神10g、白芍10g、生地黄10g、甘草3g、黄连5g、黄芩10g、栀子10g、郁金10g

四、哮喘

哮喘是小儿时期的常见肺系疾病,是一种反复发作的痰鸣气喘疾病。哮指声响言,喘指气息言,哮必兼喘,故通称哮喘。临床以发作时喘促气急,喉间痰鸣,呼气延长,严重者不能平卧,呼吸困难,张口抬肩,摇身撷肚,唇口青紫为特征。哮喘的病因既有外因,也有内因。内因责之于肺、脾、肾三脏功能不足,导致痰饮留伏,隐伏于肺窍,成为哮喘之夙根,外因责之于感受外邪,接触异物、异味以及嗜食咸酸等。哮喘的发作,都是内有痰饮留伏,外受邪气引动而诱发。感受外邪,邪入肺经,肺失宣肃,肺气不利,引动伏痰,痰气交阻于气道,痰随气升,气因痰阻,相互搏击,气机升降不利,发为哮喘。哮喘反复发作,又常导致肺之气阴耗伤、脾之气阳受损、肾之阴阳亏虚,因而形成缓解期虽然痰饮留伏未动,但出现肺脾气虚、脾肾阳虚、肺肾阴虚的不同证候。哮喘临床分发作期与缓解期,辨证主要从寒热虚实和肺脾肾三脏入手。发作期以邪实为主,进一步辨寒热:咳喘痰黄,身热面赤,口干舌红为热性哮喘;咳喘畏寒,痰多清稀,舌苔白滑为寒性哮喘。缓解期以正虚为主,辨其肺脾肾三脏不足,进一步再辨气分阴阳:气短多汗,易感冒多为气虚;形寒肢冷面白,动则心悸为阳虚;消瘦盗汗,面色潮红为阴虚。

证型	症状	治法	代表方剂	常用药
寒性哮喘	咳嗽气喘,喉间有痰鸣音,痰多白沫,形寒肢冷,鼻流清涕,面色淡白,恶寒无汗,舌淡红,苔白滑,脉浮滑	温肺散寒,化痰定喘	小青龙汤合三子养亲汤	炙麻黄5g、桂枝5g、细辛2g、干姜4g、半夏6g、白芥子6g、紫苏子10g、莱菔子10g、白芍10g、五味子10g
热性哮喘	咳嗽喘息,声高息涌,喉间哮吼痰鸣,咯痰稠黄,胸膈满闷,身热,面赤,口干,咽红,尿黄,便秘,舌质红,苔黄,脉滑数	清肺涤痰,止咳平喘	麻杏石甘汤合苏葶丸	炙麻黄5g、生石膏(先煎)20g、黄芩10g、杏仁10g、前胡10g、葶苈子10g、紫苏子10g、桑白皮10g、射干6g、瓜蒌皮10g、枳壳6g
外寒内热	喘促气急,咳嗽痰鸣,鼻塞喷嚏,流清涕,或恶寒发热,咯痰黏稠色黄,口渴,大便干结,尿黄,舌红,苔白,脉滑数或浮紧	解表清里,定喘止咳	大青龙汤	炙麻黄5g、桂枝4g、白芍10g、细辛2g、五味子5g、半夏6g、生姜6g、生石膏(先煎)30g、黄芩6g、生甘草3g、葶苈子10g、紫苏子10g、射干6g、紫菀10g
肺实肾虚	病程较长,哮喘持续不已,喘促胸满,动则喘甚,面色欠华,畏寒肢冷,神疲纳呆,小便清长,常伴咳嗽痰多,喉中痰吼,舌淡苔薄腻,脉细弱	泻肺补肾,标本兼顾	偏于上盛者用苏子降气汤,偏于下虚者用都气丸合射干麻黄汤	偏于上盛者用紫苏子10g、杏仁10g、前胡10g、半夏6g、厚朴6g、陈皮5g、肉桂(后下)3g、当归10g、紫菀10g、款冬花10g、人参(另煎)5g、五味子6g;偏于下虚者用山茱萸10g、熟地黄10g、补骨脂10g、怀山药10g、茯苓10g、款冬花10g、紫菀10g、半夏6g、细辛2g、五味子6g、麻黄5g、射干6g

续表

证型	症状	治法	代表方剂	常用药
肺脾气虚	多反复感冒,气短自汗,咳嗽无力,神疲懒言,形瘦纳差,面白少华,便溏,舌质淡,苔薄白,脉细软	健脾益气,补肺固表	人参五味子汤合玉屏风散	人参(另煎)5g、五味子5g、茯苓10g、白术10g、黄芪10g、防风10g、百部10g、橘红6g
脾肾阳虚	动则喘促咳嗽,气短心悸,面色苍白,形寒肢冷,脚软无力,腹胀纳差,大便溏泄,舌质淡,苔薄白,脉细弱	健脾温肾,固摄纳气	金匮肾气丸	附子(先煎)5g、肉桂(后下)3g、鹿角片(先煎)8g、山茱萸10g、熟地黄10g、淫羊藿10g、怀山药10g、茯苓10g、胡桃肉10g、五味子5g、银杏10g
肺肾阴虚	咳嗽时作,喘促乏力,咳痰不爽,面色潮红,夜间盗汗,消瘦气短,手足心热,夜尿多,舌质红,苔花剥,脉细数	养阴清热,补益肺肾	麦味地黄丸	麦门冬10g、百合10g、五味子5g、山茱萸10g、熟地黄10g、枸杞子10g、怀山药10g、牡丹皮10g

五、反复呼吸道感染

感冒、扁桃体炎、支气管炎、肺炎等呼吸道疾病是小儿常见病,若在一段时间内反复感染发病即称为反复呼吸道感染。本病多因正气不足,卫外不固,造成屡感外邪,邪毒久恋,稍愈又作,往复不已之势。本病病机为肺、脾、肾三脏不足,卫外功能薄弱,感邪及肺。反复呼吸道感染的辨证重在明察邪正消长变化。感染期以邪实为主,迁延期正虚邪恋,恢复期则以正虚为主。初起时多有外感表证,当辨风寒、风热、外寒里热之不同,夹积、夹痰之差异,本虚标实之病机。迁延期邪毒渐平,虚象显露,热、痰、积未尽,肺脾肾虚显现;恢复期正暂胜而邪暂退,关键已不是邪多而是正虚,当辨肺脾肾何脏虚损为主,肺虚者气弱,脾虚者运艰,肾虚者骨弱。

证型	症状	治法	代表方剂	常用药
营卫失和,邪毒留恋	反复感冒,恶寒怕热,不耐寒凉,平时汗多,肌肉松弛;或伴有低热,咽红不消退,扁桃体肿大;或肺炎喘嗽后久不康复;脉浮数无力,舌淡红,苔薄白,或花剥,指纹紫滞	扶正固表,调和营卫	黄芪桂枝五物汤	黄芪12g、桂枝3g、白芍10g、炙甘草3g、大枣10g
肺脾两虚,气血不足	屡受外邪,咳喘迁延不已,或愈后又作,面黄少华,厌食,或恣食肥甘生冷,肌肉松弛,或大便溏薄,咳嗽多汗,唇口色淡,舌质淡红,脉数无力,指纹淡	健脾益气,补肺固表	玉屏风散	黄芪12g、白术10g、党参10g、山药10g、煅牡蛎(先煎)20g、陈皮5g、防风5g

第二节　心肝系病证

一、夜啼

婴儿若白天能安静入睡,入夜则啼哭不安,时哭时止,或每夜定时啼哭,甚则通宵达旦,称为夜啼。本病主要因脾寒、心热、惊恐所致,脾寒气滞则痛而啼,心经积热则烦而啼,惊恐伤神则神不安而啼。本病辨证重在辨别寒热虚实惊。虚实寒热惊的辨别要以哭声的强弱、持续时间、兼症的属性来辨别。哭声响亮而长为实,哭声低弱而短为虚;哭声绵长、时缓时急为寒,哭声清扬、延续不休为热,哭声惊怖、骤然发作为惊。辨证要与辨病相结合,确认夜啼无直接病因者,方可按脾寒、心热、惊恐辨治,不可将他病引起的啼哭误作夜啼,延误病情。

证型	症状	治法	代表方剂	常用药
脾寒气滞	啼哭时哭声低弱,时哭时止,睡喜蜷曲,腹喜摩按,四肢欠温,吮乳无力,胃纳欠佳,大便溏薄,小便较清,面色青白,唇色淡红,舌苔薄白,指纹多淡红	温脾散寒,行气止痛	乌药散合匀气散	乌药2g、高良姜1g、炮姜1g、砂仁(后下)0.5g、陈皮2g、木香1g、香附1g、白芍3g、甘草2g、桔梗0.5g
心经积热	啼哭时哭声较响,见灯尤甚,哭时面赤唇红,烦躁不宁,身腹俱暖,大便秘结,小便短赤,舌尖红,苔薄黄,指纹多紫	清心导赤,泻火安神	导赤散	生地黄4g、竹叶2g、通草0.5g、甘草梢0.5g、灯心草0.5g
惊恐伤神	夜间突然啼哭,似见异物状,神情不安,时作惊惕,紧偎母怀,面色乍青乍白,哭声时高时低,时急时缓,舌苔正常,脉数,指纹色紫	定惊安神,补气养心	远志丸	远志2g、石菖蒲2g、茯神2g、龙齿(先煎)3g、人参(另煎)1g、茯苓2g

二、汗证

汗证是指小儿在安静状态下,正常环境中,全身或局部出汗过多,甚则大汗淋漓的一种病证。小儿汗证的主要病因为禀赋不足,调护失宜,主要病机为肺卫不固、营卫失调、气阴亏损、湿热迫蒸。汗证多属虚证,自汗以气虚、阳虚为主;盗汗以阴虚、血虚为主。肺卫不固证多汗以头颈胸背为主;营卫失调证多汗而不温;气阴亏虚证汗出遍身而伴虚热征象;湿热迫蒸证则汗出肤热。

证型	症状	治法	代表方剂	常用药
肺卫不固	以自汗为主,或伴盗汗,以头部、肩背部汗出明显,动则尤甚,神疲乏力,面色少华,平时易患感冒,舌质淡,苔薄白,脉细弱	益气固表	玉屏风散合牡蛎散	黄芪15g、白术10g、防风6g、煅牡蛎(先煎)20g、浮小麦15g、麻黄根10g
营卫失调	以自汗为主,或伴盗汗,汗出遍身而不温,畏寒恶风,不发热,或伴有低热,精神疲倦,胃纳不振,舌质淡红,苔薄白,脉缓	调和营卫	黄芪桂枝五物汤	黄芪12g、桂枝6g、芍药10g、生姜5g、大枣5g、浮小麦15g、煅牡蛎(先煎)20g
气阴亏虚	以盗汗为主,也常伴自汗,形体消瘦,汗出较多,神萎不振,心烦少寐,寐后汗多,或伴低热、口干、手足心灼热,哭声无力,口唇淡红,舌质淡,苔少或见剥苔,脉细弱或细数	益气养阴	生脉散	党参10g、麦冬10g、五味子5g、生黄芪10g、碧桃干10g
湿热迫蒸	自汗或盗汗,以头部或四肢为多,汗出肤热,汗渍色黄,口臭,口渴不欲饮,小便色黄,舌质红,苔黄腻,脉滑数	清热泻脾	泻黄散	生石膏(先煎)20g、栀子10g、防风10g、藿香10g、甘草3g、麻黄根10g、糯稻根10g

三、病毒性心肌炎

病毒性心肌炎是由病毒感染引起的以局限性或弥漫性心肌炎性病变为主的疾病,以神疲乏力,面色苍白,心悸,气短,肢冷,多汗为临床特征。小儿素体正气亏虚是本病发病之内因,温热邪毒侵袭是本病发病之外因,血瘀、痰浊为本病病变过程中的病理产物,疾病耗气伤阴为本病主要病理变化。本病辨证首先需辨明虚实,凡病程短暂,见胸闷胸痛,气短多痰,或恶心呕吐,腹痛腹泻,舌红,苔黄,属实证;病程长达数月,见心悸气短,神疲乏力,面白多汗,舌淡或偏红,舌光少苔,属虚证。一般急性期以实证为主,恢复期、慢性期以虚证为主,后遗症期常虚实夹杂。其次应辨别轻重,神识清楚,神态自如,面色红润,脉实有力者,病情轻;若面色苍白,气急喘息,四肢厥冷,口唇青紫,烦躁不安,脉微欲绝或频繁结代者,病情危重。

证型	症状	治法	代表方剂	常用药
风热犯心	发热,低热绵延,或不发热,鼻塞流涕,咽红肿痛,咳嗽有痰,肌痛肢楚,头晕乏力,心悸气短,胸闷胸痛,舌质红,舌苔薄,脉数或结代	清热解毒,宁心复脉	银翘散	金银花10g、薄荷(后下)6g、淡豆豉10g、板蓝根15g、贯众10g、虎杖15g、玄参10g、太子参10g、麦冬10g

续表

证型	症状	治法	代表方剂	常用药
湿热侵心	寒热起伏,全身肌肉酸痛,恶心呕吐,腹痛泄泻,心悸胸闷,肢体乏力,舌质红,苔黄腻,脉濡数或结代	清热化湿,宁心复脉	葛根黄芩黄连汤	葛根10g、黄连3g、板蓝根15g、苦参10g、黄芩6g、陈皮5g、石菖蒲10g、茯苓10g、郁金10g
气阴亏虚	心悸不宁,活动后尤甚,少气懒言,神疲倦怠,头晕目眩,烦热口渴,夜寐不安,舌光红少苔,脉细数或促或结代	益气养阴,宁心复脉	炙甘草汤合生脉散	炙甘草10g、党参10g、桂枝3g、生地黄10g、阿胶(另烊)10g、麦冬10g、五味子6g、酸枣仁10g、丹参15g
心阳虚弱	心悸怔忡,神疲乏力,畏寒肢冷,面色苍白,头晕多汗,甚则肢体浮肿,呼吸急促,舌质淡胖或淡紫,脉缓无力或结代	温振心阳,宁心复脉	桂枝甘草龙骨牡蛎汤	桂枝3g、甘草3g、党参10g、黄芪10g、龙骨(先煎)20g、牡蛎(先煎)20g
痰瘀阻络	心悸不宁,胸闷憋气,心前区痛如针刺,脘闷呕恶,面色晦暗,唇甲青紫,舌体胖,舌质紫暗,或舌边尖见有瘀点,舌苔腻,脉滑或结代	豁痰活血,宁心通络	瓜蒌薤白半夏汤合失笑散	全瓜蒌12g、薤白10g、半夏10g、姜竹茹10g、蒲黄(包煎)10g、五灵脂(包煎)10g、红花10g、郁金10g

四、注意力缺陷多动症

注意力缺陷多动症又称轻微脑功能障碍综合征,是一种较常见的儿童时期行为障碍性疾病,以注意力不集中、自我控制差,动作过多、情绪不稳、冲动任性,伴有学习困难,但智力正常或基本正常为主要临床特征。注意力缺陷多动症的病因主要有先天禀赋不足,或后天护养不当,外伤、病后、情志失调等因素,上述病因导致脏腑阴阳失调,则产生阴失内守、阳躁于外的种种情志、动作失常的病变。本病以脏腑、阴阳辨证为纲。脏腑辨证:在心者,注意力不集中,情绪不稳定,多梦烦躁;在肝者,易于冲动,好动难静,容易发怒,常不能自控;在脾者,兴趣多变,做事有头无尾,记忆力差;在肾者,脑失精明,学习成绩低下,记忆力欠佳,或有遗尿、腰酸乏力等。阴阳辨证:阴静不足,证见注意力不集中,自我控制差,情绪不稳,神思涣散;阳亢躁动,证见动作过多,冲动任性,急躁易怒。本病的实质为虚证,亦有标实之状,临床多见虚实夹杂之证。

证型	症状	治法	代表方剂	常用药
肝肾阴虚	多动难静,急躁易怒,冲动任性,难于自控,神思涣散,注意力不集中,难以静坐,或有记忆力欠佳、学习成绩低下,或有遗尿、腰酸乏力,或有五心烦热、盗汗、大便秘结,舌质红,舌苔薄,脉细弦	滋养肝肾,平肝潜阳	杞菊地黄丸	枸杞子10g、熟地黄10g、山茱萸10g、山药10g、茯苓10g、菊花10g、牡丹皮10g、泽泻10g、龙齿(先煎)20g、龟板(先煎)10g

续表

证型	症状	治法	代表方剂	常用药
心脾两虚	神思涣散,注意力不能集中,神疲乏力,形体消瘦或虚胖,多动而不暴躁,言语冒失,做事有头无尾,睡眠不熟,记忆力差,伴自汗盗汗,偏食纳少,面色无华,舌质淡,苔薄白,脉虚弱	养心安神,健脾益气	归脾汤合甘麦大枣汤	党参10g、黄芪10g、白术10g、大枣10g、炙甘草5g、茯神10g、远志10g、酸枣仁10g、龙眼肉10g、当归10g、浮小麦10g、木香6g
痰火内扰	多动多语,烦躁不宁,冲动任性,难于制约,兴趣多变,注意力不集中,胸中烦热,懊憹不眠,纳少口苦,便秘尿赤,舌质红,苔黄腻,脉滑数	清热泻火,化痰宁心	黄连温胆汤	黄连3g、陈皮6g、法半夏6g、胆南星10g、竹茹10g、瓜蒌10g、枳实10g、石菖蒲10g、茯苓10g、珍珠母(先煎)30g

五、多发性抽搐症

多发性抽搐症又称抽动—秽语综合征,其临床特征为慢性、波动性、多发性运动肌快速抽搐,并伴有不自主发声和语言障碍。多发性抽搐症的病因是多方面的,与先天禀赋不足、产伤、窒息、感受外邪、情志失调等因素有关,多由五志过极,风痰内蕴而引发。本病以八纲辨证为纲,重在辨阴、阳、虚、实。本病之标在风火痰湿,其本在肝脾肾三脏,尤与肝经最为关切。往往三脏合病,虚实并见,风火痰湿并存,变异多端。气郁化火者,病初多为肝阳上亢,属实证,其面红耳赤,急躁易怒,抽动频繁,舌红苔黄;脾虚痰聚者,为本虚标实,虚实夹杂,其面黄体瘦,胸闷作咳,抽动无常,舌淡苔白或腻;阴虚风动者,为肝肾不足,属虚证,其形体消瘦,两颧潮红,抽动无力,舌红苔少。

证型	症状	治法	代表方剂	常用药
气郁化火	面红耳赤,烦躁易怒,皱眉眨眼,张口歪嘴,摇头耸肩,发作频繁,抽动有力,口出异声秽语,大便秘结,小便短赤,舌红苔黄,脉弦数	清肝泻火,熄风镇惊	清肝达郁汤	栀子10g、菊花10g、牡丹皮10g、柴胡6g、薄荷(后下)6g、青橘叶6g、钩藤10g、白芍10g、蝉蜕6g、琥珀(研末另吞)1.5g、茯苓10g、甘草3g
脾虚痰聚	面黄体瘦,精神不振,胸闷作咳,喉中声响,皱眉眨眼,嘴角抽动,肢动摇,发作无常,脾气乖戾,夜睡不安,纳少厌食,舌质淡,苔白或腻,脉沉滑或沉缓	健脾化痰,平肝熄风	十味温胆汤	党参10g、茯苓10g、陈皮6g、半夏6g、枳实10g、远志10g、酸枣仁10g、钩藤10g、白芍10g、石决明(先煎)20g、甘草3g
阴虚风动	形体消瘦,两颧潮红,五心烦热,性情急躁,口出秽语,挤眉眨眼,耸肩摇头,肢体震颤,睡眠不宁,大便干结,舌质红绛,舌苔光剥,脉细数	滋阴潜阳,柔肝熄风	大定风珠	龟板(先煎)10g、鳖甲(先煎)10g、生牡蛎(先煎)30g、生地黄10g、阿胶(另烊)10g、鸡子黄10g、麦冬10g、麻仁10g、白芍10g、甘草3g

六、惊风

惊风是小儿时期常见的急重病证,临床以抽搐、昏迷为主要症状。惊风一般分为急惊风、慢惊风两大类。急惊风病因为外感六淫、疫疠之气,内蕴湿热,暴受惊恐,病机为邪郁化热,热极生风生痰生惊;慢惊风病因为暴吐暴泻,久吐久泻,或急惊反复发作,病机为筋脉失养,虚极生风。急惊风辨证:①辨表热、里热:昏迷、抽搐为一过性证候,热退后抽搐自止为表热;高热持续,反复抽搐、昏迷为里热。②辨痰热、痰火、痰浊:神识昏迷,高热痰鸣,为痰热上蒙清窍;妄言谵语,狂躁不宁,为痰火上扰清空;深度昏迷,嗜睡不动,为痰浊内陷心包,蒙蔽心神。③辨外风、内风:外风邪在肌表,清透宣解即愈,如高热惊厥,为一过性证候,热退惊风可止;内风病在心肝,热、痰、风三证俱全,反复抽搐,神志不清,病情严重。④辨外感惊风,区别时令、季节与原发疾病:六淫致病,春季以春温为主,兼加火热,症见高热,抽风,昏迷,呕吐,发斑;夏季以暑热为主,暑必夹湿,暑喜归心,其症以高热,昏迷为主,兼见抽风,常热、痰、风三证俱全;若夏季高热、抽风、昏迷,伴下痢脓血,则为湿热疫毒,内陷厥阴。⑤辨轻症、重症:一般说来,抽风发作次数较少(仅1次),持续时间较短(5分钟以内),发作后无神志障碍者为轻症;若发作次数较多(2次以上),或抽搐时间较长,发作后神志不清者为重症。尤其是高热持续不退,并有抽风反复发作时,应积极寻找原发病,尽快早期治疗,控制发作,否则可危及生命。慢惊风辨证多属虚证,首辨脾、肝、肾,继辨阴、阳。脾胃虚弱者,证见精神萎靡,嗜睡露睛,不欲饮食,大便稀溏,抽搐无力,时作时止;脾肾阳衰者,证见神萎昏睡,面白无华,四肢厥冷,手足震颤;肝肾阴虚者,证见低热虚烦,手足心热,肢体拘挛或强直,抽搐时轻时重,舌绛少津。

证型		症状	治法	代表方剂	常用药
急惊风	风热动风	起病急骤,发热,头痛,鼻塞,流涕,咳嗽,咽痛,随即出现烦躁、神昏、惊风,舌苔薄白或薄黄,脉浮数	疏风清热,熄风定惊	银翘散	金银花10g、连翘10g、薄荷(后下)6g、荆芥穗10g、防风10g、牛蒡子10g、钩藤(后下)10g、僵蚕10g、蝉蜕6g
	气营两燔	多见于盛夏之季,起病较急,壮热多汗,头痛项强,恶心呕吐,烦躁嗜睡,抽搐,口渴便秘,舌红苔黄,脉弦数。病情严重者高热不退,反复抽搐,神识昏迷,舌红苔黄腻,脉滑数	清气凉营,熄风开窍	清瘟败毒饮	生石膏(先煎)20g、知母10g、连翘10g、黄连3g、栀子10g、黄芩6g、赤芍10g、玄参10g、生地黄10g、水牛角(先煎)20g、牡丹皮10g、羚羊角粉(冲服)0.3g、钩藤(后下)10g、僵蚕10g
	邪陷心肝	起病急骤,高热不退,烦躁口渴,谵语,神志昏迷,反复抽搐,两目上视,舌质红,苔黄腻,脉数	清心开窍,平肝熄风	羚角钩藤汤	羚羊角粉(冲服)0.3g、钩藤(后下)10g、僵蚕10g、菊花10g、石菖蒲10g、川贝母6g、广郁金10g、龙骨(先煎)20g、胆南星10g、栀子10g、黄芩6g

续表

	证型	症状	治法	代表方剂	常用药
急惊风	湿热疫毒	持续高热,频繁抽风,神志昏迷,谵语,腹痛呕吐,大便黏腻或夹脓血,舌质红,苔黄腻,脉滑数	清热化湿,解毒熄风	黄连解毒汤合白头翁汤	黄连3g、黄柏6g、栀子10g、黄芩6g、白头翁10g、秦皮10g、马齿苋30g、羚羊角粉(冲服)0.3g、钩藤(后下)10g
	惊恐惊风	暴受惊恐后惊惕不安,身体颤栗,喜投母怀,夜间惊啼,甚至惊厥、抽风,神识不清,大便色青,脉律不整,指纹紫滞	镇惊安神,平肝熄风	琥珀抱龙丸	琥珀粉(冲服)1.5g、远志10g、石菖蒲10g、胆南星10g、天竺黄6g、人参(另煎)3g、茯苓10g、全蝎3g、钩藤(后下)10g、石决明(先煎)20g
慢惊风	脾虚肝亢	精神萎靡,嗜睡露睛,面色萎黄,不欲饮食,大便稀溏,色带青绿,时有肠鸣,四肢不温,抽搐无力,时作时止,舌淡苔白,脉沉弱	温中健脾,缓肝理脾	缓肝理脾汤	人参(另煎)5g、白术10g、茯苓10g、炙甘草6g、白芍10g、钩藤(后下)10g、干姜6g、肉桂(后下)3g
	脾肾阳衰	精神萎顿,昏睡露睛,面白无华或灰滞,口鼻气冷,额汗不温,四肢厥冷,溏清便溏,手足蠕蠕震颤,舌质淡,苔薄白,脉沉微	温补脾肾,回阳救逆	固真汤合逐寒荡惊汤	人参(另煎)5g、白术10g、山药10g、茯苓10g、黄芪10g、炙甘草5g、炮附子(先煎)6g、肉桂(后下)3g、炮姜5g、丁香3g
	阴虚风动	精神疲惫,形容憔悴,面色萎黄或时有潮红,虚烦低热,手足心热,易出汗,大便干结,肢体拘挛或强直,抽搐时轻时重,舌绛少津,苔少或无苔,脉细数	育阴潜阳,滋肾养肝	大定风珠	生白芍10g、生地黄10g、麻仁10g、五味子5g、当归10g、龟板(先煎)10g、鳖甲(先煎)10g、生龙骨(先煎)20g、生牡蛎(先煎)20g

七、癫痫

　　癫痫是以突然仆倒,昏不识人,口吐涎沫,两目上视,肢体抽搐,惊掣啼叫,喉中发出异声,片刻即醒,醒后一如常人为特征,具有反复发作特点的一种疾病。能够引起癫痫发作的原因颇为复杂,归纳起来,不外乎顽痰内伏、暴受惊恐、惊风频发、外伤血瘀等。先天禀赋不足元阴亏乏,后天调摄失宜脾失运化,造成气机不利,津液运行不畅,可使痰浊内生,若复受于惊,惊则气乱,痰随气逆,上蒙心窍则神昏,横窜经络引动肝风则抽搐。癫痫病程迁延或失治误治,致使寒痰凝滞,阻塞经络,蒙闭孔窍,可见虚证或虚实夹杂之证。一般以脾虚痰伏较为常见,脾虚日久可致肾虚,最后形成脾肾两虚。本病的发作期以病因辨证为主,常见的病因有惊、风、痰、血瘀等。惊痫发病前常有惊吓史,发作时多伴有惊叫、恐惧等精神症状;风痫多由外感发热诱发,发作时抽搐明显,或伴有发热等症;痰痫发作以神识异常为主,常有失神,摔倒,手中持物坠落等;血瘀痫通常有明显的颅脑外伤史,头部疼痛位置较为固定。癫痫虚证的辨证,以病位为主,区分脾虚痰盛与脾肾两虚。

证型	症状	治法	代表方剂	常用药
惊痫	起病前常有惊吓史。发作时惊叫，吐舌，急啼，神识恍惚，面色时红时白，惊惕不安，如人将捕之状，四肢抽搐，大便黏稠，舌淡红，舌苔白，脉弦滑，乍大乍小，指纹色青	镇惊安神	镇惊丸	茯神10g、酸枣仁10g、远志10g、珍珠（另吞）0.3g、石菖蒲10g、半夏6g、胆南星10g、钩藤（后下）10g、天麻10g、水牛角（先煎）20g、牛黄（另吞）0.2g、黄连3g、甘草3g
痰痫	发作时痰涎壅盛，喉间痰鸣，瞪目直视，神志恍惚，状如痴呆、失神，或仆倒于地，手足抽搐不甚明显，或局部抽动，智力逐渐低下，或头痛、腹痛、呕吐、肢体疼痛，骤发骤止，日久不愈，舌苔白腻，脉弦滑	豁痰开窍	涤痰汤	石菖蒲10g、胆南星10g、陈皮6g、清半夏6g、茯苓10g、青礞石（先煎）10g、枳壳10g、沉香（另吞）1g、川芎10g、天麻10g
风痫	发作常由外感发热引起。发作时突然仆倒，神志不清，颈项及全身强直，继而四肢抽搐，两目上视或斜视，牙关紧闭，口吐白沫，口唇及面部色青，舌苔白，脉弦滑	熄风止痉	定痫丸	羚羊角粉（冲服）0.3g、天麻10g、钩藤（后下）10g、全蝎3g、蜈蚣2g、石菖蒲10g、胆南星10g、半夏6g、远志10g、茯苓10g、川芎10g、枳壳10g
血瘀痫	发作时头晕眩仆，神识不清，单侧或四肢抽搐，抽搐部位及动态较为固定，头痛，大便干硬如羊屎，舌红或见瘀点，舌苔少，脉涩，指纹沉滞	化瘀通窍	通窍活血汤	桃仁10g、红花10g、川芎10g、赤芍10g、老葱10g、石菖蒲10g、天麻10g、羌活10g
脾虚痰盛	癫痫发作频繁或反复发作，神疲乏力，面色无华，时作眩晕，食欲欠佳，大便稀薄，舌质淡，苔薄腻，脉细软	健脾化痰	六君子汤	人参（另煎）5g、白术10g、茯苓10g、甘草3g、陈皮6g、半夏6g、天麻10g、钩藤（后下）10g、乌梢蛇10g
脾肾两虚	发病年久，屡发不止，时有眩晕，智力迟钝，腰膝酸软，神疲乏力，少气懒言，四肢不温，睡眠不宁，大便溏，舌淡红，舌苔白，脉沉细无力	补益脾肾	河车八味丸	紫河车（另吞）3g、生地黄10g、茯苓10g、山药10g、泽泻10g、五味子5g、麦冬10g、牡丹皮10g、肉桂（后下）3g、附子（先煎）5g

第三节 脾系病证

一、鹅口疮

鹅口疮是以口腔、舌上满布白屑为主要临床特征的一种口腔疾病。鹅口疮的发病，可由胎热内蕴，口腔不洁，感受秽毒之邪所致。秽毒积热蕴于心脾，熏灼口舌，可致鹅口疮实证,阴虚水不制火,虚火循经上炎,而致鹅口疮虚证。本病重在辨别实证、虚证。实证一般病程短,口腔白屑堆积,周围焮红,疼痛哭闹,尿赤便秘;虚证多病程较长,口腔白屑较少,周围不红,疼痛不着,大便稀溏,食欲不振,或形体瘦弱等。

证型	症状	治法	代表方剂	常用药
心脾积热	口腔满布白屑,周围焮红较甚,面赤,唇红,或伴发热、烦躁、多啼,口干或渴,大便干结,小便黄赤,舌红,苔薄白,脉滑或指纹青紫	清心泻脾	清热泻脾散	黄连3g、栀子10g、黄芩10g、生石膏(先煎)20g、生地黄10g、竹叶10g、灯心草1.5g、甘草3g
虚火上浮	口腔内有散在白屑,周围红晕不著,形体瘦弱,颧红,手足心热,口干不渴,舌红,苔少,脉细或指纹紫	滋阴降火	知柏地黄丸	知母10g、黄柏5g、熟地黄10g、山茱萸10g、山药10g、茯苓10g、牡丹皮10g、泽泻10g

二、小儿口疮

　　小儿口疮,以齿龈、舌体、两颊、上颚等处出现黄白色溃疡,疼痛流涎,或伴发热为特征。若满口糜烂,色红作痛者,称为口糜;溃疡只发生在口唇两侧,称为燕口疮。本病病因以外感风热乘脾、心脾积热上熏、阴虚虚火上浮为多见。因脾开窍于口、心开窍于舌、肾脉连舌本、胃经络齿龈,若感受风热之邪,或心脾积热,或虚火上炎,均可熏蒸口舌而致口疮。本病以八纲辨证结合脏腑辨证。口疮有实火与虚火之分,辨证根据起病、病程、溃疡溃烂程度,结合伴有症状区分虚实。凡起病急,病程短,口腔溃烂及疼痛较重,局部有灼热感,或伴发热者,多为实证;起病缓,病程长,口腔溃烂及疼痛较轻者,多为虚证。实证者病位多在心脾,虚证者病位多在肝肾。若口疮见于舌上、舌边溃烂者,多属心;口颊部、上颚、齿龈、口角溃烂为主者,多属脾胃。

证型	症状	治法	代表方剂	常用药
风热乘脾	以口颊、上颚、齿龈、口角溃烂为主,甚则满口糜烂,周围焮红,疼痛拒食,烦躁不安,口臭,涎多,小便短赤,大便秘结,或伴发热,舌红,苔薄黄,指纹紫,脉浮数	疏风散火,清热解毒	银翘散	金银花10g、连翘10g、板蓝根15g、薄荷(后下)6g、牛蒡子10g、竹叶10g、芦根15g、甘草3g
心火上炎	舌上、舌边溃烂,色赤疼痛,饮食困难,心烦不安,口干欲饮,小便短黄,舌尖红,苔薄黄,指纹紫,脉细数	清心凉血,泻火解毒	泻心导赤散	黄连3g、生地黄10g、竹叶10g、通草2g、甘草10g
虚火上浮	口腔溃烂,周围色不红或微红,疼痛不甚,反复发作或迁延不愈,神疲颧红,口干不渴,舌红,苔少或花剥,指纹淡紫,脉细数	滋阴降火,引火归元	六味地黄丸	熟地黄10g、山茱萸10g、山药10g、茯苓10g、牡丹皮10g、泽泻10g、肉桂(后下)3g

三、呕吐

呕吐是因胃失和降,气逆于上,以致乳食由胃中上逆经口而出的一种常见病证。小儿呕吐发生的原因,以乳食伤胃、胃中积热、脾胃虚寒、肝气犯胃为多见,其共同的病理变化都属胃气通降失和。本证辨证,要结合脏腑、寒热、食积分证。呕吐宿食腐臭,多为伤食;呕吐物清冷淡白,移时方吐,多为胃寒;呕吐物热臭气秽,多为胃热;呕吐苦水黄水,食入即吐,多为肝胆热犯胃腑。伤食不消,蕴为热吐;久吐不止,化为寒吐;脾胃虚寒,伤于暑热或热食,可形成寒热错杂之证。暴吐不止,津液大伤,阴竭阳脱,可发生厥逆虚脱变证;久吐不止,损脾伤胃,耗气劫阴,则可延为疳证。

证型	症状	治法	代表方剂	常用药
乳食积滞	呕吐物多为酸臭乳块或不消化食物,不思乳食,口气臭秽,脘腹胀满,吐后觉舒,大便秘结或泻下酸臭,舌质红,苔厚腻,脉滑数有力,指纹紫滞	消乳消食,和胃降逆	伤乳用消乳丸,伤食用保和丸	伤乳用麦芽 10g、神曲 10g、山楂 10g、香附 6g、砂仁(后下)3g、陈皮 6g、谷芽 10g、甘草 3g,伤食用焦山楂 10g、焦神曲 10g、鸡内金 6g、莱菔子 10g、陈皮 6g、法半夏 6g、茯苓 10g、连翘 10g
胃热气逆	食入即吐,呕吐频繁,呕秽声宏,吐物酸臭,口渴多饮,面赤唇红,烦躁少寐,舌红苔黄,脉滑数,指纹紫滞	清热泻火,和胃降逆	黄连温胆汤	黄连 3g、陈皮 6g、枳实 6g、半夏 6g、竹茹 10g、茯苓 10g、甘草 3g
脾胃虚寒	食后良久方吐,或朝食暮吐,暮食朝吐,吐物多为清稀痰水或不消化乳食残渣,伴面色苍白,精神疲倦,四肢欠温,食少不化,腹痛便溏,舌淡苔白,脉迟缓无力,指纹淡	温中散寒,和胃降逆	丁萸理中汤	党参 10g、白术 10g、甘草 3g、干姜 6g、丁香 3g、吴茱萸 3g
肝气犯胃	呕吐酸苦,或嗳气频频,每因情志刺激加重,胸胁胀痛,精神郁闷,易怒易哭,舌边红,苔薄腻,脉弦,指纹紫	疏肝理气,和胃降逆	解肝煎	白芍 10g、苏叶 10g、苏梗 10g、砂仁(后下)3g、厚朴 6g、陈皮 6g、法半夏 6g

四、腹痛

腹痛,是指胃脘以下、脐之四旁以及耻骨以上部位发生的疼痛。感受寒邪、乳食积滞、脾胃虚寒、情志刺激、外伤,皆可使气机阻滞,不通则痛。腹痛首辨气、血、虫、食。腹痛由气滞者,有情志失调病史,胀痛时聚时散、痛无定处,气聚则痛而见形,气散则痛而无迹。属血瘀者,有跌仆损伤手术史,腹部刺痛,痛有定处,按之痛剧,局部满硬。属虫积者,有大便排虫史,或镜检有虫卵,脐周疼痛,时作时止。属食积者,有乳食不节史,见嗳腐吞酸,呕吐不食,脘腹胀满。腹痛次辨寒、热、虚、实。腹痛有寒热之分,而以寒证居多。

如热邪内结,疼痛阵作,得寒痛减,兼有口渴引饮,大便秘结,小便黄赤,舌红苔黄少津,脉洪大而数,指纹紫者属热。暴痛而无间歇,得热痛减,兼有口不渴,下利清谷,小便清利,舌淡苔白滑润,脉迟或紧,指纹淡者属寒。腹痛还有虚实之分,一般急性腹痛多属实证,其痛有定处,拒按,痛剧而有形,饱而痛甚,兼有胀满,脉大有力。慢性腹痛多虚,其痛无定处,喜按,痛缓而无形,饥则痛作,兼有闷胀,舌淡少苔,脉弱无力。腹痛证候往往相互转化,互相兼夹。如疼痛缠绵发作,可以郁而化热;热痛日久不愈,可以转为虚寒,成为寒热错杂证;气滞可以导致血瘀,血瘀可使气机不畅;虫积可兼食滞,食滞有利于肠虫的寄生等。

证型	症状	治法	代表方剂	常用药
腹部中寒	腹部疼痛,阵阵发作,痛处喜暖,得温则舒,遇寒痛甚,肠鸣漉漉,面色苍白,痛甚者,额冷汗出,唇色紫暗,肢冷,或兼吐泻,小便清长,舌淡红,苔白滑,脉沉弦紧,指纹红	温中散寒,理气止痛	养脏汤	木香6g、丁香3g、香附6g、当归10g、川芎5g、肉桂(后下)3g
乳食积滞	脘腹胀满,疼痛拒按,不思乳食,嗳腐吞酸,或腹痛欲泻,泻后痛减,或时有呕吐,吐物酸馊,矢气频作,粪便秽臭,夜卧不安,时时啼哭,舌淡红,苔厚腻,脉象沉滑,指纹紫滞	消食导滞,行气止痛	香砂平胃散	苍术10g、陈皮6g、厚朴6g、砂仁(后下)3g、香附6g、枳壳10g、山楂10g、神曲10g、麦芽10g、白芍10g、甘草3g
胃肠结热	腹部胀满,疼痛拒按,大便秘结,烦躁不安,潮热口渴,手足心热,唇舌鲜红,舌苔黄燥,脉滑数或沉实,指纹紫滞	通腑泄热,行气止痛	大承气汤	生大黄(后下)5g、芒硝(冲服)10g、厚朴6g、黄连3g、木香6g、枳实10g
脾胃虚寒	腹痛绵绵,时作时止,痛处喜温喜按,面白少华,精神倦怠,手足清冷,乳食减少,或食后腹胀,大便稀溏,唇舌淡白,脉沉缓,指纹淡红	温中理脾,缓急止痛	小建中汤合理中丸	桂枝6g、白芍10g、甘草3g、饴糖(兑入)10g、大枣10g、生姜6g、党参10g、白术10g、干姜6g
气滞血瘀	腹痛经久不愈,痛有定处,痛如锥刺,或腹部癥块拒按,肚腹硬胀,青筋显露,舌紫黯或有瘀点,脉涩,指纹紫滞	活血化瘀,行气止痛	少腹逐瘀汤	肉桂(后下)3g、干姜6g、小茴香6g、蒲黄10g、五灵脂10g、赤芍10g、当归10g、川芎6g、延胡索10g、没药10g

五、泄泻

泄泻是以大便次数增多,粪质稀薄或如水样为特征的一种小儿常见病。小儿泄泻发生的原因以感受外邪、伤于饮食、脾胃虚弱为多见。若脾胃受病,则饮食入胃之后,水谷不化,精微不布,清浊不分,合污而下,致成泄泻。重症泄泻患儿,泻下过度,易于伤阴耗气,出现气阴两伤,甚至阴伤及阳,导致阴竭阳脱的危重变证。本病以八纲辨证为纲,常证重在辨寒、热、虚、实;变证重在辨阴、阳。常证按起病缓急、病程长短分为暴泻、久泻,暴泻多属实,久泻多属虚或虚中夹实。暴泻辨证,湿热泻发病率高,便次多,便下急迫,色黄褐气秽臭,或见少许黏液,舌苔黄腻;风寒泻大便清稀多泡沫,臭气轻,腹痛重,伴外感风寒症状;伤食泻有伤食史,纳呆腹胀,便稀夹不消化物,泻下后腹痛减。久泻辨证,脾肾阳虚泻较脾虚泻病程更长,大便澄澈清冷,完谷不化,阳虚内寒症状显著。变证起于泻下不止,精神萎软、皮肤干燥,为气阴两伤证,属重症;精神萎靡、尿少或无、四肢厥冷、脉细欲绝,为阴竭阳脱证,属危症。

证型	症状	治法	代表方剂	常用药
湿热泻	大便水样,或如蛋花汤样,泻下急迫,量多次频,气味秽臭,或见少许黏液,腹痛时作,食欲不振,或伴呕恶,神疲乏力,或发热烦闹,口渴,小便短黄,舌质红,苔黄腻,脉滑数,指纹紫	清肠解热,化湿止泻	葛根黄芩黄连汤	葛根10g、黄芩6g、黄连3g、地锦草15g、豆卷10g、甘草3g
风寒泻	大便清稀,夹有泡沫,臭气不甚,肠鸣腹痛,或伴恶寒发热,鼻流清涕,咳嗽,舌质淡,苔薄白,脉浮紧,指纹淡红	疏风散寒,化湿和中	藿香正气散	藿香10g、苏叶10g、白芷10g、生姜6g、半夏6g、陈皮6g、苍术10g、茯苓10g、甘草3g、大枣5g
伤食泻	大便稀溏,夹有乳凝块或食物残渣,气味酸臭,或如败卵,脘腹胀满,便前腹痛,泻后痛减,腹痛拒按,嗳气酸馊,或有呕吐,不思乳食,夜卧不安,舌苔厚腻,或微黄,脉滑实,指纹滞	运脾和胃,消食化滞	保和丸	焦山楂10g、焦神曲10g、鸡内金6g、陈皮6g、半夏6g、茯苓10g、连翘10g
脾虚泻	大便稀溏,色淡不臭,多于食后作泻,时轻时重,面色萎黄,形体消瘦,神疲倦怠,舌淡苔白,脉缓弱,指纹淡	健脾益气,助运止泻	参苓白术散	党参10g、白术10g、茯苓10g、甘草3g、山药10g、莲子肉10g、扁豆10g、薏苡仁15g、砂仁(后下)3g、桔梗5g
脾肾阳虚泻	久泻不止,大便清稀,澄澈清冷,完谷不化,或见脱肛,形寒肢冷,面色㿠白,精神萎靡,睡时露睛,舌淡苔白,脉细弱,指纹色淡	温补脾肾,固涩止泻	附子理中汤合四神丸	党参10g、白术10g、甘草3g、干姜6g、吴茱萸10g、附子(先煎)5g、补骨脂10g、肉豆蔻10g
气阴两伤	泻下过度,质稀如水,精神萎软或心烦不安,目眶及囟门凹陷,皮肤干燥或枯瘪,啼哭无泪,口渴引饮,小便短少,甚至无尿,唇红而干,舌红少津,苔少或无苔,脉细数	健脾益气,酸甘敛阴	人参乌梅汤	人参(另煎)5g、炙甘草5g、乌梅6g、木瓜10g、莲子10g、山药10g

续表

证型	症状	治法	代表方剂	常用药
阴竭阳脱	泻下不止,次频量多,精神萎靡,表情淡漠,面色青灰或苍白,哭声微弱,啼哭无泪,尿少或无,四肢厥冷,舌淡无津,脉沉细欲绝	挽阴回阳,救逆固脱	生脉散合参附龙牡救逆汤	人参(另煎)10g、麦冬10g、五味子10g、白芍10g、炙甘草5g、附子(先煎)5g、龙骨(先煎)20g、牡蛎(先煎)20g

六、厌食

厌食是小儿时期的一种常见病症,临床以较长时期厌恶进食,食量减少为特征。本病多由喂养不当、他病伤脾、先天不足、情志失调引起。上述病因导致脾胃失健,纳化不和,则造成厌食。本病应以脏腑辨证为纲,主要从脾胃辨证而区别是以运化功能失健为主,还是以脾胃气阴亏虚为主。凡病程短,仅表现纳呆食少,食而乏味,饮食稍多即感腹胀,形体尚可,舌质正常,舌苔薄腻者为脾失健运;病程长,食而不化,大便溏薄,并伴面色少华,乏力多汗,形体偏瘦,舌质淡,苔薄白者为脾胃气虚;若食少饮多,口舌干燥,大便秘结,舌红少津,苔少或花剥者为脾胃阴虚。

证型	症状	治法	代表方剂	常用药
脾失健运	食欲不振,厌恶进食,食而乏味,或伴胸脘痞闷,嗳气泛恶,大便不调,偶尔多食后则脘腹饱胀,形体尚可,精神正常,舌淡红,苔薄白或薄腻,脉尚有力	调和脾胃,运脾开胃	不换金正气散	苍术10g、陈皮6g、枳壳10g、藿香10g、神曲10g、炒麦芽10g、焦山楂10g
脾胃气虚	不思进食,食而不化,大便偏稀夹不消化食物,面色少华,形体偏瘦,肢倦乏力,舌质淡,苔薄白,脉缓无力	健脾益气,佐以助运	异功散	党参10g、白术10g、茯苓10g、甘草3g、陈皮6g、佩兰10g、砂仁(后下)3g、神曲10g、鸡内金6g
脾胃阴虚	不思进食,食少饮多,皮肤失润,大便偏干,小便短黄,甚或烦躁少寐,手足心热,舌红少津,苔少或花剥,脉细数	滋脾养胃,佐以助运	养胃增液汤	沙参10g、麦冬10g、玉竹10g、石斛10g、乌梅10g、白芍10g、甘草3g、焦山楂10g、炒麦芽10g

七、积滞

积滞是指小儿内伤乳食,停聚中焦,积而不化,气滞不行所形成的一种胃肠疾患,以不思乳食,食而不化,脘腹胀满,嗳气酸腐,大便溏薄或秘结酸臭为特征。引起本病的主要原因为乳食不节,伤及脾胃,致脾胃运化功能失调,或脾胃虚弱,腐熟运化不及,乳食停滞不化,基本病理改变为乳食停聚中脘,积而不化,气滞不行。临证可根据病史、伴随症状以及病程长短以辨别本病的虚、实、寒、热。初病多实,积久则虚实夹杂,或实多虚少,或实少虚多。由脾胃虚弱所致者,初起即表现虚实夹杂证候。若素体阴盛,喜食肥甘辛辣之品,致不思乳食,脘腹胀满或疼痛,得热则甚,遇凉稍缓,口气臭秽,呕吐酸腐,面赤唇红,烦躁易怒,大便秘结臭秽,手足胸腹灼热,舌红苔黄厚腻,此系热证;若素体阳虚,贪食生冷,或过用寒凉药物,致脘腹胀满,喜温喜按,面白唇淡,四肢欠温,朝食暮吐,或暮食朝吐,吐物酸腥,大便稀溏,小便清长,舌淡苔白腻,此系寒证;若素体脾虚,腐熟运化不及,乳食停留不消,日久形成积滞者为虚中夹实证。

证型	症状	治法	代表方剂	常用药
乳食内积	不思乳食,嗳腐酸馊或呕吐食物、乳片,脘腹胀满疼痛,大便酸臭,烦躁啼哭,夜眠不安,手足心热,舌质红,苔白厚或黄厚腻,脉象弦滑,指纹紫滞	消乳化食,和中导滞	伤乳用消乳丸,伤食用保和丸	伤乳用麦芽10g、砂仁(后下)3g、神曲10g、香附6g、陈皮6g、谷芽10g、茯苓10g,伤食用山楂10g、神曲10g、鸡内金6g、莱菔子10g、香附6g、陈皮6g、砂仁(后下)3g、茯苓10g、半夏6g、连翘10g
脾虚夹积	面色萎黄,形体消瘦,神疲肢倦,不思乳食,食则饱胀,腹满喜按,大便稀溏酸腥,夹有乳片或不消化食物残渣,舌质淡,苔白腻,脉细滑,指纹淡滞	健脾助运,消食化滞	健脾丸	人参(另煎)5g、白术10g、茯苓10g、甘草3g、麦芽10g、山楂10g、神曲10g、陈皮6g、枳实6g、砂仁(后下)3g

八、疳证

疳证是由喂养不当或多种疾病影响,导致脾胃受损,气液耗伤而形成的一种慢性疾病。临床以形体消瘦,面色无华,毛发干枯,精神萎靡或烦躁,饮食异常为特征。疳证的病因临床以饮食不节,喂养不当,营养失调,疾病影响以及先天禀赋不足为常见,其基本病理改变为脾胃受损,津液消亡。干疳及疳积重症阶段,因脾胃虚衰,生化乏源,气血亏耗,诸脏失养,必累及其他脏腑,易于出现各种兼证。本病有主证、兼证之不同,主证应以八纲辨证为纲,重在辨清虚、实;兼证宜以脏腑辨证为纲,以分清疳证所累及之脏腑。主证按病程长短、病情轻重、虚实分为疳气、疳积、干疳三种证候。初起面黄发疏,食欲欠佳,形体略瘦,大便不调,精神如常者,谓之疳气,属脾胃失和,病情轻浅之虚证轻证;病情进展,而见形体明显消瘦,肚腹膨隆,烦躁多啼,夜卧不宁,善食易饥或嗜食异物者,称为疳积,属脾虚夹积,病情较重之虚实夹杂证;若病程久延失治,而见形体极度消瘦,貌似老人,杳不思食,腹凹如舟,精神萎靡者,谓之干疳,属脾胃衰败,津液消亡之虚证重症。兼证及危重症常在干疳或疳积重症阶段出现,因累及脏腑不同,症状有别。脾病及心则口舌生疮;脾病及肝则目生云翳,干涩夜盲;脾病及肺则潮热久嗽;脾病及肾则鸡胸龟背。脾阳虚衰,水湿泛溢则肌肤水肿;牙龈出血,皮肤紫癜者,为疳证恶候,提示气血大衰,血络不固;若出现神萎息微,杳不思纳者,为阴竭阳脱的危候,将有阴阳离决之变,须特别引起重视。

证型	症状	治法	代表方剂	常用药
疳气	形体略瘦,面色少华,毛发稀疏,不思饮食,精神欠佳,性急易怒,大便干稀不调,舌质略淡,苔薄微腻,脉细有力	调脾健运	资生健脾丸	党参10g、白术10g、山药10g、茯苓10g、薏苡仁15g、泽泻10g、藿香10g、砂仁(后下)3g、扁豆10g、麦芽10g、神曲10g、山楂10g
疳积	形体明显消瘦,面色萎黄,肚腹膨胀,甚则青筋暴露,毛发稀疏结穗,精神烦躁,夜卧不宁,或见揉眉挖鼻,吮指磨牙,动作异常,食欲不振或善食易饥,或嗜食异物,舌淡苔腻,脉沉细而滑	消积理脾	肥儿丸	人参(另煎)5g、白术10g、茯苓10g、神曲10g、山楂10g、麦芽10g、鸡内金6g、大腹皮10g、槟榔10g、黄连3g、胡黄连4g、甘草3g
干疳	形体极度消瘦,皮肤干瘪起皱,大肉已脱,皮包骨头,貌似老人,毛发干枯,面色㿠白,精神萎靡,啼哭无力,腹凹如舟,杳不思食,大便稀溏或便秘,舌淡嫩,苔少,脉细弱	补益气血	八珍汤	党参10g、黄芪10g、白术10g、茯苓10g、甘草3g、熟地黄10g、当归10g、白芍10g、川芎5g、陈皮6g、扁豆10g、砂仁(后下)3g
眼疳	两目干涩,畏光羞明,眼角赤烂,甚则黑睛混浊,白翳遮睛或有夜盲等	养血柔肝,滋阴明目	石斛夜光丸	石斛10g、天冬10g、生地黄10g、枸杞子10g、菊花10g、白蒺藜10g、蝉蜕6g、木贼草8g、青葙子10g、夏枯草10g、川芎6g、枳壳6g
口疳	口舌生疮,甚或满口糜烂,秽臭难闻,面赤心烦,夜卧不宁,小便短黄,或吐舌、弄舌,舌质红,苔薄黄,脉细数	清心泻火,滋阴生津	泻心导赤散	黄连3g、栀子10g、连翘10g、灯心草1.5g、竹叶10g、生地黄10g、麦冬10g、玉竹10g
疳肿胀	足踝浮肿,甚或颜面及全身浮肿,面色无华,神疲乏力,四肢欠温,小便不利,舌淡嫩,苔薄白,脉沉迟无力	健脾温阳,利水消肿	防己黄芪汤合五苓散	黄芪10g、白术10g、甘草3g、茯苓10g、猪苓10g、泽泻10g、防己10g、桂枝5g

九、营养性缺铁性贫血

营养性缺铁性贫血,是由于体内铁缺乏致使血红蛋白合成减少而引起的一种小细胞低色素性贫血。轻度贫血可无自觉症状,中度以上的贫血可出现头晕乏力,纳呆,烦躁等症,并有不同程度的面色苍白、指甲口唇和睑结膜苍白。小儿先天禀赋不足,后天喂养不当,或感染诸虫、疾病损伤等,皆可导致本病。血虚不荣是主要病理基础。本病的辨证以气血阴阳辨证与脏腑辨证相结合。本病总有气血亏虚、阴阳不足,需进一步辨其轻重,主要根据临床表现结合实验室检查分度判断。脏腑从脾心肝肾分证:食少纳呆,体倦乏力,大便不调,病在脾;心悸心慌,夜寐欠安,语声不振,病在心;头晕目涩,潮热盗汗,爪甲枯脆,病在肝;腰腿酸软,畏寒肢冷,发育迟缓,病在肾。

证型	症状	治法	代表方剂	常用药
脾胃虚弱	长期纳食不振,神疲乏力,形体消瘦,面色苍黄,唇淡甲白,大便不调,舌淡苔白,脉细无力,指纹淡红	健运脾胃,益气养血	六君子汤	党参10g、白术10g、茯苓10g、黄芪10g、当归10g、大枣10g、陈皮6g、半夏6g、生姜6g
心脾两虚	面色萎黄或苍白,唇淡甲白,发黄稀疏,时有头晕目眩,心悸心慌,夜寐欠安,语声不振甚至低微,气短懒言,体倦乏力,纳食不振,舌淡红,脉细弱,指纹淡红	补脾养心,益气生血	归脾汤	黄芪10g、人参(另煎)5g、白术10g、茯苓10g、当归10g、首乌10g、龙眼肉10g、远志10g、酸枣仁10g、夜交藤10g、木香6g、神曲10g
肝肾阴虚	面色皮肤黏膜苍白,爪甲色白易脆,发育迟缓,头晕目涩,两颧潮红,潮热盗汗,毛发枯黄,四肢震颤抽动,舌红,苔少或光剥,脉弦数或细数	滋养肝肾,益精生血	左归丸	龟板(先煎)10g、鹿角胶(另烊)6g、菟丝子10g、牛膝10g、熟地黄10g、山药10g、山茱萸10g、枸杞子10g、阿胶(另烊)10g、山楂10g
脾肾阳虚	面色㿠白,唇舌爪甲苍白,精神萎靡不振,纳谷不馨,或有大便溏泄,发育迟缓,毛发稀疏,四肢不温,舌淡苔白,脉沉细无力,指纹淡	温补脾肾,益阴养血	右归丸	熟地黄10g、山茱萸10g、枸杞子10g、菟丝子10g、仙茅10g、淫羊藿10g、补骨脂10g、鹿角片5g、山药10g、焦山楂10g

第四节　肾系病证

一、急性肾小球肾炎

急性肾小球肾炎简称急性肾炎,是儿科常见的免疫反应性肾小球疾病,临床以急性起病,浮肿、少尿、血尿、蛋白尿及高血压为主要特征。急性肾炎的主要病因为外感风邪、湿热、疮毒,导致肺脾肾三脏功能失调,其中以肺脾功能失调为主。风、热、毒与水湿互结,通调、运化、开阖失司,水液代谢障碍而为肿;热伤下焦血络而致尿血。重症水邪泛滥可致邪陷心肝、水凌心肺、水毒内闭之证。若湿热久恋,伤阴耗气,可致阴虚邪恋或气虚邪恋,使病程迁延;病久入络,致脉络阻滞,尚可出现尿血不止、面色晦滞、舌质紫等血瘀之证。急性肾炎的急性期为正盛邪实阶段,起病急,变化快,浮肿及血尿多较明显。恢复期共有特点为浮肿已退,尿量增加,肉眼血尿消失,但镜下血尿或蛋白尿未恢复,且多有湿热留恋，并有阴虚及气虚之不同。本病的证候轻重悬殊较大，轻型一般以风水相搏证、湿热内侵证等常证的证候表现为主，其水肿、尿量减少及血压增高多为一过性；重证则为全身严重浮肿，持续尿少、尿闭，并可在短期内出现邪陷心肝、水凌心肺、水毒内闭的危急证候。在辨证中应密切注意尿量变化。因尿量越少，持续时间越长，浮肿越明显，出现变证的可能也越大。本病急性期因病程较短，多属正盛邪实，为阳水范畴。但若因邪气过盛，出现变证，或因病情迁延不愈，则可由实转虚，由阳水转为阴水，表现为正虚邪恋、虚实夹杂的证候。

证型	症状	治法	代表方剂	常用药
风水相搏	水肿自眼睑开始迅速波及全身，以头面部肿势为著，皮色光亮，按之凹陷随手而起，尿少色赤，微恶风寒或伴发热，咽红咽痛，骨节酸痛，鼻塞咳嗽，舌质淡，苔薄白或薄黄，脉浮	疏风宣肺，利水消肿	麻黄连翘赤小豆汤合五苓散	麻黄5g、桂枝5g、连翘10g、杏仁10g、茯苓10g、猪苓10g、泽泻10g、车前草10g
湿热内侵	头面肢体浮肿或轻或重，小便黄赤而少，尿血，烦热口渴，头身困重，常有近期疮毒史，舌质红，苔黄腻，脉滑数	清热利湿，凉血止血	五味消毒饮合小蓟饮子	金银花10g、野菊花10g、蒲公英15g、紫花地丁10g、栀子10g、猪苓10g、淡竹叶10g、小蓟10g、蒲黄（包煎）10g、当归10g
邪陷心肝	肢体面部浮肿，头痛眩晕，烦躁不安，视物模糊，口苦，恶心呕吐，甚至抽搐，昏迷，尿短赤，舌质红，苔黄糙，脉弦数	平肝泻火，清心利水	龙胆泻肝汤合羚角钩藤汤	龙胆草4g、黄芩6g、菊花10g、羚羊角粉（冲服）0.3g、钩藤（后下）10g、白芍10g、栀子10g、生地黄10g、泽泻10g、车前草10g、竹叶10g
水凌心肺	全身明显浮肿，频咳气急，胸闷心悸，不能平卧，烦躁不宁，面色苍白，甚则唇指青紫，舌质暗红，舌苔白腻，脉沉细无力	泻肺逐水，温阳扶正	己椒苈黄丸合参附汤	葶苈子10g、大黄（后下）6g、防己10g、椒目2g、泽泻10g、桑白皮10g、茯苓皮10g、车前子（包煎）10g、人参（另煎）5g、附子（先煎）6g
水毒内闭	全身浮肿，尿少或尿闭，色如浓茶，头晕头痛，恶心呕吐，嗜睡，甚则昏迷，舌质淡胖，苔垢腻，脉象滑数或沉细数	通腑降浊，解毒利尿	温胆汤合附子泻心汤	生大黄（后下）6g、黄连3g、黄芩6g、姜半夏6g、陈皮6g、竹茹10g、枳实8g、茯苓10g、车前子（包煎）10g、制附子（先煎）6g、生姜6g
阴虚邪恋	乏力头晕，手足心热，腰酸盗汗，或有反复咽红，舌红苔少，脉细数	滋阴补肾，兼清余热	知柏地黄丸合二至丸	知母10g、黄柏6g、生地黄10g、山茱萸10g、怀山药10g、牡丹皮10g、泽泻10g、茯苓10g、女贞子10g、墨旱莲10g

续表

证型	症状	治法	代表方剂	常用药
气虚邪恋	身倦乏力,面色萎黄,纳少便溏,自汗出,易于感冒,舌淡红,苔白,脉缓弱	健脾化湿	参苓白术散	党参10g、黄芪10g、茯苓10g、白术10g、山药10g、砂仁(后下)3g、陈皮6g、白扁豆10g、薏苡仁15g、甘草3g

二、肾病综合征

肾病综合征(简称肾病)是一组由多种病因引起的临床证候群,以大量蛋白尿、低蛋白血症、高脂血症及不同程度的水肿为主要特征。小儿禀赋不足,久病体虚,外邪入里,致肺脾肾三脏亏虚是发生本病的主要因素。而肺脾肾三脏功能虚弱,气化、运化功能失常,封藏失职,精微外泄,水液停聚则是本病的主要发病机理。外感、水湿、湿热、血瘀及湿浊是促进肾病发生发展的病理环节,与肺脾肾脏虚弱之间互为因果。肾病的辨证首先要区别本证与标证,权衡孰轻孰重。肾病的本证以正虚为主,有肺脾气虚,脾肾阳虚、肝肾阴虚及气阴两虚。肾病的演变,初期、水肿期及恢复期多以阳虚、气虚为主;难治病例,病久不愈或反复发作或长期使用激素者,可由阳虚转化为阴虚或气阴两虚,而阳虚乃病理演变之本始。肾病的标证以邪实为患,有外感、水湿、湿热、血瘀及湿浊。临床以外感、湿热、血瘀多见,水湿主要见于明显水肿期,湿浊则多见于病情较重或病程晚期。在肾病的发病与发展过程中,本虚与标实之间是相互影响、相互作用的,正虚易感外邪、生湿、化热致瘀而使邪实,所谓"因虚致实";邪实反过来又进一步损伤脏腑功能,使正气更虚,从而表现出虚实寒热错杂、病情反复、迁延不愈的临床特点,尤其难治性病例更为突出。

证型		症状	治法	代表方剂	常用药
本虚	肺脾气虚	全身浮肿,面目为著,小便减少,面白身重,气短乏力,纳呆便溏,自汗出,易感冒,或有上气喘息、咳嗽,舌淡胖,脉虚弱	益气健脾,宣肺利水	防己黄芪汤合五苓散	黄芪10g、白术10g、茯苓10g、泽泻10g、猪苓10g、车前子(包煎)10g、桂枝5g、防己10g
	脾肾阳虚	全身明显浮肿,按之深陷难起,腰腹下肢尤甚,面白无华,畏寒肢冷,神疲倦卧,小便短少不利,可伴有胸水、腹水,纳少便溏,恶心呕吐,舌质淡胖或有齿印,苔白滑,脉沉细无力	温肾健脾,化气行水	偏肾阳虚用真武汤合黄芪桂枝五物汤,偏脾阳虚用实脾饮	偏肾阳虚用制附子(先煎)5g、干姜6g、黄芪10g、茯苓10g、白术10g、桂枝5g、猪苓10g、泽泻10g,偏脾阳虚用制附子(先煎)5g、干姜6g、黄芪10g、白术10g、茯苓10g、草果6g、厚朴6g、木香6g
	肝肾阴虚	浮肿或重或轻,头痛头晕,心烦躁扰,口干咽燥,手足心热或有面色潮红,目睛干涩或视物不清,痤疮,失眠多汗,舌红苔少,脉弦细数	滋阴补肾,平肝潜阳	知柏地黄丸	熟地黄10g、山药10g、山茱萸10g、牡丹皮10g、茯苓10g、泽泻10g、知母10g、黄柏6g、女贞子10g、墨旱莲10g

续表

证型		症状	治法	代表方剂	常用药
本虚	气阴两虚	面色无华,神疲乏力,汗出,易感冒或有浮肿,头晕耳鸣,口干咽燥或长期咽痛,咽部暗红,手足心热,舌质稍红,舌苔少,脉细弱	益气养阴,化湿清热	六味地黄丸加黄芪	黄芪10g、生地黄10g、山茱萸10g、山药10g、茯苓10g、泽泻10g、牡丹皮10g
标实	外感风邪	发热,恶风,无汗或有汗,头身疼痛,流涕,咳嗽,或喘咳气急,或咽痛乳蛾肿痛,舌苔薄,脉浮	外感风寒者辛温宣肺祛风;外感风热者辛凉宣肺祛风	外感风寒用麻黄汤,外感风热用银翘散	外感风寒用麻黄5g、桂枝5g、杏仁10g、连翘10g、牛蒡子10g、蝉蜕6g、僵蚕10g、桔梗5g、荆芥10g;外感风热用金银花10g、连翘10g、牛蒡子10g、薄荷(后下)5g、荆芥10g、蝉蜕6g、僵蚕10g、柴胡10g、桔梗5g
	水湿	全身广泛浮肿,肿甚者可见皮肤光亮,可伴见腹胀水臌,水聚肠间,漉漉有声,或见胸闷气短,心下痞满,甚有喘咳,小便短少,脉沉	一般从主证治法。伴水臌、悬饮者可短期采用补气健脾、逐水消肿法	防己黄芪汤合己椒苈黄丸	黄芪10g、白术10g、茯苓10g、泽泻10g、防己10g、椒目2g、葶苈子10g、大黄(后下)6g
	湿热	皮肤脓疱疮、疖肿、疮疡、丹毒等;或口黏口苦,口干不欲饮,脘闷纳差等;或小便频数不爽、量少,有灼热或刺痛感、色黄赤混浊、小腹坠胀不适,或有腰痛、恶寒发热、口苦便秘,舌质红,苔黄腻,脉滑数	上焦湿热者清热解毒,中焦湿热者清热解毒,化浊利湿,下焦湿热者清热利湿	上焦湿热用五味消毒饮,中焦湿热用甘露消毒丹,下焦湿热用八正散	上焦湿热用金银花10g、菊花10g、蒲公英15g、紫花地丁10g、天葵子8g、黄芩6g、黄连3g、半枝莲15g;中焦湿热用黄芩6g、茵陈15g、滑石(包煎)10g、藿香10g、厚朴6g、白蔻仁4g、薏苡仁15g、猪苓10g、车前子(包煎)10g;下焦湿热用通草2g、车前子(包煎)10g、萹蓄10g、滑石(包煎)10g、栀子10g、大黄(后下)6g、连翘10g、黄柏6g、金钱草15g、半枝莲15g
	血瘀	面色紫暗或晦暗,眼睑下发青、发黯,皮肤不泽或肌肤甲错,有紫纹或血缕,常伴有腰痛或胁下有癥瘕积聚,唇舌紫暗,舌有瘀点或瘀斑,苔少,脉弦涩等	活血化瘀	桃红四物汤	桃仁10g、红花10g、当归10g、生地黄10g、丹参10g、赤芍10g、川芎10g、党参10g、黄芪10g、益母草10g、泽兰10g
	湿浊	纳呆,恶心或呕吐,身重困倦或精神萎靡,水肿加重,舌苔厚腻,血尿素氮、肌酐增高	利湿降浊	温胆汤	半夏6g、陈皮6g、茯苓10g、生姜6g、姜竹茹10g、枳实10g、石菖蒲10g

三、尿频

尿频是以小便频数为特征的疾病。尿频的病因,多由于湿热之邪蕴结下焦,也可因脾肾气虚,使膀胱气化功能失常所致,或病久不愈,损伤肾阴而致阴虚内热者,其病机有因湿热之邪流注下焦者;有因脾肾本虚或肾阴损伤,湿浊蕴结,下注膀胱者。本病的辨证,关键在于辨虚实。病程短,起病急,小便频数短赤,尿道灼热疼痛,或见发热恶寒,烦躁口渴,恶心呕吐者,为湿热下注所致,多属实证;病程长,起病缓,小便频数,淋漓不尽,但无尿热、尿痛之感,多属虚证。若伴神疲乏力,面白形寒,手足不温,眼睑浮肿者,为脾肾气虚所致;若见低热,盗汗,颧红,五心烦热等症,则为阴虚内热之证。

证型	症状	治法	代表方剂	常用药
湿热下注	起病较急,小便频数短赤,尿道灼热疼痛,尿液淋沥混浊,小腹坠胀,腰部酸痛,婴儿则时时啼哭不安,常伴有发热、烦躁口渴、头痛身痛、恶心呕吐,舌质红,苔薄腻微黄或黄腻,脉数有力	清热利湿,通利膀胱	八正散	萹蓄10g、瞿麦10g、滑石(包煎)10g、车前子(包煎)10g、金钱草15g、栀子10g、大黄(后下)5g、地锦草15g、甘草3g
脾肾气虚	病程日久,小便频数,淋漓不尽,尿液不清,神倦乏力,面色萎黄,食欲不振,甚则畏寒怕冷,手足不温,大便稀薄,眼睑浮肿,舌质淡或有齿痕,苔薄腻,脉细弱	温补脾肾,升提固摄	缩泉丸	益智仁10g、山药10g、白术10g、薏苡仁15g、淫羊藿10g、乌药10g
阴虚内热	病程日久,小便频数或短赤,低热,盗汗,颧红,五心烦热,咽干口渴,唇干舌红,舌苔少,脉细数	滋阴清热	知柏地黄丸	生地黄10g、女贞子10g、山茱萸10g、泽泻10g、茯苓10g、知母10g、黄柏6g、牡丹皮10g

四、遗尿

遗尿又称尿床,是指3周岁以上的小儿睡中小便自遗,醒后方觉的一种病症,其病因为先天不足、病后失调、湿热内蕴、情志失调等,基本病机为肾气不足、肺脾气虚、心肾失交、肝经郁热导致膀胱失约而遗尿,其中尤以肾气不足、膀胱虚寒为最多见。本病重在辨其虚实寒热,虚寒者多,实热者少。虚寒者病程长,体质弱,尿频清长,舌质淡,苔薄滑,或舌有齿印、舌体胖嫩,兼见面白神疲、纳少乏力、肢冷自汗、大便溏薄、反复感冒等症。实热者病程短,体质尚壮实,尿量少、黄臊,舌质红,苔黄,兼见面红唇赤、性情急躁、头额汗多,龄齿夜惊,睡眠不宁,大便干结等症。

证型	症状	治法	代表方剂	常用药
肺脾气虚	夜间遗尿,日间尿频而量多,经常感冒,面色少华,神疲乏力,食欲不振,大便溏薄,舌质淡红,苔薄白,脉沉无力	补肺益脾,固涩膀胱	补中益气汤合缩泉丸	党参10g、黄芪10g、白术10g、甘草3g、陈皮6g、当归10g、升麻6g、柴胡6g、益智仁10g、山药10g、乌药6g
肾气不足	每晚尿床1次以上,小便清长,面白少华,神疲乏力,智力较同龄儿稍差,肢冷畏寒,舌质淡,苔白滑,脉沉无力	温补肾阳,固涩小便	菟丝子散	菟丝子10g、巴戟天10g、肉苁蓉10g、附子(先煎)6g、山茱萸10g、五味子6g、牡蛎(先煎)20g、桑螵蛸10g
心肾失交	梦中遗尿,寐不安宁,烦躁叫扰,白天多动少静,难以自制,或五心烦热,形体较瘦,舌质红,苔薄少津,脉沉细而数	清心滋肾,安神固脬	导赤散合交泰丸	生地黄10g、竹叶10g、通草2g、甘草3g、黄连3g、肉桂(后下)0.3g

五、五迟、五软

五迟、五软是小儿生长发育障碍的病症。五迟指立迟、行迟、齿迟、发迟、语迟;五软指头项软、口软、手软、足软、肌肉软。五迟、五软的病因多为先天禀赋不足,亦有属于后天失于调养者。五迟、五软的病机,可概括为正虚是五脏不足,气血虚弱,精髓不充;邪实为痰瘀阻滞心经脑络,心脑神明失主所致。五迟、五软辨证当辨脏腑、辨病因、辨轻重。立迟、行迟、齿迟、头项软、手软、足软,主要在肝肾脾不足;语迟、发迟、肌肉软、口软,主要在心脾不足;伴有脑性瘫痪、智力低下者,常有痰浊血瘀阻滞心经脑络。肉眼能查出的脑病(包括遗传变性)及原因不明的先天因素、染色体病,可归属于先天不足,病多在肝肾脑髓;代谢营养因素所致者病多在脾;不良环境,社会心理损伤,伴发精神病者,病多在心肝;感染、中毒、损伤、物理因素所致者,多属痰浊血瘀为患。五迟、五软仅见一二症者,病情较轻;五迟、五软并见,病情较重,脑性瘫痪伴重度智力低下或癫痫者病重。

证型	症状	治法	代表方剂	常用药
肝肾亏损	筋骨萎弱,发育迟缓,坐起、站立、行走、生齿等明显迟于正常同龄小儿,头项萎软,天柱骨倒,头型方大,目无神采,反应迟钝,囟门宽大,易惊,夜卧不安,舌质淡,舌苔少,脉沉细无力,指纹淡	补肾填髓,养肝强筋	加味六味地黄丸	熟地黄10g、山茱萸10g、鹿茸(另吞)1g、五加皮10g、山药10g、茯苓10g、泽泻10g、牡丹皮10g、麝香(另吞)0.06g
心脾两虚	语言发育迟滞,精神呆滞,智力低下,头发生长迟缓,发稀萎黄,四肢萎软,肌肉松弛,口角流涎,吮吸咀嚼无力,或见弄舌,纳食欠佳.大便秘结,舌淡胖,苔少,脉细缓,指纹色淡	健脾养心,补益气血	调元散	人参(另煎)6g、黄芪10g、白术10g、山药10g、茯苓10g、甘草3g、当归10g、熟地黄10g、白芍10g、川芎10g、石菖蒲10g

续表

证型	症状	治法	代表方剂	常用药
痰瘀阻滞	失聪失语,反应迟钝,意识不清,动作不自主,或有吞咽困难,口流痰涎,喉间痰鸣,或关节强硬,肌肉软弱,或有癫痫发作,舌休胖有瘀斑瘀点,苔腻,脉沉涩或滑,指纹暗滞	涤痰开窍,活血通络	通窍活血汤合二陈汤	半夏 6g、陈皮 6g、茯苓 10g、远志 10g、菖蒲 10g、桃仁 10g、红花 10g、郁金 10g、丹参 10g、川芎 10g、赤芍 10g、麝香（另吞）0.06g

第五节　新生儿病证

一、胎怯

胎怯,是指新生儿体重低下,身材矮小,脏腑形气均未充实的一种病症。胎怯的病因与胎儿在胞宫内所受气血供养形成的生长发育情况密切相关,病变脏腑主要在肾与脾,发病机理为化源未充,涵养不足,肾脾两虚。胎怯以脏腑辨证为纲,有五脏禀受不足之别及轻重之分。其肺虚者气弱声低,皮肤薄嫩,胎毛细软;心虚者神萎面黄,唇爪淡白,虚里动疾;肝虚者筋弛肢软,目无光彩,易作瘛疭;脾虚者肌肉瘠薄,萎软无力,吮乳量少,呛乳溢乳,便下稀薄,目肤黄疸;肾虚者形体矮小,肌肤欠温,耳郭软,指甲软短,骨弱肢柔,睾丸不降。

证型	症状	治法	代表方剂	常用药
肾精薄弱	体短形瘦,头大囟张,头发稀黄,耳壳软,哭声低微,肌肤不温,指甲软短,骨弱肢柔,或有先天性缺损畸形,指纹淡	益精充髓,补肾温阳	补肾地黄丸	紫河车 2g、熟地黄 3g、枸杞子 2g、杜仲 2g、鹿角胶（另烊）2g、肉苁蓉 2g、茯苓 2g、山药 2g
脾肾两虚	啼哭无力,多卧少动,皮肤干皱,肌肉瘠薄,四肢不温,吮乳乏力,呛乳溢乳,哽气多哕,腹胀腹泻,甚而水肿,指纹淡	健脾益肾,温运脾阳	保元汤	黄芪 2g、人参（另煎）1g、白术 2g、茯苓 2g、陈皮 0.5g、甘草 0.5g、肉桂（后下）0.5g、干姜 0.5g

二、硬肿症

硬肿症是新生儿时期特有的一种严重疾病,是由多种原因引起的局部甚至全身皮肤和皮下脂肪硬化及水肿,常伴有低体温及多器官功能低下的综合征,其中只硬不肿者称新生儿皮脂硬化症;由于受寒所致者亦称新生儿寒冷损伤综合征。初生小儿本为稚阴稚阳之体,尤其双胎儿、早产儿先天阳气虚弱,此为发病内因。小儿初生,特别是早产儿,若护养保暖不当,复感寒邪,或感受他病,气血运行失常为发病之外因。临床主要从虚、实、寒、瘀辨证。寒证全身欠温,僵卧少动,肌肤硬肿,是多数患儿共同的临床表现;其实证以外感寒邪为主,有保温不当病史,体温下降较少,硬肿范围较小;虚证以阳气虚衰为主,常伴胎怯,体温常不升,硬肿范围大。血瘀证在本病普遍存在,辨证要点为肌肤质硬色紫暗。本病轻症多属寒凝血瘀证,重症多属阳气虚衰证。

证型	症状	治法	代表方剂	常用药
寒凝血涩	全身欠温,四肢发凉,反应尚可,哭声较低,肌肤硬肿,难以捏起,硬肿多局限于臀、小腿、臂、面颊等部位,色暗红,青紫,或红肿如冻伤,指纹紫暗	温经散寒,活血通络	当归四逆汤	当归3g、红花3g、川芎3g、桃仁3g、丹参3g、白芍3g、桂枝3g、细辛1.5g
阳气虚衰	全身冰冷,僵卧少动,反应极差,气息微弱,哭声低怯,吸吮困难,面色苍白,肌肤板硬而肿,范围波及全身,皮肤暗红,尿少或无。唇舌色淡,指纹淡红不显	益气温阳,通经活血	参附汤	人参(另煎)1g、黄芪3g、制附子(先煎)3g、巴戟天3g、桂枝3g、丹参3g、当归3g

三、胎黄

　　胎黄是以婴儿出生后皮肤面目出现黄疸为特征的病证。胎黄病因主要为胎禀湿蕴,其发病机理主要为脾胃湿热或寒湿内蕴,肝失疏泄,胆汁外溢而致发黄,日久则气滞血瘀。对于胎黄,临床上首先要辨别是生理性的,还是病理性的,然后再对病理性胎黄辨其阴阳。若病程短,肤黄色泽鲜明,舌苔黄腻者,为阳黄。若黄疸日久不退,色泽晦暗,便溏色白,舌淡苔腻者,为阴黄。若肝脾明显肿大,腹壁青筋显露,为瘀积发黄,也属阴黄一类。

证型	症状	治法	代表方剂	常用药
湿热郁蒸	面目皮肤发黄,色泽鲜明如橘,哭声响亮,不欲吮乳,口渴唇干,或有发热,大便秘结,小便深黄,舌质红,苔黄腻	清热利湿	茵陈蒿汤	茵陈10g、栀子3g、大黄(后下)3g、泽泻3g、车前子(包煎)3g、黄芩3g、金钱草5g
寒湿阻滞	面目皮肤发黄,色泽晦暗,持久不退,精神萎靡,四肢欠温,纳呆,大便溏薄色灰白,小便短少,舌质淡,苔白腻	温中化湿	茵陈理中汤	茵陈蒿10g、干姜1.5g、白术3g、甘草1.5g、党参3g、薏苡仁3g、茯苓3g
气滞血瘀	面目皮肤发黄,颜色逐渐加深,晦暗无华,右胁下痞块质硬,肚腹膨胀,青筋显露,或见瘀斑、衄血,唇色暗红,舌见瘀点,苔黄	化瘀消积	血府逐瘀汤	柴胡3g、郁金3g、枳壳3g、桃仁3g、当归3g、赤芍3g、丹参3g

续表

证型	症状	治法	代表方剂	常用药
胎黄动风	黄疸迅速加重,嗜睡、神昏、抽搐,舌质红,苔黄腻	平肝熄风,利湿退黄	羚角钩藤汤	羚羊角粉(冲服)0.1g、钩藤3g、天麻3g、茵陈10g、生大黄(后下)3g、车前子(包煎)3g、石决明(先煎)5g、川牛膝3g、僵蚕3g、栀子3g、黄芩3g
胎黄虚脱	黄疸迅速加重,伴面色苍黄、浮肿、气促、神昏、四肢厥冷、胸腹欠温,舌淡苔白	大补元气,温阳固脱	参附汤合生脉散	人参(另煎)1g、附子(先煎)3g、干姜1.5g、五味子3g、麦冬3g、茵陈10g、金钱草5g

四、脐部疾患

脐部疾患是小儿出生后断脐结扎护理不善,或先天性异常而发生的脐部病证,其中脐部湿润不干者称为脐湿;脐部红肿热痛,流出脓水者称为脐疮;血从脐中溢出者称为脐血;脐部突起者称为脐突。产生脐湿、脐疮的原因主要是由于断脐后护理不当,感受外邪所致。婴儿洗浴时,脐部为水湿所侵,或为尿液浸渍,或脐带未干脱落过早,或为衣服摩擦损伤等,使湿浊浸淫皮肤,久而不干者,则为脐湿。若湿郁化热,或污秽化毒,则湿热之邪蕴郁,致营卫失和、气滞血瘀,而致脐部红、肿、热、痛,进而湿热酿毒化火,毒聚成疮,致脐部溃烂化腐,则为脐疮。导致脐血的病因可为断脐结扎失宜所致,亦有因胎热内盛或中气不足所致。断脐时,脐带结扎过松,或结扎过紧伤及血脉,都可致血渗于外;或因胎热内盛,迫血妄行,以致断脐不久,血从脐溢。部分患儿先天禀赋不足,中气虚弱,脾不统血,亦可致脐血不止。引起脐突的内因是由于初生儿先天发育不全,脐孔未全闭合,留有脐环,或腹壁部分缺损,腹壁肌肉嫩薄松弛,外因为啼哭叫扰,屏气所致。啼哭叫扰过多,小肠脂膜突入脐中,成为脐突。脐湿、脐疮临床上应辨常证与变证。仅见脐部发红,创面肿胀,有脓水渗出,一般情况尚好为常证;若脐部红肿,有脓性或血性渗出,伴烦躁不宁,甚则昏迷抽风为变证。对脐血一病应辨轻证、重证。轻证出血量少,患儿精神,吮乳俱佳,无明显全身不适症状;重证则出血量较多,烦躁不安或萎靡不振,拒乳,甚而同时吐血、便血。脐突包括西医学所称的脐疝与脐膨出。脐疝是肠管自脐部凸出至皮下,形成球形软囊,易于压回。脐膨出是部分腹腔脏器通过前腹壁正中的先天性皮肤缺损,突入脐带的基部,上覆薄而透明的囊膜,是较少见的先天性畸形。

证型	症状	治法	代表方剂	常用药
脐湿	脐带脱落以后,脐部创面渗出脂水,浸渍不干,或微见发红	收敛固涩	龙骨散外用	龙骨5g、枯矾5g
脐疮	脐部红肿热痛,甚则糜烂,脓水流溢,恶寒发热,啼哭烦躁,口干欲饮,唇红舌燥。舌质红,苔黄腻,指纹紫	清热解毒,佐以外治	犀角消毒饮,局部外用如意金黄散	金银花3g、水牛角(先煎)5g、甘草1.5g、防风3g、荆芥3g、牛蒡子3g、黄连1.5g、连翘5g、蒲公英4g

续表

证型	症状	治法	代表方剂	常用药
脐血	断脐后,脐部有血渗出,经久不止。或见发热、面赤唇焦、舌红口干,甚则吐衄、便血、肌肤紫斑。或见精神萎靡、手足欠温、舌淡苔薄、指纹淡	胎热内甚者清热凉血止血;气不摄血者益气摄血;结扎松脱者重新结扎脐带	胎热内盛者用茜根散;气不摄血者用归脾汤	胎热内盛用水牛角(先煎)5g、生地黄3g、牡丹皮3g、赤芍3g、紫草3g、仙鹤草3g;气不摄血用党参3g、黄芪3g、白术3g、甘草1.5g、山药3g、大枣2g、当归3g、血余炭3g、藕节炭3g
脐突	脐部呈半球状或囊状突起,虚大光浮,大如胡桃,以指按之,肿物可推回腹内,啼哭叫闹时,又可重复突出。一般脐部皮色如常,精神、食欲无明显改变,亦无其他症状表现,但脐膨出可并发其他先天性畸形,如肛门闭锁、膀胱外翻等	外治	压脐法:先将突出脐部的小肠脂膜推回腹内,再以纱布棉花包裹光滑质硬的薄片,垫压脐部,外用纱布扎紧	

第六节 时行病证

一、麻疹

麻疹是感受麻疹时邪(麻疹病毒)引起的一种急性出疹性传染病,以发热恶寒,咳嗽咽痛,鼻塞流涕,泪水汪汪,畏光羞明,口腔两颊近臼齿处可见麻疹黏膜斑,周身皮肤按序布发麻粒样大小的红色斑丘疹,皮疹消退时皮肤有糠麸样脱屑和色素沉着斑等为特征。麻疹病因为感受麻疹时邪。麻疹顺证病机为麻疹时邪袭于肺卫,由表入里,郁阻于脾,正邪相争,驱邪外泄,邪毒出于肌表,皮疹布发全身,疹透之后,毒随疹泄,麻疹渐次收没,热去津伤,趋于康复。如若感邪较重,或是素体正气不足,正不胜邪,或者治疗不当,或者调护失宜,均可导致正虚不能托邪外泄,邪毒内陷,则可产生逆证。如麻疹时邪内传袭肺,灼津炼液成痰,痰热壅盛,肺气闭郁,则成肺炎喘嗽;麻疹时邪热盛,夹痰上攻咽喉,痰热壅结,咽喉不利,则成急喉瘖症;麻疹邪毒炽盛,正气不支,邪毒内陷厥阴,蒙蔽心包,引动肝风,则可形成邪陷心肝变证。麻疹的辨证,主要辨别顺证、逆证,然后顺证辨表里,逆证再辨脏腑,便可掌握疾病的轻重和预后。麻疹顺证表现为:初热期属麻疹时邪在表,发热自38℃左右渐升,常有微汗,神烦能眠,伴有咳嗽,咳声清爽。泪水汪汪,畏光羞明,口腔内两颊近臼齿处可见麻疹黏膜斑。发热3天后时邪由表入里,正邪交争,开始出疹,出疹期发热如潮,体温可达39~40℃,精神烦躁,咳嗽有痰,麻毒随汗而透,皮疹先见于耳后、发际,渐次延及头面、颈部,而后急速蔓延至胸、背、腹部、四肢,最后在手心、足心及鼻准部见疹点,疹点色泽红活,皮疹分布均匀,疹点多在3天内透发完毕,无合并症。收没期正胜邪却,皮疹按先出先没,依次隐退,疹没热退,脉静身凉,咳嗽减轻,精神转佳,胃纳增加,皮肤可出现糠麸样脱屑和色素沉着斑,疾病则渐趋康复。麻疹逆证表现为:初热期或出疹期,壮热持续不降,肤干无汗,烦躁不安,麻疹暴出,皮疹稠密,疹色紫暗;或体温不升,或身热骤降,麻疹透发不畅,疹出即没,皮疹稀疏,疹色淡白;或皮疹隐没,面色苍白,四肢厥冷等。麻疹逆证如伴见咳喘神烦,呼吸急促,痰声漉漉,鼻翼煽动,口唇发绀,是为邪毒闭肺;或伴见咽红肿痛,呛咳气急,声音嘶哑,咳如犬吠,是为邪毒攻喉;如伴见神昏谵语,惊厥抽风,皮疹暴出,疹稠色暗,是为邪陷心肝;或伴见面色青灰,四肢厥冷,脉微欲绝,是为心阳虚衰,均属逆证险候。此为逆证脏腑辨证。

证型	症状	治法	代表方剂	常用药
邪犯肺卫	发热咳嗽,微恶风寒,喷嚏流涕,咽喉肿痛,两目红赤,泪水汪汪,畏光羞明,神烦哭闹,纳减口干,小便短少,大便不调。发热第2~3天,口腔两颊黏膜红赤,贴近白齿处可见麻疹黏膜斑,周围红晕,舌质偏红,舌苔薄白或薄黄,脉象浮数	辛凉透表,清宣肺卫	宣毒发表汤	升麻6g、葛根10g、荆芥10g、防风10g、薄荷(后下)6g、连翘10g、前胡10g、牛蒡子10g、桔梗5g、甘草10g
邪入肺胃	壮热持续,起伏如潮,肤有微汗,烦躁不安,目赤多眵,皮疹布发,疹点由细小稀少而逐渐稠密,疹色先红后暗,皮疹凸起,触之碍手,压之退色,大便干结,小便短少,舌质红赤,舌苔黄腻,脉数有力	清凉解毒,透疹达邪	清解透表汤	金银花10g、连翘10g、桑叶10g、菊花6g、葛根10g、蝉蜕6g、牛蒡子10g、升麻6g
阴津耗伤	麻疹出齐,发热渐退,精神疲倦,夜睡安静,咳嗽减轻,胃纳增加,皮疹依次渐回,皮肤可见糠麸样脱屑,并有色素沉着,舌红少津,舌苔薄净,脉细无力或细数	养阴益气,清解余邪	沙参麦冬汤	沙参10g、麦冬10g、天花粉10g、玉竹10g、扁豆10g、桑叶10g、甘草3g
邪毒闭肺	高热不退,面色青灰,烦躁不安,咳嗽气促,鼻翼煽动,喉间痰鸣,唇周发绀,口干欲饮,大便秘结,小便短赤,皮疹稠密,疹点紫暗,舌质红赤,舌苔黄腻,脉数有力	宣肺开闭,清热解毒	麻杏石甘汤	炙麻黄5g、生石膏(先煎)20g、杏仁10g、前胡10g、黄芩6g、虎杖15g、甘草3g、芦根15g
邪毒攻喉	咽喉肿痛,或溃烂疼痛,吞咽不利,饮水呛咳,声音嘶哑,喉间痰鸣,咳声重浊,声如犬吠,甚则吸气困难,胸高胁陷,面唇紫绀,烦躁不安,舌质红赤,舌苔黄腻,脉象滑数	清热解毒,利咽消肿	清咽下痰汤	玄参10g、射干6g、甘草3g、桔梗5g、牛蒡子10g、金银花10g、板蓝根15g、葶苈子10g、全瓜蒌10g、浙贝母6g、马兜铃8g、荆芥10g
邪陷心肝	高热不退,烦躁谵妄,皮疹稠密,聚集成片,色泽紫暗,甚至神识昏迷,四肢抽搐,舌质红绛,苔黄起刺,脉数有力	清心开窍,平肝熄风	羚角钩藤汤	羚羊角粉(冲服)0.3g、钩藤10g、桑叶10g、菊花6g、茯神10g、竹茹10g、浙贝母6g、鲜生地黄10g、白芍10g、甘草30g

二、幼儿急疹

幼儿急疹是因感受幼儿急疹时邪(人疱疹病毒6型),急起发热,3～4天后体温骤降,同时全身出现玫瑰红色小丘疹为特征的一种急性出疹性传染病。感受幼儿急疹时邪由口鼻而入,侵袭肺卫,郁于肌表,与气血相搏,正邪相争,热蕴肺胃,正气抗邪,时邪出于肺卫,疹透于肌肤,邪毒外泄。部分患儿疹出后气阴耗损,调养后多能康复。本病以卫气营血辨证为纲,但病在卫分为主,可涉气分,一般不至深入营血。病初为邪郁肌表证,证见急起高热,持续3～4天,除发热外,全身症状轻微。热退之际或稍后,皮疹透发,出疹后病情迅速好转,皮疹消退,部分患儿见纳差、口干等症。

证型	症状	治法	代表方剂	常用药
邪郁肌表	骤发高热,持续3～4天,神情正常或稍有烦躁,饮食减少,偶有囟填,或见抽风,咽红,舌质偏红,舌苔薄黄,指纹浮紫	解表清热	银翘散	金银花10g、连翘10g、薄荷(后下)6g、桑叶10g、菊花6g、牛蒡子10g、桔梗5g、竹叶10g、板蓝根15g、甘草3g
毒透肌肤	身热已退,肌肤出现玫瑰红色小丘疹,皮疹始见于躯干部,很快延及全身,经1～2天皮疹消退,肤无痒感,或有口干、纳差,舌质偏红,苔薄少津,指纹淡紫	清热生津	银翘散合养阴清肺汤	金银花10g、连翘10g、薄荷(后下)6g、大青叶10g、桔梗5g、牛蒡子10g、生甘草3g、生地黄10g、牡丹皮10g、玄参10g

三、风疹

风疹是感受风疹时邪(风疹病毒),以轻度发热,咳嗽,全身皮肤出现细沙样玫瑰色斑丘疹,耳后及枕部臖核(淋巴结)肿大为特征的一种急性出疹性传染病。感受风疹时邪自口鼻而入,与气血相搏,正邪相争,外泄于肌肤。风疹辨证,按温病卫气营血辨证为纲,主要分辨证候的轻重。邪犯肺卫属轻证,病在肺卫,以轻度发热,精神安宁,疹色淡红,分布均匀,其他症状轻为特征。邪犯气营属重证,以壮热烦渴,疹色鲜红或紫暗,分布密集为特点,临床较少见。

证型	症状	治法	代表方剂	常用药
邪犯肺卫	发热恶风,喷嚏流涕,轻微咳嗽,精神疲倦,饮食欠佳,皮疹先起于头面、躯干,随即遍及四肢,分布均匀,疹点稀疏细小,疹色淡红,一般2～3日渐见消退,肌肤轻度瘙痒,耳后及枕部臖核肿大触痛,舌质偏红,舌苔薄白,或见薄黄,脉象浮数	疏风解表,清热	银翘散	金银花10g、连翘10g、竹叶10g、牛蒡子10g、桔梗5g、甘草3g、荆芥10g、薄荷(后下)6g、淡豆豉10g

续表

证型	症状	治法	代表方剂	常用药
邪入气营	壮热口渴,烦躁哭闹,疹色鲜红或紫暗,疹点稠密,甚至可见皮疹融合成片或成片皮肤猩红,小便短黄,大便秘结,舌质红赤,舌苔黄糙,脉象洪数	清气凉营,解毒	透疹凉解汤	桑叶 10g、薄荷(后下)6g、牛蒡子 10g、蝉蜕 5g、连翘 10g、黄芩 6g、紫花地丁 10g、赤芍 10g、紫草 10g

四、猩红热

猩红热是感受猩红热时邪(A 族乙型溶血性链球菌)引起的急性传染病,临床以发热、咽喉肿痛或伴腐烂,全身布发猩红色皮疹,疹后脱屑脱皮为特征。病之初起,猩红热时邪首先犯肺,邪郁肌表,正邪相争,继而邪毒入里,蕴于肺胃,肺胃邪热蒸腾,上熏咽喉,循经外窜肌表,若邪毒重者,可进一步化火入里,传入气营或内迫营血。若邪毒炽盛,内陷厥阴,则闭于心包,热极动风。病至后期,邪毒虽去,阴津耗损,多表现肺胃阴伤证候。在本病的发展过程中或恢复期,若邪毒炽盛,伤于心络,耗损气阴,则心失所养,心阳失主;若余邪热毒流窜经络筋肉,则关节不利;若余邪内归,损伤肺脾肾,导致三焦水液输化通调失职,则水湿内停,外溢肌肤。猩红热属于温病,以卫气营血为主要辨证方法。其病期与证候有一定的联系,前驱期属邪侵肺卫证,以发热、恶寒、咽喉肿痛、痧疹隐现为主症;出疹期属毒炽气营证,以壮热口渴,咽喉糜烂有白腐,皮疹猩红如丹或紫暗如斑,舌光红为主症;恢复期属疹后阴伤证,以口渴唇燥,皮肤脱屑,舌红少津为主症。

证型	症状	治法	代表方剂	常用药
邪侵肺卫	发热骤起,头痛畏寒,肌肤无汗,咽喉红肿疼痛,常影响吞咽,皮肤潮红,痧疹隐隐,舌质红,苔薄白或薄黄,脉浮数有力	辛凉宣透,清热利咽	解肌透痧汤	桔梗 5g、甘草 3g、射干 6g、牛蒡子 10g、荆芥 10g、蝉蜕 6g、浮萍 10g、淡豆豉 10g、葛根 10g、金银花 10g、连翘 10g、大青叶 10g、僵蚕 10g
毒炽气营	壮热不解,烦躁口渴,咽喉肿痛,伴有糜烂白腐,皮疹密布,色红如丹,甚则色紫如瘀点。疹由颈、胸开始,继而弥漫全身,压之退色,见疹后的 1~2 天舌苔黄糙、舌质起红刺,3~4 天后舌苔剥脱,舌面光红起刺,状如草莓,脉数有力	清气凉营,泻火解毒	凉营清气汤	水牛角(先煎)20g、赤芍 10g、牡丹皮 10g、生石膏(先煎)20g、黄连 3g、黄芩 6g、连翘 10g、板蓝根 15g、生地黄 10g、石斛 10g、芦根 15g、玄参 10g
疹后阴伤	丹痧布齐后 1~2 天,身热渐退,咽部糜烂疼痛减轻,或见低热,唇干口燥,或伴有干咳,食欲不振,舌红少津,苔剥脱,脉细数,约 2 周后可见皮肤脱屑、脱皮	养阴生津,清热润喉	沙参麦冬汤	沙参 10g、麦冬 10g、玉竹 10g、天花粉 10g、甘草 3g、扁豆 10g、桑叶 10g

五、水痘

水痘是由水痘时邪(水痘－带状疱疹病毒)引起的一种传染性强的出疹性疾病,以发热,皮肤黏膜分批出现瘙痒性水疱疹,丘疹、疱疹、结痂同时存在为主要特征。水痘时邪由口鼻而入,蕴郁于肺脾,时邪袭肺,且与内湿相搏,而出现发热,流涕,水痘布露等症。若邪毒炽盛,易毒热化火,内陷心肝,闭阻于肺。本病辨证,重在辨卫分、气分、营分。根据全身及局部症状,凡痘疹小而稀疏,色红润,疱浆清亮,或伴有微热、流涕、咳嗽等证,为病在卫分;若水痘邪毒较重,痘疹大而密集,色赤紫,疱浆混浊,伴有高热、烦躁等证,为病在气分、营分。病重者易出现邪陷心肝、邪毒闭肺之变证。

证型	症状	治法	代表方剂	常用药
邪伤肺卫	发热轻微,或无热,鼻塞流涕,喷嚏,咳嗽,起病后 1～2 天出皮疹,疹色红润,胞浆清亮,根盘红晕,皮疹瘙痒,分布稀疏,此起彼伏,以躯干为多,舌苔薄白,脉浮数	疏风清热,利湿解毒	银翘散	金银花 10g、连翘 10g、竹叶 10g、薄荷(后下)6g、牛蒡子 10g、桔梗 5g、车前子(包煎)10g、六一散(包煎)10g
邪炽气营	壮热不退,烦躁不安,口渴欲饮,面红目赤,皮疹分布较密,疹色紫暗,疱浆混浊,甚至可见出血性皮疹、紫癜,大便干结,小便短黄,舌红或绛,苔黄糙而干,脉数有力	清气凉营,解毒化湿	清胃解毒汤	升麻 5g、黄连 3g、黄芩 6g、石膏(先煎)20g、牡丹皮 10g、生地黄 10g、紫草 10g、栀子 10g、通草 2g

六、手足口病

手足口病是由感受手足口病时邪(柯萨奇病毒 A 组)引起的发疹性传染病,临床以手足肌肤、口咽部发生疱疹为特征。手足口病时邪疫毒由口鼻而入,内侵肺脾,肺气失宣,卫阳被遏,脾气失健,胃失和降,气化失司,水湿内停,与毒相搏,外透肌表,则发疱疹。重者邪毒内陷心肝,或邪毒犯心,气阴耗损,甚或阴损及阳,心阳欲脱,危及生命。本病应以脏腑辨证为纲,根据病程、发疹情况及临床伴随症状以区分轻证、重证。属轻证者,病程短,疱疹仅现于手足掌心及口腔部,疹色红润,稀疏散在,根盘红晕不著,疱液清亮,全身症状轻微,或伴低热、流涕、咳嗽、口痛、流涎、恶心、呕吐、泄泻等肺、脾二经症状;若为重证,则病程长,疱疹除手足掌心及口腔部外,四肢、臀部等其他部位也可累及,疹色紫暗,分布稠密,或成簇出现,根盘红晕显著,疱液混浊,全身症状较重,常伴高热、烦躁、口痛、拒食等,甚或出现邪毒内陷、邪毒犯心等心、肝经证候。

证型	症状	治法	代表方剂	常用药
邪犯肺脾	发热轻微,或无发热,或流涕咳嗽、纳差恶心、呕吐泄泻,1～2天后或同时出现口腔内疱疹,破溃后形成小的溃疡,疼痛流涎,不欲进食。随病情进展,手足掌心部出现米粒至豌豆大斑丘疹,并迅速转为疱疹,分布稀疏,疹色红润,根盘红晕不著,疱液清亮,舌质红,苔薄黄腻,脉浮数	宣肺解表,清热化湿	甘露消毒丹	金银花10g、连翘10g、黄芩6g、薄荷(后下)6g、白蔻仁4g、藿香10g、石菖蒲10g、滑石(包煎)10g、茵陈15g、板蓝根15g、射干6g、浙贝母6g
湿热蒸盛	身热持续,烦躁口渴,小便黄赤,大便秘结,手、足、口部及四肢、臀部疱疹,痛痒剧烈,甚或拒食,疱疹色泽紫暗,分布稠密,或成簇出现,根盘红晕显著,疱液混浊,舌质红绛,苔黄厚腻或黄燥,脉滑数	清热凉营,解毒祛湿	清瘟败毒饮	黄连3g、黄芩6g、栀子10g、连翘10g、生石膏(先煎)20g、知母10g、生地黄10g、赤芍10g、牡丹皮10g、大青叶10g、板蓝根15g、紫草10g

七、流行性腮腺炎

流行性腮腺炎是由腮腺炎时邪(腮腺炎病毒)引起的一种急性传染病,以发热、耳下腮部肿胀疼痛为主要特征。流行性腮腺炎的主要病机为邪毒壅阻少阳经脉,与气血相搏,凝滞于耳下腮部。足少阳胆经与足厥阴肝经互为表里,热毒炽盛者,邪盛正衰,可邪陷厥阴,或引睾窜腹,或肝气乘脾。本病辨证以经络辨证为主,同时辨常证、变证。根据全身及局部症状,凡发热、耳下腮肿,但无神识障碍,无抽搐,无睾丸肿痛或少腹疼痛者为常证,病在少阳经为主;若高热不退、神识不清、反复抽搐,或睾丸肿痛、少腹疼痛者为变证,病在少阳、厥阴二经。

证型	症状	治法	代表方剂	常用药
邪犯少阳	轻微发热恶寒,一侧或双侧耳下腮部漫肿疼痛,咀嚼不便,或有头痛、咽红、纳少,舌质红,苔薄白或薄黄,脉浮数	疏风清热,散结消肿	柴胡葛根汤	柴胡3g、天花粉3g、葛根3g、黄芩10g、桔梗3g、连翘3g、牛蒡子3g、石膏(先煎)3g、升麻1g、甘草1.5g
热毒壅盛	高热,一侧或两侧耳下腮部肿胀疼痛,坚硬拒按,张口咀嚼困难,或有烦躁不安,口渴欲饮,头痛,咽红肿痛,颌下肿块胀痛,纳少,大便秘结,尿少而黄,舌质红,舌苔黄,脉滑数	清热解毒,软坚散结	普济消毒饮	柴胡10g、黄芩6g、黄连3g、连翘10g、板蓝根15g、升麻5g、牛蒡子10g、马勃5g、桔梗5g、玄参10g、薄荷(后下)5g、陈皮5g、僵蚕10g

续表

证型	症状	治法	代表方剂	常用药
邪陷心肝	高热,耳下腮部肿痛,坚硬拒按,神昏,嗜睡,项强,反复抽搐,头痛,呕吐,舌红,苔黄,脉弦数	清热解毒,熄风开窍	清瘟败毒饮	栀子10g、黄连3g、连翘10g、生甘草3g、水牛角(先煎)20g、生地黄10g、生石膏(先煎)20g、牡丹皮10g、赤芍10g、竹叶10g、玄参10g、芦根15g、钩藤10g、僵蚕10g
毒窜睾腹	腮部肿胀消退后,一侧或双侧睾丸肿胀疼痛,或脘腹疼痛,少腹疼痛,痛时拒按,舌红,苔黄,脉数	清肝泻火,活血止痛	龙胆泻肝汤	龙胆草4g、栀子10g、黄芩6g、黄连3g、柴胡6g、川楝子10g、荔枝核(捣碎)10g、延胡索10g、桃仁10g

八、流行性乙型脑炎

流行性乙型脑炎(简称:乙脑,乙型脑炎)是感染流行性乙型脑炎时邪(流行性乙型脑炎病毒)引起,以高热、抽搐、昏迷为特征的一种小儿急性传染性疾病。感染流行性乙型脑炎时邪与蚊虫的孳生和传播密切相关。本病急性期按照温病卫、气、营、血规律发展变化,但传变迅速,卫、气、营、血的界限常不分明,多表现为卫气同病、气营同病、营血同病,其主要病理变化,从急性期到恢复期、后遗症期,又围绕着热、痰、风的演变与转化。流行性乙型脑炎以热、痰、风辨证为纲,急性期同时辨卫、气、营、血,全病程结合虚实、表里辨证:①辨别热证:初期以表热证为主,发热恶寒,头身疼痛,颈强不舒。但初期后阶段很快转为里热证,即由卫分证转气分证,其壮热不退,神烦嗜睡,颈项强直,恶心呕吐。极期热证表现气营两燔,持续高热,神昏谵语,项强抽搐,脉象洪数。极期后阶段热入营血,热势朝轻暮重,胸腹灼热,舌质绛干。恢复期热证多属虚热,阴虚发热者低热延绵,颧红烦闹,口干舌红;营卫不和者低热起伏,汗出不温,面白神萎。②辨别痰证:急性期痰证主要辨无形之痰与有形之痰。无形之痰的主证是心神失主,表现为烦闹、嗜睡、谵妄,重者昏迷不醒;有形之痰的主证是痰壅咽喉,其痰闻之有声、吐之可见,重者与昏迷同见,随时有痰堵窒息之虞。急性期重证患儿往往痰蕴未解,因而神识未能复明,恢复期、后遗症期痰证主要辨痰火与痰浊。痰火证见躁扰不宁,哭闹不安,舌红苔黄腻;痰浊证见痴呆,失语,吞咽困难,喉中痰鸣。③辨别风证:风证的主要表现为抽风。在流行性乙型脑炎疾病的不同阶段,风证的起因不同,临床表现也有区别。初期邪在卫分,可为热扰风动,抽风于热势高时发作,为时短暂,不多次重复,发作后神识清醒,是为外风;初期后阶段至极期邪入气分,高热不退,常因邪热炽盛,肝风内动,颈项强直,牙关紧闭,肢体反复强直性抽搐,甚至角弓反张;极期邪入营血之后,热盛阴伤,邪陷心肝动风,表现双目上翻,牙关紧闭,颈项强直,四肢抽动,其昏迷较气分加深,抽搐力度较前减轻、持续时间延长,且屡作难止。恢复期及后遗症期的风证,其实证因暑风窜络痹阻气血,证见强直性瘫痪或癫痫发作;其虚证因气阴亏损血瘀筋脉失养,证见肢体不用、肌肉萎软。

证型		症状	治法	代表方剂	常用药
初期、极期	邪犯卫气证	突然发热,微恶风寒,或但热不寒,头痛不舒,颈项强硬,无汗或少汗,口渴引饮,常伴恶心呕吐,或见抽搐,神烦不安或嗜睡,舌质偏红,舌苔薄白或黄,脉象浮数或洪数	辛凉解表,清暑化湿	偏卫分证用新加香薷饮偏气分证用白虎汤	偏卫分证用香薷 6g、连翘 10g、金银花 10g、淡豆豉 10g、扁豆花 10g、厚朴 6g,偏气分证用石膏(先煎)20g、知母 10g、生甘草 3g、大青叶 10g、黄芩 6g、玄参 10g、钩藤(后下)10g、僵蚕 10g、竹茹 10g、藿香 10g
	邪炽气营证	壮热不退,头痛剧烈,呕吐频繁,口渴引饮,颈项强直,烦躁不安,或神昏谵语,四肢抽搐,喉间痰鸣,呼吸不利,大便干结,小便短赤,舌质红绛,舌苔黄腻,脉数有力	清气凉营,泻火涤痰	清瘟败毒饮	生石膏(先煎)20g、水牛角(先煎)20g、生地黄 10g、知母 10g、牡丹皮 10g、黄连 3g、黄芩 6g、菖蒲 10g、大青叶 10g、甘草 3g
	邪入营血证	热势起伏不退,朝轻暮重,神识昏迷,两目上视,口噤项强,反复抽搐,四肢厥冷,胸腹灼热,二便失禁,或见吐衄,皮肤斑疹,舌质紫绛少津,舌苔薄,脉沉细数	凉血清心,增液潜阳	犀角地黄汤合增液汤	水牛角(先煎)20g、牡丹皮 10g、赤芍 10g、板蓝根 15g、鲜生地黄 10g、玄参 10g、麦冬 10g、连翘 10g
恢复期、后遗症期	阴虚内热证	低热不退,或呈不规则发热,两颧潮红,手足心灼热,虚烦不宁,时有惊惕,咽干口渴,大便干结,小便短少,舌质红绛,舌苔光剥,脉象细数	养阴清热	青蒿鳖甲汤合清络饮	青蒿 10g、地骨皮 10g、鳖甲(先煎)10g、生地黄 10g、玄参 10g、鲜芦根 15g、丝瓜络 10g、西瓜翠衣 15g
	营卫不和证	身热时高时低,面色苍白,神疲乏力,多汗出而不温,四肢发凉,大便溏薄,小便清长,舌质胖嫩,舌淡苔白,脉象细数无力	调和营卫	黄芪桂枝五物汤	桂枝 3g、生姜 6g、白芍 10g、黄芪 12g、白术 10g、大枣 10g、甘草 3g、生龙骨(先煎)20g、生牡蛎(先煎)20g、浮小麦 15g
	痰蒙清窍证	神识不清,或见痴呆,语言不利,或见失语,吞咽困难,口角流涎,喉间痰鸣,舌质胖嫩,舌苔厚腻,脉象濡滑	豁痰开窍	涤痰汤	胆南星 10g、半夏 6g、天竺黄 6g、菖蒲 10g、陈皮 6g、郁金 10g、枳壳 10g、瓜蒌皮 10g
	痰火内扰证	嚎叫哭吵,狂躁不宁,手足躁动,或虚烦不眠,神识不清,咽喉干燥,口渴欲饮,舌质红绛,舌苔黄腻,脉数有力	涤痰泻火	龙胆泻肝汤	龙胆草 4g、栀子 10g、黄芩 6g、天竺黄 6g、胆南星 10g、青礞石 10g、当归 10g、生地黄 10g、白芍 10g、甘草 3g
	气虚血瘀证	面色萎黄,肢体不用,僵硬强直,或震颤抖动,肌肉萎软无力,神疲倦怠,容易出汗,舌质偏淡,舌苔薄白,脉象细弱	益气养阴,活血通络	补阳还五汤	黄芪 10g、当归 10g、鸡血藤 10g、川芎 10g、红花 10g、赤芍 10g、桂枝 5g、桑枝 10g、地龙 10g

续表

证型		症状	治法	代表方剂	常用药
恢复期、后遗症期	风邪留络证	肢体强直瘫痪,关节僵硬,或有角弓反张,或有癫痫发作,舌苔薄白,脉细弦	搜风通络,养血舒筋	止痉散	乌梢蛇 6g、全蝎 3g、蜈蚣 2g、僵蚕 10g、地龙 10g、当归 10g、生地黄 10g、白芍 10g、红花 10g、鸡血藤 10g

九、百日咳

百日咳是小儿时期感受百日咳时邪(百日咳杆菌)而引起的肺系传染病,临床以阵发性痉挛性咳嗽和痉咳,伴有较长的鸡鸣样吸气性吼声为特征。百日咳时邪侵入肺系,夹痰交结气道,导致肺失肃降,肺气上逆为其主要病因病机。百日咳可按初咳期、痉咳期、恢复期分阶段辨证。初咳期邪犯肺卫辨风寒、风热,咳嗽痰稀色清、鼻流清涕者为风寒;咳嗽痰黄稠黏、鼻流浊涕者为风热。痉咳期痰阻肺络辨痰火、痰浊,痉咳痰黄稠难咯、目赤鼻衄舌红为痰火伏肺;痉咳痰稀色清易咯、舌淡质润苔白为痰浊阻肺。恢复期邪去正伤,辨阴虚、气虚,干咳痰少、音哑低热口干为阴虚;咳而无力、痰稀自汗神疲为气虚。

证型	症状	治法	代表方剂	常用药
邪犯肺卫	本病初起,一般均有咳嗽,喷嚏,鼻塞流涕,或有发热,2~3 天后咳嗽日渐加剧,日轻夜重,痰稀白量不多,或痰稠不易咯出,咳声不畅,但尚未出现典型痉咳,舌苔薄白或薄黄,脉浮	疏风祛邪,宣肺止咳	三拗汤	炙麻黄 5g、甘草 3g、杏仁 10g、瓜蒌皮 10g、浙贝母 6g、桑叶 10g、炙紫菀 10g、枇杷叶 10g
痰火阻肺	咳嗽连作,持续难止,日轻夜重,咳剧时咳后伴有深吸气样鸡鸣声,吐出痰涎及食物后,痉咳才能暂时缓解,但不久又复发作。轻则昼夜痉咳 5~6 次,重症多达 40~50 次。每次痉咳多出于自发,有些外因,如进食、用力活动、闻到刺激性气味、情绪激动时常易引起发作。一般痉咳 3 周后,可伴有目睛红赤,两胁作痛,舌系带溃疡,舌质红,苔薄黄,脉数	泻肺清热,涤痰镇咳	桑白皮汤合葶苈大枣泻肺汤	桑白皮 10g、黄芩 6g、鱼腥草 15g、浙贝母 6g、葶苈子 10g、紫苏子 10g、胆南星 10g、前胡 10g、杏仁 10g、百部 15g、黄连 3g、栀子 10g

续表

证型	症状	治法	代表方剂	常用药
气阴耗伤	痉咳缓解,咳嗽逐渐减轻,仍有干咳无痰,或痰少而稠,声音嘶哑,伴低热,午后颧红,烦躁,夜寐不宁,盗汗,口干,舌红,苔少或无苔,脉细数。或表现为咳声无力,痰白清稀,神倦乏力,气短懒言,纳差食少,自汗或盗汗,大便不实,舌淡,苔薄白,脉细弱	养阴润肺,益气健脾	肺阴亏虚证用沙参麦冬汤;肺脾气虚证用人参五味子汤	肺阴亏虚证用沙参10g、麦冬10g、玉竹10g、石斛10g、桑叶10g、天花粉10g、炙冬花10g、川贝6g、芦根15g、甘草3g,肺脾气虚证用党参10g、茯苓10g、白术10g、甘草3g、生姜6g、红枣10g、五味子5g、百部15g、白前10g

第七节　寄生虫病

一、蛔虫病

蛔虫病是感染蛔虫卵引起的小儿常见肠道寄生虫病,以脐周疼痛,时作时止,饮食异常,大便下虫,或粪便镜检有蛔虫卵为主要特征。蛔虫病的发生,主要是缺乏卫生常识,饮食不洁,吞入了感染性蛔虫卵所致。肠虫证者蛔虫寄居肠内,频频扰动,致肠腑不宁,气机不利,劫取水谷精微,损伤脾胃,致脾失健运,胃滞不化;甚至蛔虫上窜入膈,钻入阻塞胆道,气机不利,疏泄失常,发生蛔厥,或大量蛔虫壅积肠中,互相扭结,聚集成团,可致肠道阻塞,格塞不通,形成虫瘕。本病以六腑辨证为纲。肠虫证最为多见,虫踞肠腑,多为实证,以发作性脐周腹痛为主要症状。蛔厥证蛔虫入膈,窜入胆腑,腹痛在剑突下、右上腹,呈阵发性剧烈绞痛,痛时肢冷汗出,多有呕吐,且常见呕吐胆汁和蛔虫。虫瘕者虫团聚结肠腑,腹部剧痛不止,阵发性加重,腹部可扪到条索状或团状包块,伴有剧烈呕吐,大便多不通。

证型	症状	治法	代表方剂	常用药
肠虫证	脐腹部疼痛,轻重不一,乍作乍止;或不思食,或嗜异食;大便不调,或泄泻,或便秘,或便下蛔虫;面色多黄滞,可见面部白斑,白睛蓝斑,唇内粟状白点,夜寐齘齿。甚者,腹部可扪及条索状物,时聚时散,形体消瘦,肚腹胀大,青筋显露,舌苔多见花剥或腻,舌尖红赤,脉弦滑	驱蛔杀虫,调理脾胃	使君子散	使君子10g、芜荑5g、苦楝皮10g、槟榔10g、甘草3g

续表

证型	症状	治法	代表方剂	常用药
蛔厥证	有肠蛔虫症状。突然腹部绞痛,弯腰曲背,辗转不宁,肢冷汗出,恶心呕吐,常吐出胆汁或蛔虫。腹部绞痛呈阵发性,疼痛部位在右上腹或剑突下,疼痛可暂时缓解减轻,但又反复发作。重者腹痛持续而阵发性加剧,可伴畏寒发热,甚至出现黄疸,舌苔多黄腻,脉弦数或滑数	安蛔定痛,继之驱虫	乌梅丸	乌梅 10g、细辛 2g、椒目 2g、黄连 3g、黄柏 3g、干姜 6g、附子(先煎) 3g、桂枝 3g、当归 10g、人参(另煎) 3g、玄胡索 10g、白芍 10g
虫瘕证	有肠蛔虫症状。突然阵发性脐腹剧烈疼痛,部位不定,频繁呕吐,可呕出蛔虫,大便不下或量少,腹胀,腹部可扪及质软、无痛的可移动团块。病情持续不缓解者,见腹硬、压痛明显、肠鸣、无矢气,舌苔白或黄腻,脉滑数或弦数	通腑散结,驱虫下蛔	驱蛔承气汤	大黄(后下) 6g、玄明粉(冲服) 10g、枳实 10g、厚朴 10g、乌梅 10g、椒目 2g、使君子 10g、苦楝皮 10g、槟榔 10g

二、蛲虫病

蛲虫病是由蛲虫寄生人体所致的小儿常见肠道寄生虫病,以夜间肛门及会阴附近奇痒并见到蛲虫为特征。蛲虫病病因为吞入感染期蛲虫卵。蛲虫寄生肠内造成脾胃受损,运化失司,湿热内生等一系列病理改变。本病采用八纲辨证。病初多属实证,轻者一般无明显全身症状,仅有肛门及会阴部瘙痒,尤以夜间明显,以致患儿睡眠不宁;重者蛲虫较多,湿热内生,并见烦躁、夜惊、磨牙、恶心、食欲不振、腹痛;若蛲虫侵入邻近器官,可引起尿道炎、阴道炎、输卵管炎等。若病程较久,耗伤气血,可引起一些全身症状,以脾胃虚弱为主,但一般证候较轻。

证型	症状	治法	代表方剂	常用药
蛲虫病	肛门、会阴部瘙痒,夜间尤甚,睡眠不宁,烦躁不安,或尿频、遗尿,或女孩前阴瘙痒,分泌物增多,或食欲不振,形体消瘦,面色苍黄,舌淡,苔白,脉无力	杀虫止痒,结合外治	驱虫粉	使君子粉和大黄粉以 8∶1 比例混合,每次剂量 0.3g×(年龄+1),1日 3 次,饭前 1 小时吞服,每日总量不超过 12g,疗程为 7 天

三、绦虫病

绦虫病是各种绦虫成虫或幼虫寄生于人体所引起的寄生虫病,临床以腹痛,泄泻,饮食异常,乏力,大便排出绦虫节片为特征。绦虫病的发生,主要是饮食不当,进食了含有囊尾蚴的生的或未煮熟的猪、牛肉所引起。肠绦虫病病机为虫踞肠腑扰乱气机,损伤脾胃,劫夺精微,可使气血化源不足。虫居人体不仅使脾胃虚弱,湿浊内生,蕴积成痰,同时也造成局部气血凝滞,可导致囊虫病。本病以脏腑辨证为纲。肠绦虫病病情相对较轻,几乎所有的患儿都有排绦虫节片史,初起多属实证,病久脾胃虚弱之象渐显,部分患儿可能并发虫瘕或肠痈。囊虫病病情轻重不一,临床症状复杂多样,从无症状到引起猝死不等,轻者仅皮下或肌腠结节沉着多年,重者多为脑囊虫病或眼囊虫病,囊虫病病程进展缓慢,多在 5 年以内,个别长达 17~25 年。

证型	症状	治法	代表方剂	常用药
绦虫踞肠	大便中发现白色节片或节片自肛门自动逸出,肛门作痒,部分患儿有腹胀或腹痛、泄泻,食欲异常,大便不调;少数患儿有夜寐不宁、磨牙,皮肤瘙痒;病程长者伴体倦乏力,面黄肌瘦,纳呆,便溏,舌淡,脉细	驱绦下虫	驱绦汤	南瓜子(带壳)50~120g 炒熟去壳,晨起空腹服之,2 小时后取槟榔 10~40g 打碎水煎取汁 40~60mL,顿服。若无泄泻,半小时后可服泻药,如玄明粉或硫酸镁
囊虫移行	皮肤肌腠间扪及囊虫结节,可见癫痫发作,或头痛、头晕、恶心呕吐,或精神异常,或视物障碍,甚至失明,少数患儿可出现瘫痪,舌苔多白腻,脉弦滑	毒杀虫体,结合涤痰熄风、豁痰开窍、活血化瘀、软坚散结等法	囊虫丸	雷丸 10g、干漆(另吞)0.06g、黄连 3g、白僵蚕 10g、醋芫花 1.5g、橘红 5g、茯苓 10g、生川乌(先煎)3g、水蛭 3g、大黄(后下)6g、桃仁 10g、牡丹皮 10g、五灵脂(包煎)8g

第八节　其他

一、夏季热

　　夏季热又称暑热症,是婴幼儿在暑天发生的特有的季节性疾病,临床以长期发热、口渴多饮、多尿、少汗或汗闭为特征。小儿体质虚弱,在入夏以后,不能耐受暑气熏蒸而发为本病。疾病初起,体弱小儿为暑气所伤,内侵肺胃,易耗气伤津。疾病日久或小儿体虚,脾肾阳虚,真元受损,命门火衰;真阴不足,津亏不能上济于心,暑热熏蒸于上,形成热淫于上,阳虚于下的"上盛下虚"证。本病在辨证时要根据患儿的体质状况、临床表现,辨别是以暑气熏蒸伤及肺胃气阴为主,还是已损及下焦肾之阳气。疾病初起,平素体健者多不见病容,但有发热、口渴多饮、多尿,纳食如常,舌红脉数,多为暑伤肺胃;疾病日久,平素体弱多病,或先天禀赋不足者,除暑热症的典型表现外,还见面色苍白、下肢清冷、大便稀薄,多为上盛下虚。

证型	症状	治法	代表方剂	常用药
暑伤肺胃	入夏后体温渐高,发热持续,气温越高,体温越高,皮肤灼热,少汗或无汗,口渴引饮,小便频数,甚则饮一溲一,精神烦躁,口唇干燥,舌质稍红,苔薄黄,脉数	清暑益气,养阴生津	王氏清暑益气汤	西瓜翠衣 15g、荷梗 10g、北沙参 10g、石斛 10g、麦冬 10g、知母 10g、竹叶 10g、黄连 3g、粳米 10g、甘草 3g
上盛下虚	精神萎靡或虚烦不安,面色苍白,下肢清冷,小便清长,频数无度,大便稀溏,身热不退,朝盛暮衰,口渴多饮,舌质淡,舌苔薄黄,脉细数无力	温补肾阳,清心护阴	温下清上汤	附子(先煎)6g、黄连 3g、龙齿(先煎)20g、磁石(先煎)20g、补骨脂 10g、菟丝子 10g、覆盆子 10g、桑螵蛸 10g、益智仁 10g、石斛 10g、蛤蚧粉(包煎)10g

二、紫癜

　　紫癜是小儿常见的出血性疾病之一,以血液溢于皮肤、黏膜之下,出现瘀点瘀斑,压之不退色为其临床特征,常伴鼻衄、齿衄,甚则呕血、便血、尿血。小儿素体正气亏虚是发病之内因,外感天时不正之邪及其他异气是发病之外因。若因外感风热邪毒及异气蕴阻于肌表血分,迫血妄行,外溢皮肤孔窍,以实证为主。若因素体心脾气血不足,统摄无权,气不摄血,或肾阴亏损,虚火上炎,血不归经所致,以虚证为主。紫癜辨证首先根据起病、病程、紫癜颜色等辨虚实。起病急,病程短,紫癜颜色鲜明者多属实;起病缓,病情反复,病程缠绵,紫癜颜色较淡者多属虚。其次要注意判断病情轻重。以出血量的多少及是否伴有肾脏损害或颅内出血等作为判断轻重的依据。凡出血量少者为轻症;出血严重伴大量便血、血尿、明显蛋白尿,或头痛、昏迷、抽搐等均为重症。本病还需辨病与辨证相结合,过敏性紫癜早期多为风热伤络,血热妄行,常兼见湿热痹阻或热伤胃络,后期多见阴虚火炎或气不摄血。血小板减少性紫癜急性型多为血热妄行,慢性型多为气不摄血或阴虚火炎。

证型	症状	治法	代表方剂	常用药
风热伤络	起病较急,全身皮肤紫癜散发,尤以下肢及臀部居多,呈对称分布,色泽鲜红,大小不一,或伴痒感,可有发热、腹痛、关节肿痛、尿血等,舌质红,苔薄黄,脉浮数	疏风散邪	连翘败毒散	薄荷(后下)6g、防风 10g、牛蒡子 10g、连翘 10g、栀子 10g、黄芩 3g、玄参 10g、当归 10g、赤芍 10g、紫草 10g
血热妄行	起病较急,皮肤出现瘀点瘀斑,色泽鲜红,或伴鼻衄、齿衄、便血、尿血,血色鲜红或紫红,同时见心烦、口渴、便秘,或伴腹痛,或有发热,舌红,脉数有力	清热解毒,凉血止血	犀角地黄汤	水牛角(先煎)20g、生地黄 10g、牡丹皮 10g、赤芍 10g、紫草 10g、玄参 10g、黄芩 6g、生甘草 3g

续表

证型	症状	治法	代表方剂	常用药
气不摄血	起病缓慢,病程迁延,紫癜反复出现,瘀斑、瘀点颜色淡紫,常有鼻衄、齿衄,面色苍黄,神疲乏力,食欲不振,头晕心慌,舌淡苔薄,脉细无力	健脾养心,益气摄血	归脾汤	党参10g、白术10g、茯苓10g、甘草3g、黄芪10g、当归10g、远志10g、酸枣仁10g、龙眼肉10g、木香6g、生姜6g、大枣10g
阴虚火旺	紫癜时发时止,鼻衄齿衄,血色鲜红,低热盗汗,心烦少寐,大便干燥、小便黄赤,舌光红,苔少,脉细数	滋阴降火,凉血止血	大补阴丸	熟地黄10g、龟板(先煎)10g、黄柏6g、知母10g、猪脊髓10g、蜂蜜(冲服)15g

三、皮肤黏膜淋巴结综合征

皮肤黏膜淋巴结综合征又称川崎病,是一种以全身血管炎性病变为主要病理的急性发热性出疹性疾病,临床以不明原因发热、多形红斑、球结膜充血、草莓舌、颈淋巴结肿大、手足硬肿为特征。本病病因为感受温热邪毒。温热邪毒从口鼻而入,犯于肺卫,蕴于肌腠,内侵入气及营扰血而传变,尤以侵犯营血为甚;病之后期,热势去而气虚阴津耗伤,病变脏腑则以肺胃为主,可累及心肝肾诸脏。本病以卫气营血辨证为纲。初起邪在肺卫,证见发热,微恶风,咽红,一般为时短暂;迅速化热入里,热炽气分,证见高热持续,口渴喜饮,皮疹布发;继入营血,证见斑疹红紫,草莓红舌,烦躁嗜睡;后期气阴两伤,证见疲乏多汗,指趾脱皮。本病易于形成血瘀,证见斑疹色紫、手足硬肿、舌质红绛、指纹紫滞等,若是血瘀阻塞脉络,还可见心悸、右胁下痞块等多种证象。

证型	症状	治法	代表方剂	常用药
卫气同病	发病急骤,持续高热,微恶风,口渴喜饮,目赤咽红,手掌足底潮红,躯干皮疹显现,颈部臖核肿大,或伴咳嗽,轻度泄泻,舌质红,苔薄,脉浮数	辛凉透表,清热解毒	银翘散	金银花10g、连翘10g、青黛(冲服)1.5g、牛蒡子10g、玄参10g、鲜芦根15g
气营两燔	壮热不退,昼轻夜重,咽红目赤,唇干赤裂,烦躁不宁或有嗜睡,肌肤斑疹,或见关节痛,或颈部臖核肿痛,手足硬肿,随后指趾端脱皮,舌质红绛,状如草莓,舌苔薄黄,脉数有力	清气凉营,解毒化瘀	清瘟败毒饮	水牛角(先煎)20g、牡丹皮10g、赤芍10g、生石膏(先煎)20g、知母10g、黄芩6g、栀子10g、玄参10g、生地黄10g
气阴两伤	身热渐退,倦怠乏力,动辄汗出,咽干唇裂,口渴喜饮,指趾端脱皮或潮红脱屑,心悸,纳少,舌质红,舌苔少,脉细弱不整	益气养阴,清解余热	沙参麦冬汤	沙参10g、麦冬10g、玉竹10g、天花粉10g、生地黄10g、玄参10g、太子参10g、白术10g、扁豆10g

四、维生素 D 缺乏佝偻病

维生素 D 缺乏佝偻病简称佝偻病,是由于儿童体内维生素 D 不足,致使钙磷代谢失常的一种慢性营养性疾病,以正在生长的骨骺端软骨板不能正常钙化,造成骨骼病变为其特征。小儿先天禀赋不足、后天护养失宜为本病主要发病原因。本病病机主要是脾肾两虚,常累及心肺肝。本病主要从脏腑辨证,辨别以脾虚为主或肾虚为主。病在脾,除佝偻病一般表现外,尚有面色欠华、纳呆、便溏、反复呼吸道感染;病在肾,则以骨骼改变为主。继辨轻重,如单有神经精神症状,骨骼病变较轻或无病变者为轻证;若不分寤寐,汗出较多,头发稀少,筋肉萎软,骨骼改变明显者,则为重证。

证型	症状	治法	代表方剂	常用药
肺脾气虚	初期多以非特异性神经精神症状为主,多汗夜惊,烦躁不安,发稀枕秃,囟门开大,伴有轻度骨骼改变,或形体虚胖,肌肉松软,大便不实,食欲不振,反复感冒,舌质淡,苔薄白,脉软无力	健脾益气,补肺固表	人参五味子汤	黄芪 10g、党参 10g、白术 10g、茯苓 10g、甘草 3g、五味子 5g、酸枣仁 10g、煅牡蛎(先煎)20g、陈皮 6g、神曲 10g
脾虚肝旺	头部多汗,发稀枕秃,囟门迟闭,出牙延迟,坐立行走无力,夜啼不宁,易惊多惕,甚则抽搐,纳呆食少,舌淡苔薄,脉细弦	健脾助运,平肝熄风	益脾镇惊散	党参 10g、白术 10g、苍术 10g、茯苓 10g、煅龙骨(先煎)20g、灯心草 1.5g、煅牡蛎(先煎)20g、钩藤 10g、甘草 3g
肾精亏损	有明显的骨骼改变症状,如头颅方大,肋软骨沟,肋串珠,手镯,足镯,鸡胸,漏斗胸等,O 形或 X 形腿,出牙、坐立、行走迟缓,并有面白虚烦,多汗肢软,舌淡,苔少,脉细无力	补肾填精,佐以健脾	补肾地黄丸	紫河车(另吞)3g、熟地黄 10g、山茱萸 10g、枸杞子 10g、山药 10g、茯苓 10g、肉苁蓉 10g、巴戟天 10g、菟丝子 10g、远志 10g

第三章 妇科病证

第一节 月经病

一、月经先期

月经周期提前 7 日以上,甚至 10 余日一行,且持续两个周期以上者,称为"月经先期",亦称"经期超前""经行先期""经早"。本病的病因病机主要是气虚和血热。气虚分为脾气虚和肾气虚,气虚则统摄无权,冲任不固;血热常分为阳盛血热、阴虚血热、肝郁血热,血热则热伏冲任,伤及子宫,血海不宁,均可使月经先期而至。临证当着重于周期的提前及经量、色、质的变化,结合全身证候及舌脉辨其属实、属虚、属热。

证型		症状	治法	代表方剂	常用药
气虚	脾气虚	月经周期提前,或经量增多,色淡红,质清稀;神疲肢倦,小腹空坠,纳少便溏;舌淡红,苔薄白,脉细弱	补脾益气,摄血调经	补中益气汤	人参(另煎)10g、黄芪 10g、甘草 3g、当归 10g、陈皮 6g、升麻 10g、柴胡 10g、白术 10g
	肾气虚	月经周期提前,经量或多或少,色淡黯,质清稀;腰膝酸软,头晕耳鸣,面色晦暗或有黯斑;舌淡黯,苔白润,脉沉细	补益肾气,固冲调经	固阴煎	菟丝子 10g、熟地黄 10g、山茱萸 10g、人参 10g、山药 10g、炙甘草 5g、五味子 5g、远志 10g
血热	阳盛血热	月经周期提前,量多,色深红或紫红,质稠;心烦,面红口干,尿赤,便秘;舌红苔黄,脉数或滑数	清热凉血,调经	清经散	牡丹皮 10g、地骨皮 10g、白芍 10g、熟地黄 10g、青蒿 10g、黄柏 10g、茯苓 10g
	阴虚血热	月经周期提前,量多或量少,色红,质稠;两颧潮红,手足心热;舌红苔少,脉细数	养阴清热,调经	两地汤	生地黄 10g、地骨皮 10g、玄参 10g、麦冬 10g、阿胶(烊化)10g、白芍 10g
	肝郁血热	月经周期提前,量多或量少,色深红或质稠,经行不畅,或有块;胸闷胁满,或少腹、乳房胀痛,心烦易怒,口苦咽干;舌苔黄,脉弦数	疏肝清热,凉血调经	丹栀逍遥散	牡丹皮 10g、栀子 10g、当归 10g、白芍 10g、柴胡 10g、白术 10g、茯苓 10g、煨姜 3g、薄荷(后下)5g、炙甘草 5g

二、月经后期

月经周期延后 7 日以上,甚至 3~5 个月一行者,称为"月经后期""经迟""月经落后"。本病的发病机制有虚、实之别。虚者多因肾虚、血虚、虚寒导致精血不足,冲任不充,血海不能按时满溢而经迟;实者多因血寒、气滞等导致血行不畅,冲任受阻,血海不能如期满盈,致使月经后期而来。本病辨证应根据月经的量、色、质及全身证候,结合舌脉辨其虚、实、寒、热。

证型		症状	治法	代表方剂	常用药
肾虚		月经周期延后,量少,色黯淡,质清稀,或带下清稀;腰膝酸软,头晕耳鸣,面色晦暗,或面色黯斑;舌淡,苔薄白,脉沉细	补肾养血,调经	当归地黄饮	当归10g、熟地黄10g、山茱萸10g、山药10g、杜仲10g、怀牛膝10g、甘草3g
血虚		月经周期延后,量少,色淡红,质清稀,或小腹绵绵作痛;头晕眼花,心悸少寐,面色苍白或萎黄;舌质淡红,脉细弱	补血益气,调经	大补元煎	人参10g、山药10g、熟地黄10g、杜仲10g、当归10g、山茱萸10g、枸杞子10g、炙甘草5g
血寒	虚寒	月经周期延后,量少,色淡红,质清稀无块,或小腹冷痛隐隐,喜热喜按;形寒肢冷,腰酸无力,小便清长,大便稀溏;舌淡苔白,脉沉迟或细弱	扶阳祛寒,调经	金匮温经汤	当归10g、吴茱萸10g、桂枝5g、白芍10g、川芎6g、生姜3g、牡丹皮10g、法半夏10g、麦冬10g、人参(另煎)10g、阿胶(烊化)10g、甘草3g
	实寒	月经周期延后,量少,黯红有块,或小腹冷痛拒按,得热稍缓解;畏寒肢冷,面色青白;舌质淡黯,苔白,脉沉紧	温经散寒,调经	良方温经汤	当归10g、川芎6g、赤芍10g、桂心3g、牡丹皮10g、莪术10g、人参(另煎)10g、甘草3g、牛膝10g
气滞		周期延后,量少或正常,色黯红,或有血块,或小腹胀痛;精神抑郁,胸胁乳房胀痛;舌质正常或红,苔薄白或微黄,脉弦或弦数	理气行滞,调经	乌药汤	乌药10g、香附10g、木香9g、当归10g、甘草3g

三、月经先后无定期

　　月经周期或提前或延后7日以上,连续3个周期以上者,称为"月经先后无定期",又称"经水先后无定期""经乱"等。本病以月经周期紊乱为特征。本病的发生机制主要是肝肾功能失常,冲任失调,血海蓄溢无常,其病因多由肝郁或肾虚所致,且以肝郁为主。肝为肾之子,肝气郁滞,疏泄失调,子病及母,使肾气的闭藏失司,故常发展为肝肾同病。本病辨证应结合月经的量、色、质及脉证综合分析。

证型	症状	治法	代表方剂	常用药
肝郁	月经周期不定,经量或多或少,色黯红或紫红,或有血块,或经行不畅;胸胁、乳房、少腹胀痛,脘闷不舒,时欲叹息,嗳气食少;苔薄白或薄黄,脉弦	疏肝理气,调经	逍遥散	柴胡10g、薄荷(后下)5g、当归10g、白芍10g、白术10g、茯苓10g、甘草3g、煨姜3g

续表

证型	症状	治法	代表方剂	常用药
肾虚	月经周期不定,量少,色淡黯,质清;或头晕耳鸣,或腰骶疼痛,或夜尿频多;舌淡苔白,脉细弱	补肾调经	固阴煎	菟丝子10g、熟地黄10g、山茱萸10g、人参(另煎)10g、山药10g、甘草3g、五味子6g、远志10g
肝郁肾虚	月经先后无定,经量或多或少,色黯红或黯淡,或有块;经行乳房胀痛,腰膝酸软,精神疲惫;舌淡苔白,脉弦细	补肾疏肝,调经	定经汤	柴胡10g、炒荆芥6g、当归10g、白芍10g、山药10g、茯苓10g、菟丝子10g、熟地黄10g

四、月经过多

月经量较正常明显增多,而周期基本正常者,称为月经过多,亦称经血过多。本病可与周期异常同时发生,如月经先期量多或月经后期量多,尤以前者为多。本病常见的病因有气虚、血热、血瘀。本病的主要机制是冲任不固,经血失于制约,以致月经量多。本病辨证重在从经色、质等结合脉证,辨其寒、热、虚、实。

证型	症状	治法	代表方剂	常用药
气虚	月经量多,色淡红,质清稀;面色㿠白,气短懒言,肢软无力,或动则汗出,或小腹空坠;舌质淡,苔薄白,脉细弱	补气摄血,固冲	举元煎	人参(另煎)10g、炙黄芪10g、炒升麻10g、炙甘草5g、炒白术10g
血热	经行量多,色鲜红或深红,质黏稠,或有小血块;口渴心烦,尿黄便结;舌红,苔黄,脉滑数	清热凉血,固冲止血	保阴煎	生地黄10g、熟地黄10g、赤芍10g、山药10g、续断10g、黄芩10g、黄柏10g、生甘草3g
血瘀	经行量多,色紫黯,有血块;经行腹痛,拒按,血块排出后疼痛减轻,或平时小腹胀痛;舌紫黯,或有瘀点,脉涩	活血化瘀,止血	失笑散	失笑散(包煎)20g、益母草15g、茜草10g、三七10g

五、月经过少

月经周期正常,月经量明显减少,或行经时间不足2天,甚或点滴即净者,称为"月经过少"。古籍有称"经水涩少""经水少""经量过少"。本病发生的机制有虚有实。虚者乃肾虚、血虚以致精亏血少,冲任血海亏虚,经血乏源;实者多由血瘀内停,或痰湿内生,痰瘀阻滞冲任血海,血行不畅而发为月经过少。本病辨证应从月经的色、质、有无腹痛,结合全身症状及舌脉以辨虚实。

证型	症状	治法	代表方剂	常用药
肾虚	月经量少,色淡黯,质清稀;腰膝酸软,头晕耳鸣,足跟痛,或小腹冷,或夜尿多;舌质淡,脉沉细或沉迟	补肾益精,养血调经	归肾丸	菟丝子10g、杜仲10g、枸杞子10g、山茱萸10g、当归10g、熟地黄10g、山药10g、茯苓10g
血虚	经来血量渐少,或点滴而净,色淡质稀;或伴小腹隐痛,头晕眼花,心悸心慌,面色萎黄;舌淡红,脉细	养血益气,调经	滋血汤	人参(另煎)10g、当归10g、黄芪10g、山药10g、茯苓10g、川芎10g、白芍10g、熟地黄10g
血瘀	经行涩少,色紫黯,有血块;小腹胀痛,血块排出后胀痛减轻;舌紫黯,有瘀点、瘀斑,脉沉弦或沉涩	活血化瘀,调经	桃红四物汤	桃仁10g、红花10g、当归10g、熟地黄10g、白芍10g、川芎6g
痰湿	经行量少,色淡红,质黏腻如痰;形体肥胖,胸闷呕恶,或带多黏腻;舌淡,苔白腻,脉滑	化痰燥湿,调经	苍附导痰丸	茯苓10g、法半夏10g、陈皮6g、甘草3g、苍术10g、香附10g、胆南星10g、枳壳10g、生姜3g、神曲10g

六、经期延长

月经周期基本正常,行经时间延长超过7天,甚至淋沥达半月始净者称"经期延长",亦称"月水不断""经事延长""月水不绝"。本病发生的机制多由气虚冲任失约;或热扰冲任,血海不宁;或瘀阻冲任,血不循经所致,临床常见有气虚、血热、血瘀等。本病辨证以月经量、色、质为主,结合全身证候、舌脉综合分析。

证型		症状	治法	代表方剂	常用药
气虚		经血过期不净,量多,色淡,质稀;倦怠乏力,气短懒言,小腹空坠,面色㿠白;舌淡,苔薄,脉缓细	补气摄血,固冲调经	举元煎加减	人参(另煎)10g、黄芪10g、白术10g、升麻6g、炙甘草5g、阿胶(烊化)10g、炒艾叶10g、海螵蛸(先煎)20g
血热	虚热	行经时间延长,量少,色鲜红,质稀,无血块;咽干舌燥,或见潮热颧红,或手足心热;舌红,苔少,脉细数	养阴清热,止血	两地汤合二至丸	女贞子10g、墨旱莲10g、海螵蛸(先煎)20g、茜根10g、生地黄10g、地骨皮10g、玄参10g、麦冬10g、阿胶(烊化)10g、白芍10g
	湿热	行经时间延长,量不多,或色黯如败酱,质黏腻,或带下量多,色赤白或黄;或下腹热痛;舌红苔黄腻,脉濡数	清热祛湿,化瘀止血	固经丸	龟甲(先煎)10g、白芍10g、黄芩10g、黄柏10g、香附10g、椿根皮10g
血瘀		行经时间延长,量或多或少,色紫黯,有块;行经小腹疼痛,拒按;舌质紫黯或有瘀点,脉弦涩	活血祛瘀,止血	桃红四物汤合失笑散	桃仁10g、红花10g、当归10g、熟地黄10g、白芍10g、川芎10g、失笑散(包煎)20g

七、经间期出血

两次月经中间,即氤氲之时,出现周期性的少量阴道出血者,称为经间期出血。本病发生的病因病机,目前尚未完全明了,多数认为可能与体质因素有关。由于氤氲期,阳气内动,加以肾阴不足,湿热内蕴或血瘀内留等因素,使阴阳转化不协调,损及冲任,血海固藏失职,血溢于外致使阴道出血。本病辨证,主要针对出血的量、色、质及全身症状进行辨别。临证还需根据体质、全身情况、舌苔、脉象以及基础体温波动进行辩证。

证型	症状	治法	代表方剂	常用药
肾阴虚	两次月经中间,阴道少量出血或稍多,色鲜红,质稍稠;头晕腰酸,夜寐不宁,五心烦热,便艰尿黄;舌体偏小质红,脉细数	滋肾养阴,固冲止血	两地汤合二至丸	生地黄10g、地骨皮10g、玄参10g、麦冬10g、阿胶(烊化)10g、白芍10g、女贞子10g、墨旱莲10g
湿热	两次月经中间,阴道出血量稍多,色深红,质黏腻,无血块;平时带下量多色黄,小腹时痛;神疲乏力,骨节酸楚,胸闷烦躁,口苦咽干,纳呆腹胀,小便短赤;舌红,苔黄腻,脉细弦或滑数	清利湿热,固冲止血	清肝止淋汤	当归10g、白芍10g、生地黄10g、牡丹皮10g、黄柏10g、牛膝10g、制香附10g、小蓟10g、茯苓10g
血瘀	经间期出血量少或多少不一,色紫黑或有血块,少腹两侧或一侧胀痛或刺痛;情志抑郁,胸闷烦躁;舌质紫或有紫斑,脉细弦	化瘀止血	逐瘀止血汤	生地黄10g、大黄炭10g、赤芍10g、牡丹皮10g、归尾10g、枳壳10g、桃仁10g、龟甲(先煎)10g

八、崩漏

崩漏是月经的周期、经期、经量发生严重失常的病证,是指经血非时暴下不止或淋漓不尽,前者谓之崩中,后者谓之漏下。二者常交替出现,且其病因、病机基本一致,故概称崩漏。崩漏的发病是肾－天癸－冲任－胞宫轴的严重失调,其主要病机是冲任损伤,不能制约经血,使子宫藏泻失常。导致本病的常见病因、病机有脾虚、肾虚、血热和血瘀,概括为虚、热、瘀三方面。本病病机复杂,证型复杂,常因果相干,气血同病,多脏受累,故属妇科难证、重证。崩漏辨证,有虚实之异:虚者多因脾虚、肾虚;实者多因血热、血瘀。由于崩漏的主证是血证,故临证首辨出血期还是血止后。一般而言,出血期多见标证或虚实夹杂,血止后常显本证或虚证。出血期,当根据出血的量、色、质特点,参合舌脉及发病的久暂,辨其虚、实、寒、热。出血期以塞流、澄源为主;血止后以复旧为主,结合澄源。

证型		症状	治法	代表方剂	常用药
脾虚		经血非时暴下不止,或淋漓不尽,血色淡,质清稀;面色㿠白,神疲气短,或面浮肢肿,小腹空坠,四肢不温,纳呆便溏,舌质淡胖,边有齿印,苔白,脉沉细	补气摄血,固冲止崩	固本止崩汤	人参(另煎)10g、黄芪10g、白术10g、熟地黄10g、当归10g、炮姜3g
肾虚	肾气虚	经乱无期,出血量多,势急如崩或淋漓日久不净,或崩、漏反复,色淡红或淡黯,质稀;面色晦暗,眼眶黯,小腹空坠,腰脊酸软;舌淡黯,苔白润,脉沉弱	补肾益气,固冲止血	加减苁蓉菟丝子丸加党参、黄芪、阿胶	熟地黄10g、肉苁蓉10g、覆盆子10g、当归10g、枸杞子10g、桑寄生10g、菟丝子10g、艾叶6g、党参10g、黄芪10g、阿胶(烊化)10g
	肾阳虚	经乱无期,出血量多或淋漓不尽,或停经数月后又暴下不止,色淡红或淡黯,质稀;面色晦暗,肢冷畏寒,腰膝酸软,小便清长,夜尿多;眼眶黯,舌淡黯,苔白润,沉细无力	温肾益气,固冲止血	右归丸加党参、黄芪、三七	制附子(先煎)6g、肉桂(后下)5g、熟地黄10g、山药10g、山茱萸10g、枸杞子10g、菟丝子10g、鹿角胶(烊化)10g、当归10g、杜仲10g、党参10g、黄芪10g、三七10g
	肾阴虚	经乱无期,出血量少淋漓累月不止,或停经数月后又暴崩下血,色鲜红,质稍稠;头晕耳鸣,腰膝酸软,五心烦热,夜寐不安;舌红,少苔或有裂纹,脉细数	滋肾益阴,固冲止血	左归丸合二至丸或滋阴固气汤	熟地黄10g、山药10g、枸杞子10g、山茱萸10g、菟丝子10g、鹿角胶(烊化)10g、龟甲胶(烊化)10g、川牛膝10g、女贞子10g、墨旱莲10g
血热	虚热	经来无期,量少淋漓不尽或量多势急,色鲜红;面颊潮红,烦热少寐,咽干口燥,便结;舌红,少苔,脉细数	养阴清热,固冲止血	上下相资汤	人参(另煎)10g、沙参10g、玄参10g、麦冬10g、玉竹10g、五味子10g、熟地黄10g、山茱萸10g、车前子10g、牛膝10g
	实热	经来无期,经血突然暴崩如注或淋漓日久难止,色深红,质稠;口渴烦热,便秘溺黄,舌红,苔黄,脉滑数	清热凉血,固冲止血	清热固经汤	黄芩10g、焦栀子10g、生地黄10g、地骨皮10g、地榆10g、生藕节10g、阿胶(烊化)10g、陈棕炭10g、龟甲(先煎)10g、牡蛎(先煎)10g、生甘草3g
血瘀		经血非时而下,量时多时少,时出时止,或淋漓不断,或停闭数月又突然崩中,继之漏下,色黯有血块;舌质紫暗或尖边有瘀点,脉弦细或涩	活血化瘀,固冲止血	逐瘀止血汤或将军斩关汤	生地黄10g、大黄10g、赤芍10g、牡丹皮10g、归尾10g、枳壳10g、桃仁10g、龟甲(先煎)10g

九、闭经

女子年逾 16 周岁,月经尚未来潮,或月经周期已建立后又中断 6 个月以上或月经停闭超过了 3 个月经周期者,称闭经。前者称原发性闭经,后者称继发性闭经。闭经病因不外虚实两端。虚证多因肾气不足,冲任亏虚;或肝肾亏损,精血不足;或脾胃虚弱,气血乏源;或阴虚血燥,精亏血少,导致冲任血海空虚,源断其流,无血可下而致闭经;实者多因气血阻滞,或痰湿流注下焦,使血流不畅,冲任受阻,血海阻隔,经血不得下行而成闭经。闭经是一个较为复杂的病症,其治疗效果又与病因有关,故治疗前必先求因明确闭经原因,对因治疗。对闭经辨证应以全身症状为依据,结合病史及舌脉,分清虚实。

证型	症状	治法	代表方剂	常用药
气血虚弱	月经周期延迟,量少,色淡红,质薄,渐至经闭不行;神疲乏力,头晕眼花,心悸气短,面色萎黄;舌淡,苔薄,脉沉缓或细弱	益气养血,调经	人参养荣汤	人参(另煎)10g、黄芪 10g、白术 10g、茯苓 10g、陈皮 6g、甘草 3g、熟地黄 10g、当归 10g、白芍 10g、五味子 6g、远志 10g、肉桂(后下)3g
肾气亏损	年逾 16 岁未行经,或月经初潮偏迟,时有月经停闭;或周期建立后,逐渐稀发而停闭;或体弱,全身发育欠佳,第二性征发育不良,或腰腿酸软,头晕耳鸣,倦怠乏力,夜尿频多;舌淡黯,苔薄白,脉沉细	补肾益气,调理冲任	加减苁蓉菟丝子汤加淫羊藿、紫河车	熟地黄 10g、肉苁蓉 10g、覆盆子 10g、当归 10g、枸杞子 10g、桑寄生 10g、菟丝子 10g、艾叶 6g、淫羊藿 10g、紫河车 10g
阴虚血燥	月经周期延后,经量少,色红质稠,渐至月经停闭不行;五心烦热,颧红唇干,盗汗甚至骨蒸劳热,干咳或咳嗽唾血;舌红,苔少,脉细数	养阴清热,调经	加减一阴煎加丹参、黄精、女贞子、制香附	生地黄 10g、熟地黄 10g、白芍 10g、麦冬 10g、知母 10g、地骨皮 10g、炙甘草 5g、丹参 10g、黄精 10g、女贞子 10g、制香附 10g
气滞血瘀	月经停闭不行,胸胁、乳房胀痛,精神抑郁,少腹胀痛拒按,烦躁易怒,舌紫黯,有瘀点,脉沉弦而涩	理气活血,逐瘀通经	血府逐瘀汤	桃仁 10g、红花 10g、当归 10g、生地黄 10g、川芎 10g、赤芍 10g、牛膝 10g、桔梗 6g、柴胡 6g、枳壳 10g、甘草 3g
痰湿阻滞	月经延后,经量少,色淡质黏稠,渐停闭;或形体肥胖,胸闷泛恶,神疲倦怠,纳少痰多或带下量多,色白;苔腻,脉滑	健脾燥湿,化痰	四君子汤合苍附导痰丸加当归、川芎	党参 10g、茯苓 10g、白术 10g、甘草 3g、法半夏 10g、陈皮 6g、苍术 10g、香附 10g、胆南星 10g、枳壳 10g、生姜 3g、神曲 10g、当归 10g、川芎 10g

十、痛经

妇女正值经期或行经前后出现周期性小腹疼痛或痛引腰骶,甚至剧痛晕厥者,称为痛经,又称"经行腹痛"。引起痛经的病因多端,但一般不外乎外感六淫、内伤七情、生活失节等几个方面。本病以"不通则痛"或"不荣则痛"为主要病机。实者可由气滞血瘀、寒凝血瘀、湿热瘀阻导致子宫的气血运行不畅，"不通则痛"；虚者主要由于气血虚弱、肾气亏损致子宫失于濡养，"不荣则痛"。本病辨证应根据疼痛发生的时间、性质、部位以及程度，结合月经期、量、色、质及兼证、舌脉、素体等以辨别寒热虚实。

证型	症状	治法	代表方剂	常用药
气滞血瘀	每于经前一两日或经期小腹胀痛拒按，经量少或行经不畅，经色紫黯有块，血块排出疼痛可减，经净后疼痛自消；胸胁、乳房作胀，胸闷不舒，舌质紫黯或见瘀点，脉弦	理气行滞，化瘀止痛	膈下逐瘀汤	当归10g、川芎10g、赤芍10g、桃仁10g、枳壳10g、延胡索10g、五灵脂（包煎）10g、乌药6g、香附10g、牡丹皮10g、甘草3g
寒凝血瘀	经前或经期小腹冷痛拒按，得热痛减；月经或见推后，量少，色黯或有瘀块；面色青白，肢冷畏寒；舌黯苔白，脉沉紧	温经散寒，化瘀止痛	少腹逐瘀汤	小茴香10g、干姜3g、延胡索10g、没药10g、当归10g、川芎10g、肉桂（后下）3g、赤芍10g、失笑散（包煎）20g
湿热瘀阻	经前或经期小腹疼痛或胀痛不适，有灼热感，或痛连腰骶，或平时小腹疼痛，经前加剧；经血量多或经期长，色黯红，质稠或夹较多黏液；平时带下量多，色黄质稠有异味；或伴有低热起伏，小便黄赤；舌质红，苔黄腻，脉滑数或弦数	清热利湿，化瘀止痛	清热调血汤	牡丹皮10g、黄连5g、生地黄10g、当归10g、白芍10g、川芎10g、红花10g、桃仁10g、延胡索10g、莪术10g、香附10g
气血虚弱	经净后或经前或经期小腹隐隐作痛，喜揉按，或阴部空坠不适；月经量少，色淡质清稀；面色无华，头晕心悸，神疲乏力；舌质淡，脉细无力	益气养血，调经止痛	圣愈汤	人参（另煎）10g、黄芪10g、熟地黄10g、当归10g、川芎10g、白芍10g
肾气亏损	经期或经后小腹绵绵作痛，或腰骶酸痛；经色黯淡，经量少而质稀薄；头晕耳鸣，面色晦暗，健忘失眠；舌质淡红，苔薄，脉沉细	补肾益精，养血止痛	益肾调经汤或调肝汤	巴戟天10g、杜仲10g、续断10g、乌药6g、艾叶6g、当归10g、熟地黄10g、白芍10g、益母草10g

十一、月经前后诸证

月经前后诸证是指每于行经前后或行经期间，周期性地出现明显不适的全身或局部症状者，以经前2~7天和经期多见，古代医籍根据不同的主证，分别称之为经行乳房胀痛，经行头痛，经行感冒，经行发热，经行身痛，经行口糜，经行泄泻，经行浮肿，经行风疹块，经行吐衄，经行情志异常等。本病多见于中年妇女，可出现单一主证，也可两三证同时并见，常影响工作和生活，又可兼见月经不调或不孕。本病的特点是周而复始地在月经前后及经期发病。本病的病机乃脏腑功能失调,气血阻滞,经行运行不畅。常见的病因病机有肝郁、脾虚、肾虚、气血虚弱和血瘀,其中肝郁最为常见。本病的辨证应根据各个经行前后病证的特点,结合月经的期、量、色、质兼证、舌、脉及患者的素体情况以辨寒热虚实。

(一)经行乳房胀痛

每于行经前后,或正值经期,出现乳房作胀或乳头胀痒疼痛,甚至不能触衣者,称"经行乳房胀痛"。本病特点是乳房胀病随着月经周期性发作,以经前、经期为多,平时无特殊不适,但严重者可伴有不孕,本病以青春期患者为多。本病的病因病机乃肝气郁结,气血运行不畅,脉络欠通,不通则痛;或肝肾亏虚,乳络失于濡养而痛。本病的辨证应根据其发病时间、性质、程度,并结合伴随症状及舌脉以辨别虚实。

证型	症状	治法	代表方剂	常用药
肝气郁结	经前或经行乳房胀满疼痛,或乳头痒痛,甚至不可触衣;行经不畅,经色黯红,小腹胀痛,胸闷胁胀,精神抑郁,时叹息;苔薄白,脉弦	疏肝理气,和胃通络	逍遥散加麦芽、青皮、鸡内金	柴胡10g、当归10g、白芍10g、白术10g、茯苓10g、甘草3g、煨姜3g、薄荷(后下)6g、麦芽20g、青皮10g、鸡内金10g
肝肾亏虚	经行或经后两乳作胀作痛,乳房按之柔软无块,月经量少,色淡,两目干涩,咽干口燥,无心烦热;舌质淡或舌红少苔,脉细数	滋肾养肝,和胃通络	一贯煎加麦芽、鸡内金	沙参10g、麦冬10g、当归10g、生地黄10g、川楝子10g、枸杞子10g、麦芽20g、鸡内金10g

(二)经行头痛

每遇经期或行经前后,出现以头痛为主要症状,经后辄止者,称为经行头痛。本病常见的病因有情志内伤,肝郁化火,上扰清窍;或血瘀内阻,脉络不通;或素体血虚,经行时阴血益感不足,脑失所养。本病以伴随月经周期出现头痛为辨病依据。临床上有虚实之分,按疼痛时间、疼痛性质,辨其虚实之性。

证型	症状	治法	代表方剂	常用药
肝火	经行头痛,甚或巅顶掣痛,头晕目眩,月经量稍多,色鲜红;烦躁易怒,口苦咽干;舌质红,苔薄黄,脉细弦数	清热平肝,熄风	羚角钩藤汤	羚羊角(先煎)10g、钩藤(后下)10g、桑叶10g、菊花10g、贝母10g、竹茹10g、生地黄10g、白芍10g、茯神10g、甘草3g
血瘀	每逢经前、经期头痛剧烈,痛如锥刺,经色紫黯有块;伴小腹拒按,胸闷不舒;舌黯或尖边有瘀点,脉细涩或弦涩	化瘀通络	通窍活血汤	赤芍10g、川芎10g、桃仁10g、红花10g、麝香(后下)10g、生姜3g、红枣5枚
血虚	经期或经后头晕,头部绵绵作痛,月经量少,色淡质稀,心悸少寐,神疲乏力;舌淡苔薄,脉虚细	养血益气	八珍汤加减	当归10g、川芎10g、白芍10g、熟地黄10g、人参(另煎)10g、白术10g、茯苓10g、炙甘草5g

（三）经行感冒

　　每遇经期或行经前后，出现感冒症状，经后逐渐缓解者，称为经行感冒。本病以感受风邪为主，夹寒则为风寒，夹热则为风热。多由素体气虚，卫阳不密，经行阴血下注于胞宫，体虚益甚，此时血室正开，腠理疏松，卫气不固，风邪乘虚侵袭；或素有伏邪，随月经周期反复乘虚而发。经后因气血渐复，则邪去表解而缓解。本病病本为虚，辨证主要根据风寒、风热、邪入少阳之不同进行辨别。

证型	症状	治法	代表方剂	常用药
风寒	每至经行期间，发热、恶寒、无汗，鼻塞流涕，咽喉痒痛，咳嗽痰稀，头痛身痛；舌淡红，苔薄白，脉浮紧。经血净后，诸证渐愈	解表散寒，和血调经	荆穗四物汤	荆芥穗10g、白芍10g、熟地黄10g、当归10g、川芎10g
风热	每至经行期间，发热身痛，微恶风，头痛汗出，鼻塞咳嗽，痰稠，口渴欲饮；舌红苔黄，脉浮紧	疏风清热，和血调经	桑菊饮	桑叶10g、菊花10g、连翘10g、薄荷（后下）6g、桔梗9g、杏仁10g、芦根30g、甘草3g
邪入少阳	每于经期即出现寒热往来，胸胁苦满，口苦咽干，心烦欲呕，头晕目眩，嘿嘿不欲饮食；舌红，苔薄白或薄黄，脉弦或弦数	和解表里	小柴胡汤	柴胡6g、黄芩10g、人参（另煎）10g、半夏10g、甘草3g、生姜3g、大枣5枚

（四）经行发热

　　每值经期或行经前后，出现以发热为主证者，称经行发热。本病属内伤发热范畴，主要责之于气血营卫失调。临床常见有肝肾阴虚、气血虚弱、瘀热壅阻发热。临证须审因论治，根据发热的时间、性质以辨阴、阳、虚、实。还应注意结合月经的量、色、质，全身兼证及舌脉综合分析。

证型	症状	治法	代表方剂	常用药
肝肾阴虚	经期或经后，午后潮热，月经量少色红；两颧红赤，五心烦热，烦躁少寐，舌红而干，脉细数	滋养肝肾，育阴清热	蒿芩地丹四物汤	青蒿10g、黄芩10g、地骨皮10g、牡丹皮10g、生地黄10g、川芎10g、当归10g、白芍10g
气血虚弱	经行或经后发热，热势不扬，动则自汗出，经量多，色淡质稀；神疲乏力，少气懒言；舌淡，苔白润，脉虚缓	补益气血，甘温除热	补中益气汤	人参（另煎）10g、黄芪10g、白术10g、当归10g、橘皮10g、甘草3g、柴胡6g、升麻10g
瘀热壅阻	经前或经期发热，腹痛，经色紫黯，夹有血块；舌黯或尖边有瘀点，脉沉弦数	化瘀清热	血府逐瘀汤加减	桃仁10g、红花10g、当归10g、生地黄10g、川芎10g、赤芍10g、牛膝10g、桔梗6g、柴胡6g、枳壳10g、甘草3g

（五）经行身痛

每遇经期或行经前后，出现以身体疼痛为主证者，称"经行身痛"。本病病因病机是素体正气不足，营卫失调，筋脉失养（血虚），则不荣则痛；或素有寒湿留滞，经行时则乘虚而发（血瘀），则不通则痛。本病主要根据疼痛发生的时间、性质进行辨证论治。

证型	症状	治法	代表方剂	常用药
血虚	经行时肢体疼痛麻木，肢软乏力，月经量少，色淡质薄；面色无华；舌质淡红，苔白，脉细弱	养血益气，柔筋止痛	当归补血汤加鸡血藤、白芍、丹参、玉竹	黄芪10g、当归10g、白芍10g、鸡血藤10g、丹参10g、玉竹10g
血瘀	经行时腰膝、肢体、关节疼痛，得热痛减，遇寒痛甚，月经推迟，经量少，色黯，或有血块；舌紫黯，或有瘀斑，苔薄白，脉沉紧	活血通络，益气散寒，止痛	趁痛散	当归10g、黄芪10g、白术10g、桂心（后下）3g、炙甘草5g、独活10g、牛膝10g、生姜3g、薤白10g

（六）经行口糜

每值经前或行经时，口舌糜烂，如期反复发作，经后渐愈者，称经行口糜。本病的病机多由心、胃之火上炎所致，其热有阴虚火旺，热乘于心者；有胃热炙盛而致者，每遇经行阴血下注，其热益盛，随冲气上逆而发。经行口糜，多属热证。辨证必须详辨虚实。

证型	症状	治法	代表方剂	常用药
阴虚火旺	经期口舌糜烂，口燥咽干，月经量少，色红；五心烦热，尿少色黄，舌红苔少，脉细数	滋阴降火，佐以活血化瘀	知柏地黄汤	知母10g、黄柏10g、牡丹皮10g、熟地黄10g、山茱萸10g、山药10g、茯苓10g、泽泻10g
胃热熏蒸	经行口舌生疮，口臭，月经量多，色深红；口干喜饮，尿黄便结；舌苔黄厚，脉滑数	清胃泄热	凉膈散	大黄（后下）10g、芒硝（冲服）10g、甘草3g、山栀10g、薄荷（后下）10g、黄芩10g、连翘10g、淡竹叶10g

（七）经行泄泻

每遇经期或行经前后，大便溏薄，甚或水泻，日解数次，经净自止者，称为经行泄泻。本病的发生主要责之于脾肾虚弱。经行泄泻有脾虚、肾虚之分，辨证时应着重观察大便的性状及泄泻时间，参见兼证辨之。

证型	症状	治法	代表方剂	常用药
脾虚	月经前后，或正值经期，大便溏泄，经行量多，色淡质稀；脘腹胀满，神疲肢软，或面浮肢肿；舌淡红，苔白，脉濡缓	健脾渗湿，理气调经	参苓白术散	党参10g、白术10g、扁豆10g、茯苓10g、甘草3g、山药10g、莲肉5g、桔梗6g、薏苡仁20g、砂仁（后下）5g

续表

证型	症状	治法	代表方剂	常用药
肾虚	经行或经后,大便泄泻,或五更泄泻,经色淡,质稀薄;腰膝酸软,头晕耳鸣,畏寒肢冷;舌淡,苔白,脉沉迟	温阳补肾,健脾止泻	健固汤	党参10g、白术10g、茯苓10g、薏苡仁20g、八戟天10g、补骨脂10g、吴茱萸10g、肉豆蔻10g、五味子6g

(八)经行浮肿

每遇经期或行经前后,头面四肢浮肿者,称为经行浮肿。本病主要由于脾虚运化功能失职,水湿为患,泛溢肌肤或肾虚气化失职,不能化气行水,水液溢于肌肤而为水肿。也可因肝郁气滞,血行不畅,滞而作胀者。本病的辨证重在辨其虚实。若经行面浮肢肿,按之没指,为脾肾阳虚;若经行肢体肿胀,按之随手而起,为肝郁气滞。

证型	症状	治法	代表方剂	常用药
脾肾阳虚	经行面浮肢肿,按之没指,晨起头面肿甚,月经推迟,经行量多,色淡质稀;腹胀纳减,腰膝酸软,大便溏薄;舌淡,苔白腻,脉沉缓或濡细	温肾化气,健脾利水	肾气丸合苓桂术甘汤	桂枝10g、附子(先煎)6g、熟地黄10g、山茱萸10g、山药10g、茯苓10g、牡丹皮10g、泽泻10g、白术10g、甘草3g
气滞血瘀	经行肢体肿胀,按之随手而起,色黯有块;脘闷胁胀,善叹息;舌紫黯,苔薄白,脉弦涩	理气行滞,养血调经	八珍汤	当归10g、川芎10g、赤芍10g、熟地黄10g、延胡索10g、川楝子10g、炒木香10g、槟榔10g

(九)经行风疹块

每遇经期或行经前后,周身皮肤突起红疹,或起风团,瘙痒异常,经净减退者,称经行风疹块。本病多因风邪为患,缘于素体本虚,适值经行,气血益虚,风邪乘虚而入,郁于皮肤肌腠之间而诱发本病。本病有内风、外风之别,虚证与实证之分,主要根据证候特点,结合月经情况进行辨证。

证型	症状	治法	代表方剂	常用药
血虚	经行风疹频发,瘙痒难忍,入夜尤甚,月经多推迟,量少色淡;面色不华,肌肤枯燥;舌淡红,苔薄,脉虚数	养血祛风	当归饮子	当归10g、川芎10g、白芍10g、生地黄10g、防风10g、荆芥10g、黄芪10g、甘草3g、白蒺藜10g、何首乌10g
风热	经行身发红色风团、疹块,瘙痒不堪,遇风遇热,其痒尤甚,月经多提前,量多色红;口干喜饮,尿黄便结;舌红苔黄,脉浮数	疏风清热	消风散	防风10g、荆芥10g、当归10g、生地黄10g、苦参10g、苍术10g、蝉蜕6g、木通10g、胡麻仁10g、生知母10g、生石膏(先煎)10g、生甘草3g、牛蒡子10g

（十）经行吐衄

每遇经期或行经前后,出现周期性的吐血或衄血者,称经行吐衄,又有称"倒经""逆经"。本病之因,由血热而冲气上逆,迫血妄行所致。出于口者为吐,出于鼻者为衄。临床上常见的证型有肝经郁火,肺肾阴虚两种。本病的辨证应根据经行吐衄的量、色,结合月经情况及全身症状、舌脉综合辨证。

证型	症状	治法	代表方剂	常用药
肝经郁火	经前或经期吐血、衄血,量较多,色鲜红,月经可提前、量少甚或不行;心烦易怒,或两胁胀痛,口苦咽干,头晕耳鸣,尿黄便结;舌红苔黄,脉弦数	清肝调经	清肝引经汤	当归10g、白芍10g、生地黄10g、牡丹皮10g、栀子10g、黄芩10g、川楝子10g、茜草10g、牛膝10g、白茅根10g、甘草3g
肺肾阴虚	经前或经期吐血、衄血,量少,色黯红,月经每先期、量少;平素可有头晕耳鸣,手足心热,两颧潮红、潮热咳嗽,咽干口渴;舌红或绛,苔花剥或无苔,脉细数	滋阴养肺	顺经汤	当归10g、熟地黄10g、沙参10g、白芍10g、茯苓10g、荆芥炭10g、牡丹皮10g

（十一）经行情志异常

每遇经期或行经前后,出现烦躁易怒,悲伤啼哭,或情志抑郁,喃喃自语,或彻夜不眠,甚或狂躁不安,经后如常人者,称经行情志异常。本病多由于情志内伤,肝气郁结,痰火内扰,遇经行气血骤变,扰动心神所致。本病多由情志所伤而起,以经前或经期有规律地出现情志异常为辨证要点。

证型	症状	治法	代表方剂	常用药
肝气郁结	经前抑郁不乐,情绪不宁,烦躁易怒,甚至怒而发狂,经后逐渐减轻或复如常人,月经量多,色红,经行提前;胸闷胁胀,不思饮食,彻夜不眠;苔薄腻,脉弦细	疏肝解郁,养血调经	逍遥散	柴胡6g、当归10g、白芍10g、白术10g、茯苓10g、甘草3g、煨姜3g、薄荷(后下)6g
痰火上扰	经行狂躁不安,头痛失眠,平时带下量多,色黄质稠;面红目赤,心胸烦闷;舌红,苔黄厚或腻,脉弦滑而数	清热化痰,宁心安神	生铁落饮	天门冬10g、麦冬10g、贝母10g、胆南星10g、橘红10g、远志10g、连翘10g、茯苓10g、茯神10g、玄参10g、钩藤(后下)10g、丹参10g、石菖蒲10g、生铁落(先煎)10g

（十二）绝经前后诸证

妇女在绝经前后,围绕月经紊乱或绝经出现如烘热汗出、烦躁易怒、潮热面红、眩晕耳鸣、心悸失眠、腰背酸楚、面浮肿、皮肤蚁行感、情志不宁等,称为绝经前后诸证,亦称经断前后诸证。本病以肾虚为本,基本病机为肾的阴阳平衡失调,从而影响到心、肝、脾脏,从而出现诸多证候。临床上常见证型有肾阴虚,肾阳虚,肾阴阳俱虚,且以肾阴虚居多。由于体质或阴阳转化等因素,亦可表现为偏肾阳虚,或阴阳两虚,并由于诸种因素,常可兼夹气郁、血瘀、痰湿等复杂病机。本病的辨证主要结合月经情况,全身症状及舌脉综合辨别。

证型	症状	治法	代表方剂	常用药
肾阴虚	绝经前后,月经紊乱,月经提前量少或量多,或崩或漏,经色鲜红;头晕耳鸣,烘热汗出,五心烦热,腰膝、足跟疼痛,皮肤干燥瘙痒,尿少便结;舌红少苔,脉细数	滋养肾阴,佐以潜阳	左归丸合二至丸	熟地黄10g、山药10g、枸杞子10g、山茱萸10g、菟丝子10g、鹿角胶(烊化)10g、龟甲胶(烊化)10g、川牛膝10g、女贞子10g、墨旱莲10g
肾阳虚	绝经前后,经行量多,经色淡黯,或崩中漏下;精神萎靡,面色晦暗,腰背冷痛,小便清长,夜尿多,面浮肢肿;舌淡,或胖嫩边有齿印,苔薄白,脉沉细弱	温肾扶阳	右归丸加减	制附子6g、肉桂(后下)5g、熟地黄10g、山药10g、山茱萸10g、枸杞子10g、菟丝子10g、鹿角胶(烊化)10g、当归10g、杜仲10g
肾阴阳俱虚	绝经前后,月经紊乱,量少或多;乍寒乍热,烘热汗出,头晕耳鸣,腰背冷痛;舌淡苔薄,脉沉弱	阴阳双补	二仙汤合二至丸	仙茅10g、淫羊藿10g、巴戟天10g、当归10g、知母10g、黄柏10g、女贞子10g、墨旱莲10g

(十三)经断复来

绝经期妇女月经停止1年或1年以上,又再次出现子宫出血,称为经断复来,亦称为年老经水复来,或称为妇人经断复来。经断复来见于老年妇女,当进入老年期后,肾水阴虚逐渐影响他脏,或脾虚肝郁冲任失固,或湿热下注、湿毒瘀结所伤冲任以致经断复来。本病若因生殖器官恶性病变所致者,预后不良,应及时发现,采取相应的措施。本病辨证中,辨出血的色质及伴随证候是辨本病属虚属实的关键。同时参考各种检查结果,辨明属良性或恶性。

证型	症状	治法	代表方剂	常用药
脾虚肝郁	经断后阴道出血,量少、色淡、质稀;气短懒言,神疲肢倦,食少腹胀,胁肋胀满;苔薄白,脉弦无力	健脾调肝,安冲止血	安老汤	党参10g、黄芪10g、白术10g、熟地黄10g、山茱萸10g、当归10g、阿胶10g、香附1.5g、黑荆芥10g、甘草3g
肾阴虚	经断后阴道出血,量少,色鲜红,质稍稠;腰膝酸软,潮热盗汗,头晕耳鸣,口咽干燥,舌质偏红,苔少,脉细数	滋阴清热,安冲止血	知柏地黄丸	知母10g、黄柏10g、牡丹皮10g、熟地黄10g、山茱萸10g、山药10g、茯苓10g、泽泻10g

续表

证型	症状	治法	代表方剂	常用药
湿热下注	经断后阴道出血,色红或紫红,量较多,平时带下色黄有臭气,外阴及阴道瘙痒,口苦咽干,疲惫无力,纳谷不馨,大便不爽,小便短赤,舌质偏红,苔黄腻,脉弦细数	清热利湿,止血凉血	易黄汤	黄柏10g、山药10g、芡实10g、车前子10g、白果6g、黄芩10g、茯苓10g、泽泻10g、大蓟10g、小蓟10g
湿毒瘀结	经断后阴道出血,量少,淋漓不断,夹有杂色带下,恶臭,小腹疼痛,低热起伏,神疲,形体消瘦,舌质黯,或有瘀斑,苔白腻,脉细弱	利湿解毒,化瘀散结	萆薢胜湿汤合桂枝茯苓丸	萆薢10g、薏苡仁10g、黄柏10g、茯苓10g、牡丹皮10g、泽泻10g、通草10g、滑石(包煎)10g、桂枝6g、牡丹皮10g、赤芍10g、桃仁10g

(十四)绝经妇女骨质疏松症

绝经妇女骨质疏松症指绝经后短时间内由于雌激素水平急剧下降,导致骨吸收亢进,全身骨量减少,骨骼脆性增加,极易发生骨折的一种与绝经有关的代谢性骨病,属原发性骨质疏松,受累者多为绝经后3～4年,可延至70岁妇女。本病的发生与肾虚密切相关,肾精亏虚是其主要原因。本病主要病因病机为肾精亏虚、阴虚内热、阴阳两虚、脾肾两虚。本病属本虚标实,以肾(气、阴、阳)虚为主,涉及肝阴、脾气及气血不足;标实多为肾火、血瘀、气郁。辨证过程中主要结合全身症状及舌脉综合辨别。

证型	症状	治法	代表方剂	常用药
肾精亏虚	腰背疼痛,胫酸膝软,头晕耳鸣,或发枯而脱,齿摇稀疏,小便余沥或失禁;舌质淡红,苔薄白,脉沉细无力	补肾填精,益髓	左归丸	熟地黄10g、山药10g、枸杞子10g、山茱萸10g、菟丝子10g、鹿角胶(烊化)10g、龟甲胶(烊化)10g、川牛膝10g
阴虚内热	腰背部疼痛,或足跟痛,或驼背,或骨折,急躁易怒,五心烦热,心烦少寐,腰膝酸软无力,面部烘热而汗出,或眩晕,或潮热盗汗,舌质红或绛,脉细数	滋阴清热,补肾强筋	知柏地黄丸	知母10g、黄柏10g、牡丹皮10g、熟地黄10g、山茱萸10g、山药10g、茯苓10g、泽泻10g
阴阳两虚	时有骨痛肢冷或腰背部疼痛,或足跟痛,腰膝酸软,畏寒喜暖,四肢倦怠无力,面色少华,舌质淡,脉沉细	补肾壮阳,益髓健骨	二仙汤	仙茅10g、淫羊藿10g、巴戟天10g、当归10g、知母10g、黄柏10g、菟丝子10g、五味子6g、肉苁蓉10g、杜仲10g、茯苓10g
脾肾两虚	腰背疼痛,胫酸膝软,面色不华,肢倦乏力,纳少便溏,舌质淡边有齿痕,苔薄白,脉细	益肾健脾	大补元煎	人参(另煎)10g、山药10g、熟地黄10g、杜仲10g、当归10g、山茱萸10g、枸杞子10g、炙甘草5g

第二节　带下病

带下病是指带下量明显增多或减少,色、质、气味发生异常,或伴有全身或局部症状者。带下明显增多者称为带下过多;带下明显减少者称为带下过少。

一、带下过多

带下过多是指带下的量明显增多,色、质、气味异常,伴有全身或局部症状的疾病。带下过多的病因多与"湿"有关,包括脾肾肝亏虚产生之内湿和感受湿热毒虫之外湿。本病主要的病机是湿邪伤及任带二脉,使任脉不固、带脉失约。本病常见的病因病机有脾虚、肾阳虚、阴虚夹湿、湿热下注及热毒蕴结。带下日久,阴液耗损,可致虚实错杂,或虚者更虚,或影响经孕,故应及早防治。本病的辨证要点主要是根据带下的量、色、质、气味的异常以辨寒、热、虚、实。

证型	症状	治法	代表方剂	常用药
脾虚	带下量多,色白或淡黄,质稀无味;面色少华,四肢倦怠,纳少便溏,或两足浮肿;舌淡胖,苔白或腻、脉缓细	健脾益气,升阳除湿	完带汤	白术10g、山药10g、人参(另煎)10g、白芍10g、苍术10g、甘草3g、陈皮6g、荆芥炭10g、车前子10g、柴胡6g
肾阳虚	带下清稀质冷,量多色白,质清稀如水,绵绵不断;小腹冷感,面色晦暗,小便频数而清长,大便溏薄,腰痛如折;舌淡苔白润,脉沉迟	温肾培元,固涩止带	内补丸	鹿茸10g、菟丝子10g、潼蒺藜10g、黄芪10g、肉桂(后下)5g、桑螵蛸10g、肉苁蓉10g、制附子10g、白蒺藜10g、紫菀10g
阴虚夹湿	带下时多时少,色黄或赤,质稍黏,有气味,阴部灼热;头昏目眩、腰酸耳鸣,夜寐不熟、心悸,烦热口渴,大便干结,小便黄赤;舌红少苔、脉细濡数	益肾滋阴,清热止带	知柏地黄丸	知母10g、黄柏10g、牡丹皮10g、熟地黄10g、山茱萸10g、山药10g、茯苓10g、泽泻10g
湿热下注	带下量多、色黄绿如脓,或混浊如泔水,有秽臭,伴阴痒;口苦咽干,小便短赤;舌红苔黄,脉数	清热利湿,佐以解毒杀虫	止带方	猪苓10g、茯苓10g、车前子(包煎)10g、泽泻5g、茵陈10g、赤芍10g、牡丹皮10g、黄柏10g、栀子10g、牛膝10g
热毒蕴结	带下量多,黄绿如脓,或赤白相兼,或五色杂下,质黏腻,臭秽难闻;小腹疼痛,腰骶酸痛,烦热头晕,口苦咽干,小便短赤,大便干结;舌红,苔黄或黄腻,脉滑数	清热解毒	五味消毒饮加减	蒲公英30g、金银花15g、野菊花15g、紫花地丁15g、天葵子10g、薏苡仁20g、败酱草15g、鱼腥草30g、土茯苓15g

二、带下过少

带下过少是指带下的量明显减少,导致阴中干涩痒痛,甚至阴部萎缩者。主要见于经后期到经间排卵期,本病的主要病机是阴液不足,不能渗润阴道。肝肾亏损、血枯瘀阻是导致带下过少的主要原因。本病的辨证主要结合全身症状、舌脉综合辨别。

证型	症状	治法	代表方剂	常用药
肝肾亏损	带下过少,甚或全无,阴道干涩灼痛,或伴阴痒,阴部萎缩,性交疼痛,甚至性交干涩困难;头晕耳鸣,腰膝酸软,烘热汗出,烦热胸闷,夜寐不安,小便黄,大便干结;舌红少苔,脉细数或沉弦细	滋养肝肾,养精益津	左归丸加紫河车、知母、麦冬、肉苁蓉	熟地黄10g、山药10g、山茱萸10g、枸杞子10g、菟丝子10g、鹿角胶(烊化)10g、龟甲胶(烊化)10g、川牛膝10g、紫河车10g、知母10g、麦冬10g、肉苁蓉10g
血枯瘀阻	带下过少,甚或全无,阴中干涩,阴痒;或经来腹痛,色紫黯,有血块,或面色少华,头晕眼花,心悸失眠,神疲乏力,肌肤甲错,或下腹有包块;舌质黯,边有瘀点、瘀斑,脉细涩	补血益精,活血化瘀	小营煎加丹参、桃仁、牛膝	当归10g、熟地黄10g、白芍10g、山药10g、枸杞子10g、炙甘草5g、丹参10g、桃仁10g、牛膝10g

第三节　妊娠病

一、恶阻

妊娠恶阻是指妊娠早期出现的恶心呕吐,头晕倦怠,甚至食入即吐的疾病。恶阻的发生,主要是冲气上逆,胃失和降所致。临床常见的病因病机为脾胃虚弱、肝胃不和,并可继发气阴两虚的恶阻重症。本病的辨证主要根据呕吐物的性状和患者的口感,结合全身情况、舌脉综合分析,辨其虚实。

证型	症状	治法	代表方剂	常用药
脾胃虚弱	妊娠早期,恶心呕吐,甚则食入即吐,口淡,呕吐清涎;头晕体倦,脘痞腹胀;舌淡,苔白,脉缓滑无力	健脾和胃,降逆止呕	香砂六君子汤	党参20g、白术10g、茯苓10g、甘草3g、陈皮6g、木香10g、砂仁(后下)3g、生姜3g、大枣5枚
肝胃不和	妊娠早期,呕吐酸水或苦水,恶闻油腻,烦渴,口干口苦,头胀而晕,胸满胁痛,嗳气叹息;舌淡红,苔微黄,脉弦滑	清肝和胃,降逆止呕	橘皮竹茹汤	茯苓10g、甘草3g、陈皮6g、竹茹10g、枳实10g、黄芩10g、黄连5g、麦冬10g、葛根10g、芦根20g、生姜3g

续表

证型	症状	治法	代表方剂	常用药
气阴两虚	呕吐日久,干呕,或呕吐咖啡色黏液或呕吐物带血丝,精神萎靡,形体消瘦,眼眶下陷,双目无神,四肢乏力,或发热口渴,尿少便秘,唇舌干燥;舌质红,苔薄黄而干或光剥,脉细滑数无力	益气养阴,和胃止呕	生脉散合增液汤加减	人参(另煎)10g、麦冬 10g、五味子 6g、玄参 10g、生地黄 10g、乌梅 6g、竹茹 10g、芦根 20g

二、妊娠腹痛

　　妊娠期因胞脉阻滞或失养,发生小腹疼痛的疾病,称为"妊娠腹痛",亦名"胞阻"。本病的发病机制,主要是气郁、血瘀、血虚、血寒,以致胞脉、胞络阻滞或失养,气血运行不畅,"不通则痛"或"不荣则痛"。本病辨证主要根据腹痛性质,结合兼证及舌脉辨其虚实。

证型	症状	治法	代表方剂	常用药
血虚证	妊娠后小腹绵绵作痛,喜按;面色萎黄,头晕目眩,或心悸少寐;舌淡,苔薄白,脉细滑弱	养血安胎,止痛	当归芍药汤	当归 10g、乌药 6g、川芎 6g、白术 10g、茯苓 10g、桑寄生 10g
气滞	妊娠后小腹胸胁胀痛,或少腹胀痛;情志抑郁,嗳气吐酸,或烦躁易怒;苔薄黄,脉弦滑	疏肝解郁,养血安胎	逍遥散	当归 10g、芍药 10g、柴胡 6g、白术 10g、甘草 3g、生姜 3g、薄荷(后下)6g
虚寒	妊娠后小腹冷痛,绵绵不止,喜温喜按;面色㿠白,形寒肢冷,纳少便溏;舌淡,苔白滑,脉沉细滑	暖宫止痛,养血安胎	胶艾汤	阿胶(烊化)10g、艾叶 10g、柴胡 6g、当归 10g、川芎 6g、白芍 10g、干地黄 10g、甘草 3g、巴戟天 10g、杜仲 10g、补骨脂 10g
血瘀	妊娠后小腹常隐痛不适,或刺痛,痛处不移,或素有癥瘕,舌黯有瘀点,脉弦滑	养血活血,补肾安胎	桂枝茯苓丸合寿胎丸	桂枝 10g、茯苓 10g、桃仁 10g、芍药 10g、牡丹皮 10g、菟丝子 10g、续断 10g、桑寄生 10g、阿胶(烊化)10g

三、异位妊娠

　　异位妊娠是指受精卵在子宫腔外着床发育的疾病,俗称"宫外孕"。本病发生机制与少腹宿有瘀滞,冲任、胞脉、胞络不畅,或先天肾气不足,后天脾气受损等有关。本病的病机本质是少腹血瘀实证,常见病因病机有气虚血瘀和气滞血瘀。病情发展,孕卵胀破脉络,血溢少腹,可迅速发展为阴血暴亡、气随血脱的厥脱证,危及生命。本病辨证治疗的重点是动态观察,尤以判断胚胎死活最为重要,可以参考 HCG 水平的升降、B 超动态观察附件包块的大小和是否有胎心搏动,结合早孕反应和阴道流血情况等来判断,并在有输血、输液及手术准备的条件下进行服药治疗。

证型		症状	治法	代表方剂	常用药
未破损期		患者可有停经及早孕反应,或下腹一侧隐痛,或阴道出血淋漓;双合诊可触及一侧附件有软性包块,有压痛,尿妊娠试验多为阳性或弱阳性;舌正常,苔薄白,脉弦滑	活血化瘀,消癥杀胚	宫外孕Ⅱ号方加蜈蚣、紫草	赤芍10g、丹参10g、桃仁10g、三棱10g、莪术10g、蜈蚣3条、紫草10g
已破损期	休克型	突然下腹剧痛,肛门下坠感,面色苍白,四肢厥逆,或冷汗淋漓,恶心呕吐;血压下降或不稳定,时有烦躁不安,阴道出血,脉微欲绝或细数无力,并有腹部及妇科检查体征	益气固脱,活血祛瘀	生脉散合宫外孕Ⅰ号方	人参(另煎)10g、麦冬10g、五味子10g、赤芍10g、丹参10g、桃仁10g
	不稳定型	腹痛拒按,腹部有压痛及反跳痛,但逐渐减轻,可触及界限不清的包块,间有少量阴道流血;或头晕神疲,血压平稳;舌正常或舌质淡,苔薄白,脉细缓	活血祛瘀,佐以益气	宫外孕Ⅰ号方	赤芍10g、丹参10g、桃仁10g、党参15g、黄芪15g
	包块期	腹腔血肿包块形成,腹痛逐渐消失,可有下腹坠胀或便意感;阴道出血逐渐停止;舌质黯或正常,苔薄白,脉细涩	活血破瘀,消癥	宫外孕Ⅱ号方	赤芍10g、丹参10g、桃仁10g、三棱10g、莪术10g

四、胎漏、胎动不安

胎漏是指妊娠期间,阴道不时有少量出血,时出时止,或淋漓不断,而无腰酸、腹痛、小腹下坠者,亦称"胞漏"或"漏胞"。胎动不安是指妊娠期间出现腰酸、腹痛、小腹下坠,或伴有少量阴道出血者。胎漏、胎动不安病名虽不同,临床表现又各有侧重,但由于两者的病因病机、辨证论治、转归预后、预防调摄等基本相同,故一并讨论。本病的主要机制是冲任损伤,胎元不固。本病常见的病因病机有肾虚、血热、气血虚弱和血瘀。本病既有单一的病机,又常有脏腑、气血、经络同病,虚实错杂的复合病机,临证中必须动态观察病机的兼夹及其变化。胎漏、胎动不安是以胚胎、胎儿存活为前提,首辨胚胎存活与否。在胚胎存活的情况下,辨证主要抓住阴道出血、腰酸、腹痛、下坠四大症状的性质、轻重程度及全身脉证,以辨其虚、热、瘀及转归。四大症状中又以阴道出血为辨证要点,从其色、质、气味进行辨别。

证型	症状	治法	代表方剂	常用药
肾虚	妊娠期阴道少量出血,色淡黯,腰酸、腹痛、下坠,或屡孕屡堕史;头晕耳鸣,眼眶黯黑或面部黯斑;舌淡黯,苔白,脉沉细,滑尺脉弱	补肾健脾,益气安胎	寿胎丸加党参、白术	菟丝子15g、桑寄生10g、续断10g、阿胶(烊化)10g、党参15g、白术10g
血热	娠期阴道少量出血,色鲜红或深红,质稠;或腰酸;口干咽干,心烦不安,便结溺黄;舌质红,苔黄,脉滑数	清热凉血,养血安胎	保阴煎	生地黄10g、熟地黄10g、白芍10g、山药10g、续断10g、黄芩10g、黄柏10g、甘草3g
气血虚弱	妊娠期阴道少量出血,色淡红,质清稀;或有小腹空坠而痛,腰酸;面色㿠白,心悸气短,神疲肢倦;舌质淡,苔薄白,脉细弱略滑	补气养血,固肾安胎	胎元饮	人参(另煎)10g、白术10g、炙甘草5g、当归10g、白芍10g、熟地黄10g、杜仲10g、陈皮6g
血瘀	宿有癥瘕,孕后常有腰酸腹痛下坠,阴道不时下血,色黯红,或妊娠期跌仆闪挫,继之腹痛或少量阴道出血;舌黯红或有瘀斑,脉弦滑	活血消癥,补肾安胎	桂枝茯苓丸合寿胎丸加减	桂枝6g、白芍10g、桃仁10g、牡丹皮10g、茯苓10g、阿胶(烊化)10g、菟丝子15g、寄生10g、续断10g

五、堕胎、小产

堕胎是指发生在妊娠12周内,胚胎自然殒堕者。小产是指妊娠12~28周内,胎儿已成形而自然殒堕者,又称半产。堕胎、小产均属于胎元已殒,已成殒堕的病证,但其发病时间不同,而有不同的名称。本病发生的机制主要是冲任损伤,胎结不实,胎元不固,而致胚胎、胎儿自然殒堕离宫而下。其发生的原因与胎漏、胎动不安基本相同,且多由胎漏、胎动不安发展而来,也可不经过此阶段直接称为堕胎、小产。本病常见的原因有肾气虚弱、气血不足、热病伤胎和血瘀伤胎。本病辨证要点主要根据阴道流血、腹痛、全身症状及舌脉,结合妇科检查,B超检查等做出确切判断,以期早期治疗,改善预后。

证型	症状	治法	代表方剂	常用药
胎堕难留	妊娠早期,阴道流血量多,色红有块,小腹坠胀疼痛,或妊娠中晚期,小腹疼痛,阵阵紧逼,或有羊水溢出,继之阴道下血量多,或伴有心悸气短,面色苍白,头晕目眩;舌质正常或紫黯,舌边尖有瘀点,脉滑或涩	祛瘀下胎	生化汤加益母草或脱花煎加益母草	当归10g、川芎10g、桃仁10g、甘草3g、炮姜5g
胎堕不全	胎堕之后,有部分组织残留于子宫,阴道流血不止,甚至大量出血,腹痛阵阵紧逼;舌淡红,苔薄白,脉沉细无力	活血化瘀,佐以益气	脱花煎加人参、益母草、炒蒲黄	当归10g、川芎10g、肉桂(后下)5g、牛膝10g、红花10g、车前子(包煎)10g

六、滑胎

凡堕胎或小产连续发生 3 次或 3 次以上者,称为滑胎,亦称屡孕屡堕或数堕胎。本病以连续性、自然性和应期而下为特点。导致滑胎的主要机制有二;其一为母体冲任所伤;其二为胎元不健。本病的病因临床常见有肾虚、脾肾虚弱、气血两虚、血热和血瘀。本病主要以滑胎者伴随的全身脉证作为辨证依据。

证型		症状	治法	代表方剂	常用药
肾虚	肾气不足	屡孕屡堕,或应期而堕,孕后腰酸膝软;头晕耳鸣,夜尿频多,面色晦暗;舌淡,苔白,脉细滑,尺脉沉弱	补肾健脾,调理冲任	补肾固冲汤	菟丝子 15g、续断 10g、巴戟天 10g、杜仲 10g、当归 10g、熟地黄 10g、鹿角霜 10g、枸杞子 10g、阿胶(烊化)10g、党参 15g、白术 10g、砂仁(后下)5g
	肾阳亏虚	屡孕屡堕,腰酸膝软,甚则腰痛如折;头晕耳鸣,畏寒肢冷,小便清长,夜尿频多,大便溏薄;舌淡,苔薄而润,脉沉迟或沉弱	温补肾阳,固冲安胎	肾气丸去泽泻加菟丝子、杜仲、白术	地黄 10g、山药 10g、山茱萸 10g、牡丹皮 10g、菟丝子 10g、茯苓 10g、附子(先煎)10g、桂枝 10g
	肾精亏虚	屡孕屡堕,腰酸膝软,或足跟痛;头晕耳鸣,手足心热,两颧潮红,大便秘结;舌红,少苔,脉细数	补肾填精,固冲安胎	育阴汤	熟地黄 10g、白芍 10g、续断 10g、桑寄生 10g、杜仲 10g、山茱萸 10g、山药 10g、海螵蛸 10g、龟甲(先煎)10g、牡蛎(先煎)10g、阿胶(烊化)10g
脾肾虚弱		屡孕屡堕,腰酸膝软,小腹隐痛下坠;纳呆便溏,头晕耳鸣,畏寒肢冷,小便清长尿频,夜尿频多,眼眶黧黑,面色㿠黄,面颊黧斑,舌淡胖色黯,脉沉细滑,尺脉弱	补肾健脾,养血安胎	安奠二天汤	人参(另煎)10g、熟地黄 10g、白术 10g、山药 10g、山茱萸 10g、炙甘草 5g、杜仲 10g、枸杞子 10g、扁豆 10g
气血两虚		屡孕屡堕;头晕目眩,面色㿠白,心悸气短,神疲肢倦;舌质淡,苔薄白,脉细弱	益气养血,固冲安胎	泰山磐石散	人参(另煎)10g、黄芪 10g、当归 10g、续断 10g、黄芩 10g、川芎 10g、白芍 10g、熟地黄 10g、白术 10g、炙甘草 5g、砂仁(后下)5g
血热		屡孕屡堕;妊娠期阴道出血,色深红质稠,或腰酸腹痛;口干咽干,面赤唇红,便结溺黄;舌质红,苔黄,脉弦滑数	清热凉血,滋肾安胎	保阴煎合二至丸	生地黄 10g、熟地黄 10g、白芍 10g、山药 10g、续断 10g、黄芩 10g、黄柏 10g、甘草 3g、女贞子 10g、墨旱莲 10g
血瘀		宿有癥瘕,孕后屡孕屡堕;肌肤无华;舌紫黯或有瘀斑,脉弦滑或涩	祛瘀消癥,固冲安胎	桂枝茯苓丸合寿胎丸	桂枝 6g、白芍 10g、桃仁 10g、牡丹皮 10g、茯苓 10g、阿胶(烊化)10g、菟丝子 15g、桑寄生 10g、续断 10g

七、胎萎不长

　　胎萎不长指妊娠四五个月后,孕妇腹形与宫体增大明显小于妊娠月份,胎儿存活而生长迟缓者,亦有称妊娠胎萎燥、妊娠胎不长。本病的主要机制是气血不足以荣养其胎,而致胎儿生长迟缓,主要病因有气血虚弱、脾肾不足、血寒宫冷。本病临床以虚证为多,辨证要点根据伴随全身证候及舌脉进行辨别。

证型	症状	治法	代表方剂	常用药
气血虚弱	妊娠四五个月后,腹形和宫体增大明显小于妊娠月份,胎儿存活;面色萎黄,身体羸弱,头晕心悸,少气懒言;舌质淡嫩,苔少,脉稍滑,细弱无力	补益气血,养胎	胎元饮	人参(另煎)10g、白术10g、炙甘草5g、当归10g、白芍10g、熟地黄10g、杜仲10g、陈皮6g
脾肾不足	妊娠腹形和宫体增大明显小于妊娠月份,胎儿存活,腰膝酸软,纳少便溏,或形寒畏冷,手足不温;舌质淡,苔白,脉沉迟	补益脾肾,养胎长胎	寿胎丸合四君子汤	菟丝子15g、桑寄生10g、续断10g、阿胶(另烊)10g、党参15g、白术10g、茯苓10g、炙甘草5g
血寒宫冷	妊娠腹形和宫体增大明显小于妊娠月份,胎儿存活;形寒怕冷,腰腹冷痛,四肢不温;舌质淡,苔白,脉沉迟滑	温肾扶阳,养血育胎	长胎白术散加减	白术10g、茯苓10g、川芎10g、干地黄10g、阿胶(另烊)10g、黄芪10g、当归10g、牡蛎10g、巴戟天10g、艾叶6g

八、胎死不下

　　胎死腹中,历时过久,不能自行产出者,称为胎死不下,亦称胎死腹中、子死腹中。本病的主要病机有虚实两端,虚者气血虚弱,无力运胎外出;实者血瘀、湿浊阻滞气机,碍胎排出。气血虚弱、气滞血瘀、湿浊瘀阻是导致胎死不下的主要病因。本病一经确诊,急当下胎。本病的辨证要点主要结合全身症状及舌脉进行辨别。

证型	症状	治法	代表方剂	常用药
气血虚弱	妊娠中晚期,孕妇自觉胎动停止,腹部不再继续增大,小腹疼痛或有冷感,或阴道流血,色淡质稀;面色苍白,心悸气短,精神倦怠,食欲不振,或口有恶臭;舌质淡,苔白,脉细涩无力	补益气血,活血下胎	救母丹	人参(另煎)10g、当归10g、川芎10g、益母草15g、赤石脂10g、荆芥穗(炒黑)10g
气滞血瘀	孕妇自觉胎动停止,腹部不再继续增大,小腹疼痛或阴道流血,紫黯有块,口气恶臭,面色青黯,口唇色青;舌质紫黯,苔薄白,脉沉或弦涩	理气行血,祛瘀下胎	脱花煎	当归10g、川芎10g、肉桂(后下)5g、牛膝10g、红花10g、车前子(包煎)10g

续表

证型	症状	治法	代表方剂	常用药
湿浊瘀阻	胎死腹中,小腹疼痛或有冷感,或阴道流血,色黯滞;胸腹满闷,精神疲倦,口出秽气;舌苔厚腻,脉濡细	运脾燥湿,活血下胎	平胃散加芒硝	苍术10g、厚朴10g、陈皮6g、甘草3g、芒硝(冲服)10g

九、子满

子满指妊娠5～6个月后出现腹大异常,胸膈满闷,甚则遍身俱肿,喘息不得卧者,又称"胎水肿满"。本病多由脾胃虚弱,土不制水,水渍胞中所致,或因胎元缺陷,发展为畸胎。本病为本虚标实证,临证结合全身症状及舌脉辨证治疗。

症状	治法	代表方剂	常用药
妊娠中期后,腹部增大异常,胸膈满闷,呼吸短促;神疲体倦,四肢不温,小便短少,甚则喘不得卧;舌淡胖,苔白脉沉滑无力	健脾利水,养血安胎	鲤鱼汤加黄芪、桑白皮	鲤鱼1条、白术10g、白芍10g、当归10g、茯苓10g、生姜3g、橘红10g、黄芪10g、桑白皮10g

十、子肿

子肿是指妊娠中晚期,孕妇出现肢体面目肿胀者。古人根据肿胀发生的部位、性质和程度不同,又有子肿、子气、皱脚、脆脚等名称。本病的主要机制乃脾肾阳虚、水湿不化,或气滞湿停,且脾肾两脏功能失常往往相互影响或相继出现。临床常见的病因病机有脾虚、肾虚和气滞。本病辨证要点是首辨在气、在水,分清气病、水病;次辨在脾、在肾的不同。

证型	症状	治法	代表方剂	常用药
脾虚	妊娠数月,面目浮肿,或遍及全身,肤色淡黄,或㿠白,皮薄而光亮;神疲懒言,口淡无味,食欲不振,大便溏薄,胸闷气短;舌质胖嫩,边有齿痕,苔白润或腻,脉缓滑	健脾利水	白术散	白术10g、茯苓10g、砂仁(后下)5g、生姜皮6g、大腹皮10g、橘皮10g
肾虚	孕后数月,面目浮肿,下肢尤甚,按之如泥,按之没指;心悸气短,下肢逆冷,腰酸无力,小便不利;舌质淡,苔白润,脉沉迟	补肾温阳,化气行水	真武汤	附子(先煎)6g、生姜3g、白术10g、茯苓10g、白芍10g
气滞	妊娠三四个月以后,先由脚肿,渐及大腿,皮色不变,随按随起;头晕胀痛,胸闷胁胀,食少;苔薄腻,脉弦滑	理气行滞,健脾化湿	天仙藤散	天仙藤10g、香附10g、陈皮6g、姜皮6g、紫苏叶10g、乌药6g、木瓜10g、甘草3g

十一、子晕

子晕是指妊娠期出现以头晕目眩,状若眩冒为主证,甚或眩晕欲厥,亦称妊娠眩晕。本病发生的主要机制是阴血不足、肝阳上亢或痰浊上扰。临床常见的病因病机有阴虚肝旺、脾虚肝旺及气血虚弱。本病以眩晕为主证,其实质是因孕而虚,属本虚标实证。本病的辨证主要根据全身症状及舌脉进行辨别。

证型	症状	治法	代表方剂	常用药
阴虚肝旺	妊娠中后期头晕目眩,视物模糊;耳鸣失眠,心中烦闷,颜面潮红,口干咽燥,手足心热;舌红或绛,少苔,脉弦数	育阴潜阳,平肝息风	杞菊地黄丸	枸杞子10g、菊花10g、地黄10g、山药10g、牡丹皮10g、泽泻10g、山茱萸10g、茯苓10g、钩藤(后下)10g、石决明10g
脾虚肝旺	妊娠中后期头晕目眩;胸闷心烦,呕逆泛恶,面浮肢肿,倦怠嗜睡;苔白腻,脉弦滑	健脾化湿,平肝潜阳	半夏白术天麻汤加钩藤、丹参	半夏10g、白术10g、天麻10g、茯苓10g、橘红10g、甘草3g、生姜3g、大枣5枚、蔓荆子10g、钩藤(后下)10g、丹参10g
气血虚弱	妊娠中后期头晕目眩,眼前发黑;心悸健忘,神疲乏力,气短懒言,面色苍白或萎黄,舌淡,脉细弱	调补气血	八珍汤	当归10g、川芎10g、白芍10g、熟地黄10g、党参10g、白术10g、茯苓10g、炙甘草5g、钩藤(后下)10g

十二、子痫

子痫是指妊娠晚期或临产前及新产后,突然发生眩晕仆倒,昏不知人,两目上视,牙关紧闭,四肢抽搐,全身强直,须臾醒,醒复发,甚至昏迷不醒者,又称子冒、妊娠痫证。子痫是产科的危、急、重症,严重威胁母婴生命安全。本病往往由子晕、子肿治不及时发展而来。本病机制主要是肝风内动及痰火上扰,临床常见的病因病机为肝风内动及痰火上扰。对于子痫应防重于治。本病辨证要点主要根据临床症状及舌脉综合辨别。

证型	症状	治法	代表方剂	常用药
肝风内动	妊娠晚期或临产前及新产后,头痛、眩晕,突然发生四肢抽搐,昏不知人,牙关紧闭,角弓反张,时作时止,伴颜面潮红,口干咽燥;舌红或绛,苔无或花剥,脉弦细而数	滋阴潜阳,平肝熄风	羚角钩藤汤	羚羊角(先煎)10g、钩藤(后下)10g、桑叶10g、白菊花10g、贝母10g、竹茹10g、生地黄10g、白芍10g、茯神10g、甘草3g
痰火上扰	妊娠晚期、临产时或新产后,头晕头重,胸闷泛恶,突然倒仆,昏不知人,全身抽搐,气粗痰鸣;舌红,苔黄腻,脉弦滑而数	清热开窍,豁痰熄风	牛黄清心丸加减	牛黄5g、朱砂3g、黄连6g、黄芩10g、山栀10g、郁金10g、竹沥10g

十三、子嗽

子嗽指妊娠期间,咳嗽不已,亦称妊娠咳嗽。本病病症特点为久嗽不已,属于内伤性咳嗽,病位在肺,关系到脾,总与肺脾有关。临床常见的病因病机有阴虚肺燥和脾虚痰饮,基本的病机为火热上扰,肺失清肃。本病的辨证要点主要结合咳嗽咳痰的性状、全身症状及舌脉综合辨别。

证型	症状	治法	代表方剂	常用药
阴虚肺燥	妊娠期间,咳嗽不已,干咳少痰或带血;口干咽燥,失眠盗汗,手足心热;舌红,少苔,脉细滑数	养阴润肺,止咳安胎	百合固金汤	百合10g、熟地黄10g、生地黄10g、麦冬10g、白芍10g、当归10g、贝母10g、生甘草3g、玄参10g、桔梗10g、桑叶10g、炙百部10g
脾虚痰饮	妊娠期间,咳嗽痰多,胸闷气促,甚至喘不得卧;神疲纳呆;舌淡胖苔白腻,脉濡滑	健脾除湿,化痰止咳	六君子汤加紫苏梗、紫菀	党参10g、白术10g、茯苓10g、甘草3g、半夏10g、陈皮6g、生姜3g、大枣5枚、紫苏梗10g、紫菀10g

十四、妊娠小便淋痛

妊娠期间出现尿频、尿急、淋漓涩痛等症,称妊娠小便淋痛,或妊娠小便难,俗称子淋。本病病因总因于热,机制乃膀胱郁热,气化失司,水道不利,其热有虚实之分,虚者阴虚内热;实者心火亢盛,湿热下注。本病的辨证要点应重点了解尿频、尿急、尿痛的情况,结合全身症状、舌脉,以辨其虚实之性。

证型	症状	治法	代表方剂	常用药
心火偏亢	妊娠期间,尿频数短赤,艰涩刺痛;面赤心烦,渴喜冷饮,甚至口舌生疮;舌红欠润,少苔或无苔,脉细数	清心泻火,润燥通淋	导赤散	生地黄10g、甘草梢6g、木通6g、淡竹叶10g、玄参10g、麦冬10g
湿热下注	妊娠期间,突感尿频急痛,尿意不尽,欲解不能,小便短赤,小腹坠胀;胸闷纳少,带下黄稠量多,舌红苔黄腻,脉弦滑数	清热利湿,润燥通淋	加味五苓散	黑栀子10g、赤茯苓10g、当归10g、黄芩10g、白芍10g、生地黄10g、甘草梢6g、木通10g、泽泻10g、车前子(包煎)10g、滑石(包煎)10g
阴虚津亏	妊娠期间,小便频数,淋漓涩痛,量少色淡黄,午后潮热,手足心热,大便干结,颧赤唇红,舌红少苔,脉细滑数	滋阴清热,润燥通淋	知柏地黄丸	知母10g、黄柏10g、牡丹皮10g、熟地黄10g、山茱萸10g、山药10g、茯苓10g、泽泻5g、麦冬10g、车前子10g

十五、妊娠小便不通

妊娠期间,小便不通,甚至小腹胀急疼痛,心烦不得卧,称妊娠小便不通,古称转胞或胞转。本病的病因病机主要是胎气下坠,压迫膀胱,致膀胱不利,水道不通,尿不得出。属本虚标实证,临床有气虚和肾虚之分。辨证要点主要结合尿路症状、全身症状、舌脉进行辨别。

证型	症状	治法	代表方剂	常用药
肾虚证	妊娠小便频数不畅,继则不通,小腹胀满而痛,坐卧不安;腰膝酸软,畏寒肢冷;舌淡,苔薄润,脉沉滑无力	温肾补阳,化气行水	肾气丸加减	地黄10g、山药10g、山茱萸10g、泽泻10g、茯苓10g、桂枝10g、巴戟天10g、菟丝子10g
气虚证	妊娠期间,小便不通或频数量少,小腹胀急疼痛,坐卧不安;面色㿠白,神疲倦怠,头重眩晕;舌淡,苔薄白,脉虚缓滑	补中益气,升提举胎	益气导溺汤	党参10g、白术10g、扁豆10g、茯苓10g、桂枝6g、升麻10g、桔梗10g、通草10g、乌药6g

十六、妊娠身痒

妊娠期间,孕妇出现与妊娠有关的皮肤瘙痒症状,称妊娠身痒。痒是一种自觉症状,是由风、湿、热、虫邪客于肌肤,气血不和,或血虚生风化燥,肌肤失于濡养所致。本病与妊娠特殊生理有密切关系。临床常见病因病机有血虚、营卫不和和风热。本病辨证要点主要根据瘙痒情况、全身症状及舌脉综合辨别。

证型	症状	治法	代表方剂	常用药
血虚	妊娠期皮肤干燥瘙痒,无疹或有疹,疹色淡红,日轻夜甚或劳累加重,也有全身剧痒,坐卧不安,抓破流血;面色㿠白,神疲心悸,烦躁失眠;舌淡,苔薄白,脉细滑弦	养血祛风,滋养肝肾	当归地黄饮子合二至丸	当归10g、川芎10g、白芍10g、生地黄10g、防风10g、荆芥10g、黄芪10g、甘草10g、白蒺藜10g、何首乌10g
风热	妊娠期皮肤干燥瘙痒,出现大小不等的风团,上半身尤甚,疹块色红有灼热感,剧痒,遇热加剧;伴咽喉肿痛,头痛;舌红苔黄,脉浮滑数	疏风清热,养血安胎	消风散	荆芥10g、防风10g、蝉蜕6g、牛蒡子10g、苍术10g、苦参10g、知母10g、当归10g、生地黄10g、胡麻6g、生甘草3g
营卫不和	妊娠期中晚期身痒,以腹壁及大腿内侧瘙痒为甚,抓破后有血溢皮损。皮肤干燥,夜间或劳累后瘙痒加剧,腰酸,眼眶黑;舌淡黯,苔白,脉细滑尺弱	补冲任,调营卫	四物汤合桂枝汤加减	当归10g、生地黄10g、川芎10g、桂枝6g、芍药10g、甘草3g、生姜3g、大枣5枚

十七、妊娠贫血

妊娠期间出现倦怠、乏力、气短,面色苍白,浮肿,食欲不振等,检查呈现血红蛋白或红细胞总数降低,红细胞比容下降,称妊娠贫血。本病的机制有三:一是先天禀赋不足,精血亏虚;二是后天脾胃虚弱,生化乏源;三是大病失血,精血暗耗。加之妊娠后阴血下聚养胎,血为胎夺,母体精血更虚而发为本病。临床常见的病因病机有气血两虚、心脾两虚和肝肾不足。本病多为虚证,辨证主要辨脏腑所属。面色无华,心悸怔忡,失眠多梦,属心脾两虚;面色萎黄,神疲肢倦,舌淡纳呆,属气血两虚;头晕目眩,腰膝酸软或胎萎不长,属肝肾不足。

证型	症状	治法	代表方剂	常用药
气血两虚	孕后面色萎黄;四肢倦怠,乏力,口淡纳差,腹胀便溏,或见妊娠浮肿,或腰酸,腹痛下坠;舌淡胖,苔白,脉缓无力	补气养血	八宝汤	当归10g、川芎10g、白芍10g、熟地黄10g、党参10g、白术10g、茯苓10g、炙甘草5g
心脾两虚	孕后面色无华;心悸心慌,失眠多梦,头晕眼花,唇甲色淡;舌淡,苔少,脉细弱	益气补血,健脾养心	归脾汤	党参10g、黄芪10g、白术10g、茯神10g、酸枣仁10g、龙眼肉6g、木香10g、远志10g、生姜3g、大枣5枚、炙甘草5g、当归10g
肝肾不足	孕后常头晕目眩,腰膝酸软,或肢麻或痉挛,或胎儿小于孕月;舌黯红,少苔,脉细弦滑	滋补肝肾	大补元煎加何首乌、桑寄生	人参(另煎)10g、山药10g、熟地黄10g、杜仲10g、当归10g、山茱萸10g、枸杞子10g、炙甘草5g

十八、难产

妊娠足月,临产分娩困难者,称难产,古书有"乳难"之称。难产的病因归纳起来有产力异常、产道异常、胎儿、胎位异常,此处主要讨论产力异常。产力异常导致难产的机制主要是气血失调,分虚实两证。或气血虚弱,不能促胎外出,表现为宫缩乏力;或气滞血瘀,碍胎外出,表现为子宫收缩不协调,产程过长。本病的辨证要点主要根据宫缩情况,结合全身症状、舌脉综合辨别。

证型	症状	治法	代表方剂	常用药
气血虚弱	临产阵痛轻微,宫缩时间短而弱,间歇,产程进展慢,或下血量多,色淡或胎膜早破;面色无华,神疲肢软,心悸气短;舌淡苔薄,脉大而虚或沉细而弱	大补气血	蔡松汀难产方	黄芪30g、当归10g、茯苓10g、党参10g、龟甲(先煎)10g、川芎10g、白芍10g、枸杞子10g
气滞血瘀	产时腰腹疼痛剧烈,间歇不均,宫缩虽强,但无规律,久产不下,下血量少,色暗红;精神紧张,心情烦躁,胸闷脘胀,时欲呕恶,面色紫暗,舌黯红,苔薄白,脉弦大或至数不匀	理气活血,化瘀催产	催生饮加益母草	当归10g、川芎10g、大腹皮10g、枳壳10g、白芷10g、益母草10g

第四节　产后病

一、产后血晕

产妇分娩后突然头晕眼花,不能起坐,或心胸满闷,恶心呕吐,痰涌气急,心烦不安,甚则神昏口噤,不省人事,称为产后血晕。导致本病的病机不外乎虚实两端。虚者乃由阴血暴亡,心神失守而发;实者则为血瘀上攻,扰乱心神所致。临床常见的病因病机为血虚气脱和瘀阻气闭。辨证要点主要根据眩晕的特点及恶露的多少等辨别虚实。虚者为脱证,实者为闭证。

证型	症状	治法	代表方剂	常用药
血虚气脱	产时或产后失血过多,突然晕眩,面色苍白,心悸惯闷,甚则昏不知人,眼闭口开,手撒肢冷,冷汗淋漓;舌淡无苔,脉微欲绝或浮大而虚	益气固脱	参附汤	人参(另煎)10g、附子(先煎)10g
瘀阻气闭	产后恶露不下或量少,少腹阵痛拒按,突然头晕眼花,甚则心下急满,气粗喘促,神昏口噤,不省人事,两手握拳,牙关紧闭,面色青紫;唇舌紫黯,脉涩	行血逐瘀	夺命散加当归、川芎	没药10g、血竭10g、当归10g、川芎10g

二、产后痉病

产褥期内,突然发生四肢抽搐,项背强直,甚则口噤不开,角弓反张者,称为产后痉病。本病发作突然,属产后急、重症之一,本病的发病机制,主要是亡血伤津,筋脉失养,或感染邪毒,直窜经络所致。临床常见的病因病机为阴血亏虚和感染邪毒。本病当辨虚实。

证型	症状	治法	代表方剂	常用药
阴血亏虚	产后失血过多,骤然发痉,头项强直,四肢抽搐,牙关紧闭;面色苍白或萎黄;舌淡红,少苔或无苔,脉虚细	育阴养血,柔肝熄风	三甲复脉汤	白芍10g、阿胶(烊化)10g、龟甲(先煎)10g、鳖甲(先煎)10g、牡蛎(先煎)10g、麦冬10g、地黄10g、炙甘草5g、麻仁10g、天麻10g、钩藤(后下)10g
感染邪毒	产后头项强痛,发热恶寒,牙关紧闭,口角抽动,面呈苦笑,继而项背强直,角弓反张;舌黯红,苔薄白,脉弦大而浮	解毒镇痉,理血祛风	玉真散	天南星10g、防风10g、白芷10g、天麻10g、羌活10g、白附子10g

三、产后发热

产褥期内,出现发热持续不退,或突然高热寒战,并伴有其他症状者,称产后发热。本病是以发热为主证,其热型一般无特殊固定的热型。产后胞脉空虚,邪毒乘虚直犯胞宫,正邪交争,正气亏虚,易感外邪;败血停滞,营卫不通;阴血亏虚,阳气浮散,均可致发热。临床常见的病因病机有感染邪毒、外感、血瘀、血虚。本病虚实轻重有别,辨证要点应根据发热的特点、恶露、小腹痛等情况以及伴随的全身症状,综合分析明辨。

证型	症状	治法	代表方剂	常用药
感染邪毒	产后高热寒战,热势不退,腹痛拒按,恶露秽臭,色如败酱;心烦口渴,尿少色黄,大便燥结;舌红苔黄,脉数有力	清热解毒,凉血化瘀	五味消毒饮合失笑散	金银花15g、野菊花15g、蒲公英30g、紫花地丁15g、天葵子10g、失笑散(包煎)20g
外感	产后恶寒发热;鼻流清涕,头痛,肢体酸痛,无汗;舌苔薄白,脉浮紧	养血祛风,疏解表邪	荆防四物汤加减	荆芥10g、当归10g、地黄10g、白芍10g、川芎10g、防风10g、紫苏叶10g
血瘀	产后寒热时作,恶露不下或少,色紫黯,腹痛拒按;舌质紫黯或有瘀点,脉弦涩	活血化瘀,和营退热	生化汤	当归10g、川芎10g、桃仁10g、炮姜5g、炙甘草5g、丹参10g、牡丹皮10g、益母草15g
血虚	产后低热不退,腹痛绵绵,喜按,恶露量或多或少,色淡质稀;自汗,头晕心悸;舌质淡,苔薄白,脉细数	补血益气,和营退热	补中益气汤加地骨皮	黄芪10g、甘草3g、人参(另煎)10g、当归10g、橘皮10g、升麻10g、柴胡6g、白术10g、地骨皮10g

四、产后腹痛

产妇在产褥期内,发生与分娩或产褥有关的小腹疼痛,称为产后腹痛,其中因血瘀引起者,称"儿枕痛"。本病主要机制是气血运行不畅,不荣而痛或不通则痛。常见的病因为气血两虚、瘀滞子宫。本病的辨证要点,主要根据腹痛的性质及恶露的量、色、质、气味的变化为主,结合兼证、舌脉辨其虚实。

证型	症状	治法	代表方剂	常用药
气血两虚	产后小腹隐隐作痛数日不止,喜揉喜按,恶露量少,色淡红,质稀无块;面色苍白,头晕眼花,心悸怔忡,大便干结;舌淡,苔薄白,脉细弱	补血益气,缓急止痛	肠宁汤或当归生姜羊肉汤	当归10g、熟地黄10g、阿胶(另烊)10g、人参(另煎)10g、山药10g、甘草3g、续断10g、肉桂(后下)5g、麦冬10g
瘀滞子宫	产后小腹疼痛,拒按,得热痛缓,恶露量少,涩滞不畅,色紫黯有块,块下痛减;面色青白,四肢不温,或胸胁胀痛;舌质紫黯,脉沉紧或弦涩	活血化瘀,温经止痛	生化汤	当归10g、川芎10g、桃仁10g、炮姜5g、炙甘草5g

五、产后小便不通

产后产妇发生排尿困难,小便点滴而下,甚则闭塞不通,小腹胀急疼痛者,称产后小便不通。本病的主要病机是膀胱气化失司所致,临床常见的病因有气虚、肾虚和血瘀。本病的辨证要点重在全身症状及舌脉以别虚实。

证型	症状	治法	代表方剂	常用药
气虚	产后小便不通,小腹胀急,或小便清白,点滴而下;倦怠乏力,少气懒言,语音低微,面色少华;舌淡,苔薄白,脉缓弱	补气升清,化气行水	补中益气汤	黄芪 30g、甘草 3g、人参(另煎)10g、当归 10g、橘皮 10g、升麻 10g、柴胡 6g、白术 10g、茯苓 10g、通草 10g
肾虚	产后小便不通或少,小腹胀痛,或小便色白而清,点滴而下;面色晦暗,腰膝酸软;舌淡苔白,脉沉细无力	温补肾阳,化气行水	济生肾气丸	熟地黄 10g、山药 10g、山茱萸 10g、牡丹皮 10g、茯苓 10g、桂枝 6g、泽泻 10g、附子(先煎)6g、牛膝 10g、车前子(包煎)10g
血瘀	产程不顺,产时损伤膀胱,产后小便不通或点滴而下,尿色略混浊带血丝,小腹胀急疼痛;舌正常或暗,脉涩	活血化瘀,行气利水	加味四物汤	熟地黄 10g、川芎 10g、白芍 10g、当归 10g、蒲黄(包煎)10g、瞿麦 10g、桃仁 10g、牛膝 10g、滑石(包煎)10g、甘草梢 5g、木香 10g、木通 6g

六、产后小便淋痛

产后出现尿频、尿急、淋漓涩痛等症状称产后小便淋痛。本病的主要机制是膀胱气化失司,水道不利。本病病位在膀胱,病性多热,常见的病因有湿热蕴结、肾阴亏虚、肝经郁热。临床辨证要点主要根据全身症状和舌脉以分虚实。

证型	症状	治法	代表方剂	常用药
湿热蕴结	产时不顺,产后小便短涩,淋漓灼痛,尿黄赤或混浊;口渴不欲饮,心烦;舌红苔黄腻,脉滑数	清热利湿,通淋	加味五淋散加益母草	黑栀子 10g、赤茯苓 10g、当归 10g、黄芩 10g、白芍 10g、生地黄 10g、甘草 3g、木通 10g、泽泻 10g、车前子(包煎)10g、滑石 10g
肾阴亏虚	产后小便频数,淋漓不爽,尿道灼热疼痛,尿少色深黄;腰膝酸软,头晕耳鸣,手足心热;舌红苔少,脉细数	滋肾养阴,通淋	化阴煎	熟地黄 10g、生地黄 10g、牛膝 10g、车前子(包煎)10g、猪苓 10g、泽泻 15g、黄柏 10g、知母 10g、龙胆草 6g
肝经郁热	产后小便艰涩而痛,余沥不尽,尿色红赤;情志抑郁或心烦易怒,小腹胀满,甚或两胁胀痛,口苦而干,大便干结;舌红苔黄,脉弦数	疏肝清热,通淋	沉香散	沉香(另吞)3g、石韦 10g、白术 10g、当归 10g、瞿麦 10g、王不留行 10g、赤芍 10g、滑石(包煎)10g、冬葵子 10g、炙甘草 5g

七、产后身痛

产妇在产褥期内,出现肢体或关节酸楚、疼痛、麻木、重着者,称为产后身痛。本病的发病机制,主要是产后营血亏虚,经脉失养或风寒湿邪乘虚而入,羁留关节、经络所致。临床常见的病因有血虚、风寒、血瘀、肾虚。本病辨证首以疼痛的部位、性质为主要依据,结合兼证与舌脉。

证型	症状	治法	代表方剂	常用药
血虚	产后遍身关节酸痛,麻木;面色萎黄,头晕心悸;舌淡苔薄,脉细弱	养血益气,温经通络	黄芪桂枝五物汤	黄芪 30g、桂枝 6g、白芍 10g、生姜 3g、丹参 10g、当归 10g、鸡血藤 30g
风寒	产后肢体关节疼痛,屈伸不利,或痛无定处,或冷痛剧烈,如针刺,得热则舒,或关节肿胀,麻木,重着;伴恶寒怕风;舌淡苔薄白,脉濡细	养血祛风,散寒除湿	独活寄生汤	独活 10g、桑寄生 10g、秦艽 10g、防风 6g、细辛 6g、当归 10g、川芎 10g、干地黄 10g、杜仲 10g、牛膝 10g、人参(另煎)10g、茯苓 10g、白芍 10g、桂心(后下)5g
血瘀	产后身痛,尤以下肢疼痛、麻木、发硬、重着、肿胀明显,屈伸不利,小腿压痛;恶露量少,色紫黯夹血块,腹痛拒按;舌黯苔白,脉弦涩	养血活血,化瘀祛湿	身痛逐瘀汤	秦艽 10g、川芎 10g、桃仁 10g、红花 10g、甘草 3g、羌活 10g、没药 10g、当归 10g、五灵脂(包煎)10g、香附 10g、牛膝 10g、地龙 3 条
肾虚	产后腰膝、足跟疼痛,艰于俯仰;头晕耳鸣,夜尿多;舌淡黯,脉沉细弦	补肾养血,强腰壮骨	养荣壮肾汤	当归 10g、川芎 10g、独活 10g、肉桂(后下)5g、川断 10g、杜仲 10g、桑寄生 10g、防风 6g、生姜 3g

八、产后恶露不绝

产后血性恶露持续 10 天以上,仍淋漓不尽者,称产后恶露不绝。本病发生的机制,主要是冲任为病,气血运行失常所致。临床常见的病因病机有气虚、血瘀、血热。本病的辨证,主要从恶露量、色、质、气味及腹痛辨寒、热、虚、实的属性。

证型	症状	治法	代表方剂	常用药
气虚	恶露过期不尽,色淡,质稀,无臭气;小腹空坠,神疲懒言,面色㿠白,四肢无力,舌淡苔薄白,脉细弱	补气摄血,固冲	补中益气汤	黄芪 10g、甘草 3g、人参(另煎)10g、当归 10g、橘皮 10g、升麻 10g、柴胡 6g、白术 10g、益母草 15g
血瘀	恶露过期不尽,量时少或时多,色暗有块;小腹疼痛拒按;舌紫黯或边有瘀点,脉沉涩	活血化瘀,止血	生化汤加益母草、炒蒲黄	当归 10g、川芎 10g、桃仁 10g、炮姜 5g、炙甘草 5g、益母草 15g、炒蒲黄(包煎)15g
血热	产后恶露过期不止,量较多,色深红,质稠黏,或有臭秽气;面色潮红,口燥咽干,舌质红,脉细数	养阴清热,止血	保阴煎	生地黄 10g、熟地黄 10g、白芍 10g、山药 10g、续断 10g、黄芩 10g、黄柏 10g、生甘草 3g、益母草 15g

九、产后汗证

产后汗证包括产后自汗和产后盗汗两种。产妇于产后出现涔涔汗出,持续不止,称为产后自汗;若寐中汗出湿衣,醒来即止,称为产后盗汗。自汗、盗汗均是在产褥期内汗出过多,日久不止为特点,统称产后汗证。本病主要病机为产后耗气伤血,气虚阳气不固,阴虚内热迫汗外出。气虚、阴虚为本病主因。本病辨证要点为产后汗量过多,持续时间长。根据时间的不同,白昼汗多,动则尤甚为自汗;寐中出汗,醒后即止为盗汗。辨证过程中仍需结合全身症状及舌脉综合辨别。

证型	症状	治法	代表方剂	常用药
气虚自汗	产后汗出过多,不能自止,动则加剧;恶风身冷,气短乏力,面色㿠白,倦怠乏力;舌淡,苔薄白,脉细弱	益气固表,和营止汗	黄芪汤	黄芪10g、白术10g、防风6g、熟地黄10g、煅牡蛎(先煎)20g、茯苓10g、麦冬10g、甘草3g
阴虚盗汗	产后睡中汗出,醒后即止;面色潮红,头晕耳鸣,口燥咽干不欲饮,五心烦热,腰膝酸软;舌质红苔少,脉细数	益气养阴,生津敛汗	生脉散加减	人参(另煎)10g、麦冬10g、五味子6g、山茱萸10g、浮小麦20g、煅牡蛎(先煎)20g

十、缺乳

产后哺乳期内,产妇乳汁甚少或无乳可下者,称缺乳。本病所指产后是大概念,不仅指新产之后,而且包括哺乳期。本病的主要病机为乳汁生化不足或乳络不畅。常见的病因有气血虚弱、肝郁气滞、痰湿阻滞。本病的辨证要点应根据乳汁清稀或稠,乳房有无胀痛,结合舌脉及其他症状以辨虚实。

证型	症状	治法	代表方剂	常用药
气血虚弱	产后乳汁少或无,质稀薄,乳房柔软无胀感;面色少华,倦怠乏力;舌淡苔薄白,脉细弱	补气养血,佐以通乳	通乳丹	人参(另煎)10g、黄芪30g、当归10g、麦冬10g、通草10g、桔梗10g
肝郁气滞	产后乳汁少或无,质稠,乳房胀硬疼痛;胸胁胀满,情志抑郁,食欲不振;舌质正常,苔薄黄,脉弦或弦滑	疏肝解郁,通络下乳	下乳涌泉散	当归10g、白芍10g、川芎10g、生地黄10g、天花粉10g、柴胡6g、青皮10g、桔梗10g、通草10g、漏芦10g、穿山甲(先煎)10g、王不留行10g、白芷10g、甘草3g
痰浊阻滞	乳汁少或无,质不稠,乳房硕大或下垂不胀满;形体肥胖,胸闷痰多,纳少便溏,或食多乳少;舌淡胖,苔腻,脉沉细	健脾化痰,通乳	苍附导痰丸合漏芦散	茯苓10g、法半夏10g、陈皮6g、甘草3g、苍术10g、香附10g、胆南星10g、枳壳10g、生姜3g、神曲10g、漏芦10g、瓜蒌10g

十一、产后乳汁自出

产后乳汁不经婴儿吮吸而不断自然流出者,称乳汁自出,亦称漏乳或乳汁自涌。本病的发生分虚实两端。虚者胃气不固,摄纳失常;实者肝郁化热,迫乳外溢。临床常见的病因病机有气虚失摄和肝经郁热。本病的辨证要点应结合乳房有无胀痛、是否柔软及乳汁稀稠辨证。

证型	症状	治法	代表方剂	常用药
气虚失摄	产后乳汁自出,量少质清稀,乳房柔软无胀感;面色少华,倦怠乏力;舌淡苔薄白,脉细弱	补气益血,佐以固摄	补中益气汤	黄芪 30g、甘草 3g、人参(另煎)10g、当归 10g、橘皮 10g、升麻 10g、柴胡 6g、白术 10g、芡实 10g、五味子 6g
肝经郁热	产后乳汁自出,量多质稠,乳房胀痛;情志抑郁或烦躁易怒,口苦咽干,大便秘结,小便黄赤;舌质红,苔薄黄,脉弦数	疏肝解郁,清热敛乳	丹栀逍遥散	牡丹皮 10g、栀子 10g、当归 10g、白芍 10g、柴胡 10g、白术 10g、茯苓 10g、薄荷(后下)5g、炙甘草 5g、生地黄 10g、夏枯草 30g

十二、产后抑郁

产后抑郁是以产妇在分娩后出现情绪低落、精神抑郁为主要症状的病证,是产褥期精神综合征中最常见的一种类型。本病发生在产后,产后多虚,血不养心,心神失养,或过度忧愁思虑,损伤心脾;产后多瘀,血瘀停滞,上攻于心;或情志所伤,肝气郁结,肝血不足,魂失潜藏。常见的病因有心脾两虚、血瘀内阻、肝气郁结。本病的辨证要点主要根据产后全身症状及舌脉,辨别虚实及在气在血的不同。

证型	症状	治法	代表方剂	常用药
心脾两虚	产后焦虑、忧郁、心神不宁,常悲伤欲哭,情绪低落;神疲乏力,面色萎黄,纳少便溏,脘闷腹胀,恶露色淡质稀;舌淡苔薄白,脉细弱	健脾益气,养心安神	归脾汤	白术 10g、茯神 10g、黄芪 30g、龙眼肉 10g、酸枣仁 10g、人参 10g、木香 10g、当归 10g、远志 10g、甘草 3g
血瘀内阻	产后抑郁寡欢,默默不语,失眠多梦,神思恍惚;恶露淋漓日久,色紫黯有块,面色晦暗;舌黯有瘀斑,苔白,脉弦或涩	活血逐瘀,镇静安神	调经散	当归 10g、肉桂(后下)5g、没药 10g、赤芍 10g、白芍 10g、麝香(后下)0.2g、细辛 3g
肝气郁结	产后心情抑郁,心神不安,夜不入寐,或噩梦纷纭;恶露量或多或少,色紫黯有块,胸闷纳呆,善叹息;苔薄,脉弦	疏肝解郁,镇静安神	逍遥散	柴胡 10g、薄荷(后下)5g、当归 10g、白芍 10g、白术 10g、茯苓 10g、甘草 3g、煨姜 3g

十三、产后血劳

因产时失血或产后阴血暴亡,导致日后月经停闭,性欲丧失,生殖器官萎缩,伴表情淡漠、容颜憔悴、毛发枯黄脱落、形寒怕冷、午起午卧、虚乏劳倦等一系列虚羸证候者,称产后血劳。本病的发生主要机制是产后阴血暴脱,脑髓失养,脏器虚损成劳。精血亏损、脾肾虚损是其主要的病因。本病临床以产时、产后大出血,继之月经停闭、性欲丧失、生殖器官萎缩,伴表情淡漠、形寒怕冷为主要证候表现和辨证要点。临证中仍需结合全身症状和舌脉综合辨别。

证型	症状	治法	代表方剂	常用药
精血亏损	产后月经停闭,性欲丧失,生殖器官萎缩,毛发脱落,头晕目眩,腰膝酸软,阴道干涩;舌淡白苔少,脉沉细略数	滋阴养血,填精益髓	人参鳖甲汤加紫河车	人参(另煎)10g、桂心(后下)5g、当归10g、桑寄生10g、茯苓10g、白芍10g、桃仁10g、熟地黄10g、甘草3g、麦门冬10g、续断10g、鳖甲(先煎)10g、黄芪10g、紫河车10g
血瘀内阻	产后月经停闭,性欲丧失,生殖器官萎缩,形寒怕冷,四肢不温,纳呆食少,腹泻便溏;舌淡苔白,脉沉细无力	峻补脾肾,益气养血	黄芪散	黄芪30g、白术10g、木香10g、人参(另煎)10g、当归10g、桂心(后下)5g、川芎10g、白芍10g、茯苓10g、甘草3g、紫河车10g

第五节 妇科杂病

一、癥瘕

妇人下腹结块,伴有或胀、或痛、或满、或异常出血者,称为癥瘕。癥者有形可征,固定不移,痛有定处;瘕者假聚成形,聚散无常,推之可移,痛无定处。一般以癥属血病,瘕属气病,但临床常难以划分,故并称癥瘕。本病的发生,主要是由于机体正气不足,风寒湿热之邪内侵,或情志因素、房事所伤、饮食失宜,导致脏腑功能失常,气机阻滞,血瘀、痰饮、湿浊等有形之邪凝结不散,停聚下腹胞宫,日久成癥瘕。主要的病因病机可归纳为气滞血瘀、痰湿瘀结、湿热瘀阻和肾虚血瘀。本病辨证要点重在辨气病、血病、新病、久病。一般而言,病之初起,色块柔软,时聚时散,不痛或痛无定处者,多为气病,属新病。病起日久,包块坚硬固定,推揉不散,痛有定处,多为血病,属于久病。

证型	症状	治法	代表方剂	常用药
气滞血瘀	下腹部结块,触之有形,按之痛或无痛,小腹胀满,月经先后不定,经血量多有块,经行难净,经色黯;精神抑郁,胸闷不舒,面色晦暗,肌肤甲错;舌质紫黯,或有瘀斑,脉沉弦涩	行气活血,化瘀消癥	香棱丸	木香10g、丁香3g、三棱10g、枳壳10g、青皮10g、川楝子10g、茴香6g、莪术10g

续表

证型	症状	治法	代表方剂	常用药
痰湿瘀结	下腹结块,触之不坚,固定难移,经行量多,淋漓难净,经间带下增多,胸脘痞闷,腰腹疼痛;舌体胖大,紫黯,有瘀斑、瘀点,苔白厚腻,脉弦滑或沉涩	化痰除湿,活血消癥	苍附导痰丸合桂枝茯苓丸	法半夏10g、陈皮6g、苍术10g、香附10g、胆南星10g、枳壳10g、生姜3g、神曲10g、桂枝6g、白芍10g、桃仁10g、牡丹皮10g、茯苓10g
湿热瘀阻	下腹部肿块,热痛起伏,触之痛剧,痛连腰骶,经行量多,经期延长,带下量多,色黄如脓,或赤白相兼;身热口渴,心烦不宁,大便秘结,小便黄赤;舌黯红,有瘀斑,苔黄,脉弦滑数	清热利湿,化瘀消癥	大黄牡丹汤加木通、茯苓	大黄(后下)10g、牡丹皮10g、桃仁10g、冬瓜仁10g、芒硝(冲服)10g、木通10g、茯苓10g
肾虚血瘀	下腹部结块,触痛,月经量或多或少,经行腹痛较剧,经色紫黯有块;不孕或曾反复流产,腰膝酸软,头晕耳鸣;舌黯,脉弦细	补肾活血,消癥散结	补肾祛瘀汤或益肾调经汤	淫羊藿10g、仙茅10g、熟地黄10g、山药10g、香附10g、三棱10g、莪术10g、鸡血藤30g、丹参10g

二、盆腔炎

女性内生殖器官及其周围结缔组织、盆腔腹膜发生的炎症,称为盆腔炎,分为急性盆腔炎和慢性盆腔炎。女性生殖器官及其周围结缔组织和腹膜的急性炎症,称为急性盆腔炎。本病多在产后、流产后、宫腔内手术处置后,或经期卫生保健不当,邪毒乘虚侵入,羁留于冲任及胞宫脉络,与气血相搏结,邪正交争,而发热疼痛,邪毒炽盛则腐肉酿脓,甚至泛发为急性腹膜炎、感染性休克。临床常见的病因病机有热毒炽盛和湿热瘀结。本病发病急、病情重、病势凶险。

女性盆腔生殖器官及其周围结缔组织、盆腔腹膜发生慢性炎症性病变,称为慢性盆腔炎。部分为急性盆腔炎未能彻底治疗,或患者体质虚弱,病程迁延所致;常可无急性发病史,起病缓慢,病情反复顽固不愈。经行产后,胞门未闭,正气未复,风寒湿热,或虫毒之邪乘虚内侵,与冲任气血相搏结,蕴结于胞宫,反复进退,耗伤气血,虚实错杂,缠绵难愈。临床常见的病因病机有湿热瘀结、气滞血瘀、寒湿凝滞和气虚血瘀。辨证要点根据发热、腹痛的情况,结合月经、全身症状和舌脉综合辨别。

证型		症状	治法	代表方剂	常用药
急性盆腔炎	热毒炽盛	高热腹痛,恶寒或寒战,下腹部疼痛拒按,带下量多、色黄,或脓血,气臭秽;月经量多或淋漓不净,大便秘结,小便短赤;舌红,苔黄厚,脉滑数	清热解毒,利湿排脓	五味消毒饮合大黄牡丹汤	金银花15g、野菊花15g、蒲公英30g、紫花地丁15g、天葵子10g、大黄(后下)10g、牡丹皮10g、桃仁10g、冬瓜仁10g、芒硝(冲服)10g

续表

证型		症状	治法	代表方剂	常用药
急性盆腔炎	湿热瘀结	下腹部疼痛拒按或胀满,热势起伏,寒热往来,带下量多,色黄,质稠,味臭秽;经量增多,经期延长,淋漓不止,大便溏或燥结,小便短赤;舌红有瘀点,苔黄厚,脉弦滑	清热利湿,化瘀止痛	仙方活命饮加薏苡仁、冬瓜仁	金银花10g、甘草5g、当归10g、赤芍10g、穿山甲(先煎)10g、皂角刺10g、天花粉10g、贝母10g、防风6g、白芷10g、陈皮6g、乳香10g、没药10g、薏苡仁10g、冬瓜仁10g
慢性盆腔炎	湿热瘀结	少腹隐痛,或疼痛拒按,痛连腰骶,低热起伏;带下量多,色黄,质黏稠;胸闷纳呆,口干不欲饮,大便溏或秘结;舌体胖大,色红,苔黄腻,脉弦数或滑数	清热利湿,化瘀止痛	银甲丸	金银花15g、连翘15g、升麻9g、红藤20g、蒲公英30g、生鳖甲(先煎)10g、紫花地丁10g、生蒲黄(包煎)10g、椿根皮10g、大青叶10g、茵陈10g、桔梗6g
	气滞血瘀	少腹胀痛或刺痛,经行加重;经血量多有块,瘀块下则痛减,带下量多,婚后不孕,经前情志抑郁,乳房胀痛;舌体紫黯,有瘀斑、瘀点,苔薄,脉弦涩	活血化瘀,理气止痛	膈下逐瘀汤	当归10g、川芎10g、赤芍10g、桃仁10g、枳壳10g、延胡索10g、五灵脂(包煎)10g、乌药6g、香附10g、牡丹皮10g、甘草3g
	寒湿凝滞	小腹冷痛,或坠胀疼痛,经行加重,喜热恶寒,得热痛减;经行错后,经血量少,色黯,带下淋漓,神疲乏力,腰骶冷痛,小便频数;舌黯红,苔白腻,脉沉迟	祛寒除湿,活血化瘀	慢盆汤	红花10g、丹参10g、赤芍10g、葛根10g、香附10g、乌药6g、木香10g、延胡索10g、小茴香6g、桂枝6g、牡丹皮10g、泽泻10g
	气虚血瘀	下腹疼痛结块,缠绵日久,痛连腰骶,经行加重;经血量多有块,带下量多,精神不振,疲乏无力,食少纳呆;舌体黯红,有瘀点瘀斑,苔白,脉弦涩无力	益气健脾,化瘀散结	理冲汤	黄芪30g、党参15g、白术10g、山药10g、天花粉10g、知母10g、三棱10g、莪术10g、鸡内金10g

三、不孕症

女子婚后未避孕,有正常性生活,同居2年,而未受孕者称不孕症。从未妊娠者古称"全不产",西医称原发性不孕;有过妊娠而后不孕者,古称"断续",西医称继发性不孕。不孕与肾的关系最为密切,肾气—天癸—冲任—胞宫中任何一个环节发生病变,都将影响生育而致不孕。临床常见的病因病机有肾虚、肝郁、痰湿、血瘀。本病的辨证要点在于辨明脏腑、气血、冲任、胞宫的寒、热、虚、实。

证型		症状	治法	代表方剂	常用药
肾虚	肾气虚	婚久不孕,月经不调或停闭,经量或多或少,色黯;头晕耳鸣,腰酸膝软,精神疲倦,小便清长;舌淡苔薄,脉沉细,两尺尤甚	补肾益气,温养冲任	毓麟珠	人参(另煎)10g、白术10g、茯苓10g、白芍10g、当归10g、川芎10g、熟地黄10g、炙甘草5g、菟丝子10g、川椒6g、杜仲10g、鹿角霜10g
	肾阳虚	婚久不孕,月经迟发或后推或停闭,经色淡暗,性欲淡漠,小腹冷,带下量多,清稀如水,子宫发育不良;头晕耳鸣,夜尿多,眼眶黯,面部黯斑;舌质淡黯,苔白,脉沉细迟弱	温肾暖宫,调补冲任	温胞饮或右归丸	巴戟天10g、补骨脂10g、菟丝子10g、肉桂(后下)5g、附子(先煎)10g、杜仲10g、白术10g、山药10g、芡实10g、人参(另煎)10g
	肾阴虚	婚久不孕,月经提前或停闭,量少,色鲜红;或行经时间延长甚则崩漏;形体消瘦,腰酸膝软,失眠多梦,肌肤失润;舌质稍红略干,苔少,脉细或细数	滋肾养血,调补冲任	养精种玉汤	当归10g、白芍10g、熟地黄10g、山茱萸10g
肝气郁结		婚久不孕,月经先后不定,经量多少不一,或经来腹痛;经前烦躁易怒,胸胁乳房胀痛,精神抑郁,善叹息;舌黯红或舌边有瘀斑,脉弦细	疏肝解郁,理血调经	开郁种玉汤	当归10g、白芍10g、白术10g、茯苓10g、天花粉10g、牡丹皮10g、香附10g
瘀滞胞宫		婚久不孕,月经周期正常或推后,经行腹痛,经量多少不一,经色紫黯,有血块,或经行不畅,淋漓难净,或经间出血;肛门坠胀不适,性交痛;舌质紫黯或舌边有瘀点,苔薄白,脉弦或弦细涩	逐瘀荡胞,调经助孕	少腹逐瘀汤	小茴香6g、干姜3g、延胡索10g、没药10g、当归10g、川芎10g、肉桂(后下)3g、赤芍10g、失笑散(包煎)20g
痰湿内阻		婚久不孕,月经推后、稀发或停闭,带下量多、色白质黏无臭;体肥胖,头晕心悸,胸闷泛恶,面目虚浮或㿠白;舌淡胖,苔白腻,脉滑	燥湿化痰,行滞调经	苍附导痰丸	法半夏10g、陈皮6g、苍术10g、香附10g、胆南星10g、枳壳10g、生姜3g、神曲10g

四、阴冷

阴冷是指妇人外阴及阴中寒冷,甚则冷及小腹尻股之间,性欲淡漠者。本病的发生机制主要是阳气不达,阴中或阴器失于温煦。常见的病因病机有肾阳虚衰、寒客下焦、痰湿下注和血瘀内阻。本病辨证要点在于结合全身症状和舌脉综合辨别。

证型	症状	治法	代表方剂	常用药
肾阳虚衰	外阴及阴部寒冷,甚则小腹冷痛,或性欲淡漠,形寒肢冷,腰膝酸楚,甚则腰尻寒冷,或月经后期,量少色淡黯,带下量多,色白质稀,或婚久不孕,精神倦怠,纳少便溏;舌淡,苔白,脉沉迟	温肾壮阳	肾气丸	地黄10g、山药10g、山茱萸10g、牡丹皮10g、泽泻10g、茯苓10g、附子(先煎)10g、桂枝6g、巴戟天10g
寒客下焦	外阴及阴部寒冷,甚则小腹冷痛,畏寒肢冷,腰胯或遍身骨节寒冷疼痛,或性欲淡漠;舌淡苔白,脉沉紧	温经散寒	温经汤	当归10g、川芎6g、白芍10g、桂心3g、牡丹皮10g、莪术10g、人参(另煎)10g、甘草3g、牛膝10g、乌药6g
痰湿下注	外阴及阴部寒冷,伴小腹寒冷,形体肥胖,胸脘痞闷,精神倦怠,饮食不振,或呕恶痰多,或带下量多、色白质黏,大便不实;舌淡胖,苔白腻,脉滑或濡缓	燥湿化痰	苍附导	法半夏10g、陈皮6g、苍术10g、香附10g、胆南星10g、枳壳10g、生姜3g、神曲10g
血瘀阻滞	外阴及阴部寒冷,少腹刺痛,或性欲淡漠,甚至厌恶,或月经后期,色黯有血块,经前乳房、胸胁胀痛,经行腹痛明显;舌质黯,有瘀点瘀斑,脉弦细涩	活血化瘀	少腹逐	小茴香6g、干姜3g、延胡索10g、没药10g、当归10g、川芎10g、肉桂(后下)3g、赤芍10g、失笑散(包煎)20g

五、阴痒

妇女外阴及阴道瘙痒,甚则痒痛难忍,坐卧不宁,或伴有带下增多等,称为阴痒,又称阴门瘙痒等。本病内因脏腑虚损,肝肾功能失常,外因湿、热或湿热生虫,虫毒侵蚀,则致外阴痒痛难忍。常见的病因病机有肝经湿热和肝肾阴虚。本病的辨证要点根据瘙痒情况,结合全身症状及舌脉分清虚实。绝经前后,多虚证,多见肝肾阴虚,血燥生风;生育期,多实证,多见肝经湿热下注。

证型	症状	治法	代表方剂	常用药
肝经湿热	阴部瘙痒难忍,坐卧不安,外阴皮肤粗糙增厚,有抓痕,黏膜充血破溃,或带下量多,色黄如脓,或呈泡沫米泔样,或灰白如凝乳,味腥臭;伴心烦易怒,胸胁满痛,口苦口腻,食欲不振,小便黄赤;舌体胖大,色红,苔黄腻,脉弦数	清热利湿,杀虫止痒	萆薢渗湿汤	萆薢15g、薏苡仁30g、黄柏10g、赤茯苓15g、丹皮10g、泽泻15g、小通草3g、滑石(包煎)15g、苍术10g、苦参15g、白鲜皮15g、鹤虱9g

续表

证型	症状	治法	代表方剂	常用药
肝肾阴虚	阴部瘙痒难忍,干涩灼热,夜间加重,或会阴部肤色变浅白,皮肤粗糙,皲裂破溃,眩晕耳鸣,五心烦热,烘热汗出,腰酸腿软,口干不欲饮;舌红苔少,脉细数无力	滋阴补肾,清肝止痒	知柏地黄汤加减	知母10g、黄柏10g、牡丹皮10g、熟地黄10g、山茱萸10g、山药10g、茯苓10g、泽泻10g、当归10g、栀子10g

六、阴疮

妇人外阴部结块红肿,或溃烂成疮,黄水淋漓,局部肿痛,甚或溃疡如虫蚀者,称阴疮,又称阴蚀、阴蚀疮。本病主要由热毒炽盛,或寒湿凝滞,侵蚀外阴部肌肤所致。临床常见的病因病机有热毒和寒湿。本病有寒热之别,辩证要点在于结合外阴部结块的性质、全身症状及舌脉辨寒热之性。

证型	症状	治法	代表方剂	常用药
热毒	外阴部生疮,红肿热痛,甚至溃烂流脓,脓水黏稠臭秽;全身见身热心烦,口干纳少,便秘尿黄;舌红苔黄腻,脉弦滑数	清热利湿,解毒消疮	龙胆泻肝汤	龙胆9g、黄芩10g、栀子10g、泽泻10g、木通6g、车前子10g、当归10g、柴胡6g、甘草3g、生地黄10g
寒湿	阴户结块肿胀,触之坚硬,皮色晦暗不泽,日久不愈,脓水淋漓,疼痛绵绵;伴面色㿠白,精神不振,疲乏无力,畏寒肢冷,食少纳呆;舌淡苔白腻,脉细弱	温经散寒,除湿消疮	阳和汤或托里消毒散	熟地黄10g、麻黄10g、鹿角胶(烊化)10g、白芥子10g、肉桂(后下)5g、生甘草3g、炮姜炭5g

七、阴挺

妇女子宫下脱,甚则脱出阴户之外,或阴道壁膨出,统称为阴挺,又称阴脱、阴菌、产肠不收等。因多由分娩损伤所致,故又有"产肠不收"之称。本病产生的病因有气虚和肾虚,基本病机为冲任不固,带脉提摄无力而子宫脱出。本病的辨证要点主要根据临床证候特点,结合舌脉以辨别。

证型	症状	治法	代表方剂	常用药
气虚	子宫下移或脱出阴道口外,阴道壁松弛膨出,劳则加重,小腹下坠;带下量多,质稀色淡,身倦懒言,面色不华,四肢乏力,小便频数;舌淡苔薄,脉缓弱	补中益气,升阳举陷	补中益气汤加金樱、杜仲、川断	人参(另煎)10g、黄芪30g、甘草3g、白术10g、升麻10g、柴胡6g、当归10g、陈皮6g、金樱子10g、续断10g、杜仲10g

续表

证型	症状	治法	代表方剂	常用药
肾虚	子宫下脱,日久不愈;带下清稀,头晕耳鸣,腰膝酸软冷痛,小腹下坠,小便频数,入夜尤甚;舌淡红,脉沉弱	补肾固脱,益气升提	大补元煎加黄芪	熟地黄 10g、当归 10g、山茱萸 10g、枸杞子 10g、杜仲 10g、人参(另煎)10g、山药 10g、甘草 3g、黄芪 30g

八、妇人脏躁

妇人无故悲伤欲哭,不能自控,精神恍惚,忧郁不宁,哈欠频作,甚则哭笑无常,称脏躁。孕期发病者又称"孕悲"。本病的病因病机,多与患者体质因素有关。本病乃脏阴不足,有干燥躁动之象,是五脏失养导致的情志异常。本病为内伤虚证,病在心脾肾。

证型	症状	治法	代表方剂	常用药
心脾两虚	情绪低落,精神不振,神志恍惚,心中烦乱,夜眠不实,发作时自欲悲哭,默默无语,不能自主,哈欠频作,甚则哭笑无常;伴口干,大便燥结;舌红或嫩红,苔少,脉细弱而数,或弦细	养心安神,甘润健脾	甘麦大枣汤	甘草 6g、小麦 20g、大枣 10 枚

第四章　中医外科学

第一节　疮疡

一、疖

疖是指发生在肌肤浅表部位、范围较小的急性化脓性疾病。根据病因、证候不同,又可分有头疖、无头疖、蝼蛄疖、疖病等。常因内郁湿火,外感风邪,两邪搏结,蕴阻肌肤所致;或夏秋季节感受暑毒而生,或因天气闷热汗出不畅,暑湿热蕴蒸肌肤,引起痱子,复经搔抓,破伤染毒而成。患疖后若处理不当,疮口过小引起脓毒潴留,或搔抓碰伤,以致脓毒旁窜,在头顶皮肉较薄处尤易蔓延、窜空而成蝼蛄疖。凡体质虚弱者,由于皮毛不固,外邪容易侵袭肌肤,更易发生本病。若伴消渴、习惯性便秘等慢性疾病阴虚内热者,或脾虚便溏者,容易染毒发病,并可反复发作,缠绵难愈而成疖病。疖发病与暑、湿、热毒、正虚关系密切,但其基本病机为热毒蕴阻肌肤,故总以清热解毒为基本治则。临床根据其具体发病季节、部位的不同以及患者体质差异,施治又有所区别。发于夏秋季节者,属暑热浸淫,唯解暑热才是正治,但暑必挟湿,需兼清暑化湿,暑热又易伤气,尤其是患者为小儿、老人、新产妇人,常气血不足,必须注意顾护气阴;发于体虚者,属体虚毒恋,宜扶正解毒,需兼养阴清热或健脾和胃。对症状轻微的疖可单纯应用外治法收功。疖外治根据初起、成脓、溃后三期,分别采用箍围束毒消肿、切开引流、祛腐生肌治疗。

证型	症状	治法	代表方剂	常用药
热毒蕴结	常见于气实火盛患者。好发于项后发际、背部、臀部。轻者疖肿只有一两个,多则可散发全身,或簇集一处,或此愈彼起。伴发热,口渴,溲赤,便秘,舌苔黄,脉数	清热解毒	五味消毒饮、黄连解毒汤	金银花 15g、蒲公英 15g、紫花地丁 12g、野菊花 12g、黄连 12g、栀子 10g、黄芩 10g、生地黄 10g
暑热浸淫	发于夏秋季节,以小儿及产妇多见。局部皮肤红肿结块,灼热疼痛,根脚很浅,范围局限。可伴发热,口干,便秘,溲赤等,舌苔薄腻,脉滑数	清暑化湿,解毒	清暑汤加减	连翘 12g、天花粉 12g、赤芍 12g、滑石(包煎)9g、金银花 15g、泽泻 12g、车前子(包煎)15g
阴虚毒盛	疖肿常此愈彼起,不断发生。或散发全身各处,或固定一处,疖肿较大,易转变成有头疽。常伴口干唇燥,舌质红苔薄,脉细数	养阴清热,解毒	仙方活命饮合增液汤加减	玄参 12g、麦冬 12g、生地黄 12g、金银花 15g、白芷 12g、陈皮 12g、当归 12g、浙贝母 12g、天花粉 12g、乳香 12g、没药 12g、赤芍 12g、皂角刺 9g

续表

证型	症状	治法	代表方剂	常用药
脾虚毒恋	疔肿泛发全身各处,成脓、收口时间均较长,脓水稀薄。常伴面色萎黄,神疲乏力,纳少便溏,舌质淡或边有齿痕,苔薄,脉濡	健脾和胃,清化湿热	五神汤合参苓白术散	党参15g、白术12g、陈皮12g、茯苓12g、生薏苡仁15g、泽泻12g、牛膝12g、车前子15g

二、疔

疔是一种发病迅速,易于变化而危险性较大的急性化脓性疾病,多发于颜面和手足等处,其特点是疮形虽小,但根脚坚硬,有如钉丁之状,病情变化迅速,容易造成毒邪走散。颜面疔疮发病与火毒关系密切,其基本病机为热毒蕴结证。故治疗以清热解毒为大法,临证应根据发病部位不同及病变发展不同阶段特征,施治应有所差异。如发于鼻部者,注重清解肺热;于唇部,注重清解心脾之热。一般而言,疔疮治疗应清不应温,应聚不应散。故谓疔无散法,即使有表证,解表发散之法亦宜慎重,以防毒气走散。其外治根据初起、成脓、溃后三期,分别采用箍围束毒消肿、切开引流或聚毒拔疔、祛腐生肌治疗。手足部疔疮以初起无头,红肿热痛明显,易损筋伤骨为特征,其发病与火、热、毒、血瘀、湿有关。基本病机为火毒凝结,其基本证型为火毒凝结证,故治疗以清热解毒为大法,并根据发病部位不同及病变发展不同阶段特征,施以相应的治疗方法。一般而言,早期慎用辛温发散之品,以防毒气走散;中期注重托毒透脓,加用皂角刺、穿山甲片、僵蚕等;后期注重消解余毒,壮骨荣筋,补益气血。发于下肢者,注重清热解毒利湿。红丝疔发病总由火毒而起,而与气血凝滞有关,故其基本证型为火毒入络证,治疗以清热解毒为大法,佐以活血散瘀。临证应根据其发病部位的不同,疾病发展不同阶段的病理特点以及所兼证,施治有所区别。其外治应首先积极治疗原发病灶,红丝较细者,宜用砭镰法,取效甚快;红丝粗者,可按痈论治。

证型	症状	治法	代表方剂	常用药
热毒蕴结	红肿高突,根脚收束,发热头痛,舌红,苔黄,脉数	清热解毒	五味消毒饮、黄连解毒汤	金银花15g、蒲公英15g、紫花地丁12g、野菊花15g、黄连9g、栀子9g、黄芩12g、生地黄12g
湿热下注	足底部红肿热痛,伴恶寒,发热,头痛,纳呆,舌红,苔黄腻,脉滑数	清热解毒,利湿	五神汤合萆薢渗湿汤	党参15g、白术12g、陈皮12g、云苓12g、生薏苡仁15g、泽泻12g、牛膝12g、车前子(包煎)15g
火毒炽盛	疮形平塌,肿势散漫,皮色紫暗,焮热疼痛,伴高热,头痛,烦躁,呕恶,溲赤,舌红,苔黄腻,脉洪数	凉血解毒	犀角地黄汤、黄连解毒汤、五味消毒饮	犀角9g、生地黄12g、白芍12g、赤芍12g、牡丹皮12g、黄连9g、黄柏12g、栀子12g

三、痈

痈是指发生于体表皮肉之间的急性化脓性疾病,其特点是局部光软无头,红肿疼痛,发病迅速,易肿、易脓、易溃、易敛,或伴有恶寒、发热、口渴等全身症状。痈的病因一是外感六淫,以火毒为主,发病部位不同,感受邪气各异。颈痈为外感风湿、风热挟痰上壅;委中毒,胯腹痈则为感受湿热、湿毒。二是饮食不节,情志不畅,脏腑内蕴火毒。颈痈为肝胃火毒上攻;腋痈为肝脾血热兼忿怒气郁;脐痈为心脾湿热流入小肠。三是外伤染毒。颈痈多因头面、口腔破损染毒或疖疔并发,腋痈则为上肢破损、疖疔,毒邪循经流窜而致;脐痈则为脐窝湿疹抓破染毒而成。痈的发病机制是毒聚肌表,致使营卫不和,气血凝滞,经络阻塞,故其基本证型为火毒凝结证。临床根据病变所患部位,病程的不同阶段,所兼挟之邪有所差异,辨证有所侧重。一般来说,发于头面部者,多挟风温、风热;发于下肢者,多挟湿火、湿热;发于中部者,多挟气郁、火郁。

证型	症状	治法	代表方剂	常用药
风热痰毒	颈旁结块,初起色白濡肿,形如鸡卵,灼热疼痛,逐渐红肿化脓。伴有恶寒发热,头痛、项强、咽痛,口干、溲赤便秘,舌苔薄腻,脉滑数等	疏风清热,解毒化痰	牛蒡解肌汤或银翘散	牛蒡子12g、薄荷(后下)9g、连翘12g、栀子12g、牡丹皮12g、玄参12g、夏枯草15g、金银花12g、防风12g、荆芥12g、桔梗12g
肝郁痰火	腋部暴肿热痛,全身发热,头痛,胸胁牵痛,舌质红,苔黄,脉弦数	清肝解郁,消肿化毒	柴胡清肝汤加减	柴胡12g、生地黄12g、当归12g、白芍12g、川芎12g、黄芩12g、栀子12g、天花粉12g、牛蒡子9g、连翘12g
湿热火毒	脐部红肿高突,灼热疼痛,全身恶寒发热,纳呆口苦,舌苔薄黄,脉滑数	清火利湿,解毒	黄连解毒汤合四苓散	黄连12g、黄芩12g、栀子12g、茯苓12g、泽泻12g、白术12g
湿热蕴阻	腘窝部木硬肿胀,焮红疼痛,小腿屈曲难伸,全身恶寒发热,口苦且干,纳呆,舌苔黄腻,脉滑数	清热利湿,和营祛瘀	活血散瘀汤合五神汤	生薏苡仁15g、泽泻12g、茯苓12g、丹参15g、蒲公英15g、当归12g、天花粉12g、益母草15g
气血两虚	起发缓慢,脓水稀薄,疮面新肉不生,色淡红不鲜,愈合缓慢,伴面色无华,神疲乏力,纳少,舌淡,苔少,脉沉细无力	补益气血,托毒生肌	托里消毒散	生黄芪15g、党参12g、熟地黄12g、当归12g、白术12g、白芍12g、皂角刺12g、穿山甲(先煎)9g、白芷12g、陈皮12g

四、发

发是病变范围较痈大的急性化脓性疾病,其特点是初起无头、红肿蔓延成片,中央明显,四周较淡,边界不清,灼热疼痛,腐溃流脓,全身症状明显。锁喉痈多因外感风温毒邪,客于肺胃,循经上攻,或因痧痘之后,或咽喉糜烂感染邪毒而继发。臀痈多由湿热火毒蕴结而致。手、足发背多由湿热之邪蕴结或外伤而致血瘀阻滞,感染毒邪而发。锁喉痈初期宜散风清热、化痰解毒,溃后宜清养胃阴。臀痈内治宜清热解毒、和营化湿;溃后,大块腐肉脱落,疮口较深,收口缓慢者,宜调补气血。腓腨发宜清热解毒,和营利湿。手发背宜清热解毒和营。足发背内治同腓腨发。外治注意疮口较深,形成空腔者,用垫棉法加压固定。

证型	症状	治法	代表方剂	常用药
痰热蕴结	红肿绕喉,坚硬疼痛,肿势散漫,壮热口渴,头痛项强,大便燥结,小便短赤,舌红绛,苔黄腻,脉弦滑数或洪数	清热解毒,化痰消肿	普济消毒饮加减	黄芩12g、黄连12g、陈皮12g、玄参12g、连翘12g、板蓝根15g、薄荷(后下)12g、柴胡12g、桔梗12g
湿火蕴结	臀部先痛后肿,焮红灼热,或湿烂溃脓,伴恶寒发热,头痛骨楚,食欲不振,舌质红,苔黄或黄腻,脉数	清热利湿,解毒	黄连解毒汤合仙方活命饮	金银花15g、白芷12g、陈皮12g、当归12g、浙贝母12g、天花粉12g、乳香12g、没药12g、赤芍12g、皂角刺12g、黄芩12g、黄连9g、栀子12g
湿痰凝滞	漫肿不红,结块坚硬,病情进展缓慢,多无全身症状,舌苔薄白或白腻,脉缓	和营活血,利湿化痰	桃红四物汤合仙方活命饮	桃仁12g、红花12g、生地黄12g、当归12g、金银花15g、白芷12g、陈皮12g、浙贝母12g、天花粉12g、乳香12g、没药12g、赤芍12g、皂角刺12g

五、有头疽

有头疽是发生于肌肤间的急性化脓性疾病。有头疽的病因为外感风温、湿热毒邪,内因情志内伤化火,或肾虚火炽,或脾胃湿热导致脏腑蕴毒,毒邪凝聚肌表而致本病。消渴患者多为阴虚、气血虚弱之体。阴虚火炽,热毒蕴结,气血不足,毒滞难化,不能透毒外出故易发生本病或使本病加重。有头疽发病与风、温、湿、热、脏腑蕴毒、气血凝滞及阴虚或气虚关系最为密切。故临证宜根据其症状,审其病程,划分阶段,同时结合发病部位及其热毒的轻重,气血的盛衰,年龄大小等具体情况,采取不同的措施,按其病程可分为初期、溃脓期、收口期三个阶段,分别采用和营解毒、清热利湿、托里解毒、调补气血之法,谨防疽毒内陷。实证以和营解毒,清热利湿;虚证以扶正托里为大法。其外治,早期应用箍围聚肿药,中期应用提脓祛腐药,后期应用生肌敛疮药,并按局部疮疡辨证,分别选用切开法、药线法、垫棉法等,以透脓达邪,促进疮口愈合。

证型	症状	治法	代表方剂	常用药
火毒凝结	多见于壮年正实邪盛者。局部红肿高突,灼热疼痛,根脚收束,迅速化脓脱腐,脓出黄稠,伴发热,口渴,尿赤,舌苔黄,脉数有力	清热泻火,和营托毒	黄连解毒汤合仙方活命饮	金银花15g、白芷12g、陈皮12g、当归12g、浙贝母12g、天花粉12g、乳香12g、没药12g、赤芍12g、皂角刺12g、黄连12g、黄芩12g、栀子12g

续表

证型	症状	治法	代表方剂	常用药
湿热壅滞	局部症状与火毒凝结相同,伴全身壮热,朝轻暮重,胸闷呕恶,舌苔白腻或黄腻,脉濡数	清热化湿,和营托毒	仙方活命饮	金银花15g、白芷12g、陈皮12g、当归12g、浙贝母12g、天花粉12g、乳香12g、没药12g、赤芍12g、皂角刺12g
阴虚火炽	多见于消渴患者。肿势平塌,根脚散漫,皮色紫滞,脓腐难化,脓水稀少或带血水,疼痛剧烈。伴发热烦躁,口干唇燥,饮食少思,大便燥结,小便短赤,舌质红,苔黄燥,脉细弦数	滋阴生津,清热托毒	竹叶黄芪汤	生黄芪15g、淡竹叶12g、半夏12g、麦冬12g、白芍12g、川芎12g、黄芩12g、生地黄12g
气虚毒滞	多见于年迈体虚、气血不足患者。肿势平塌,根脚散漫,皮色灰暗不泽,化脓迟缓,腐肉难脱,脓液稀少,色带灰绿,闷肿胀痛,容易形成空腔,伴高热,或身热不扬,小便频数,口渴喜热饮,精神萎靡,面色少华,舌质淡红,苔白或微黄,脉数无力	扶正托毒	八珍汤合仙方活命饮	生地黄12g、白芍12g、党参15g、生黄芪15g、白术12g、金银花15g、白芷12g、陈皮12g、当归12g、浙贝母12g、天花粉12g、乳香12g、没药12g、赤芍12g、皂角刺12g

六、流注

流注是发于肌肉深部的急性化脓性疾病,其特点是好发于四肢躯干肌肉丰厚处的深部,发病急骤,局部漫肿疼痛,皮色如常,容易走窜,常见此处未愈,他处又起。流注的病因总由正气不充,加之疔疮、疖、痈、跌打损伤、产后瘀露停滞,或因感受暑湿,邪毒流注全身,结滞于血流缓慢之处,使经络阻塞、气血凝滞而导致流注形成。髂窝流注还由会阴、肛门、外阴、下肢的破损或疮疖等引起。流注发病与暑、湿、痰、热、毒、血瘀、正虚密切相关,而患者正气不充,导致卫表不固,气血不和,御邪无力,为本证发病的主要内在因素,故其基本病机为正虚邪凑,邪毒壅滞,气血凝滞而随阻随生。治疗总宜清热解毒,和营通络之法。再根据其具体发病季节、部位的不同以及患者体质差异而致所兼夹之病邪不同以及疾病发展不同阶段病理特点,治疗又有所侧重。一般而言,初起以祛邪为主,发于夏秋季节者,属暑湿交阻证,需兼清暑化湿。暑热又易伤气,尤其是患者为小儿、老人、新产妇人,常气血不足,必须注意顾护气阴。有疮疖疔病史者,属余毒攻窜证,宜兼凉血清热之品;有外伤史或产后瘀露引起者,属血瘀凝滞证,治宜佐用活血化瘀之品。随证候表现的不同,又宜适当以疏解表邪、理气祛痰、益气健脾等法灵活应用,以宣导络脉,促其内消;中期毒已结聚而不能及时成脓者,则应托毒透脓,助以祛邪为治。溃后应排尽脓腐,"流注出脓,即似伤寒之出汗",投以托毒排脓,清解余邪之剂,使邪祛而正安,杜绝因余毒未尽而流窜多发之源。本证溃后不同大虚之证,忌用峻补,以免留邪致变。若非毒盛横逆,慎用寒凉,以防邪郁复发。外治方面,初起外敷清凉或温煦的消肿活血之品,以图内消;溃后可按溃疡常规外治法处理。

证型	症状	治法	代表方剂	常用药
余毒攻窜	发病前有疔疮、痈、疖等病史,局部漫肿疼痛,全身伴有壮热,口渴,甚则神昏谵语,舌苔黄,脉洪数	清热解毒,凉血通络	黄连解毒汤合犀角地黄汤加减	赤芍12g、牡丹皮12g、黄连12g、黄芩12g、栀子12g、生地黄12g
暑湿交阻	多发于夏秋之间,初起恶寒发热,头胀、胸闷、呕恶,周身骨节酸痛,胸部满布白疮,舌苔白腻,脉滑数	解毒清暑,化湿	清暑汤	连翘12g、天花粉12g、赤芍12g、滑石(包煎)12g、金银花15g、泽泻12g、车前子(包煎)15g
血瘀凝滞	劳伤筋脉诱发者,多发于四肢内侧;跌打损伤诱发者,多发于伤处。局部漫肿疼痛,皮色微红,或呈青紫,溃后脓液中夹有血瘀块。妇女产后恶露停滞而成者,多发于小腹及大腿等处。发病较缓,初起一般无全身症状或全身症状较轻,化脓时出现高热,舌苔薄白或黄腻,脉涩或数	和营活血,祛瘀通络	活血散瘀汤	生薏苡仁15g、泽泻12g、茯苓12g、丹参15g、蒲公英15g、当归12g、天花粉12g、益母草15g

七、丹毒

丹毒是患部皮肤突然发红成片、色如涂丹的急性感染性疾病,其特点是病起突然,恶寒发热,局部皮肤忽然变赤,色如丹涂脂染,焮热肿胀,边界清楚,迅速扩大,数日内可逐渐痊愈,但容易复发。丹毒主要由于火邪侵犯,血分有热,郁于肌肤而发,发于头面者挟有风热;发于胸腹者挟有肝火;发于下肢者挟有湿热;新生儿丹毒,则由内热火毒而致。丹毒亦可由于皮肤破损,毒邪侵入而致。发病与血热、风热、火毒、湿热关系密切,而尤以火毒为先。故其基本病机为血热火毒,基本证型为血热火毒证。临床根据其具体发病部分的不同以及病邪和所兼夹之邪稍有差异,辨证又有所区别。一般来说,发于头面部者,辨证为风热毒蕴证;发于胸腹腰胯部者,辨证为肝脾湿火证;发于下肢者,辨证为湿热毒蕴证。新生儿丹毒,多辨证为胎火药毒证。

证型	症状	治法	代表方剂	常用药
风热毒蕴	发于头面部,皮肤焮红灼热,肿胀疼痛,甚则发生水疱,眼胞肿胀难睁,伴恶寒,发热,头痛,舌质红,苔薄黄,脉浮数	疏风清热,解毒	普济消毒饮	黄芩12g、黄连12g、陈皮12g、玄参12g、连翘12g、板蓝根15g、薄荷(后下)12g、柴胡12g、桔梗12g

续表

证型	症状	治法	代表方剂	常用药
肝脾湿火	发于胸腹腰胯部,皮肤红肿蔓延,摸之灼手,肿胀疼痛,伴口干且苦,舌红,苔黄腻,脉弦滑数	清肝泻火,利湿	柴胡清肝汤、龙胆泻肝汤、化斑解毒汤	柴胡12g、生地黄12g、当归12g、白芍12g、川芎12g、黄芩12g、栀子12g、天花粉12g、牛蒡子9g、连翘12g
湿热毒蕴	发于下肢,局部红赤肿胀、灼热疼痛,或见水疱、紫斑,甚至结毒化脓或皮肤坏死。或反复发作,可形成大脚风。伴发热,胃纳不香,舌红,苔黄腻,脉滑数	利湿清热,解毒	五神汤合草薢渗湿汤加减	生薏苡仁15g、泽泻12g、茯苓12g、丹参15g、蒲公英15g、当归12g、天花粉12g、益母草15g、草薢12g、牡丹皮12g、泽泻12g、滑石(包煎)12g
胎火蕴毒	发生于新生儿,多见臀部,局部红肿灼热,常呈游走性;或伴壮热烦躁,甚则神昏谵语,恶心呕吐	凉血清热,解毒	犀角地黄汤合黄连解毒汤加减	犀角9g、白芍12g、牡丹皮12g、黄连12g、黄芩12g、栀子12g

八、无头疽

无头疽是发生于骨与关节间的急性化脓性疾病的统称,其特点是多见于儿童,发病急骤,初起无头,发无定处,病位较深,漫肿,皮色不变,疼痛彻骨,难消,难溃,难敛,发于四肢长管骨者多损骨,生于关节者易造成畸形。内因肝肾不足、气血两虚,外因疔疮、疖肿及其他部位感染,毒邪乘虚侵入,毒邪入血,阻于骨骼,致气血凝滞,或由于外伤损伤骨骼,复染邪毒,血瘀化热,凝滞筋骨。附骨疽发病与湿、热、毒、瘀、正虚密切相关,其基本病机为正虚邪实,邪毒湿热内盛,凝注骨骼而成,其基本证型为湿热瘀阻证,故治疗以清热解毒化湿和营为大法,并因其所虚而调补之。其治疗贵在早,若能早期诊断,及时正确治疗,尚有消退之机,否则每易迁延为慢性,久久不愈;临床还应根据疾病发展不同阶段的病机特点,治疗有所差异。

证型	症状	治法	代表方剂	常用药
湿热瘀阻	患肢疼痛彻骨,不能活动,继则局部胖肿,皮色不变,按之灼热,有明显的骨压痛和患肢叩击痛,伴寒战高热,舌苔黄,脉数	清热化湿,行瘀通络	仙方活命饮合五神汤	金银花15g、白芷12g、陈皮12g、当归12g、浙贝母12g、天花粉12g、乳香12g、没药12g、赤芍12g、皂角刺12g
热毒炽盛	起病1~2周后,高热持续不退,患肢胖肿,疼痛剧烈,皮肤焮红灼热,内已酿脓,舌苔黄腻,脉洪数	清热化湿,和营托毒	黄连解毒汤合仙方活命饮	黄连12g、黄芩12g、栀子12g、金银花15g、白芷12g、陈皮12g、当归12g、浙贝母12g、天花粉12g、乳香12g、没药12g、赤芍12g、皂角刺12g

续表

证型	症状	治法	代表方剂	常用药
脓毒蚀骨	溃后脓水淋漓不尽,久则形成窦道,患肢肌肉萎缩,可摸到粗大的骨骼,以探针检查常可触到粗糙朽骨。可伴乏力、神疲、头昏、心悸、低热等,舌苔薄,脉濡细	调补气血,清化余毒	八珍汤合六味地黄丸	生黄芪15g、党参12g、白术12g、白芍12g、生地黄12g、当归12g、牡丹皮12g、泽泻12g、山茱萸12g、山药15g、茯苓12g

九、瘰疬

瘰疬是好发于颈部淋巴结的慢性感染性疾病,因其结核累累如贯珠之状,故名瘰疬。其特点是初起时结核如豆,皮色不变,不觉疼痛,以后逐渐增大,并可串生,溃后脓液清稀,夹有败絮样物质,往往此愈彼溃,形成窦道。病因多由情志抑郁、肺肾阴虚致痰火凝结,聚于颈部少阳经,郁久化热,热胜肉腐,溃破流脓,亦可因接种卡介苗,或素有肺结核,以致阴亏火旺,肺津不能输布,灼津为痰,痰火凝结,结聚成核。发病与肝郁脾虚、肺肾阴亏关系密切,但因有标本虚实之异,故临床应根据疾病发展不同阶段的病机特点,患者正气的盛衰,热毒之轻重,治疗有所差异,但总以扶正祛邪为大法。初起在表在经者,患者正气不虚,先其所因,"急则治其标",以祛邪为主,庶望消散于无形,以疏肝养血、健脾化痰为法;在里在脏者,"缓则治其本",多以滋肾补肺为法。体质不虚者,适其所因,坚者削之,留者攻之,务求邪去而不伤正;虚中夹实者,祛邪固正,俾使病气衰去而正安;气血不足,正气已虚耗,以扶正为主,寓攻于补,解其痰结。本病外治亦为紧要,初期宜外敷温经活血、散寒化痰之品;脓熟宜切开排脓;后期用提脓祛腐之品,脓尽则用生肌之药,形成窦道改用腐蚀药,形成漏管者则需作扩创或挂线手术。

证型	症状	治法	代表方剂	常用药
气滞痰凝	易见于瘰疬初期,结块肿大如豆粒,一个或数个不等。皮色不变,按之坚实,推之能动,不热不痛;无明显全身症状;苔黄腻,脉弦滑	疏肝养血,健脾化痰	开郁散	柴胡3g、白芍15g、当归6g、白芥子9g、郁金6g、茯苓9g、香附9g、天葵草9g、全蝎3个、白术9g、炙甘草2.4g
阴虚火旺	结块逐渐增大,皮肤粘连,皮色暗红;全身见潮热、盗汗、咳嗽或痰中带血丝,心烦失眠;舌红,少苔,脉细数	滋阴降火	六味地黄汤合清骨散	山茱萸12g、山药15g、泽泻12g、牡丹皮12g、茯苓12g、地骨皮12g、知母12g、鳖甲(先煎)12g
气血两虚	溃后或经切开后脓出清稀,淋漓不尽,或夹败絮样物,创面灰白,形成窦道,不易收口;兼见面色苍白、头晕、精神疲乏、胃纳不香;舌质淡红,苔薄,脉细弱	益气养血	香贝养荣汤	香附10g、贝母12g、生地黄12g、白芍12g、茯苓12g、陈皮6g、桔梗9g、白术12g、当归12g、党参12g

十、流痰

流痰是发生在骨与关节间的慢性化脓性疾病。本病的特点是好发于骨与关节,病程进展缓慢,初起不红不热,化脓亦迟,脓水清稀,并夹有败絮样物质,溃后不易收口,易形成窦道,常可损筋伤骨而致残废,甚至危及生命。为先天不足或青年房劳、肺虚伤肾致骨骼空虚。风寒乘虚侵入,痰浊凝聚,或因外伤,气血失和。肾亏为本,浊痰血瘀为标。初始为寒证,久而化热,后期阴亏火旺,或可伤及气血致气血两虚。流痰是阴证、虚证、寒证、里证。其发病皆是内外因杂合,与风、寒、热、痰浊、血瘀、正虚密切相关,而"正"为关键,尤与肾亏髓空有密切关系。因肾主骨,肾强则骨强,外邪不易侵犯;反之,则骨疏,外邪易于内侵。在整个过程中,病之始,虚寒是病理变化的基本;病之成又有气血不和、痰浊凝聚之实;化脓之际,寒化为热;后期常出现肝肾阴亏、阴虚火旺或气血两虚证候。基本证型为阳虚痰凝证。临床应根据疾病发展不同阶段的病机特点,治疗有所差异,应究其病因、度其内外、审其虚实、辨其寒热,详察而治之。本病之初,阳衰阴盛,以肾经虚寒、寒痰凝聚见证,宜补养肝肾为主,温通经络、散寒化痰为辅,调其气血,使阴霾得散,痰消于无形。及至病成,寒化为热者,阴转为阳,宜以补托,以培补肝肾为本,兼清其虚热,使肾水得滋,炽火归根,其症可息。溃后日久,气血两损,非大补无益,壮其脾胃,以滋生化之源。外治初期,固定患处,温药散之;脓成外溃之后,以脱腐肉,除腐骨为上,疮有收敛可愈之望。

证型	症状	治法	代表方剂	常用药
阳虚痰凝	患部隐隐作痛,不红不热,肿胀不显,继而关节活动障碍,动则痛甚;伴神疲乏力,食欲减退,畏寒肢冷;舌淡红,苔薄白,脉沉细无力	益肾温经,散寒化痰	阳和汤	麻黄9g、附子(先煎)9g、肉桂(后下)9g、白芥子12g、鹿角片(先煎)12g、当归12g、陈皮12g、茯苓12g、半夏12g
阴虚火旺	破溃后流脓稀薄,夹有败絮样物,形成窦道;伴午后潮热,颧红,夜间盗汗,口燥咽干,食欲减退,心悸失眠;舌红,少苔,脉细数	养阴除蒸	六味地黄丸合清骨散	银柴胡12g、鳖甲(先煎)12g、知母12g、地骨皮12g
气血两虚	疮口脓液清稀,夹有败絮样物;形体消瘦,精神倦怠,面色无华;舌淡苔薄脉细	补益气血	香贝养荣汤或十全大补汤	香附12g、浙贝母12g、生地黄12g、当归12g、白芍12g、党参12g、生黄芪15g、白术12g、陈皮6g

第二节 乳房病

一、乳痈

乳痈是发生于乳房的急性化脓性炎症,其临床特点是乳房局部结块、红肿热痛、伴有发热恶寒等全身症状。常见病因有三:①乳汁瘀积:是乳痈发生的病理基础。导致乳汁瘀积的原因有多种,常见的如乳头破碎、乳汁量多未及时排空、乳头凹陷等畸形、哺乳或断乳方法不当。②肝郁胃热:女子乳头属肝,乳房属胃,妇女产后情志失调,肝气郁滞,乳络不畅,乳汁瘀积成块;或产后饮食不节,恣食膏粱厚味,伤及脾胃,运化失司,胃热壅盛,气血凝滞,阻塞乳络而成。③感受外邪:妇女产后体虚受风,或乳头破碎外邪入侵,或婴儿含乳而睡。乳痈初期治疗以乳汁瘀积、气滞热壅为主,治宜疏肝理气、解表清热、通乳消肿;中期成脓以热毒炽盛为主,治宜清热解毒,托里透脓;后期溃后以正虚毒恋为主,治宜补益气血、清解余毒。

证型	症状	治法	代表方剂	常用药
气滞热壅	乳汁瘀积结块,皮色不变或微红,肿胀疼痛。伴有恶寒发热、头痛、周身酸楚、口渴、便秘,苔黄脉数	疏肝理气,通乳消肿	瓜蒌牛蒡汤	全瓜蒌12g、牛蒡子9g、香附10g、蒲公英15g、赤芍12g、牡丹皮12g、生石膏(先煎)15g、通草6g
热毒炽盛	壮热,乳房疼痛,皮肤焮红灼热,肿块变软,有应指感。或切开排脓后引流不畅,红肿热痛不消,有"传囊"现象,舌质红,苔黄腻,脉洪数	清热解毒,托里透脓	透脓散	生黄芪15g、当归12g、金银花15g、白芷12g、皂角刺12g、甘草6g、桔梗12g、穿山甲(先煎)9g
正虚毒恋	溃脓后乳房肿痛虽轻,但疮口脓水不断,脓液清稀,愈合缓慢或形成乳漏。全身乏力,面色少华,或低热不退,饮食减少,舌质淡,苔薄,脉细无力	补益气血,清解余毒	托里消毒散	生黄芪15g、党参12g、皂角刺12g、牡丹皮12g、赤芍12g、白术12g、白芷12g、金银花15g、蒲公英15g、穿山甲(先煎)6g

二、粉刺性乳痈

粉刺性乳痈是发生于乳房部的慢性炎症,其临床表现分为乳头溢液,性状可以是水样、乳汁样、浆溢性、脓血性或血性,或有乳头凹陷,或突然出现乳晕部肿块,并迅速增大,后期肿块软化形成脓肿,溃破后流出脓液常夹杂粉刺样物或油脂样物,最后形成瘘管。多见于乳头凹陷者,以先天性居多。本病的形成,尚与七情内伤、冲任失调、外感邪实等因素相关,肝失疏泄,气机不调,乳络失畅,肝郁脾虚,脾失健运,湿浊内蕴,阻于乳络,久聚成块。乳房属胃,胃为"水谷之海",主受纳,腐熟水谷,胃失和降,传化失司,郁滞胃中,久蕴生浊,循经上犯,乳络受之,引发乳病。本病的治疗应采用辨病辨证论治相结合、内外治结合、中西医结合的方法,进行分期论治。在肿块期,治疗以疏肝清热,和营消肿为主;在脓肿期,应以清热解毒透脓为主;在溃后期,应以扶正托毒为主。如果病变导管得不到彻底的治疗,本病容易反复发作。适时选择手术治疗是彻底治疗本病的关键。

证型	症状	治法	代表方剂	常用药
肝郁脾虚	乳头溢液呈淡黄色或白色,量少或中等,乳头溢液的有无及量的多少与月经周期有关,经前增多,经后减少,或与情绪波动有关,常伴乳房胀痛,舌质淡红,苔薄白,脉弦	疏肝健脾,理气化痰	逍遥散加二陈汤	柴胡6g、白芍12g、当归12g、川芎12g、郁金12g、云苓12g、陈皮6g、半夏10g
肝郁化火	乳头溢液呈棕褐色、咖啡色或暗红色,伴有急躁易怒,口干苦,经前乳房胀痛,舌质红,苔薄黄,脉弦	疏肝清热,和营止血	丹栀逍遥丸	牡丹皮12g、栀子12g、柴胡12g、白芍12g、当归12g、川芎12g、郁金12g、云苓12g、陈皮6g、半夏10g
阳虚痰凝	乳晕部肿块呈条索状或扁圆形,沿导管分布方向延伸,不疼痛或隐痛,质硬,形状不规则,边界欠清,乳头可挤出粉刺样物,皮肤无红热,可无其他全身不适	温阳化痰,软坚祛瘀	阳和汤	麻黄9g、熟地黄12g、白芥子12g、肉桂(后下)3g、鹿角片(先煎)15g、桃仁12g、红花12g
肝郁胃热	乳晕部肿块皮肤潮红,有波动,或脓肿切开后,创面肉芽陈旧或水肿,分泌物多,可伴有发热、口干、大便干结,舌红苔黄,脉弦数	疏肝清胃,透毒排脓	瓜蒌牛蒡汤	全瓜蒌15g、牛蒡子12g、香附10g、蒲公英15g、赤芍12g、牡丹皮12g、生石膏(先煎)15g、通草6g
痰瘀互结	乳晕部瘘管形成,日久不愈或愈合后不久又复发,可伴有舌质紫气,苔薄白,脉滑	破瘀化痰,软坚散结	桃红四物汤	桃仁12g、红花12g、当归12g、川芎12g、生地黄12g、浙贝母12g、皂角刺12g、全瓜蒌15g

三、乳痨

乳痨是发生于乳房内的结核性感染,多由肺肾阴虚,或先有肺痨等原发病灶,而后继发。加之情志不舒,肝气瘀滞,日久化火,肝火与阴虚虚火相合,炼液成痰。因此,肺肾阴虚是本,气郁痰凝是标。乳腺结核的辨证分型为气滞痰凝型、正虚邪恋型及阴虚火旺型,分别选用疏肝理气、化痰散结法;扶正托毒透脓法;养阴清热法。重视本病,避免误诊,可选用多种辅助方法综合分析、正确诊断;采用中西医结合的治疗方法,扶正祛邪,意图根治。乳房结核在治疗方面,存在着疗程长、治愈率低、复发率高的难题,虽然中西医各有优势,但单纯使用中医或西医治疗都很难达到预期疗效。因此多采用中西医结合治疗方法,用中药内服扶助人体正气,改善患者虚损的体质,用西药抗结核治疗直接抑杀结核杆菌,再配合外治或手术方法,可缩短疗程,取得较好疗效。

证型	症状	治法	代表方剂	常用药
肝郁痰凝	可伴心情不畅,胸闷胁胀,乳房内一个或多个肿块,表面光滑,活动,边界不清,常位于乳房上方。无疼痛或微痛,进展缓慢,舌苔薄白,脉弦滑	理气化痰,散结	开郁散合消疬丸	柴胡6g、当归12g、白芍12g、白芥子15g、白术12g、郁金12g、茯苓12g、香附12g、天葵子12g、夏枯草15g、玄参12g、生牡蛎(先煎)15g
正虚邪恋	肿块逐渐增大,与周围组织分界不清,与皮肤粘连,日久肿块变软,干酪样变且有液化,形成寒性脓肿。患侧腋淋巴结肿大、压痛。伴有潮热、盗汗、神疲乏力、消瘦、纳差等,舌淡苔薄白,脉虚无力	托里透脓	托里消毒散	生黄芪15g、党参12g、当归12g、白芍12g、白术12g、生地黄12g、皂角刺12g、穿山甲9g
阴虚痰热	切开或自溃后流出稀薄的夹有败絮样物质的脓液,淋漓不断,久不收口,形成窦道。伴有潮热、盗汗、干咳少痰、消瘦、纳差等,舌红苔少,脉细数	滋阴清热	六味地黄汤合清骨散	山茱萸12g、山药15g、牡丹皮12g、泽泻12g、茯苓12g、银柴胡12g、青蒿12g、知母12g

四、乳癖

乳癖是发生于乳房的一种良性增殖性疾病,其临床特点是乳房内多发肿块,伴有或不伴有乳房疼痛,经前加重,经后减轻。由于情志不遂,忧郁不解,久郁伤肝,肝气郁结,气滞血瘀,脾虚痰凝,乳络不通,结而成核。或冲任失调,气血瘀滞,阳虚痰凝而导致乳内结块。本病的治疗应谨守病机,详察变化,辨病与辨证论治相结合。首先进行辨病论治,然后根据疾病发展过程中不同阶段的具体变化进行辨证论治,将辨病论治与辨证论治有机地结合起来。临床上以疏肝补肾、理气活血、化痰散结为基本治疗原则。

证型	症状	治法	代表方剂	常用药
肝郁痰凝	多和情绪有关。乳房内多发肿块,伴有乳房疼痛,随喜怒而消长。肿块质地韧,形态不一,活动,边界不清,与皮肤无粘连。伴有心烦急躁、失眠多梦,舌苔薄白脉弦滑	疏肝理气,化痰散结	柴胡疏肝散合二陈汤	柴胡6g、白芍12g、当归12g、川芎12g、郁金12g、云苓12g、陈皮12g、半夏12g

续表

证型	症状	治法	代表方剂	常用药
冲任失调	多与月经不调有关。乳房内多发肿块,无乳房疼痛,经前加重,经后减轻。肿块质地韧,形态不一,活动,边界不清,与皮肤无粘连。伴有月经不调、腰酸乏力,或闭经,舌苔白,脉弦细	温肾助阳,调摄冲任	二仙汤合四物汤	仙茅15g、淫羊藿15g、当归12g、知母12g、黄柏12g、鹿角片(先煎)15g

五、乳疬

乳疬是指儿童或男性的乳房异常发育,其临床特点是儿童或男性乳晕区出现扁圆形肿块,质地韧,边界不清,伴有乳房疼痛。男性由于肾气不足,肝失所养;女子由于冲任失调,以致气滞痰凝而成。治疗以辨证施治为主,抓住肾虚之根本,辨清偏肾阴虚或肾阳虚,配合疏肝理气、化痰软坚之品。因为乳房异常发育往往是其他疾病的一种表现,故应积极治疗原发疾病。一般不主张手术治疗,尤其是青春期前女性患者,即使活检也应十分慎重。男性患者若乳房过大,影响美观,甚至引起患者焦虑不安,保守治疗或观察一段时间后乳房结块未消除,病人坚持要求手术切除者,可作保留乳头的乳腺组织单纯切除术。

证型	症状	治法	代表方剂	常用药
肝郁化火	乳房增大,内有结块,质地较硬,按之肿块胀痛,表面不红不热,胸胁胀痛,急躁易怒,心烦,焦虑不安,口苦咽干,舌尖红,舌苔白或薄黄,脉弦	疏肝清火,化痰散结	丹栀逍遥散合二陈汤	牡丹皮12g、栀子12g、柴胡6g、白芍12g、当归12g、川芎12g、郁金12g、茯苓12g、陈皮6g、半夏12g
肾虚痰凝	乳房肥大,疼痛不甚,乳中结核较大,但质地不甚硬,多伴有腰酸神疲,舌胖嫩或瘦薄,苔薄腻,脉弦细无力	温补肾阳,化痰活血	二仙汤	仙茅15g、淫羊藿15g、当归12g、知母12g、黄柏12g、鹿角片(先煎)15g
先天不足	发育迟缓,在下则睾丸小或内有结节或隐睾、小阴茎,尿道下裂等,在上则乳房发育,声如女性,苔薄,脉细弱	补肾填精,活血化瘀	左归丸或右归丸	熟地黄12g、山药15g、山茱萸12g、肉桂(后下)9g、制附子9g、枸杞子15g、鹿角片(先煎)15g、牛膝12g

续表

证型	症状	治法	代表方剂	常用药
外邪伤肝	双侧乳房胀痛,可有结块触及,右胁时痛,口苦而黏,神疲乏力,食纳不佳,大便干溏不一,小便短黄,舌薄黄腻,舌质瘀紫,脉弦细,多见于肝脏疾病、药物等引起者	柔肝养肝,理气散结	一贯煎	柴胡6g、沙参12g、当归12g、生地黄12g、白芍12g、延胡索12g、川楝子10g

六、乳核

　　乳核是一种发生于乳房部的良性肿瘤,其临床特点是乳房内单发或多发肿块,无疼痛,生长缓慢,肿块质地韧,光滑,活动度好,与皮肤无粘连。多因情志失调,忧郁伤肝,思虑伤脾,肝郁气滞,脾虚痰凝,气滞血瘀,痰瘀互阻乳络而成。首先必须明确诊断,根据情况选择手术或中医药治疗。中医药平衡人体内分泌水平疗效确切,优于西医激素治疗。乳腺纤维腺瘤如能完全切除,多可治愈,甚少复发。但由于致病的内环境和其他因素的持续存在,10%~25%的患者可先后多发,不应将这种多发性倾向视为复发,要求术后定期复查。乳核一旦形成,中药很难起到消散肿块的作用。但是,中药可用于手术后抑制肿瘤复发,中药可以调整人体内分泌,消除肿瘤生长的环境因素,从而抑制乳房腺体发生纤维腺瘤样变。

证型	症状	治法	代表方剂	常用药
肝气郁结	乳房肿块卵圆形,不红不热,不痛,推之可移,可伴乳房胀痛,胸闷叹息,舌淡、苔薄白,脉弦	疏肝理气,活血散结	逍遥散	柴胡6g、白芍12g、当归12g、川芎12g、郁金12g、茯苓12g、陈皮6g、半夏10g
血瘀痰凝	乳房肿块卵圆形,坚实木硬,重坠不适,胸胁牵痛,烦闷急躁,或有月经不调,痛经等,舌暗红、苔白或腻,脉弦细	调理冲任,活血散结	逍遥散合桃红四物汤加山慈菇、海藻	仙茅15g、淫羊藿15g、当归12g、知母12g、黄柏12g、鹿角片(先煎)15g

七、乳衄

　　乳衄是以乳窍溢出血性液体,乳头或乳晕部触及可活动的质软、不痛肿块为主要表现的乳房肿瘤。由于情怀抑郁,肝气不舒,郁而化火,灼伤血络,迫血妄行,旁走横溢而发;或由于思虑伤脾,统血无权,血流胃经,溢于乳窍而成。中医辨证治疗本病能够缓解临床症状,减少溢液,但并不能消除导管内肿瘤,因此疾病可反复发作,彻底治疗应通过手术切除的方法。

证型	症状	治法	代表方剂	常用药
肝郁火旺	乳头溢液,颜色鲜红或暗红,乳晕部无结块或可触及肿物,质软,推之活动;可伴烦躁易怒,胸闷胁痛。失眠多梦;舌红,苔薄黄,脉弦	疏肝解郁,清热凉血	丹栀逍遥散	牡丹皮12g、栀子12g、柴胡6g、白芍12g、当归12g、川芎12g、郁金12g、云苓12g、陈皮12g
脾不统血	乳头溢血,颜色淡红或黄色稀水,量多自溢,乳晕部可扪及小结块;伴面色少华,四肢倦怠,食欲不振;舌淡,苔薄白,脉细弱	健脾养血	归脾汤	党参15g、白术12g、生黄芪15g、当归12g、茯苓12g、木香12g、生薏苡仁15g

八、乳岩

乳岩是发生于乳房的一类恶性肿瘤。由于忧思郁怒,情志不畅,忧思伤脾,运化失常,痰浊内生,郁怒伤肝,肝失条达,郁久而气血瘀滞,肝脾两伤,经络阻塞,痰瘀互结于乳而发;或冲任失调,月经不调,气血运行不畅,脏腑及乳腺的生理功能紊乱,气滞、痰凝、血瘀互结而发。乳腺癌是全身疾病的局部表现,临床上应根据其临床分期、组织学分类、证候类型及患者的个体情况,合理地选择相应的治疗方法。针对本病例,以手术为主配合化学药物治疗、放射治疗、内分泌疗法、免疫疗法及中医药疗法的综合治疗是最佳方案。

证型	症状	治法	代表方剂	常用药
肝郁痰凝	乳房肿块皮色不变,质硬而边界不清,可伴有经前乳房少腹作胀,情志抑郁或性情急躁,胸闷胁胀,舌淡红,苔薄白,脉弦	疏肝解郁,化痰散结	神效瓜蒌散合开郁散	全瓜蒌15g、香附12g、蒲公英15g、赤芍12g、牡丹皮12g、柴胡6g、白芍12g、当归12g、川芎12g、郁金12g、茯苓12g、陈皮6g
冲任失调	乳房肿块坚硬,素有经前乳房胀痛,或婚后从未生育,或有多次流产史,舌淡红,苔薄白,脉弦细	调摄冲任,理气散结	二仙汤合开郁散	仙茅15g、淫羊藿15g、当归12g、知母12g、黄柏12g、鹿角片(先煎)15g
正虚毒炽	乳房肿块扩大,溃后愈坚,渗流血水,不痛或剧痛,伴精神萎靡,面色无华,身体瘦弱,舌紫或有瘀斑,苔黄,脉弱无力	调补气血,清热解毒	八珍汤	生黄芪15g、党参12g、白术12g、陈皮6g、当归12g、川芎12g、熟地黄12g、蒲公英15g、白花蛇舌草15g

第三节　甲状腺疾病

一、气瘿

气瘿是以颈前漫肿,边缘不清,皮色如常,按之柔软,可随喜怒而消长为主要表现的甲状腺肿大性疾病。病机有三：一为肝郁气滞，忧恚气结，情志抑郁，肝失调达，肝郁气滞，横逆犯脾，脾失健运，痰浊内生，痰气互结，循经上行，结于喉结之处而成。二因水土因素，居住高山地区，久饮沙水，入于脉中，搏结颈下而成。三因肾气亏损，妇女经期、胎前产后、绝经期，肾气受损，正气不足，外邪乘虚侵入，亦能引起本病。气瘿辨证多为实证，由痰气交阻而成。

证型	症状	治法	代表方剂	常用药
肝郁气滞	颈部肿块逐渐增大，边缘不清，无疼痛感，皮色如常，按之柔软，有的肿胀过大而呈下垂，感觉局部沉重。或颈部结节常为多个，表现凹凸不平，随吞咽上下移动，可继发甲状腺功能亢进，也可发生恶变，舌淡红，苔薄，脉弦	疏肝理气，解郁化痰	四海舒郁丸	木香12g、陈皮12g、海藻15g、海带15g、昆布12g、海螵蛸15g、海蛤壳15g、香附12g、郁金12g、白芍12g

二、肉瘿

肉瘿是以颈前喉结两旁出现半球形柔软肿块，能随吞咽而上下移动为主要表现的甲状腺良性肿瘤。由于情志抑郁，肝失调达，遂使肝郁气滞，肝旺侮脾，脾失健运，饮食入胃，不能化生精微，形成痰浊内蕴，湿痰留注于任、督，汇集于结喉，聚而成形，遂成本病。肉瘿是气滞痰凝血瘀结聚形成的有形之物，法当"坚者削之""结者散之""留者攻之"，总以消散结节为目的，故而治法应选用消法。应针对气滞、痰凝、血瘀，分用理气、化痰、活血祛瘀，使气机畅调、痰瘀消除而结节乃散。

证型	症状	治法	代表方剂	常用药
肝郁痰凝	喉结两旁肿块，呈圆形或椭圆形，表面光滑，质韧有弹性，可随吞咽而上下移动，生长缓慢，一般无任何不适，多在无意中发现，舌淡，苔薄微腻，脉弦细	理气解郁，化痰软坚	海藻玉壶汤合逍遥散	海藻12g、陈皮6g、半夏12g、连翘15g、昆布12g、青皮6g、独活12g、川芎12g、当归12g、海带12g
气阴两虚	肿块柔软，随吞咽而上下移动，生长缓慢，伴有急躁易怒，汗出心悸，失眠多梦，消谷善饥，消瘦，月经不调，舌红，脉弦	益气养阴，软坚散结	海藻玉壶汤合生脉散	海藻12g、陈皮6g、半夏12g、连翘12g、昆布12g、青皮6g、独活12g、川芎12g、当归12g、麦冬12g、西洋参（另煎）12g、五味子6g

三、瘿痈

瘿痈是以急性发病，喉结两旁肿块，色红灼热，疼痛为主要表现的急性或亚急性炎症性疾病。由于风温、风火客于肺胃，或内有肝郁胃热，积热上壅，灼津为痰，蕴阻经络，以致气血运行不畅,气血痰热凝滞于肺胃之外系,结于喉部而成。中医治疗可分为辨证分型治疗和分期治疗两种。分期治疗者将本病分为早期、中期、恢复期,早期证属风热袭表、肝郁胃热,治以散风透邪、疏肝清胃;中期证属脾阳不振、运化不利,治在温运脾阳、渗水利湿,恢复期证属气郁痰凝,治以理气化痰、软坚散结;辨证多分为外感毒邪、脾肾阳虚、痰瘀互结三型治疗,外感毒邪者治以疏风清热、解毒活血;脾肾阳虚者,治以益气健脾、温肾化湿;痰瘀互结者,治以理气化痰、活血散结。

证型	症状	治法	代表方剂	常用药
风热痰凝	颈部结块疼痛,色红灼热;伴寒战高热、头痛,咽干;舌苔薄黄,脉浮数或滑数	疏风清热,化痰	牛蒡解肌汤	牛蒡子12g、薄荷(后下)6g、连翘12g、栀子12g、牡丹皮12g、玄参12g、夏枯草15g、金银花15g、防风12g、荆芥12g、桔梗12g
气滞痰凝	颈前肿块坚实,轻度胀痛,按压肿块疼痛反射至后枕部;有时伴见喉间梗塞感;舌苔黄腻,脉弦滑	疏肝清热,化痰散结	柴胡清肝汤	柴胡12g、生地黄12g、当归12g、白芍12g、川芎12g、黄芩12g、栀子12g、天花粉12g、连翘12g

四、石瘿

石瘿是以颈前肿块坚硬如石,推之不移,凹凸不平为主要表现的恶性肿瘤。由于情志内伤,肝气郁结,脾失健运,痰湿内生,气郁痰浊结聚不散,气滞则血瘀,积久瘀凝成毒,气郁、痰浊、瘀毒三者痼结,上逆于颈部而成。石瘿的术后中医辅助治疗以益气养阴、软坚活血解毒为大法。

证型	症状	治法	代表方剂	常用药
痰瘀内结	颈部肿块迅速增大,坚硬如石,高低不平,推之不移;全身症状不明显;舌暗红,苔薄黄,脉弦	解郁化痰,软坚活血	海藻玉壶汤合桃红四物汤	海藻12g、陈皮6g、半夏10g、连翘12g、昆布12g、青皮6g、独活12g、川芎12g、当归12g、海带12g、桃仁12g、红花12g、生地黄12g
瘀热伤阴	久病颈部肿块坚硬不平、固定不移或声音嘶哑,神疲乏力,舌暗红,苔少,脉沉涩	和营养阴	通窍活血汤合养阴清肺汤	桃仁12g、赤芍12g、川芎12g、生地黄12g、玄参12g、麦冬12g、浙贝母12g、牡丹皮12g、白芍12g、薄荷(后下)6g

第四节　周围血管疾病

一、股肿

股肿是深部静脉血栓形成和炎性病变所引起的一种疾病,其特点是多有长期卧床、分娩或手术史,患肢肿胀疼痛,皮温升高,浅表静脉显露,相当于西医的血栓性深静脉炎。本病最大的危害是静脉血栓脱落后引起肺梗死或肺栓塞。病因为创伤或产后长期卧床,以致肢体气血运行不畅,气滞血瘀,血瘀阻于脉络,脉络滞塞不通,营血回流受阻,水津外溢,聚而为湿,而发本病。股肿早期辨证多为实证,病久则虚,血瘀阻络贯穿于整个病程。

证型	症状	治法	代表方剂	常用药
血瘀湿热	病变在髂股静脉时,下肢肿胀疼痛发热,皮色苍白或发绀,扪之灼热;舌暗或有瘀斑,苔腻,脉涩数。病变在小腿深静脉时,腓肠肌胀痛,触痛,胫踝肿胀,行走困难,可伴低热	理气活血,清热利湿	四妙勇安汤	玄参12g、金银花15g、当归12g、赤芍12g、川牛膝12g、黄芩12g、黄柏12g、栀子12g、连翘12g、苍术12g、防己12g、紫草12g、甘草6g、红花12g、木通9g
血瘀气虚	患肢肿胀,日久不消,按之木硬而无明显凹陷,沉重麻木,皮肤发紫或苍白,青筋显露;倦怠乏力;舌淡有齿痕或瘀斑,苔薄白,脉沉涩	活血益气,利湿通络	参苓白术散合活血通脉汤	党参12g、白术12g、云苓12g、山药15g、泽泻12g、陈皮6g、生薏苡仁15g、丹参15g、当归12g、红花12g、鸡血藤15g、赤芍12g

二、血栓性浅静脉炎

以肢体经脉呈条索状突起、形如蚯蚓,红硬压痛为特征的疾病。急性者可出现发热、全身不适等症状。本病发病多见于青壮年,男女均可罹患。部位则以四肢多见(尤其多见于下肢),次为胸腹壁等处,其发病与季节无关。本病多由湿热或外伤等因素,致气血运行不畅,留滞脉中,脉络滞塞不通;或脾虚失运,生湿、生痰,阻于脉间而成本病。本病乃湿邪与热蕴结,或脾虚生痰,脉络受损,气血不畅,血脉瘀阻为患。故在辨证上病在急性期者,多属血热瘀结证;慢性者,属瘀阻脉络证。故本病的治疗,可分急性期和慢性期,急性期,以血热瘀结证为多见,治宜清热化瘀、利湿通络;慢性期,以瘀阻脉络证多见,治宜活血祛瘀、消肿散结。

证型	症状	治法	代表方剂	常用药
湿热瘀滞	病变局部筋脉红肿热痛,或上下游走,肢体活动不利;多伴有发热;舌红,苔黄腻,脉弦数	清热利湿,凉血活血	五神汤合凉血四物汤加减	茯苓12g、白术12g、玄参12g、金银花15g、当归12g、赤芍12g、川牛膝12g、黄芩12g、黄柏12g、栀子12g、苍术12g、防己12g、甘草6g
瘀阻脉络	病程日久,局部筋脉硬肿如条索,粘连不移,牵扯不适,或多个硬性结节,皮色褐黑,胫踝水肿;舌边有瘀点,苔薄白,脉沉涩	理气活血,化瘀散结	活血通脉汤加减	丹参15g、鸡血藤30g、生黄芪20g、蒲公英15g、赤芍12g、天花粉12g、乳香12g、没药12g、生地黄12g、当归12g

三、臁疮

臁疮是指发生在小腿下部的慢性溃疡,相当于西医的小腿慢性溃疡。其临床特点为多发生于小腿中下 1/3 交界处前内外侧,溃疡发生前患部长期皮肤瘀斑、粗糙,溃烂后疮口经久不愈或虽已收口,每易因局部损伤而复发。病机主要包括气滞血瘀、湿热下注、脾虚湿盛三个方面,其总的病因病机为久立或负重远行,耗伤气血,中气下陷,致使下肢气血运行不畅,或形成恶脉而致气血瘀滞于肌肤,肌肤失养,复因局部损伤感受湿热之邪而成病。临床以气血瘀滞、湿热下注为多见,局部损伤为常见的诱发因素。臁疮是下肢静脉曲张症的常见并发病,治疗的关键在于正确的外治方法以及改善下肢静脉血瘀状态。应避免长时间站立,使用有刺激性外用药物。脓液较多时,可作脓培养加药敏试验,选用敏感抗生素溶液湿敷。

证型	症状	治法	代表方剂	常用药
气滞血瘀	局部瘙痒不适,皮肤褐色红斑、粗糙,继而紫暗肿胀,或青筋显露,状如蚯蚓,或有皮肤破损,有少许渗液;舌边有瘀点,苔薄黄或白,脉弦涩	理气活血,通络利湿	通脉活血汤加减	丹参15g、鸡血藤30g、生黄芪20g、蒲公英15g、赤芍12g、天花粉12g、乳香12g、没药12g、生地黄12g、当归12g、甘草6g
湿热下注	疮面色暗或上附脓苔,脓水浸淫,秽臭难闻,四周漫肿灼热,或伴湿疮痒痛相兼;甚者恶寒发热;舌边有瘀斑,苔黄腻,脉细数	清热利湿,和营消肿	五神汤合萆薢渗湿汤加减	玄参12g、金银花15g、当归12g、赤芍12g、川牛膝12g、黄芩12g、黄柏12g、萆薢12g、牡丹皮12g、泽泻12g、滑石(包煎)12g、通草6g、甘草6g
脾虚湿盛	病程日久,疮面色暗,有少许渗液,患肢水肿;食纳欠佳,腹胀便溏,面色少华;舌淡苔腻,脉沉无力	健脾利湿	参苓白术散合三妙散加减	党参12g、白术12g、茯苓12g、山药15g、泽泻12g、陈皮6g、生薏苡仁15g、当归12g、黄柏12g、知母12g、赤芍12g

四、脱疽

脱疽是发于四肢末端,因气血周流受阻,脉络痹塞不通,严重时趾(指)节紫黑溃烂、坏疽脱落的一种周围血管慢性疾病,其特点为好发于四肢末节,初起患肢末端发凉、怕冷、麻木、酸痛,步履不便,逐渐趾(指)色转为暗紫,疼痛剧烈,继则趾(指)色变褐,筋骨腐烂,脱落。本病绝大多数发生于男性,女性少见。本病的病因病机较为复杂,主要由脾气不健、肾阳不足,又加外受寒冻,寒邪侵袭而发作,其病位主要在血脉,其病理病机主要是气血凝滞,血脉痹塞。此外,本病的发生还与长期吸烟及外伤等因素有关。总之本病的发生,是由于内外的综合因素,引起脏腑之间的失调,经络发生痹塞,气血运行受到扰乱。脱疽的基本病机为本虚标实,肾亏或气血虚弱为其本,寒湿或火毒外犯,导致经络阻塞,气血瘀滞为其标。根据不同的病期,可有不同的辨证。一期以寒湿阻络为主,二期以血脉瘀阻多见,三期多见湿热毒盛或热毒伤阴证,如疮面趋向愈合,多见气血两亏。

证型	症状	治法	代表方剂	常用药
寒湿阻络	患趾(指)喜暖怕冷,麻木,酸胀疼痛,多走疼痛加剧,稍歇痛减,肤苍白,触之发凉,趺阳脉搏动减弱;舌淡,苔白腻,脉沉细	温阳散寒,活血通络	阳和汤加减	麻黄6g、熟地黄12g、附子(先煎)9g、白芥子12g、鹿角胶15g、丹参15g、当归12g、肉桂(后下)12g、赤芍12g、生地黄12g、山药15g、川牛膝12g、生甘草6g
血脉瘀阻	患趾(指)酸胀疼痛加重,夜难入寐,步履艰难,患趾(指)皮色暗红或紫暗,下垂更甚,皮肤发凉干燥,肌肉萎缩,趺阳脉搏动消失;舌暗红或有瘀斑,苔薄白,脉弦涩	活血化瘀,通络止痛	桃红四物汤加减	桃仁12g、红花12g、当归12g、赤芍12g、生地黄12g、丹参15g、川牛膝12g、山药15g、炮穿山甲(先煎)12g、地龙12g、乳香12g、没药12g、甘草6g
湿热毒盛	患肢剧痛,日轻夜重,局部肿胀,皮肤紫暗,浸淫蔓延,溃破腐烂,肉色不鲜;身热口干,便秘溲赤;舌红,苔黄腻,脉弦数	清热利湿,活血化瘀	四妙勇安汤加减	玄参12g、金银花15g、当归12g、赤芍12g、川牛膝12g、黄芩12g、黄柏12g、栀子12g、连翘12g、苍术12g、防己12g、紫草12g、甘草6g、赤小豆12g、丹参15g、川芎12g
热毒伤阴	皮肤干燥,毫毛脱落,趾(指)甲增厚变形,肌肉萎缩,趾(指)呈干性坏疽;口干欲饮,便秘溲赤;舌红,苔黄,脉弦细数	清热解毒,养阴活血	顾步汤加减	生黄芪30g、石斛12g、当归12g、川牛膝12g、党参15g、金银花15g、连翘12g、蒲公英15g、紫花地丁15g、丹参15g、黄柏12g、知母12g、生甘草6g
气血两虚	病程日久,坏死组织脱落后疮面久不愈合,肉芽暗红或淡而不鲜;倦怠乏力,不欲饮食,面色少华,形体消瘦;舌淡,少苔,脉细无力	补益气血	八珍汤加减	党参12g、白术12g、茯苓12g、山药15g、生地黄12g、陈皮12g、白芍15g、丹参15g、当归12g、鸡血藤15g、赤芍12g、甘草6g

第五节　外科其他疾病

一、破伤风

破伤风是由于皮肉破伤,而后风毒之邪由伤口乘虚侵入,传播经络,内攻脏腑的一种以发痉为主要症状的外伤性疾患。临床上发病急骤,以全身肌肉阵发性痉挛和紧张性收缩为特征。本病可发生于男女老幼,且多无季节性。一般皮肤创伤之后,均有可能发生本病,尤其多见于战伤。病机包括风邪在表、风邪入里、肝风内动、阴虚失养四个方面。其总的病因病机为风毒之邪乘皮肉破伤之处侵袭入内,引动肝风内动,日久风毒化热化火,致使脏腑失调,气血失和,阴虚失养,阴损及阳,阴阳离决。风邪之毒由创口袭入,先犯于肌表,传播经络,重则攻入脏腑。故辨证上,轻者多为风毒在表证,重者多为风毒入里证,恢复期多见正虚邪留证。

证型	症状	治法	代表方剂	常用药
风毒在表	轻度吞咽困难,牙关紧闭,周身拘急,抽搐较轻,痉挛期短,间歇期较长;舌淡,苔薄白,脉数	祛风镇痉	玉真散合五虎追风散加减	白附子 12g、防风 15g、白芷 15g、生南星 9g、天麻 12g、羌活 12g、蝉蜕 12g、全蝎 6g、僵蚕 6g、甘草 6g
风毒入里	四肢抽搐,角弓反张,高热寒战,全身肌肉痉挛,间歇期短,面色青紫,呼吸急促,痰涎壅盛,胸腹满闷,时时汗出,大便秘结,小便不通;舌红,苔黄,脉弦数	熄风镇痉,清热解毒	木萸散加减	木瓜 12g、吴茱萸 3g、白芷 12g、僵蚕 6g、白附子 15g、犀角 12g、黄芩 12g、栀子 12g、白芥子 15g

二、肠痈

发生于肠道的痈肿,称为肠痈,以腹痛为主症。又因病发时右腿屈而不能伸,称之为缩脚肠痈。西医的急慢性阑尾炎、阑尾脓肿可与本病互参。本病的发生,大都由于饮食不节,寒温不适,忧思抑郁,暴急奔走,或跌仆损伤等原因,导致肠道功能失调,传化不利,糟粕积滞,生湿生热,湿热与肠腑气血壅遏而酿成肠痈。初始多气滞血瘀,继而瘀滞化热,进一步可致热毒炽盛。治疗以行气活血、通里攻下、清热解毒,初期辨证为瘀滞型,中期辨证为湿热型,后期辨证为热毒型。

证型	症状	治法	代表方剂	常用药
瘀滞型	单纯性阑尾炎;转移性右下腹痛,进行性加重,右下腹局限性压痛或拒按,伴恶心纳差,可伴轻度发热;苔白腻,脉弦紧	行气活血为主,通里攻下、清热解毒为辅	阑尾化瘀汤	川楝子 15g、金银花 15g、延胡索 10g、牡丹皮 10g、桃仁 10g、木香 10g、生大黄(后下)10g
湿热型	化脓性阑尾炎或阑尾周围脓肿;腹痛加重,或全腹压痛、反跳痛,右下腹可触及包块,壮热,纳呆,恶心呕吐,便秘或腹泻,舌红苔黄腻,脉弦数	清热解毒为主,行气活血、通里攻下为辅	阑尾清化汤	金银花 30g、蒲公英 30g、生大黄(后下)15g、牡丹皮 15g、川楝子 10g、赤芍 10g、桃仁 10g、生甘草 6g

第五章　骨伤科病证

第一节　筋伤

一、落枕

落枕又称失枕,多因睡眠姿势不正,头颈过度偏转,或睡眠时枕头过高、过低、过硬等使颈部肌肉处于长时间紧张、痉挛所致。所以一般将落枕看成为肌肉的静力性损伤。中医学认为落枕产生的主要原因在于风寒之邪侵袭颈项部所致,寒邪收引,致气血瘀滞,经筋痹阻,故而颈项部僵凝疼痛,所以该证为标急之证。

证型	症状	治法	代表方剂	常用药
气血瘀滞	晨起颈项疼痛,头歪向患侧,活动受限,活动时患侧疼痛加剧,局部有明显压痛点,可及筋结,舌质紫暗,脉弦紧	活血化瘀,通络散结	和气汤	木香9g、紫苏9g、槟榔6g、陈皮6g、半夏6g、香附6g、青皮6g、乳香6g、没药6g、甘草3g
风寒痹阻	颈项僵痛,拘紧麻木。可兼有淅淅恶风,微发热,头痛,舌淡,苔薄白,脉弦紧	祛风散寒,解肌舒筋	桂枝加葛根汤	葛根12g、桂枝6g、赤芍6g、生姜9g、大枣3枚、炙甘草6g

二、颈椎病

颈椎病是指颈椎骨质增生、颈项韧带钙化、颈椎间盘萎缩退化等改变刺激或压迫颈部神经、脊髓、血管而产生的一系列症状和体征的综合征。中医学中没有颈椎病的提法,但其相关症状散见于痹证、痿证、项强、眩晕等方面。产生颈椎病的发病原因,多责之慢性劳损、颈椎退行性改变。颈椎属督脉,属奇恒之腑,但其病因病机多为肝肾不足复加劳累过度,致髓海空虚,筋脉失养,兼有风寒湿邪侵入椎节所致;或因劳伤损及骨节,致气血亏虚、气滞血瘀,气血流行不畅,日久则痰瘀壅结于里。本病辨证总属本虚标实之证。病变脏腑主要在肝、肾两脏。

证型	症状	治法	代表方剂	常用药
风寒湿痹	颈、肩、上肢窜痛麻木,以痛为主,头有沉重感,颈部僵硬,活动不利,恶寒畏风,舌淡红,苔薄白,脉弦紧	祛风散寒,宣痹通络	蠲痹汤	羌活10g、姜黄10g、当归10g、炙黄芪15g、赤芍10g、防风10g、炙甘草5g

续表

证型	症状	治法	代表方剂	常用药
气滞血瘀	颈肩部、上肢刺痛,痛处固定,伴有肢体麻木,头晕眼花,失眠健忘,面色不华,舌质紫黯,或有瘀斑,脉细涩	活血化瘀,疏通经络	骨痹汤	粉葛根20g、秦艽20g、威灵仙20g、当归20g、白芍30g、延胡索10g、制川乌10g、独活10g、蜈蚣3条、天麻6g
痰湿阻络	头晕目眩,头重如裹,四肢麻木不仁,肢体沉重,伴头重脑胀、胸脘满闷,纳呆多寐,舌暗红,苔厚腻,脉弦滑	燥湿化痰,理气通络	骨科合剂	苍术20g、炒白芍20g、川芎15g、桔梗10g、干姜10g、茯苓20g、厚朴10g、甘草3g
肝肾亏虚	眩晕头痛,耳鸣耳聋,失眠多梦,肢体麻木,腰膝酸软,舌红少津,脉弦细	滋补肝肾	左归丸	熟地黄20g、山药10g、山茱萸10g、枸杞子10g、鹿角胶(烊化)10g、菟丝子10g、川牛膝10g、龟胶(烊化)10g
气血亏虚	头晕目眩,面色苍白,心悸气短,肩臂麻木,倦怠乏力,舌淡苔白脉细弱	益气养血,通络行痹	黄芪桂枝五物汤	黄芪12g、白芍12g、桂枝9g、生姜12g、大枣10g

三、肩关节周围炎

肩关节周围炎简称肩周炎,是肩部肌肉、肌腱、滑囊、关节囊等诸多广泛范围均被累及的软组织慢性无菌性炎症,形成以肩痛、肩关节活动障碍为主要特征的筋伤疾患。中医学将该病归为"漏肩风""露肩风""肩凝风""肩凝症""冻结肩"等范畴,又多发于50岁左右的人群,故又称为"五十肩"。本病发生多为风寒湿邪侵入肩部或劳伤损及肩部,加之五旬之人,肝肾渐衰,肾气不足,气血亏虚,筋肉失于濡养,形成气血虚亏为其内因,劳伤、风寒湿外邪为其外因的本虚标实之证。肩周炎的病程变化一般分为三期:急性疼痛期、粘连僵硬期、缓解恢复期。临证之时当根据具体表现辨清病因及分期,给予辨证治疗。

证型	症状	治法	代表方剂	常用药
风寒湿痹	肩周疼痛,疼痛为窜痛不适,抬肩受限,遇风寒痛剧,得温痛缓,舌淡,苔薄白或腻,脉弦滑或弦紧	内治:祛风湿,温经络,补气血,益肝肾	三痹汤	续断10g、杜仲10g、防风10g、桂心6g、细辛3g、人参(另煎)6g、白茯苓15g、当归6g、白芍6g、甘草3g、秦艽10g、生地黄10g、川芎10g、独活10g、黄芪15g、牛膝10g
		外治:祛风散寒,活血止痛敷患处	乌头摩风膏	乌头(生用)60g、附子(生用)60g、当归60g、羌活30g、细辛30g、桂心30g、防风30g、白术30g、川椒30g、吴茱萸30g、猪脂500g

续表

证型	症状	治法	代表方剂	常用药
血瘀寒凝	肩部疼痛作胀,疼痛拒按,以夜间为甚,肩部不能动作,舌质暗有瘀斑,苔白薄,脉弦或细涩	内治:活血通络、温经散寒	温通活血汤	制川乌8g、制草乌8g、附片(先煎)15g、路路通15g、川芎15g、红花15g、当归15g、羌活15g、片姜黄15g、细辛6g、桂枝10g、地龙10g、炙甘草10g、桑枝25g、海风藤25g、鸡血藤30g、黄芪20g
		外治:同上	同上	该方先煎服后熏洗患处
气虚亏虚	肩部酸痛,劳累后疼痛加重,伴头晕目眩,气短懒言,心悸失眠,四肢乏力,舌淡,苔少或白,脉细弱或沉	补肝肾,益气血,止痹痛	黄芪葛汤	山茱萸30g、黄芪30g、葛根12g、鸡血藤15g、白芍15g、五加皮10g、桂枝10g、炙甘草10g、大枣5枚

四、肩、肘、腕、手指部扭挫伤

　　肩、肘、腕、手指部受到外力打击或跌仆闪扭导致各部扭挫伤。这种损伤系急性损伤,损伤部位多在各部的上方或外侧、背侧,以闭合性损伤为多见。外伤骤袭,致筋脉伤损,气血瘀滞,络伤瘀阻,致瘀肿疼痛,如早期处理失当,则气血运行不畅,血瘀未尽,腠理空虚,复感外邪,致风寒湿邪入络,每遇阴雨风湿之际则局部症状加重,致成陈伤旧患,这是需要预防的。所以总体上辨证当从急性期以气血辨证为主,慢性期当从痹证观之,临证用药,每获良效。

证型	症状	治法	代表方剂	常用药
气血瘀滞	局部肿胀,疼痛拒按,或见青瘀斑,关节部功能受限,舌暗或有瘀斑,苔白或薄黄,脉弦或细涩	内治:活血化瘀,行气止痛	活血止痛汤	当归12g、川芎6g、乳香6g、没药6g、苏木5g、红花5g、地鳖虫3g、三七3g、赤芍9g、陈皮5g、落得打6g、紫荆藤9g
		外治:活血祛瘀,消肿止痛	消瘀止痛膏	木瓜60g、栀子30g、大黄120g、蒲公英60g、地鳖虫30g、乳香30g、没药30g,药物共为细末,以饴糖或凡士林调敷
风寒湿痹	多见于后期,局部有外伤史,关节部酸胀痛,伴有沉重感,遇风寒则疼痛加重,得温则疼痛减轻,舌淡,苔薄白或腻,脉弦紧	内治:祛风散寒,舒筋活络	舒筋汤	当归10g、白芍10g、姜黄6g、青风藤12g、松节6g、海桐皮12g、羌活10g、防风10g、续断10g、甘草6g
		外治:活血舒筋	上肢损伤洗方	伸筋草15g、透骨草15g、荆芥9g、防风9g、红花9g、千年健12g、刘寄奴9g、桂枝12g、苏木9g、川芎9g、威灵仙9g,煎水熏洗患处

五、肩、肘、腕、手指部慢性劳损

肩、肘、腕、手指部慢性劳损包括冈上肌腱炎、肱骨外上髁炎、肱骨内上髁炎、桡侧伸腕肌腱周围炎、桡骨狭窄性腱鞘炎、指屈肌腱腱鞘炎等诸多劳损性疾患归为一类论述，主要源于这些部位均是上肢各部。产生的病因均来源于反复外伤性劳损，由于损伤日久，血瘀凝结，筋肌粘连挛缩，复感风寒湿邪，关节酸痛，屈伸不利。辨证上较为统一，需从风寒湿、气血等方面进行辨证治疗。总之属本虚标实之证。

证型	症状	治法	代表方剂	常用药
气血瘀滞	有急性损伤史，局部肿痛，皮肤稍灼热，筋粗，关节屈伸不利，舌红，苔薄白或薄黄，脉弦或弦涩	内治：舒筋活血，通络止痛	舒筋活血汤	羌活 6g、防风 9g、荆芥 6g、独活 9g、当归 12g、续断 12g、青皮 5g、牛膝 9g、五加皮 9g、杜仲 9g、红花 6g、枳壳 6g
		外治：活血祛瘀，消肿止痛	消瘀止痛膏	木瓜 60g、栀子 30g、大黄 120g、蒲公英 60g、地鳖虫 30g、乳香 30g、没药 30g，药物共为细末，以饴糖或凡士林调敷
风寒湿痹	后期，局部酸胀疼痛，劳累后加重，休息后减轻，畏寒喜暖，可触及质软肿块，舌淡苔薄白，脉沉细	内治：舒筋活络	舒筋汤	当归 10g、白芍 10g、姜黄 6g、青风藤 12g、松节 6g、海桐皮 12g、羌活 10g、防风 10g、续断 10g、甘草 6g
		外治：活血舒筋	上肢损伤洗方	伸筋草 15g、透骨草 15g、荆芥 9g、防风 9g、红花 9g、千年健 12g、刘寄奴 9g、桂枝 12g、苏木 9g、川芎 9g、威灵仙 9g，煎水熏洗患处
气血亏虚	起病时间长，局部酸痛反复发作，取物无力，局部压痛，喜按喜揉，少气懒言，面色苍白，舌淡苔白，脉沉细	内治：补肾壮筋，益气养血，活络止痛	补筋丸	沉香（另吞）3g、丁香 3g、川牛膝 10g、五加皮 10g、蛇床子 15g、茯苓 15g、白莲蕊 3g、肉苁蓉 10g、当归 10g、熟地黄 10g、牡丹皮 10g、木瓜 9g、人参（另煎）9g、广木香 9g
		外治：活络止痛	海桐皮汤	海桐皮 6g、透骨草 6g、乳香 6g、没药 6g、当归 5g、川椒 10g、川芎 3g、红花 3g、威灵仙 3g、甘草 3g、防风 3g、白芷 2g，共为末，袋装，煎水洗患处

六、髋关节暂时性滑膜炎

髋关节暂时性滑膜炎是一种累及儿童髋关节的一过性滑膜炎。该病的西医学认识至今病因不明,多见于 10 岁以下的儿童,以短暂的急性髋关节疼痛、肿胀、跛行为特征的自限性疾病。病程 2 周左右。中医学认为该病病因多为患儿下肢过度劳累或扭伤致成疾患,辨证当主要从肝、脾两脏出发,小儿稚阳之体,正气不足,肝胆实火易成湿热下注之势,积郁成结;后天失养,脾胃虚弱,无以升清,筋失濡养,致微软无力之疾。如小儿正气受损,卫外不固,风寒湿毒乘虚而入,致使关节脉络不通,气血运行受阻。因小儿诸证多变,需仔细查较。

证型	症状	治法	代表方剂	常用药
风寒束表	患髋疼痛跛行,身痛恶风,发热轻,无汗,舌淡,苔薄白微腻,脉浮紧	内治:解表达邪,散风除湿	荆防败毒散	荆芥 10g、防风 10g、羌活 10g、独活 10g、前胡 10g、柴胡 10g、桔梗 10g、川芎 10g、枳壳 10g、茯苓 10g 人参(另煎)5g、甘草 5g
		外治:活血散瘀,温通经络		当归、羌活、红花、白芷、防风、制乳香、制没药、骨碎补、续断、宣木瓜、透骨草、川椒各等量共为粗末,每用 120g 加入大青盐、白酒各 30g 拌匀,装布袋内缝妥备用
肝火流筋	患者疼痛跛行,面红目赤,烦躁易怒,夜寐不安,低热,舌尖红,苔薄黄,脉弦数	内治:泻肝胆实火,清三焦湿热	龙胆泻肝汤	龙胆 6g、柴胡 6g、泽泻 12g、车前子(包煎)9g、木通 9g、生地黄 9g、当归尾 3g、栀子 9g、黄芩 9g、甘草 6g
		外治:同"风寒束表"		同"风寒束表"
湿热阻络	患髋疼痛跛行,面垢目眵,口臭尿臭,便秘或溏,不思饮食,舌红苔黄腻,脉滑数	内治:清热,利湿,健脾	清脾除湿汤	赤茯苓 10g、白术 10g、苍术 10g、黄芩 10g、生地黄 10g、麦冬 10g、栀子 10g、泽泻 10g、甘草 3g、连翘 10g、茵陈 10g、枳壳 10g、芒硝(冲服)3g
		外治:同"风寒束表"		同"风寒束表"
脾胃虚弱	患者酸痛乏力,痿软跛行,面黄无华,纳呆便溏,倦怠无力,神疲懒言,舌淡苔白或厚腻,脉缓	内治:健脾益气,和胃渗湿	参苓白术散	党参 12g、白术 12g、茯苓 12g、白扁豆 12g、山药 12g、莲子肉 10g、薏苡仁 10g、桔梗 6g、砂仁(后下)5g、炙甘草 6g、大枣 4 枚
		外治:同"风寒束表"		同"风寒束表"

七、髋、膝、踝、足部扭挫伤

髋、膝、踝、足部扭挫伤均系下肢关节部或近关节部扭挫伤,其包括的疾病包括髋关节扭挫伤、膝关节侧副韧带损伤、膝关节半月板损伤、膝关节交叉韧带损伤、踝关节扭挫伤等诸多疾病。将其归为一类进行描述,着眼点在于除了解剖部位不同外,均为下肢扭挫伤,辨证上较为统一。自髋以下伤损诸疾,所处部位较之上肢筋肉宽厚,骤然外伤,易致气血瘀滞,血溢脉外,郁久化热,耗灼阴精,致筋脉失养,气血虚损;况且位置趋下,久之则湿邪凝滞,阻于经络,致病疾持久。故该类疾病应分期辨治,早期应从气滞血瘀着手,中期宜防止瘀热阻络,后期当从气血亏耗,湿阻经络辨证论治。疾病的发展是一动态变化过程,先从标实之证着眼,随病情迁延需防虚损之患。

证型	症状	治法	代表方剂	常用药
气滞血瘀	患处直接或间接暴力致伤,局部疼痛,肿胀,瘀斑,关节松弛或僵硬,屈伸活动不利,舌暗有瘀斑,苔薄白,脉弦或涩	活血化瘀,理气止痛	桃红四物汤加味	桃仁25粒、川芎10g、当归10g、赤芍10g、生地黄10g、红花10g、牡丹皮10g、香附10g、延胡索10g、牛膝10g、防风10g
瘀热阻络	伤后局部肌肉僵硬,关节强直,有条索状硬结,或灼热红肿,活动后肌肉疼痛加重,舌红,苔薄黄腻,脉弦数	清利湿热,活血通络	四妙丸合四物汤	苍术15g、黄柏15g、薏苡仁30g、川牛膝15g、生地黄15g、川芎15g、赤芍20g、当归15g、木瓜15g、萆薢20g
气血两虚	关节周围肌肉萎缩,肿胀未消,钝痛酸痛,喜揉喜按,关节软弱乏力,面色苍白,少气懒言,舌淡,脉细无力	补血益气	八珍汤	党参10g、白术10g、茯苓10g、炙甘草5g、川芎6g、当归10g、熟地黄10g、白芍10g、生姜3片、大枣2枚
湿阻筋络	伤后日久,反复肿胀,时轻时重,重坠胀痛,屈伸不利,舌淡胖,苔白滑,脉沉弦或滑	益气利水,温阳化气	春泽汤	人参(另煎)10g、白术10g、桂枝10g、猪苓12g、茯苓15g、泽泻20g

八、膝关节创伤性滑膜炎

膝关节创伤性滑膜炎是膝关节损伤后引起的滑膜无菌性炎症,临床上有急性创伤性和慢性劳损性之分。中医学认为急性起病,系由外伤扭挫致脉络伤损,气血瘀滞,不通则痛;严重者络脉伤损,血溢脉外,一方面夹湿邪流注筋脉,若湿瘀混杂,浸淫经脉,郁久化热,易成湿热壅盛之势;久之络虚脉损,正气不固,风寒湿邪三气夹杂而至,又成痹瘘之患。而慢性起病,多见肥胖妇人,致湿邪留恋,炼液成痰,致久病不瘥。所以该病辨证当从急缓入手,辨清病因,慎防成为痿痹之疾。

证型	症状	治法	代表方剂	常用药
气滞血瘀	膝部损伤,明显肿胀,按之如皮囊,广泛瘀斑,疼痛,活动痛剧,伸屈受限,舌红,苔薄,脉弦	活血祛瘀	加味桃红四物汤	桃仁25粒、川芎10g、当归10g、赤芍10g、生地黄10g、红花10g、牡丹皮10g、香附10g、延胡索10g、三七末(另吞)3g
		外治:活血化瘀,消肿止痛	消瘀止痛膏	木瓜60g、栀子30g、大黄150g、蒲公英60g、地鳖虫30g、乳香30g、没药30g,共为细末,以饴糖或凡士林调敷
风寒湿痹	进行性反复肿胀,按之如棉絮;游走性痛为风重,重坠肿甚为湿重,固定冷痛为寒重,舌淡,苔白腻,脉弦滑	祛风除湿,宣痹止痛	蠲痹汤加减	羌活6g、姜黄6g、当归12g、赤芍9g、黄芪12g、防风6g、炙甘草3g、生姜5片
		外治:温化痰湿,消肿止痛	桂麝散	麻黄15g、细辛15g、肉桂30g、牙皂10g、半夏25g、丁香30g、生南星25g、麝香1.8g、冰片1.2g,共研细末,掺膏药上,贴患处
肝肾不足	肿胀持续日久,面色少华,纳呆便溏,肌肉萎缩,膝酸软无力,舌红光,脉细无力	补肝肾,益气血,壮筋骨	健步虎潜丸	龟胶(烊化)10g、鹿角胶(烊化)10g、虎骨代用品10g、何首乌10g、川牛膝10g、杜仲10g、锁阳10g、当归10g、熟地黄10g、威灵仙10g、黄柏5g、人参(另煎)5g、羌活5g、白芍5g、白术5g、附子(先煎)7.5g
痰湿结滞	肿胀持续日久,肌肉硬实,筋粗筋结,膝关节活动受限,舌淡,苔白腻,脉滑	内治:化痰散结,通经宣痹	蠲水汤	白花蛇舌草30g、土茯苓30g、泽泻30g、黄柏15g、赤芍15g、夏枯草15g、车前草20g、透骨草18g、刘寄奴12g、王不留行12g、全蝎9g

九、髌骨软化症

髌骨软化症是中青年多见的一种疾病,多有反复劳损病史。疾病的产生主要是由于髌骨与股骨构成髌骨关节形成的软骨面受损所致。中医学属"膝痛"范畴,由于系慢性长期形成过程,多责之于肝肾两脏,认为肝肾亏虚,筋骨失养所致;另一方面,产生该病人群多见于肥胖人群,肥人多湿,故责之于脾,湿邪为患,久之化湿为痰,而有痰湿痹阻,久恋不消,易成顽疾。

证型	症状	治法	代表方剂	常用药
痰湿痹阻	膝关节酸软不适或疼痛,日渐加重,疼痛部位不确切,上下楼梯、下蹲时疼痛加重,局部肿胀,伴体倦神疲,纳呆,舌淡胖,苔白腻,脉弦滑	化痰除湿,宣痹止痛	薏苡仁汤加减	薏苡仁20g、川芎10g、当归10g、麻黄9g、桂枝9g、羌活10g、独活10g、防风10g、川乌(先煎)8g、苍术10g、甘草5g、生姜5片
肝肾亏虚	膝软无力,上下楼梯明显,或出现软腿,肌肉萎缩,舌淡,苔薄白,脉细无力	补肝肾,壮筋骨	健步虎潜丸	龟胶(烊化)10g、鹿角胶(烊化)10g、虎骨代用品10g、何首乌10g、川牛膝10g、杜仲10g、锁阳10g、当归10g、熟地黄10g、威灵仙10g、黄柏5g、人参(另煎)5g、羌活5g、白芍5g、白术5g、附子(先煎)7.5g

十、跟痛症

跟痛症是指跟骨足底面由于慢性劳损所引起的疼痛,行走困难为主的病症。产生跟痛证的某些原因至今未明,已知的疾病包括足跟脂肪垫炎或萎缩、跖筋膜炎、跟骨骨刺等。跟痛症多发于中老年肥胖人群,中医学认为系肝肾不足,或久病体虚,气血亏虚,血不荣筋,发为病痛,或正气亏虚,复感寒湿之邪,浸淫筋脉,发为疼痛。辨证从肝肾入手,注意气血调补,驱寒除湿,通脉宣痹为法。

证型	症状	治法	代表方剂	常用药
血虚筋痹	足跟,疼痛隐隐,站立过久疼痛加重,面色少华,神疲气短,舌淡苔薄白,脉细涩	内治:养血活血,舒筋止痛	当归鸡血藤汤	当归15g、熟地黄15g、鸡血藤15g、桂圆肉6g、白芍9g、丹参9g
		外治:活血化瘀,祛风除湿,散寒通经	愈痛洗药	伸筋草20g、透骨草20g、川芎20g、桂枝20g、威灵仙20g、川椒20g、红花20g、川乌(先煎)20g、鸡血藤20g、莪术20g,熏洗
肝肾亏虚	足跟疼痛,酸痛为甚,X片显示有跟骨骨刺,腰膝酸软无力,舌淡苔薄,脉沉细	滋阴补肾	六味地黄丸	熟地黄24g、山茱萸12g、山药12g、泽泻9g、牡丹皮9g、白茯苓9g

十一、腰部扭挫伤

腰部扭挫伤是一种急性损伤,具体部位在腰部的筋膜、肌肉、韧带、椎间小关节等部位。这种损伤的暴力形式往往系间接性暴力,所以中医学将之归为"闪腰""岔气""腰痛"范畴。病因为扭伤。病机为气滞血瘀或寒客经脉,多系实证,表现症状为急性起病。但治疗不及时,或处理不当,可使症状迁延,成为慢性劳损。所以临床上一般从早、中、晚三期辨证论治,临证之时,当从疾病发病的久暂入手,防止出现一概以标急论治。

证型	症状	治法	代表方剂	常用药
气血瘀滞	初起腰部疼痛剧烈,转侧不能,严重者不能站立、起坐、行走,舌暗红或有瘀斑,苔薄白,脉弦紧	活血化瘀,通络止痛	如神膏	延胡索 10g、当归 10g、桂心 5g、杜仲 10g
寒湿阻络	中期腰痛酸楚,麻木不适,活动不利,反复发作,劳累及阴雨天加重,舌淡苔白,脉细濡	温经散寒,和营止痛	加味乌头汤	制川乌 12g、炙麻黄 10g、当归 10g、白芍 20g、黄芪 20g、木瓜 15g、桃仁 15g、生甘草 6g
肝肾亏虚	后期腰部疼痛隐隐,活动不利,遇劳加重,卧则减轻,反复发作,或麻木不仁,畏寒喜暖,舌淡苔白,脉细弱	填精补髓,祛风散寒除湿,活血通络	祛痹汤	独活 15g、防己 15g、杜仲 15g、巴戟天 15g、怀牛膝 15g、桂枝 15g、三棱 15g、莪术 15g、泽泻 15g、白芍 30g、党参 30g、熟地黄 30g、制附子 9g、乳香 9g、蜈蚣 3 条、全蝎 10g

十二、腰椎间盘突出症

腰椎间盘突出症系因腰椎间盘退行性变,在外力作用下,使纤维环破裂、髓核突出,刺激或压迫神经根而引起腰痛及下肢坐骨神经放射痛等症状为特征的腰腿痛疾患。为临床常见病、多发病,好发于青壮年。根据 CT 影像学改变,将椎间盘突出的病理分型为膨隆型、突出型、脱出型、游离型。中医学属"腰痛""痹证"范畴。中医认为肾为腰之府,肾虚为腰椎间盘突出症的发病基础,外伤及风寒湿邪是导致腰椎间盘突出的外因。肝肾精血不足,肾督亏虚,风寒湿邪乘虚侵入肾督,筋脉失调,气血凝滞,筋骨不利;久之则郁而化热,灼炼阴津,则可成气血耗伤,髓空失养,阳损及阴,气血凝滞而骨痹难除。所以该病易成正虚邪恋之势,治疗上当以扶正为主,兼以祛邪——散寒、清热、行气活血、化瘀通络。

证型	症状	治法	代表方剂	常用药
气滞血瘀	起病急,早期腰腿痛剧如刺,痛有定处,日轻夜重,腰部板硬,痛处拒按,行走受限,舌质紫黯或有瘀点、瘀斑,脉弦紧或涩	行气活血,化瘀通络	身痛逐瘀汤	秦艽 9g、川芎 9g、桃仁 6g、红花 6g、羌活 9g、没药 9g、五灵脂(包煎) 9g、香附 9g、牛膝 9g、地龙 9g、当归 9g、甘草 3g
寒湿阻络	腰腿冷痛重着,转侧不利,静卧痛不减轻,受寒及阴雨天加重,肢体发凉,膝腿沉重,舌淡,苔白或腻,脉沉紧或濡缓	散寒除湿,温经通络	独活寄生汤	独活 6g、防风 6g、川芎 6g、牛膝 6g、桑寄生 18g、秦艽 12g、杜仲 12g、当归 12g、茯苓 12g、党参 12g、熟地黄 15g、白芍 10g、细辛 3g、甘草 3g、肉桂(后下)2g
湿热阻络	腰痛腿软无力,痛处伴有热感,遇热或雨天痛增,活动后痛减,恶热口渴,小便短赤,体困身热,舌红苔黄腻,脉濡数或弦数	清热利湿,理筋通络	加味二妙散	黄柏 12g、苍术 15g、防己 12g、牛膝 20g、萆薢 15g、当归 10g、龟甲(先煎)10g

续表

证型	症状	治法	代表方剂	常用药
气血亏虚	腰酸膝软,疼痛绵绵,腿部乏力,不耐久用,休息减轻,劳则心慌气短,手足发麻,神疲纳少,头晕目眩,面色少华,爪甲色淡,舌淡,苔少,脉细弱	补气养血,通络舒筋	八珍汤加减方	黄芪30g、茯苓30g、太子参30g、何首乌30g、枸杞子30g、鸡血藤30g、山药30g、陈皮12g、白术15g、炒麦芽15g、川芎12g、生地黄30g、白芍30g、熟地黄20g、当归25g、炙甘草10g
肝肾亏虚	腰酸痛,腿膝乏力,劳累更甚,卧则轻减。偏阳虚者面色㿠白,手足不温,少气懒言,腰腿发凉,或有阳痿、早泄,妇女带下清稀,舌质淡,脉沉细;偏阴虚者,咽干口渴,面色潮红,倦怠乏力,心烦失眠,多梦或有遗精,妇女带下色黄味臭,舌红少苔,脉弦细数	阳虚者温补肝肾,养筋通络	肾气丸加减方	熟地黄20g、菟丝子20g、当归20g、淫羊藿20g、巴戟天20g、山茱萸15g、山药30g、杜仲30g、狗脊15g、泽泻12g、牡丹皮12g、肉桂(后下)10g、制附子10g、炙甘草10g
		阴虚者滋补肾阴,柔筋通络	左归丸加味方	当归25g、山药30g、山茱萸15g、女贞子15g、墨旱莲15g、鹿角胶(烊化)10g、龟甲胶(烊化)12g、怀牛膝20g、黄精20g、白芍20g、鸡血藤20g、阿胶(烊化)15g

十三、腰椎管狭窄症

腰椎管狭窄症是指腰椎椎管、神经根管及椎间孔变形或狭窄并引起马尾及神经根受压而产生相应的临床症状。临床上依据腰椎管狭窄的部位将其分为中央型、神经根管型、侧隐窝型三类狭窄。西医学将其病因分为先天性、发育性和继发性椎管狭窄,而继发性椎管狭窄又包括退行性、医源性、创伤性、狭部裂性滑脱等原因。中医学认为本病属于"腰腿痛"范畴。认为本病的发生归于内外因素相结合所致:内因是先天肾气不足,后天肾气虚衰,以及劳役伤肾等;外因来自反复外伤、慢性劳损、风寒湿邪侵袭等。所以主要的病机为肾气亏虚,劳伤虚损,或在此基础上外邪侵袭,邪阻经络,气滞血瘀,营卫不和,导致筋脉痹阻。

证型	症状	治法	代表方剂	常用药
风寒痹阻	腰腿酸痛发胀重着,时轻时重,拘急不舒,遇冷加重,得温痛缓,舌淡苔白滑,脉沉紧	祛寒除湿,温经通络	独活寄生汤加减	独活6g,防风6g,川芎6g,秦艽12g,桑寄生18g,杜仲12g,当归12g,茯苓12g,党参12g,熟地黄15g,白芍10g,细辛3g,肉桂(后下)2g,甘草3g

续表

证型	症状	治法		代表方剂	常用药
肾气亏虚	腰膝酸痛,腿部无力,遇劳则甚,卧则减轻,形羸气短,肌肉瘦削,舌淡苔薄白,脉沉细	补肾填精	偏阳虚者温补肾阳	右归丸	熟地黄24g、制附子6g、肉桂(后下)6g、山药12g、菟丝子12g、鹿角胶(烊化)12g、枸杞子9g、杜仲12g、山茱萸9g、当归9g
			偏阴虚者滋补肾阴	河车大造丸加减方	紫河车20g、熟地黄12g、杜仲12g、天冬12g、麦冬12g、龟甲(先煎)9g、黄柏9g、牛膝6g
气虚血瘀	面色少华,神疲无力,腰痛不耐久坐,疼痛缠绵,下肢麻木,舌质瘀紫,苔薄,脉弦紧	益气活血,滋补肝肾		舒筋汤	黄芪30g、当归15g、白芍20g、川芎12g、红花10g、桂枝15g、杜仲15g、怀牛膝15g、桑寄生15g、续断15g、木瓜15g、甘草5g

十四、梨状肌综合征

由于梨状肌损伤、炎症,刺激或压迫坐骨神经引起臀腿痛,称之为梨状肌综合征,其发生多因反复劳损,感受风寒湿邪引起;在有急剧腰、髋部跌仆、闪挫情况下也会引起该症状,表现为坐骨神经径路的疼痛,甚至麻木。中医学认为其产生来源于内外因素:外伤、劳损致筋膜损伤,气滞血瘀,不通则痛;病程迁延,久病体虚,经络瘀阻,湿邪留恋,郁而化热发为本病。故病机主要包括气滞血瘀;久之则肝肾亏损,气血亏虚,风寒湿热诸邪侵袭。辨证当参考疾病之久暂,注意各证型的相互关联、化转可能。

证型	症状	治法	代表方剂	常用药
气滞血瘀	臀痛如锥,拒按,疼痛沿大腿后侧向足部放射,痛处固定,动则加重,甚则夜不能寐,舌暗红或有瘀斑,脉弦细涩	活血化瘀,温阳化气	身痛逐瘀汤加减方	当归15g、川芎15g、赤芍12g、桃仁12g、红花6g、黄芪30g、牛膝15g、杜仲9g、淫羊藿12g、独活12g、秦艽12g、血竭4g
风寒湿阻	臀部疼痛,屈伸受限,得寒痛增,肢体发凉,畏冷,肢体麻木,酸重不适,舌淡苔薄白或腻,脉沉紧	温阳益气补血,祛风散寒除湿	独活寄生汤加减方	附子(先煎)10g、黄芪24g、党参15g、当归15g、白芍20g、川芎9g、桑寄生15g、牛膝12g、杜仲9g、独活12g、防风12g
湿热蕴蒸	臀腿灼痛,腿软无力,关节重着,口渴不欲饮,尿黄赤,舌红,苔黄腻,脉滑数	清热解毒,利湿热	四妙散和五味消毒饮加减方	苍术12g、黄柏10g、牛膝15g、薏苡仁15g、金银花12g、菊花9g、蒲公英12g、紫花地丁9g、黄芩12g、土茯苓15g

续表

证型	症状	治法	代表方剂	常用药
肝肾亏虚	臀部酸痛,腿膝乏力,遇劳更甚,卧则减轻。偏阳虚者面色无华,手足不温,舌淡脉沉细;偏阴虚者面色潮红,手足心热,舌红,脉细数	偏阳虚者温补肾阳,活血通络	金匮肾气丸加味方	熟地黄20g、山药20g、山茱萸20g、茯苓10g、泽泻10g、牡丹皮10g、肉桂(后下)6g、三七10g、地鳖虫10g、制附子7g、地龙15g、牛膝15g、乳香15g、没药15g、独活15g、杜仲15g、续断15g
		偏阴虚者滋阴补肾,解痉止痛	育阴解痉汤	龟板胶(烊化)10g、熟地黄15g、当归9g、白芍30g、枸杞子20g、鹿角胶(烊化)10g、丹参15g、木瓜12g、豨莶草12g、秦艽15g、地骨皮12g、甘草12g

第二节　骨感染

一、化脓性骨髓炎

化脓性骨髓炎是由化脓性细菌感染骨骼引起的炎症,其感染途径一般分三个方面:①血源性感染,致病菌由身体远处的感染灶,如上呼吸道感染、皮肤疖肿、毛囊炎等经血液循环转移至骨组织内;②创伤后感染,如开放性骨折或骨折术后出现的骨感染,也称创伤后骨髓炎;③邻近感染灶,由贯通伤、异物感染及褥疮等邻近组织感染蔓延至骨组织,如糖尿病、动脉硬化引起的足骨髓炎。中医学对化脓性骨髓炎早有认识,其病名为附骨疽,又名贴骨疽,多骨疽等。中医学认为附骨疽的形成来源于内外因,其中内因是起着重要作用的。病理变化应首先认识到患者如患疔毒疮疖或麻疹、伤寒病后,余毒未尽,热毒深蕴体内,伏结入骨成痈;或因跌打闪挫,气滞血瘀,经络阻塞,积瘀成痈,循经脉流注入骨,聚毒为病,而成热毒注骨之疾。或跌打、金刃所伤,皮破骨露,创口脓毒炽盛,入骨成痈,久不愈则成骨疽。而《外科正宗》亦云:夫附骨疽者,乃阴寒入骨之病也,但人之气血生平壮实,虽遇寒冷邪不入骨。明确提出正气内虚,毒邪侵袭,正不胜邪,毒邪深窜入骨,致成骨疽。本病宜分期治疗,初起宜清热化湿,行瘀通络,或温经散寒,祛风化湿;成脓期宜清热化湿,和营托毒;溃后宜调补气血,清热化湿。

证型	症状	治法	代表方剂	常用药
热毒炽盛	初起有倦怠乏力、恶寒发热,继而寒战、高热,汗出而热不退,尿赤、便秘,甚则恶心、呕吐,舌苔薄白,渐转黄腻,脉洪数。患肢剧痛,不能活动,压痛、肿胀局限骨端	内治:清热解毒,行瘀通络	仙方活命饮	炮穿山甲3g、天花粉10g、甘草10g、乳香6g、白芷10g、赤芍15g、浙贝母10g、防风10g、没药6g、皂角刺8g、归尾8g、陈皮10g、金银花30g

续表

证型	症状	治法	代表方剂	常用药
热毒炽盛	初起有倦怠乏力、恶寒发热,继而寒战、高热,汗出而热不退,尿赤、便秘,甚则恶心、呕吐,舌苔薄白,渐转黄腻,脉洪数。患肢剧痛,不能活动,压痛,肿胀局限骨端	外治:消肿解毒,清火止痛	太乙膏	肉桂60g、白芷60g、玄参60g、当归60g、赤芍60g、生地黄60g、大黄60g、土木鳖60g、阿魏9g、轻粉12g、槐枝100段、柳枝100段、血余炭30g、东丹1200g、乳香末15g、没药末9g、麻油2500g
气虚毒蕴	较之初期症状明显加剧,患者剧烈胀痛或跳痛,压痛明显,1周左右局部漫肿,皮肤红热,可触及波动感;神疲气短,小便黄赤,大便干,周身有汗而热退不减,舌红苔黄腻,脉细数	内治:补益气血,托毒消瘀	托里消毒饮	人参(另煎)10g、黄芪10g、当归10g、川芎10g、赤芍10g、白术10g、茯苓10g、白芷20g、金银花20g、甘草5g
		外治:消肿止痛,提脓祛腐	千捶膏	蓖麻子肉150g、松香粉300g、轻粉30g、东丹60g、银珠30g、茶油480g
气阴两虚	后期脓肿破溃,见皮肤窦道、瘘口,渗流清稀脓液,有时夹有小片死骨,神疲乏力,形体消瘦,舌淡,苔少,脉细数	内治:补气养阴,生肌敛疮	固本养荣汤	川芎10g、当归10g、白芍10g、熟地黄10g、白术10g、山药10g、人参(另煎)10g、牡丹皮10g、山茱萸10g、黄芪15g、甘草3g、肉桂(后下)3g、五味子3g
		外治:化瘀解毒,去腐生肌	骨仙丹	水银15g、火硝15g、白矾15g、冰片6g、血竭6g、煅石膏10g、轻粉10g、煅胶珠10g、象皮炭10g

二、化脓性关节炎

　　化脓性关节炎是关节内化脓性感染,最常见的致病菌是金黄色葡萄球菌,其次是 β 溶血性链球菌和革兰氏阴性杆菌。多见于儿童,以髋、膝关节多发,其次是肘、肩、踝关节,其他关节少见。病人常因呼吸道感染,皮肤疖肿、毛囊炎或体内潜在病灶的细菌进入血液,停留在关节滑膜上引起的急性血源性感染;局部注射药物,开放性创伤或人工材料植入,亦可直接引起关节内感染。中医学认为本病属"关节流注"范畴,由于多生于小儿,所以大都先天不足,或腠理不密,寒邪客于经络,或闪扑,或产后,血瘀流注关节,或伤寒余邪未尽为患,皆因真气不足,邪得乘之。所以本病病因主要在邪毒、热毒,而病机关键在早期是正虚邪乘、余毒流注、血瘀化热;而溃后往往系气血阻滞,腐肉为脓,气血耗伤,变为气血亏虚之疾,致形成窦道、漏管,脓水清稀,久不收口。临证之时,应重视辨证与辨病相统一。因为本病发展迅急,早期邪毒尚在筋肉浅层,如不在此时辨清干预,邪毒将快速入里,化腐为脓,灼炼津液,脓液浸淫,筋经肉腐更甚,致关节损毁,走黄内陷之虞。所以治疗上无论中医、西医都注重一"快"字,目的是保全生命和关节功能。在辨证之时,

《内经》有云："诸痛痒疮,皆属于心。"亦说明外科之病以火为多,无论阴证、阳证,只有火盛,方能烂皮、腐肉、化脓、伤骨。针对该病更要注重清热解毒之法,不过"善攻热者,不使伤人元气"更要牢牢记住。

证型	症状	治法	代表方剂	常用药
正虚邪毒	早期,关节局部肿胀明显、发硬、红热,疼痛拒按,活动不能,高热,畏寒,小便短赤,舌红,苔黄腻,脉数	内治:清热解毒,渗利化湿	五味消毒饮加味	金银花 20g、野菊花 10g、蒲公英 10g、紫花地丁 10g、天葵子 10g、豆卷 8g、佩兰 15g、薏苡仁 20g
		外治:清热除湿,散瘀消肿	金黄散	天花粉 300g、黄柏 150g、大黄 150g、姜黄 150g、白芷 150g、陈皮 60g、厚朴 60g、甘草 60g、苍术 60g、天南星 60g,共为细末,以凡士林调敷
余毒流注	早期,关节局部肿胀、红热明显、胀痛,活动不能,壮热,口渴咽干,便干尿赤,舌绛红起刺,苔黄,脉数有力	内治:泻火解毒,凉血散瘀	黄连解毒汤加味	黄连 6g、黄柏 6g、黄芩 6g、栀子 9g、赤芍 10g、生地黄 10g、金银花 15g、牡丹皮 10g
		外治:同"正虚邪毒"	同"正虚邪毒"	同"正虚邪毒"
血瘀化热	早期,局部曾有瘀肿史,红肿热痛,全身热势不甚,畏寒明显,纳呆,大便秘,溲赤,舌红,苔黄厚,脉洪数	内治:活血散瘀,清热解毒	活血散瘀汤加味	当归尾 6g、赤芍 6g、桃仁 6g、酒大黄(后下)6g、川芎 10g、苏木 5g、牡丹皮 10g、枳壳 10g、槟榔 5g、地丁 15g、金银花 15g、蒲公英 15g
		外治:同"正虚邪毒"	同"正虚邪毒"	同"正虚邪毒"
气虚毒蕴	中期,关节已切开排脓,但脓水清稀,局部仍肿胀、红嫩,全身热象不减,神疲,气短,纳呆,舌红偏淡,苔微黄腻,脉滑数	内治:益气托毒,溃脓解毒	透脓散加味	生黄芪 12g、穿山甲 3g、川芎 9g、当归 6g、皂角刺 3g、金银花 15g、牛蒡子 9g、白芷 9g
		外治:同"正虚邪毒"	同"正虚邪毒"	同"正虚邪毒"
气血亏虚	后期,关节囊切开,脓水清稀,局部肿胀不显,无红嫩,切口胬肉瘘陷不收口,神疲气短,纳谷不香,舌淡,苔薄黄,脉细无力	补益气血,敛疮收口	十全大补汤	党参 10g、白术 12g、茯苓 12g、当归 10g、川芎 6g、熟地黄 12g、白芍 12g、黄芪 10g、肉桂 0.6g、炙甘草 5g
		外治:同"正虚邪毒"	同"正虚邪毒"	同"正虚邪毒"

三、骨关节结核

骨关节结核是最常见的肺外继发性结核,大约占结核病人总数的 5% ~ 10%。骨关节结核中脊柱结核约占 50%,其次为膝关节结核和髋关节结核。骨关节结核的最初病理变化是单纯性骨结核或单纯性滑膜结核,在骨结核的发病初期,病灶局限于长骨干骺端,关节软骨面完好。如治疗及时得当,结核将被很好地控制,关节功能可不受影响。如果病变进一步发展,结核病灶波及关节腔,就容易形成全关节结核。而全关节结核必定会遗留各种关节功能障碍,如不能控制,便会破溃,形成窦道或瘘管,可并发继发感染,此时关节完全损毁。中医学对骨关节结核的认识历史久远。根据该病发生在骨关节,破溃后脓液稀薄如痰,加之随肢体流动,统称为流痰。又因本病后期气血亏耗严重,呈虚劳象,故又称骨痨。中医学认为先天不足,三阴亏损,久病产后体虚,或有所伤,气不得升,血不得行,凝滞经络,随发此疡。整个病程中,始为寒,久为热,化脓时寒化为热,阴转为阳,且肾阴不足逐渐显露,此后阴愈亏,火愈旺,所以疾病后期长期出现阴虚火旺之候。病多脓水淋漓,故气血两虚症状亦为多见。本虚标实当注重肝、肾、脾三脏,标实当注意痰湿热毒之象。虽然中医药在治疗过程中有着重要的地位,但不可或缺的是应当规范地运用现代抗痨药物,中西合璧,则疾病可治。

证型	症状	治法	代表方剂	常用药
阳虚痰凝	初起患处红、肿、热不明显,或有漫肿,病变处隐隐酸痛,继则关节活动障碍,动则疼痛加剧,倦怠乏力,食少纳呆,舌淡,苔薄,脉濡细	内治:补肾温经,散寒化痰	阳和汤加减	熟地黄 30g、黄芪 30g、肉桂(后下)3g、麻黄 2g、鹿角胶(烊化)9g、白芥子 6g、姜炭 2g、生甘草 3g、山楂 10g、建曲 10g、地龙 10g、五灵脂(包煎)10g
		外治:温经活血,散寒化痰	回阳玉龙膏	草乌(炒)90g、军姜(煨)90g、赤芍 30g、白芷 30g、南星 30g、肉桂 15g,共研细末,以凡士林调敷
阴虚内热	病变发展,局部形成漫肿,在肿块附近出现肿块,皮色微红,隐痛,伴午后潮热、颧红,夜间盗汗,口燥咽干,纳差,舌红苔少,脉细数	内治:养阴清热托毒	六味地黄丸合清骨散加减	熟地黄 25g、山药 12g、茯苓 10g、泽泻 10g、牡丹皮 10g、山茱萸 12g、银柴胡 12g、鳖甲(先煎)6g、秦艽 10g、青蒿 10g、地骨皮 10g、胡黄连 10g、知母 8g
		外治:脓已成则切开引流		
肝肾亏虚	病变进一步发展,脓肿破溃后排出稀薄脓液,有时夹有干酪样物或死骨,形成窦道。在四肢关节可见肌肉萎缩、畸形,在脊柱者,颈或腰背强直,甚者瘫痪;形体消瘦、面色无华,畏寒、心悸、失眠,自汗、盗汗,舌淡红,苔白,脉虚数或细数	内治:补养肝肾	左归丸	熟地黄 20g、山药 10g、山茱萸 10g、枸杞子 10g、菟丝子 10g、鹿角胶(烊化)10g、龟甲(先煎)10g、川牛膝 7.5g
		外治:活血祛腐,解毒生肌	生肌玉红膏	当归 5 份、白芷 1.2 份、白蜡 5 份、轻粉 1 份、甘草 3 份、紫草半份、血竭 1 份、麻油 40 份,调敷患处

第三节 骨病

一、股骨头骨骺炎

　　股骨头骨骺炎有多种称谓,如股骨头骨骺缺血性坏死、扁平髋等,是全身骨软骨病中发病率较高,且病情也较重的一种骨软骨病。好发于3~10岁儿童,男女之比为6:1,多为单侧发病。西医学对本病病因认识尚不明确,多认为慢性损伤是重要因素。中医学历史上无此病名,基于对其股骨头骨骺缺血性坏死的认识,多将其归为"骨蚀""骨痿"范畴。"骨蚀"一词出自《灵枢·刺节真邪》篇云:"虚邪之入于身也深,寒与热相搏,久留而内著,寒胜其热,则骨疼肉枯;热胜其寒,则烂肉腐肌为脓,内伤骨为骨蚀。"从原文描述中可得出,骨蚀是因虚邪入骨所致,或因筋骨损伤,气滞血瘀,经络阻滞为疾。小儿体阴而用阳,脏腑娇嫩,先天肝肾不足,则精亏髓乏,无以濡养筋骨,可致生此病,又复外伤跌仆、风寒湿外邪侵袭,致经脉痹阻,骨枯髓减;又或饮食不节,脾运失健,气血无以化生,气血阻滞,营卫失和,骨失所养。终至筋痿骨府失用。所以辨证当主先后天之本,辨清外邪、虚邪。

证型	症状	治法	代表方剂	常用药
先天不足	发病初期髋部隐痛,活动后疼痛加重,休息后减轻,面色不荣,小便清长,遗尿频频,舌淡苔白,脉细数	内治:补肾健骨	左归丸	熟地黄20g、山药10g、山茱萸10g、枸杞子10g、菟丝子10g、鹿角胶(烊化)10g、龟甲(先煎)10g、川牛膝10g
		外治:温经和阳,调气活血	阳和解凝膏	鲜牛蒡子1500g、鲜白凤仙花120g、川芎30g、续断30g、防风30g、荆芥30g、五灵脂30g、木香30g、香橼30g、陈皮30g、附子30g、桂枝30g、大黄30g、当归30g、肉桂30g、草乌30g、川乌30g、地龙30g、僵蚕30g、赤芍30g、白芷30g、白及30g、乳香30g、没药30g、麝香30g、苏合油120g,麻油500g,调敷于患处
正虚邪侵	平素易感冒,发时髋部隐隐作痛,休息后减轻,肌肉萎缩,胃纳少,大便常烂不成形,神疲倦怠,面色黄垢,舌淡苔白,脉细	内治:补养气血	十全大补汤	人参(另煎)6g,肉桂(后下)3g,川芎6g,熟地黄12g,茯苓9g,白术9g,黄芪12g,当归9g,白芍9g,炙甘草3g
		外治:同"先天不足"	同"先天不足"	同"先天不足"

续表

证型	症状	治法	代表方剂	常用药
气滞血瘀	有外伤、跌仆史,患髋疼痛剧烈,跛行,不能活动,便干难解,舌红有紫气,脉弦涩	内治:行气止痛,活血化瘀	桃红四物汤加味	桃仁10g、川芎10g、当归10g、白芍15g、生地黄10g、红花10g、枳壳9g、香附10g、延胡索12g
		外治:活血祛瘀,消肿止痛	消瘀止痛膏	木瓜60g、蒲公英60g、大黄150g、栀子30g、地鳖虫30g、乳香30g、没药30g,共为细末,以凡士林调敷

二、股骨头无菌性坏死

股骨头无菌性坏死又称为股骨头缺血性坏死,从目前的国内外研究来看,是由于不同病因破坏了股骨头的血供而造成的以髋痛、行走跛行为特征的一种疾病。目前被公认的病因有外伤、长期使用糖皮质激素、酗酒、潜水员形成的减压病、血液病、辐射损伤、特发性等原因,本病预后不良,如能早期干预,往往能取得一定效果,如随疾病进展,股骨头塌陷、脱位严重影响肢体功能,则最终的治疗是人工全髋关节置换术。中医学对该病的认识历史久远,如同小儿股骨头骨骺炎一样,也将本病归于"骨蚀"范畴。通过中医药的早期干预治疗,可使本病向好的预后转归。本病的病因主要来源于三个方面,一为跌仆外伤,二为虚邪外侵,三为肝肾亏虚。闪仆外伤,筋骨受损,气血凝滞,互为因果,致营卫失和,痹阻骨节经络,骨失所养所致。血气郁结,郁久化湿,凝炼为痰,痰湿留恋,筋经闭阻,发为本病。先天失养,肝肾亏虚,致骨失所养,气血失于温化,筋骨失于濡养,亦致本病。素体亏虚,外伤或感受风寒湿邪,脉络痹阻,血行阻滞,亦可发为本病。故治疗上多以活血化瘀,益气通络使瘀祛新生,补益肝肾以使筋骨得养。

证型	症状	治法	代表方剂	常用药
气滞血瘀	髋部疼痛,夜间痛剧,刺痛不移,关节屈伸不利,舌暗或有瘀点,脉弦或沉涩	活血化瘀,通络止痛	身痛逐瘀汤	秦艽3g、川芎6g、桃仁9g、红花9g、甘草6g、羌活3g、没药6g、当归9g、五灵脂(包煎)6g、香附3g、牛膝9g、地龙6g
风寒湿痹	髋部疼痛,每遇天气转变而加剧,关节屈伸不利,伴麻木,喜热畏寒,舌淡,苔薄白,脉弦滑	温经通络,祛湿散寒	独活寄生汤	独活6g、防风6g、川芎6g、牛膝6g、桑寄生18g、秦艽12g、杜仲12g、当归12g、茯苓12g、党参12g、熟地黄15g、白芍10g、细辛3g、甘草3g、肉桂(后下)2g
痰湿阻络	髋部疼痛沉重,疼痛不移,关节漫肿,屈伸不利,肌肤麻木,形体肥胖,苔腻,脉滑或濡缓	祛痰通络	指迷茯苓丸加味	茯苓12g、枳壳10g、半夏8g、白术10g、桑枝10g、姜黄8g、白芥子6g

续表

证型	症状	治法	代表方剂	常用药
肝肾亏虚	髋痛隐隐,绵绵不休,关节僵硬,伴心烦失眠,口渴咽干,面色潮红,舌红,脉细数	补肾益精,养肝柔筋	虎潜丸加减	龟甲（先煎）10g、黄柏 12g、知母 10g、熟地黄 12g、白芍 10g、锁阳 10g、陈皮 10g、牛膝 10g、独活 10g

三、骨性关节炎

骨性关节炎是一种以关节软骨退行性变和继发性骨质增生为主的慢性关节病变。好发于活动多,负重大的关节部位,如脊柱、髋关节、膝关节等处。属中医学"痹证"范畴。疾病发生责之肝、肾两脏,为本虚标实之证。"年过四十,阴气自半",中年后肝肾亏虚,肝虚则血不养筋,筋不能约束骨节,关节失利,肾虚而髓减,肾不合骨,筋骨失养而发病。肝血肾精不足,脉络空虚,营养乏源致病。若素体阳虚,筋骨肌肉失于阳气温煦,或寒邪中于形体肢节,凝滞气血亦发为本病。过度劳累,损筋伤骨,营卫失调,气血受阻,经脉凝滞,致生本病。治法总以补肾健骨,活血化瘀,疏通经络,扶正祛邪为要。

证型	症状	治法	代表方剂	常用药
肾虚髓亏	关节隐隐作痛,腰膝酸软,腰腿俯仰转侧活动不利,伴有头晕、耳鸣、耳聋、目眩,舌淡红,苔薄白,脉细	内治:滋补肾阴,益髓养精	六味地黄丸加减	熟地黄15g、山茱萸12g、山药12g、茯苓10g、牡丹皮10g、泽泻10g、龟甲（先煎）10g、枸杞子 10g、牛膝10g、天冬12g、女贞子12g
		外治:理气化瘀,消肿止痛	骨刺膏	白芷90g、五加皮90g、赤芍90g、蜂房90g、当归尾90g、栀子60g、羌活60g、防风60g、骨碎补60g、威灵仙60g、赤小豆60g、生草乌60g、独活60g、生川乌60g、乳香60g、楠香60g、炮穿山甲片60g、石菖蒲30g、紫荆皮30g、麝香6g、阿胶120g、白芥子45g、细辛15g、川花椒15g、磁石粉90g、炒铅丹30g,外敷患处
阳虚寒凝	肢体关节疼痛,重着,屈伸不利,昼轻夜重,遇寒加重,得温痛减,舌淡,苔白,脉沉细缓	内治:温补肾阳,通络散寒	金匮肾气丸加减	熟地黄15g、山茱萸12g、山药12g、茯苓10g、牡丹皮10g、泽泻10g、附片（先煎）8g、细辛3g、肉桂（后下）5g、牛膝10g、姜黄10g
		外治:同"肾虚髓亏"	同"肾虚髓亏"	同"肾虚髓亏"

续表

证型	症状	治法	代表方剂	常用药
血瘀阻滞	关节刺痛,痛处固定,关节畸形,活动不利,或腰弯背驼,面色晦暗,唇舌紫黯,脉沉或细涩	内治:活血化瘀,理气止痛	补肾活血汤加减	熟地黄10g、骨碎补10g、菟丝子10g、杜仲10g、枸杞子10g、归尾10g、山茱萸10g、苁蓉10g、没药10g、独活10g、红花5g、鸡血藤10g
		外治:同"肾虚髓亏"	同"肾虚髓亏"	同"肾虚髓亏"

四、骨质疏松症

骨质疏松症是以骨量减少、骨的微观结构退化为特征,使骨的脆性增加,易于发生骨折的全身性骨骼疾病。目前将其分为三类:第一类是原发性骨质疏松症,第二类是继发性骨质疏松症,第三类是特发性骨质疏松症。该病中医将其归为"骨痹""骨痿""虚劳"的范畴。病因多为脏器虚损,脾肾先后天不足,复加外邪侵袭,致骨失髓养,发为骨痿。临床分型较多,但多以滋肾养肝健脾为主,兼顾辨证论治。

证型	症状	治法	代表方剂	常用药
肝肾阴虚	腰膝酸软,眩晕耳鸣,失眠多梦,患部痿软微热,男子阳强易举,遗精;女性经少经闭,形体消瘦,潮热盗汗,五心烦热,咽干颧红,溲黄便干,舌红少津,脉细数	滋阴补肾,壮骨填精	左归丸加减	熟地黄20g、山药10g、山茱萸10g、枸杞子10g、菟丝子10g、鹿角胶(烊化)10g、龟甲(先煎)10g、川牛膝8g、淫羊藿10g、鹿衔草10g
肾阳亏虚	腰膝酸软,畏寒肢冷,尤以下肢为重,头晕目眩,精神萎靡,面色苍白或黧黑,舌淡胖,苔白,脉沉弱	温补肾阳,填精益髓	右归丸	熟地黄25g、制附子8g、肉桂(后下)6g、山药12g、菟丝子12g、鹿角胶(烊化)12g、枸杞子9g、杜仲12g、山茱萸9g、当归9g
气血不足	全身沉重乏力,少气懒言,乏力自汗,面色萎黄,食少便溏,舌淡,苔白,脉细弱	补气健脾养血	十全大补汤	人参(另煎)6g、肉桂(后下)3g、川芎6g、熟地黄12g、茯苓9g、白术9g、甘草3g、黄芪12g、当归9g、白芍9g
气滞血瘀	肢体凝滞僵直,筋肉挛缩,四肢麻木,唇甲晦暗,肌肤甲错,舌质紫暗,脉细涩	活血行气,通痹止痛	身痛逐瘀汤	秦艽10g、川芎6g、桃仁9g、红花9g、甘草6g、羌活3g、没药6g、当归9g、五灵脂(包煎)6g、香附3g、牛膝9g、地龙6g

第四节 骨肿瘤

骨肿瘤是指发生于骨及附属骨组织(骨髓、骨膜、血管、神经等)的肿瘤。骨肿瘤的发生有内因和外因两个方面。外因包括自然界一切致病因素,中医学认为风、寒、暑、湿、燥、火等四时不正之气可引发肿瘤。作为内因,更是发生肿瘤的基础,精神因素、体质强弱、遗传、年龄等诸多因素皆与之有关。中医药治疗骨肿瘤,是按"治病必求其本"的原则辨证施治,标本兼顾。肿瘤早期,正气充实,应综合应用各种疗法,以攻为主,攻中兼补,及时手术,争取彻底切除,提高治愈率。肿瘤中期,正盛邪实,应攻补兼施,或以补为主。肿瘤晚期,多属正虚邪实,故应先补后攻,增强患者体质,提高抗病能力,延长患者生命。

证型	症状	治法	代表方剂	常用药
血瘀阻络	肢体肿痛,胸胁刺痛,脘腹胀痛,痛有定处,肿块坚硬,大便干,小便涩,舌有瘀斑,脉象沉弦	活血化瘀,攻下软坚	大黄䗪虫丸	地鳖虫 3g、干漆 3g、地黄 9g、甘草 3g、水蛭 6g、白芍 10g、杏仁 6g、黄芩 6g、桃仁 6g、虻虫 3g、大黄 10g、蛴螬虫 6g
热毒炽盛	发热身痛,口干舌燥,头痛,大便干结,小便黄赤,局部红肿,灼热疼痛,舌红,苔黄,脉弦数	清热解毒	清营汤加减	金银花 30g、连翘 30g、蒲公英 30g、生地黄 30g、白茅根 30g、生玳瑁 10g、牡丹皮 10g、茜草根 10g、川连 6g、栀子 10g、绿豆衣 30g
肝肾亏虚	头晕目眩,耳鸣,腰背酸软,肢体无力,步履艰难,遗精阳痿,月经不调,舌红少苔,脉细数	补益肝肾	肾气丸加减	熟地黄 30g、山药 20g、山茱萸 20g、牡丹皮 15g、茯苓 15g、泽泻 20g、地龙 20g、赤芍 20g、枸杞子 15g、红花 15g、续断 15g、桑寄生 20g
气血亏虚	久病体虚,心慌气短,腰酸腿软,面色苍白,头晕目眩,舌淡少苔,脉细弱	补益气血	当归鸡血藤汤	当归 15g、熟地黄 15g、桂圆肉 6g、白芍 9g、丹参 9g、鸡血藤 15g
毒邪壅滞	局部肿块坚硬,皮色不变,皮温不高,间歇疼痛或加剧,肢体活动受限,身体困倦,四肢乏力,畏寒纳差,或有腹胀,舌淡红,苔薄白,脉弦数	温肾散寒,解毒散结	经验方	补骨脂 30g、何首乌 30g、瓦楞子 30g、鹿角霜 15g、土贝母 15g、郁金 15g、露蜂房 10g、没药 10g、蜈蚣 2 条、生甘草 3g

第五节 骨创伤

一、上、下肢骨折

骨折发生的病因有内、外因之分,能导致骨折的主因还是以外伤、外力因素为主。内因是指由于人体内部变化的影响而致损伤的因素。内因往往包括年龄、体质、解剖结构、先天发育异常、病理因素、职业工种、七情内伤等。发生骨折,不以上、下肢分,均是内外因素相结合的结果。不同的外因暴力形式可以引起骨折的不同表现形式,如结合上述谈到的内因条件,骨折的病程可以有着不同的转归。按薛己《正体类要》治疗的总则来看——肢体损于外,则气血伤于内,营卫有所不贯,脏腑由之不和。是凡骨折一途,均与气血、营卫、脏腑有关。蔺道人早在《仙授理伤续断秘方》中就明确地提出了骨折应按骨折发展的三期辨证为指导原则。早期,伤后 1~2 周,治疗的内服药物,当着重辨证由于筋骨脉络的损伤,血离经脉,瘀积不散,气滞血瘀,经络受阻,故宜活血化瘀、消肿止痛为主;中期,伤后 3 周到骨折接近临床愈合时间,局部肿胀渐消,疼痛减轻,但瘀肿消而未尽,骨未连接,所以治疗宜接骨续筋为主;后期,骨折临近临床愈合时间,此时骨折端虽已有骨痂生长,但筋骨不坚,伤后气血亏虚、肝肾不足或兼受风寒湿邪,伤肢有筋肉粘连,内治当以养气血、壮筋骨、补肝肾为主,兼温通经络。不过骨折虽同属血瘀,但损伤部位不同,治疗方药也略有差异。四肢部多以桃红四物汤为主方加减,胸胁部多用复元活血汤;腰部可用少腹逐瘀汤、大成汤、桃核承气汤。但无论上肢还是下肢骨折临床辨证,总以骨折三期辨证为总纲,随证加减。

证型	症状	治法	代表方剂	常用药
气滞血瘀	骨折早期,伤后局部瘀肿疼痛,痛处固定,动则痛剧,肢节活动不能,舌质紫暗,脉弦细涩	行气活血	桃红四物汤	桃仁 25 粒、川芎 3g、制香附 3g、当归 3g、赤芍 3g、生地黄 2g、红花 2g、牡丹皮 3g、延胡索 3g
阳明腑实	骨折早期,伤后局部瘀肿疼痛,肢节活动不能,潮热、谵语,手足汗出,大便硬结不通,舌红苔黄燥,脉数有力	攻下逐瘀	桃核承气汤	桃仁 10g、大黄(后下)12g、桂枝 6g、甘草 6g、芒硝(冲服)6g
热毒蕴结	骨折早期,伤后局部瘀肿,红焮灼热、疼痛,口干咽燥,发热,烦躁,渴喜冷饮,二便秘涩,舌红,苔黄,脉弦数	清热凉血	五味消毒饮	金银花 20g、野菊花 10g、蒲公英 15g、紫花地丁 15g、天葵子 15g
神昏窍闭	骨折早期,伤后即昏倒,不省人事,口噤拳握,呼吸气粗,四肢厥冷,苔薄白,脉沉弦	气厥实证宜醒气活血	苏气汤	乳香 3g、没药 3g、大黄(后下)3g、山羊血 1.5g、苏叶 9g、荆芥 9g、牡丹皮 9g、当归 15g、白芍 15g、羊踯躅 15g、桃仁 14 粒
	骨折早期,伤后眩晕昏仆,面色苍白,汗出肢冷,呼吸微弱,舌淡,脉沉微	气厥虚证宜补气回阳	四味回阳饮	人参(另煎)20g、制附子 10g、炮姜 10g、炙甘草 6g
	骨折早期,伤后疼痛剧烈,目睛发胀,睡卧不宁,恶心呕吐,烦躁不安,神昏谵语,哭笑无常,昏晕不醒,舌红或有瘀斑,苔黄或腻,脉弦涩	开窍豁痰,活血化瘀	黎洞丸	三七 60g、生大黄 60g、阿魏 60g、孩儿茶 60g、天竺黄 60g、血竭 60g、乳香 60g、没药 60g、雄黄 30g、山羊血 15g、冰片 7.5g、麝香 7.5g、牛黄 7.5g、藤黄 60g

续表

证型	症状	治法	代表方剂	常用药
气血不和	骨折中期,局部疼痛、肿胀已较前消减,但局部仍有疼痛,痛处固定、拒按,瘀斑、血瘀肿块仍未消退,舌质紫暗,苔薄,脉细涩	活血止痛,祛瘀生新	和营止痛汤	赤芍9g、当归尾9g、川芎6g、苏木6g、陈皮6g、桃仁6g、丹参12g、乌药9g、乳香6g、没药6g、木通6g、甘草6g
血瘀碍骨	骨折中期,局部疼痛、肿胀不明显,痛处固定,触痛明显,动转不利,肌肤甲错,舌暗有瘀斑,脉弦涩	接骨续筋,去瘀生新	接骨丹	老鹰骨9g、麝香1g、乳香6g、没药6g、自然铜6g、铜末6g、土鳖虫20个
气血两虚	骨折后期,局部仍有疼痛,面色㿠白,肢体关节不利,肌肉萎缩,纳呆,舌淡,苔薄白,脉细无力	补益气血	八珍汤加减	黄芪20g、党参20g、山药20g、当归9g、白芍10g、白术10g、茯苓10g、桂枝10g、陈皮10g、杜仲10g、续断10g、甘草5g
肝肾亏虚	骨折后期,局部疼痛隐隐,头晕目眩,耳鸣,腰背酸软,肢体无力,步履艰难,遗精阳痿,月经不调,舌红少苔,脉细数	补益肝肾	肾气丸加减	熟地黄30g、山药20g、山茱萸20g、牡丹皮15g、茯苓15g、泽泻20g、地龙20g、赤芍20g、枸杞子15g、红花15g、续断15g、桑寄生20g
脾胃虚弱	骨折后期,肢乏无力,形体虚羸,肌肉萎缩,气短纳呆,大便时溏,舌淡,脉弱	补养脾胃	参苓白术散	党参12g、白术12g、茯苓12g、白扁豆12g、炙甘草6g、山药12g、莲子肉10g、薏苡仁10g、桔梗6g、砂仁(后下)5g、大枣4枚
筋脉痹阻	骨折后期,虽能下地主动活动,但活动不利,畏寒肢冷,得温痛减,肢节麻木不仁,或局部虚肿难消,舌淡,苔薄或腻,脉弦细	温经散寒,祛瘀止痛	麻桂温经汤	麻黄6g、桂枝10g、细辛3g、白芷8g、红花10g、桃仁8g、赤芍8g、甘草6g

二、肋骨骨折

肋骨骨折多与直接暴力打击、间接重物挤压暴力或长期剧烈咳嗽,肌肉强烈收缩导致。胁肋为肝经所主,胁肋伤损,必至以气伤为主。气滞则血行瘀滞,胸胁胀满、疼痛。如外力巨大,致肋骨骨折多段,血瘀离经,阻于络脉,在表发为肿胀,在里则阻塞肺络,使呼吸不利,胸闷气短。早期处理无连续性,致血瘀阻络,凝炼成痰,致成老血、陈痰之患,致后期疼痛绵绵。所以临证当从气血着手,根据经行部位,尤重行气,使气行血活,呼吸得畅。重视早期处理,避免形成老血、陈痰之疾。

证型	症状	治法	代表方剂	常用药
气滞血瘀	外伤早期,胁肋部疼痛,随呼吸疼痛明显,局部略肿,胸闷,喜屏气叹息,舌质暗或有瘀斑,苔薄白,脉弦涩	理气止痛,活血化瘀	柴胡疏肝散加味	柴胡15g、枳壳10g、白芍10g、香附10g、川芎10g、归尾10g、红花6g、甘草6g
血瘀碍骨	外伤中期,胸胁部仍有疼痛,平时呼吸疼痛不明显,唯咳嗽时加重,喜太息,动作牵掣不舒,舌淡黯,苔薄,脉弦	接骨续筋,去瘀生新	接骨丹	老鹰骨9g、麝香1g、乳香6g、没药6g、自然铜6g、铜末6g、土鳖虫20个
气虚血瘀	胸胁部隐隐作痛,牵掣不舒,动转气喘、胸闷,面色苍白,肢体乏力,舌淡,苔薄,脉细涩	益气和伤,化瘀通络	三棱和伤汤	三棱8g、莪术8g、青皮10g、陈皮10g、白术10g、当归10g、党参10g、枳壳12g、乳香8g、没药8g、甘草5g
气血亏虚	胸胁疼痛绵绵,时作时止,面色㿠白,气短乏力,胸闷太息,纳谷不香,食少,夜寐不安,时有自汗,舌淡,苔白薄,脉细	补益气血,理气通络	八珍汤合柴胡舒肝散	党参10g、白术10g、茯苓10g、当归10g、白芍10g、川芎10g、熟地黄8g、枳壳10g、香附10g、红花10g、甘草3g

三、脊柱骨折

脊柱是人体重要的中轴骨,是维持人体站立、行走、奔跑、跳跃的重要的平衡、稳定结构,是负重、运动、吸收震荡、保护及支持内脏、脊髓的重要器官。一旦在颈、胸、腰、骶椎出现骨折或脱位,将直接影响到人体的肢节功能,尤其在出现脊髓损伤后更是如此。中医学认为脊柱属于督脉,督一身之阳,外络肢节,内连脏腑。脊柱损伤多为高处坠跌、交通意外为多见,《素问·缪刺论》早已说明:"人有所堕坠,恶血留内,腹中满胀,不得前后,先饮利药。"这说明脊柱损伤的特点在于损伤早期,督脉猝然外伤,极易伤气。正如清沈金鳌对其病理的描述:"其时本不知有跌与闪挫降至也,而忽然跌,忽然闪挫,必气为之震,震则激,激则壅,壅则气之周流一身者忽因所壅而凝聚一处。"气有清、浊之分,气滞中阻,可致神志恍惚;气血不相离,气不升,恶血留滞,腑气难通,而为结滞之患。如早期处理得当,则中期根据筋骨未复,以续筋接骨治疗为主;后期从肝肾着手治之可愈。

证型	症状	治法	代表方剂	常用药
气滞血瘀	伤后早期,局部肿胀,疼痛剧烈,活动不能,胃纳不佳,大便秘结,舌淡或有瘀斑,苔薄白,脉弦紧	活血行气,消肿止痛	复元活血汤	柴胡15g、天花粉10g、当归尾10g、红花6g、穿山甲(先煎)10g、酒浸大黄30g、酒浸桃仁12g
血瘀湿滞	伤后早期,局部肿胀,剧烈疼痛,少腹胀满,小便不利,渴烦欲饮,水入即吐,舌淡,苔白滑,脉濡	活血祛瘀,行气利水	膈下逐瘀汤合五苓散	五灵脂(包煎)9g、当归9g、川芎6g、桃仁9g、牡丹皮6g、赤芍6g、乌药6g、延胡索3g、香附5g、枳壳5g、红花9g、猪苓9g、白术9g、茯苓9g、泽泻15g、甘草3g

续表

证型	症状	治法	代表方剂	常用药
阳明腑实	伤后早期,局部持续疼痛,腹满胀痛,大便秘结,舌红苔黄厚腻,脉弦有力	攻下逐瘀	桃核承气汤加减	桃仁10g、大黄(后下)12g、桂枝6g、甘草6g、芒硝(冲服)6g、枳壳20g、厚朴10g、红花10g、木通10g、当归10g
血瘀碍骨	中期,局部疼痛较前已明显减轻,肿胀亦有减轻,仍活动受限,动转不利,肌肤甲错,舌暗有瘀斑,脉弦涩	活血和营,接骨续筋	复元通气散加减	木香、茴香、青皮、穿山甲、陈皮、白芷、甘草、漏芦、浙贝母各等份,研末为散,每服3~6g
肝肾不足	后期,活动后局部隐隐作痛,腰膝酸软,四肢无力,舌淡苔白,脉虚细	补肝肾,益气血	补肾壮阳汤	熟地黄15g、生麻黄3g、白芥子3g、炮姜6g、杜仲12g、狗脊12g、肉桂6g、菟丝子12g、牛膝9g、川断9g、丝瓜络6g

四、上、下肢关节脱位

上、下肢关节脱位是指构成关节的骨端关节面脱离了正常位置,形成肢体功能障碍者。能导致关节脱位,往往是一种直接或间接暴力引起,而更多见的是间接暴力所致。一旦形成脱位,意味着关节囊存在损坏的破裂口,使得关节囊无法保证约束构成关节的骨端关节面,致成脱位之疾。当然,也存在老年性关节半脱位的情况,这是由于关节囊及周围肌肉萎缩、松弛所致。在关节脱位发生时,往往表现出急性的疼痛、功能障碍,早期中医辨证为气滞血瘀,治疗以活血化瘀为主,佐以行气止痛;关节一经复位,气血尚未调和,筋脉损伤还未接续,此时筋骨不坚,则当调和营卫,续筋活血为主;到后期,由于各种原因,气血、肝肾、筋骨亏虚,则需壮筋骨、补肝肾、益气血治疗。临床应用时,关节脱位均可通过手法牵引复位或是通过手术的方法复位,复位后往往设立早、中、晚期的治疗概念。单纯性脱位,应按伤筋治疗,并发骨折时,复位后则以伤骨为主用药。用药应以脱位抚慰成功为前提;否则,虽减轻症状,但无法使错位的骨端回归原位,后期遗留筋骨损害的症状。基本上早期仍是活血化瘀,行气止痛为主;中期调和营卫,续筋活血治疗;后期是壮筋骨、补肝肾、益气血治疗。

证型	症状	治法	代表方剂	常用药
气滞血瘀	脱位经整复早期(1~2周)或整复前,肢体关节肿胀、疼痛,痛处固定,不能活动,舌淡有紫气或有瘀斑,苔薄白,脉弦或涩	活血化瘀,行气止痛	活血止痛汤	当归12g、川芎6g、乳香6g、苏木5g、红花5g、没药6g、地鳖虫3g、三七3g、赤芍9g、陈皮5g、落得打6g、紫荆藤9g
气虚血瘀	整复后2~3周,患肢肿胀疼痛接近消失或消失,活动无力,肢乏体倦,舌淡有紫气,苔薄白,脉弦	调和营卫,续筋活血	壮筋养血汤	当归9g、川芎6g、白芷9g、续断12g、红花5g、生地黄12g、牛膝9g、牡丹皮9g、杜仲6g

续表

证型	症状	治法	代表方剂	常用药
肝肾亏虚	受伤 3 周以后,固定已解除,关节肿胀消失,肢体活动乏力,疼痛隐隐,或时有关节反复脱位,头晕目眩,耳鸣,腰背酸软,步履艰难,舌淡,苔薄白,脉沉细	补肝肾,壮筋骨	补肾壮筋汤	熟地黄 12g、当归 12g、山茱萸 12g、茯苓 12g、续断 12g、牛膝 10g、杜仲 10g、山药 10g、五加皮 10g、青皮 5g

第六章　眼科病篇

第一节　胞睑病证

一、针眼

针眼是以胞睑边缘生小硬结,红肿疼痛,继而成脓,形如麦粒为主要表现的外障类眼病。发病常因风邪外袭,客于胞睑而化热,风热煎灼津液,变生疮疖;过食辛辣炙腐,脾胃积热,循经上攻胞睑,致营卫失调,气血凝滞,局部酿脓;或脾虚湿盛、郁久化热、湿热蕴结于胞睑而致,常反复发作。对本病的治疗,原则上在未成脓时,应辨其风热或脾胃热毒上攻而分别施治,以达退赤消肿促其消散之目的。已成脓者,当促其溃脓或切开排脓以期早日痊愈。类似于西医的睑腺炎(麦粒肿)。

证型	症状	治法	代表方剂	常用药
风热客睑	初起胞睑微痒红肿,局部硬结,压痛明显;头痛,发热,周身不适,舌苔薄黄,脉浮数	疏风清热,消肿散结	银翘散	连翘9g、金银花9g、苦桔梗6g、薄荷(后下)6g、淡竹叶4g、生甘草5g、荆芥穗5g、淡豆豉5g、牛蒡子9g、芦根9g
热毒壅盛	胞睑局部红肿灼热,硬结渐大,疼痛拒按,或白睛红赤肿胀嵌于睑裂;口渴喜饮,便秘溲赤,舌红苔黄,脉数	清热解毒,消肿止痛	仙方活命饮	白芷3g、浙贝母6g、防风6g、赤芍6g、当归尾6g、甘草6g、皂角刺6g、炮穿山甲(先煎)6g、乳香6g、没药6g、金银花9g、陈皮9g
脾虚夹实	针眼反复发作,诸症不重,或见面色无华,神倦乏力,舌淡,苔薄白,脉细数	健脾益气,扶正祛邪	四君子汤	人参(另煎)9g、茯苓9g、炙甘草6g

二、胞生痰核

胞生痰核是指胞睑内生硬核,触之不痛,皮色如常的眼病,又名疣病,脾生痰核。病程长、发展缓慢,以青少年较为多见。本病多因恣食辛辣,脾胃蕴热生痰,痰热互结,阻滞经络,致气血受阻,隐起于胞睑内而成。也有因胞睑内针眼未成脓而局限,或脓虽成而不溃破均可转为本病。本病病发于胞睑,在脏属脾,多为实证。证见胞睑起硬结,为脾胃痰湿内蕴;若局部微红稍痛为兼有热。治疗总的原则是化痰散结,必要时手术。胞生痰核多见于西医学的睑板腺囊肿,也称霰粒肿。

证型	症状	治法	代表方剂	常用药
痰湿阻结	小者无任何自觉症,较大者有胞睑重坠感,异物感,胞睑起硬结;舌苔薄白,脉缓	化痰散结	化坚二陈汤	陈皮8g、法半夏12g、茯苓15g、天花粉12g、僵蚕10g、黄连8g、浙贝母15g、昆布10g、海藻10g
痰热蕴结	胞睑硬结胀痛,有异物感,皮色微红,睑内相应部位色紫红,甚则溃破;舌红,苔黄白,脉滑	清热化痰散结	清胃汤	玄参30g、生石膏(先煎)30g、川黄连10g、升麻15g、胆草15g、生地黄20g、知母10g、当归10g、赤芍10g、甘草3g

三、风赤疮痍

风赤疮痍指胞睑皮肤红赤如涂朱砂,痒痛肿胀,起小泡,甚则溃烂化脓,破裂结痂,或仅为红斑疹点。本病多因脾胃湿热蕴积,外受风热毒邪,内夹心火,上攻胞睑所致,也有因其他眼病或点用药物过敏所致。胞睑红赤焮痛、起脓泡属热毒为犯,皮肤溃烂起水泡属湿热熏蒸,胞睑肿痒为风邪。证虽属风、湿、热毒为犯,但以红痛为主,故治疗上以清热泻火解毒为先。多见于西医学眼睑带状疱疹、眼睑皮肤炎、眼睑湿疹、眼睑热性病疱疹。

证型	症状	治法	代表方剂	常用药
湿热兼风	胞睑肿痒,皮色红赤,少许丘疹,渗出黏液;舌苔薄黄,脉浮数	祛风清热除湿	除风清脾饮	陈皮6g、连翘10g、防风8g、知母10g、芒硝(冲服)12g、黄芩10g、玄参10g、黄连10g、荆芥10g、大黄(后下)10g、桔梗10g、生地黄10g
风热湿毒	胞睑红赤焮痛,水疱簇生或生脓疱,甚至溃破糜烂腥臭,渗出黏液;舌质红,苔腻,脉滑数	祛风除湿,泻火解毒	除湿汤	车前子(包煎)12g、滑石(包煎)15g、木通6g、陈皮6g、荆芥6g、白鲜皮6g、防风6g、黄芩6g、茯苓12g、苦参9g、甘草3g
风火上攻	胞睑红赤如涂朱砂,焮痛难忍,局部坏疽溃烂;舌质红,苔黄燥,脉数有力	清热泻火解毒	普济消毒饮	黄芩15g、黄连15g、陈皮6g、甘草6g、玄参6g、柴胡6g、桔梗6g、连翘3g、板蓝根3g、马勃3g、牛蒡子3g、薄荷(后下)3g、僵蚕2g、升麻2g

四、睑弦赤烂

睑弦赤烂指睑弦部潮红溃烂,或眦部睑弦潮红糜烂,俗称烂眼边或烂弦风。临床以睑弦潮红、溃烂刺痒为特征,且容易复发。本病多因脾胃湿热蕴积,外受风邪,风、湿、热三邪攻于睑弦,或耗伤津液而化燥,或心火素盛,风邪引动心火,灼伤睑眦。此外,由于化学、物理刺激,不讲卫生,屈光不正,以及素体虚弱、营养不良等亦可诱发本病。本病发病位于睑缘,在脏属脾,多为实证、热证。症见睑弦溃烂,眵泪胶黏属湿,睑弦赤痛属热,刺痒属风。病变位于眦部,为风邪引动心火,故以风、湿、热三邪为主。治疗总原则是祛风清热除湿。本病包括西医学之鳞屑性、溃疡性、眦角性睑缘炎。眦角性睑缘炎中医称之为眦帷赤烂。

证型	症状	治法	代表方剂	常用药
风热为犯	自觉眼灼热刺痒,干涩不适。睑弦红赤,睫毛根部有糠皮样白屑附着;舌红,苔薄,脉浮数	祛风止痒,凉血清热	银翘散	连翘9g、金银花9g、桔梗6g、薄荷6g、淡竹叶4g、生甘草5g、荆芥穗5g、淡豆豉5g、牛蒡子9g、芦根9g
湿热偏重	睑弦红赤溃烂,痛痒并作,眵泪胶黏,或睫毛成束;舌苔黄腻,脉缓	祛风清热除湿	除湿汤	车前子(包煎)12g、滑石(包煎)15g、木通6g、陈皮6g、荆芥6g、白鲜皮6g、防风6g、黄芩6g、茯苓12g、苦参9g、甘草3g
心火上炎	眦部睑弦红赤糜烂,灼热奇痒,伴眦部白睛红赤;舌尖红,苔黄,脉数	清心泻火祛风	导赤散	生地黄6g、木通6g、生甘草梢6g、淡竹叶6g

五、眼丹

眼丹是以眼睑红肿高起、质硬,边界清楚,皮色光滑,鲜红或涂丹为主要表现的外障类疾病。本病发病急骤,进展较速,病情较重。眼丹是因热毒内蕴所致。常由抱头火丹蔓延而来,如不及时治疗或治不得当,可致毒入营血而出现严重并发症。本病为眼科急重症,必要时宜采用中西医结合治疗。未成脓时,内外兼治;已成脓者切开排脓。本病多见于西医所说的眼睑丹毒。

证型	症状	治法	代表方剂	常用药
风毒束睑	病初起,胞睑浮肿微红,按之较软,痒痛并作;伴身热,头痛恶风,舌淡红,苔薄白,脉浮数	疏风消肿,清热解毒	银翘散	连翘9g、金银花9g、桔梗6g、薄荷(后下)6g、淡竹叶4g、生甘草5g、荆芥穗5g、淡豆豉5g、牛蒡子9g、芦根9g
热毒壅盛	胞睑漫肿而硬,皮色红赤如涂丹,甚至紫暗,焮痛如火灼;全身兼见壮热口渴,便秘溲赤,舌红苔黄,脉洪数	清热解毒,活血消肿	仙方活命饮	白芷3g、浙贝母6g、防风6g、赤芍6g、当归尾6g、甘草节6g、皂角刺6g、炮穿山甲(先煎)6g、天花粉6g、乳香6g、没药6g、金银花9g、陈皮9g
邪入营血	胞睑水肿焮热,色紫暗黑,疼痛剧烈;全身症状兼见身热烦躁,面红气粗,舌红绛,苔黄而糙,脉洪数	清热解毒,凉血散瘀	犀角地黄汤合黄连解毒汤	黄柏9g、黄连9g、生地黄15g、生大黄(后下)12g、犀角(水磨)1.5g、莲心2g、赤芍12g、牡丹皮12g、当归尾12g、淡竹叶6g、生甘草3g

续表

证型	症状	治法	代表方剂	常用药
正虚邪留	胞睑局限脓肿,溃后脓液不尽,经久难愈;全身兼见面色少华,肢倦乏力,舌淡苔白,脉细弱	益气养血,托毒排脓	托里消毒散	人参(另煎)15g、白术 15g、黄芪 15g、茯苓 15g、白芍 10g、当归 10g、川芎 10g、金银花 15g、白芷 5g、甘草 5g、桔梗 5g、皂角刺 5g

六、上胞下垂

上胞下垂指上胞不能自行提起,垂下掩盖部分或全部瞳神而遮挡视线。本病有先天性、后天性两种。先天性者目前主张手术治疗;后天性者有动眼神经麻痹性、交感神经麻痹性、机械性、外伤性或手术后、重症肌无力性五种情况。本病多因脾胃气弱,中气不足,睑肌无力或肤腠开疏,风邪客于胞睑,阻塞经络;或先天禀赋不足,命门火衰,也有因风邪中络或外伤,以致气滞血瘀,筋脉拘挛。本病发病位于胞睑,辨证时须分虚实。治疗总原则是虚证宜补肾,健脾,实证宜祛风活血通络。多见于西医学之上睑下垂。

证型	症状	治法	代表方剂	常用药
先天不足	自幼上胞下垂,无力抬举,视物时仰首举额张口,或以手提睑;全身可伴疲乏无力,面色无华,畏寒肢冷,小便清长;舌质暗,苔薄,脉沉细	温肾健脾	右归饮	熟地9g、山药6g、山茱萸3g、枸杞子6g、炙甘草3g、杜仲6g、肉桂(后下)3g、制附子9g
脾气虚弱	上胞下垂,晨起病轻,午后加重,劳累后更加明显。症重者,眼珠转动不灵,视一为二;周身乏力,食欲不振,甚至吞咽困难;舌淡苔薄白,脉细弱	升阳益气	补中益气汤	黄芪15g、党参10g、白术9g、陈皮6g、升麻6g、当归10g、柴胡6g、炙甘草9g
风痰阻络	起病突然,上胞下垂,睑肤麻木,眼珠转动失灵;舌苔白,脉浮	祛风化痰,疏经通络	正容汤	羌活10g、防风10g、秦艽10g、半夏6g、胆南星6g、白附子6g、僵蚕6g、木瓜6g、全蝎6g、松节6g、甘草6g
气滞血瘀	胞睑外伤或眼部手术后所致;舌淡红,苔薄白,脉弦	活血祛瘀通络	桃红四物汤	当归10g、川芎8g、白芍12g、熟地黄12g、桃仁9g、红花6g

七、椒疮

椒疮是指胞睑内面生颗粒,色红而粗糙,疙瘩不平,状如花椒,故名。本病多因脾胃积热,复感风热邪毒,内热与外邪相结,壅阻于睑内,脉络阻滞,气血失和所致。常因直接或间接接触而传染。病位胞睑,在脏属脾。若眼痒、流泪,睑内颗粒红赤,属风热之证。若胞睑肿胀,睑内颗粒累累,眵泪胶黏,属脾胃湿热,气血壅滞。本病多为实证、热证,治疗总原则是内外兼施。轻者局部点眼药则可,重证配合内服疏风清脾活血药。必要时配合手术。多见于西医学之沙眼。

证型	症状	治法	代表方剂	常用药
风热客睑	眼痒涩不适,羞明流泪,睑内微红,有少许红赤颗粒;舌尖红,苔薄黄,脉浮数	疏风清热	银翘散	连翘9g、金银花9g、苦桔梗6g、薄荷(后下)6g、淡竹叶4g、生甘草5g、荆芥穗5g、淡豆豉5g、牛蒡子9g、芦根9g
热毒壅盛	眼涩痒痛,眵泪胶黏,睑内红赤,颗粒累累,病情缠绵不愈;舌红,苔黄腻,脉濡数	清热祛湿,祛风消滞	祛风清脾饮	陈皮10g、连翘10g、防风8g、知母10g、玄明粉(冲服)12g、黄芩10g、玄参10g、黄连10g、荆芥6g、大黄(后下)10g、桔梗10g、生地黄10g
血热瘀滞	患眼干涩磨痛,畏光流泪。胞睑内面粗糙不平,颗粒多而且红赤显著,黑睛赤膜下垂;舌质暗红,苔黄,脉数	凉血散瘀	归芍红花散	生地黄15g、熟地黄15g、山药12g、枸杞子12g、桃仁12g、红花10g、赤芍12g、当归15g、丹参15g、甘草6g

八、粟疮

粟疮指生于胞睑内面,以下睑内面为主的累累颗粒的眼症。颗粒大小均匀。色黄而软,状如粟米粒而名。粟疮有赤白两种。"赤"当指伴有白睛红赤,多为急性发作时;"白"当指不伴有白睛红赤,多为慢性过程。本病多因脾胃湿热,复感风邪,风邪与湿热相搏,壅阻于胞睑而发病。以脾经湿热为主。病变位于胞睑内面,在脏属脾。急性发作期,属实证热证。胞睑内颗粒累累,睑内及白睛红赤,眵泪胶黏,为脾经湿热见证;眼痒,胞睑浮肿为感风、湿之邪;涩痛赤为湿热之证。治疗总的原则是清热除湿祛风。慢性证不明显,舌淡苔白,证属脾虚湿困,治疗用健脾祛湿。本病急性时与西医学之滤泡性结膜炎相似,慢性则与结膜滤泡症相似。本病多见于儿童,因对视力无影响,也无严重并发症,故一般预后良好。

证型	症状	治法	代表方剂	常用药
湿热壅阻	眼痒涩疼痛,眵泪胶黏,胞睑水肿,睑内及白睛红赤;颗粒色黄,周围红赤;舌苔黄腻,脉弦滑	清热利湿	甘露消毒丹	茵陈30g、滑石(包煎)15g、黄芩9g、佩兰9g、连翘9g、石菖蒲6g、藿香6g
湿热兼风	眼痒涩不适,羞明流泪,胞睑微肿,白睛及睑内红赤较甚,睑内黄白颗粒累累;舌红苔薄黄,脉数	祛风清热除湿	祛风清脾饮	陈皮10g、连翘10g、防风8g、知母10g、芒硝(冲服)12g、黄芩10g、玄参10g、黄连10g、荆芥6g、大黄(后下)10g、桔梗10g、生地黄10g

第二节　两眦病证

一、流泪症

流泪症系泪液常越过睑弦而外流的总称,有热泪和冷泪之分。热泪多为外障眼疾而伴有患眼赤痛的症状之一;若外障眼疾经治疗而减轻,则热泪也随之减轻或消失。冷泪则指目无赤痛翳障而经常流泪,或迎风流泪,泪液清稀。多见于年老体弱者,尤多见于妇女。本病多因肝肾不足,精血亏耗,肝不能约束其液,而致冷泪长流。治疗总则是补肝肾益气血,祛风止泪。若泪窍已经阻塞,宜行手术治疗。这里重点讨论冷泪症,冷泪症与西医学之泪腺分泌功能亢进,泪小点位置、大小异常,泪道狭窄或阻塞引起的溢泪相似。

证型	症状	治法	代表方剂	常用药
肝肾两虚	眼泪常流,拭之又生,泪液清稀;头晕耳鸣,腰膝酸软,脉细弱	养肝益肾,固摄止泪	左归饮	熟地黄9g、山药6g、枸杞子6g、炙甘草3g、茯苓6g、山茱萸3g
气血不足	患眼不红不痛,流泪频频,泪液清稀;面色无华,神疲体倦,健忘心悸,头晕,舌淡,脉虚	益气养血,固摄止泪	八珍汤	当归10g、川芎5g、白芍8g、熟地黄15g、人参(另煎)3g、炒白术10g、茯苓8g、炙甘草5g
风邪外束	患者平素无迎风流泪或无时泪下,突然冷泪频溢,患眼无红无痛。冲洗泪道时,冲洗液大部分流入咽喉;头痛鼻塞	祛风逐邪止泪	羌活胜风汤	羌活6g、独活6g、荆芥6g、防风6g、前胡6g、黄芩9g、柴胡6g、枳壳9g、白术9g、川芎6g、白芷6g、桔梗6g、薄荷(后下)6g、甘草6g

二、漏睛

漏睛指目内眦部常有脓浊泪液或脓汁自泪小点渗出,为邪热久积所引起的一种顽固性慢性眼病。临床较为常见,它常为椒疮的合并症,可演变为漏睛疮。多为单眼发病,除少数因发育异常见于初生儿外,多见于成人和老年人,中老年女性尤为多见。因风热外侵,伏于内眦,停留泪窍,泪液受灼,渐变稠浊。心经伏火,脾蕴湿热,流注经络,循经上攻睑眦,热伏日久,积聚成脓。内眦微红潮湿,脓液浸渍不已,且泪道不通,为风湿邪毒积聚成脓。治疗总原则是疏风清热,除湿解毒。若因体虚,病情缠绵难愈,乃属正虚邪留,则应攻补兼施。本病相当西医学之慢性泪囊炎。

证型	症状	治法	代表方剂	常用药
风热停留	自觉眼隐涩不适,时而泪出,或觉有涎水黏睛;内眦皮色如常,不红不肿不痛,发热、畏风	疏风清热	白薇丸	白蒺藜15g、石榴皮15g、防风12g、蒲公英20g、白薇15g、赤芍10g、败酱草30g、连翘30g、漏芦9g

续表

证型	症状	治法	代表方剂	常用药
心脾湿热	内眦头部微红,黏稠脓液自泪小点溢出,浸渍睑眦;尿赤,舌红苔黄腻,脉滑	清心利湿,解毒	竹叶泻经汤	柴胡10g、栀子10g、羌活10g、升麻10g、炙草6g、赤芍9g、草决明9g、茯苓9g、车前子(包煎)9g、黄芩12g、黄连10g、大黄(后下)10g、泽泻10g、青竹叶10片

三、漏睛疮

漏睛疮指大眦附近,睛明穴下方突发赤肿,高起疼痛,继之溃破出脓为特点的急性眼病。本病发病位于内眦,多为心经蕴热或素有漏睛,热毒内蕴,复为风邪所袭,引动内火,风热搏结上攻泪窍,气血瘀滞,结聚成疮。大眦局部红肿疼痛,兼头痛恶寒发热,为风热上犯;肿痛加剧而拒按,为热毒炽盛;若症状不重但难溃破,脓汁少而不绝,为正虚邪留。治疗总原则是解毒排脓。如已成脓,宜切开排脓。多见于西医学之急性泪囊炎,重者似泪囊蜂窝织炎。

证型	症状	治法	代表方剂	常用药
风热上攻	起病急,患处红肿疼痛,泪多黏稠;恶寒发热头痛,舌苔薄黄,脉浮数	疏风清热,消肿散结	银翘散	连翘9g、金银花9g、桔梗6g、薄荷(后下)6g、淡竹叶4g、生甘草5g、荆芥穗5g、淡豆豉5g、牛蒡子9g、芦根9g
热毒炽盛	眼症加重,红肿痛而拒按难忍,且波及面颊;身热心烦,口渴,大便秘结,舌红苔黄燥,脉洪数	清热解毒,消瘀散结	黄连解毒汤	黄连9g、黄芩6g、黄柏6g、栀子9g
正虚邪留	患处微红肿,稍痛,但不溃破或溃后漏口难敛,脓汁少而不绝;面色无华,神疲乏力,舌淡苔薄,脉细无力	托里排毒	托里消毒散	人参(另煎)15g、白术15g、黄芪15g、茯苓15g、白芍10g、当归10g、川芎10g、金银花15g、白芷5g、甘草5g、桔梗5g、皂角刺5g

第三节 白睛病证

一、暴风客热

暴风客热,系指来势急骤,以红肿热痛为主要特征的外感眼病。本证多因风热毒邪突从外袭,风热相搏,交攻于目,猝然而起;如原有肺胃积热,与风热之邪交炽于目睛,则病情更重。现代医学中,部分因细菌或病毒感染而引起的急性球结膜炎症,多可归属于本证。类似于西医学的急性卡他性结膜炎。

证型	症状	治法	代表方剂	常用药
风重于热	痒涩刺痛,羞明流泪,眵多黏稠,白睛红赤,胞睑微肿;可见头痛,鼻塞,恶风,舌质红,苔薄白或微黄,脉浮数	疏风清热	银翘散	连翘9g、金银花9g、苦桔梗6g、薄荷(后下)6g、淡竹叶4g、生甘草5g、荆芥穗5g、淡豆豉5g、牛蒡子9g、芦根9g
热重于风	目痛较甚,怕热畏光,眵多黄稠,热泪如汤,胞睑红肿,白睛红赤水肿;可兼口渴,尿黄,便秘,舌红,苔黄,脉数	清热疏风	泻肺饮	石膏30g、知母12g、桑白皮12g、黄芩12g、栀子9g、连翘9g、枳壳9g、羌活9g、防风9g、赤芍12g、大黄(后下)9g、甘草6g
风热并重	患眼焮热疼痛,刺痒交作,怕热畏光,泪热眵结,白睛赤肿;头痛鼻塞,恶寒发热,口渴思饮,便秘溲赤,舌红,苔黄,脉数	疏风清热,表里双解	防风通圣散	防风6g、川芎6g、当归6g、赤芍6g、大黄6g、薄荷叶6g、麻黄6g、连翘6g、芒硝6g、石膏12g、黄芩12g、桔梗12g、滑石20g、甘草10g、荆芥3g、白术3g、栀子3g

二、脓漏眼

脓漏眼是以发病急剧,胞睑及白睛高度红赤壅,眵多如脓,易引起黑睛生翳溃损为主要特征的眼病。该病多见于新生儿。起病急,进展速,常因合并黑睛损害而严重危害视力,预后不良,其传染性极强,属接触传染。根据其病症特点,后世命名为脓漏眼。本病常因外感淋病疫毒,致肺胃火毒炽盛,夹肝火上炎,浸淫于目而成。多见于西医学之淋菌性结膜炎,属超急性细菌性结膜炎,是急性传染性眼病中最剧烈的一种。成人患者多为淋菌性急性尿道炎的自身感染或他人尿道分泌物传染所致,新生儿患者则主要通过母体产道炎性分泌物直接感染。

证型	症状	治法	代表方剂	常用药
火毒炽盛	灼热羞明,疼痛难睁,眵泪带血,睑内红赤,白睛红肿,甚则白睛浮壅,高出黑睛。黑睛星翳,或见睑内有点状出血及假膜形成;恶寒发热,便秘溲赤,舌质红,苔薄黄,脉浮数	泻火解毒,下气行水	普济消毒饮	黄芩15g、黄连15g、陈皮6g、甘草6g、玄参6g、柴胡6g、桔梗6g、连翘3g、板蓝根3g、马勃3g、牛蒡子3g、薄荷(后下)3g、僵蚕2g、升麻2g
气血两燔	白睛见脉深红粗大,眵多成脓,常不断从睑内溢出,可有胞睑及白睛浮肿,黑睛溃烂,甚则穿孔;头痛身热,口渴咽痛,小便短赤剧痛,便秘,舌绛,苔黄,脉数	泻火解毒,气血两清	清瘟败毒饮	生石膏(先煎)30g、知母10g、黄连5g、黄芩10g、栀子10g、水牛角片(先煎)30g、生地黄10g、赤芍10g、牡丹皮10g、连翘10g、玄参10g、桔梗3g、淡竹叶1g、甘草5g

续表

证型	症状	治法	代表方剂	常用药
余热未尽	病后数月,脓性眼眵减少,疼痛减轻,干涩不舒,睑内红赤粟粒丛生,白睛微红,黑睛翳障未消;舌质红,苔薄黄,脉细数	清热消瘀,退翳明目	石决明散	石决明 30g、草决明 12g、青葙子 10g、栀子 10g、大黄 6g、赤芍 15g、荆芥 10g、木贼 10g、羌活 10g、白蒺藜 10g、麦冬 15g

三、天行赤眼

天行赤眼系指暴发眼睑及白睛红赤水肿,痛痒交作,眵泪黏稠,黑睛生翳的病证。本病多由风热毒邪,时行疠气所致,易造成广泛流行,其特点是发病急,传染性强,症状重,多双眼或先后发病。男女老幼皆可得病,多于夏秋之季发病,患者常有传染病接触史。因此,对本病首重预防。对患者使用过的物品须隔离消毒。内治宜清热散邪,凉血解毒。外治:可用蒲公英等煎水熏洗。天行赤眼俗称红眼病,多见于西医学之流行性出血性结膜炎。

证型	症状	治法	代表方剂	常用药
初感疠气	病初起,眼焮热红赤悉俱,但尚不严重;全身症状多不明显	疏风清热	驱风散热饮子	连翘 6g、牛蒡子 6g、羌活 6g、薄荷(后下)6g、大黄(后下)6g、赤芍 6g、防风 6g、当归 6g、甘草 3g、山栀 6g、川芎 6g
热毒炽盛	患眼焮热疼痛加剧,胞睑红肿,白睛红赤肿胀,赤丝满布,甚则白睛有点状或片状溢血,眵泪黏稠;头痛烦躁,便秘,尿赤;苔黄脉滑数	泻火解毒	泻肺饮	黄芩 15g、黄连 15g、陈皮 6g、甘草 6g、玄参 6g、柴胡 6g、桔梗 6g、连翘 3g、板蓝根 3g、马勃 3g、牛蒡子 3g、薄荷(后下)3g、僵蚕 2g、升麻 2g

四、天行赤眼暴翳

天行赤眼暴翳是因患天行赤眼,损伤真睛所致,以骤起两目红赤、生出翳膜为主要表现的翳病类疾病。本病可单眼或双眼同时患病,易传染流行,无明显季节性,各年龄段均可发生,病程较长,严重者可迁延数月以上。愈后常遗留不同程度的角膜云翳,影响视力。本病相当于西医学的流行性角膜结膜炎。

证型	症状	治法	代表方剂	常用药
初感疠气	目痒碜痛,羞明流泪,眼眵清稀,胞睑微肿,白睛红赤水肿,黑睛星翳;兼见头痛、鼻塞流涕;舌红,苔薄白,脉浮数	疏风清热,退翳明目	菊花决明散	草决明 15g、石决明 15g、木贼草 15g、防风 15g、羌活 15g、蔓荆子 15g、甘菊花 15g、炙甘草 6g、川芎 15g、石膏(先煎)15g、黄芩 15g

续表

证型	症状	治法	代表方剂	常用药
肝火偏盛	患眼碜涩疼痛,畏光流泪,视物模糊,黑睛星翳丛生,抱轮红赤;兼见口苦咽干,便秘溲赤;舌红,苔黄,脉弦数	清肝泻火,退翳明目	龙胆泻肝汤	龙胆 6g、黄芩 9g、山栀子 9g、泽泻 12g、木通 9g、车前子(包煎)9g、当归 8g、生地黄 20g、柴胡 10g、生甘草 6g
余邪未清	目珠干涩,白睛红赤渐退,但黑睛星翳未尽;舌红少津,脉细数	养阴祛邪,退翳明目	消翳汤	荆芥 6g、防风 10g、玄参 10g、当归尾 10g、赤芍 10g、蔓荆子 10g、蝉蜕 10g、生地黄 12g、丹参 15g、甘草 3g、羌活 6g

五、时复目痒

目痒症指以眼部发痒为主要症状的眼病。本病多因风邪外袭,邪气往来流行于睑眦腠理之间;或脾肺湿热蕴积,复感风邪,风邪湿热上犯,阻遏经络,气滞血瘀而酿成本病。也有因肝血亏少,血虚风动而作痒者。治疗总原则是祛风止痒。西医学之春季卡他性结膜炎属于本范畴。

证型	症状	治法	代表方剂	常用药
风邪外袭	两眦及睑内作痒,春暖季节明显;舌淡红,苔薄白,脉浮数	祛风散邪止痒	消风散	当归 6g、生地黄 6g、防风 6g、蝉蜕 6g、知母 6g、苦参 6g、胡麻仁 6g、荆芥 6g、苍术 6g、牛蒡子 6g、石膏(先煎)6g、甘草 3g、木通 3g
湿热夹风	眼内奇痒难忍,眵泪胶黏,胞睑沉重,白睛黄浊;舌质红,苔黄腻,脉数	祛风清热,除湿止痒	除湿汤	车前子(包煎)12g、滑石(包煎)15g、木通 6g、陈皮 6g、荆芥 6g、白鲜皮 6g、防风 6g、黄芩 6g、茯苓 12g、苦参 9g、甘草 3g
血虚生风	眼痒时作时止,局部未发现异常;形体不实,舌淡脉细	养血熄风止痒	四物汤	当归 10g、川芎 8g、白芍 12g、熟地黄 12g

六、金疳

金疳指在白睛表层发生形如玉粒、大小不等的灰白色半透明小泡,周围绕以赤脉的眼病。本病多因肺经燥热,肺火亢盛,气血失和,气机郁滞,兼感受风邪,或风热搏结而成;或因肺阴不足,虚火上炎;亦有因肺脾虚弱,运化无力,肺失所养。辨证当分实证与虚证。治疗原则为实热证宜清热散结,虚证宜补益肺脾,佐以散结。多见于西医学之泡性结膜炎。

证型	症状	治法	代表方剂	常用药
肺经燥热	患眼涩疼畏光,泪多眵结,白睛小泡隆起,周围赤脉怒张;有口渴,鼻干,便秘,尿赤,舌红苔黄,脉数有力	泻肺散结	泻肺汤	桑白皮 4.5g、泽泻 2.4g、黑玄参 2.4g、甘草 0.75g、麦门冬 3g、黄芩 3g、旋覆花 3g、菊花 1.5g、地骨皮 2.1g、桔梗 2.1g、白茯苓 2.1g
肺阴不足	自觉隐涩微痛,眵泪不结,白睛小泡隆起不甚,周围血丝淡红,病经久难愈,或反复发作;可有干咳少痰,五心烦热,便秘,舌苔少	滋阴润肺散结	养阴清肺汤	生地黄 6g、麦冬 5g、生甘草 5g、玄参 5g、浙贝母 3g、牡丹皮 3g、薄荷(后下)3g、炒白芍 3g
肺脾两虚	眼部症状与肺阴不足型相似;乏力神疲,纳少,便溏或便秘,咳嗽有痰,腹胀不舒,舌淡苔薄白,脉细无力	益气健脾	参苓白术散	人参 15g、白术 20g、茯苓 20g、炙甘草 15g、陈皮 12g、山药 25g、炒扁豆 25g、炒薏苡仁 30g、莲米 20g、砂仁 15g、桔梗 12g、大枣 6 枚

七、白涩症

白涩症指自觉患眼沙涩不爽,甚则视物昏朦,白睛赤丝细脉,病情缓慢而迁延。本病有因暴风客热或天行赤眼治之不彻底,致邪热内恋,或表邪客肺,郁而成热;有因饮食不节,湿热内阻;有因脾肺两虚,或过服寒凉,郁遏清阳之气,不能通达于目。热病伤肺阴,使白睛失润;或肝肾阴虚,阴精不足,目失濡养。此外不注意眼部卫生等也可造成此病。治疗原则为实证宜清热祛湿,虚证宜养阴益气。此外本病迁延日久而致气血瘀阻,脉络不畅,需加强应用活血祛瘀法。多见于西医学之慢性结膜炎、浅层点状角膜炎。

证型	症状	治法	代表方剂	常用药
邪热留恋	暴风客热治不彻底,致使眼干涩不爽,有异物感或眼微痒,有少许眼眵,畏光流泪,睑内及白睛轻度红赤;全身症状不明显	清热利肺	桑白皮汤	桑白皮 15g、泽泻 10g、玄参 10g、甘草 3g、麦门冬 12g、黄芩 12g、旋覆花 12g、菊花 8g、地骨皮 10g、桔梗 9g、白茯苓 9g
脾胃湿热	眼干涩隐痛,眨帷时有白色泡沫状眼眵,睑内可见粟粒样小泡,胞睑重坠感,白睛污浊不清,病程持久难愈;全身可见口臭口黏,便溏不畅,溲赤,苔黄腻	清利湿热	三仁汤	杏仁 15g、滑石(包煎)18g、通草 6g、白蔻仁 6g、淡竹叶 6g、厚朴 6g、生薏苡仁 18g、半夏 15g
肺阴不足	眼干涩羞明,视物易疲劳,白睛不红或微赤;全身体弱乏力,面色不华,或咳嗽痰多色白,口淡,食少便溏,舌淡苔薄,脉细	滋阴润肺	养阴清肺汤	生地黄 6g、麦冬 5g、生甘草 5g、玄参 5g、浙贝母 3g、牡丹皮 3g、薄荷(后下)3g、炒白芍 3g

续表

证型	症状	治法	代表方剂	常用药
肝肾阴虚	眼干涩畏光,泪少,视物欠清,频频眨眼,白睛微红,或黑睛星翳稀疏;全身可见腰膝酸软,头晕耳鸣,夜寐多梦,舌苔薄少,脉细弱	补益肝肾,滋阴养血	杞菊地黄丸	熟地黄 24g、山茱萸 12g、干山药 12g、泽泻 9g、牡丹皮 9g、茯苓 9g、枸杞子 9g、菊花 9g

八、胬肉攀睛

胬肉攀睛指有一三角形脂膜胬起如肉,由眼珠眦角横贯白睛,攀侵黑睛的慢性外障眼病。多生于大眦,生于小眦或两眦同时发生者较少见。病变进程缓慢,往往经过数月或多年始侵入黑睛,并逐渐遮盖瞳仁,也有停止进展者。本病多因心肺两经风热壅盛,或饮食不节,恣食辛辣煎炸,使脾胃邪热壅结,熏蒸于目;或因过度劳欲,耗损心阴,暗夺肾精,致水火不济,虚火上浮。治疗总原则为祛风清热,凉血导滞,或滋阴清热活血。多见于西医之翼状胬肉。

证型	症状	治法	代表方剂	常用药
心肺风热	胬肉初生且渐肥厚,赤脉集布,眼痒涩羞明流泪;舌苔薄黄,脉数	祛风清热通络	栀子胜奇散	白蒺藜 15g、蝉蜕 15g、谷精草 15g、甘草 10g、木贼 15g、黄芩 15g、草决明 25g、菊花 15g、山栀子 15g、川芎 15g、荆芥穗 15g、羌活 15g、密蒙花 15g、蔓荆子 15g
心火上炎	胬肉头尖红赤高起,痒涩刺痛,心烦失眠,或口舌生疮,小便短赤,舌尖红,脉数	清心泻火,凉血导滞	导赤散	生地黄 6g、木通 6g、生甘草梢 6g、淡竹叶 6g
阴虚火旺	胬肉淡红菲薄,时轻时重,涩痒间作;心烦舌燥,舌红少苔	滋阴降火	知柏地黄丸	熟地黄 30g、山药 15g 山茱萸 15g、茯苓 10g、泽泻 10g、牡丹皮 10g、知母 10g、黄柏 10g

九、白睛溢血

白睛溢血指白睛血络破裂,血溢于白睛外膜之下,呈一片鲜红色,界限分明的眼疾,又有称为色似胭脂症。若热客于肺,导致肺气不降上逆,迫血妄行。思虑过度,夜睡不足,使心营暗耗,或肝肾亏损,阴精不足,二者均可使精血虚损,经脉失去柔润,燥裂而血溢于外;多见于中老年人。此外,剧烈呛咳、呕吐、酗酒过度、妇女逆经、眼部外伤均可导致血不循经,血脉破裂而成本病。治疗原则为凉血活血。多见于西医学之结膜下出血。

证型	症状	治法	代表方剂	常用药
热客肺经	白睛溢血,口干,或有咳嗽;大便秘结,舌苔黄	清肺散血	退赤散	桑白皮 15g、牡丹皮 10g、黄芩 10g、桔梗 10g、瓜蒌 10g、天花粉 15g、赤芍 5g、当归尾 5g、甘草 5g
心营亏损,肝肾不足	白睛溢血;头晕耳鸣,夜寐多梦,舌苔少,脉细	补肝肾益心血,活血祛瘀	归芍地黄汤	当归 12g、白芍 12g、生地黄 24g、牡丹皮 9g、茯苓 9g、山药 12g、吴茱萸 12g、泽泻 9g
外伤瘀滞	白睛溢血因外伤引起,或伴有胞睑、眼珠他处外伤,疼痛	活血化瘀	桃红四物汤	当归 10g、川芎 8g、白芍 12g、熟地黄 12g、桃仁 9g、红花 6g

第四节　黑睛病证

一、聚星障

　　聚星障指黑睛骤生多个细小星翳,其色灰白或微黄,或散漫分布或联缀排列,或先后发生或一齐顿起。常在热性病后或慢性疾病后发病,病程较长,易反复发作。本病多因外感风寒或风热,上犯于目;外邪入里化热,或肝经伏火,火热上炎;素食煎炒五辛,致脾胃湿热蕴积,蒸灼黑睛;素体阴虚,或患热病后灼伤津液,致阴津亏乏,虚火上炎,再兼风邪为犯而发病。本病位于黑睛,责之于肝。新病多属实证,反复发作者常虚实夹杂。治疗总原则是实热宜祛风清热除湿,虚热宜滋阴清热祛风。本病是临床常见眼病,与西医学之浅层点状角膜炎(肉眼可见角膜浅层点状浸润)单纯疱疹性角膜炎浅层型(树枝状角膜炎)相似。

证型	症状	治法	代表方剂	常用药
外感风热	病初起,自觉羞明涩痛流泪,症状较轻,抱轮微红赤,黑睛骤生星翳;发热恶寒、咽痛,舌苔薄黄,脉浮数	疏风散热	银翘散	连翘 9g、金银花 9g、苦桔梗 6g、薄荷(后下)6g、淡竹叶 4g、生甘草 5g、荆芥穗 5g、淡豆豉 5g、牛蒡子 9g、芦根 9g
湿热犯目	患眼泪热胶黏、抱轮红赤、黑睛生翳如地图状或黑睛深层生翳,呈圆盘状混浊、肿胀;病情缠绵,反复发作,头重胸闷,口黏纳呆,便溏,舌红苔黄腻,脉濡数	清风除湿	三仁汤	杏仁 15g、滑石(包煎)18g、白通草 6g、豆蔻 6g、淡竹叶 6g、厚朴 6g、生薏苡仁 18g、半夏 15g

续表

证型	症状	治法	代表方剂	常用药
肝火炽盛	黑睛星翳扩大加深,白睛混赤,眼痛,畏光流泪加重;头痛口苦,尿赤,舌红苔黄,脉弦数	清肝泻火	龙胆泻肝汤	龙胆6g、黄芩9g、山栀子9g、泽泻12g、木通6g、车前子(包煎)9g、当归8g、生地黄20g、柴胡10g、生甘草6g
阴虚夹风	眼内干涩不适,羞明较轻,抱轮微红,黑睛生翳日久,迁延不愈,或时愈时发;口干咽燥,舌红少津,脉细或细数	滋阴熄风	加减地黄丸	女贞子128g、郁金32g、茯苓32g、熟地黄40g、地骨皮56g、五味子32g、地黄92g、山药160g、泽泻120g

二、湿翳

湿翳是指黑睛生翳,其表面微隆起,状如豆腐渣样,外观干而粗糙的眼病。本病多见于我国南方温热潮湿气候地区,又以夏秋收割季节更常见。本病多发生于潮湿炎热的夏秋农忙季节,因稻芒、麦刺、植物的枝叶擦伤黑暗,或戴角膜接触镜时损伤黑睛,或黑睛手术后造成轻度黑睛外伤等,致湿毒之邪乘伤侵入,湿邪内蕴化热,熏灼黑睛所致。湿翳类似于西医学的真菌性角膜炎。常见致病真菌有镰刀菌、念珠菌、曲霉菌等。

证型	症状	治法	代表方剂	常用药
湿重于热	患眼畏光流泪,疼痛较轻,白睛红赤或抱轮微红,黑睛外伤后,新起之翳,表面稍隆起,形圆而色灰白;不思饮食,口淡无味,舌苔白腻而厚,脉缓	祛湿清热	三仁汤	杏仁15g、滑石(包煎)18g、白通草6g、豆蔻6g、淡竹叶6g、厚朴6g、生薏苡仁18g、半夏15g
热重于湿	患眼眵涩不适,疼痛畏光,流泪黏稠,白睛混赤,黑睛生翳,表面隆起,状如豆腐渣,外观干而粗糙,或见黄液上冲;溺黄便秘,舌红苔黄腻,脉濡数	清热化湿	甘露消毒丹	茵陈30g、滑石15g、黄芩9g、佩兰9g、连翘9g、石菖蒲6g、藿香6g

三、凝脂翳

凝脂翳指黑睛生翳,初起如星,迅速向四周及深层发展,表面如一片凝结的油脂,并伴黄液上冲的急重眼病,其特点是起病急,发展快,变化多。若不及时治疗,每易毁坏黑睛,导致变证烽起,是重要致盲眼病之一。任何季节、年龄均可发病,但以夏秋收割季节多见,年老体虚者易发病。本病多因先有黑睛表层损伤,如异物、谷芒、麦刺等损伤黑睛,毒邪乘伤入侵等。本病发病位于黑睛,可波及黄仁,治疗需采用急则治其标原则,以清热解毒为主。若病情日久,凝脂溃陷不收,眼症较轻,舌淡脉弱为正虚邪留,治疗宜扶正祛邪。本病相当于西医学之化脓性角膜溃疡(匐行性、绿脓杆菌性、真菌性)。

证型	症状	治法	代表方剂	常用药
风热壅盛	病变初起,头目疼痛,羞明流泪。视力减退,抱轮红赤,黑睛生翳,边缘不清如覆薄脂;舌质红,苔薄黄,脉浮数	祛风清热	新制柴连汤	柴胡9g、黄芩9g、黄连6g、赤芍12g、蔓荆子12g、栀子6g、龙胆6g、木通9g、甘草6g、荆芥6g、防风6g
肝胆火炽	头眼疼痛明显,强烈羞明,热泪如泉涌,白睛混赤,黑睛生翳,状如凝脂,神水混浊,黄液上冲,口苦溲黄;舌红苔薄黄,脉弦数	清肝泻火	龙胆泻肝汤	龙胆6g、黄芩9g、山栀9g、泽泻12g、木通9g、车前子(包煎)9g、当归8g、生地黄20g、柴胡10g、生甘草6g
热盛腑实	头目剧痛,眼睑红肿,眵多浓稠,热泪如汤,白睛混赤水肿,黑睛翳陷,状如凝脂,扩大加深,黄液上冲量多,眵泪、凝脂及脓液色呈黄绿;发热口渴,溺黄便秘,舌红苔黄厚,脉数有力	泻火解毒	四顺清凉饮	当归12g、龙胆30g、黄芩10g、桑皮10g、车前子(包煎)10g、生地黄12g、赤芍10g、枳壳10g、熟大黄(后下)6g、防风10g、川芎9g、川连9g、木贼草10g、柴胡6g、甘草3g
气阴两虚	羞明较轻,或眼内干涩,轻度抱轮红赤,黑睛溃陷,日久不敛;体倦便溏,舌红脉细数,或舌淡脉弱	偏于阴虚者,滋阴退翳;偏气虚者,益气退翳	偏阴虚:滋阴退翳汤或海藏地黄散;偏气虚:托里消毒散	偏阴虚:玄参15g、知母10g、生地黄15g、麦冬10g、白蒺藜10g、木贼5g、菊花5g、青葙子10g、蝉蜕5g、菟丝子10g、甘草5g 偏气虚:人参(另煎)15g、白术15g、黄芪15g、茯苓15g、白芍10g、当归10g、川芎10g、金银花15g、白芷5g、甘草5g、桔梗5g、皂角刺5g

四、混睛障

混睛障指黑睛深层呈现一片灰白色翳障,混浊不清,漫掩黑睛,障碍视力。本病多因肝胆热毒或湿热壅盛,蒸灼津液,上攻于目,气血凝滞而成;或邪毒久伏,耗损阴液,肝肾阴虚或肺阴不足,虚火上炎。本病在急性期以实证、热证为主;病情反复发作,多为虚中夹实证。治疗原则是实证宜清热解毒除湿,虚证宜养阴清热退翳,而且二者均需酌情活血祛瘀。与西医学角膜基质炎、深层角膜炎相似。

证型	症状	治法	代表方剂	常用药
肝经风热	眼痛,羞明流泪,抱轮红赤,黑睛深层混浊;头痛鼻塞,舌红,苔薄黄,脉浮数	祛风清热	羌活胜风汤	羌活6g、独活6g、荆芥6g、防风6g、前胡6g、黄芩9g、柴胡6g、枳壳9g、白术9g、川芎6g、白芷6g、桔梗6g、薄荷(后下)6g、甘草6g

续表

证型	症状	治法	代表方剂	常用药
肝胆热毒	患眼刺痛,羞明流泪,抱轮暗红,或白睛混赤,黑睛深层呈圆盘状灰白色混浊肿胀,或赤脉贯布,或赤白混杂;口苦咽干,便秘溲黄,舌红苔黄,脉弦数	清肝解毒,凉血化瘀	银花解毒汤	金银花 15g、紫菀 9g、紫花地丁 15g、夏枯草 9g、牡丹皮 9g、连翘 15g、茯苓 9g、黄连 3g、甘草 6g
湿热内蕴	患眼胀痛,羞明流泪,抱轮红赤,或白睛混赤,黑睛深层呈圆盘状灰白色混浊肿胀;头重胸闷,纳少便溏,舌苔黄腻,脉濡数	清热化湿	甘露消毒丹	茵陈 30g、滑石(包煎)15g、黄芩 9g、佩兰 9g、连翘 9g、石菖蒲 6g、藿香 6g
阴虚火炎	病变迁延不愈或反复发作,干涩隐痛,轻度抱轮红赤,黑睛深层混浊;口干咽燥,舌红少津,脉细数	滋阴降火	百合固金汤	当归 3g、川芎 3g、白芍 3.6g、黄柏 3g、知母 3g、熟地黄 4.5g、天花粉 3g、生甘草 3g、玄参 6g、桔梗 9g

五、疳积上目

疳积上目是小儿疳积而继发的一种眼病,以夜盲、眼珠干燥、黑睛混浊为主要特点。如不及时医治,可严重影响视力,甚至失明。饮食不节,喂养不当,食有偏好等损伤脾胃,或久病虚羸,脾胃虚弱等,皆可导致脾失健运,气血生化不足,酿成疳积。治疗总原则是健脾消疳,养肝明目。多见于西医学之角膜软化症。

证型	症状	治法	代表方剂	常用药
肝脾亏虚	夜盲,白睛干涩,频频眨目,白睛、黑睛失泽;食少纳差,面色萎黄,舌淡红,苔薄白,脉细	健脾益气,消积明目	参苓白术散	人参 15g、白术 20g、茯苓 20g、炙甘草 15g、陈皮 12g、山药 25g、炒扁豆 25g、炒薏苡仁 30g、莲米 20g、砂仁 15g、桔梗 12g、大枣 6 枚
脾虚肝热	头眼疼痛,畏光流泪,白睛干燥,抱轮红赤,黑睛混浊或溃烂,甚至黄液上冲,严重者可到黑睛坏死、穿破,变为蟹睛、眼球枯萎等恶候;有腹胀便溏,烦躁不宁,舌红苔薄,脉弦	健脾清肝,退翳明目	肥儿丸	肉豆蔻 50g、木香 20g、炒六神曲 100g、炒麦芽 50g、胡黄连 100g、槟榔 50g、使君子仁 100g
中焦虚寒	头眼疼痛,畏光流泪,白睛干燥,抱轮微红,黑睛灰白混浊或溃烂;多伴面白无华,四肢不温,大便频泄,舌淡苔薄,脉细弱	温中散寒,补益脾胃	附子理中汤	人参(另煎)6g、白术 6g、干姜 6g、炮附子 6g、炙甘草 3g

六、宿翳

宿翳指黑睛疾患痊愈后遗留的疤痕翳障。临床分为冰瑕翳、云翳、厚翳、斑脂翳,分别与西医学之云翳、斑翳、白斑、粘连性白斑相似。本症多为聚星障、花翳白陷、凝脂翳等黑睛疾患后遗留的疤痕翳障。翳障的形成,常兼有津液受灼,气血失调的病机。本症的辨证,宜分清新久。新患者易治,年深日久,终成顽疾,则服药难以奏效。黑睛疾患近愈或痊愈,留有疤痕翳障,视物昏朦,为翳膜遮挡瞳神;因黑睛疾患日久伤阴,故见眼内干涩。治疗原则退翳明目,以外治为主。多见于角膜炎遗留之云翳、斑翳、白斑、粘连性白斑。

证型	症状	治法	代表方剂	常用药
阴虚津伤	黑睛疾病后期,眼内干涩不适,遗留瘢痕翳障;可见舌质红,苔薄白,脉细	养阴退翳	滋阴退翳汤	玄参15g、知母10g、生地黄15g、麦冬10g、白蒺藜10g、木贼5g、菊花5g、青葙子10g、蝉蜕5g、菟丝子10g、甘草5g
气血凝滞	黑睛宿翳日久,赤脉伸入翳中,视力下降;或见舌红苔薄白,脉缓	活血退翳	桃红四物汤	当归10g、川芎8g、白芍12g、熟地黄12g、桃仁9g、红花6g

第五节　瞳神病证

一、瞳神紧小

瞳神紧小症指瞳神失去正常之展缩功能,持续缩小,同时伴有神水混浊、抱轮红赤或白睛混赤,视力下降的急性眼病。瞳神干缺症指瞳神紧小症转为慢性,以瞳神失去正圆,边缘参差不齐,呈锯齿样或花瓣状,黄仁色泽干枯不荣之症。本病有急性、慢性之分。急性多为实证、热证,慢性为虚中夹实证或虚证。治疗原则为实热证宜清肝泄热,虚证宜滋阴降火或温补脾肾,二者均应酌加活血祛瘀之品。多见于西医学之慢性虹膜睫状体炎、葡萄膜大脑炎、毕夏病、交感性眼炎。

证型	症状	治法	代表方剂	常用药
肝经风热	突感轻微的眼珠疼痛,畏光、流泪,视物稍模糊;轻度抱轮红赤,黑睛后壁可见少许粉尘状物附着,神水轻度混浊,瞳神稍有缩小,展缩欠灵;舌苔薄黄,脉浮数	疏风清热	新制柴连汤	柴胡9g、黄芩9g、黄连6g、赤芍12g、蔓荆子12g、栀子6g、龙胆6g、木通9g、甘草6g、荆芥6g、防风6g

续表

证型	症状	治法	代表方剂	常用药
肝胆火炽	眼珠疼痛,眉棱骨痛,畏光、流泪,视力下降;胞睑红肿,白睛混赤,黑睛后壁可见点状或羊脂状沉着物,神水混浊,或黄液上冲,黄仁肿胀,纹理不清,瞳神缩小,展缩不灵,或瞳神干缺,或可见神膏内细尘状混浊;口苦咽干,大便秘结,舌红苔黄,脉弦数	清泻肝胆	龙胆泻肝汤	龙胆6g、黄芩9g、山栀子9g、泽泻12g、木通9g、车前子(包煎)9g、当归8g、生地黄20g、柴胡10g、生甘草6g
风湿夹热	眼珠作胀疼痛,眉棱骨胀痛,畏光流泪,视力缓降,抱轮红赤或白睛混赤,黑睛后壁有点状或羊脂状物沉着,神水混浊,黄仁肿胀,纹理不清。瞳神缩小,展缩失灵,或瞳神干缺,或瞳神区有灰白膜样物覆盖,或可见神膏内有细伞状、絮状混浊;肢节肿胀,酸楚疼痛,舌红苔黄腻,脉濡数或弦数	祛风清热除湿	抑阳酒连散	独活6g、生地黄15g、黄柏6g、防己6g、知母9g、蔓荆子9g、前胡9g羌活6g、白芷6g、生甘草3g、防风6g、栀子6g、黄芩6g、寒水石(先煎)10g、黄连6g
虚火上炎	病势较缓,时轻时重,眼干不适,视物昏花,或见抱轮红赤,黑睛后壁可有粉尘状物沉着,可见神水混浊,黄仁轻度萎废,瞳神干缺,晶珠混浊;失眠烦热,口燥咽干,舌红少苔,脉细数	滋阴降火	知柏地黄汤	熟地黄30g、山药15g、山茱萸15g、茯苓10g、泽泻10g、牡丹皮10g、知母10g、黄柏10g

二、绿风内障

绿风内障是以眼珠变硬,瞳神散大,瞳色淡绿,视力严重减退为主要特征的常见眼病。病程有急有慢,急性时眼症明显,眼痛头痛严重。若失治则可致失明。本病病因病机较为复杂。总的治疗原则是迅速采用药物控制眼压。本病多见于西医学之闭角型青光眼。

证型	症状	治法	代表方剂	常用药
风火攻目	头痛如劈,目珠胀硬,视力锐减,眼压升高,胞睑红肿,白睛混赤肿胀,黑睛雾状水肿,前房角浅,黄仁晦暗,瞳神中等度散大,展缩不灵,房角有粘连;伴有恶心、呕吐等全身症状,舌红苔黄,脉弦数	清热泻火,平肝熄风	绿风羚羊饮	玄参6g、防风6g、茯苓6g、知母6g、黄芩2g、细辛3g、桔梗6g、羚羊角(另吞)3g、车前子3g、大黄(后下)3g

续表

证型	症状	治法	代表方剂	常用药
气火上逆	头眼剧烈胀痛,视力骤降,眼压升高,白睛混赤,黑睛雾状混浊,前房极浅,黄仁晦暗,纹理模糊,瞳神中等度散大,展缩不灵,房角有粘连;伴有胸闷嗳气,恶心,呕吐,口苦,舌红苔黄,脉弦数	清热疏肝解郁	丹栀逍遥散	柴胡6g、当归15g、白芍15g、白术15g、茯苓15g、生姜15g、薄荷(后下)6g、炙甘草6g、牡丹皮15g、栀子15g
痰火郁结	头眼胀痛,视力锐减,眼压升高,抱轮红赤或白睛混赤,黑睛雾状混浊,前房较浅,瞳神稍有散大,展缩不灵,房角有粘连;动辄眩晕,呕吐痰涎,舌红苔黄,脉弦滑	降火逐痰	将军定痛丸	黄芩21g、白僵蚕15g、陈皮15g、天麻15g、桔梗15g、青礞石(先煎)6g、白芷6g、薄荷(后下)6g、大黄(后下)60g、半夏10g

三、青风内障

青风内障指发病无明显不适,唯眼珠逐渐胀硬,视野逐渐缩窄,终致失明的慢性眼疾。本病多发生于素有头风、痰火和阴虚血少之人。每因忧郁忿怒,肝郁气滞;或风火痰涎上扰,或竭思劳虑,用意太过,真阴暗耗,阴虚火旺,终致气血不和,阻遏经络,神水瘀滞而酿成本病。本病为慢性进行性眼疾,每因七情刺激或过劳而发作。发作时多为实证,或虚实夹杂;至病之后期则以虚证为主。治疗原则为实证宜清肝、疏肝、祛痰,虚证宜滋养肝肾为主,并结合外治法。多见于西医学之开角型青光眼。

证型	症状	治法	代表方剂	常用药
痰湿泛目	早期偶有视物昏朦,或瞳神稍大,眼底视盘杯盘比增大,或两眼视盘杯盘比差值大于0.2;严重时视盘苍白,可见视野缺损,甚或成管状,眼压偏高;头昏眩晕,欲呕恶,舌淡苔白腻,脉滑	温阳化痰,利水渗湿	温胆汤合五苓散	半夏12g、竹茹12g、枳实12g、陈皮9g、炙甘草5g、茯苓15g、猪苓15g、泽泻20g、白术15g、桂枝10g
肝郁气滞	时有视物昏朦,目珠微胀,轻度抱轮红赤,或瞳神稍大,眼底视盘杯盘比大于0.6,或两眼视盘杯盘比值差大于0.2,可见视野缺损,眼压偏高;情志不舒,心烦口苦,舌红苔黄,脉象弦细	疏肝解郁	逍遥散	柴胡15g、当归15g、白芍15g、白术15g、茯苓15g、生姜15g、薄荷(后下)6g、炙甘草6g

续表

证型	症状	治法	代表方剂	常用药
肝肾亏虚	患病时久,视物不清,瞳神稍大,视野缺损或呈管状,视盘苍白,头晕失眠,精神倦怠,腰膝无力,舌淡苔薄,脉细沉无力;或面白肢冷,精神倦怠,舌淡苔白,脉细沉	补益肝肾	驻景丸加减	车前子 90g、熟地黄 150g、当归 150g、川椒 30g、楮实子 30g、五味子 60g

四、圆翳内障

圆翳内障指晶珠渐浊,视力渐降,渐至失明的慢性眼病。因最终于瞳神中间出现圆形银白色或棕褐色的翳障,故名。主要见于老年患者,常两眼同时或先后发病。本病多因年老体衰,肝肾虚弱,精血不足,或脾虚失运,精气不能上荣于目所致。也有因肝经郁热,或阴虚夹湿热上攻者。本病为慢性进行性致盲眼疾,病变与肝、肾、脾关系密切,以虚证居多,且以肝肾阴虚为主。总的治则是虚则用健脾补肝肾,实则清热除湿。因病程日久,以服成药为宜。多见于西医学之老年性白内障。对于本病治疗,早期病例药物有效;若病久翳已成熟,能见三光,则宜手术治疗,可望恢复部分视力。

证型	症状	治法	代表方剂	常用药
肝热上扰	视物模糊,头痛目涩,口苦咽干;舌红苔黄,脉弦数	清热平肝	石决明散	石决明 30g、草决明 12g、青葙子 10g、栀子 10g、大黄 6g、赤芍 15g、荆芥 10g、木贼 10g、羌活 10g、白蒺藜 10g、麦冬 15g
肝肾不足	视物昏花,视力缓降,晶珠混浊;头昏耳鸣,腰酸腿软,口干,舌红苔少,脉细	补益肝肾,清热明目	杞菊地黄丸	枸杞子 40g、菊花 40g、熟地黄 160g、山茱萸 80g、牡丹皮 60g、山药 80g、茯苓 60g、泽泻 60g
脾气虚弱	视物模糊,视力缓降,晶珠混浊,或见晶珠混浊,视近尚明而视远模糊等;伴面色萎黄,少气懒言,肢体倦怠,舌淡苔白,脉缓弱	益气健脾,利水渗湿	补中益气汤	人参(另煎)9g、白术 9g、茯苓 9g、炙甘草 6g

五、络阻暴盲

络阻暴盲是指患眼外观正常,猝然一眼或双眼视力急剧下降,视衣可见典型的缺血性改变为特征的致盲眼病。本病以"暴盲"为名。本病发病急骤,多为单眼发病,以中老年多见,无性别差异,多数患者伴有高血压等心脑血管疾病。本病多见于西医学视网膜动脉阻塞;因视网膜中央动脉的主干或分支阻塞后,引起其所供应区域的视网膜发生急性缺血,导致视功能急剧损害或丧失。

证型	症状	治法	代表方剂	常用药
气血瘀阻	眼外观端好,骤然盲无所见;急躁易思,胸胁胀满,头痛腹胀,舌有瘀点,脉弦或涩	行气活血,通窍明	通窍活血汤	赤芍3g、川芎3g、桃仁9g、红枣7个(去核)、红花9g、老葱3根、鲜姜9g、麝香(布包)0.15g
痰热上壅	眼部症状同前;形体多较胖,头眩而重,胸闷烦躁,食少恶心,口苦痰稠,舌苔黄腻,脉弦滑	涤痰通络,活血开窍	涤痰汤	半夏6g、人参(另煎)12g、茯苓9g、陈皮6g、甘草3g、竹茹12g、石菖蒲6g、枳壳6g、胆南星3g
肝阳上亢	眼部症状同前,目干涩;头痛眼胀或眩晕时作,急躁易怒,面赤烘热,心悸健忘,失眠多梦,口苦咽干;脉弦细或数	滋阴潜阳,活血通络	龙胆泻肝汤	怀牛膝30g、生赭石(先煎)30g、川楝子6g、生龙骨(先煎)15g、生牡蛎(先煎)15g、生龟甲(先煎)15g、生杭芍15g、玄参15g、天冬15g、生麦芽6g、茵陈6g、甘草3g
气虚血瘀	发病日久,视物昏朦,动脉细而色淡红或呈白色线条状,视网膜水肿,视盘色淡白;或伴短气乏力,面色萎黄,倦怠懒言,舌淡有瘀斑,脉涩或结代	补气养血,化瘀通脉	补阳还五汤	黄芪12g、当归尾3g、赤芍5g、地龙3g、川芎3g、红花3g、桃仁3g

六、络损暴盲

络损暴盲是指因眼底脉络受损出血致视力突然下降的眼病。本病常因情志内伤,肝气郁结,肝失调达,气滞血郁,血行不畅,瘀滞脉内,瘀久则脉络破损而出血;肝肾阴亏,水不涵木,肝阳上亢,气血上逆,血不循经而外溢;过食肥甘厚味,痰湿内生,痰凝气滞,血脉瘀阻出血;劳瞻竭视,阴血暗耗,心血不足,无以化气则脾气虚弱,血失统摄,血溢脉外所致。络损暴盲类似于西医学之视网膜中央或分支静脉阻塞、视网膜血管炎等因血管壁渗漏或破损引起出血而视力骤降的眼病,如视网膜出血、玻璃体积血等。

证型	症状	治法	代表方剂	常用药
气滞血瘀	眼外观端好,视力急降眼胀头痛;胸胁胀痛或情志抑郁,食少嗳气,或忿怒暴悖,烦躁失眠,舌红有瘀斑,苔薄白,脉弦或涩	理气解郁,化瘀止血	血府逐瘀汤	当归9g、生地黄9g、桃仁12g、红花9g、枳壳6g、赤芍6g、柴胡3g、甘草3g、桔梗4.5g、川芎6g、牛膝10g
阴虚阳亢	眼外观端好,视力急降眼胀头痛;头晕耳鸣,面热潮红,头重脚轻,失眠多梦,烦躁易怒,舌红少苔,脉弦细	滋阴育阳	天麻钩藤饮	天麻9g、栀子9g、黄芩9g、杜仲9g、益母草9g、桑寄生9g、夜交藤9g、朱茯神9g、川牛膝12g、钩藤(后下)12g、石决明(先煎)18g

续表

证型	症状	治法	代表方剂	常用药
痰瘀互结	眼外观端好,视力急降眼胀头痛,或是病程较长,眼底水肿,渗出明显,或有黄斑囊样水肿;形体肥胖兼见头重眩晕,胸闷脘胀,舌苔腻或舌有瘀点,脉弦或滑	清热除湿,化瘀通络	桃红四物汤合温胆汤	桃仁10g、红花10g、当归12g、川芎10g、白芍15g、半夏10g、枳实10g、茯苓15g、橘皮12g、竹茹9g、山楂30g、草决明30g、泽泻9g、甘草6g
心脾两虚	病程较久,视网膜静脉反复出血,其色较淡;面色萎黄或㿠白,心悸健忘,月经量少或淋漓不断,纳差便溏,舌淡胖,脉弱	养心健脾,益气摄血	归脾汤	白术15g、茯神12g、龙眼肉12g、黄芪12g、酸枣仁12g、人参(另煎)9g、木香8g、炙甘草5g、远志肉8g、当归10g、生姜5片、大枣2枚

七、目系暴盲

目系暴盲是指目系因六淫外感、情志内伤或外伤等致患眼倏然盲而不见的眼病。本病可单眼或双眼发病,无明显季节性,亦无地域及性别差异,起病多急重,可造成严重的视功能障碍。本病常因六淫外感或五志过极,肝火内盛,循肝经上扰,灼伤目系而发病;久病体虚,气血亏虚,目系失养所致。多见于西医学之急性视神经炎、严重的前部缺血性视神经病变等引起视力突然下降的视神经病。

证型	症状	治法	代表方剂	常用药
肝经实热	视力急降甚至失明,伴眼球胀痛或转动时作痛,眼底可见视盘充血肿胀,边界不清,视网膜静脉扩张、纤曲,颜色紫红,视盘周围水肿、渗出、出血,或眼底无异常;全身症见头胀耳鸣,胁痛口苦,舌红苔黄,脉弦数	清肝泄热,兼通瘀滞	龙胆泻肝汤	龙胆6g、黄芩9g、山栀子9g、泽泻12g、木通9g、车前子(包煎)9g、当归8g、生地黄20g、柴胡6g、生甘草6g
肝郁气滞	眼症同前,头晕目眩或前额、眼球后隐痛;情志抑郁或妇女月经不调,喜叹息,胸胁疼痛,口苦咽干,舌质暗红,苔薄白,脉弦细	疏肝解郁,行气活血	逍遥散合桃红四物汤	柴胡12g、当归15g、赤芍12g、白术12g、茯苓12g、薄荷(后下)5g、桃仁15g、红花6g、生地黄30g、麦冬15g、西洋参(另煎)15g、茵陈50g、田基黄30g、山栀子15g、板蓝根50g、泽泻10g
阴虚火旺	眼症同前;头晕目眩,五心烦热,颧赤唇红,口干,舌红苔少,脉细数	滋阴降火,活血祛瘀	知柏地黄丸	知母40g、黄柏40g、熟地黄160g、山茱萸80g、牡丹皮60g、山药80g、茯苓60g、泽泻60g

续表

证型	症状	治法	代表方剂	常用药
气血两虚	病久体弱,或失血过多,或产后哺乳期发病,视物模糊;面白无华或萎黄,爪甲唇色淡白,少气懒言,倦怠神疲,舌淡嫩,脉细弱	补益气血,通脉开窍	人参养荣汤	人参(另煎)6g、炙黄芪12g、白术9g、肉桂(后下)3g、陈皮6g、炙甘草3g、当归12g、白芍18g、熟地黄18g、五味子5g、茯苓10g、远志6g、生姜6片、大枣4枚

八、消渴目病

消渴目病是指由消渴病引起的内障眼病。本病多为双眼先后或同时发病,对视力造成严重影响。常因病久伤阴或素体阴亏,虚火内生,火性炎上,灼伤目中血络,血溢络外;气阴两亏,目失所养,或因虚致瘀,血络不畅而成内障;饮食不节,脾胃受损,或情志伤肝,肝郁犯脾,致脾虚失运,痰湿内生,上蒙清窍;禀赋不足,脏腑柔弱,或劳伤过度,伤耗肾精,脾肾两虚,目失濡养所致。多见于西医学之糖尿病性视网膜病变。

证型	症状	治法	代表方剂	常用药
阴虚燥热	眼底查见微动脉瘤、出血、渗出等;口渴多饮,消谷善饥,或口干舌燥,腰膝酸软,心烦失眠,舌红苔薄白,脉细数	滋阴润燥,凉血化瘀	玉泉丸合白虎加人参汤	人参(另煎)10g、黄芪25g、天花粉15g、葛根15g、麦冬15g、茯苓15g、知母18g、石膏(先煎)30g、炙甘草6g、粳米12g
气血两虚	视力下降,或眼前有黑影飘动,眼底可见视网膜、黄斑水肿,视网膜渗出、出血等;面色少华,神疲乏力,少气懒言,咽干自汗,五心烦热,舌淡,脉虚无力	益气养阴,利水化瘀	六味地黄汤合生脉散	生地黄10g、炒山药15g、茯苓12g、牡丹皮10g、桂枝10g、生龙牡(各先煎)18g、女贞子15g、墨旱莲15g、当归15g、丹参30g、枳壳30g、麦冬10g、五味子6g、合欢皮15g
脾肾两虚	视力下降,或眼前黑影飘动,眼底可见视网膜水肿、棉绒斑、出血;形体消瘦或虚胖,头晕耳鸣,形寒肢冷,面色萎黄或水肿,夜尿频,量多清长或混如脂膏,舌淡胖,脉沉弱	温阳益气,利水消肿	加味肾气丸	炮附子60g、白茯苓30g、泽泻30g、山茱萸30g、山药30g、车前子30g、牡丹皮30g、官桂15g、川牛膝15g、熟地黄15g
血瘀内阻	视力下降,眼前有黑影飘动,眼底可见视网膜新生血管,反复发生大片出血、视网膜增殖膜;胸闷,头昏目眩,肢体麻木,舌质暗有瘀斑,脉弦或细涩	化瘀通络	血府逐瘀汤	当归9g、生地黄9g、桃仁12g、红花9g、枳壳6g、赤芍6g、柴胡3g、甘草3g、桔梗4.5g、川芎4.5g、牛膝10g

九、视瞻有色

视瞻有色是指外眼无异常,唯视物昏朦不清,中心有灰暗或棕黄色阴影遮挡,或视物变形的内障眼病。本病多见于20~45岁的青壮年男性,多为单眼发病,但亦有双眼先后发病者,易复发。本病常因饮食不节,或思虑过甚,内伤于脾,脾不健运,水湿上泛;或湿聚为痰,郁遏化热,上扰清窍;肝肾两亏,精血不足,目失所养所致。视瞻有色类似于西医学的中心性浆液性脉络膜视网膜病变。

证型	症状	治法	代表方剂	常用药
水湿上泛	视物模糊,眼前出现有色阴影,视物变小或变形,眼底可见视网膜反光晕轮明显,黄斑水肿,中心凹光反射减弱或消失;胸闷,纳呆呕恶,大便稀溏,舌苔滑腻,脉濡或滑	利水渗湿	四苓散	茯苓250g、猪苓250g、泽泻250g、炒白术250g
痰湿化热	视物模糊,眼前棕黄色阴影,视物变小或变形,眼底可见黄斑水肿及黄白色渗出;脘腹痞满,纳呆呕恶,小便短赤,舌红苔黄腻,脉濡数	舒肝解郁,健脾利湿	三仁汤	杏仁15g、滑石(包煎)18g白通草6g、白蔻仁6g、淡竹叶6g、厚朴6g、生薏苡仁18g、半夏15g
肝肾不足	视物模糊,眼前可见暗灰色阴影,视物变小或变形,眼底可见黄斑区色素紊乱,少许黄白色渗出,中心凹光反射减弱;或兼见头晕耳鸣,梦多滑遗,腰膝酸软,舌红少苔,脉细	滋补肝肾,和血明目	四物五子丸	熟地黄12g、制首乌12g、黄精12g、菟丝子12g、枸杞子12g、覆盆子12g、桑椹子12g、丹参12g、车前子(包煎)9g、川芎6g

十、视衣脱离

视衣脱离多见于西医学的视网膜脱离,是视网膜内肌层与其色素上皮层之间的分离而引起视功能障碍的眼病。因脱离的部位、范围、程度及伴发症状之不同,中医将本病分别归入神光自现、云雾移睛、视瞻昏渺、暴盲中。视网膜脱离有原发性与继发性两大类。这里所述为原发性孔源性视网膜脱离。常因禀赋不足或劳瞻竭视,精血暗耗,脾胃两虚,神膏变性,目失所养;脾胃气虚,运化失司,固摄无权,水湿停滞,上泛目窍;头眼部外伤,视衣受损所致。

证型	症状	治法	代表方剂	常用药
脾虚湿泛	视物昏朦,玻璃体混浊,视网膜脱离;或术后视网膜下仍有积液,倦怠乏力,面色少华,或有食少便溏,舌淡胖有齿痕,苔白滑,脉细或濡	健脾益气,利水化浊	补中益气汤合四苓散	黄芪20g、党参15g、白术12g、炙升麻6g、茯苓10g、猪苓10g、泽泻10g、车前子(包煎)10g、柴胡10g、枸杞子12g、甘草3g

续表

证型	症状	治法	代表方剂	常用药
脉络瘀滞	头眼部外伤或术后视网膜水肿或残留视网膜下积液,结膜充血、肿胀;眼痛头痛,舌质暗红或有瘀斑,脉弦涩	养血活血,祛风止痛	祛风益损汤	生地黄15g、当归10g、赤芍10g、蔓荆子10g、前胡10g、藁本10g、木贼草10g、甘菊10g、牛蒡子12g、川芎6g、防风6g、桔梗5g
肝肾阴虚	久病失养或手术后视力不升,眼见黑花、闪光;头晕耳鸣,失眠健忘,腰膝酸软,舌红少苔,脉细	滋补肝肾	驻景丸加减方	楮实子25g、菟丝子25g、茺蔚子18g、木瓜10g、薏苡仁30g、三七粉(冲服)3g、鸡内金10g、炒谷芽30g、麦芽30g、枸杞子15g、山药25g

十一、高风内障

高风内障是以夜盲和视野逐渐缩窄为特征的眼病。本病多从青少年时期开始发病,均为双眼罹患。多因禀赋不足,命门火衰,阳虚无以抗阴,阳气陷于阴中,不能自振,目失温煦所致;素体真阴不足,阴虚不能济阳,阴精亏损,阳气不能为用而病;脾胃虚弱,气血不足,养目之源匮乏,目不能视物。多见于西医学的原发性视网膜色素变性。

证型	症状	治法	代表方剂	常用药
肾阳不足	夜盲,视野进行性缩窄,眼底表现同眼部检查;腰膝酸软,形寒肢冷,夜尿频频,小便清长,舌质淡,苔薄白,脉沉弱	温补肾阳	右归丸	熟地黄24g、山药12g、山茱萸10g、枸杞子12g、菟丝子12g、鹿角胶12g、杜仲12g、肉桂5g、当归9g、熟附片6g
肝肾阴虚	眼症同前;头晕耳鸣,舌质红少苔,脉细数	滋补肝肾	明目地黄丸	熟地黄160g、山茱萸80g、牡丹皮60g、山药80g、茯苓60g、泽泻60g、枸杞子60g、菊花60g、当归60g、白芍60g、蒺藜60g、石决明80g
脾气虚弱	眼症同前;面色无华,神疲乏力,食少纳呆,舌质淡,苔白,脉弱	健脾益气	补中益气汤	人参15g、白术20g、茯苓20g、炙甘草15g、陈皮12g、山药25g、炒扁豆25g、炒薏苡仁30g、莲米20g、砂仁15g、桔梗12g、大枣6枚

十二、青盲

青盲是指眼外观正常,视盘色淡,视力渐降,甚至盲无所见的内障眼病。小儿罹患者称小儿青盲。本病与性别、年龄无关。可由高风内障、络阻暴盲、目系暴盲等失治或演变而成,亦可由其他全身疾病或头眼外伤引起。可单眼或双眼发病。本病常因肝肾两亏或情志抑郁；头眼外伤，目系受损，或肺部肿瘤压迫目系，致脉络瘀阻，目窍闭塞而神光泯灭。若有头眼外伤、肿瘤以及其他全身性疾病引起本病者，应针对病因治疗。青盲多见于西医学之视神经萎缩。

证型	症状	治法	代表方剂	常用药
肝肾不足	眼外观正常，视力渐降，视物昏矇，甚至失明；头晕耳鸣，腰膝酸软，舌质淡，苔薄白，脉细	补益肝肾	左归饮	熟地黄9g、山药6g、枸杞子6g、炙甘草3g、茯苓4.5g、山茱萸3g
气血不足	眼外观正常，视力渐降，视物昏矇，甚至失明；头晕心悸，失眠健忘，面色少华，神疲肢软，舌质淡，苔薄白，脉沉细	益气养血	八珍汤	当归10g、川芎5g、白芍8g、熟地黄15g、人参（另煎）3g、炒白术10g、茯苓8g、炙甘草5g
肝气郁结	视物昏矇，视盘色淡白或苍白，或视盘生理凹陷扩大加深如杯状，血管向鼻侧移位，动静脉变细；情志抑郁，胸胁胀痛，口干口苦，舌红，苔薄白或薄黄，脉弦或细弦	疏肝解郁，开窍明目	丹栀逍遥散	柴胡6g、当归15g、白芍15g、白术15g、茯苓15g、生姜15g、薄荷（后下）6g、炙甘草6g、牡丹皮15g、栀子15g
气血瘀滞	头眼外伤，视力渐丧，视盘色苍白，边界清，血管变细；头痛健忘，失眠多梦，舌质暗红，或有瘀斑，苔薄白，脉涩	行气活血，化瘀通络	通窍活血汤	赤芍3g、川芎3g、桃仁9g、红枣7个、红花9g、老葱3根、鲜姜9g、麝香（包煎）0.15g

第六节　眼外肌疾病和弱视

一、通睛

通睛是指双眼同时注视时，目珠偏于内眦的眼病。本病可因先天禀赋不足，眼带发育不良而目偏斜与生俱来，或眼球发育异常，致能远怯近，日久目珠偏斜；或婴幼儿期长期逼近视物或头部偏向一侧、视之过久致筋脉挛滞而致目偏视。治疗上有屈光不正者应及时佩戴适度眼镜；经保守治疗眼位不能完全矫正者，可行手术治疗；有弱视者应配合弱视治疗。

证型	症状	治法	代表方剂	常用药
禀赋不足	目珠偏斜向内侧，与生俱来或幼年逐渐形成，或伴目珠发育不良，能远怯近，视物模糊；舌淡红，苔薄白，脉弱或缓	补益肝肾	杞菊地黄丸	枸杞子40g、菊花40g、熟地黄160g、山茱萸80g、牡丹皮60g、山药80g、茯苓60g、泽泻60g

续表

证型	症状	治法	代表方剂	常用药
经络挛滞	小儿长期仰卧,或长期逼近视物,或偏视灯光及亮处,眼珠逐渐向内偏斜;全身及舌脉无异常	舒筋通络	正容汤	羌活 10g、防风 10g、秦艽 10g、半夏 6g、胆南星 6g、白附子 6g、僵蚕 6g、木瓜 6g、全蝎 6g、松节 6g、甘草 6g

二、风牵偏视

风牵偏视指眼珠突然偏斜,转动受限,视一为二等临床特点,且多因风邪引起而名。发病与风、痰、气滞、血瘀均有关。若起病突然,兼恶寒、头痛、恶心者,为外风所致;若患者素有高血压、头晕耳鸣而发病者,为阴虚阳亢,升动太过则动风,风阳煎灼津液生痰,风痰上壅,窜扰经络,血脉涣散而致。若患者平素脾胃虚弱,风痰上壅,阻滞脉络,气血不行,则筋肉失养而不用。治疗原则为祛风通络。本病多见于西医学之麻痹性斜视。

证型	症状	治法	代表方剂	常用药
风邪中络	发病急骤,可见目偏斜,眼珠转动失灵,倾头瞻视,视物昏花,视一为二;头晕目眩,步态不稳,舌淡,脉浮数	祛风散邪,活血通络	羌活胜风汤合牵正散	羌活 9g、防风 9g、柴胡 9g、黄芩 9g、白术 9g、独活 9g、川芎 9g、荆芥 9g、桔梗 9g、枳壳 9g、前胡 9g、薄荷(后下)6g、白芷 9g、白附子 6g、僵蚕 6g、全蝎 3g、甘草 6g
风痰阻络	发病急骤,可见目偏斜,眼珠转动失灵,倾头瞻视,视物昏花,视一为二;胸闷呕恶,食欲不振,泛吐痰涎,舌苔白腻,脉弦滑	祛风除湿,化痰通络	正容汤	羌活 10g、防风 10g、秦艽 10g、半夏 6g、胆南星 6g、白附子 6g、僵蚕 6g、木瓜 6g、全蝎 6g、松节 6g、甘草 6g
脉络瘀阻	多系头部外伤、眼部直接受伤或中风后,出现目珠偏位,视一为二;舌脉无特殊	活血行气,化瘀通络	桃红四物汤	当归 10g、川芎 8g、白芍 12g、熟地黄 12g、桃仁 9g、红花 6g

第七节 眼外伤

一、撞击伤目

撞击伤目是指眼部受钝力撞击但无穿破伤口的眼病,其临床表现和预后与钝力的大小、受伤的部位等因素有关。多因球类、拳头、棍棒、石块、金属制品、皮带等钝性物体撞击眼部;高压液体、气体冲击眼部;头面部突然撞击墙体等硬性物;或眼部邻近组织损伤或头面部受到强烈震击亦可伤及眼珠所致。总之,钝力撞击,损伤眼珠,可致气血受伤,组织受损,以致血溢络外。血瘀气滞为本病的主要病机。治疗上应根据具体伤情,进行必要的手术治疗。本病多见于西医学的机械性非穿通性眼外伤。

证型	症状	治法	代表方剂	常用药
撞击络伤	胞睑暗紫,肿胀难睁;或白睛溢血,色如胭脂;或眶内血瘀、目珠突出;或血灌瞳神,视力障碍;或眼底出血,变生络损暴盲、目系暴盲;或无明显症状	早期止血,后期化瘀	早期,止血用十灰散;后期,化瘀用祛瘀汤	十灰散:大蓟9g、小蓟9g、荷叶9g、侧柏叶9g、茅根9g、茜根9g、山栀9g、大黄9g、牡丹皮9g、棕榈皮9g 祛瘀汤:桃仁10g、红花10g、干地龙10g、三棱10g、赤芍12g、川芎7g、老葱4条、生姜3片、麝香0.2g、田七末(冲)3g
血瘀气滞	上胞下垂、目珠偏斜,瞳神紧小或散大不收;或视衣水肿,视物不清;或眼珠胀痛,眼压升高;疼痛较甚	行气活血,化瘀止痛	血府逐瘀汤	当归9g、生地黄9g、桃仁12g、红花9g、枳壳6g、赤芍6g、柴胡3g、甘草3g、桔梗4.5g、川芎4.5g、牛膝10g

二、真睛破损

真睛破损是指眼珠为物所伤且有穿透伤口的眼病,可伴眼内异物,甚至可影响健眼,是一种严重的眼外伤。该病预后主要与损伤的严重程度和部位、有无眼内异物有关。多因锐器刺破眼珠;高速飞溅之金石铁屑、碎石破片穿破眼珠;或过猛钝力碰撞挤压致真睛破损。真睛破损易招风邪乘虚而入,致伤物又多污秽,则致邪毒入侵,热毒炽盛。本病多见于西医学的机械性穿透性眼外伤。治疗上应以手术治疗为主,术后加强中医辨证治疗。

证型	症状	治法	代表方剂	常用药
风邪乘袭	伤眼疼痛,胞睑难睁,畏光流泪,视力骤降。白睛、黑睛破损,或眼珠内容物脱出;舌苔薄白或薄黄,脉弦紧或弦数	祛风益损	祛风益损汤	生地黄15g、当归10g、赤芍10g、蔓荆子10g、前胡10g、藁本10g、木贼草10g、甘菊10g、牛蒡子12g、川芎6g、防风6g、桔梗5g
热毒壅盛	伤眼剧痛,视力骤降,伤口污秽水肿,胞睑肿胀,白睛混赤,瞳神紧小,神水混浊,黄液上冲,眼珠突出,转动失灵;头痛,舌红苔黄,脉弦数	清热解毒,凉血化瘀	经效散合五味消毒饮	柴胡9g、犀角(另炖)6g、赤芍12g、当归尾12g、大黄(后下)9g、连翘9g、甘草梢6g、金银花15g、野菊花6g、蒲公英6g、紫花地丁6g、天葵子6g
感伤健眼	伤眼白睛或黑暗破损,迁延难愈,红赤难退,或反复发作;健眼出现视物模糊,或视力剧降,羞明流泪;抱轮红赤或混赤,黑睛后壁附有细小沉着物,瞳神紧小,神水混浊,神膏混浊,视盘充血水肿,视衣出现黄白色点状渗出等症;郁怒,舌红,脉弦数	清热解毒,平肝泻火,凉血化瘀	泻脑汤	防风9g、车前子(包煎)9g、木通9g、茺蔚子9g、茯苓15g、大黄(后下)9g、玄参12g、芒硝(冲服)9g、桔梗9g、黄芩9g

第七章　耳鼻咽喉口腔科病证

第一节　中医耳科病证

一、耳疮耳疖

耳疖是发生于耳道的,以局限性红肿,突起如椒目为特征的疖肿,亦称外耳道疖。耳疮则是指耳道弥漫性红肿,相当于外耳道炎。耳疮耳疖的致病因素包括内因和外因,外因多是风热邪毒外侵,内因则是湿热引动肝火上乘所致,临床辨证上耳疖多偏热毒,耳疮多偏湿热,但两者多兼并出现。

证型	症状	内治法	代表方剂	常用药	外治法
风热邪毒外侵	耳部灼热疼痛,张口或牵拉耳壳时疼痛加剧,见耳道局限性红肿,凸起如椒目或弥漫性红肿,表面有黄白色分泌物。伴恶风发热。舌红苔白,脉浮数	内治:疏风清热,解毒消肿	五味消毒饮	金银花 15g、野菊花 15g、紫花地丁 15g、蒲公英 15g、天葵花子 6g	①内服药渣再煎外洗。②黄连膏紫金锭外涂。③成脓者切开排脓。④针刺合谷、内关、少商疏通经脉
肝胆湿热上蒸	耳痛较剧,痛引腮脑,耳前后髻核肿大疼痛,可见听力减退。检查见局限红肿高凸,顶部有黄色脓点,或漫肿红赤见黄色渗液。伴发热或寒热往来。口苦咽干,小便短黄,大便秘结,舌红苔黄,脉弦数	内治:清泻肝胆	银花解毒汤	金银花 15g、紫菀 9g、紫花地丁 15g、夏枯草 20g、牡丹皮 9g、连翘 15g、茯苓 9g、黄连 3g、甘草 6g	

二、旋耳疮

旋耳疮是指旋绕耳周而发的疮疡,以局部潮红,灼热,瘙痒,水泡,糜烂,渗液,结痂为主要症状,相当于外耳湿疹。旋耳疮分为实证和虚证,实证多见风热湿邪浸渍,引肝胆之热上犯,虚证多由脾失健运,血虚生风化燥引发。辨证重点分清虚实证即可。

证型	症状	治法	代表方剂	常用药
风热湿邪浸渍	外耳道、耳廓及周围皮肤瘙痒灼热,出现小水疱,溃破渗出黄色脂水,皮肤糜烂。脂水浸淫,甚至波及整个耳廓及耳廓周围皮肤。舌质红,苔黄腻,脉弦数	内治:清利湿热,疏风止痒	消风散	荆芥 10g、防风 10g、苍术 10g、蝉蜕 10g、牛蒡子 10g、木通 10g、甘草 10g、当归 12g、苦参 12g、胡麻 12g、生地黄 15g、知母 15g、生石膏(先煎)20g
		外治		①苦参、苍术、黄柏、白鲜皮各 15 克煎水外洗。②黄水淋漓者可选用柏石散、青黛散外搽。③有脓痂者,可选用黄连膏或黄连粉撒布

续表

证型	症状	治法	代表方剂	常用药
血虚生风化燥	耳部瘙痒,外耳道、耳廓及耳廓周围皮肤增厚、粗糙、皲裂,上覆痂皮或鳞屑缠绵难愈。伴面色萎黄纳差,身倦乏力。舌质淡苔白,脉细缓	内治:养血润燥,祛风止痒	地黄饮加减	生地黄 15g、熟地黄 15g、何首乌(生)15g、当归 10g、牡丹皮 9g、玄参 9g、白蒺藜 9g、僵蚕 9g、红花 3g、甘草 3g
		外治	①碧玉散,三石散外搽。②黄瓜藤烧炭,香油调搽。③有开裂者,黄连膏加生肌散	

三、耳廓流痰

　　耳廓流痰是指发生于耳廓部位的流痰,以耳廓局部肿起而皮色不变,按之柔软,不热不痛为特点。相当于西医的耳廓假性囊肿。本病由风邪兼挟痰湿上窜耳壳而致,在局部结而为肿,并可有波动感,穿刺可独得淡黄色液体,因不是邪热为患,故肿而肤色不变,无红肿焮痛。

证型	症状	治法	代表方剂	常用药
风邪挟痰湿上犯	局部肿起,大小不一,皮色不变。若肿块较大,则按之如乒乓球,无明显疼痛,或有微痒、麻胀感。肿物久不自消,穿刺可抽出黄色液体;抽后肿物变小,但可复发。一般无明显全身症状,或见舌苔微腻,脉缓滑	内治:消痰散结,扶风散邪	二陈汤	法半夏 12g、陈皮 6g、云苓 15g、僵蚕 12g、丝瓜络 15g、柴胡 10g、丹参 15g
		外治	①抽出肿物内液体,加压包扎,一周后解除。②艾条悬灸 5 分钟,再加压包扎。③如意金黄散调敷。④一般不宜切开引流,以免染毒而转为断耳疮	

四、耳胀、耳闭

　　耳胀、耳闭都是以耳内胀闷堵塞感为主要症状的耳窍疾病。病初,耳内胀而兼痛,称为耳胀;病之久,耳内如物阻隔清窍闭塞,故称耳闭。此病的病因有两点,一是风邪侵袭,经气痞塞,肝胆经气不舒,以致耳窍经气痞塞不宣,出现耳胀之症。临床上,此病因感风热邪毒而发者较多,但也有因感于风寒者。二是邪毒滞留,气血瘀阻。多由耳胀失治或反复发作,以致邪毒、气血瘀滞,脉络受阻,耳窍闭塞而致。

证型	症状	治法	代表方剂	常用药
风邪侵袭,经气痞塞	耳内作胀或微痛,耳鸣如闻风声,听力突然减退,耳道干净,耳膜微红,轻度内陷,听力检查呈传导性耳聋。全身感发热恶寒、头痛、鼻塞、流涕、咽痛、脉浮数	内治:疏风清热,散邪通窍	银翘散加菊花、夏枯草、青蒿、石菖蒲	金银花 9g、连翘 9g、苦桔梗 6g、薄荷(后下)6g、淡竹叶 4g、生甘草 5g、荆芥穗 5g、淡豆豉 5g、牛蒡子 9g、芦根 30g、菊花 9g、夏枯草 6g、青蒿 9g、石菖蒲 6g
		外治	①黄连滴耳液,或虎耳草、一枝黄花捣汁滴耳。②滴鼻灵或 1% 麻黄碱溶液滴鼻。③针刺:可取听宫、听会、耳门、翳风、合谷、内关等穴	

续表

证型	症状	治法	代表方剂	常用药
邪毒滞留，气血瘀阻	耳内胀闷堵塞感，日久不愈，听力减退。耳道干净，耳膜内陷甚至粘连，呈传导性耳聋。全身症状不明显，或有饮食减少，腹胀便溏，唇色淡白无华，舌质淡白，脉细细。或者腰膝酸软，耳鸣耳聋症状比较明显，失眠多梦，遗泄；五心烦热，舌红苔少脉细数	内治：行气活血，通窍开闭	通气散加赤芍、石菖蒲	炒香附12g、柴胡9g、川芎12g、赤芍10g、石菖蒲10g
		外治		①针灸：除耳周取穴外可选加足三里、中脘、脾俞、三阴交、关元、肝俞、肾俞等有强壮作用之穴位。②常行鼓气吹张法，即捏鼻、闭唇、鼓气，使气进入耳窍。③取听宫、翳风、耳门等穴，注入丹参注射液、当归注射液等，每次每穴注入0.3～0.5mL

五、脓耳

脓耳是指以耳膜穿孔、耳内流脓为主要表现的疾病。相当于化脓性中耳炎。本病的发生，外因多为风热湿邪侵袭，内因多属肝、胆、肾、脾等脏腑功能失调。耳部流脓为本病的主要特征，但病情有急缓，病程有长短，有实证、虚证，或虚中夹实之症。按其脓色，黄脓者多为湿热；红脓者多为肝经火热，热伤血分；白青脓者多为脾虚；脓秽黑腐者，多为肾虚。临床时，必须四诊合参，综合局部与全身症状，进行辨证施治。

证型	症状	治法	代表方剂	常用药
肝胆火盛，邪热外侵	耳内疼痛并见耳鸣，听力障碍。耳痛逐渐加重，或跳痛或如锥刺，痛连头部，耳膜穿孔流出脓液。初期见耳膜鲜红或暗红色，血络显露，耳膜向外突。耳膜穿孔后，有脓液流出，若穿孔处较小，多呈闪光搏动，听力检查为传导性耳聋。伴发热恶寒流涕等症，或口苦咽干，小便黄赤，大便秘结，舌红苔黄，脉弦数	内治：疏散风热，解毒消肿	蔓荆子散加减	蔓荆子10g、赤芍10g、生地黄10g、桑白皮10g、甘菊花10g、赤茯苓10g、升麻6g、麦冬6g、木通4g、前胡10g、炙甘草6g
		外治		①用消毒棉清除耳道内脓液。可用3%过氧化氢溶液洗涤。②黄连滴耳液，或用虎耳草捣汁或入地金牛根磨醋滴耳，每天5～6次。③烂耳散、红棉散等，吹耳。④耳壳或耳后红肿疼痛，可用紫金锭或用如意金黄散调敷。⑤听宫、听会、耳门、外关、曲池、阳陵泉、侠溪等，选2～3穴，捻转泻法不留针
脾虚湿困，上犯耳窍	耳内流脓，时重时轻，缠绵日久，流脓量多而清稀，无明显臭味。多见耳膜中央大穿孔，耳道积脓较多，脓质清稀，甚如水样，听力检查呈传导性耳聋。全身可有头晕头重，倦怠乏力，纳少腹胀，大便时溏，面色萎黄无华，唇舌淡白，苔白湿润，脉缓细弱等症状	内治：健脾渗湿，补托排脓	托里消毒散加减	皂角刺10g、甘草10g、桔梗10g、白芷15g、川芎5g、黄芪15g、金银花15g、当归15g、白芍15g、白术15g、党参15g、云苓15g
		外治		①用消毒棉清除耳道内脓液。可用3%过氧化氢溶液洗涤。②黄连滴耳液滴耳，或用胡桃肉捣油，加冰片少许滴耳。③烂耳散、红棉散吹耳。④有肉芽或息肉者，可涂鸦胆子油，或手术摘除，以利脓液流出

续表

证型	症状	治法	代表方剂	常用药
肾元亏损,邪毒停聚	耳内流脓,日久不愈,或时流时止,止而复流。流脓量不甚多,或污秽或成块状,或如豆腐渣样,并有臭味,听力减退多较明显。伴见头晕神疲,腰膝酸软,遗精早泄,脉细弱。局部检查见耳膜穿孔,多在边缘部位或松弛部,脓稠黏成块状,乳突部X线摄片,多是骨质破坏或胆脂瘤形成。听力检查多呈混合性耳聋	内治:补肾培元,去湿化浊	阴虚:知柏八味丸加减 阳虚:肾气丸	熟地黄30g、山药15g、山茱萸15g、茯苓10g、泽泻10g、牡丹皮10g、知母10g、黄柏10g、木通6g、夏枯草10g、桔梗10g、鱼腥草15g
		外治		①用消毒棉清除耳道内脓液。可用3%过氧化氢溶液洗涤。②黄连滴耳液,或用虎耳草捣汁或入地金牛根磨醋滴耳,每天5~6次。③烂耳散、红棉散等吹耳。④耳廓或耳后红肿疼痛,可用紫金锭或用如意金黄散调敷。⑤听宫、听会、耳门、外关、曲池、阳陵泉、侠溪等,选2~3穴,捻转泻法不留针

六、脓耳变证

脓耳变证,是指由脓耳变生的病证。多因脓耳邪毒炽盛,或治疗不当,邪毒久蕴,腐蚀骨质,脓汁流窜,邪毒扩散而变生他证,故病情更为复杂、严重,甚至可以危及生命。常见的脓耳变证有耳根毒、脓耳口眼㖞斜和黄耳伤寒。

(一)耳根毒

耳根毒,又名耳后附骨痈,以耳后完骨部疼痛、压痛,甚则肿起或溃破流脓为其特征。与耳后骨膜下脓肿相类似。本病多因脓耳火热邪毒炽盛,肝胆湿热壅盛,或治疗不当,脓液引流障碍,邪毒不随脓液流出而外泄,反而困结于内,灼腐完骨,血肉腐败,聚为痈肿而成。

证型	症状	治法	代表方剂	常用药
热毒炽盛,肝胆湿热	脓耳,耳内流脓不畅,耳内疼痛,连及耳后,耳后红肿疼痛,压痛,甚则肿起如半球状,耳郭常被推向前方。数天之后,肿起处尚可变软,穿溃流脓。伴发热,头痛,口干,小便黄,大便秘结,舌红苔黄燥,脉数	内治:泻火解毒,祛瘀排脓	初起龙胆泻肝汤,溃破:仙方活命饮	白芷3g、浙贝母6g、防风6g、赤芍6g、当归尾6g、甘草6g、皂角刺6g、穿山甲(先煎)6g、天花粉6g、乳香6g、没药6g、金银花9g、陈皮9g
		外治		①清除脓痂,保证引流通畅,滴以清热解毒、消肿止痛药物,如黄连滴耳液。②耳后肿胀,可用如意金黄散或紫金锭调敷患处。或用新鲜羊蹄草、芙蓉花叶捣烂外敷。③肿胀处按之有波动感,为脓肿已成,可切开排脓

(二)脓耳口眼㖞斜

脓耳失治,也能变生口眼㖞斜,称之脓耳口眼㖞斜。病因病机多由脓耳失治,日久病深,邪毒潜伏于里,入于耳部脉络,邪毒与气血搏结,致使脉络闭塞,气血阻滞,肌肤失于滋养,肌肉萎缩,运动无力,以致出现口眼㖞斜之症。

证型	症状	治法	代表方剂	常用药
邪气搏结,脉络闭塞	耳内流脓,日久不愈,突见口眼㖞斜症状,表现为患侧口角㖞斜,牵向健侧,口津时时外流,不能自收,人中沟也歪僻不居正中,鼻唇沟变浅,患侧肌肤松弛无力,运动失灵,皱额时眉不能被提起,故呈平坦无皱纹,闭睑时,眼睑闭合不全,故而露出白睛	内治:清热解毒,活血通络	龙胆泻肝汤加桃仁、全蝎、僵蚕	龙胆12g、黄芩9g、栀子9g、泽泻15g、木通6g、车前子(包煎)12g、当归10g、柴胡4g、甘草3g、生地黄18g、桃仁10g、全蝎6g、僵蚕10g
		外治	①耳内处理同脓耳。②以翳风、地仓、合谷为主穴,配用阳白、太阳、人中、承浆、颊车、下关、四白、迎香、大椎、足三里等,每天取主、配穴各1~2个,中等刺激,或用电磁疗法。③蓖麻仁捣烂如黄豆大,敷贴下关、颊车、地仓、太阳、阳白、听宫等穴。④取颊车、地仓、下关、大迎、曲池、翳风、外关等穴,针刺有酸麻感后,注入当归注射液、丹参注射液,每穴每次注入1mL,隔天1次。⑤必要时行手术治疗	

(三)黄耳伤寒

黄耳伤寒,是脓耳失治变证中的重候,耳内流脓不畅,耳痛、头痛剧烈、呕吐、发热、神志不清、抽搐、项强等为本病的主要症状,病理多由脓耳邪毒壅盛,邪热内犯营血,以致上犯脑髓,扰乱心神,或引动肝风,邪盛而深,病重而危。根据病情发展分为三大主证,注意三大主证从轻重程度上是由热入营血到心包到热盛动风逐层递进加重。

证型	症状	治法	代表方剂	常用药
热在营血	耳内流脓日久,或流脓臭秽黑腐,突然脓液减少,出现憎寒壮热,头痛如劈,颈项强硬,呕吐,心烦躁扰,但神志尚清,舌质红绛无苔,脉细数	清营凉血,泄热解毒	清营汤	水牛角(先煎)30g、生地黄15g、玄参10g、淡竹叶8g、麦冬12g、丹参12g、川连9g、金银花12g、连翘9g
热入心包	耳内流脓日久,或流脓臭秽黑腐,突然脓液减少,出现憎寒壮热,头痛如劈,颈项强硬,呕吐,心烦躁扰,并有神志不清、嗜睡或神昏谵语,舌质红绛无苔,脉细数	清心开窍	清宫汤配合安宫牛黄丸或至宝丹、紫雪丹	水牛角(先煎)30g、生地黄15g、玄参10g、淡竹叶8g、麦冬12g、丹参12g、川连9g、金银花12g、连翘9g。煎汤灌服安宫牛黄丸,至宝丹,紫雪丹
热盛动风	耳内流脓日久,或流脓臭秽黑腐,突然脓液减少,出现憎寒壮热,头痛如劈,颈项强硬,呕吐,心烦躁扰,兼有抽搐、颈项强直,甚至神志昏迷角弓反张兼有抽搐,舌质红绛无苔,脉弦数	清营凉血,平肝息风	清宫汤加钩藤、羚羊角、牡丹皮	水牛角(先煎)30g、生地黄15g、玄参10g、淡竹叶8g、麦冬12g、丹参12g、川连9g、金银花12g、连翘9g、钩藤(后下)10g、牡丹皮10g、羚羊角粉(冲服)0.5g

续表

证型	症状	治法	代表方剂	常用药
各型外治	①用消毒棉清除耳道内脓液。可用3%过氧化氢溶液洗涤。②黄连滴耳液,或虎耳草捣汁滴耳,每天5~6次。③烂耳散、红棉散吹耳。④耳壳或耳后红肿疼痛,紫金锭或如意金黄散调敷。⑤听宫、听会、耳门、外关、曲池、阳陵泉、侠溪等,选2~3穴,捻转泻法不留针			

七、耳聋、耳鸣

耳鸣,即耳中鸣响,耳聋是指不同程度的听力减退,甚至失听。耳鸣、耳聋都以听力障碍、减退甚至消失为主要症状,也可为其他许多耳病的常见症状之一,若患者自觉耳内或头颅里有声音可诊为耳鸣。以听力障碍、减退甚至消失为主要症状,客观检查也有听力障碍表现者,可诊为耳聋。耳聋、耳鸣可分为虚实两类。风热之邪侵袭,肝火痰火上扰耳窍可归为实证,脾胃虚弱,肾精亏损都属于虚证。耳鸣、耳聋常常作为一个症状并发于其他疾病过程中,所以总体辨证,结合全身症状,辨其症候所属根本原因,不可单纯治症。

证型	症状	治法	代表方剂	常用药
风热侵袭	开始多有感冒等先趋表现,起病较速。自感耳中憋气作胀,有阻塞感,耳鸣,听力下降而自声增强。局部检查,可见到耳膜轻度潮红及内陷。大多伴有头痛、恶寒、发热、口干等全身症状,脉多浮大,舌苔薄白或薄黄	内治:疏风清热,散邪	银翘散	金银花9g、连翘15g、苦桔梗6g、薄荷(后下)6g、淡竹叶10g、生甘草5g、荆芥穗5g、淡豆豉5g、牛蒡子9g、芦根30g、菊花10g、桔梗6g、升麻6g、蔓荆子10g
		外治		①滴鼻灵滴鼻,以宣鼻窍,通耳窍。②用鲜菖蒲捣汁,滴耳。③用咽鼓管自行吹张法和耳膜按摩术。④取穴上星、迎香、合谷,针刺、捻转,留针10~15分钟,每天1次
肝火上扰	耳鸣如闻潮声,或如风雷声,耳聋时轻时重,每于郁怒之后,耳鸣耳聋突发加重,兼耳胀耳痛感,或有头痛,眩晕,目红面赤,口苦咽干,或夜寐不安,烦躁不宁,或有胁痛,大便秘结,小便黄,舌红苔黄,脉弦数有力	清肝泄热,开郁通窍	龙胆泻肝汤加石菖蒲	龙胆9g、黄芩10g、栀子9g、泽泻15g、木通4g、车前子(包煎)15g、当归10g、柴胡4g、甘草3g、生地黄12g、石菖蒲10g
痰火郁结	两耳蝉鸣不息,或"呼呼"作响,有时闭塞憋气,听音不清,头昏沉重,胸闷脘满,咳嗽痰多,口苦或淡而无味,二便不畅,舌红苔黄腻,脉弦滑	清火化痰,和胃降浊	加味二陈汤	法半夏10g、当归10g、昆布10g、海藻10g、白僵蚕10g、木通6g、陈皮6g、白术12g、白茯苓15g、苦参12g、黄连3g、甘草3g

续表

证型	症状	治法	代表方剂	常用药
肾精亏损	耳内常闻蝉鸣之声,昼夜不息,夜间较甚,以致虚烦失眠,听力逐渐下降,兼见头晕目暗,腰膝酸软,男子遗精,在女子则月经量少,食欲不振,舌质红而少苔,脉细弱或细数	补肾益精,滋阴潜阳	耳聋左慈丸	磁石(煅)10g、熟地黄20g、山茱萸100g、牡丹皮100g、山药200g、茯苓15g、泽泻15g、淡竹叶10g、柴胡6g、补骨脂10g、杜仲10g、菟丝子10g
脾胃虚弱	耳鸣耳聋,劳而更甚,或在蹲下站起时较甚,耳内有突然空虚或发凉的感觉。倦怠乏力,纳少,食后腹胀,大便时溏,面色萎黄,唇舌淡红,苔薄白,脉虚弱	内治:健脾益气,升阳	益气聪明汤	黄芪20g、人参(另煎)9g、葛根9g、蔓荆子9g、白芍9g、黄柏9g、升麻6g、炙甘草5g
		外治		①取耳门、听宫、听会、翳风、中渚、外关、阳陵泉、足三里、三阴交等穴,每次2~3穴。②耳针:取内耳、肾、肝、神门,中等刺激,留针15~20分钟,或埋针。③选听宫、翳风、完骨、瘈脉等穴,注入当归注射液、丹参注射液,每次2mL,每天或隔天1次

八、耳眩晕

耳眩晕是指由于耳窍疾病,功能失调而引起的眩晕,是传统眩晕范畴中的一种特殊证候。其特点是眩晕常突然发作,自觉天旋地转或自身旋转,或有身体向一侧倾倒的感觉,站立不稳,并有耳鸣耳聋、恶心呕吐及自发性眼球震颤现象,不敢移动体位,体位变动时,眩晕加重等症状,相当于梅尼埃病。耳眩晕之病因有虚有实,大多属本虚标实之证。虚者多为脾肾之虚,如髓海不足、上气不足等;实者可见于外邪、痰湿、肝阳、寒水等上扰清窍。

证型	症状	治法	代表方剂	常用药
髓海不足	素有耳鸣,眩晕常发。眩晕发作时,耳鸣加甚,听力减退,兼见精神萎靡,腰膝酸软,遗泄,心烦失眠多梦,记忆力差,手足心热,舌质红,苔少,脉弦细数	滋阴补肾,填精益髓	杞菊地黄丸加减	熟地黄20g、山药15g、山茱萸15g、牡丹皮12g、泽泻15g、茯苓12g、枸杞子12g、菊花15g、石决明(先煎)20g、白芍10g、何首乌15g、牡蛎(先煎)20g
上气不足	眩晕而面色苍白,唇甲不华,或食少,便溏,懒言,气少不足以息,动则喘促,心悸,神疲思睡,舌质淡白,脉细弱	补益气血,健脾安神	归脾汤	白术15g、茯神12g、龙眼肉12g、黄芪12g、酸枣仁12g、人参(另煎)9g、木香8g、炙甘草5g、远志8g、当归10g、生姜5片、大枣2枚

续表

证型	症状	治法	代表方剂	常用药
寒水上泛	眩晕时心下悸动,咳嗽咳痰稀白,腰痛,背冷,肢体不温,精神萎靡,夜尿频而清长,舌质淡白,苔白润,脉沉细弱	温壮肾阳,散寒利水	真武汤	茯苓9g、赤芍9g、白术6g、生姜9g、附子(先煎)9g
肝阳上扰	眩晕每因情绪波动,心情不舒,烦恼时而加重,可有头痛,兼见口苦咽干,目赤,急躁心烦,胸胁苦满,少寐多梦,舌质红,苔黄,脉弦数	平肝熄风,滋阴潜阳	天麻钩藤饮	天麻9g、钩藤(后下)12g、石决明(先煎)18g、栀子9g、黄芩9g、川牛膝12g、杜仲9g、益母草9g、桑寄生9g、首乌藤9g、朱茯神9g
痰湿中阻	眩晕而见头额胀重,胸中闷闷不舒,呕恶较甚,痰涎多,心悸,纳呆倦怠,舌苔白腻,脉濡滑或兼弦	健脾燥湿,涤痰熄风	半夏白术天麻汤	半夏9g、天麻9g、白术9g、茯苓9g、橘红6g、甘草6g、生姜6g、大枣5g、泽泻5g
各证外治	①针灸:可选用百会、神庭、神门、耳门、内关、申脉、合谷、足三里、丰隆等穴,每次3~4穴,中等刺激。如属虚寒,多用艾灸法。②耳针:可选额、心、神门、胃、枕等穴,每次2~3穴,强刺激,留针20分钟,或埋针。③穴位注射:可选用上列耳穴1~2穴,每穴注射维生素 B$_1$0.2mL,每天1次			

九、异物入耳

异物入耳,是指外来物体误入耳道。

证型	治法	代表方剂	常用药
异物入耳	内治:清热解毒,消肿	五味消毒饮	金银花15g、野菊花12g、蒲公英12g、紫花地丁15g、紫花天葵6g
	外治	①植物性及非生物性异物,用耳钩应顺耳道与异物的空隙或耳道前下方进入,将异物钩出,操作时必须轻悄试探,以免损伤耳道或耳膜。②圆球形异物如玻璃球等,可用刮匙钩出,切勿用镊子或钳子夹取,以防异物滑入耳道深部,损伤耳膜。③质轻而细小异物,可用凡士林或胶黏物质涂于棉签头,将其黏出;细小能移动的异物,可用冲洗法将其冲出。遇水膨胀或易起化学变化的异物,以及耳膜有穿孔者,禁用冲洗法。④动物类异物,用植物油、酒、姜汁或乙醚、地卡因滴入耳内,待虫死后,再用镊子取出,或用冲洗法	

十、耵耳

耵耳是指耵聍堵塞外耳道引起的疾病。本病病因多因风热湿邪外犯耳窍,与耵聍搏结成块,阻塞耳道内,以致耳窍不通而为病。临床症状可出现耳堵耳胀、耳鸣耳痛,听力减退、眩晕等症状。检查见棕黑色或黄褐色块状物堵塞外耳道,质地不等,听力检查为传导性聋。

证型	治法	代表方剂	常用药
耵耳	内治：清热消肿	龙胆泻肝汤	龙胆 12g、黄芩 10g、栀子 9g、泽泻 15g、木通 4g、车前子（包煎）15g、当归 10g、柴胡 4g、甘草 3g、生地黄 12g
	外治		①对部位浅、未完全阻塞外耳道的耵聍可用膝状镊或耵聍钩取出。②耵聍较大而硬，难取者，先滴入5%碳酸氢钠，待软化后用吸引法或冲洗法清除。③已有外耳道炎者，应先控制炎症，再以上法取耵聍

第二节　中医鼻科病证

一、鼻疔

鼻疔是指发生在鼻尖、鼻翼、鼻前庭部位的疔疮疖肿，以鼻部局限性红肿疼痛，形小根深，坚硬如钉，顶有黄白色脓点为诊断要点。本病病因多因挖鼻损伤风热邪毒乘机外袭，内犯于肺脏，内外邪毒聚集而致。为内外因和而致病，若火毒势猛，正气虚衰，则会导致邪毒走散，入犯营血，内陷心包而成走黄之症。

证型	症状	治法	代表方剂	常用药
火热邪毒，袭滞鼻窍	初起鼻尖或鼻前庭局部红肿、疼痛；而后疼痛加剧，有跳痛，或麻或痒；继则隆起如粟粒样，根脚坚硬，形如椒目。3～5日后，疮顶现黄白色脓点，顶高根软，自溃脓出。全身见恶寒、发热、头痛不适。舌质红，苔黄或白，脉数	清热解毒，消疔散肿	五味消毒饮	金银花 15g、野菊花 15g、蒲公英 15g、紫花地丁 15g、赤芍 15g、夏枯草 15g、桃仁 10g、桑白皮 10g、生石膏（先煎）10g、天花粉 10g
邪毒炽盛，内陷营血	疮头紫暗，顶陷无脓，根脚散漫，鼻肿如瓶，两眼合缝，头痛剧，并有高热、烦躁、呕恶、神昏谵语、发痉发厥、口渴便秘。舌红绛，苔厚黄燥，脉洪数	泄热解毒，清营凉血	黄连解毒汤合犀角地黄汤	黄连 15g、黄柏 15g、栀子 15g、赤芍 15g、牡丹皮 15g、水牛角（先煎）60g、生地黄 30g
各型外治	①内服中药渣再煎热敷患处。②紫金锭或四黄散涂敷患处。③脓成顶软者可消毒后用刀尖将脓头表面轻轻挑破，切忌疮顶切开过多			

二、鼻疖

鼻疖又名鼻疮，是指以鼻前孔处皮肤漫肿、潮红、溃烂、浸淫流水，积结痂块，灼热痒痛为主要特征，有经久不愈、反复发作的特点。相当于鼻前庭炎。鼻疮多由内外因合而为病，风热病邪上犯，引动肺热上灼鼻窍是为外邪致病，脾胃运化失调，湿浊内停，郁而化热循经上犯,是为内因,二者既可单独为病,又可并见。

证型	症状	治法	代表方剂	常用药
肺经蕴热;邪毒外袭	鼻前孔灼热干燥、微痒微痛,皮肤出现粟粒状小丘,继而表浅糜烂、溢出少许黄色脂水或结有黄痂皮,周围皮肤潮红,甚至皲裂,久则鼻毛脱落,偶有头痛、发热、便秘,舌质红、苔黄,脉数。小儿可见啼哭躁扰,搔抓鼻部,以至血水淋漓	内治:清热泻肺,疏风解毒	黄芩汤加减	桑白皮10g、黄芩12g、栀子10g、金银花15g、紫花地丁20g、赤芍10g、牡丹皮15g、生地黄12g、桔梗6g、生甘草3g
		外治		①内服中药渣再煎,湿热敷局部。②漆大姑、苦楝树叶、桉树叶各30g煎水外洗。③黄连膏、玉露膏外涂,以润燥止痛,消肿解毒。④灼热焮痛者,可用辰砂定痛散,以生地黄汁或麻油调涂患处,以清热止痛
脾胃失调,湿热郁蒸	鼻前孔肌肤糜烂、潮红焮肿,常溢脂水或结黄浊厚痂,痒痛,偶见皲裂出血,甚者可侵及鼻翼及口唇,鼻窍不通,言谈不爽。鼻毛脱落,病情反复发作。小儿可兼有腹胀,大便溏薄,啼哭易怒,舌苔厚黄腻,脉滑数	内治:清热燥湿,解毒和中	萆薢渗湿汤	萆薢15g、薏苡仁30g、土茯苓30g、滑石(先煎)30g、鱼腥草30g、牡丹皮12g、泽泻12g、通草12g、防风12g、黄柏12g、蝉蜕6g
		外治		①苦参、枯矾各15g,研末,生地黄汁适量,调匀涂敷,有清热燥湿、敛疮止痒之功。②糜烂久不愈者,用瓦松适量,烧灰存性,研末,撒布患处,以燥湿敛疮。③黄连膏、玉露膏外涂,以润燥止痛,消肿解毒。④灼热焮痛者,可用辰砂定痛散,以生地黄汁或麻油调涂患处,以清热止痛

三、伤风鼻塞

　　伤风鼻塞是由于外感风邪引起,主要症状为鼻窍不通、流涕、喷嚏,甚至不闻香臭。相当于急性鼻炎。本病多发于正气虚弱,肺卫不固,风邪乘虚侵袭而致病。因风邪为百病之长,常挟寒、挟热之邪侵袭人体,故本病入侵邪毒有风寒、风热之分。

证型	症状	治法	代表方剂	常用药
外感风寒	鼻黏膜肿胀淡红,鼻塞较重,喷嚏频作,涕多而清稀,讲话鼻音重,头痛,恶寒,发热轻,口淡不渴,舌质淡,苔薄白,脉浮紧	辛温通窍,疏散风寒	通窍汤	麻黄9g、防风9g、羌活10g、藁本10g、川芎9g、白芷9g、细辛3g、升麻3g、葛根10g、苍术10g、甘草6g
		外治		①滴鼻灵,或1%麻黄素滴鼻,每天3~4次。②辛夷花研末,少许吹鼻中,以通透鼻窍。③迎香、印堂、合谷、太阳、风池等穴强刺,留针10~15分钟

续表

证型	症状	治法	代表方剂	常用药
外感风热	鼻内肌膜红肿,鼻塞时轻时重,鼻痒气热,喷嚏,涕黄稠,发热、恶风、头痛、咽痛、咳嗽,咯痰不爽,口渴喜饮,舌质红,苔白或微黄,脉浮数	辛凉通窍,疏风清热	银翘散	金银花 9g、连翘 9g、苦桔梗 6g、薄荷(后下)6g、淡竹叶 4g、生甘草 5g、荆芥穗 5g、淡豆豉银翘散 5g、牛蒡子 9g、芦根 30g
		外治		①滴鼻灵滴鼻,或用柴胡注射液滴鼻,每次 1～2 滴,每天 2～3 次。②辛夷花研末,少许吹鼻中,以通透鼻窍。③迎香、印堂、合谷、太阳、风池等穴强刺,留针 10～15 分钟

四、鼻窒

鼻塞时轻时重,或双侧鼻窍交替堵塞,反复发生,经久不愈,甚至嗅觉失灵者,称为鼻窒。可呈间歇性及交替性特点。鼻窒病因多是由肺开窍于鼻,肺气不足,脾虚不运,肺脾气虚,邪滞鼻窍,壅阻脉络,气血运行不畅而致鼻窍窒塞。邪毒久留不去,阻于脉络,遏滞气血,以致气滞血瘀,鼻窒加重。在辨证时要注意病变的程度。

证型	症状	治法	代表方剂	常用药
肺脾气虚,邪滞鼻窍	交替性鼻塞,或鼻塞时重时轻,流稀涕,遇寒时症状加重,头部微胀不适。检查见鼻内肌膜肿胀色淡,对滴鼻灵、麻黄素类滴鼻液较敏感	补益肺脾,通散鼻窍	温肺止流丹加味	细辛 4g、荆芥 10g、人参(另煎)10g、甘草 4g、诃子 10g、桔梗 6g、鱼脑石(先煎)15g、五味子 10g、白术 10g、黄芪 20g、石菖蒲 10g、苍耳子 6g
邪毒久留,气滞血瘀	鼻甲肿实色暗,呈桑椹样,鼻塞无歇,涕多或黄稠或黏白,嗅觉迟钝,语言不畅,咳嗽多痰,耳鸣不聪,舌质红或有瘀点,脉弦细	调和气血,行滞化瘀	通窍活血汤	当归 10g、白术 10g、赤芍 10g、川芎 6g、黄芩 10g、泽泻 10g、茯苓 12g、薄荷(后下)6g、辛夷花 10g、蝉衣 10g、干地龙 10g
各型外治	①碧云散或鱼脑石散吹鼻,每天 3～4 次。②鹅不食草 95%、樟脑 5% 研末和匀,以薄绢包裹药末少许塞鼻,每天换药一次。③荜茇、白南星研末,炒热包裹,温熨囟前。④取迎香、合谷、上星穴配风池、太阳、印堂,留针 15 分钟,每天或隔天 1 次			

五、鼻槁

鼻槁,亦称鼻干燥,指鼻内干燥,肌膜萎缩,鼻窍宽大而言。若鼻气恶臭者,又称臭鼻证。该病发生缓慢,病程较长,是常见的慢性鼻病。就病因而言鼻槁应以内因致病为主。鼻为肺窍,肺脏亏虚则鼻失滋养,则肌膜枯槁而为病。另外脾土为肺金之母,若脾弱失运,气血精微生化不足濡养鼻窍,亦可为病。

证型	症状	治法	代表方剂	常用药
肺脏亏虚	鼻内干燥较甚,鼻内肌膜萎缩、涕液秽浊,带黄绿色,或少许血丝,痂皮多,咽痒时嗽,讲话乏力,舌红苔少,脉细数	养阴润燥,宜肺散邪	清燥救肺汤	桑叶10g、石膏(先煎)30g、甘草5g、党参20g、胡麻仁10g、阿胶(烊化)15g、麦门冬20g、天冬10g、沙参10g、杏仁10g、枇杷叶15g
脾气虚弱	鼻涕如浆如酪,其色微黄浅绿,痂皮淡薄,鼻内肌膜淡红,萎缩较严重,鼻气腥臭,患者食少腹胀,疲乏少气,大便时溏,唇舌淡白,苔白,脉缓弱	补中益气,养血润燥	补中益气合四物汤	黄芪18g、炙甘草9g、人参(另煎)6g、当归3g、橘皮6g、升麻6g、柴胡6g、白术9g、当归10g、川芎8g、白芍12g、熟地黄12g
各型外治	①苁蓉滴鼻液、蜂蜜、芝麻油加冰片少许滴鼻,每天2~3次。②迎香穴埋线			

六、鼻鼽

以突然和反复发作的鼻痒、喷嚏、流清涕、鼻塞等为特征的一种常见、多发性鼻病。又称鼽嚏。相当于西医的过敏性鼻炎。鼻鼽的原因主要是肺卫不固,风寒乘虚而入犯及鼻窍,津液停聚,鼻窍壅塞,遂致喷嚏流清涕。此外脾虚则脾气不能输布于肺,肾虚则摄纳无权,气不归元,风邪得以内侵,故鼻鼽的病变在肺,但其病理变化与脾肾有一定关系。

证型	症状	治法	代表方剂	常用药
肺气虚寒	鼻腔痒胀不适,喷嚏频作,鼻塞流清涕,质稀量多,嗅觉减退。检查见内黏膜肿胀湿润,色淡白或灰白。全身症状可有头痛,耳鸣,听力障碍等	温补肺脏,祛散风寒	温肺止流丹	细辛4g、荆芥10g、人参(另煎)10g、甘草4g、诃子10g、桔梗6g、鱼脑石(先煎)15g、五味子10g、白术10g、黄芪20g、石菖蒲10g、苍耳子6g
肺脾气虚	鼻胀较重,鼻涕清稀淋漓而下,嗅觉迟钝,患病日久反复发作,平素常头重头昏,神昏气短,怯寒,四肢困倦,胃纳欠佳,大便或溏。舌质淡或淡胖,舌边有齿印,苔白,脉濡弱	健脾益气,补肺敛气	补中益气汤	党参15g、黄芪15g、茯苓15g、白术10g、升麻(后下)10g、柴胡10g、炙甘草6g、陈皮6g、生薏苡仁30g、五味子12g、泽泻10g、细辛4g
肾阳亏虚	鼻长年性鼻痒不适,喷嚏连连,清涕难敛,鼻甲黏膜苍白水肿。患者平素颇畏风冷,四肢不温,面色淡白,精神不振。或见腰膝酸软,遗精早泄,小便清长,夜尿多。舌质淡,脉沉细弱	温肾壮阳,益气固表	金匮肾气丸	熟地黄15g、鹿角霜15g、山药15g、熟附子10g、山茱萸12g、炙甘草6g、肉桂(后下)3g、肉苁蓉10g、覆盆子10g、吴茱萸2g

续表

证型	症状	治法	代表方剂	常用药
各型外治	①碧云散吹鼻,或荜茇研末吹鼻,每天2~3次。②鹅不食草粉加凡士林制成药膏涂鼻。③取迎香、上星、禾髎、风池、风府、肾俞、足三里每天针刺1次,7~10天。④耳穴贴压法:取肾上腺、内分泌、神门、鼻、肺、脾、肾等穴			

七、鼻渊

鼻渊,是指以鼻流浊涕,如泉下渗,量多不止为主要特征的鼻病。本病以鼻流浊涕而量多,涕从鼻腔上方向下流为其特征,伴有头痛,鼻塞,嗅觉减退,鼻内肌膜红赤或淡红肿胀,眉间或颧部有压痛等症状及体征。本病有实证与虚证之分,实证起病急,病程短,多因外感风热邪毒循经上蒸,犯及鼻窍;或胆经火热蒸灼鼻窍;或脾胃湿热,循胃经上扰等引起。虚证病程长,缠绵难愈,多由于素体虚弱,外邪侵袭,引起肺、脾、胆之病变而发病。若鼻渊反复发作,迁延日久,则脏腑虚损,邪气久羁,滞留鼻窍,缠绵难愈。

证型		症状	治法	代表方剂	常用药
虚证	肺气虚寒	鼻涕白黏,鼻塞或重或轻,嗅觉减退,鼻内肌膜淡红、肿胀,鼻甲肥大。遇风冷等刺激,鼻塞及流涕加重。全身可见头昏脑胀,形寒肢冷,气短乏力,咳嗽有痰,舌质淡,苔薄白,脉缓弱	温补肺气,疏散风寒	温肺止流丹加苍耳子、辛夷花、白芷	细辛4g、荆芥10g、人参(另煎)10g、甘草4g、诃子10g、桔梗6g、鱼脑石(先煎)15g、五味子10g、白术10g、黄芪20g、石菖蒲10g、苍耳子6g、辛夷花6g、白芷10g
	脾气虚弱	涕白黏稠或黄稠,量较多而无臭味,鼻塞较重,嗅觉减退,鼻内肌膜淡红或红,肿胀较甚,全身可见肢困乏力,食少腹胀,便溏,面色萎黄,舌质淡,苔白薄,脉缓弱	健脾益气,清利湿浊	参苓白术散加黄芪、泽泻	党参10g、茯苓15g、白术10g、陈皮3g、山药15g、扁豆20g、莲子15g、砂仁(后下)3g、桔梗10g、甘草3g、黄芪20g、泽泻10g
	虚证外治	①滴鼻灵滴鼻,鱼脑石散吹鼻。②上颌窦炎采用上颌窦穿刺冲洗,排清窦内积液,灌入鼻窦灌注液2~3mL。③迎香、百会、上星、合谷,配穴:攒竹、通天、风池强刺激,留针10~15min。④颅会、前顶、迎香、上星,悬灸至患者觉灼热、皮肤潮红			
实证	肺经风热	涕黄或黏白而量多,从鼻道上方流下,间歇或持续鼻塞,嗅觉减退,鼻内肌膜红肿,眉间或颧部有叩压痛。全身症状可见发热恶寒,头痛,胸闷,咳嗽,痰多,舌质红、苔微黄,脉浮数	疏风清热,芳香通窍	苍耳子散加减	黄芩30g、白术10g、桑白皮15g、栀子15g、连翘12g、淡豆豉10g、赤芍15g、桔梗10g、薄荷(后下)6g、荆芥12g、辛夷15g、白芷15g、地骨皮15g、甘草3g

续表

证型		症状	治法	代表方剂	常用药
实证	胆腑郁热	鼻涕黄浊黏稠如脓样,量多,从鼻腔上方流下,有臭味,嗅觉差,鼻黏膜肿胀,红赤为甚。头痛剧烈,眉间及颧部叩压痛明显。全身并有发热,口苦,咽干,目眩,耳鸣耳聋,寐少梦多,急躁易怒,舌质红,苔黄,脉弦数	清泄胆热,利湿通窍	龙胆泻肝汤	龙胆12g、黄芩4g、栀子9g、泽泻9g、木通4g、车前子(包煎)15g、当归4g、柴胡4g、甘草3g、生地黄18g、苍耳子10g
	脾胃湿热	涕黄浊而量多,从鼻腔上方涓涓流出,鼻塞重而持续,嗅觉消失,鼻腔内红肿,并有胀痛,尤以肿胀更甚。全身症状可见头晕、头重、头痛较剧,体倦,脘胁胀闷,食欲不振,小便黄,舌质红,苔黄腻,脉濡或滑数	清脾泻热,利湿祛浊	黄芩滑石汤加减	黄芩9g、黄连9g、茯苓皮9g、猪苓9g、大腹皮6g、白蔻仁3g、通草3g、石膏(先煎)10g、白芷10g
	实证外治	①滴鼻灵或1%麻黄素液滴鼻。或冰连散吹鼻,每天3~4次使鼻窦分泌物易于排出。②上颌窦炎,于穿刺冲洗后,注入鱼腥草注射液,隔天1次。③选用迎香、印堂、太阳、合谷、风池、曲池、足三里等穴,强刺激留针10~15min。④穴位注射,取肺俞穴,进针3~5分,注入鱼腥草注射液0.5mL,隔天1次			

八、鼻息肉

鼻息肉是指鼻腔内赘生物,其状若葡萄子,光滑柔软,带蒂可活动,又称鼻痔。检查可见鼻腔内有单个或多个大小不一,为光滑柔软无痛的赘生物。本病多因肺经湿热,壅结鼻窍所致。肿为湿浊而生,故鼻息肉柔软而半透明。若鼻息肉阻塞鼻腔,清窍受阻,故鼻塞多呈持续性,嗅觉减退。

证型	症状	治法	代表方剂	常用药
肺经湿热,壅结鼻窍	持续鼻塞,脓涕多,头晕头痛。检查可见鼻腔内有一个或多个赘生物,表面光滑,色淡红或混浊,触之不痛,可移动。舌质红,苔白或白腻,脉弦滑	清宣肺气,泻湿散结	辛夷清肺饮	黄芩12g、栀子12g、辛夷花10g、升麻15g、枇杷叶12g、知母12g、浙贝母12g、甘草6g、鱼腥草15g、白芷12g、蔓荆子10g
		外治		①用硇砂散,明矾散末点于息肉的表面或根部,将其根部腐蚀,脱落,每天1次,7~14天为1个疗程;②苦丁香、甘遂各18g、青黛草、乌枯矾各3g研末,麻油调和点涂息肉上;③手术摘除

九、鼻损伤

鼻部遭受外力袭击而致瘀肿疼痛、皮肉破损、鼻梁骨折、鼻腔出血等,统称为鼻损伤。

若伤势较重处理不当,可遗留畸形,复杂的损伤,经鼻而伤及颅脑,则可危及生命。鼻损伤的程度不同症状可有不同,一般可分为瘀肿疼痛、皮肉破损、鼻梁骨折、鼻伤衄血等几种类型。

证型	症状	治法	代表方剂	常用药
瘀肿疼痛	鼻部皮下血络受伤,皮下青紫色,血瘀积聚于皮肉间肿胀。气滞血瘀,血脉不通,故局部疼痛,触压之疼痛更甚	内治:行气活血,消肿止痛	桃红四物汤	桃仁15g、红花10g、蒲公英20g、紫花地丁20g、当归15g、赤芍15g、川芎10g、生地黄20g、防风20g、苦参20g
		外治		①冷敷止血后改用热敷止痛。②内服药渣再煎,取药液湿热敷。③外涂万花油、玉龙油等。④如意金黄散调敷
皮肉破损	轻者表皮擦破渗血,重者皮肉破损裂开,甚至部分脱落缺损,局部有出血及疼痛	内治:活血逐瘀,行气止痛	桃红四物汤	桃仁15g、红花10g、蒲公英20g、紫花地丁20g、当归15g、赤芍15g、川芎10g、生地黄20g、防风20g、苦参20g
		外治		①涂以止血止痛药物,如万花油。②伤口较深应予清创再予缝合,清创缝合时应尽量保留破损皮瓣,避免形成过大瘢痕。③要保持局部清洁,预防染毒
鼻梁骨折	鼻部疼痛肿胀,鼻梁歪曲或凹陷如马鞍状,触诊可摸到骨折畸形,若骨全折断,按压时有摩擦感。若伤后空气进入皮内,可形成皮下气肿。伤后数小时,局部瘀肿较甚	内治:活血逐瘀,行气止痛	活血止痛汤	当归12g、川芎5g、赤芍6g、桃仁6g、大黄(后下)10g、牡丹皮6g、枳壳6g、地鳖虫15g、乳香6g、没药6g、三七粉(冲服)3g、陈皮6g、泽兰10g、泽泻10g、延胡索10g
		鼻梁骨折复位法		①清理鼻腔后,2%地卡因加0.1%肾上腺素液麻醉鼻腔黏膜,用鼻骨复位钳或手术刀柄套上乳胶管,伸入鼻腔塌陷的鼻骨下方,将鼻骨轻轻地向上、外用力抬起。另一手按在鼻梁部协助复位使其与健侧对称。若双侧鼻骨塌陷时,从两侧鼻腔同时复位(器械不宜超过两眼内眦连线)。若鼻中隔骨折时可用复位钳,伸入鼻腔挟住鼻中隔,扶正位置。②复位后,鼻腔用凡士林纱布填塞,保留24~48h,必要时在鼻外用鞍状白铝片做夹板,盖于鼻梁上并贴上胶布。术后严防触动鼻部及再受撞伤,避免擤鼻,以防皮下气肿。外鼻固定夹于1周后取下
鼻伤衄血	皮肉破损或骨折合并鼻腔内破裂出血,其量可多可少	敛血止血		白及10g、蒲黄(包煎)10g、仙鹤草15g、侧柏叶10g、茅根10g、赤芍10g、牡丹皮6g、香附10g、何首乌10g、当归15g、甘草6g

十、鼻衄

鼻衄,即鼻中出血。鼻衄是各种原因引起鼻部阳络损伤的结果,与肺、胃、肝、肾、脾关系较密切。鼻衄不外乎实证和虚证,肺经热盛、胃热炽盛、肝火上逆都是实热致病,肝肾不足、脾不统血都是虚证的表现。鼻衄的辨证主要依据病情的缓急、出血量的多少、色泽的红淡以及全身其他症状。治疗上,宜急则治其标,先用外治法止其血,再辨证求因,配合内治法。

证型	症状	治法	代表方剂	常用药
肺经热盛	鼻中出血不多,色鲜红,鼻腔干燥灼热,咳嗽痰少,口干身热,舌尖边红,苔薄白而干,脉浮数	疏风清热,凉血止血	桑菊饮	桑叶10g、菊花10g、杏仁6g、连翘10g、甘草6g、桔梗10g、薄荷(后下)6g、牡丹皮6g、茅根10g、山栀炭10g
胃热炽盛	鼻中出血量多,血色鲜红,鼻干口干口臭,烦渴引饮,大便燥结,小便短赤,舌质红,苔黄厚干,脉洪大而数	清泄胃火,凉血止血	犀角地黄汤	山栀子15g、赤芍15g、牡丹皮15g、水牛角60g(先煎)、生地黄30g、石膏(先煎)15g、知母10g
肝火上逆	鼻衄量多,血色深红,口苦咽干,胸胁苦满,面红目赤,急躁易怒,舌质红苔黄,脉弦数	清肝泻火,凉血止血	龙胆泻肝汤	龙胆12g、黄芩4g、栀子9g、泽泻9g、木通4g、车前子(包煎)4g、当归4g、柴胡4g、甘草3g、生地黄18g、水牛角(先煎)10g
肝肾阴虚	鼻衄色红,时作时止,量不多,口干耳鸣,心悸失眠,五心烦热,舌质红少津苔少,脉细数	滋养肝肾,凉血止血	知柏地黄丸	熟地黄30g、山药15g、山茱萸15g、茯苓10g、泽泻10g、牡丹皮10g、知母10g、黄柏10g、墨旱莲10g、藕节炭10g、阿胶(烊化)10g
脾不统血	鼻衄,色淡红,量或多或少,面色不华,饮食减少,神疲懒言,舌淡苔薄,脉缓弱	健脾益气,摄血止血	归脾汤	白术15g、茯神12g、龙眼肉12g、黄芪12g、酸枣仁12g、人参(另煎)9g、木香8g、炙甘草5g、远志肉8g、当归10g、侧柏叶炭10g、地榆10g
各型外治	①冷敷法:冷水毛巾或冰袋敷于患者的前额或颈部,可达止血目的。②压迫法:手指揉按患者入前发际正中线1~2寸处,或紧捏一侧或两侧鼻翼。③导引法:双足浸于温水中,或大蒜捣烂敷于涌泉穴上。有引热下行、减少上炎的作用,而协助止血。④滴鼻法:香墨浓研,滴入鼻中。香墨有止血作用,可使出血停止。或可用滴鼻灵或1%~3%麻黄素液等滴鼻,也有协助止血作用。⑤吹鼻法:用血余炭、马勃、百草霜、田七末、云南白药等具有止血作用的药末吹入鼻腔,黏附于出血处,亦可将上述药物放在棉片上,填塞鼻腔。⑥鼻腔填塞法:用上述方法而未能止血者,可用明胶海绵或凡士林纱条填塞患侧鼻腔。若仍未达止血目的,可行后鼻孔堵塞法			

十一、鼻腔异物

鼻腔异物是指异物误入滞留鼻腔,本病多见于小儿。鼻腔异物可出现患侧鼻塞不通,可出现流黏脓涕或脓血涕并有臭味。异物进入的位置较深,损伤部位较广时,可有出血、头痛、视力障碍。

证型	症状	治法	代表方剂	常用药
鼻腔异物	异物滞留,可出现患侧鼻塞不通,若时间已久,则可出现流黏脓涕或脓血涕,并有臭味。昆虫类异物,常有骚动爬行感。若异物进入的位置较深,损伤部位较广时,可有出血、头痛、视力障碍	内治:清热解毒	五味消毒饮	金银花 15g、野菊花 6g、紫花地丁 6g、蒲公英 6g、天葵子 6g、鱼腥草 10g
		外治		①细小异物用通关散取嚏,借喷嚏喷出。②圆形异物可用异物钩或小刮匙,绕至异物后方,由后向前拨出。③体形较大的异物可挟碎分次取出。如经前鼻孔难以取出之异物,可取仰卧低头位,将异物推向鼻咽部,经口腔取出。④动物性异物将其杀死后再用钳取出。⑤较深的金属异物,需在 X 线荧光屏观察下手术取出。⑥异物取出后宜滴 1% 麻黄素液以防粘连

第三节　中医咽喉科病证

一、风热乳蛾

乳蛾又名喉蛾,其发病部位在咽喉部两侧的喉核处,证见喉核红肿疼痛,表面或有黄白色脓样分泌物。因风热邪毒侵犯引起的乳蛾,属风热实证,称为风热乳蛾,即急性扁桃体炎,风热外侵肺经有热,咽喉首当其冲,邪毒搏结于喉核,喉核红肿胀痛而成风热乳蛾;邪热传里,肺胃热盛上蒸,搏结于喉核,喉核肿大或有腐物脓液。亦脾胃蕴热,热毒上攻,搏于喉核而病。在临床辨证时要注意与咽白喉鉴别:咽白喉属急性传染病,热度可不高,但很快呈虚弱病容,神疲,面色苍白,脉细而数。咽部假膜呈灰白色或奶油样,可超过喉核范围,白膜坚韧而厚,不容易擦去,勉强除去后则易出血,全身有痰核。风热乳蛾者,一般发热较高,咽痛明显,喉核红肿,假膜不超出喉核范围,易擦去,不易出血,痰核也只限于颌下。

证型	症状	治法	代表方剂	常用药
风热外侵,肺经有热	咽部疼痛逐渐加剧,吞咽不便,当吞咽或咳嗽时疼痛加剧,咽喉干燥灼热感,喉核红肿,连及周围咽部。并见发热恶寒,头痛,鼻塞,体倦怠,咳嗽有痰,舌边尖红,苔薄白或微黄,脉浮数	疏风清热,消肿利咽	疏风清热汤	荆芥 10g、防风 10g、金银花 15g、连翘 10g、黄芩 10g、赤芍 6g、玄参 10g、浙贝母 10g、天花粉 15g、桑白皮 10g、牛蒡子 10g、桔梗 6g、甘草 4g

续表

证型	症状	治法	代表方剂	常用药
邪热传里，肺胃热盛	咽部疼痛剧烈，痛连耳根及颌下，吞咽困难有堵塞感，或有声嘶。见喉核红肿，表面或有黄白色脓点逐渐连成伪膜；颌下有痰核压痛明显。伴见高热口渴，痰稠黄，大便秘结，小便黄，舌质红赤，苔黄厚，脉洪大而数	泄热解毒，利咽消肿	普济消毒饮	黄芩10g、川连6g、陈皮6g、甘草4g、柴胡8g、桔梗10g、连翘9g、板蓝根10g、马勃9g、牛蒡子8g、薄荷（后下）4g、僵蚕5g、升麻5g、荆芥10g、防风10g、栀子10g、黄连4g
各型外治	①用锡类散，冰硼散，珠黄散吹药。②用漱口方漱口，或荆芥菊花煎水含漱。③含服铁笛丸或润喉丸，以清热润燥。④针刺合谷、内庭、曲池、天突、少泽、鱼际，每次选3~4穴。⑤穴位注射：取脾俞、曲池，每穴注射鱼腥草注射液或柴胡注射液0.5~1mL			

二、虚火乳蛾

虚火乳蛾是指因脏腑亏损，虚火上炎，易反复发作的乳蛾，相当于西医的慢性扁桃体炎。以喉关潮红，喉核肥大或萎缩，喉核上有黄白色脓点，或喉核被挤压时有黄白色脓样物溢出为诊断特点。本病以脏腑虚损，虚火上炎为主要病因病理。多因于风热乳蛾治而未愈，缠绵日久，邪热伤阴而致，或温热病后余热未清而发。脏腑虚损以肺阴虚、肾阴虚为多。肺阴虚，则津液不能上输以滋养咽喉，阴虚内热，虚火上炎，灼于喉核而为病。肾阴虚，虚火循经上炎，结于喉核而为病。

证型	症状	治法	代表方剂	常用药
肺阴亏虚	咽部干燉不适，微痛，干咳无痰或痰少而黏，哽哽不利，喉核肥大潮红，连及周围，喉核上有黄白色脓点。可伴有午后颧红，精神疲乏，手足心热，讲话乏力，舌质红，少苔，脉细数	养阴清肺，生津润燥	养阴清肺汤	玄参15g、麦冬15g、生地黄15g、牡丹皮15g、白芍15g、浙贝母12g、桑白皮12g、生甘草6g
肾阴亏损	咽喉干燉不适，微痛，哽哽不利，口干不喜多饮，喉核及喉核前后潮红，喉核上或有黄白色脓点，挤压喉核时或有黄白色脓样物溢出，可有头晕眼花，耳鸣耳聋，腰膝酸软，虚烦失眠，舌红少苔，脉细数等	滋阴降火，清利咽喉	知柏地黄汤	知母15g、黄柏15g、白芍15g、牡丹皮15g、泽泻15g、生地黄15g、牛膝12g、石斛12g、桔梗10g、生甘草4g
各型外治	①含服润喉丸、铁笛丸。②喉核大者，可用烙法用烙铁烧烙患处，而达到治疗目的。烙铁头大小为直径0.5~1厘米，于酒精灯上将烙铁头烧红，蘸麻油后迅速烙于喉核上，每次烙10~20烙铁，如喉核表面有烙后的白膜，应轻轻刮去再烙，一般隔日烙1次，共需烙10~20次。经烙后喉核渐小，至复平为止。③针刺合谷、曲池、足三里、颊车等穴，每天1次，中等刺激，留针20分钟。④耳针治疗：取穴咽喉、肺、扁桃体，选1~2穴，埋耳针或贴耳珠3~7日，轮换取穴。⑤穴位注射：取穴天突、曲池、孔最，每次取单侧穴，两侧交替使用，注射鱼腥草注射液或复方丹参注射液2mL，隔天1次，6~7次为1个疗程			

三、风热喉痹

由风热邪毒而致的喉痹,称风热喉痹,以咽部红肿痛为其主要症状,又有风热喉、红喉之称。风热喉痹,为风热邪毒乘虚侵犯,从口鼻直袭咽喉,内伤于肺相搏不去,致咽喉肿痛而为病。风热喉痹与风热乳蛾均有咽喉红肿疼痛的症状,但风热喉痹病变部位主要在咽部,故喉核肿胀不明显,风热乳蛾病变部位主要在喉核,故喉核红肿,有黄白色脓点。

证型	症状	治法	代表方剂	常用药
风热外侵,肺经有热	咽部干燥灼热,微痛,吞咽感觉不利,后疼痛逐渐加重,有异物阻塞感。见咽部微红,微肿,随症状加重,腭垂色红、肿胀,喉底红肿,或有颗粒突起。全身有发热,恶寒、头痛、咳嗽痰黄,苔薄白或微黄,脉浮数等症状	疏风清热,解毒利咽	疏风清热汤	连翘15g、菊花12g、蝉蜕9g、薄荷(后下)9g、僵蚕6g、川芎12g、细辛3g、白芷9g、黄芩12g、芦根20g
邪毒传里,肺胃热盛	咽部疼痛逐渐加剧,痰涎多,吞咽困难,言语艰涩,咽喉梗塞感。检查见咽部及喉核红肿,腭垂肿胀,喉底滤泡肿大,颌下有痰核,压痛。全身症状表现为高热,口干喜饮,头痛剧,痰黄而黏稠,大便秘结,小便黄,舌赤苔黄,脉数有力等	泄热解毒,利咽消肿	清咽利膈汤	防风20g、荆芥20g、栀子20g、连翘20g、薄荷(后下)6g、桔梗6g、玄参12g、金银花12g、淡竹叶12g、牛蒡子15g、生地黄15g、麦冬15g、五味子15g、甘草5g
各型外治	①用锡类散,冰硼散,珠黄散吹药。②用漱口方漱口,或荆芥菊花煎水含漱。③含服铁笛丸或润喉丸,以清热润燥。④针刺合谷、内庭、曲池、天突、少泽、鱼际,每次选3~4穴。⑤穴位注射:取脾俞、曲池,每穴注射鱼腥草注射液或柴胡注射液0.5~1mL			

四、虚火喉痹

虚火喉痹是指由于脏腑虚损,虚火上炎,熏灼咽喉所致的咽喉疾病。相当于西医的慢性咽炎。以咽干微痛为主要症状,常有"吭""喀"的动作,因咽痒而引起咳嗽,易受刺激而致恶心干呕。咽部暗红,或喉底有颗粒突起,为本病的诊断要点。本病的外因,有病后余邪未尽,浊气刺激,嗜好烟、酒、辛辣,妄于作劳等方面;内因是肺肾阴虚,由于阴液暗耗,津液不足,虚火上炎,循经上蒸,熏蒸咽喉而为病。

证型	症状	治法	代表方剂	常用药
肺阴亏虚	咽燥咽痒,咳嗽,发声不扬,讲话乏力;喉底、喉关暗红,或有串珠突起,或有黏痰附着。全身或见午后颧红,恶心,干呕。舌质红,少苔,脉细数	养阴清肺	养阴清肺汤	玄参15g、麦冬15g、生地黄15g、牡丹皮15g、白芍15g、浙贝母12g、桑白皮12g、生甘草6g

续表

证型	症状	治法	代表方剂	常用药
肾阴亏虚	咽部微红,灼热,喉底及其周围黏膜肥厚暗红,或干燥、光亮,附着痂皮。全身或见头晕眼花,心烦失眠,五心烦热,盗汗,腰膝酸软。舌质红嫩,脉细或细数	滋阴降火,清利咽喉	知柏地黄汤	知母15g、黄柏15g、白芍15g、牡丹皮15g、泽泻15g、生地黄15g、牛膝12g、石斛12g、桔梗10g、生甘草4g
各型外治	①用锡类散,冰硼散,珠黄散吹药。②用漱口方漱口,或荆芥菊花煎水含漱。③含服铁笛丸或润喉丸,以清热润燥。④针刺合谷、内关、足三里、曲池、肺俞、尺泽、太溪、照海、复溜等,每次选3~4个穴位,用补法,留针10~20分钟,每天1次			

五、喉痈

　　喉痈是发生于咽喉间及其附近部位的痈肿的总称。由于发病部位不同而名称各异。生于喉关的叫喉关痈,相当于扁桃体周围脓肿;生于喉底的叫里喉痈,相当于咽后壁脓肿;生于颌下的叫颌下痈,相当于咽旁脓肿;生于上腭者,叫上腭痈,又称外喉痈。以吞咽、语言困难,局部有红肿高突为喉痈的诊断要点。本病多因肺胃素有积热,又被风热邪毒侵袭,外邪引动肺胃积热,内外热毒搏结上蒸于咽喉,致气血凝滞、热毒壅聚作肿,腐坏成痈。喉痈辨证中要注意有脓无脓,无脓则证之尚轻,脓成则邪毒盛。

证型	症状	治法	代表方剂	常用药
喉痈	咽喉疼痛逐渐增剧,吞咽、语言困难,咽喉红肿,局部逐渐高突:①喉关痈:一侧喉核喉关明显红肿突出。喉核腭垂亦红肿被推向对侧。患侧下颌角有痰核压痛。②里喉痈:喉底的一侧,红肿突起,咽壁也红肿,颈部常有痰核。③颌下痈:下颌部肿胀压痛,喉核无红肿,腭垂多水肿,颈项肿胀有痰核。④上腭痈:痈生于上腭部,红肿如半个核桃,悬于上腭下垂抵舌,脓熟溃破时往往从鼻孔流出脓血	内治:疏风清热,解毒消肿	五味消毒饮加减	金银花15g、野菊花6g、紫花地丁6g、蒲公英6g、天葵子6g、防风10g、白芷10g、黄连4g
		外治	①冰硼散、冰麝散等吹患部。②漱口方漱口。③颌下部红肿,可用如意金黄散外敷,紫金锭外搽。④在喉痈脓成之后,应即放脓,使脓液排出。⑤针刺少商、商阳穴出血以泄热毒,或在痈肿未成脓时,用三棱针于局部肌膜浅刺使其出血。⑥擒拿法:咽喉痈,咽喉肿塞,疼痛剧烈,汤水难入		

六、阴虚喉癣

　　本病发于咽部或喉部,因其形似苔藓,属阴虚之证,故名阴虚喉癣。本病以咽喉干燥疼痛,如有芒刺,吞咽疼痛困难或声音嘶哑为主要症状,检查可见咽喉溃烂,边缘参差不齐,上有灰黄色污秽腐物为诊断依据。本病多由素体阴虚,或劳损伤阴,肾阴亏耗,水不济火虚火上炎,肺金受伤津液被灼,不能濡润咽喉,而致咽喉溃烂为喉癣之证。

证型	症状	治法	代表方剂	常用药
阴虚喉癣	发于咽者,咽干燥如有芒刺,吞咽时疼痛,可放射至耳部,妨碍饮食,常流口涎,口气腥臭,见咽部肌膜颜色晦暗,有红白色斑点,或满绕红丝,边缘参差不齐,复有灰黄色污秽分泌物。发于喉者,声嘶,喉干灼热,痒而咳嗽,吞咽疼痛,可有失音,甚者呼吸困难。见喉部肌膜淡红,初起肌膜凹凸不平,周围色红或肿胀,继而形成溃疡凹陷。全身可有咳嗽,咳痰不爽,痰中带血或潮热,盗汗颧红,手足心热,身体消瘦,头晕耳鸣,腰膝酸软,舌质红嫩,脉细数等阴虚劳损症状	内治:滋阴降火,养血润燥	知柏地黄汤合四物汤	知母15g、黄柏15g、白芍15g、牡丹皮15g、泽泻15g、生地黄15g、牛膝12g、石斛12g、桔梗10g、生甘草4g、当归10g、熟地黄10g、川芎10g
		外治	①吹药:可用珠黄散、冰硼散吹患部,以去腐生肌,解毒止痛。②含法:以柿霜一味,时时取少许含口内,以润肺生津、止咳化痰。③针刺疗法:可浅针肺俞、膈俞、照海、手三里等穴,以达养阴清热止痛之效	

七、急喉喑

急喉喑又称暴喑,以声音不扬,甚至嘶哑失音为主要症状。急喉喑是由外感风寒风热之邪,致肺气壅塞,声户肿胀,开合不利而致。风寒之邪侵袭,肺卫失宣,气机不利,致使脉络壅阻,声户开合不利,则声音嘶哑或失音。若风热之邪侵袭,内犯肺胃,引动肺胃积热循经上蒸,风火热毒结于喉窍,以致脉络壅阻,声户开合不全,声出不利而声音嘶哑。

证型	症状	治法	代表方剂	常用药
风热壅肺	喉内不适,干痒而咳,音低而粗,声出不利,或喉内有灼痛感。检查可见喉部及声带红肿,发音时声带发音不全。发热恶寒,头痛,骨节疼痛。舌边微红,苔白兼黄,脉浮数	疏风清热,利咽开音	疏风清热汤	荆芥10g、防风10g、牛蒡子12g、桔梗10g、甘草6g、木蝴蝶3g、金银花12g、连翘12g、黄芩12g、赤芍12g、蝉蜕6g
风寒袭肺	卒然声音不扬,甚则声音嘶哑,或兼有咽喉微痛,吞咽不利、咽喉痒,咳嗽不爽,鼻塞流清涕,恶寒,发热,头痛无汗,口不渴。舌苔薄白,脉浮	辛温散寒,宣肺开音	六味汤	荆芥10g、防风10g、桔梗12g、甘草6g、紫苏叶10g、薄荷(后下)6g、僵蚕10g、蝉蜕6g
各型外治	①双料喉风散、西瓜霜等吹喉,每天5~6次。②含服六神丸或铁笛丸、清音丸等,每天3~4次。③可用内服药渣再煎,取药液含漱。④针刺:取合谷、尺泽、天突等穴,用泻法。⑤耳针:取神门、咽喉、肺、平喘等穴,每次2~3穴,针刺留针15~20分钟			

八、急喉风

急喉风是喉风的一种,因其发病急速,病情急重而定名。以咽喉红肿疼痛,呼吸困难,痰涎壅盛,语言难出,汤水难下为主要症状,又称紧喉风。如出现牙关拘急,口噤如锁等危急症状,名为锁喉风。本病属急性喉阻塞范围。本症可由咽喉痈急性咽喉病发展而致,乃痰涎火毒或疫疬之邪炽盛,结聚于喉,而致气血凝结,脉络瘀阻,痰涎壅盛,气道阻塞而为病。此外,肝郁气滞、血凝痰聚而成喉菌;或异物堵塞于喉腔等均可导致呼吸道阻塞或狭窄而为病。

证型	症状	治法	代表方剂	常用药
急喉风	咽喉疼痛,吞咽不利,喉部紧缩感,出现喉性呼吸困难,表现三凹症,并出现喉鸣,咳时可闻哮吼音,声音嘶哑或语言难出,痰涎壅盛,声如拽锯。见咽喉红肿剧烈,喉部声带红肿明显,痰涎多,或有腐物。全身可有憎寒壮热,或高热神烦,汗出如雨,口干欲饮,大便秘结,小便短赤,舌质红或绛,舌苔黄或腻,脉数或沉微欲绝等	内治:泄热解毒,祛痰开窍	清瘟败毒散	生石膏(先煎)30g、生地黄15g、黄连15g、栀子15g、黄芩15g、知母10g、连翘15g、牡丹皮10g、赤芍10g、玄参15g、桔梗6g、甘草3g、淡竹叶6g、水牛角(先煎)5g
		外治		①冰硼散、珠黄散吹喉。②选用金银花、菊花、薄荷、藿香、佩兰、紫苏等药,适量煎煮,令患者吸入其蒸气。③用漱口方含漱,以清洁局部。④针刺合谷、少商、商阳、尺泽、少泽、曲池、天鼎、扶突、丰隆等穴,每次2～3穴,用泻法,不留针。⑤耳针用神门、咽喉、平喘等穴,针刺,留针15～30分钟,每天1～2次。⑥根据病情,可配合擒拿法及提刮法

九、慢喉喑

慢喉喑是指久病声音不扬,甚至嘶哑失音而言,与西医的慢性喉炎相类似。检查可见声带暗滞、肿胀,或有小结、息肉,或声门闭合不良。临床应注意排除喉癣、喉菌而致者。喉癣是肺痨病的并发症,声带以溃疡为主,全身劳损症状明显;喉菌声带上肿物较大,多呈菜花样,颈部可有恶核。本病多因肺、脾、肾虚损,或病久气滞,血瘀痰凝,致咽喉失养,声门开合不利,以致声带肿胀不消,或形成小结,息肉,妨碍发音而为喑。

证型	症状	治法	代表方剂	常用药
肺肾阴虚	声音低沉费力,嘶哑日久不愈。喉部微痛不适,干燥喉痒,干咳痰少,可见声带微红肿,连缘增厚,喉关、喉底或红或不红。全身或有颧红唇赤,头晕耳鸣,虚烦少寐,腰酸膝软,手足心热。舌红少苔,脉细数	内治:滋养肺肾,降火利喉开音	百合固金汤	百合15g、生地黄15g、白芍15g、玄参15g、麦冬15g、桔梗12g、浙贝母12g、木蝴蝶3g、蝉蜕10g、僵蚕10g、甘草6g
		外治		①含服铁笛丸或润喉丸。②取合谷、曲池、足三里、天突等,每天1次,中等刺激,留针20～30分钟

续表

证型	症状	治法	代表方剂	常用药
肺脾气虚	声嘶日久,劳则加重,语言低微,讲话费力,不能持久。可见咽喉黏膜色淡,声带松弛无力,闭合不良。全身可见少气懒言,倦怠乏力,纳呆便溏,唇舌淡红。舌体胖,苔白,脉虚弱	内治:补益肺脾,益气开音	补中益气汤	党参15g、北黄芪15g、白术10g、当归10g、升麻15g、柴胡10g、法半夏12g、诃子10g、石菖蒲10g、萆薢15g
		外治		①含服铁笛丸或润喉丸。②取合谷、曲池、足三里、天突等,每天1次,中等刺激,留针20~30min
气血瘀滞痰凝	声嘶日久,讲话费力,喉内不适,有异物感,常作"吭""喀"以清嗓,胸闷,舌质暗滞,脉涩。检查可见声带色暗滞,有小结或息肉,常有黏痰附其上	内治:行气活血,化痰开音	会厌逐瘀汤	桃仁10g、红花10g、当归·10g、赤芍10g、桔梗10g、牡丹皮15g、玄参15g、柴胡6g、浙贝母12g
		外治		①含服铁笛丸或润喉丸。②手术摘除声带小结或息肉

十、梅核气

梅核气为咽喉中的异常感觉,如有梅核塞于咽喉,咯之不出,咽之不下,没有疼痛,不碍饮食。其症状每随情志之波动而变化,咽喉并无异常。本病多因肝为情志所伤失于调达,致肝气郁结,循经上逆结于咽喉;或因肝病乘脾,致肝郁脾滞,运化失司,津液不得输布,积聚成痰,痰气互结于咽喉而发病。

证型	症状	治法	代表方剂	常用药
梅核气	患者自觉咽喉中有异常感觉,如有物梗,咯之不出,吞之不下,没有疼痛,不碍饮食,其症状每随情志之波动而变化,时轻时重。咽喉并无异常,患者每见精神抑郁,诸多疑虑,胸胁胀满,纳呆,困倦,消瘦,便溏,妇女常见月经不调,舌质暗滞,脉弦	内治:疏肝解郁,行气导滞,散结除痰	半夏厚朴汤	法半夏12g、厚朴15g、紫苏叶10g、茯苓15g、炒莱菔子12g、王不留行子15g
		外治		①冰硼散或冰麝散慢慢咽服。②针刺取合谷、内关、太冲。③可用毫针刺廉泉穴,针向上刺至舌根部,并令患者作吞咽动作,至异物感消失为止

十一、骨鲠

骨鲠是指鱼骨或其他骨类梗于咽喉或食道,以致咽喉疼痛,吞咽不利,甚至因此感染邪毒,而致咽喉肌膜腐烂化脓。咽喉有异物感,或刺痛,或划痛,吞咽时尤甚,甚至痛及胸背,检查发现骨刺,即可明确诊断。

证型	症状	治法	常用药
骨鲠	咽喉有异物感,吞咽时疼痛尤甚。检查可见喉核或喉关、舌根、喉底、会厌、梨状窝附近有损伤或骨刺。异物较深者,疼痛可波及胸背;若骨刺刺伤肌膜血络,可见唾涎带血;患处染毒,则红肿化腐,疼痛加剧,吞咽困难,并见发热等全身症状	外治:软化松脱骨鲠,清热解毒,止痛防腐	①钳取咽喉部骨刺,位置较低者应及早在间接喉镜或食道镜下用钳子取出。②威灵仙30g,加水2碗煎成半碗,加白醋半碗徐徐咽下,每天服1~2剂。③砂仁、草果、威灵仙、乌梅各10g,白糖30g,水煎成3~4碗,连续饮尽
		内治:清热解毒	黄连解毒汤加减:黄芩12g、黄连12g、黄柏12g、金银花15g、赤芍15g、玄参15g、青皮10g、天花粉15g、薄荷(后下)6g、射干12g、甘草6g

第四节　中医口腔科病证

一、牙痛

牙痛是口齿科疾病的常见症状之一,以牙齿疼痛为主要症状。本病多因风火邪毒侵犯,伤及牙体及牙肉,邪聚不散,气血滞留,瘀阻脉络而为病;或胃火素盛,嗜食辛辣,积火循经上蒸牙床,损及脉络而为病;或由于肾阴亏损,虚火上炎,牙失荣养,致根脚浮动而隐痛。辨证首先辨牙痛的虚实,属何脏腑。本病与肾、胃、大肠等脏腑关系密切。实证,多由于风火邪毒侵袭,或胃火上蒸,伤及牙体及龈肉所致;虚证,多由于肾阴亏损,虚火上炎,牙失荣养所致。故临床辨证,大致分为风火牙痛、胃火牙痛及虚火牙痛三种类型。

证型	症状	治法	代表方剂	常用药
风热牙痛	牙齿疼痛,呈阵发性,遇风发作,患处得冷则痛减,受热则痛增,牙龈红肿。全身或有发热,恶寒,口渴。舌红,苔白干,脉浮数	内治:疏风清热,解毒消肿	薄荷连翘方	金银花15g、连翘15g、淡竹叶12g、知母12g、生地黄15g、薄荷(后下)6g、牛蒡子10g
		外治		①淡竹叶膏擦牙龈痛处,或用老姜、黄连、防风各等份,研末擦之。②取合谷、下关、颊车、风池、太阳、内庭、太溪、行间、太冲、牙痛穴,每次2~3穴,强刺激捻转泻法,每天1~2次
胃火牙痛	牙齿疼痛剧烈,呈持续性锐痛,牙龈红肿较甚,或出脓渗血,肿连腮颊,牙齿明显叩痛,有松动浮起感,局部臖核肿大压痛。全身可见发热头痛,口渴引饮,口气臭秽,大便秘结。舌苔黄厚,脉象洪数	内治:清胃泻热,凉血止痛	清胃散	黄连10g、生石膏(先煎)30g、牡丹皮12g、生地黄15g、当归10g、升麻6g
		外治		①用淡盐水含漱,或用黄芩45g、玄参15g、紫花地丁30g,煎水含漱。②肿连腮颊者,可用如意金黄散调水外敷。③取合谷、下关、颊车、风池、太阳、内庭、太溪、行间、太冲、牙痛穴,每次2~3穴,强刺激捻转泻法,每天1~2次

续表

证型	症状	治法	代表方剂	常用药
虚火牙痛	牙齿隐隐作痛或微痛,牙龈微红微肿,久则牙龈萎缩,牙齿浮动,咬物无力,午后疼痛加重。全身可兼见腰酸痛,头晕眼花,口干不欲饮。舌质红嫩,少苔,脉细数	内治:滋阴益肾,降火止痛	知柏八味丸	熟地黄15g、山茱萸12g、山药15g、泽泻10g、茯苓12g、牡丹皮12g、知母10g、黄柏12g、狗脊15g
		外治		①龙眼白盐合贴牙龈痛处。②取合谷、下关、颊车、风池、太阳、内庭、太溪、行间、太冲、牙痛穴,每次2~3穴,强刺激捻转泻法,每天1~2次

二、牙痈

牙痈,又名牙棋风,指发于牙龈的痈肿,疼痛溢脓,以牙龈局限性红肿,初硬后软,疼痛难忍,4~5天可穿溃出脓,疼痛随之减轻为其主症。本病病因由于平素对牙齿保护不当,牙体已被龋蚀,或有裂损,使风热邪毒得以侵袭,风热邪毒引动脾胃积热循经上冲,风热与胃火交蒸于牙龈,腐肉成脓。

证型	症状	治法	代表方剂	常用药
风热邪毒	多发于龋齿周围牙龈,齿龈红肿,坚硬,灼热疼痛,遇冷则痛稍减,咀嚼时痛甚,渐形成脓肿,有牙齿高起的感觉,叩诊患牙疼痛难忍,脓肿溃后肿痛减轻。严重者可使红肿连及腮颊、下颌等处。全身可有寒热,头痛,口苦,舌红苔黄厚,脉洪数	内治:清热解毒	五味消毒饮	金银花15g、野菊花6g、紫花地丁15g、蒲公英30g、天葵子15g 生地黄15g、当归8g、牡丹皮12g、黄连6g、升麻4g
		外治		①未成脓者,可擦冰硼散或六神丸。②红肿波及腮颊下颌者,外敷如意金黄散。③已成脓者可行脓肿切开术。④针刺合谷、颊车、下关等,用泻法,留针10~20分钟,以疏通经络,泄热消肿止痛

三、飞扬喉

口腔内突然发生血泡,发生于上腭者名飞扬喉;发生在腭垂处者名悬旗风。本病为口腔内突然发生的血泡,呈紫色或暗红色,泡壁薄,易溃破。本病多因嗜食辛辣厚味,脾胃积热,火热上炎,热伤脉络,形成血泡。或因进食粗硬食物,不慎擦伤及口腔血络而致。

证型	症状	治法	代表方剂	常用药
脾胃积热	本病发病突然,常在进食中或呛咳后发生。血泡迅速胀大,大小不一,小者如葡萄子,大者如核桃,呈紫色或暗红色,泡壁薄如纸。容易溃破,破后流出血水,如不染毒,可自愈。如有染毒,则创面糜烂呈灰黄色,疼痛加剧,涎液增多。有胀痛,妨碍饮食,甚者影响伸舌及语言,伴口干渴、便秘、舌红、苔黄腻,脉洪数	内治:清热泻火,凉血解毒	加味黄连解毒汤	黄连3g、黄芩10g、黄柏10g、栀子10g、生地黄10g、连翘15g、金银花15g、蒲公英10g、生石膏(先煎)30g、天花粉10g
		外治		①刺割:血泡未破者,用三棱针将血泡轻轻刺破,排除积血。②含漱:血泡溃破后,用金银花、甘草各等量,煎水含漱,以清热解毒。③吹药:患处溃烂者,吹珠黄散、冰麝散、冰硼散,有消肿止痛、化腐生肌作用

四、牙龇痛

牙龇痛是指发生于尽牙咬合处牙龈的痈肿。本病常发于青年人。以局部牙龈红肿疼痛,或有溢脓,尽牙多呈异位或阻生,张口困难,患侧面部肿胀为诊断要点。牙龇痛的发生为秽毒积聚日久,风热邪毒引动阳明胃火上冲,内外合邪所致灼腐肌膜化脓成痈。

证型	症状	治法	代表方剂	常用药
风热侵袭	牙周围龈肉红肿疼痛,咀嚼时痛增,张口困难,全身可出现恶寒发热。舌边尖红,苔微黄,脉浮数	疏风清热,消肿止痛	薄荷连翘汤	金银花15g、连翘15g、淡竹叶12g、知母12g、生地黄15g、薄荷(后下)6g、牛蒡子10g
胃火上炎	牙龈红肿高突,疼痛溢脓,多呈异位或阻生,吞咽困难,牙关开合不利,颌下瘰核肿大触痛。发热憎寒,头痛,口渴引饮,口气臭秽,大便秘结。舌红苔黄厚,脉洪数	清胃泻火,凉血解毒,消肿排脓	清胃散	生石膏(先煎)30g、黄连3g、金银花15g、赤芍12g、当归尾10g、天花粉15g、白芷10g、皂角刺12g、陈皮6g、乳香6g、没药6g、牡丹皮10g
各型外治	①外敷药:如意金黄散以茶水或醋调成糊状,外敷面部肿胀处。②含漱用黄芩、金银花、白芷各等量,煎汤含漱。③局部吹药:患处吹入冰硼散或六神丸(研末)以清肿止痛。④切开排脓:对已成脓者,应切开引流,排脓消肿。⑤针刺合谷、颊车、大迎、下关、翳风。口噤不开者,针刺颊车、合谷、内庭、听会、下关等穴			

五、牙宣

牙宣是指以龈肉萎缩,牙根宣露,牙齿松动,经常渗出血液或脓液为特征的病证。若不及时治疗,日久牙齿失去气血濡养,以致脱落。齿为肾所主,而牙床属阳明大肠和胃经所属,齿及齿龈均需气血的濡养。故本病可由脾胃积热,熏蒸牙龈伤及龈肉,腐化渗脓渗血;或肾虚精亏,齿失濡养,引起牙齿疏豁动摇;或气血不足,牙龈失养,而成此病。

证型	症状	治法	代表方剂	常用药
胃火上蒸	牙龈红肿痛,出血出脓,口臭,烦渴多饮,喜冷饮,多食易饥,大便秘结,舌质红,苔黄厚,脉洪大或滑数。日久龈肉渐渐腐颓,积垢如烂骨状,而致牙根宣露	内治:清热泻火,消肿止痛	清胃散	生石膏(先煎)30g、黄连3g、金银花15g、赤芍12g、当归尾10g、天花粉15g、白芷10g、皂角刺12g、陈皮6g、乳香6g、没药6g、牡丹皮10g
		外治	①外擦冰硼散。②去除牙石。牙石是附于牙齿的黄色污垢,如烂骨状物	
肾阴亏损	牙齿疏豁松动,牙龈溃烂萎缩,牙根宣露,溃烂边缘微红肿,或有头晕,耳鸣,手足心热,腰酸,舌质微红,少苔,脉细数	内治:滋阴补肾,益髓坚齿	六味地黄汤加味	熟地黄15g、山茱萸12g、山药12g、牡丹皮10g、泽泻10g、茯苓10g、枸杞子10g、龟甲(先煎)10g、杜仲10g
		外治	①淡盐汤漱口。②墨旱莲60~120g煎水,含咽。③去除牙石	

续表

证型	症状	治法	代表方剂	常用药
气血不足	牙龈萎缩颜色淡白,牙根宣露,牙齿松动,咀嚼无力,牙龈经常渗血,刷牙及吮吸时易出血,口发酸,面色白,畏寒倦怠,头昏眼花,失眠多梦,胃呆纳少,舌质淡,苔薄白,脉沉细	内治:调补气血,养龈健齿	八珍汤	当归10g、川芎5g、白芍8g、熟地黄15g、人参(另煎)3g、白术10g、阿胶(烊化)10g、血余炭10g、茯苓8g、炙甘草5g
		外治		去除牙石,拔除无法保留的患牙

六、口疮

口疮是口腔肌膜上出现单个或多个黄豆或豌豆大小之黄白色溃烂点,周围可见红晕,疼痛,易反复发作。临床上分为实证与虚证两大类,实证口疮多由于心脾积热,热盛化火循经上攻于口而发。虚证口疮多由于阴液不足,虚火上炎于口腔而发病;辨证时首先应辨口疮的虚实。还要注意患者的全身情况,实证口疮以清热解毒,消肿止痛为治疗原则;虚证口疮以健脾益气,温化寒湿为原则。

证型	症状	治法	代表方剂	常用药
心脾积热	口疮数目较多,大小不等,可融合成小片状,有黄色假膜覆盖,周围黏膜微肿高起,鲜红,灼热疼痛。多发于唇、颊、龈、腭等部位。可有发热,面红,口干口臭,大便秘结,尿黄,舌质红,苔黄厚,脉滑数	内治:通腑泻热,凉血止痛	凉膈散去大黄	黄芩15g、黄连10g、连翘15g、栀子15g、淡竹叶15g、生地黄15g、生石膏(先煎)20g、甘草6g、升麻6g
		外治		①珠黄散撒搽于患处,每天5～6次。②漱口方含漱
阴虚火旺	口疮数目较少(1～2个),溃面呈灰黄色,周围黏膜微红,微痛,易于反复发作,此起彼伏;常伴有口燥咽干,腰膝酸软,手足心热,舌红少津,脉细数	内治:滋阴降火	知柏地黄汤加减	当归10g、熟地黄10g、芍药6g、川芎12g、黄柏10g、知母15g、牡丹皮6g
		外治		①柳花散撒搽于患处,每天5～6次。②针刺廉泉、颊车、合谷、曲池、通里、神门等穴。每次选2～3穴,中等强度刺激,留针5～10分钟

七、口糜

口糜是指口腔肌膜糜烂成糜粥样,并有特殊气味的疾病。小儿患此证,口内肌膜白屑满布,故称鹅口疮或雪口,是口腔白色假丝酵母菌感染的一种表现。一般多发于舌、颊内、软腭及口底等处,白腐物不易拭除,拭去后易出血,随后又生。本病多由于饮食不节,脾胃受伤,湿热蕴积,湿热积聚,循经上蒸口腔而发病。本病与心、脾、胃等脏腑有关,总的治疗原则为清热解毒,祛湿除腐。

证型	症状	治法	代表方剂	常用药
心脾积热	口腔肌膜红肿,出现白色斑点略为凸起,斑点逐渐扩大成片,如糜粥样,不易拭除,强行拭除则出血,随后又生,疼痛,影响饮食。全身可伴发热、头痛,饮食不振,小便短赤,舌红,苔黄腻,脉数	内治:清热解毒,利湿除腐	加味导赤散	生地黄15g、淡竹叶15g、木通10g、甘草梢6g、泽泻12g、黄连10g、黄芩12g、金银花15g、桔梗12g、薄荷(后下)6g
		外治		用消毒纱布或粗棉签蘸药汁拭去白膜,擦锡类散、冰硼散、青吹口散或柳花散

八、唇风

唇风以唇部红肿、痛痒、日久破裂流水为其特征。本病多因过食辛辣厚味,脾胃湿热内生,复受风邪外袭,以致风热相搏,引动湿热之邪循经上蒸结于唇部,气血凝滞而成病。

证型	症状	治法	代表方剂	常用药
风热相搏	唇部发痒,色红肿胀,日久破裂流水,痛如火燎,犹如无皮之状,或见口渴喜饮,口臭,大便干燥,或有嘴唇不时瞤动,脉滑数	内治:疏散风邪,清热解毒	双解通圣散加减	防风12g、薄荷(后下)9g、连翘15g、栀子12g、黄芩9g、生石膏(先煎)24g、川芎12g、当归15g、白术9g、滑石(包煎)12g、泽泻15g、甘草6g、金银花10g
		外治		用黄连膏,或紫归油,或青吹口散油膏搽患处

九、骨槽风

骨槽风,病在牙槽骨,以牙槽骨腐坏甚或有死骨形成为其特征。证见耳前腮颊之间红肿、疼痛,溃口流脓,脓中带有腐骨,日久难愈。本证多因牙齿龋蚀,风火邪毒乘机侵入,循经上灼,邪毒较盛深袭筋骨,结聚牙槽骨中遂致牙槽骨受损,腐坏成脓,穿腮而出。若素体虚弱,或久病不愈余毒未清,气血损耗肌败骨腐,则溃口难敛形成瘘管。

证型	症状	治法	代表方剂	常用药
邪热炽盛	下颌骨疼痛,逐渐加剧,牙齿松动不敢咬物,咬则疼痛剧烈,患侧腮颊红肿焮热,并可穿溃流脓,溃后症状虽可略减轻,但溃口不易愈合,口唇有麻木感。全身可有憎寒壮热,头痛,口臭,便秘,舌红苔黄或黄腻,脉弦数等	内治:祛风散火,清热解毒	清阳散火汤加僵蚕	升麻3g、白芷8g、黄芩10g、石膏(先煎)10g、防风10g、荆芥10g、当归10g、鼠粘子6g、连翘15g、白蒺藜6g、甘草3g、僵蚕10g
		外治		①牙龈红肿、疼痛,可吹敷冰硼散。②腮颊红肿,外敷清凉膏。③颌面部红肿已有脓液者,应切开排脓,并放置引流

续表

证型	症状	治法	代表方剂	常用药
气血亏虚	溃口日久不愈,流脓清稀,有腐骨形成,从溃口露出。全身有微热,头昏目眩,精神困倦,食少,舌淡苔白,脉细弱	内治:补养气血,托毒外出	中和汤	白芷 6g、桔梗 6g、人参(另煎)15g、黄芪 20g、藿香 6g、肉桂(后下)3g、甘草 3g、白术 10g、川芎 10g、当归 15g、白芍 10g、麦冬 10g、生姜 6g
		外治		①外敷阳和解凝膏。②用真君妙贴散敷肿处。③切开溃口,刮除腐骨,钳取死骨。④对无法保留的牙齿,予以拔除

第八章　男科病证

一、子痈

子痈是睾丸附睾的化脓性疾病,其临床特征总以肿痛为主,兼见红热等征象。急性子痈病机主要为湿热毒邪,下注膀胱,蕴结不散。慢性子痈病机主要是肝郁气结,经脉不利,血瘀痰凝。临床辨证需分清证候缓急,注意鉴别诊断。急性子痈治疗时应注意配合抗生素使用。同时注意嘱患者应卧床休息,抬起阴囊。慢性子痈疼痛发作及加重多与寒凉、劳累等有关,应嘱患者注意局部保暖、劳逸结合。

证型	症状	治法	代表方剂	常用药
湿热下注	睾丸或附睾肿大疼痛,阴囊皮肤红肿,皱纹消失,焮热疼痛,少腹抽痛,局部压痛明显,脓肿形成时按之应指,伴恶寒发热,苔黄腻,脉滑数	清热利湿,解毒消肿	枸橘汤或龙胆泻肝汤	龙胆9g、泽泻15g、车前子(包煎)15g、当归10g、柴胡6g、生地黄10g、黄芩10g、栀子10g、延胡索10g、川楝子10g
气滞痰凝	附睾结节,子系粗肿,轻微触痛,或牵引少腹不适,多无全身症状,苔薄腻,脉弦滑	疏肝理气,化痰散结	橘核丸	橘核15g、川楝子10g、海藻10g、海带10g、延胡索10g、桃仁10g、肉桂6g、厚朴10g、木香10g、昆布10g、枳实10g

二、囊痈

囊痈是发生于阴囊部位的急性化脓性疾病,其症见红肿热痛,与体表其他阳证疮疡相似。病因病机主要为湿热毒邪,下注肾子,蕴结不散,使气血壅滞,成为痈肿。临床辨证应注意与急性子痈的鉴别诊断。

证型	症状	治法	代表方剂	常用药
湿热下注	阴囊红肿焮热,坠胀疼痛,拒按,腹股沟臖核肿痛,酿脓时局部胀痛、跳痛,阴囊有局灶隆起,指压有波动感;可伴有发热,口干喜冷饮,小便赤热;舌红,苔黄腻或黄燥,脉弦数或紧数	清热利湿,解毒消肿	龙胆泻肝汤或泻热汤	龙胆9g、泽泻15g、车前子(包煎)15g、当归10g、柴胡6g、生地黄10g、黄芩10g、栀子10g、延胡索10g、川楝子10g

三、子痰

子痰是发生于肾子的疮痨性疾病,其特点为附睾有慢性结块,溃破后脓液清稀如痰,夹有败絮状的物质。子痰病因病机主要为浊痰结于肾子,郁久化热,热胜肉腐。病久则阴损及阳、气血两亏。临床辨证应注意病证有虚实之分,其以肝肾亏虚为本,浊痰凝结为标。初期者以浊痰凝结为主;病久破溃,脓液淋漓不尽者则可出现阴损及阳、气血两亏。

证型	症状	治法	代表方剂	常用药
浊痰凝结	见于初起硬结期。肾子处酸胀隐痛,附睾硬结,子系呈条索状肿硬;无明显全身症状;苔薄,脉滑	温经通络,化痰散结	阳和汤	熟地黄10g、麻黄6g、鹿角胶(烊化)10g、白芥子10g、肉桂(后下)6g、生甘草6g、炮姜炭10g,兼服小金丹
阴虚内热	见于中期成脓期。数月或一年后,肾子坏死化脓,肾子与阴囊皮肤粘连,阴囊红肿疼痛;可伴低热,盗汗,倦怠,颧红,消瘦;舌红少苔,脉细数	滋阴清热,除湿化痰,佐以透脓解毒	滋阴除湿汤	川芎10g、当归10g、白芍10g、熟地黄10g、柴胡6g、黄芩10g、陈皮6g、知母10g、浙贝母10g、泽泻15g、地骨皮15g、甘草3g
气血两亏	脓水稀薄,夹有败絮样物质,疮口凹陷,形成瘘管,愈合缓慢,或反复发作,全身虚热不退;病久不愈,甚则面色㿠白,形寒肢冷,腰膝酸软;舌淡,苔白,脉沉细无力	补气养血,化痰消肿	十全大补汤	熟地黄10g、白芍10g、当归10g、川芎10g、人参(另煎)10g、白术10g、茯苓15g、炙甘草6g、黄芪15g,兼服小金丹

四、慢性前列腺炎

慢性前列腺炎是中青年男性常见的一类生殖系统综合征,其临床症状复杂多样、表现不一。主要临床表现以尿路症状、疼痛症状等为主。中医又称为"精浊""白浊"等。慢性前列腺炎多由于肾阴虚、肾阳虚,以致本虚湿热侵袭精室,精室封藏功能失职,精溺并出。病久影响气血运行,形成瘀滞。临床辨证应注意其以"肾虚为本、湿热为标、瘀滞为变"的特点。实则疏导为主,虚则补益为主。

证型	症状	治法	代表方剂	常用药
湿热下注	小便频急,茎中热痛,刺痒不适,尿色黄,尿末或大便时有白浊滴出。会阴、腰骶、睾丸有明显的胀痛不适	清热利湿	八正散或龙胆泻肝汤	小通草10g、车前子(包煎)15g、萹蓄10g、瞿麦10g、滑石(包煎)10g、甘草梢6g、大黄(后下)10g、栀子10g、灯心草3g、黄芩10g、龙胆9g
气滞血瘀	小腹、会阴、睾丸坠胀隐痛不适,或有血尿、血精。舌质可有紫点或瘀斑,脉多沉涩,多见于久病患者	活血散瘀	前列腺汤	丹参15g、泽兰15g、红花10g、赤芍10g、乳香10g、没药10g、王不留行子10g、青皮6g、小茴香6g、延胡索10g、金铃子10g

续表

证型	症状	治法	代表方剂	常用药
阴虚火旺	腰膝酸软,头晕眼花,失眠多梦,遗精,尿末、大便时有白浊滴出	补肾滋阴,清泄相火	知柏地黄汤	知母10g、黄柏10g、熟地黄10g、山茱萸10g、山药15g、茯苓15g、牡丹皮10g、泽泻15g
肾阳不足	排尿淋漓,头晕,精神不振,腰酸膝冷,阳痿、早泄,甚至稍劳后即有白浊溢出	温肾固精	济生肾气丸	熟地黄10g、山药15g、山茱萸10g、牡丹皮10g、茯苓15g、泽泻15g、炮附子6g、桂枝10g、牛膝10g、车前子(包煎)15g、马鞭草15g、白茅根30g

五、良性前列腺增生

良性前列腺增生是老年男性常见病、多发病,其临床症状主要为尿路刺激症状、梗阻症状及相关并发症。属中医"癃闭"范畴。老年男性因其存在脾肾不足之生理特点,易出现水液运化、排出异常。水湿停聚,则郁而化热。另一方面,脾肾气虚,气血运行不畅,气血停滞,聚而成瘤。临床辨证应注意该病以脾肾阳气亏虚为本,湿热、血瘀为标;本虚标实,处理时应注意病情的轻重缓急。治疗上以通为用,温肾益气、活血利尿是治疗的基本法则。

证型	症状	治法	代表方剂	常用药
湿热下注	小便频急,尿道灼热,刺痒不适,尿色黄,排尿不畅,甚或尿出不畅,小腹胀满,大便干燥,口苦而干,舌红,苔黄腻,脉滑数	清热利湿	八正散	小通草10g、车前子(包煎)15g、萹蓄10g、瞿麦10g、滑石(包煎)10g、甘草梢6g、大黄(后下)10g、灯心草3g、栀子10g、黄芩10g、龙胆6g
气滞血瘀	尿频,尿不尽,尿等待,尿线细,滴沥不畅甚至无法排出,小腹隐痛不适,或见血尿,舌质可有紫点或瘀斑,脉多沉涩	活血散瘀	沉香散	沉香6g、石韦10g、滑石(包煎)15g、当归10g、陈皮6g、白芍10g、冬葵子15g、甘草6g、王不留行15g、大蓟10g、小蓟10g、穿山甲(先煎)10g
阴虚火旺	小便频多,尿等待,尿不尽,尿出不畅,尿色黄,尿道灼热不适,腰膝酸软,头晕眼花,失眠多梦,舌红苔少,脉细数	补肾滋阴	知柏地黄丸	知母10g、黄柏10g、熟地黄10g、山茱萸10g、山药15g、茯苓15g、牡丹皮10g、泽泻15g
肾阳不足	小便频多,排尿等待,排尿淋漓,头晕,精神不振,腰酸膝冷,舌淡苔薄白,脉沉细	温肾助阳	济生肾气丸	熟地黄10g、山药20g、山茱萸10g、牡丹皮10g、茯苓15g、泽泻15g、炮附子6g、桂枝10g、牛膝10g、车前子(包煎)15g、马鞭草15g、白茅根30g

六、男性不育

男性不育是指夫妇同居、暴露于妊娠危险下 12 个月以上,排除女方因素,女方尚未怀孕的情况。属中医"无子"范畴。不育无非虚实两端,虚者多以气血不足或肾气不足,以致肾精化生无源而致;实者多以湿热、气滞导致精道不通,精不能出。该病之临床,诊者易,断者难。诊疗时应注意现代医学诊断技术的运用和分析及夫妇双方不同致病因素的综合考虑;处理时有症状者可辨证诊治,无症状者多以补脾益肾之法治之。

证型	症状	治法	代表方剂	常用药
肾阳不足	性欲淡漠,阳痿早泄,小便频多,头晕,精神不振,腰酸膝冷,舌淡苔薄白,脉沉细	补肾助阳	济生肾气丸加减,八正散加减	地黄 10g、山药 20g、山茱萸 10g、牡丹皮 10g、茯苓 15g、泽泻 15g、炮附子 6g、桂枝 10g、牛膝 10g、车前子(包煎)15g、锁阳 10g、淫阳藿 10g
肾阴不足	遗精滑泄,精液量少,畸形精子多,腰膝酸软,头晕眼花,失眠多梦,舌红苔少,脉沉细	补肾滋阴	六味地黄丸加减	熟地黄 10g、山茱萸 10g、山药 20g、茯苓 15g、牡丹皮 10g、泽泻 15g、紫河车 10g、黄精 20g
湿热下注	阳事不兴,尿道灼热,刺痒不适,尿色黄,大便干燥,口苦而干,舌红,苔黄腻,脉弦滑	清热利湿	程氏萆薢分清饮加减	萆薢 10g、茯苓 15g、炒薏苡仁 20g、白术 10g、车前子(包煎)15g、萹蓄 10g、瞿麦 10g、滑石(包煎)10g、甘草梢 6g、大黄(后下)10g、灯心草 3g、栀子 10g、黄芩 10g、龙胆 6g
肝郁气滞	性欲低下,性交时不能射精或精液量少,两胁胀闷,舌质暗,苔薄,脉弦细	舒肝解郁	柴胡疏肝散加减	柴胡 6g、陈皮 6g、枳壳 10g、白芍 10g、炙甘草 6g、香附 10g、川芎 10g、兼有阳虚者可使用五子衍宗丸
气血不足	性欲不振,阳事不兴,精液量少,神疲乏力,面色无华,舌质淡,苔薄白,脉沉细无力	补益气血	十全大补汤	熟地黄 10g、白芍 10g、当归 10g、川芎 10g、人参(另煎)10g、白术 10g、茯苓 15g、炙甘草 6g、黄芪 30g、肉桂(后下)6g

七、尿石症

尿石症是指泌尿管道中产生结石的病症,其症状以疼痛和血尿为主。属中医学"石淋"范围,其发病以肾虚为本、湿热为标。肾虚者外邪易侵,饮食不节者湿热蕴结。湿热下注以致气血瘀阻,瘀阻与湿热交相作用,从而灼津成石。临床处理多以通淋排石,但仍应注意此病常虚实夹杂,肾虚是发病之本,而湿热、瘀阻是发病之标。

证型	症状	治法	代表方剂	常用药
湿热下注	腰痛或小腹痛,或尿中断,尿频、尿急、尿痛,或为血尿。口干欲饮;舌红苔黄腻,脉弦数	清热利湿	三金排石汤	金钱草 30g、鸡内金 10g、海金砂(包煎)15g、石韦 10g、小通草 10g、瞿麦 15g、萹蓄 15g
气血瘀滞	发病急骤,腰腹胀痛或绞痛,尿频、尿急、尿痛,或为血尿。口干欲饮;舌暗有瘀斑,苔黄腻,脉弦数	理气活血	金铃子散合石韦散	金铃子 10g、瞿麦 10g、车前子(包煎)15g、滑石(包煎)15g、石韦 20g、黄连 3g、栀子 10g

八、阴茎痰核

阴茎痰核是指阴茎海绵体白膜发生纤维化硬结的一种疾病。相当于现代医学阴茎硬结症。其病因病机多为肝郁气滞,以致经脉利、气血运行失畅;或饮食不节,以致脾失健运,浊痰凝结,从而形成结节。此病从病因病机来说较为单一,无非痰瘀交阻为病。临床常治以温阳通脉、化痰散结。

证型	症状	治法	代表方剂	常用药
痰浊凝结	阴茎背侧条索状结节、皮色不变、温度正常。舌淡有齿痕,苔薄白,脉滑	温阳通脉,化痰散结	阳和汤加减	熟地黄 10g、麻黄 6g、鹿角胶(烊化)10g、白芥子 10g、肉桂(后下)6g、生甘草 3g、炮姜炭 10g、锁阳 10g、淫阳藿 10g

第九章　皮肤科病证

一、热疮

　　热疮为感染单纯疱疹病毒引起的常围绕口、鼻腔、外生殖器分布的群集性疱疹,即西医的"单纯疱疹"。临床特点是皮损好发于皮肤黏膜交界处,为成群的水疱,多在1周后痊愈,易于复发。本病常因素体蕴热,外感时毒,热毒互结,阻于肺胃二经,蕴蒸皮肤而生;或因肝经湿热下注,阻于阴部而成;或因反复发作,热邪伤津,阴虚内热所致。对其的辨证应明了本病的病理性质总属虚实夹杂,实证又分为风热和湿热,虚实夹杂则为阴虚内热。在本病的发展过程中,初起多为实证,日久渐成虚实夹杂证。

证型	症状	治法	代表方剂	常用药
肺胃风热	群集性水疱多见于口角、唇缘、眼睑、鼻孔下方、颧颊部,尤以口唇、鼻周为多,灼热刺痒,口干苦,身热心烦,小便黄赤,大便干结,舌红苔薄黄,脉浮数	疏风清热,解毒	辛夷清肺饮合竹叶石膏汤	辛夷3g、黄连3g、黄芩10g、栀子10g、菊花10g、桑叶10g、板蓝根15g、金银花10g、连翘10g、枇杷叶10g、玄参10g、知母10g
湿热下注	部分患者疱疹发生于外生殖器处,水疱易破糜烂,局部灼热、疼痛,常伴有尿频尿急,小便黄赤,大便干结,舌红苔黄腻,脉弦数或滑数	清热利湿,解毒	龙胆泻肝汤	龙胆6g、栀子10g、黄芩10g、黄柏10g、板蓝根15g、生地黄10g、车前子(包煎)10g、泽泻10g、茯苓10g、牛膝10g、六一散(包煎)10g
阴虚内热	临床所见多为复发型,若平素体虚或频繁发作者,病程较长,局部可见簇集水疱,可伴有色素沉着,口咽干燥,口渴欲饮,午后潮热,舌红,苔少,脉细数	养阴清热,解毒	增液汤合沙参麦冬汤	玄参10g、生地黄10g、麦冬10g、天花粉10g、知母10g、地骨皮10g、淡竹叶10g、板蓝根15g、紫草10g
各型外治	①水疱未破时可外搽解毒搽剂(雄黄15g,枯矾15g,炉甘石适量,共研细末,以黄芩水加至100mL,再加甘油5mL),每天2次。②水疱已破、糜烂渗液明显者可用蒲公英、大青叶、马齿苋、野菊花等,煎水冷湿敷。③皮疹干燥结痂者可外涂黄芩膏			

二、蛇串疮

　　蛇串疮是一种由水痘-带状疱疹病毒引起的急性疱疹性皮肤病,即西医的"带状疱疹"。本病四季可发,传染性小,部分病例发疹前有带状疱疹或水痘接触史,以成人多见,常突然发生,表现为数群密集的小水疱,沿一侧周围神经呈带状排列,常伴有神经痛和局部淋巴结肿痛。本病病程一般2~4周,愈后极少复发。蛇串疮的发生与情志不遂,肝气郁结,久而化火妄动兼感毒邪,循经而发有关;或因饮食不节,脾失健运,湿热内蕴兼感毒邪,外溢肌肤而成;或因年老体弱或久病体虚者,湿热毒蕴,以致气血凝滞,经络阻隔不通,疼痛剧烈,病程迁延。总之,本病初期以湿热火毒为主,后期是正虚血瘀为患。

证型	症状	治法	代表方剂	常用药
肝经湿热	患者皮疹鲜红,疱壁紧张,灼热刺痛,多发于胸胁或头面,自觉口苦咽干,烦躁易怒,食欲欠佳,大便干结,小便短赤,舌红苔黄或黄腻,脉弦数	清热利湿,解毒止痛	龙胆泻肝汤	龙胆6g、栀子10g、黄芩10g、生地黄10g、连翘10g、大青叶15g、板蓝根15g、泽泻10g、延胡索10g、车前草10g、牡丹皮10g、白茅根10g、生甘草5g
脾湿内蕴	患者皮疹淡红,水疱较多,疱壁松弛,破后糜烂渗液,疼痛较轻,多发于腹部及下肢,口渴而不欲饮,胃纳不香,腹胀便溏,舌淡胖,苔白厚或白腻,脉沉缓或滑	健脾利湿,解毒止痛	除湿胃苓汤	白术10g、厚朴10g、陈皮6g、茯苓10g、板蓝根15g、延胡索10g、车前草10g、泽泻10g、萆薢10g、郁金10g、柴胡6g、生甘草5g
气滞血瘀	年老体弱之人,患病后皮疹虽干涸、结痂、脱落,但疼痛不止,痛如针刺或隐痛绵绵,以致夜寐不安,心烦神萎,舌紫暗或有瘀斑,苔白,脉沉涩	活血化瘀,行气止痛	柴胡疏肝散合桃红四物汤	桃仁10g、红花10g、鸡血藤15g、柴胡6g、白芍10g、当归10g、生地黄10g、延胡索10g、郁金10g、川芎10g、陈皮6g、香附10g、川楝子10g、生甘草5g
各型外治	①水疱未破者,可用解毒搽剂、三黄洗剂等外搽。②水疱已破,渗液较多者,可用生大黄、黄芩、黄柏、苦参、蒲公英、紫花地丁、大青叶等煎水冷敷;渗液较少者,可用青黛散、黄灵丹以麻油调敷。③水疱干燥结痂者,可用黄芩油膏外搽			

三、疣

疣是一种由病毒感染而引起的皮肤良性浅表性赘生物,因其皮损形态及发病部位不同而名称各异。发生于手背、手指、头皮等处者,称千日疮、疣目、枯筋箭或瘊子;发生于颜面、手背、前臂等处者,称扁瘊;发生于足跖部及趾间者,称牛程蹇;发生于颈周围及眼睑部位,呈细软丝状突起者,称线瘊;发生于胸背部有脐窝的赘疣,称鼠乳。本病西医亦称疣,一般分为寻常疣、扁平疣、跖疣、丝状疣、传染性软疣等。寻常疣为手背、手指、足缘等处多见的大小不一的隆起性赘生物,表面粗糙,质地硬,数目不定。扁平疣好发于年轻人,分布于面部、手背,多为骤然出现米粒大小扁平丘疹,零星分散或聚集成群,可见到因搔抓沿抓痕呈串状排列的改变。跖疣为发生于足底、趾间的大小不一的角化性淡黄或褐黄色胼胝样斑块或扁平丘疹,表面粗糙不平,中央微凹,边缘绕以稍高的角质环,疼痛明显。丝状疣呈细长线状突起,顶端角化,好发于中老年人的颈、眼睑,一般无自觉症状。传染性软疣好发于儿童、青年,为粟粒至黄豆大的半球形丘疹,呈灰白或珍珠色,表面有蜡样光泽,中央有脐凹,可以从中排出软疣小体。本病的发生总因气血不和,腠理不密,外感风热毒邪,或因肝虚血燥,筋气不荣,外感风热毒邪,以致气血凝滞而成。疣是临床上常见的多发病,中药内服治疗较适合于扁平疣,而传染性软疣、跖疣及单发的寻常疣则以局部治疗为主,对多发性寻常疣则须内外并治。

证型	症状	治法	代表方剂	常用药
风热蕴结	多为扁平疣早期,皮疹初发,色淡红,数目较多,粟粒至黄豆大小扁平隆起,或微痒,或不痒,病程短,伴口干不欲饮,舌红,苔薄白或薄黄,脉浮数或弦	疏风清热,解毒消疹	桑菊饮	桑叶10g、菊花10g、连翘10g、马齿苋30g、败酱草15g、紫草10g、板蓝根15g、大青叶15g、木贼草15g、香附10g、川芎10g、红花10g、贯众10g、生牡蛎(先煎)30g、生甘草5g
肝虚血燥	多为寻常疣、跖疣之类,皮疹日久不消,数目较多,大小不一,高出皮肤,疣目表面粗糙不平,蓬松枯槁,状如花蕊,色灰或褐,伴面色无华,肢体麻木,筋脉拘急,爪甲不荣,舌淡红,苔薄白,脉弦细	养血柔肝,活血散结	当归饮子	当归10g、熟地黄10g、何首乌10g、赤芍10g、白芍10g、丹参10g、川芎10g、白蒺藜10g、钩藤(后下)10g、珍珠母(先煎)30g、桃仁10g、红花10g、穿山甲(先煎)10g、马齿苋30g、板蓝根15g
热瘀互结	多为扁平疣后期,皮疹日久不消,病程较长,皮疹较硬,大小不一,其色黄褐或黯红,数目较多,不痒不痛,舌红或黯红,苔薄白,脉沉弦	活血化瘀,清热散结	桃红四物汤	桃仁10g、红花10g、当归10g、川芎10g、生地黄10g、赤芍10g、板蓝根15g、紫草10g、马齿苋30g、生黄芪10g、浙贝母10g、薏苡仁15g
各型外治	①各种疣均可选用木贼草、板蓝根、马齿苋、香附、苦参、白鲜皮、薏苡仁等中药,煎汤趁热洗涤患处,每天2~3次,可使部分皮疹脱落。②推疣法:用于治疗头大蒂小,明显高出皮面的疣。在疣的根部用棉花棒与皮肤平行或呈30°角,向前推进,用力不宜猛。有的疣体仅用此法即可推除,推除后创面压迫止血;或掺上桃花散少许,并用纱布盖贴,胶布固定。③传染性软疣可用消毒针头挑破患处,挤尽白色乳酪样物。④丝状疣除采用推疣法外,亦可用细丝线或头发结扎疣的根底部,数日后即可自行脱落			

四、风热疮

风热疮是一种以红斑鳞屑为主的急性自限性炎症性皮肤病,即西医的"玫瑰糠疹"。常发于春秋季节,青壮年多见,皮疹好发于躯干和四肢的近端。初发时多在躯干部先出现玫瑰红色的母斑,上有糠秕样鳞屑,继则分批出现较多、形态相仿而较小的子斑,与皮纹走向一致。不经治疗,一般经过4~6周皮疹可自行消退,少数迁延数月甚至更久,愈后留有暂时性色素沉着或色素减退,一般不再复发。风热疮多因过食辛辣炙煿,或情志抑郁化火,导致血分蕴热,复感风热外邪,内外合邪,风热凝滞,郁闭肌肤,闭塞腠理而发病。或风热日久化燥,灼伤津液,肌肤失养而致。本病以实证居多,但亦有少数迁延数月而表现为虚证。其发病系由血热内蕴,外受风邪而致腠理闭塞,郁久化热而生燥。血热内蕴为其本,风热邪毒外侵为其标。

证型	症状	治法	代表方剂	常用药
血热风盛	发病急,皮损呈圆形或椭圆形淡红色斑片,中心有细微的皱纹,表面有糠秕状的鳞屑,伴有心烦口渴,便干溲赤,舌红,薄黄,脉浮数	清热凉血,疏风止痒	消风散	荆芥10g、防风10g、生石膏(先煎)30g、知母10g、蝉蜕5g、牡丹皮10g、紫草10g、大青叶15g、连翘10g、牛蒡子10g、白蒺藜10g、白鲜皮10g、地肤子10g
风热血燥	病久,皮疹为暗红色斑片,鳞屑较多,皮损范围较大,瘙痒较剧,伴有抓痕、血痂等,舌红,苔少,脉弦数	清热凉血,养血润燥	凉血消风散	生地黄15g、当归10g、荆芥10g、蝉衣5g、苦参10g、白蒺藜10g、知母10g、鸡血藤10g、玄参10g、牡丹皮10g、何首乌10g、白芍10g、生甘草6g
各型外治	①用三黄散洗剂外搽,或5%~10%的硫黄软膏外涂。②用苦参30g、蛇床子30g、川椒12g、明矾12g煎汤外洗			

五、黄水疮

黄水疮是一种发于皮肤、有传染性的化脓性皮肤病,即西医的"脓疱疮"。皮损主要表现为红斑、浅在性脓疱和脓痂,有接触传染和自体接种的特性,常在托儿所、幼儿园或家庭中传播流行。夏秋季多见,面部、四肢等暴露部位易受累。在潮湿和高温季节患痱子、湿疹、疥疮等时易发病。本病多因夏秋季节,气候炎热,湿热交蒸,暑湿热邪袭于肌表,以致气机不畅,疏泄障碍,熏蒸皮肤而成。若小儿机体虚弱,肌肤娇嫩,腠理不固,汗多湿重,暑邪湿毒侵袭,更易发病,且可相互传染。反复发作者,邪毒久羁,亦可造成脾气虚弱。

证型	症状	治法	代表方剂	常用药
暑湿热蕴	皮疹多而脓疱密集,色黄,四周有红晕,破后糜烂面鲜红,附近伴臂核肿大;或有发热,多有口干、便干、小便黄等;舌红,苔黄腻,脉濡数或滑数	清暑利湿,解毒	清暑汤	金银花10g、连翘10g、淡竹叶10g、黄连3g、黄芩10g、栀子10g、马齿苋15g、桑白皮10g、猪苓10g、藿香10g、六一散(包煎)10g
脾虚湿滞	皮疹少而脓疱稀疏,色淡黄或淡白,四周红晕不显,破后糜烂面淡红;多有食少、面白无华、大便溏薄;舌淡,苔薄微腻,脉濡细	健脾渗湿,解毒	参苓白术散	白术10g、砂仁(后下)3g、苍术10g、茯苓10g、泽泻10g、鸡内金10g、金银花10g、连翘10g、葛根10g、藿香10g、六一散(包煎)10g
各型外治	①脓液多者,选用马齿苋、蒲公英、野菊花、千里光等适量煎水湿敷或外洗。②脓液少者或疱未破者,用三黄洗剂加入5%九一丹混合摇匀外搽,每天3~4次;或青黛散或锻蚕豆荚灰外扑,或用麻油调搽,每天2~3次;颠倒散洗剂外搽,每天4~5次。③局部糜烂或疱较大时,前者用青黛散以麻油外涂,后者剪去疱壁后用青黛散以麻油外涂。④痂皮多者,选用5%硫黄软膏或红油膏掺九一丹外敷			

六、癣

癣是发生在表皮、毛发、指(趾)甲的浅部真菌性皮肤病。本病发生部位不同,名称各异。发生于头皮和毛发的为白秃疮、肥疮,相当于西医的"白癣""黄癣";发生于手部的为鹅掌风,相当于西医的"手癣";发生于足部的为脚湿气,相当于西医的"足癣";发生于除头皮、毛发、掌跖、甲板以外的平滑皮肤上的为圆癣,相当于西医的"体癣";发生于腹股沟、会阴、肛周和臀部皮肤的为阴癣,相当于西医的"股癣";发生于躯干部、颈项等处的局部色素沉着或减退斑为紫白癜风,相当于西医的"花斑癣"。本病总由生活、起居不慎,感染真菌,复因风、湿、热邪外袭,郁于腠理,淫于肌肤所致。风盛痒剧,湿盛滋水明显,热盛红斑显见。病久营血不濡,皮毛干枯失润,缠绵难愈。本病以杀虫止痒为主要治法,必须彻底治疗。癣病以外治为主,若皮损广泛,自觉症状较重,或抓破染毒者,则以内治、外治相结合为宜。抗真菌西药治疗有一定优势,可中西药合用。

证型	症状	治法	代表方剂	常用药
外治	①头癣:采用综合治疗方法。包括剪发、洗发、搽药、拔发、消毒五个方面。②手足癣:根据不同临床类型选择治疗用药。水疱型:可选用1号癣药水、2号癣药水、复方土槿皮酊外搽;二矾汤熏洗;鹅掌风浸泡方或藿黄浸剂(藿香30g,黄精、大黄、皂矾各12g,醋1kg)浸泡。糜烂型:可选二矾汤或半边莲60g煎汤待温,浸泡15分钟,次以皮脂膏或雄黄膏外搽。脱屑型:可选用以上软膏外搽,浸泡剂浸泡。③体股癣:可选用1号癣药水、2号癣药水、复方土槿皮酊等外搽。阴癣由于患部皮肤薄嫩,不宜选用刺激性强的外用药物,若皮损有糜烂痒痛者,宜选用青黛膏外涂。④花斑癣:用密陀僧散,用茄子片蘸药涂搽患处,或用2号癣药水,或1%土槿皮酊外搽,每天2~3次。治愈后,继续用药1~2周,以防复发			

七、虫咬皮炎

虫咬皮炎是被虫类叮咬,接触其毒液或虫体的毒毛而引起的一种皮炎。较常见的致病害虫有蠓、螨、隐翅虫、刺毛虫、跳蚤、虱类、臭虫、飞蛾、蜂等,其特点是皮肤上呈丘疹样风团,上有针尖大小的瘀点、丘疹或水疱,呈散在性分布。本病由于盛夏之时,湿热蕴蒸,皮毛腠理开泄,昆虫叮咬或接触其毒液或虫体的毒毛,以致邪毒入侵,阻于肌肤而成。甚者毒毛毒汁内侵营血,侵蚀筋脉,或伤及脏腑,引起中毒。本病以预防为主,发病后以外治为主,轻者外治可愈,重者内、外合治,治法主要为清热解毒止痒,外治是关键。

证型	症状	治法	代表方剂	常用药
热毒蕴结	昆虫叮咬后,皮疹较多,成片红肿,水疱较大,瘀斑明显,皮疹附近臀核肿大,可伴畏寒,发热,头痛,恶心,胸闷,舌红,苔黄,脉数	内治:清热解毒,消肿止痒	五味消毒饮合黄连解毒汤	金银花15g、野菊花15g、蒲公英15g、紫花地丁15g、紫背天葵子15g、黄连3g、黄芩10g、黄柏10g、栀子10g、生甘草5g
		外治		①初起红斑、丘疹、风团等皮损,用1%薄荷三黄洗剂(即三黄洗剂加薄荷脑1g)外搽,或季德胜蛇药片温开水化后外搽患处。②如糜烂红肿者,可用马齿苋煎汤湿敷,再用青黛散油剂涂搽。③松毛虫、桑毛虫皮炎尽早使用透明胶带粘去皮疹上的毒毛。蜂蜇皮炎应先拔去毒刺,火罐吸出毒汁

八、疥疮

疥疮是由疥虫(疥螨)寄生在人体皮肤所引起的一种接触性传染性皮肤病。本病可以发生在任何年龄,常在集体单位中,如学校、宿舍、旅社、浴室等造成流行,或在家庭中传播。本病的特征是指缝、腕部屈侧、肘窝、腋窝、下腹等皱褶部位发生丘疹及水疱等,瘙痒明显,可继发感染。本病病因明确,是由疥虫侵入皮肤而发病。其传染性很强,在一家人或集体宿舍中可相互传播,亦可因使用患者用过而未经消毒的衣服、被席等传染而得。本病发生后,患者常伴有湿热之邪郁于肌肤的症状。本病以杀虫止痒为主要治法,必须隔离治疗,以外治为主,一般不需内服药,若抓破染毒,需内、外合治。

证型	症状	治法	代表方剂	常用药
湿热蕴结	皮损以水疱为多,丘疱疹泛发,壁薄液多,浸淫糜烂,或脓疱多,或起红丝走窜,臀核肿痛;舌红,苔黄腻,脉滑数	内治:清热化湿,解毒杀虫	黄连解毒汤合三妙丸	黄连3g、黄芩10g、黄柏10g、栀子10g、川牛膝10g、苍术10g、地肤子10g、白鲜皮10g、百部10g、苦参10g
		外治		硫黄5～10g,凡士林90～95g,硫黄研细与凡士林调匀。使用时先用温水、肥皂洗涤全身后,再擦药。一般先搽好发部位,再涂全身。每天早、晚各涂1次,连续3天,第4天洗澡,换洗衣被,此为1个疗程,一般治疗1～2个疗程。停药后观察1周左右,如无新皮损出现,即为痊愈

九、湿疮

湿疮是一种过敏性炎症性皮肤病,即西医的"湿疹"。其特点是:皮损对称分布,多形性损害,剧烈瘙痒,具有湿润倾向,反复发作,易演变成慢性。根据病程和皮疹特点,临床上可分为急性、亚急性、慢性三类。急性以丘疱疹为主,有渗出倾向;慢性以苔藓样变为主,易反复发作。本病男女老幼均可发生,但以先天禀赋不足者为多,无明显季节性,但冬季常复发。本病内因禀赋不耐,饮食失节或过食辛辣刺激腥荤动风之物,脾胃受损,失其健运,湿热内生,外因风邪客于肌表,内外两邪相搏,郁阻肌肤而发病。不同发病阶段侧重点又不同:急性湿疮以湿热为主;亚急性湿疮以脾失健运为主;慢性湿疮与病久耗伤阴血,血虚风燥,肌肤失养有关。

证型	症状	治法	代表方剂	常用药
湿热蕴肤	发病快,病程短,皮损轻度潮红,有丘疹、丘疱疹及小水疱,抓破渗液流滋明显,瘙痒无休,伴心烦口渴,身热,大便干,小便短赤,舌红,苔薄白或黄,脉滑或数	清热利湿,止痒	龙胆泻肝汤合萆薢渗湿汤	龙胆6g、黄芩10g、生地黄10g、萆薢10g、黄柏10g、泽泻10g、茯苓10g、生薏苡仁15g、茵陈10g、地肤子15g、土茯苓15g、白鲜皮15g、六一散(包煎)10g

续表

证型	症状	治法	代表方剂	常用药
脾虚湿蕴	发病较缓,皮损暗红不鲜,少许渗出,可见鳞屑,瘙痒,伴纳少,腹胀便溏,易疲乏,舌淡胖,苔白腻,脉弦缓	健脾利湿,止痒	除湿胃苓汤或参苓白术散	苍术10g、白术10g、茯苓10g、薏苡仁15g、陈皮5g、白鲜皮15g、地肤子15g、泽泻10g、大腹皮10g、冬瓜皮10g、徐长卿15g、六一散(包煎)10g
血虚风燥	病程久,反复发作,皮损粗糙肥厚,干燥脱屑,色素沉着或见苔藓样变,瘙痒剧烈,遇热或肥皂水后瘙痒加重,伴有口不欲饮,纳差,腹胀,舌淡,苔白,脉弦细	养血润肤,祛风止痒	当归饮子或四物消风饮	当归10g、生地黄10g、赤芍10g、川芎10g、丹参10g、鸡血藤15g、荆芥10g、防风10g、乌梢蛇10g、白鲜皮15g、蝉蜕5g、白蒺藜15g
各型外治	①急性期:无渗液或渗出不多者宜清热安抚,避免刺激,可用清热止痒的中药苦参、黄柏、地肤子、荆芥等煎汤温洗,或用10%黄柏溶液、炉甘石洗剂外搽。渗出多者宜收敛、消炎,可用黄柏、生地黄榆、马齿苋、野菊花等煎汤或10%黄柏溶液作湿敷。当渗出减少后宜保护皮肤,避免刺激,可用黄连膏、青黛膏外搽。②亚急性期:用10%黄柏溶液、炉甘石洗剂外搽。有少量渗液时,青黛散或黄灵丹以麻油调敷。③慢性期:外用黄连膏、青黛膏、5%硫黄软膏等			

十、接触性皮炎

接触性皮炎是指因皮肤或黏膜接触某些外界致病物质所引起的皮肤急性或慢性炎症反应。其特点是发病前均有明显的接触某种物质的病史,好发于接触部位,皮疹上有红斑、丘疹、水疱、糜烂、渗出、结痂等。在中医文献中没有一个统一的病名来概括接触性皮炎,中医文献中是根据接触物质的不同及其引起的症状特点而有不同的名称,如因漆刺激而引起者,称为漆疮;因贴膏药引起者,称为膏药风;接触花粉引起者,称为花粉疮;接触马桶引起者,称为马桶癣等。本病的发生多由于患者禀赋不足,皮肤腠理不密,接触某些物质,例如漆、药物、塑料、橡胶制品、染料和某些植物的花粉、叶、茎等,使毒邪侵入皮肤,蕴郁化热,邪毒与气血相搏而发病。本病以清热祛湿止痒为主要治法。首先应避免接触过敏物质,否则治疗无效。急性者以清热祛湿为主;慢性者以养血润燥为主。

证型	症状	治法	代表方剂	常用药
风热蕴肤	起病较急,好发于头面部,皮损色红,肿胀发轻,其上为红斑或丘疹,自觉瘙痒,灼热,心烦,口干,小便微黄,舌红,苔薄白或薄黄,脉浮数	疏风清热,解毒止痒	消风散	荆芥10g、防风10g、牛蒡子10g、苦参10g、金银花10g、连翘10g、蝉蜕5g、白僵蚕10g、当归10g、生地黄10g、白蒺藜10g、生甘草5g

续表

证型	症状	治法	代表方剂	常用药
湿热毒蕴	起病急骤,皮损面积较广泛,其色鲜红肿胀,上有水疱或大疱,水疱破后则糜烂渗液,自觉灼热瘙痒,伴发热、口渴,大便干,小便短黄,舌红,苔黄,脉弦滑数	清热祛湿,凉血解毒	龙胆泻肝汤合化斑解毒汤	龙胆6g、黄芩10g、黄柏10g、苍术10g、茯苓10g、生石膏(先煎)30g、连翘10g、牛蒡子10g、知母10g、玄参10g、土茯苓10g、马齿苋15g、六一散(包煎)10g
血虚风燥	病程长,病情反复发作,皮损肥厚干燥,上有鳞屑,或呈苔藓样变,瘙痒剧烈,有抓痕及结痂,舌淡红,苔薄,脉弦细	养血润燥,祛风止痒	当归饮子合消风散	当归10g、生地黄10g、赤芍10g、川芎10g、丹参10g、防风10g、蝉蜕5g、牛蒡子10g、白僵蚕10g、徐长卿10g、炙甘草5g
各型外治	①皮损以红斑、丘疹为主者,选用三黄洗剂或炉甘石洗剂外搽,或选用青黛散以冷开水调涂,或1%~2%樟脑、5%薄荷脑粉剂外涂,每天5~6次。②若有大量渗出、糜烂,选用绿茶、马齿苋、黄柏、羊蹄草、石韦、蒲公英、桑叶等组方煎水湿敷,或10%黄柏溶液湿敷。③结痂者,选用青黛膏、黄连膏等外搽			

十一、药毒

药毒是药物通过内服、注射、吸入、灌肠、栓剂使用,甚至通过破损皮肤等途径进入人体后,在皮肤黏膜上引起的炎症性皮疹,严重者尚可累及机体的其他系统。即西医的"药物性皮炎",简称药疹。其特点是发病前有用药史,并有一定的潜伏期,皮损形态多样,可泛发或仅局限于局部。总由禀赋不足,邪毒内侵所致,或因风热之邪侵袭腠理,或湿热之体,蕴湿化热,外受药毒侵袭,湿热毒邪熏蒸肌肤,或血热之体,外受药毒侵扰,入里化热,热入营血,血热妄行,溢于肌肤,或是火毒炽盛,燔灼营血,外发肌肤,内攻脏腑。病久,药毒灼伤津液,气阴两伤,病重而危殆。本病治疗应首先停用一切可疑致敏药物及结构相似药物,加速致敏药物的排出,注意药物的交叉过敏或多价过敏。本病治法以清热利湿解毒为主,重症宜中西医结合治疗。

证型	症状	治法	代表方剂	常用药
风热	轻症药疹可为皮肤上出现丘疹、风团、红斑,来势快,多在上半身,瘙痒,伴有恶寒发热、头痛鼻塞,苔薄黄,脉浮数	疏风清热,解毒止痒	消风散	荆芥10g、防风10g、牛蒡子10g、金银花10g、连翘10g、黄芩10g、生地黄10g、紫草10g、白茅根10g、生甘草5g
湿热	皮疹呈红斑、水疱,甚则表皮剥脱,可伴剧痒,烦躁、口干,大便燥结,小便黄赤,或有发热,舌红,苔薄白或黄,脉滑或数	清热利湿,解毒止痒	萆薢渗湿汤	萆薢10g、苍术10g、薏苡仁10g、茵陈10g、白鲜皮10g、生石膏(先煎)30g、知母10g、白茅根10g、生大黄(后下)5g、六一散(包煎)10g

续表

证型	症状	治法	代表方剂	常用药
热毒入营	重症药疹皮疹鲜红或紫红,甚则为紫斑、血疱,灼热痒痛,口腔、阴部黏膜糜烂,伴高热,神志不清,口唇焦躁,口渴不欲饮,大便干结,小便短赤,舌红绛,苔少或镜面舌,脉细数	清热凉血,解毒护阴	清营汤	生地黄10g、牡丹皮10g、赤芍10g、水牛角(先煎)30g、紫草10g、生石膏(先煎)30g、黄芩10g、山栀10g、玄参10g、麦冬10g、金银花10g、连翘10g、淡竹叶6g、生甘草6g
气阴两虚	重症药疹后期大片脱屑,伴低热,神疲乏力,气短,口干欲饮,舌红少苔,脉细数	益气养阴,清热	增液汤合益胃汤	沙参10g、麦冬10g、玄参10g、生地黄10g、石斛10g、茯苓10g、白术10g、山药10g、太子参10g、白茅根10g、芦根10g
各型外治	①皮损潮红无渗液者,用马齿苋或大青叶煎汤外洗,或炉甘石洗剂外涂。②皮损潮红肿胀、糜烂渗出者,用马齿苋或黄柏煎汤冷湿敷,青黛散以麻油调敷。③皮损脱屑干燥,用麻油或甘草油外擦;皮损结痂,用棉签蘸麻油或甘草油揩痂皮			

十二、瘾疹

瘾疹是一种以皮肤出现红色或苍白色风团,时隐时现为特征的瘙痒性、过敏性皮肤病,即西医的"荨麻疹",俗称"风疹块"。其特点为瘙痒性风团,突然发生,迅速消退,不留任何痕迹。急性者可在数小时或数日内痊愈;慢性者迁延数日、数年,经久不愈。本病可以发生于任何年龄,男女老幼皆可患此病。本病由先天禀赋不足,卫外不固,风寒、风热之邪侵袭肌肤而发病。或因过食辛辣肥厚,或肠道寄生虫,皆可使脾胃运化失调,肠胃积热,湿热内生,复感风邪,内不得疏泄,外不得透达,郁于皮毛腠理之间而发。此外,肠胃湿热内生,尚可阻滞肠胃气机,可出现腹胀、腹痛、便溏或便结等症状。或因平素体弱,气血不足,或久病气血耗伤,气虚卫外不固,风邪乘虚侵袭,且血虚亦内生燥热风邪,皆可导致肌肤失养。或因情志内伤,冲任不调,肝肾亏虚,血虚生风化燥而发病。

证型	症状	治法	代表方剂	常用药
风寒束表	风团色白,遇寒加重,得暖则缓;恶寒怕冷,口不渴;舌淡红,苔薄白,脉浮紧	疏风散寒,止痒	麻黄桂枝各半汤	麻黄5g、桂枝10g、白芍10g、防风10g、黄芪10g、白术10g、生姜5g、大枣3枚、白鲜皮10g、生甘草6g
风热犯表	风团鲜红,灼热剧痒,遇热加重,得冷则缓;伴有发热,恶寒,咽喉肿痛;舌质红,苔薄白或薄黄,脉浮数	疏风清热,止痒	消风散	荆芥10g、防风10g、生地黄10g、牡丹皮10g、赤芍10g、玄参10g、天花粉10g、黄芩10g、苦参10g、刺蒺藜10g、蝉蜕5g、生甘草6g

续表

证型	症状	治法	代表方剂	常用药
肠胃湿热	风团片大,色红,瘙痒剧烈;伴有脘腹疼痛,恶心呕吐,神疲纳呆,大便秘结或泄泻;舌质红,苔黄腻,脉滑数	疏风解表,通腑泄热	防风通圣散或茵陈蒿汤	防风10g、荆芥10g、苍术10g、泽泻10g、茯苓10g、生地黄10g、大黄(后下)5g、茵陈15g、枳实10g、半夏10g、竹茹10g、乌梅10g
气血两虚	皮疹色淡红,反复发作,迁延日久,日轻夜重,或疲劳时加重;伴神疲乏力;舌质淡,苔薄,脉沉细	调补气血,熄风潜阳	八珍汤	党参10g、白术10g、茯苓10g、白芍10g、当归10g、生地黄10g、熟地黄10g、黄芪10g、首乌藤15g、何首乌10g、刺蒺藜10g、炙甘草6g

十三、风瘙痒

风瘙痒是一种无明显原发皮肤损害而以瘙痒为主要症状的皮肤感觉异常的皮肤病,即西医的"皮肤瘙痒症"。其特点为皮肤阵发性瘙痒,瘙痒剧烈,搔抓后常出现抓痕、血痂、色素沉着、皮肤肥厚、苔藓样变等继发性损害。本病临床上有局限性和泛发性两种。局限性者以阴部、肛门周围最为多见,泛发性者可泛发全身。发生在秋末及冬季,因气温骤冷所诱发者,称为冬季瘙痒症,一般春暖可愈;发于夏季,由温热所诱发者,称为夏季瘙痒症,入冬则轻。本病因禀赋不耐,风寒或风热客于腠理,经脉阻遏,经气不宣,而风邪往来于肌肤,则瘙痒不止。或因久病体虚之人,多气血亏虚,肌肤失于温煦濡养,肌肤干燥,血燥生风则痒;或年迈体衰,肝肾不足,阴精亏虚,精血无以充养体肤,阴虚生风则痒。或因饮食不节,过食辛辣、油腻,损伤脾胃,运化失职,生湿化热,内不得疏泄,外不得透达,郁于皮肤腠理而发。

证型	症状	治法	代表方剂	常用药
风热郁表	起病多见于夏季,周身皮肤瘙痒,热盛则剧,得冷则痒止,肤色红,心烦口渴,舌红,苔薄白,脉弦细	疏风清热,调和气血	消风散	生地黄10g、玄参10g、生石膏(先煎)30g、知母10g、牡丹皮10g、白蒺藜10g、生牡蛎(先煎)30g、蝉蜕5g、防风10g、苦参10g、牛蒡子10g、白鲜皮10g、生甘草6g
风寒袭表	多发生于深秋或冬季,周身瘙痒,遇风着凉后痒剧,入睡脱衣或晨起穿衣时阵发性瘙痒,气温适宜或入睡被褥温暖则痒止。舌淡红,苔薄白,脉浮紧	疏风散寒,调和营卫	麻黄桂枝各半汤	防风10g、桂枝10g、麻黄5g、荆芥10g、羌活10g、蝉蜕6g、当归10g、白芍10g、生姜5g、大枣3枚、炙甘草6g
湿热内蕴	如若瘙痒不止,抓破后滋水淋漓;伴口干口苦,胸胁胀满,胃纳不香,大便燥结,小便黄赤,舌质红,苔黄腻,脉滑数或弦数	清热利湿,止痒	龙胆泻肝汤	龙胆6g、黄芩10g、黄柏10g、连翘10g、苍术10g、茯苓10g、白茅根10g、泽泻10g、萆薢10g、白鲜皮10g、刺蒺藜10g、六一散(包煎)15g

续表

证型	症状	治法	代表方剂	常用药
血虚肝旺	如病程日久,老年患者多见,皮肤干燥、脱屑,抓破后血痕及血痂,伴头昏眼花、失眠多梦,舌质红,苔薄,脉细数或弦数	养血平肝,祛风止痒	当归饮子	当归10g、熟地黄10g、生地黄10g、赤芍10g、川芎10g、丹参10g、何首乌10g、荆芥10g、防风10g、乌梢蛇10g、白鲜皮15g、蝉蜕5g、白蒺藜15g
各型外治	①周身皮肤瘙痒者,可选百部酊外擦。②皮损潮红无渗出时,用炉甘石洗剂、三黄洗剂外擦。③皮损有糜烂渗出时,可用地肤子、苍耳子、土茯苓、蛇床子、木贼草、金银花、野菊花各30g,煎汤外洗或冷湿敷。④皮肤干燥发痒者,可用黄连膏等各种润肤膏外擦			

十四、牛皮癣

牛皮癣是一种常见的慢性炎症性皮肤病,即西医的"神经性皮炎"。以阵发性剧烈瘙痒和皮肤苔藓样变为特征,多见于中青年,与精神神经因素有关。根据皮损分布情况分为局限性和播散性两种。本病病程长,经过缓慢,持续数年至数十年,反复发作,经久不愈。本病初起,多为风湿热之邪阻滞肌肤,凝聚不散所致;或硬领等外来机械刺激所引起。病久则为阴液耗伤,营血不足,血虚生风化燥,肌肤失养而成。情志不遂,郁闷不舒,肝火郁滞;或紧张劳累心火上炎,致气血运行失职,凝滞肌肤,每易成为诱发的重要因素,致病情反复。

证型	症状	治法	代表方剂	常用药
风湿蕴肤	发病初期,皮损淡褐色片状,粗糙肥厚,伴部分皮疹潮红、糜烂、湿润和血痂,剧痒时作,夜间尤甚;舌质淡红,苔薄白或白腻,脉濡缓	疏风清热,利湿止痒	消风散	荆芥10g、防风10g、生地黄10g、玄参10g、生石膏(先煎)30g、知母10g、牡丹皮10g、白蒺藜10g、苍术10g、蝉蜕5g、苦参10g、牛蒡子10g、白鲜皮10g、生甘草6g
血虚风燥	病久,皮损色淡或灰白,状如枯木,肥厚粗糙似牛皮;心悸怔忡,失眠健忘,女子月经不调;舌质淡,苔薄,脉沉细	养血润燥,熄风止痒	当归饮子或养血润肤饮、四物汤	当归10g、生地黄10g、何首乌10g、赤芍10g、川芎10g、白蒺藜10g、石斛10g、玉竹10g、山药10g、沙参10g、生甘草6g、桃仁6g、红花6g、丹参10g、首乌藤15g
肝郁化火	部分患者皮疹色红,伴心烦易怒,失眠多梦,眩晕,心悸,口苦咽干;舌边尖红,脉弦数	疏肝理气,清热泻火	龙胆泻肝汤或丹栀逍遥散	龙胆6g、柴胡6g、黄芩10g、栀子6g、生地黄10g、车前子(包煎)10g、泽泻10g、当归10g、钩藤(后下)10g、珍珠母(先煎)30g、白蒺藜10g、白鲜皮10g、苦参10g、生甘草6g
各型外治	①皮疹早期,色红痒甚者用三黄洗剂、止痒酊外擦,每天3~4次。②病程日久,皮损肥厚,迟迟不消者,可用黄连膏或加味黄连膏或黄柏霜,每天2次			

十五、猫眼疮

猫眼疮是一种急性炎症性皮肤病，皮疹以红斑为主，兼有丘疹、水疱等多形性损害，即西医的"多形性红斑"。本病多发于青壮年男女，常见于冬春两季，也有在夏季发作者，常伴黏膜损害，重症型有严重的黏膜和内脏损害。本病总由禀性不耐，腠理不密，感受不耐之物，搏于肌肤而发；或因阳气不足，卫外不固，风寒、风热之邪侵袭肌肤而发病；或因过食辛辣肥甘，损伤脾胃，湿浊内生，蕴久化热，湿热蕴阻肌肤而发病；或因素体湿热内蕴，复感毒邪，热毒内生，燔灼营血，以致火毒炽盛，蕴阻肌肤而发。

证型	症状	治法	代表方剂	常用药
寒湿阻络	每于冬季发病，皮损为红斑水肿，色暗红或紫红，发于颜面及手足时，形如冻疮；水肿明显，畏寒，遇冷加重，得热则减，小便清长；舌淡，苔白，脉沉紧	温经散寒，活血通络	当归四逆汤	当归10g、桂枝10g、干姜6g、木通6g、细辛3g、鸡血藤15g、赤芍10g、川芎10g、羌活10g、秦艽10g、炙甘草6g
风热蕴肤	以红斑、丘疹、小风团样损害为主，颜色鲜红，自觉瘙痒；可伴发热，咽干咽痛，关节酸痛，便干溲赤；舌红，苔薄黄，脉浮数	疏风清热，凉血解毒	消风散	荆芥10g、防风10g、生地黄10g、玄参10g、生石膏（先煎）30g、知母10g、牡丹皮10g、紫草10g、白茅根10g、秦艽10g、鸡血藤15g、生甘草6g
湿热蕴结	多发于夏季。皮损为红斑、丘疹、风团，色鲜红，可有较多水疱，或口腔糜烂，外阴湿烂；自觉痒痛；可伴有发热、咽干、关节酸痛或身倦乏力，纳呆呕恶，溲赤便秘；舌红，苔黄腻，脉弦滑	祛风清热，解毒利湿	龙胆泻肝汤	龙胆6g、黄芩10g、黄柏10g、连翘10g、苍术10g、茯苓10g、白茅根10g、泽泻10g、萆薢10g、淡竹叶10g、栀子10g、生地黄10g、六一散（包煎）15g
火毒炽盛	起病急，高热恶寒，头痛无力，全身泛发红斑、大疱、糜烂、瘀斑，口腔、二阴破溃糜烂；伴恶心呕吐，关节疼痛，或大便秘结，小便黄赤；舌质红，苔黄，脉滑数	清热凉血，解毒利湿	清瘟败毒饮合导赤散	生石膏（先煎）30g、生地黄10g、水牛角（先煎）30g、黄连3g、黄芩10g、知母10g、栀子10g、赤芍10g、玄参10g、连翘10g、金银花10g、淡竹叶10g、牡丹皮10g
各型外治	①皮肤糜烂者，用三黄洗剂外搽，或青黛膏外涂，每天3～4次。②水疱、渗出明显者，可用马齿苋30g、黄柏30g、地榆30g，水煎凉敷患处，每次20分钟，每天3～5次。③黏膜糜烂者，用锡类散或生肌散外吹，每天2～4次			

十六、白疕

白疕是一种常见的慢性红斑鳞屑性皮肤病,即西医的"银屑病"。为红斑基础上覆盖多层银白色鳞屑,刮去鳞屑有点状出血点,病程长,易于复发。一般来说,银屑病在白种人较多,其次为黄种人,黑种人较少。城市高于农村,北方高于南方。男女老幼皆可患病,但以青壮年多见。发病有明显的季节性,大多呈冬重夏轻趋势,部分患者相反。本病病程慢性,容易复发。约有20%的患者有家族史。本病初起,多为风寒化热或风热之邪侵袭肌肤;或情志内伤,气机壅滞,郁久化火;或过食腥发动风食物,脾胃失和,气机不畅,郁而化热,以致热邪蕴于营血,热盛风盛,蕴结不散而生。或兼湿热蕴阻,外受风湿,内外合邪,痹阻经络,流窜关节、不得宣泄而发。病久则气血耗伤,营血不足,生风化燥,肌肤失养;或气血运行不畅,经脉受阻,气血凝结,肌肤失养而反复不愈;或加之先天禀赋不足,肝肾亏虚,营血亏损,致冲任失调而发;或由调治不当,毒邪乘虚而入里,热毒炽盛,气血两燔,内侵脏腑而致。

证型	症状	治法	代表方剂	常用药
血热内蕴	皮疹不断出现,发展迅速,多呈现点滴状,颜色鲜红,鳞屑增多,瘙痒剧烈,抓之有筛状出血点;伴口干舌燥,咽喉疼痛,心烦易怒,大便干燥,小便黄赤;舌质红,苔薄黄,脉弦滑或数	清热凉血,解毒消斑	犀角地黄汤或土槐饮	土茯苓15g、生槐花15g、白茅根10g、生地黄10g、牡丹皮10g、赤芍10g、紫草10g、当归10g、蝉蜕6g、白僵蚕10g、白鲜皮10g、生甘草6g
血虚风燥	病程较久,皮疹多呈斑片状,颜色淡红,鳞屑减少,干燥皲裂,自觉瘙痒;伴口咽干燥;舌质淡红,苔少,脉沉细	养血滋阴,润肤熄风	当归饮子	当归10g、丹参10g、生地黄10g、白芍10g、玄参10g、麦冬10g、蝉蜕6g、白僵蚕10g、白鲜皮10g、刺蒺藜10g、茯苓10g、生甘草6g
气血瘀滞	皮损反复不愈,皮疹多呈斑块状,鳞屑较厚,颜色暗红;舌质紫暗有瘀点、瘀斑,脉涩或细缓	活血化瘀,解毒通络	桃红四物汤	桃仁10g、红花10g、当归10g、生地黄10g、鸡血藤15g、川芎10g、鬼箭羽10g、丹参10g、三棱10g、莪术10g、白花蛇舌草15g、全虫5g、香附10g、陈皮6g
湿热毒蕴	皮损多发生在腋窝、腹股沟等皱褶部位,红斑糜烂,痂屑黏厚,瘙痒剧烈;或掌跖红斑、脓疱、脱皮;或伴关节酸痛、肿胀、下肢沉重;舌质红,苔黄腻,脉滑	清利湿热,解毒通络	萆薢渗湿汤	萆薢10g、苍术10g、薏苡仁10g、蒲公英15g、金银花10g、黄芩10g、栀子10g、秦艽10g、羌活10g、泽泻10g、车前子(包煎)6g、土茯苓15g、赤芍10g、生地黄10g、六一散(包煎)10g
风湿阻络	周身皮疹泛发,关节肿痛,活动受限,尤以指趾关节受累普遍,久可畸形弯曲,不能伸直,重者可累及膝、踝、脊柱等大关节。舌淡、苔薄白腻,脉弦滑或濡	祛风化湿,解毒通络	独活寄生汤	独活10g、桑寄生10g、秦艽10g、防风10g、桂枝10g、威灵仙10g、当归10g、川芎10g、牛膝10g、赤芍10g、鸡血藤15g、土茯苓15g、生甘草6g

续表

证型	症状	治法	代表方剂	常用药
火毒炽盛	全身皮肤潮红、肿胀、灼热痒痛,大量脱皮,或有密集小脓疱,伴壮热、口渴、头痛、畏寒,大便干燥,小便黄赤;舌红绛,苔黄腻,脉弦滑数	清热泻火,凉血护阴	清瘟败毒饮	生石膏(先煎)30g、知母10g、生地黄10g、牡丹皮10g、黄连3g、水牛角(先煎)30g、黄芩10g、栀子10g、淡竹叶10g、玄参10g、赤芍10g、连翘10g、生甘草6g
各型外治	①进行期皮损宜用温和之剂,可用黄连膏外涂,每天1次。②静止期、退行期皮损可用楮桃叶250g、侧柏叶250g加水500mL,煎煮20分钟,适温洗浴,2～3次/周,再外涂黄连膏			

十七、白驳风

白驳风是指以皮肤上出现大小不同、形态各异的白色斑片为主要临床表现的局限性色素脱失性皮肤病,相当于西医的白癜风。其特点是白斑边界清楚,可发生任何部位、任何年龄,可局限亦可全身,慢性过程,无自觉症状,诊断容易,治愈难,影响美容。本病总由气血失和、脉络瘀阻所致。可因情志内伤,肝气郁结,气机不畅,复感风邪,搏于肌肤而发;或因久病失养,损精伤血,伤及肝肾,致肝肾不足,以致精血不能化生,皮毛失养而成;或因跌打损伤,化学灼伤,络脉瘀阻,毛窍闭塞,肌肤腠理失养而生。

证型	症状	治法	代表方剂	常用药
肝郁气滞	白斑散在渐起,数目不定;伴有心烦易怒,胸胁胀痛,夜寐不安,女子月经不调;舌质正常或淡红,苔薄,脉弦	疏肝理气,活血祛风	逍遥散	柴胡6g、白芍10g、当归10g、白术10g、茯苓10g、薄荷(后下)3g、补骨脂10g、防风10g、白蒺藜10g、牡丹皮10g、栀子10g、荆芥10g、生甘草5g
肝肾不足	多见于体虚或有家族史的患者。病史较长,白斑局限或泛发;伴有头晕耳鸣,失眠健忘,腰膝酸软;舌红少苔,脉细弱	滋补肝肾,养血祛风	六味地黄丸	熟地黄10g、山药10g、山茱萸10g、牡丹皮10g、泽泻10g、茯苓10g、女贞子10g、枸杞子10g、当归10g、川芎10g、羌活10g、补骨脂10g、白蒺藜10g
气血瘀滞	多有外伤,病史缠绵,白斑局限或泛发,边界清楚,局部可有刺痛;舌质紫暗或有瘀斑、瘀点,苔薄白,脉涩	活血化瘀,通经活络	通窍活血汤	赤芍10g、川芎10g、桃仁10g、红花10g、当归10g、鸡血藤15g、丹参20g、浮萍6g、补骨脂10g、白蒺藜10g、白芷5g、苍术10g、陈皮6g、生甘草5g
各型外治	①30%补骨脂酊外用,适当配合日光照射5～10分钟,每天1次。②密陀僧散干扑患处,或用醋调成糊状外擦			

十八、黧黑斑

黧黑斑是指颜面等部位出现局限性褐色斑片的一种皮肤病,相当于西医的"黄褐斑"。其特点为皮损对称分布,无自觉症状,日晒后加重,男女皆可发病,以女青年多见。诊断容易,治愈难,影响美容。本病多与肝、脾、肾三脏关系密切,气血不能上荣于面为主要病机。可因情志不畅,肝郁气滞,气郁化热,熏蒸于面,灼伤阴血而生;或因肾气亏损,房劳过度,伤及阴精,肾阴不足,虚火上炎,以致肌肤失养;或因饮食不节,忧思过度,损伤脾胃,脾失健运,湿热内生,水湿内停上泛,气血不能荣于颜面,故色如尘垢,萎暗不华;或因慢性疾病,营卫失和,气血运行不畅,气滞血瘀,面失所养而成。

证型	症状	治法	代表方剂	常用药
肝郁气滞	多见于女性,斑色深褐,弥漫分布;伴有烦躁不安,胸胁胀满,经前乳房胀痛,月经不调,口苦咽干;舌红,苔薄,脉弦细	疏肝理气,活血消斑	逍遥散	当归10g、柴胡6g、赤芍10g、白芍10g、白术10g、茯苓10g、香附10g、红花10g、丹参10g、三七(冲服)3g、桃仁10g、牡丹皮10g、栀子10g
肝肾不足	斑色褐黑,面色晦暗;伴有头晕耳鸣,腰膝酸软,失眠健忘,五心烦热;舌红少苔,脉细	补益肝肾,滋阴降火	六味地黄丸	熟地黄10g、山茱萸10g、山药10g、当归10g、炙黄芪10g、党参10g、菟丝子10g、女贞子10g、墨旱莲10g、枸杞子10g、炒白术10g、茯苓10g、白芍10g、白僵蚕10g、珍珠母(先煎)30g
脾虚湿蕴	斑色灰褐,状如尘土附着;伴有疲乏无力,纳呆困倦,月经色淡,白带量多;舌淡胖边有齿痕,脉濡或细	健脾益气,祛湿消斑	参苓白术散	白术10g、砂仁(后下)3g、苍术10g、茯苓10g、泽泻10g、当归10g、川芎10g、赤芍10g、炙黄芪10g、炙甘草5g
气滞血瘀	斑色灰褐或黑褐;伴有慢性肝病,或月经色暗有血块,或痛经;舌暗红有瘀斑,脉涩	理气活血,化瘀消斑	桃红四物汤加减	桃仁10g、红花10g、当归10g、川芎10g、生地黄10g、赤芍10g、柴胡6g、白僵蚕10g、白菊花10g、枳壳6g、香附10g
各型外治	①用玉容散粉末搽面,早、晚各1次。②用茯苓粉,每天1匙,洗面或外搽,早、晚各1次			

十九、粉刺

粉刺是一种毛囊皮脂腺的慢性炎症性疾病,好发于颜面、胸背部,可形成黑白头粉刺、丘疹、脓疱、结节、囊肿等损害,即西医的"痤疮"。好发于青春期男女,常伴有皮脂溢出,青春期过后,大多可自然痊愈或减轻。本病多因素体阳热偏盛,肺经蕴热,复感风邪,熏蒸面部而发;或由于过食辛辣肥甘厚味,助湿化热,湿热互结,不能下达,上蒸颜面而致;或因素体脾胃虚弱或病久湿热碍胃,脾气不健,运化失调,水湿内停,郁久化热,热灼津液,日久为痰,湿热浊痰凝滞肌肤而成。

证型	症状	治法	代表方剂	常用药
肺经风热	丘疹色红,或有痒痛,或有脓疱;伴口渴喜饮,大便秘结,小便短赤;舌质红,苔薄黄,脉弦滑	疏风清肺,清热解毒	枇杷清肺饮	枇杷叶10g、桑白皮10g、黄连3g、黄柏10g、生甘草5g、生石膏(先煎)30g、天花粉10g、紫花地丁15g、白花蛇舌草15g、生大黄(后下)5g
肠胃湿热	颜面、胸背部皮肤油腻,皮疹红肿疼痛,或有脓疱;伴口臭、便溏黄;舌红,苔黄腻,脉滑数	清肠化湿,通腑泄热	茵陈蒿汤	茵陈6g、栀子10g、生大黄(后下)5g、生山楂15g、鸡内金10g、枳实5g、白花蛇舌草15g、野菊花15g、金银花15g
痰湿瘀滞	皮疹颜色暗红,以结节、脓肿、囊肿、疤痕为主,或见窦道,经久难愈;伴纳呆腹胀;舌质暗红,苔黄腻,脉弦滑	除湿化痰,活血散结	二陈汤合桃红四物汤	陈皮6g、半夏6g、茯苓10g、当归10g、川芎10g、赤芍10g、丹参10g、桃仁10g、红花10g、浙贝母10g、穿山甲(先煎)10g、野菊花15g、皂角刺10g、生甘草5g
各型外治	①皮疹较多者,可用颠倒散茶调涂患处,每天2次,或每晚涂1次,次日晨洗去。②脓肿、囊肿、结节较甚者,可外敷金黄膏,每天2次			

二十、面游风

　　面游风是发生在皮脂溢出基础上的一种慢性炎症,损害为鲜红色或黄红色斑片,表面覆有油腻性鳞屑或痂皮,常分布于皮脂腺较多部位,即西医的"脂溢性皮炎"。本病多因风热之邪外袭,耗伤阴液,阴伤血燥,生风动风,风热燥邪蕴阻肌肤,肌肤失于濡养而致;或因恣食肥甘油腻、辛辣之品,以至脾胃运化失常,化湿生热,湿热蕴阻肌肤而成。

证型	症状	治法	代表方剂	常用药
风热血燥	多发于头面部,为基底微红的斑片,干燥、脱屑、瘙痒,受风加重,或头皮瘙痒,头屑多,毛发干枯脱落;伴口干口渴,大便干燥;舌质偏红,苔薄白,脉细数	祛风清热,养血润燥	消风散合当归饮子	荆芥10g、当归10g、生地黄10g、白蒺藜10g、防风10g、白芍10g、制何首乌10g、川芎10g、大胡麻10g、苍术10g、苦参10g、天花粉10g、知母10g、白鲜皮10g、玄参10g
肠胃湿热	皮损为潮红斑片,有油腻痂屑,甚至糜烂、渗出;伴口苦,口黏,脘腹痞满,小便短赤,大便臭秽;舌质红,苔黄腻,脉滑数	健脾除湿,通腹泻热	参苓白术散合茵陈蒿汤	茯苓10g、白术10g、苍术10g、黄芩10g、茵陈6g、栀子10g、泽泻10g、淡竹叶10g、灯心草10g、土茯苓10g、苦参10g、陈皮6g、生山楂15g
各型外治	①发于头发者,用白屑风酊外搽,每天2次。②发于面部者,用痤疮洗剂或颠倒散洗剂外搽,每天2次。③渗出明显者,可用马齿苋、黄柏等煎汤冷湿敷,每次30分钟,每天2~3次,后用青黛膏外搽			

二十一、酒齄鼻

酒齄鼻是一种发生于面中部,以红斑、丘疹及毛细血管扩张为主要表现的慢性皮肤病,即西医的"酒渣鼻"。其特点是鼻及鼻周围皮肤持续性红斑和毛细血管扩张,伴丘疹、脓疱、鼻赘。多发于中年人,男女均可发病,尤以女性多见。本病多由肺胃积热上蒸,复遇风寒外袭,血瘀凝结而成。或因嗜酒之人,酒气熏蒸,复遇风寒之邪,交阻肌肤所致。

证型	症状	治法	代表方剂	常用药
肺胃热盛	红斑多发于鼻尖或两翼,压之褪色;常嗜酒,口干,便秘;舌红,苔薄黄,脉弦滑	清泄肺胃,泄热	枇杷清肺饮	枇杷叶 10g、桑白皮 10g、黄连 3g、黄柏 10g、生甘草 5g、生石膏(先煎)30g、知母 10g、天花粉 10g、薏苡仁 15g、生山楂 15g、茵陈 6g、生大黄(后下)5g
热毒蕴肤	在红斑上出现痤疮样丘疹、脓疱,毛细血管扩张明显,局部灼热;伴口干,便秘,舌红,苔黄,脉数	清热解毒,凉血	黄连解毒汤合凉血四物汤	黄连 3g、黄芩 10g、黄柏 10g、山栀 10g、当归 10g、生地黄 10g、川芎 10g、赤芍 10g、红花 6g、陈皮 6g、生甘草 5g、制大黄 10g
气滞血瘀	鼻部组织增生,呈结节状,毛孔扩张;舌略红,脉沉缓	活血化瘀,散结	通窍活血汤	当归尾 10g、赤芍 10g、红花 10g、香附 10g、青皮 5g、茜草 10g、泽兰 10g、牛膝 10g、川芎 10g、浙贝母 10g、穿山甲(先煎)10g、皂角刺 10g、生甘草 5g
各型外治	①鼻部有红斑、丘疹者,可选用一扫光或颠倒散洗剂外搽,每天 3 次。②鼻部有脓疱者,可选用四黄膏外涂,每天 2~3 次。③鼻赘形成者,可先用三棱针刺破放血,颠倒散外敷			

二十二、油风

油风是一种突然头发成片脱落的慢性皮肤病,即西医的"斑秃"。一般无自觉症状,可发生于全身任何长毛的部位。本病可因过食辛辣炙煿、醇甘厚味,或情志抑郁化火,损阴耗血,血热生风,风热上窜巅顶,毛发失于阴血濡养而突然脱落;或因情志抑郁,肝气郁结,过分劳累,心气乃伤,气滞血瘀,毛发失养所致;或因肝肾不足,精不化血,血不养发,肌腠失润,发无生长之源,毛根空虚而发落成片。

证型	症状	治法	代表方剂	常用药
血热风燥	突然脱发成片,偶有头皮瘙痒,或伴头部烘热;心烦易怒,急躁不安;苔薄,脉弦	凉血熄风,养阴护发	四物汤合六味地黄汤	生地黄 10g、当归 10g、赤芍 10g、川芎 10g、牡丹皮 10g、玄参 10g、丹参 10g、茯苓 10g、泽泻 10g、山茱萸 10g、山药 10g、白鲜皮 10g

续表

证型	症状	治法	代表方剂	常用药
气滞血瘀	病程较长,头发脱落前先有头痛或胸胁疼痛等症;伴夜多噩梦,烦热难眠;舌有瘀点、瘀斑,脉沉细	通窍活血,化瘀	通窍活血汤	当归尾 10g、赤芍 10g、红花 10g、桃仁 10g、香附 10g、青皮 5g、茜草 10g、泽兰 10g、丹参 10g、陈皮 6g、牡丹皮 10g、山栀 10g、川芎 10g、干姜 3g、炙甘草 5g
气血两虚	多在产后或病后头发呈斑块状脱落,呈渐进性加重,范围由小而大,毛发稀疏枯槁,触摸易脱,伴唇淡、心悸,气短懒言,倦怠乏力,舌淡,脉细弱	益气补血	八珍汤	当归 10g、川芎 10g、熟地黄 10g、党参 10g、白芍 10g、白术 10g、茯苓 10g、炙甘草 5g
肝肾不足	病程日久,平素头发焦黄或花白,发病时呈大片均匀脱落,甚或全身毛发脱落;伴头昏、耳鸣,目眩,腰膝酸软;舌淡,苔薄,脉细	滋补肝肾	七宝美髯丹	制何首乌 10g、牛膝 10g、补骨脂 10g、茯苓 10g、菟丝子 10g、当归 10g、枸杞子 10g、墨旱莲 10g、女贞子 10g
各型外治	①鲜毛姜(或生姜)切片,烤热后涂擦脱发区,每天数次。②5%～10%斑蝥酊、10%补骨脂酊、10%辣椒酊外搽,每天数次			

二十三、瓜藤缠

瓜藤缠是一种由于真皮脉管和脂膜炎症引起的结节性皮肤病,即西医的"结节性红斑"。急性起病,基本损害为疼痛性红色结节和斑块,主要累及小腿伸侧,很少发生于大腿及前臂,不发生溃疡,经 3～6 周消退,不留瘢痕和萎缩。多见于青年女性,以春秋季发病者为多。本病因素体血分有热,外感湿邪,湿与热结,或脾虚失运,水湿内生,湿郁化热,湿热下注,气滞血瘀,瘀阻经络而发;或因体虚之人,气血不足,卫外不固,寒湿之邪乘虚外袭,客于肌肤腠理,流于经络,气血瘀滞而发。

证型	症状	治法	代表方剂	常用药
湿热瘀阻	发病急骤,皮下结节,略高于皮面,灼热红肿,伴头痛、咽痛,关节痛,发热,口渴,大便干,小便黄;舌微红,苔白或腻,脉滑微	清热利湿,祛瘀通络	萆薢渗湿汤合桃红四物汤	萆薢 10g、黄柏 10g、牛膝 10g、防己 10g、忍冬藤 10g、连翘 10g、木瓜 10g、当归尾 10g、赤芍 10g、红花 10g、桃仁 10g、生地黄 10g、牡丹皮 10g、伸筋草 15g、生甘草 5g
寒湿入络	皮损暗红,反复缠绵不愈;伴有关节痛,遇寒加重,肢冷,口不渴,大便不干;舌淡,苔白或白腻,脉沉缓或迟	散寒祛湿,化瘀通络	阳和汤	炙黄芪 10g、桂枝 10g、红花 10g、赤芍 10g、生姜 10g、大枣 4 枚、鸡血藤 10g、秦艽 10g、威灵仙 10g、木瓜 10g、归尾 10g、三棱 10g、莪术 10g
各型外治	①皮下结节较大,红肿疼痛者,外敷金黄膏、四黄膏或玉露膏。②皮下结节色暗红,红肿不明显者,外敷冲和膏。③蒲公英、丹参、紫草各 30g,荆芥、牡丹皮、当归各 20g,煎水外洗			

二十四、红蝴蝶疮

红蝴蝶疮是一种可累及皮肤和全身多脏器的自身免疫性疾病,即西医的"红斑狼疮"。临床常见类型为盘状红斑狼疮、亚急性皮肤型红斑狼疮和系统性红斑狼疮。多见于15～40岁女性。女性多于男性。盘状红蝴蝶疮好发于面颊部,主要表现为皮肤损害,多为慢性局限性;系统性红蝴蝶疮除有皮肤损害外,常同时累及全身多系统、多脏器,病变呈进行性经过,预后较差。总由先天禀赋不足,肝肾亏虚而成。热毒蕴结肌肤,上泛头面,则面生盘状红斑狼疮;热毒内传脏腑,瘀阻于肌肉、关节,则发系统性红斑狼疮。在整个发病过程中,热毒炽盛之证可相继或反复出现,甚或表现为热毒内陷,热盛动风。在系统性红蝴蝶疮病程中或因热毒炽盛,燔灼营血,阻隔经络,则可引起急性发作而见高热,肌肉酸楚,关节疼痛;或邪热渐退,则又多表现为低热,疲乏,唇干舌红,盗汗等阴虚火旺、肝肾不足证候;或因肝气郁结,久而化火,致气血凝滞;或因病久气血两虚,致心阳不足;但病程后期,每多阴损及阳,累及于脾,以致脾肾两虚,水湿泛滥,膀胱气化失权而见便溏溲少,四肢清冷,下肢甚至全身水肿等症。

证型	症状	治法	代表方剂	常用药
热毒炽盛	相当于系统性红蝴蝶疮急性活动期。面部蝶形红斑,色鲜艳,皮肤紫斑,关节肌肉疼痛;伴高热,烦躁口渴,抽搐,大便干结,小便短赤;舌红绛,苔黄腻,脉洪数或细数	清热凉血,化斑解毒	犀角地黄汤合黄连解毒汤	水牛角(先煎)15g、生地黄10g、玄参10g、牡丹皮10g、赤芍10g、金银花10g、白茅根10g、生石膏(先煎)30g、知母10g、生甘草6g、黄连3g、黄芩10g、黄柏10g、栀子10g、天花粉10g、石斛10g
阴虚火旺	斑疹暗红,关节痛,足跟痛;伴有不规则发热或持续性低热,手足心热,心烦失眠,疲乏无力,自汗盗汗,面浮红,月经量少或闭经;舌红,苔薄,脉细数	滋阴降火	六味地黄丸合大补阴丸、清骨散	知母10g、黄柏10g、生地黄10g、山茱萸10g、山药10g、熟地黄10g、牡丹皮10g、茯苓10g、青蒿10g、鳖甲(先煎)10g、龟甲(先煎)10g、地骨皮10g、银柴胡10g、女贞子10g、墨旱莲10g
脾肾阳虚	眼睑、下肢水肿,胸胁胀满,尿少或尿闭,面色无华;腰膝酸软,面热肢冷,口干不渴;舌淡胖,苔少,脉沉细	温肾助阳,健脾利水	济生肾气丸	附子(先煎)5g、肉桂(后下)5g、牛膝10g、茯苓10g、泽泻10g、薏苡仁15g、车前子(包煎)10g、炙黄芪10g、党参10g、白术10g、菟丝子10g、桑寄生10g、川断10g、当归10g、仙茅10g、淫羊藿10g
脾虚肝旺	皮肤紫斑;胸胁胀满,腹胀纳呆,头昏头痛,耳鸣失眠,月经不调或闭经;舌紫暗或有瘀斑,脉细弦	健脾清肝	四君子汤合丹栀逍遥散	人参(另煎)10g、牡丹皮10g、栀子10g、柴胡10g、当归10g、白术10g、茯苓10g、白芍10g、炙甘草6g

续表

证型	症状	治法	代表方剂	常用药
气滞血瘀	多见于盘状局限型及亚急性皮肤型红蝴蝶疮。红斑暗紫,角质栓形成及皮肤萎缩;伴倦怠乏力;舌黯红,苔白或光面舌,脉沉细涩	疏肝理气,活血化瘀	逍遥散合血府逐瘀汤	桃仁10g、红花10g、当归10g、生地黄10g、川芎10g、枳壳5g、柴胡10g、赤芍10g、白芍10g、茯苓10g、丹参10g、川楝子10g、延胡索10g、香附10g、陈皮5g
各型外治	皮损处涂白玉膏或黄柏霜,每天1~2次			

二十五、淋病

淋病是指由淋病奈瑟菌引起的主要发生在泌尿生殖系统的化脓性感染,其以尿道炎多见,出现尿急、尿痛、尿频、尿道口有脓性分泌物。主要通过性交传染,偶可通过带菌的衣服、便桶、浴盆等间接传染。不仅可引起男性尿道炎、女性宫颈或尿道炎,还可经血行播散引起菌血症。临床表现因感染的人群不同,部位不同而有差别,通常分为男性淋病、女性淋病、儿童淋病、其他淋病和无症状淋病。淋球菌感染可发生于任何年龄,但多数为性活跃的中青年。淋病一般可归属于中医学"淋证""淋浊""精浊""毒淋"等范畴。中医文献中的淋证,是广义的泌尿系疾病的总称,指排尿不畅,点滴而下,甚或茎中作痛。近代中医多将淋病称为"毒淋"或"花柳毒淋"。本病因宿娼恋色或误用秽浊之邪、污染之器具,染受淋毒浊邪,阻滞于膀胱及肝经,化热化湿,蕴于下焦所致;或因酒色过度、耗损肾气兼感毒邪,使肾升清无能,固摄无权,精微脂液下流而成精浊。本病治疗应以西药抗生素为主,按规范方案及时、足量用药。中西医结合治疗,特别是对慢性淋病和有合并症状淋病有一定的优势。

证型	症状	治法	代表方剂	常用药
湿热毒蕴	常见于急性淋病,尿道口红肿,尿急、尿频、尿痛,淋漓不止,尿液浑浊如脂,尿道口流脓。严重者尿道黏膜水肿,附近淋巴结红肿疼痛。女性宫颈充血、触痛,并有脓性分泌物,可有前庭大腺红肿热痛等,可有发热等全身症状。舌红,苔黄腻,脉滑数	清热利湿,解毒化浊	龙胆泻肝汤、萆薢分清饮、八正散	龙胆6g、车前子(包煎)10g、栀子10g、萆薢10g、滑石(包煎)10g、蒲公英30g、忍冬藤15g、土茯苓10g、白芍10g、生甘草5g
正虚邪恋	常见于慢性淋病,小便不畅、短涩、淋漓不尽,腰膝酸软,手足心热,口干舌燥。酒后或疲劳易发,食少纳差,女性带下多。舌淡或有齿痕,苔白腻,脉沉细	滋阴降火,利湿祛浊	知柏地黄丸	知母10g、黄柏10g、五味子10g、山茱萸10g、熟地黄10g、女贞子10g、山药10g、泽泻10g、牡丹皮10g、茯苓10g、萆薢10g
各型外治	可选用土茯苓、地肤子、苦参、芒硝各30g,煎水外洗			

二十六、梅毒

梅毒是苍白螺旋体感染所引起的一种慢性、系统性性传播疾病，其特点是临床表现多种多样，病程较长，几乎可侵犯全身各组织与器官。早期主要侵犯皮肤黏膜，晚期还可侵犯心血管系统和中枢神经系统。另一方面，梅毒又可能多年无症状而呈潜伏状态。梅毒主要通过性交传染，也可通过胎盘传给下一代发生先天梅毒。梅毒，中医称之为"霉疮""广疮""时疮""杨梅疮"或"杨梅大疮"等，现在一般将一期梅毒硬下疳称"疳疮"，二期梅毒称"杨梅疮"，三期梅毒称"杨梅结毒"。梅毒起源于北美洲，一般认为是在 16 世纪初葡萄牙商人进入广州后传入我国的。中医学认为本病因淫秽疫毒与湿热、风邪杂合而成。传播方式主要是精化传染（直接传染），气化传染（间接传染）和胎中染毒。邪之初染，疫毒结于阴器及肛门等处，发为疳疮；流于经脉，则生横痃；后期疫毒内侵，伤及骨髓、关窍、脏腑，变化多端，证候复杂。梅毒的治疗中，抗生素特别是青霉素类药物的疗效确切，是首选药物，中医药治疗梅毒一般仅作为驱梅治疗中的辅助疗法。梅毒的治疗总宜凉血解毒。早期梅毒，可凉血排毒，祛湿消疮，化斑散结；晚期梅毒则应扶正祛邪，补气排毒。

证型	症状	治法	代表方剂	常用药
肝经湿热	前阴或肛门可见硬结，四周焮肿，患处灼热，表面轻度糜烂，腹股沟睪核肿大；或出现胸腹、腰、四肢屈侧及颈部杨梅疮、杨梅痘或杨梅斑。伴发热恶寒，胸胁胀痛，心烦易怒，口苦纳呆，小便赤短涩痛，大便秘结或稀而灼肛。舌红，苔黄腻，脉弦数	清肝解毒，利湿化斑	龙胆泻肝汤	龙胆 6g、栀子 10g、车前子（包煎）10g、泽泻 10g、黄芩 10g、土茯苓 10g、牡丹皮 10g、赤芍 10g、生地黄 10g、柴胡 10g
痰瘀互结	疳疮色呈紫红，四周坚硬突起或横痃质坚韧，或杨梅结节成紫色结节，或腹硬如砖，肝脾肿大。舌淡紫或黯，苔腻或滑润，脉滑或细涩	祛瘀解毒，化痰散结	化斑解毒汤	陈皮 6g、制半夏 10g、生牡蛎（先煎）30g、桃仁 10g、红花 10g、夏枯草 10g、紫草 10g、土茯苓 10g、白茅根 10g、柴胡 6g、枳壳 5g、生甘草 5g
脾虚湿蕴	疳疮破溃，疮面淡润；或结毒遍生，皮色褐暗；或皮肤水疱，滋流黄水；或腐肉败脱，久不收口。伴筋骨酸痛，胸闷，纳呆，食少便溏，肢倦体重。舌胖润，苔腻，脉滑或濡	健脾化湿，解毒化浊	芎归二术汤	白术 10g、苍术 10g、川芎 10g、当归 10g、茯苓 10g、木瓜 10g、皂角刺 10g、厚朴 5g、防风 10g、木通 5g、独活 10g、金银花 15g、薏苡仁 30g、土茯苓 15g
气血两虚	病程日久，结毒溃破，疮口苍白，脓水清稀，久不收口。伴面色无华，头晕眼花，心悸怔忡，气短懒言。舌淡苔薄，脉细无力	补气养血，扶正固本	十全大补汤、八珍汤	党参 10g、白术 10g、川芎 10g、茯苓 10g、熟地黄 10g、白芍 10g、黄芪 10g、当归 10g、土茯苓 10g

续表

证型	症状	治法	代表方剂	常用药
各型外治	①疳疮:鹅黄散或珍珠散外撒,每天3次。②横痃、杨梅结毒未溃时,选用冲和膏,醋、酒各半调成糊状外敷;或用金黄膏、四黄膏外敷。③横痃、杨梅结毒破溃,用珍珠层粉撒在创面,外敷四黄膏,每天1次;待其腐脓去后,再用生肌膏外敷			

二十七、尖锐湿疣

尖锐湿疣是由人类乳头瘤病毒引起的增生性疾病。主要好发生在生殖器、会阴和肛门部位的表皮瘤样增生,是一种皮肤黏膜良性赘生物,好发于年轻人,多为性活跃者。尖锐湿疣在中医古籍中尚没有一个与之完全对应的确切病名,生于会阴处的疣由于湿润、柔软,形如菜花,污秽而色灰,故民间有"菜花疮"之称。现代中医外科专著中多称尖锐湿疣为"臊瘊""瘙瘊""臊疣""尿瘊"等。本病多因房事不洁或间接接触污秽之物品,湿热淫毒外侵入外阴皮肤黏膜,毒邪蕴聚,酿湿生热,湿热下注而成。临床常用中西结合治疗本病,先采用物理方法去除疣体,再用中药治疗,防止、减少复发。

证型	症状	治法	代表方剂	常用药
湿毒下注	外生殖器或肛门等处出现疣状赘生物,色灰或褐或淡红,质软,表面秽浊潮湿,触之易出血,恶臭;伴小便黄或不畅;舌红,苔黄腻,脉滑或弦数	清热利湿,解毒除疣	龙胆泻肝汤	龙胆6g、黄柏10g、栀子10g、苍术10g、土茯苓10g、萆薢10g、生薏苡仁15g、大青叶15g、蒲公英30g、忍冬藤15g、蛇床子10g、重楼10g、生甘草5g、生牡蛎(先煎)30g
湿热毒蕴	外生殖器或肛门等处出现疣状赘生物,色淡红,易出血,表面有大量秽浊分泌物,色淡黄,恶臭,瘙痒,疼痛;伴小便色黄量少,口渴欲饮,大便干燥;舌红,苔黄腻,脉滑数	清热解毒,化浊消疣	黄连解毒汤	黄连3g、黄芩10g、黄柏10g、栀子10g、大青叶15g、紫草10g、贯众10g、野菊花10g、香附10g、败酱草15g、土茯苓10g、苦参10g、马齿苋15g、萆薢10g
各型外治	①熏洗法,板蓝根、山豆根、木贼草、香附各30g,或白矾、皂矾各120g,侧柏叶250g,生薏苡仁50g,孩儿茶15g,煎水先熏后洗,每天1~2次。②点涂法,五妙水仙膏点涂疣体;或鸭胆子仁捣烂涂敷或鸭胆子油点涂患处包扎,3~5天换药1次			

第十章　肛肠科病证

一、痔

　　痔是直肠末端黏膜下和肛管皮下的静脉丛发生扩大、曲张所形成的柔软的静脉团，由于痔发生的部位不同，又可分为内痔、外痔、混合痔。内痔的发生主要是由于静脉壁的薄弱，失去了正常的弹性，兼因饮食不节，燥热内生，下迫大肠，以及久站久坐、负重、远行等，致血行不畅，而血液瘀积，热与血相搏，则气血纵横，经脉交错，结滞不散而成。外痔多因湿热下注或肛门裂伤，毒邪外侵等，致气血运行不畅，经脉阻滞，或热迫血下行，瘀结不散而成。内痔临床特征为便血，较大的内痔伴有脱出。外痔的主要症状为坠胀、疼痛，有异物感，根据其发展过程可分为结缔组织外痔、静脉曲张性外痔和血栓性外痔。混合痔是内、外痔静脉丛曲张，相互沟通吻合，括约肌间沟消失，使内痔部分和外痔部分连成一整体者。

证型		症状	治法	代表方剂	常用药
内痔	风热下冲	下血鲜红，或便前便后，或量多量少，或如射如滴	清热凉血，祛风	凉血地黄汤	生地黄15g、当归尾15g、地榆15g、槐角15g、黄连5g、天花粉10g、生甘草3g、升麻10g、赤芍15g、枳壳10g、黄芩10g、荆芥10g
	湿热下注	血色污浊，或见庤核脱出嵌顿，表面色黯糜烂，或有黏液渗出，或伴有全身症状，发热不适，口干，便秘，小便短赤，舌苔黄腻，脉弦滑	清热利湿	脏连丸	脏连丸；秦艽6g、防风6g、桃仁6g、甘草6g、皂角刺10g、黄柏10g、大黄（后下）10g、苍术10g、槐花10g、当归10g、泽泻10g、赤芍10g、槟榔10g
	气血两虚	下血色淡而清，或晦而不鲜，痔核脱出，肛门有下坠感，面色少华，神疲倦怠，舌质淡，脉细弱无力	养心健脾，益气养血	十全大补汤	党参10g、白术10g、茯苓10g、炙甘草5g、当归10g、川芎5g、熟地黄15g、白芍10g、黄芪15g、肉桂（后下）3g
外痔	结缔组织性	肛门边缘处赘生皮瓣，逐渐增大，质地柔软，一般无疼痛，不出血，仅肛门有异物感，偶尔染毒而肿胀时才觉疼痛，肿胀消失后皮赘仍然存在	一般无需治疗		
	静脉曲张性	发生于肛管齿线以下，表面呈青紫色而光滑。便后、久蹲或吸引时，可见曲张的静脉团，并有肛门坠胀或异物感，不能立即消散	清热除湿，活血散瘀	萆薢化毒汤合活血散瘀汤	萆薢10g、当归尾10g、牡丹皮10g、牛膝10g、防己10g、木瓜10g、薏苡仁15g、秦艽10g、赤芍10g、桃仁10g、川芎10g、苏木10g、枳壳10g、瓜蒌仁10g、槟榔10g

续表

证型		症状	治法	代表方剂	常用药
外痔	血栓性	肛门部突然剧烈疼痛,并出现一肿物,表面暗紫色圆形硬结节,稍触碰即引起疼痛,活动时疼痛加剧	清热凉血	凉血地黄汤	生地黄15g、当归尾15g、地榆15g、槐角15g、黄连5g、天花粉10g、生甘草3g、升麻10g、赤芍15g、枳壳10g、黄芩10g、荆芥10g

二、肛隐窝炎

肛隐窝炎是肛窦、肛门瓣发生急慢性的炎症,又称肛窦炎。常并发肛乳头炎、肛乳头肥大。多因饮食不节,过食醇酒厚味、辛辣炙煿;或虫积骚扰,湿热内生,下注肛部;或因肠燥便秘,破损染毒而成。患者感觉肛门部不适,急性期肛门坠胀,灼痛,刺痛,偶有血性黏液在粪便前流出。慢性期表现为平时无症状,大便时有刺痛等,可向臀部及股后侧放射。

证型	症状	治法	代表方剂	常用药
湿热	肛门胀、痛、坠,肛门潮湿,偶有黏液流出,伴有腹泻	清热利湿	葛根芩连汤	葛根15g、炙甘草6g、黄芩10g、黄连10g
热毒	肛门胀、痛、坠,肛窦红肿、糜烂,伴有便秘	清热解毒	黄连解毒汤	黄连6g、黄柏6g、黄芩6g、栀子10g

三、肛裂

肛裂是肛管的皮肤全层裂开,并形成感染性溃疡,好发于肛门中线的前后方。本病的发生有诸多因素,如干硬粪便引起肛管皮肤的损伤,是产生肛裂的基础;肛隐窝感染,主要是肛门后正中的肛隐窝感染,炎症向肛管皮下部蔓延,致皮下脓肿破溃而成;由于肛管部位的慢性刺激,使肛门内括约肌处于痉挛状态,黏膜肌层和肛管皮肤弹性减弱,紧张力增强,致肛管皮肤撕裂。本病具有周期性疼痛、便血、便秘三大特征。

证型	症状	治法	代表方剂	常用药
燥热内结	大便伴有肛门疼痛、出血;便秘,腹胀满疼痛、拒按,口干,嗳气,心烦,苔黄燥,脉数实	清热润燥,通便	凉血地黄汤	生地黄15g、当归尾15g、地榆15g、槐角15g、黄连5g、天花粉10g、生甘草3g、升麻10g、赤芍15g、枳壳10g、黄芩10g、荆芥10g
阴虚火旺	大便伴有肛门疼痛、出血;便秘,腹胀,口干,潮热汗出,五心烦热,舌质红,无苔,脉细数	养阴清热,润肠	润肠汤	当归15g、生地黄15g、麻仁15g、桃仁15g、枳壳10g

四、肛门直肠周围脓肿

肛门直肠周围间隙发生急慢性化脓性感染而形成脓肿。由于发生的部位不同而有不同的名称,如肛门旁皮下脓肿、坐骨直肠窝脓肿、骨盆直肠间隙脓肿、直肠后间隙脓肿等。多因过食肥甘、辛辣、醇酒等物,湿热内生,下注大肠,蕴阻肛门;或肛门破损染毒,致经络阻塞,气血凝滞而成。也有因肺脾两虚,湿热乘虚下注而致。本病主要为肛门周围疼痛、肿胀,伴有不同程度的全身症状,不易消退,溃后每多成为肛瘘。

证型	症状	治法	代表方剂	常用药
实证	局部红肿热痛,病情发展迅速。溃后脓液黄色稠厚而带粪臭味。伴有全身不适、寒热交作、大便秘结、小便短赤、舌苔黄腻、脉弦滑数	清热解毒,利湿	黄连解毒汤合龙胆泻肝汤	黄连 6g、黄柏 6g、炒黄芩 6g、炒栀子 10g、龙胆 6g、泽泻 12g、木通 10g、车前子(包煎)10g、当归 3g、柴胡 6g、生地黄 10g
虚证	局部红肿热痛不明显,成脓较慢,溃后脓液淡白稀薄,不臭或微带粪臭味,溃口凹陷。全身倦怠无力,一般不发热或有虚热,舌苔薄腻,脉弦细或濡缓	养阴清热,祛湿	青蒿鳖甲汤合三妙丸	青蒿 6g、鳖甲(先煎)15g、生地黄 12g、知母 6g、牡丹皮 9g、苍术 18g、炒黄柏 12g、牛膝 6g

五、肛瘘

肛瘘多是肛门直肠周围脓肿的后遗症。一般由原发性内口、瘘管、继发性外口三部分组成,亦有仅具有内口或外口者。本病在临床上分为化脓性和结核性两类。本病源自肛门直肠周围脓肿溃后,余毒未尽,蕴结不散,血行不畅,或因肺脾两虚所致。主要表现为局部流脓、疼痛和瘙痒症状,但在急性炎症期和慢性复杂性肛瘘可伴有全身症状,如发热、贫血、消瘦和食欲不振。

证型	症状	治法	代表方剂	常用药
实证	局部可扪及硬索状物,外口呈凸型,脓水较稠厚。或伴有口干、发热、便秘、小便赤、苔黄、脉弦数	清热利湿	萆薢渗湿汤	萆薢 10g、薏苡仁 15g、黄柏 10g、茯苓 10g、牡丹皮 10g、泽泻 10g、滑石(包煎)10g、通草 10g
虚证	局部无硬索状物扪得,外口凹陷呈潜行性,脓水稀薄,伴有虚热、盗汗、舌质淡红、脉细数等	养阴清热,养血补气	青蒿鳖甲汤、八珍汤	青蒿 6g、鳖甲(先煎)15g、生地黄 12g、知母 6g、牡丹皮 9g、人参(另煎)3g、炒白术 10g、茯苓 10g、甘草 5g、当归 10g、白芍 10g、地黄 15g、川芎 5g

六、脱肛

脱肛又称肛管直肠脱垂,是直肠黏膜、肛管、直肠和部分乙状结肠向下移位,脱出肛门外的一种疾病。由于气血不足,气虚下陷,不能收摄,以致肛管直肠向外脱出。如小儿气血未旺,老年人气血衰退,中气不足,或妇女分娩用力耗气,气血亏损,以及慢性泻痢,习惯性便秘,长期咳嗽均易致气虚下陷,固摄失司而成。由于直肠黏膜及直肠反复脱出肛门外,使肛门括约肌长期受到扩张而松弛无力,故肛管直肠脱垂常伴发肛门松弛。辨证以直肠黏膜甚至直肠全层或部分乙状结肠脱出肛门为主要症状。

证型	症状	治法	代表方剂	常用药
中气不足	起病缓慢,无明显全身症状,早期大便时直肠黏膜脱出,便后能自行回纳。因长期反复脱出,直肠黏膜充血、水肿或糜烂,常有血性黏液从肛门流出,刺激肛门周围皮肤,引起瘙痒。若身体虚弱,日久失治,直肠或部分乙状结肠脱出,甚至咳嗽、蹲下或行走时亦可脱出。病人常有大便不净感,或下腹坠痛	补气升提,固摄	补中益气汤	黄芪 20g、人参(另煎)15g、炙甘草6g、当归身 15g、橘皮 10g、升麻 6g、柴胡 6g、白术 15g

七、直肠息肉

直肠息肉是指直肠内的赘生物,中医称为息肉痔,是一种常见的直肠良性肿瘤。本病是湿热下迫大肠,以致肠道气机不利。经络阻滞,血瘀浊气凝聚而成。因息肉大小及位置高低的不同而临床症状有差异。常见表现有便血色鲜红,常伴有黏液;脱出,见于低位有蒂者;腹痛、腹泻或便秘与腹泻交替,感染则有脓便,里急后重。

证型	症状	治法	代表方剂	常用药
胃肠湿热	大便不爽,小腹胀痛,便内有鲜血或黏液,气味臭秽;舌红苔黄,脉滑数	清热祛湿,解毒散结	萆薢渗湿汤加减	萆薢 10g、薏苡仁 15g、黄柏 10g、茯苓 10g、牡丹皮 10g、泽泻 10g、滑石(包煎)10g、通草 10g 验方: 1. 乌梅(去核,炒成炭)250g,僵蚕(微炒)250g,蜂蜜 500g,蜜丸 9g,3 次/天 2. 半枝莲 30g、山豆根 12g、诃子15g、薏苡仁 15g、白花蛇舌草 30g、黄芪 30g、白术 15g,3 次/天 3. 紫花地丁 15g、蒲公英 15g、半边莲 30g、地榆 9g、白花蛇舌草 30g、桃仁 9g、石见穿 12g、黄药子 12g、干蟾皮粉 3g、炙甘草 6g

八、肛管直肠癌

肛管直肠癌是发生在肛管直肠的恶性肿瘤,肛管直肠癌病至后期,因肛门狭窄犹如锁住肛门一样,故中医称为"锁肛痔"。本病由于忧思抑郁,以致气滞血瘀,湿热蕴结,乘虚下注,或由于嗜酒、久泻、久痢等诱发。辨证以排便习惯改变、便血、大便变形、转移征象为要点。

证型	症状	治法	代表方剂	常用药
湿热郁毒	腹部阵痛,便中带血或黏液脓血便,里急后重,或大便干稀不调,肛门灼热,或有发热,恶心,胸闷,口干,小便黄等症,舌质红,苔黄腻,脉滑数	清热利湿,化瘀解毒	槐角丸加减	槐角20g、地榆20g、侧柏叶15g、黄芩10g、黄连5g、黄柏10g、荆芥10g、防风10g、枳壳10g、当归尾10g
瘀毒内阻	腹部拒按,或腹内结块,里急后重,大便脓血,色紫黯,量多,烦热口渴,面色晦暗,或有肌肤甲错,舌质紫黯或有瘀点、瘀斑,脉涩	活血化瘀,清热解毒	膈下逐瘀汤	桃仁10g、红花10g、五灵脂(包煎)10g、延胡索10g、牡丹皮10g、赤芍10g、当归10g、川芎6g、香附3g、乌药6g、枳壳5g、黄连3g、黄柏10g、败酱草15g、甘草3g
脾肾双亏	腹痛喜温喜按,或腹内结块,下利清谷或五更肾泻,或见大便带血,面色苍白,少气无力,畏寒肢冷,腰酸膝冷,苔薄白,舌质淡胖,有齿痕,脉沉细弱	温阳益精	大补元煎	人参(另煎)15g、山药15g、黄芪20g、熟地黄15g、杜仲15g、枸杞子15g、山茱萸10g、肉苁蓉10g、巴戟天10g、炙甘草6g
肝肾阴虚	腹痛隐隐,或腹内结块,便秘,大便带血,腰膝酸软,头晕耳鸣,视物昏花,五心烦热,口燥咽干,盗汗,遗精,月经不调,形瘦纳差,舌红少苔,脉弦细数	滋肾养肝	知柏地黄丸	熟地黄15g、山茱萸12g、山药15g、泽泻10g、牡丹皮10g、茯苓10g、知母15g、黄柏15g

第六部分　针　　灸

第一章　经络总论

第一节　经络的组成

经络	经	十二经脉	意义:十二脏腑所属的经脉,又称正经 作用:运行气血的主要干道 特点:分手足三阴三阳四组,与脏腑连属,有表里相配,其循环自肺经开始至肝经止,周而复始,循环不息,各经均有专定的腧穴
		奇经八脉	意义:不直接连属脏腑,无表里相配,故称奇经 作用:加强经脉之间的联系,以调节十二经气血 特点:任督两脉随十二经组成循环的通路,并在专定的腧穴,其他六脉不随十二经循环,腧穴都依附于十二经脉
		十二经别	意义:正经旁出的支脉 作用:加强表里经脉深部的联系,以补正经在体内外循环的不足 特点:循环路线走向均由四肢别出走入深部(胸、腹)复出浅部(头、颈)
		十二经筋	意义:十二经脉所属的筋肉体系 作用:联结肢体骨肉,维络周身,主司关节运动 特点:循环走向自四肢末梢走向躯干,终于头身,不入脏腑,多结聚于四肢关节和肌肉丰富之处
		十二皮部	意义:十二经脉所属的皮肤体质 作用:联结皮内,加强十二经脉与体表的联系,是十二经脉在体表一定皮肤部位的反应区 特点:分区基本上和十二经脉在体表的循行部位一致
	络	十五络	意义:本经别走邻经而分出的支络部 作用:加强表里阴阳两经的联系与调节 特点:十二经脉和任督两脉各有一个别络加上脾之大络,共为十五别络
		孙络——络脉最细小的分支,网罗全身	
	循行走向规律	手三阴经从胸走手,手三阳经从手走头,足三阳经从头走足,足三阴经从足走腹(胸)	
	相互交接规律	相表里的阴经与阳经在四肢末端交接,同名经的阳经与阳经在头面部交接,相互衔接的阴经在胸中交接	
	气血流注规律	肺交大肠胃交脾,心与小肠膀肾宜,心包三焦胆传肝,血气周流不停息	

第二节　经脉系统的组成

一、十二经脉与脏腑器官的联络

经脉名称	联络的脏腑	联络的器官
手太阴肺经	肺,大肠,胃口	喉咙
手阳明大肠经	大肠,肺	下齿,口,鼻孔
足阳明胃经	胃,脾	鼻,上齿,口唇,喉咙
足太阴脾经	脾,胃,心	咽,舌
手少阴心经	心,小肠,肺	咽,目系
手太阳小肠经	小肠,心,胃	咽,耳,目内外眦,鼻
足太阳膀胱经	膀胱,肾	目内眦,耳,脑
足少阴肾经	肾,膀胱,肝,肺,心	喉咙,舌
手厥阴心包经	心包,三焦	—
手少阳三焦经	三焦,心包	耳,目锐眦
足少阳胆经	胆,肝	目锐眦,耳
足厥阴肝经	肝,胆,胃,肺	阴器,喉咙,颃颡,目系,唇

二、奇经八脉、十五络脉、十二经别、十二经筋和十二皮部

名称	命名/来源	特点和分布概况	临床意义
奇经八脉	任脉	腹、胸、颏下正中	妊养六阴经,调节全身阴经经气,故称"阴脉之海"
	督脉	会阴、腰、背、头面正中	督领六阳经,调节全身阳经经气,故称"阳脉之海"
	冲脉	与足少阴经并行,环绕口唇,且与任督足阳明经等有联系	涵蓄十二经气血,故称"血海"
	带脉	起于胁下,环腰一周,状如束带	约束纵行躯干的诸条经脉
	阴维脉	起于小腿内侧,并足太阴、厥阴上行,至咽喉合于任脉	维系全身阴经
	阳维脉	起于足跗外侧,并足少阳经上行,至项后会于督脉	维系全身阳经
	阴跷脉	起于足跟内侧,伴足少阴等经上行,至目内眦会阳跷脉	调节下肢运动,司寤寐
	阳跷脉	起于足跟外侧,伴足太阳等经上行,至目内眦会阴跷脉	调节下肢运动,司寤寐

续表

名称	命名/来源	特点和分布概况	临床意义
十五络脉	十二经脉和任督二脉各自别出一络,加上脾之大络,总计15条,称为十五络脉,分别以其所别出的腧穴命名。因"胃之大络,名曰虚里,贯膈络肺,出于左乳下,其动应衣,脉宗气也",所以也有"十六络"之说	十二经脉别络在四肢肘膝关节以下本经络穴后分出;任脉别络从剑突下鸠尾分出散布于腹部;督脉别络从尾骨下长强分出后,散布于头部,并走向背部两侧的足太阳经;脾之大络出于腋下大包穴散布于胸胁 浮行于浅表部位的称为"浮络",最细小的分支称为"孙络"	沟通表里两经,加强十二经脉表里两经之间的联系 统领全身浮络、血络、孙络以灌渗血液,营养周身,贯通营卫 络穴可治疗络脉虚实病症和表里两经的病变
十二经别	十二经别是十二正经别行深入体腔的支脉,由于经别均由十二正经别出,故其名称也依据十二正经而定,即有手三阴、手三阳、足三阴、足三阳经别	多从四肢肘膝关节附近正经别出(离) 经过躯干深入体腔与相关脏腑联系(入) 再浅出体表上行头项部(出) 在头项部阳经合于本经的经脉,阴经合于表里经的阳经经脉(合)	加强表里经联系 加强经脉与脏腑的联系 (加强足三阳经脉与心脏的联系,加强手足三阴经与头面的联系) 扩大了经穴的主治范围
十二经筋	十二经筋是十二经脉之气结聚散络于筋肉关节的体系,是附属于十二经脉的筋肉系统。十二经筋皆隶属于十二经脉,并随所辖经脉而命名	循行均从四肢末端走向头身,行于体表,不入内脏 有刚(阳)筋和柔(阴)筋之分,刚筋分布于项背和四肢外侧,柔筋分布于胸腹和四肢 足三阳经筋起于足趾,循股外上行结于頄(面);足三阴经筋起于足趾,循股内上行结于阴器(腹);手三阳经筋起于手指,循臑外上行结于角(头);手三阴经筋起于手指,循臑内上行结于贲(胸)	经筋的主要作用是约束骨骼,协调关节屈伸活动,保持人体的正常运动 经筋为病,多转筋、筋痛、痹证等表现,针灸治疗多局部取穴,《灵枢·经筋》:"治在燔针劫刺,以知为数,以痛为输"
十二皮部	十二皮部是十二经脉功能活动反映于体表的部位,也是络脉之气在皮肤所散布的部位	十二皮部的分布区域是以十二经脉在体表的分布范围,即十二经脉在皮肤上的分属部分为依据而划分的,《素问·皮部论篇》:"欲知皮部,以经脉为纪者,诸经皆然"	十二皮部居于人体最外层,又与经络气血相通,故是体机的卫外屏障,起着保卫机体、抗御外邪和反映病证的作用。近现代临床常用的皮肤针、穴位敷贴法等,均以皮部理论为指导

第三节　经络的标本、根结和气街、四海

一、标本与根结

十二经脉	本		标		根（井穴）	结
	部位	相应腧穴	部位	相应腧穴		
手太阳	外踝之后	养老	命门（目）之上1寸	攒竹	至阴	命门（目）
足太阳	跟以上5寸中	跗阳	两络命门（目）	睛明		
手阳明	肘骨中上至别阳	曲池	颜下合钳上	迎香	厉兑	颡大（钳耳）
足阳明	厉兑	厉兑	颊下、挟颃颡	人迎		
手少阳	小指次指之间上2寸	中渚	目后上角、目外眦	丝竹空	窍阴	窗笼（耳）
足少阳	窍阴之间	足窍阴	窗笼（耳）之前	听会		
手太阴	寸口之中	太渊	腋内动脉	中府	隐白	太仓（胃）
足太阴	中封前上4寸中	三阴交	背俞与舌本	脾俞、廉泉		
手少阴	锐骨之端	神门	背俞	心俞	涌泉	廉泉（舌下）
足少阴	内踝下上3寸中	交信、复溜	背俞与舌下两脉	肾俞、廉泉		
手厥阴	掌后两筋之间2寸	内关	腋下3寸	天池	大敦	玉英（玉堂）、膻中
足厥阴	行间上5寸所	中封	背俞	肝俞		

二、气街和四海

	定义	特点	临床意义
气街	经气聚集通行的共同通路	《灵枢·卫气》："故气在头者，止之于脑。气在胸者，止之膺与背腧。气在腹者，止之背腧，与冲脉于脐左右之动脉者。气在胫者，止之于气街，与承山、踝上以下。"由此可见，气街具有横向为主、上下分部、紧邻脏腑、前后相连的特点，横贯脏腑经络，纵分头、胸、腹、胫是其核心内容	临床常用的俞募配穴、前后配穴以及偶刺法等，均以气街理论为立法依据
四海	髓海、血海、气海、水谷之海的总称，为人体气血精髓等精微物质汇聚之所	四海主持全身的气血、津液，其中脑部髓海为元神之府，是神气的本源，脏腑经络活动的主宰；胸部为气海，宗气所聚之处，贯心脉而行呼吸；胃为水谷之海，是营气、卫气的化源之地，即气血化生之处，冲脉为十二经之海，起于胞宫，伴足少阴经上行，为十二经之根本，三焦原气之所出，乃人体生命活动的原动力，又称血海	四海理论进一步明确了经气的组成和来源，四海病变，主要分为有余、不足两大类，临床上可据此辨证施治

第二章　腧穴总论

第一节　腧穴的特点及规律

<table>
<tr><td rowspan="3">腧穴种类</td><td>经穴</td><td>分布:分布在十二经和任、督脉上的腧穴
作用:主要治疗经脉循行部位和经穴附近部位病症</td></tr>
<tr><td>经外奇穴</td><td>分布:未归入十四经范围但有具体的位置和名称
作用:主治范围单一,多数对某些病症有特殊疗效</td></tr>
<tr><td>阿是穴</td><td>分布:压痛点,"以痛为腧"
作用:伴随疾病出现,治疗相应疾病</td></tr>
<tr><td rowspan="9">腧穴主治规律</td><td rowspan="4">分经主治</td><td>手三阴经</td><td>①本经主病:手太阴经主治肺、喉部病,手厥阴经主治心、胃病,手少阴经主治心病;②手厥阴经与手少阴经亦可治疗神志病;③三经皆可治疗胸部病</td></tr>
<tr><td>手三阳经</td><td>①本经主病:手阳明经主治前头、鼻、口齿病,手少阳经主治侧头、胁肋病,手太阳经主治后头、肩胛、神志病;②手少阳、手太阳二经亦可治疗耳、眼病;③三经皆可治疗咽喉病、热病</td></tr>
<tr><td>足三阳经</td><td>①本经主病:足阳明经主治前头、口、齿、咽喉、胃肠病,足少阳经主治侧头、耳病、项、胁肋、胆病,足太阳经主治后头、项、腰背、肛肠病;②足少阳、足太阳亦可治疗眼病;③三经皆可治疗热病、神志病</td></tr>
<tr><td>足三阴经</td><td>①本经主病:足太阴经主治脾胃病,足厥阴经主治肝病,足少阴经主治肾、肺、咽喉病;②足厥阴、足少阴经亦可治疗前阴部病;③三经皆可治疗腹部病</td></tr>
<tr><td rowspan="3">分部主治</td><td>任督二脉经穴主治</td><td>督脉主治中风脱证、虚寒、下焦病;任脉主治中风昏迷、热病、头部病;二经共治神志病、脏腑病、妇科病</td></tr>
<tr><td>头面颈项部经穴主治</td><td>①前头、侧头区:眼、鼻病;②眼区:眼病;③后头区:神志、头部病;④鼻区:鼻病;⑤项区:神志、咽喉、眼、头项病;⑥颈区:舌、咽喉、气管、颈部病</td></tr>
<tr><td>胸腹背腰经穴主治</td><td>①胸膺部+上背部:肺、心(上焦病);②胁腹部+下背部:肝、胆、脾、胃(中焦病);③少腹部+腰尻部:前后阴、肾、肠、膀胱(下焦病)</td></tr>
</table>

第二节　特定穴

一、特定穴的名称

	井穴	荥穴	输穴	经穴	合穴	原穴	络穴	背俞穴	募穴	郄穴	下合穴
手太阴肺经	少商	鱼际	太渊	经渠	尺泽	太渊	列缺	肺俞	中府	孔最	/
手阳明大肠经	商阳	二间	三间	阳溪	曲池	合谷	偏历	大肠俞	天枢	温流	上巨虚

续表

	井穴	荥穴	输穴	经穴	合穴	原穴	络穴	背俞穴	募穴	郄穴	下合穴
手厥阴心包经	中冲	劳宫	大陵	间使	曲泽	大陵	内关	厥阴俞	膻中	郄门	/
手少阳三焦经	关冲	液门	中渚	支沟	天井	阳池	外关	三焦俞	石门	会宗	委阳
手少阴心经	少冲	少府	神门	灵道	少海	神门	通里	心俞	巨阙	阴郄	/
手太阳小肠经	少泽	前谷	后溪	阳谷	小海	腕骨	支正	小肠俞	关元	养老	下巨虚
足太阴脾经	隐白	大都	太白	商丘	阴陵泉	太白	公孙	脾俞	章门	地级	/
足阳明胃经	厉兑	内庭	陷谷	解溪	足三里	冲阳	丰隆	胃俞	中脘	梁丘	足三里
足厥阴肝经	大敦	行间	太冲	中封	曲泉	太冲	蠡沟	肝俞	期门	中都	/
足少阳胆经	足窍阴	侠溪	足临泣	阳辅	阳陵泉	丘墟	光明	胆俞	日月	外丘	阳陵泉
足少阴肾经	涌泉	然谷	太溪	复溜	阴谷	太溪	大钟	肾俞	京门	水泉	/
足太阳膀胱经	至阴	足通谷	束骨	昆仑	委中	京骨	飞扬	膀胱俞	中级	金门	委中
阴维脉	/	/	/	/	/	/	/	/	/	筑宾	/
阳维脉	/	/	/	/	/	/	/	/	/	阳交	/
阴跷脉	/	/	/	/	/	/	/	/	/	交信	/
阳跷脉	/	/	/	/	/	/	/	/	/	跗阳	/

二、五输穴与原络穴临床应用

	选用方式	临床作用
五输穴	按主病特点选用	《灵枢·顺气一日分为四时》:"病在脏者,取之井;病变于色者,取之荥;病时间时甚者,取之输;病变于音者,取之经;经满而血者,病在胃及以饮食不节得病者,取之于合。"《难经·六十八难》:"井主心下满,荥主身热,输主体重节痛,经主喘咳寒热,合主气逆而泄。"(井荥输经合,满热痛喘泄)
	按五行生克选用	五输穴具有五行属性,根据"虚则补其母,实则泻其子"的原则取穴,这一取穴法称为"子母补泻取穴法",在具体运用时分为"本经子母补泻"和"他经子母补泻"两种方法。具体补泻取穴见后表
	按时选用	《难经·七十四难》:"春刺井,夏刺荥,季夏刺输,秋刺经,冬刺合。"此外,子午流注法是根据一日之中十二经脉气血盛衰开合的时间,来选用不同的五输穴

续表

选用方式	临床作用
原穴	《灵枢·九针十二原》:"五脏有疾,应出十二原",说明十二原穴能反映出脏腑病候。《难经·六十六难》:"三焦者,原气之别使也,主同行原气,历经于五脏六腑。"所以取用原穴能使三焦通达,激发原气,维护正气,抗御外邪 《灵枢·九针十二原》:"五脏六腑之有疾者,皆取其原也。"说明原穴可以用于诊断和治疗相应脏腑疾病
络穴	络穴多用于治疗表里两经的病症,《针经指南》:"络穴正在两经中间……若刺络穴,表里皆活"。临床治疗中,原穴和络穴既可单独应用,也可相互配合使用

三、八会穴与八脉交会穴

		会穴	主治
八会穴	脏	章门	临床上常用作治疗对应特殊疾病的主要穴。《难经·四十五难》:"热病在内者,取其会之穴也",提示八会穴还可治疗相关热病
	气	膻中	
	筋	阳陵泉	
	骨	大杼	
	腑	中脘	
	血	膈俞	
	脉	太渊	
	髓	绝骨	
		主治	相配合主治
八脉交会穴	公孙	冲脉病症	心、胸、胃疾病
	内关	阴维脉病症	
	足临泣	带脉病症	目锐眦、耳后、颊、颈、肩部疾病
	外关	阳维脉病症	
	后溪	督脉病症	目内眦、颈项、耳、肩部疾病
	申脉	阳跷脉病症	
	列缺	任脉病症	肺系、咽喉、胸膈疾病
	照海	阴跷脉病症	

第三章 经络腧穴各论

第一节 手太阴经络及其腧穴

腧穴	定位	特殊穴	主治	操作
中府*	在胸部,横平第一肋间隙,前正中线旁开6寸	肺募穴	①咳嗽,胸痛,胸中烦满,气喘;②肩臂痛	向外斜刺或平刺0.5~0.8寸,不可向内侧深刺以免损伤脏器
云门	在胸部,锁骨下窝凹陷中,肩胛骨喙突内缘,前正中线旁开6寸	/	①咳嗽,胸痛,气喘;②肩臂痛	向外斜刺0.5~0.8寸,不可向内侧深刺以免损伤脏器
天府	在臂前区,腋前纹头下3寸,肱二头肌桡侧缘处	/	①咳嗽,气喘,鼻衄;②瘿气;③上臂内侧疼痛	直刺0.5~1.0寸
侠白	在臂前区,腋前纹头下4寸,肱二头肌桡侧缘处	/	①咳嗽,气喘;②干呕;③上臂内侧痛	直刺0.5~1.0寸
尺泽*	在肘区,肘横纹上,肱二头肌肌腱桡侧缘凹陷中	合穴	①咳嗽,气喘,胸部胀满,咽喉肿痛,咯血,潮热等肺系实热性疾病;②肘臂挛痛;③急性腹痛、吐泻(等急症)	直刺0.8~1.2寸,或点刺出血
孔最*	在前臂前区,腕掌侧远端横纹上7寸,尺泽与太渊连线上	郄穴	①咳嗽,气喘,咯血,鼻衄,咽喉肿痛;②痔血;③肘臂挛痛	直刺0.5~1.0寸
列缺*	在前臂,腕掌侧远端横纹上1.5寸,拇短伸肌腱与拇长展肌腱之间,拇长展肌腱沟的凹陷中	络穴,八脉交会穴(通任脉)	①咳嗽,气喘,咽喉肿痛(等肺系疾病);②外感头痛,项强,齿痛(等头面部疾患);③手腕痛	向肘部斜刺0.3~0.5寸
经渠	在前臂前区,腕掌侧远端横纹上1寸,桡骨茎突与桡动脉之间	经穴	①咳嗽,气喘,胸痛,喉痹;②手腕痛	避开桡动脉,直刺0.3~0.5寸
太渊*	在腕前区,桡骨茎突与舟状骨之间,拇长展肌腱尺侧凹陷中	输穴,原穴,八会穴(脉会)	①咳嗽,气喘,咳血,喉痹;②无脉症;③腕臂痛	避开桡动脉,直刺0.3~0.5寸
鱼际	在手外侧,第1掌骨桡侧中点赤白肉际处	荥穴	①咳嗽,气喘,咳血,失音,喉痹,咽干;②外感发热	直刺0.5~0.8寸
少商*	在手指,拇指末节桡侧,指甲根角侧上方0.1寸	井穴	①咳嗽,气喘,喉痹,鼻衄;②中暑,发热;③昏迷,癫狂;④指肿,麻木	浅刺0.1寸或点刺出血

第二节　手阳明经络及其腧穴

腧穴	定位	特殊穴	主治	操作
商阳*	在手指,食指末节桡侧,指甲根角侧上方0.1寸	井穴	①热病,昏迷;②耳聋,青盲,咽喉肿痛,颐颔肿,齿痛;③手指麻木	浅刺0.1寸或点刺出血
二间*	在手指,第2掌指关节桡侧远端赤白肉际处	荥穴	①热病,咽喉肿痛,鼻衄,目痛,齿痛;②手指屈伸不利	直刺0.2~0.3寸
三间*	在手背,第2掌指关节桡侧近端凹陷中	输穴	①身热,目痛,齿痛,咽喉肿痛;②手背麻木,肿痛;③腹胀、肠鸣等;④嗜睡	直刺0.5~0.8寸
合谷*	在手背,第2掌骨桡侧的中点处	原穴	①头痛,齿痛,目赤肿痛,咽喉肿痛,腹痛;②牙关紧闭,口喝,鼻衄,耳聋,痄腮;③热病,无汗或多汗;④闭经,滞产;⑤上肢疼痛,不遂	直刺0.5~1.0寸,孕妇不宜针
阳溪*	在腕区,腕背侧远端横纹桡侧,桡骨茎突远端,解剖学"鼻烟壶"凹陷中	经穴	①头痛,目赤肿痛,咽喉肿痛,齿痛,耳聋,耳鸣;②手腕痛	直刺0.5~0.8寸
偏历*	在前臂,腕背侧远端横纹上3寸,阳溪与曲池连线上	络穴	①目赤,咽喉肿痛,耳聋,鼻衄;②水肿;③手臂酸痛;④腹部胀满	直刺或斜刺0.5~0.8寸
温溜*	在前臂,腕背侧远端横纹上5寸,阳溪与曲池连线上	郄穴	①头痛,面肿,口舌肿痛,咽喉肿痛;②肠鸣,腹痛;③上肢及肩臂痛;④疔疮	直刺0.5~0.8寸
下廉	在前臂,肘横纹下4寸,阳溪与曲池连线上	/	①头痛,眩晕,目痛;②腹胀,腹痛;③肘臂酸痛	直刺0.5~1.0寸
上廉	在前臂,肘横纹下3寸,阳溪与曲池连线上	/	①肩臂酸痛、麻木,半身不遂;②腹痛,肠鸣,泄泻;③头痛	直刺0.5~1.0寸
手三里*	在前臂,肘横纹下2寸,阳溪与曲池连线上	/	①手臂麻木,肘挛不伸,上肢不遂;②腹胀,泄泻;③齿痛颊肿	直刺0.8~1.2寸
曲池*	在肘区,尺泽与肱骨外上髁连线的中点处	合穴	①热病,咽喉肿痛,齿痛,目赤肿痛,头痛,眩晕,癫狂;②手臂肿痛,上肢不遂,瘰疬;③风疹,瘾疹;④腹痛,吐泻,痢疾;⑤月经不调;⑥高血压	直刺0.5~1.0寸

续表

腧穴	定位	特殊穴	主治	操作
肘髎	在肘区,肱骨外上髁上缘,髁上嵴前缘	/	肘臂疼痛,拘挛,麻木	直刺1.0~1.5寸
手五里	在臂部,肘横纹上3寸,曲池与肩髃连线上	/	①肩臂疼痛,拘挛;②瘰疬	直刺0.5~1.0寸
臂臑*	在臂部,曲池上7寸,三角肌止点处	/	①肩臂疼痛;②瘰疬;③目赤肿痛	直刺或斜刺0.8~1.5寸
肩髃*	在三角肌区,肩峰外侧缘前端与肱骨大结节两骨间凹陷处	/	①肩痛不举,上肢不遂;②瘰疬;③瘾疹	直刺或向下斜刺0.8~1.5寸
巨骨	在肩胛区,锁骨肩峰端与肩胛冈之间凹陷中	/	①肩臂挛痛,上肢不遂;②瘰疬,瘿气	直刺0.4~0.8寸或向外下方斜刺0.5~1.0寸,不可深刺以免刺入胸腔导致气胸
天鼎	在颈部,横平环状软骨,胸锁乳突肌后缘	/	①咽喉肿痛,气哽暴喑;②瘰疬,瘿气	直刺0.5~0.8寸
扶突	在胸锁乳突肌区,横平喉结,胸锁乳突肌前、后缘中间	/	①咽喉肿痛,暴喑;②瘿气;③咳嗽,气喘	直刺0.5~0.8寸
口禾髎	在面部,横平人中沟上1/3与下2/3交点,鼻孔外缘直下	/	①鼻衄,鼻塞,鼻渊;②口喎,口噤	直刺或斜刺0.3~0.5寸,可灸
迎香*	在面部,鼻翼外缘中点旁开0.5寸,鼻唇沟中	/	①鼻塞,鼻衄,鼻渊;②口喎,面痒,面肿;③胆道蛔虫	斜刺或平刺0.3~0.5寸

第三节 足阳明经络及其腧穴

腧穴	定位	特殊穴	主治	操作
承泣*	在面部,眼球与眶下缘之间,瞳孔直下	/	①目赤肿痛,迎风流泪,近视,夜盲;②口喎,眼睑𥆧动	以左手拇指向上轻推固定眼球,右手持针紧靠眼眶边缘缓慢直刺0.5~1.0寸,不宜提插和大幅度捻转,以防刺破血管引起血肿。出针时稍加按压,以防出血;禁灸

续表

腧穴	定位	特殊穴	主治	操作
四白*	在面部,瞳孔直下,眶下孔处	/	①目赤肿痛,目翳,近视;②口喎,眼睑瞤动;③头痛,眩晕,面痛	直刺或向上斜刺0.3~0.5寸
巨髎	在面部,横平鼻翼下缘,瞳孔直下	/	①目赤痛痒,目翳;②口喎,眼睑瞤动;③眩晕,头痛,面痛,齿痛,颊痛	直刺或向上斜刺0.3~0.5寸
地仓*	在面部,口角旁开0.4寸(指寸),上直对瞳孔	/	①口喎,眼睑瞤动,流涎;②齿痛,颊痛	斜刺或平刺0.5~0.8寸,可向颊车穴透刺
大迎	在面部,下颌角前方,咬肌附着部的前缘凹陷中,面动脉搏动处	/	①口喎,牙关紧闭;②齿痛,面颊肿胀	避开动脉,斜刺或平刺0.3~0.5寸
颊车*	在面部,下颌角前上方一横指(中指),当咀嚼时咬肌隆起最高点处	/	①口喎,口噤;②齿痛,面痛	直刺0.3~0.5寸,或向地仓穴透刺1.5~2.0寸
下关*	在面部,颧弓下缘中央与下颌切迹之间的凹陷中	/	①牙关不利,面痛,齿痛,口喎;②耳鸣,耳聋,聤耳	直刺0.5~1.0寸
头维*	在头部,额角发际直上0.5寸,头正中线旁开4.5寸	/	①头痛,眩晕;②目痛,迎风流泪,眼睑瞤动	平刺0.5~1.0寸
人迎*	在颈部,横平喉结,胸锁乳突肌前缘,颈总动脉搏动处	/	①咽喉肿痛,瘿气,瘰疬;②胸满气喘;③高血压;④气喘	避开颈总动脉,直刺0.3~0.8寸
水突	在颈部,横平环状软骨,胸锁乳突肌前缘	/	①咽喉肿痛,瘿瘤,瘰疬;②咳嗽,气喘	直刺0.3~0.8寸
气舍	在胸锁乳突肌区,锁骨上小窝,锁骨胸骨端上缘,胸锁乳突肌胸骨头与锁骨头中间的凹陷中	/	①咽喉肿痛,瘿瘤,瘰疬;②咳嗽,气喘;③呃逆;④颈项强	直刺0.3~0.5寸
缺盆	在颈外侧区,锁骨上大窝,锁骨上缘凹陷中,前正中线旁开4寸	/	①咳嗽,气喘;②咽喉肿痛,瘰疬,缺盆中痛	直刺或斜刺0.3~0.5寸
气户	在胸部,锁骨下缘,前正中线旁开4寸	/	①咳嗽,气喘,呃逆;②胸痛,胸胁胀满,胁痛	斜刺或平刺0.5~0.8寸
库房	在胸部,第1肋间隙,前正中线旁开4寸	/	①咳嗽,气喘,咳唾脓血;②胸胁胀满、疼痛	直刺或斜刺0.5~0.8寸

续表

腧穴	定位	特殊穴	主治	操作
屋翳	在胸部,第2肋间隙,前正中线旁开4寸	/	①咳嗽,气喘;②胸胁胀痛,乳痈,乳癖	直刺或斜刺0.5~0.8寸
膺窗	在胸部,第3肋间隙,前正中线旁开4寸	/	①咳嗽,气喘;②胸胁胀痛,乳痈,乳癖	直刺或斜刺0.5~0.8寸
乳中	在胸部,乳头中央	/	/	不刺不灸,只作为胸腹部腧穴定位标志
乳根*	在胸部,第5肋间隙,前正中线旁开4寸	/	①乳痈,乳癖,乳少;②咳嗽,气喘;③胸闷,胸痛,呃逆	直刺或斜刺0.5~0.8寸
不容	在上腹部,脐中上6寸,前正中线旁开2寸	/	呕吐,胃痛,食欲不振,腹胀	直刺0.5~0.8寸
承满	在上腹部,脐中上5寸,前正中线旁开2寸	/	胃痛,呕吐,腹胀,肠鸣,食欲不振	直刺0.8~1.0寸
梁门	在上腹部,脐中上4寸,前正中线旁开2寸	/	纳少,胃痛,呕吐,腹胀	直刺0.8~1.2寸
关门	在上腹部,脐中上3寸,前正中线旁开2寸	/	腹胀,腹痛,肠鸣,泄泻,食欲不振	直刺0.8~1.2寸
太乙	在上腹部,脐中上2寸,前正中线旁开2寸	/	①胃痛,不思饮食;②心烦,癫狂	直刺0.8~1.2寸
滑肉门	在上腹部,脐中上1寸,前正中线旁开2寸	/	①胃痛,呕吐;②癫狂,吐舌	直刺0.8~1.2寸
天枢*	在腹部,横平脐中,前正中线旁开2寸	大肠募穴	①绕脐腹痛,腹胀,便秘,泄泻,痢疾;②癥瘕,月经不调,痛经	直刺1.0~1.5寸
外陵	在下腹部,脐中下1寸,前正中线旁开2寸	/	①腹痛,疝气;②痛经	直刺1.0~1.5寸
大巨	在下腹部,脐中下2寸,前正中线旁开2寸	/	①小腹胀满,小便不利;②遗精,早泄;③疝气	直刺1.0~1.5寸
水道	在下腹部,脐中下3寸,前正中线旁开2寸	/	①小腹胀满,小便不利;②痛经,不孕;③疝气	直刺1.0~1.5寸
归来*	在下腹部,脐中下4寸,前正中线旁开2寸	/	①小腹胀痛,疝气;②月经不调,闭经,痛经,带下,阴挺	直刺1.0~1.5寸
气冲	在腹股沟区,脐中下5寸,前正中线旁开2寸,动脉搏动处	/	①肠鸣,腹痛;②月经不调,不孕,阳痿,阴肿;③疝气	直刺0.5~1.0寸;不宜灸

续表

腧穴	定位	特殊穴	主治	操作
髀关	在股前区,股直肌近端、缝匠肌与阔筋膜张肌3条肌肉之间的凹陷中	/	①下肢痿痹,足麻不仁;②腰痛,膝冷	直刺1.0~2.0寸
伏兔*	在股前区,髌底上6寸,髂前上棘与髌底外侧端的连线上	/	①下肢痿痹;②腰痛,膝冷;③疝气;④脚气	直刺1.0~2.0寸
阴市	在股前区,髌底上3寸,股直肌肌腱外侧缘	/	①腿膝痿痹,屈伸不利;②疝气	直刺1.0~1.5寸
梁丘*	在股前区,髌底上2寸,股外侧肌与股直肌肌腱之间	郄穴	①急性胃痛;②膝肿痛,下肢不遂;③乳痈,乳痛	直刺1.0~1.2寸
犊鼻*	在膝前区,髌韧带外侧凹陷中	/	①膝肿,疼痛,屈伸不利;②下肢痿痹	向后内斜刺0.5~1.0寸
足三里*	在小腿外侧,犊鼻下3寸,犊鼻与解溪连线上	合穴;胃下合穴	①胃痛,呕吐,腹胀,泄泻,痢疾,便秘;②膝痛,下肢痿痹,中风瘫痪;③癫狂,不寐,气喘,痰多;④乳痈,肠痈;⑤虚劳诸证	直刺1.0~2.0寸
上巨虚*	在小腿外侧,犊鼻下6寸,犊鼻与解溪连线上	大肠下合穴	①肠鸣,腹中切痛,泄泻,便秘,肠痈;②下肢痿痹,中风瘫痪	直刺1.0~2.0寸
条口	在小腿外侧,犊鼻下8寸,犊鼻与解溪连线上	/	①下肢痿痹,跗肿,转筋;②肩臂痛;③脘腹疼痛	直刺1.0~1.5寸
下巨虚*	在小腿外侧,犊鼻下9寸,犊鼻与解溪连线上	小肠下合穴	①泄泻,痢疾,小腹痛;②下肢痿痹,腰脊痛引睾丸;③乳痈	直刺1.0~1.5寸
丰隆*	在小腿外侧,外踝尖上8寸,胫骨前肌的外缘	络穴	①头痛,眩晕,癫狂;②咳嗽,哮喘,痰多;③下肢痿痹;④腹胀,便秘	直刺1.0~1.5寸
解溪*	在踝区,踝关节前面中央凹陷中,当拇长伸肌腱与趾长伸肌腱之间	经穴	①便秘,腹胀;②头痛,眩晕,癫狂,谵语;③下肢痿痹,足踝肿痛,足下垂	直刺0.5~1.0寸
冲阳	在足背,第二跖骨基底部与中间楔状骨关节处,可触及足背动脉	原穴	①胃痛,腹胀;②口喝,面肿,齿痛;③足背肿痛,足痿无力;④癫狂	避开动脉,直刺0.3~0.5寸

续表

腧穴	定位	特殊穴	主治	操作
陷谷	在足背,第2、3跖骨间,第2跖趾关节近端凹陷中	输穴	①面浮身肿,足背疼痛;②肠鸣泄泻	直刺或斜刺0.3~0.5寸
内庭*	在足背,第2、3趾间,趾蹼缘后方赤白肉际处	荥穴	①足背肿痛,齿痛,咽喉肿痛,鼻衄,热病;②胃痛,吐酸,泄泻,痢疾,便秘	直刺或斜刺0.5~0.8寸,可灸
厉兑*	在足趾,第2趾节末节外侧,趾甲根角侧后方0.1寸	井穴	①齿痛,咽喉肿痛,鼻衄,热病;②梦魇不宁,癫狂	浅刺0.1寸

第四节　足太阴经络及其腧穴

腧穴	定位	特殊穴	主治	操作
隐白*	在足趾,大趾末节内侧,趾甲根角侧后方0.1寸	井穴	①月经过多,崩漏,鼻衄,便血,尿血;②腹满,呕吐,泄泻,癫狂,多梦,惊风	浅刺0.1寸
大都	在足趾,第1跖趾关节远端赤白肉际凹陷中	荥穴	①腹胀,泄泻,便秘,体重肢肿;②胃痛,食不化,呕吐,不得卧,心烦	直刺0.3~0.5寸
太白*	在跖区,第1跖趾关节近端赤白肉际凹陷中	输穴;原穴	①肠鸣,腹胀,泄泻,胃痛,便秘;②足痛,足肿,体重节痛	直刺0.5~0.8寸
公孙*	在跖区,第1跖骨底的前下缘赤白肉际处	络穴;八脉交会穴,通冲脉	①胃痛,呕吐,肠鸣腹胀,腹痛,痢疾;②心烦不寐,狂证;③逆气里急,气上冲胸(奔豚气)	直刺0.6~1.2寸
商丘	在踝区,内踝前下方,舟骨粗隆与内踝尖连线中点凹陷中	经穴	①腹胀,泄泻,便秘;②黄疸,痔疾;③足踝肿痛	直刺0.5~0.8寸
三阴交*	在小腿内侧,内踝尖上3寸,胫骨内侧缘后际	/	①肠鸣腹胀,泄泻,水肿,便秘;②月经不调,闭经,痛经,带下,阴挺,不孕,滞产;③心悸,不寐,癫狂,眩晕;④小便不利,遗尿,遗精,疝气,阳痿;⑤下肢痿痹,脚气	直刺1.0~1.5寸,孕妇禁针
漏谷	在小腿内侧,内踝尖上6寸,胫骨内侧缘后际	/	①腹胀,肠鸣,腹痛,小便不利,遗精;②下肢痿痹,腿、膝、踝肿	直刺1.0~1.5寸

续表

腧穴	定位	特殊穴	主治	操作
地机*	在小腿内侧,阴陵泉下 3寸,胫骨内侧缘后际	郄穴	①痛经,崩漏,月经不调,癥瘕;②腹胀,腹痛,泄泻,小便不利,遗精,水肿;③下肢痿痹	直刺1.0~2.0寸
阴陵泉*	在小腿内侧,胫骨内侧髁下缘与胫骨内侧缘之间的凹陷中	合穴	①腹痛,泄泻,水肿,黄疸,小便不利,癃闭;②遗精,阴茎痛,带下,妇人阴痛;③膝痛	直刺1.0~2.0寸
血海*	在股前区,髌底内侧端上2寸,股内侧肌隆起处	/	①月经不调,痛经,经闭,崩漏;②湿疹,瘾疹,丹毒,皮肤瘙痒	直刺1.0~1.5寸
箕门	血海与冲门连线上,血海直上6寸	/	①小便不利,癃闭,遗尿,淋证;②腹股沟肿痛	避开动脉,直刺0.5~1.0寸
冲门	在腹股沟区,腹股沟斜纹中,髂外动脉搏动处的外侧	/	①腹痛,疝气;②崩漏,带下,胎气上冲	避开动脉,直刺0.5~1.0寸
府舍	在下腹部,当脐中下4寸,冲门上方0.7寸,距前正中线4寸	/	腹痛,疝气,腹满积聚	直刺1.0~1.5寸
腹结	在下腹部,脐中下1.3寸,前正中线旁开4寸	/	①泄泻,痢疾;②腹痛,疝气	直刺1.0~1.5寸
大横*	在腹部,脐中旁开4寸	/	腹痛,泄泻,便秘	直刺1.0~2.0寸
腹哀	在上腹部,脐中上3寸,前正中线旁开4寸	/	腹胀,肠鸣,腹痛,便秘,痢疾	直刺1.0~1.5寸
食窦	在胸部,第5肋间隙,前正中线旁开6寸	/	①胸胁胀痛,噫气,腹胀,反胃,食入即吐;②水肿	斜刺或向外平刺0.5~0.8寸
天溪	在胸部,第4肋间隙,前正中线旁开6寸	/	①胸胁疼痛,咳逆上气;②乳痛,乳少	斜刺或向外平刺0.5~0.8寸
胸乡	在胸部,第3肋间隙,前正中线旁开6寸	/	胸胁胀痛,咳嗽	斜刺或向外平刺0.5~0.8寸
周荣	在胸部,第2肋间隙,前正中线旁开6寸	/	咳喘,气逆,胸胁胀满疼痛	斜刺或向外平刺0.5~0.8寸
大包*	在胸外侧区,第6肋间隙,在腋中线上	脾之大络	①咳喘,胸胁痛;②全身疼痛,四肢无力	斜刺或向外平刺0.5~0.8寸

第五节　手少阴经络及其腧穴

腧穴	定位	特殊穴	主治	操作
极泉 *	在腋区,腋窝中央,腋动脉搏动处	/	①心痛,心悸;②肩臂疼痛,肘臂冷痛,胁肋疼痛,上肢不遂;③瘰疬	避开腋动脉,直刺或斜刺0.3~0.5寸
青灵	在臂前区,肘横纹上3寸,肱二头肌的内侧沟中	/	①头痛,胁痛,肩臂痛,腋下肿痛;②目视不明	直刺0.5~1.0寸
少海 *	在肘前区,横平横肘横纹,肱骨内上髁前缘	合穴	①心痛,癔症,癫狂,痫证;②肘臂挛痛,麻木,手颤,腋胁痛,头项痛;③瘰疬	直刺0.3~0.5寸
灵道	在前臂前区,腕掌侧远端横纹上1.5寸,尺侧屈腕肌腱的桡侧缘	经穴	①心悸怔忡,心痛悲恐,癔症;②肘臂挛痛,手麻不仁,腋胁部痛,头项痛;③瘰疬;④暴喑	直刺0.3~0.5寸
通里 *	在前臂前区,腕掌侧远端横纹上1寸,尺侧屈腕肌腱的桡侧缘	络穴	①心悸,怔忡,癔症;②暴喑,舌强不语;③肘臂挛痛,麻木,手颤,腋胁部痛,头项痛,瘰疬	直刺0.3~0.5寸
阴郄 *	在前臂前区,腕掌侧远端横纹上0.5寸,尺侧屈腕肌腱的桡侧缘	郄穴	①心痛,心悸,惊恐;②吐血,衄血,骨蒸盗汗	直刺0.3~0.5寸
神门 *	在前臂前区,腕掌侧远端横纹尺侧端,尺侧屈腕肌腱的桡侧凹陷处	输穴;原穴	心痛,心烦,惊悸,怔忡,不寐,健忘,痴呆,癫狂痫,失眠,胸胁痛	直刺0.3~0.5寸
少府	在手掌,横平第5掌指关节近端,第4、5掌骨之间	荥穴	①心痛,心烦,惊悸,怔忡,不寐,健忘,痴呆,癫狂痫;②掌中热,小便不利,遗尿,阴痒痛;③小指挛痛	直刺0.3~0.5寸
少冲	在手指,小指末节桡侧,指甲根角侧上方0.1寸(指寸)	井穴	①心悸,心痛,癫狂,昏迷;②目赤,热病,胸胁痛	浅刺0.1寸,或点刺出血

第六节　手太阳经络及其腧穴

腧穴	定位	特殊穴	主治	操作
少泽	在手指,小指末节尺侧,指甲根角侧上方0.1寸(指寸)	井穴	①肩臂后侧痛,小指麻木疼痛;②乳痈、乳少、产后缺乳;③热病,中风,昏迷,癫狂,痫疾;④头痛,咽喉肿痛,目翳,胬肉攀睛,耳聋,耳鸣	斜刺0.1寸或点刺出血,孕妇慎用
前谷	在手指,第5掌指关节尺侧远端赤白肉际凹陷中	荥穴	①热病;②乳痈,乳少;③头痛,目痛,耳鸣耳聋,咽喉肿痛	直刺0.3~0.5寸
后溪*	在手内侧,第5掌指关节尺侧近端赤白肉际凹陷中	输穴;八脉交会穴,通督脉	①头项强痛,腰背痛,手指及肘臂挛痛;②耳聋,目赤,眩晕,咽喉肿痛;③癫狂痫;④热病,盗汗,疟疾	直刺0.5~1.0寸,治疗手指挛痛可透刺合谷穴
腕骨*	在腕区,第5掌骨基底与钩骨之间的赤白肉际凹陷中	原穴	①指挛腕痛,头项强痛;②耳鸣,耳聋,目翳;③黄疸,消渴;④热病汗不出,疟疾	直刺0.3~0.5寸
阳谷	在腕后区,尺骨茎突与三角骨之间的凹陷中	经穴	①颈颔肿,臂外侧痛,腕痛;②热病,头痛,眩晕,耳鸣,耳聋;③癫狂痫	直刺0.3~0.5寸
养老	在前臂后区,腕背横纹上1寸,尺骨头桡侧凹陷中	郄穴	①目视不明;②肩背肘臂酸痛,急性腰痛,项强	直刺或斜刺0.5~0.8寸
支正	在前臂后区,腕背侧远端横纹上5寸,尺骨尺侧与尺侧腕屈肌之间	络穴	①头痛,眩晕,项强,肘臂酸痛;②热病,消渴,癫狂;③疣症	直刺或斜刺0.5~0.8寸
小海	在肘后区,尺骨鹰嘴与肱骨内上髁之间的凹陷处	合穴	①肘臂疼痛、麻木及手颤;②耳聋,耳鸣,目黄,牙龈肿痛;③癫痫	直刺0.3~0.5寸
肩贞	在肩胛区,肩关节后下方,腋后纹头直上1寸	/	①肩臂疼痛,上肢不遂;②瘰疬;③耳鸣	直刺1.0~1.5寸,不宜向胸侧深刺
臑腧	在肩胛区,腋后纹头直上,肩胛冈下缘凹陷中	/	①肩臂疼痛、不举;②瘰疬	直刺或斜刺0.5~1.5寸,不宜向胸侧深刺
天宗*	在肩胛区,肩胛冈中点与肩胛骨下角连线的上1/3与下2/3交点的凹陷中	/	①肩胛疼痛;②气喘;③乳痈	直刺或斜刺0.5~1.5寸,遇阻力不可强行进针
秉风*	在肩胛区,肩胛冈中点上方冈上窝中,举臂有凹陷处	/	①肩胛疼痛,上肢酸麻;②气喘,咳嗽	直刺或斜刺0.5~1.0寸,宜向锁骨上窝上方针刺,不宜向胸部深刺

续表

腧穴	定位	特殊穴	主治	操作
曲垣	在肩胛区,肩胛冈内侧端上缘凹陷中	/	肩甲背项疼痛	直刺或斜刺 0.5 ~ 1.0 寸,宜向锁骨上窝上方针刺,不宜向胸部深刺
肩外俞	在脊柱区,第 1 胸椎棘突下,后正中线旁开 3 寸	/	肩背疼痛,颈项强急	斜刺 0.5 ~ 0.8 寸,不宜深刺
肩中俞	在脊柱区,第 7 颈椎棘突下,后正中线旁开 2 寸	/	①咳嗽,气喘,唾血;②肩背疼痛;③目视不明	斜刺 0.5 ~ 0.8 寸,不宜深刺
天窗	在颈部,横平喉结,胸锁乳突肌后缘	/	①耳鸣,耳聋,咽喉肿痛,暴喑;②颈项强痛	直刺 0.5 ~ 1.0 寸
天容	在颈部,下颌角后方,胸锁乳突肌的前缘凹陷中	/	①耳鸣,耳聋,咽喉肿痛;②头痛,颈项强痛	直刺 0.5 ~ 1.0 寸,注意避开血管
颧髎*	在面部,颧骨下缘,目外眦直下的凹陷中	/	口喎,眼睑眴动,齿痛,面痛,颊肿	直刺 0.3 ~ 0.5 寸,斜刺或平刺 0.5 ~ 1.0 寸
听宫*	在面部,张口时耳屏正中与下颌骨髁状突之间的凹陷中	/	①耳鸣,耳聋,聤耳;②面痛,齿痛;③癫狂痫	张口,直刺 1.0 ~ 1.5 寸,留针时应保持一定的张口姿势

第七节　足太阳经络及其腧穴

腧穴	定位	特殊穴	主治	操作
睛明*	在面部,目内眦内上方眶内侧壁凹陷中	/	①目赤肿痛,流泪,视物不明,目眩,近视,夜盲,色盲,目翳;②急性腰痛	嘱患者闭目,医者左手轻推眼球向外侧固定,右手缓慢进针,紧靠眶缘直刺 0.5 ~ 1.0 寸,遇阻力不可强行进针,应改变进针方向或退针。不捻转,不提插,出针后压针孔片刻,以防出血,禁灸
攒竹*	在面部,眉头凹陷中,额切迹处	/	①头痛,面痛,眉棱骨痛,面瘫;②眼睑眴动,眼睑下垂,目视不明,流泪,目赤肿痛;③呃逆	可向眉中或向眼眶内缘平刺或斜刺 0.5 ~ 0.8 寸,禁灸
眉冲	在头部,额切迹直上入发际 0.5 寸	/	①头痛,目眩,鼻塞,鼻衄;②癫痫	平刺 0.3 ~ 0.5 寸

续表

腧穴	定位	特殊穴	主治	操作
曲差	在头部,前发际正中直上0.5寸,旁开1.5寸	/	头痛,目视不明,鼻塞,鼻衄	平刺0.5~0.8寸
五处	在头部,前发际正中直上1寸,旁开1.5寸	/	①头痛,目眩,目视不明;②癫痫,小儿惊风	平刺0.5~0.8寸
承光	在头部,前发际正中直上2.5寸,旁开1.5寸	/	①头痛,目眩,鼻塞;②癫痫	平刺0.3~0.5寸
通天	在头部,前发际正中直上4寸,旁开1.5寸	/	①头痛,眩晕;②鼻塞,鼻衄,鼻渊	平刺0.3~0.5寸
络却	在头部,前发际正中直上5.5寸,旁开1.5寸	/	①头晕,目视不明,耳鸣,鼻塞;②癫狂痫	平刺0.3~0.5寸
玉枕	在头部,横平枕外隆凸上缘,后发际正中旁开1.3寸	/	头项痛,目痛,目视不明,鼻塞,不寐	平刺0.3~0.5寸
天柱*	在颈后区,横平第2颈椎棘突上际,斜方肌外缘凹陷中,后发际正中旁开1.3寸	/	①后头痛,项强,肩背痛;②眩晕,咽喉肿痛,鼻塞,目赤肿痛,近视	直刺或斜刺0.5~0.8寸,不可向内上方深刺
大杼*	在脊柱区,第1胸椎棘突下,后正中线旁开1.5寸	八会穴之骨会	①咳嗽,发热;②项强,肩背痛	斜刺0.5~0.8寸。本经背部腧穴不宜深刺,以免伤及内部重要器官
风门	在脊柱区,第2胸椎棘突下,后正中线旁开1.5寸	/	①感冒,发热,头痛,咳嗽,哮喘;②项强,胸背痛	斜刺0.5~0.8寸
肺俞*	在脊柱区,第3胸椎棘突下,后正中线旁开1.5寸	背俞穴	①鼻塞,咳嗽,气喘,咯血;②骨蒸潮热,盗汗;③背痛;④皮肤瘙痒,瘾疹	斜刺0.5~0.8寸
厥阴俞*	在脊柱区,第4胸椎棘突下,后正中线旁开1.5寸	背俞穴	①心痛,心悸;②胸闷,心痛,咳嗽;③呕吐	斜刺0.5~0.8寸
心俞*	在脊柱区,第5胸椎棘突下,后正中线旁开1.5寸	背俞穴	①心痛,惊悸,不寐,健忘,癫痫;②胸闷,胸痛,咳嗽,吐血;③盗汗,遗精,白浊	斜刺0.5~0.8寸
督俞	在脊柱区,第6胸椎棘突下,后正中线旁开1.5寸	/	①心痛,胸闷,气喘;②胃痛,腹胀,腹痛,呃逆	斜刺0.5~0.8寸
膈俞*	在脊柱区,第7胸椎棘突下,后正中线旁开1.5寸	八会穴之血会	①胃痛,呕吐,呃逆,咳嗽,气喘;②贫血,吐血,便血;③瘾疹,皮肤瘙痒;④潮热,盗汗	斜刺0.5~0.8寸

续表

腧穴	定位	特殊穴	主治	操作
肝俞*	在脊柱区,第9胸椎棘突下,后正中线旁开1.5寸	背俞穴	①胁痛,黄疸;②目赤,目视不明,夜盲,迎风流泪;③眩晕,癫狂痫;④脊背痛,角弓反张,转筋	斜刺0.5~0.8寸
胆俞*	在脊柱区,第10胸椎棘突下,后正中线旁开1.5寸	背俞穴	①胁痛,黄疸,口苦;②肺痨,潮热	斜刺0.5~0.8寸
脾俞*	在脊柱区,第11胸椎棘突下,后正中线旁开1.5寸	背俞穴	①腹胀,纳呆,呕吐,黄疸,泄泻,痢疾,便血,水肿;②背痛	斜刺0.5~0.8寸
胃俞*	在脊柱区,第12胸椎棘突下,后正中线旁开1.5寸	背俞穴	胃痛,呕吐,腹胀,肠鸣	斜刺0.5~0.8寸
三焦俞*	在脊柱区,第1腰椎棘突下,后正中线旁开1.5寸	背俞穴	①肠鸣,腹胀,呕吐,泄泻,痢疾,水肿;②腰背强痛	直刺0.5~1.0寸
肾俞*	在脊柱区,第2腰椎棘突下,后正中线旁开1.5寸	背俞穴	①头晕,耳鸣,耳聋;②气喘;③腰痛;④慢性腹泻;⑤遗尿,遗精,阳痿;⑥月经不调,带下	直刺0.5~1.0寸
气海俞	在脊柱区,第3腰椎棘突下,后正中线旁开1.5寸	/	①肠鸣,腹胀,痔疾;②腰痛,痛经,阳痿	直刺0.5~1.0寸
大肠俞	在脊柱区,第4腰椎棘突下,后正中线旁开1.5寸	背俞穴	①腰痛;②腹胀,泄泻,便秘	直刺0.8~1.2寸
关元俞	在脊柱区,第5腰椎棘突下,后正中线旁开1.5寸	/	①腹胀,泄泻,小便频数或不利,遗尿;②腰痛	直刺0.8~1.2寸
小肠俞	在骶区,横平第1骶后孔,骶正中嵴旁开1.5寸	背俞穴	①遗尿,尿血,尿痛,带下;②泄泻,痢疾;③腰骶痛	直刺或斜刺0.8~1.2寸
膀胱俞	在骶区,横平第2骶后孔,骶正中嵴旁开1.5寸	背俞穴	①石淋,癃闭,遗尿;②腰骶痛;③便秘,腹泻	直刺或斜刺0.8~1.2寸
中膂俞	在骶区,横平第3骶后孔,骶正中嵴旁开1.5寸	/	①泄泻,疝气;②腰脊痛	直刺1.0~1.5寸
白环俞	在骶区,横平第4骶后孔,骶正中嵴旁开1.5寸	/	①遗尿,遗精,月经不调,带下,疝气;②腰、背、骶痛	直刺1.0~1.5寸
上髎	在骶区,正对第1骶后孔	/	①月经不调,带下,阴挺,遗精,阳痿,癃闭;②腰骶痛	直刺1.0~1.5寸
次髎*	在骶区,正对第2骶后孔	/	①月经不调,痛经,带下,癃闭,阴挺,遗尿,遗精,阳痿,疝气;②腰骶痛,下肢痿痹	直刺1.0~1.5寸

续表

腧穴	定位	特殊穴	主治	操作
中髎	在骶区,正对第3骶后孔	/	①小便不利,便秘,泄泻;②月经不调,带下;③腰骶痛	直刺1.0~1.5寸
下髎	在骶区,正对第4骶后孔	/	①癃闭,便秘,泄泻;②月经不调,带下;③腰骶痛	直刺1.0~1.5寸
会阳	在骶区,尾骨端旁开0.5寸	/	①痔疾,泄泻;②阳痿,带下	直刺1.0~1.5寸
承扶*	在股后区,臀横纹的中点	/	①腰腿痛,下肢痿痹;②痔疾	直刺1.0~2.0寸
殷门	在股后区,臀横纹下6寸,股二头肌与半腱肌之间	/	腰痛,下肢痿痹	直刺1.0~2.0寸
浮郄	在膝后区,腘横纹上1寸,股二头肌腱内侧缘	/	①股、腘部疼痛、麻木;②便秘	直刺1.0~1.5寸
委阳	在膝部,腘横纹上,股二头肌腱的内侧缘	三焦下合穴	①腹满、癃闭;②腰脊强痛,腿足挛痛	直刺1.0~1.5寸
委中*	在膝后区,腘横纹中点	合穴;膀胱下合穴	①腰背痛,下肢痿痹;②腹痛,急性吐泻;③癃闭,遗尿;④丹毒,瘾疹,皮肤瘙痒,疔疮	直刺1.0~1.5寸或用三棱针点刺腘静脉出血
附分	在脊柱区,第2胸椎棘突下,后正中线旁开3寸	/	颈项强痛,肩背拘急,肘臂麻木	斜刺0.5~0.8寸
魄户	在脊柱区,第3胸椎棘突下,后正中线旁开3寸	/	①咳嗽,气喘,肺痨,潮热;②项强,肩背痛	斜刺0.5~0.8寸
膏肓*	在脊柱区,第4胸椎棘突下,后正中线旁开3寸	/	①咳嗽,气喘,肺痨;②肩胛痛;③健忘,遗精,盗汗	斜刺0.5~0.8寸
神堂	在脊柱区,第5胸椎棘突下,后正中线旁开3寸	/	①咳嗽,气喘,胸闷,心痛,心悸;②脊背强痛	斜刺0.5~0.8寸
譩譆	在脊柱区,第6胸椎棘突下,后正中线旁开3寸	/	①咳嗽,气喘;②肩背痛;③疟疾,热病	斜刺0.5~0.8寸
膈关	在脊柱区,第7胸椎棘突下,后正中线旁开3寸	/	①胸闷,呃逆,嗳气,呕吐,食不下,噎膈;②脊背强痛	斜刺0.5~0.8寸
魂门	在脊柱区,第9胸椎棘突下,后正中线旁开3寸	/	①胸胁痛,呕吐,嗳气,泄泻,黄疸;②背痛	斜刺0.5~0.8寸
阳纲	在脊柱区,第10胸椎棘突下,后正中线旁开3寸	/	①肠鸣,腹痛,泄泻;②黄疸,消渴	斜刺0.5~0.8寸
意舍	在脊柱区,第11胸椎棘突下,后正中线旁开3寸	/	①腹胀,肠鸣,呕吐,泄泻;②脊背疼痛	斜刺0.5~0.8寸

续表

腧穴	定位	特殊穴	主治	操作
胃仓	在脊柱区,第12胸椎棘突下,后正中线旁开3寸	/	①胃痛,腹胀,小儿食积;②水肿;③背脊痛	斜刺0.5~0.8寸
肓门	在腰区,第1腰椎棘突下,后正中线旁开3寸	/	①腹痛,痞块,便秘;②乳疾	斜刺0.5~0.8寸
志室*	在腰区,第2腰椎棘突下,后正中线旁开3寸,又名精宫	/	①遗精,阳痿;②癃闭,遗尿,水肿;③腰脊强痛	斜刺0.5~0.8寸
胞肓	在骶区,横平第2骶后孔,骶正中嵴旁开3寸	/	①肠鸣,腹胀,便秘,小便不利,癃闭;②腰脊强痛	直刺1.0~1.5寸
秩边*	在骶区,横平第4骶后孔,骶正中嵴旁开3寸	/	①腰骶痛,下肢痿痹;②癃闭,便秘,痔疾,阴痛	直刺1.5~2.0寸
合阳	在小腿后区,腘横纹下2寸,腓肠肌内、外侧头之间	/	①腰脊强痛,下肢痿痹;②疝气,崩漏	直刺1.0~2.0寸
承筋	在小腿后区,腘横纹下5寸,腓肠肌两肌腹之间	/	①腰腿拘急,疼痛;②痔疾	直刺1.0~1.5寸
承山*	在小腿后区,腓肠肌两肌腹与肌腱交角处	/	①腰腿拘急,疼痛;②痔疾,便秘;③脚气	直刺1.0~2.0寸,不宜过强刺激,以免腓肠肌痉挛
飞扬*	在小腿后区,昆仑直上7寸,腓肠肌外下缘与跟腱移行处	络穴	①头痛,眩晕,鼻塞,鼻衄;②颈痛;③痔疾	直刺1.0~1.5寸
跗阳	在小腿后区,昆仑直上3寸,腓骨与跟腱之间	阳跷脉郄穴	①腰骶痛,下肢痿痹,外踝肿痛;②头痛,头重	直刺0.8~1.2寸
昆仑*	在踝区,外踝尖与跟腱之间的凹陷中	经穴	①后头痛,项强,腰骶疼痛,足踝肿痛;②癫痫;③滞产	直刺0.5~0.8寸,孕妇禁用,经期慎用
仆参	在跟区,昆仑直下,跟骨外侧,赤白肉际处	/	①下肢痿痹,足跟痛;②癫痫	直刺0.3~0.5寸
申脉	在踝区,外踝尖直下,外踝下缘与跟骨之间凹陷中	八脉交会穴,通阳跷	①头痛,眩晕;②癫狂痫,嗜睡,不寐;③腰腿酸痛;④目赤痛	直刺0.3~0.5寸
金门	在足背,外踝前缘直下,骰骨下缘凹陷中	郄穴	①头痛,腰痛,下肢痿痹,外踝痛;②癫痫;③小儿惊风	直刺0.3~0.5寸
京骨	在跖区,第5跖骨粗隆前下方,赤白肉际处	原穴	①头痛,项强,目翳;②腰腿痛;③癫痫	直刺0.3~0.5寸

续表

腧穴	定位	特殊穴	主治	操作
束骨	在跖区,第5跖趾关节近端,赤白肉际处	输穴	①头痛,项强,目眩;②腰腿痛;③癫狂	直刺0.3~0.5寸
足通谷	在跖区,第5跖趾关节的远端,赤白肉际处	荥穴	①头痛,项强,鼻衄;②癫狂	直刺0.2~0.3寸
至阴*	在足趾,小趾末节外侧	井穴	①胎位不正,滞产,胞衣不下;②头痛,目痛,鼻塞,鼻衄	浅刺0.1寸,胎位不正用灸法

第八节　足少阴经络及其腧穴

腧穴	定位	特殊穴	主治	操作
涌泉*	在足底,屈足卷趾时足心最凹陷中	井穴	①小儿惊风,癫狂痫,昏厥;②头痛,眩晕,目眩,不寐;③癃闭,便秘;④咽喉痛,舌干,失音,咳血;⑤热病	直刺0.5~0.8寸
然谷*	在足内侧,足舟骨粗隆下方,赤白肉际处	荥穴	①月经不调,阴痒,带下,阴挺;②遗精,阳痿;③咯血,咽喉肿痛,癃闭,消渴,黄疸;④足背痛;⑤小儿脐风,口噤不开;⑥下肢痿痹,足跗痛	直刺0.5~0.8寸
太溪*	在踝区,内踝尖与跟腱之间的凹陷中	输穴,原穴	①头晕目眩,健忘,不寐,遗精,阳痿,月经不调;②咽喉肿痛,齿痛,耳聋,耳鸣;③咳喘,胸痛,咳血;④消渴,小便频数,便秘;⑤腰脊痛,足跟痛,下肢厥冷	直刺0.5~0.8寸
大钟*	在跟区,内踝后下方,跟骨上缘,跟腱附着部前缘凹陷中	络穴	①遗尿,癃闭,便秘;②咽痛,咳血,气喘;③痴呆;④腰脊强痛,足跟痛;⑤月经不调	直刺0.3~0.5寸
水泉	在跟区,太溪直下1寸,跟骨结节内侧凹陷中	郄穴	①月经不调,闭经,阴挺;②小便不利,水肿;③足跟痛,下肢疼痛麻木	直刺或斜刺0.3~0.5寸
照海*	在踝区,内踝尖下1寸,内踝下缘边际凹陷中	八脉交会穴,通阴跷脉	①月经不调,痛经,阴痒,赤白带下;②癫痫,不寐,嗜卧,癔症;③咽喉干痛,目赤肿痛;④小便频数,便秘;⑤脚气	直刺0.5~0.8寸

续表

腧穴	定位	特殊穴	主治	操作
复溜*	在小腿内侧,内踝尖上2寸,跟腱的前缘	经穴	①腹胀,泄泻,癃闭,水肿;②盗汗,汗出不止或热病无汗;③下肢痿痹,腰脊强痛,足痿	直刺0.8~1.0寸
交信	在小腿内侧,内踝尖上2寸,胫骨内侧缘后际凹陷中	阴跷脉郄穴	①月经不调,崩漏,阴挺,阴痒,睾丸肿痛,疝气;②五淋,泄泻便秘,痢疾;③下肢疼痛麻木	直刺0.5~1.0寸
筑宾	在小腿内侧,太溪直上5寸,腓肠肌肌腹的内下方	阴维脉郄穴	①癫狂,痫证,呕吐,吐舌;②疝气,小儿脐疝;③小腿内侧痛	直刺0.5~0.8寸
阴谷	在膝后区,腘横纹上,半腱肌肌腱外侧缘	合穴	①癫狂;②阳痿,月经不调,崩漏,疝气,阴中痛,癃闭;③膝股内侧痛	直刺0.8~1.2寸
横骨	在下腹部,脐中下5寸,前正中线旁开0.5寸	/	①阴部痛,腹痛,疝气;②阳痿,遗精,月经不调,遗尿,癃闭	直刺0.8~1.2寸
大赫	在下腹部,脐中下4寸,前正中线旁开0.5寸	/	①阳痿,遗精,不孕不育;②月经不调,带下,阴挺;③泄泻,痢疾	直刺或斜刺0.8~1.2寸
气穴	在下腹部,脐中下3寸,前正中线旁开0.5寸	/	①月经不调,带下,阳痿,不孕不育;②癃闭,泄泻,痢疾	直刺或斜刺0.8~1.2寸
四满	在下腹部,脐中下2寸,前正中线旁开0.5寸	/	①月经不调,崩漏,带下,不孕,产后恶露不尽,遗精,遗尿;②小腹痛,疝气,脐下积聚疝瘕;③便秘,水肿	直刺或斜刺0.8~1.2寸
中注	在下腹部,脐中下1寸,前正中线旁开0.5寸	/	①月经不调,带下;②便秘,泄泻,腹痛	直刺或斜刺0.8~1.2寸
肓俞	在腹部,脐中旁开0.5寸	/	①绕脐腹痛,疝气;②腹胀,痢疾,泄泻,便秘;③月经不调;④腰脊痛	直刺0.8~1.2寸
商曲	在上腹部,脐中上2寸,前正中线旁开0.5寸	/	①胃痛,腹痛,腹胀,泄泻,便秘;②腹中积聚	直刺或斜刺0.5~0.8寸
石关	在上腹部,脐中上3寸,前正中线旁开0.5寸	/	①胃痛,呕吐,腹痛,腹胀,便秘;②不孕	直刺0.5~0.8寸
阴都	在上腹部,脐中上4寸,前正中线旁开0.5寸	/	①胃痛,腹胀,便秘,小儿疳积;②胸胁满闷;③疟疾	直刺0.5~0.8寸

续表

腧穴	定位	特殊穴	主治	操作
腹通谷	在上腹部,脐中上5寸,前正中线旁开0.5寸	/	①胃痛,腹痛,腹胀,呕吐;②心痛,心悸,胸痛,惊悸;③暴喑	直刺或斜刺0.5~0.8寸
幽门	在上腹部,脐中上6寸,前正中线旁开0.5寸	/	腹痛,腹胀,呕吐,善哕,泄泻,痢疾	直刺或斜刺0.5~0.8寸
步廊	在胸部,第5肋间隙,前正中线旁开2寸	/	①胸痛,乳痈;②咳嗽,气喘	斜刺或平刺0.5~0.8寸
神封	在胸部,第4肋间隙,前正中线旁开2寸	/	①咳嗽,气喘;②呕吐,不欲饮食;③胸胁支满,乳痈	斜刺或平刺0.5~0.8寸
灵虚	在胸部,第3肋间隙,前正中线旁开2寸	/	①咳嗽,气喘;②呕吐;③胸胁支满,乳痈	斜刺或平刺0.5~0.8寸
神藏	在胸部,第2肋间隙,前正中线旁开2寸	/	①咳嗽,气喘,胸胁支满;②呕吐,不欲饮食	斜刺或平刺0.5~0.8寸
彧中	在胸部,第1肋间隙,前正中线旁开2寸	/	胸胁胀满,咳嗽,气喘,不欲饮食	斜刺或平刺0.5~0.8寸
俞府*	在胸部,锁骨下缘,前正中线旁开2寸	/	咳嗽,气喘,胸痛	斜刺或平刺0.5~0.8寸

第九节　手厥阴经络及其腧穴

腧穴	定位	特殊穴	主治	操作
天池*	在胸部,第4肋间隙,前正中线旁开5寸	/	①咳嗽,气喘,胸闷,痰多,胸痛;②乳痈,乳少;③瘰疬;④疟疾	斜刺或平刺0.5~0.8寸,不可深刺以免伤及心肺
天泉	在臂前区,腋前纹头下2寸,肱二头肌的长、短头之间	/	①心痛,咳嗽,胸胁胀满;②胸背及上臂内侧痛	直刺0.5~0.8寸
曲泽*	在肘前区,肘横纹上,肱二头肌腱的尺侧缘凹陷中	合穴	①心痛,心悸,善惊;②胃痛,呕吐,泄泻;③热病,中暑;④肘臂挛痛	直刺0.8~1.0寸,或三棱针点刺出血
郄门*	在前臂前区,腕掌侧远端横纹上5寸,掌长肌腱与桡侧腕屈肌腱之间	郄穴	①心痛,心悸,心烦胸痛;②咳血,呕血,衄血;③疔疮;④癫痫	直刺0.5~1.0寸
间使*	在前臂前区,腕掌侧远端横纹上3寸,掌长肌腱与桡侧腕屈肌肌腱之间	经穴	①心痛,心悸;②胃痛,呕吐;③热病,疟疾;④癫狂痫;⑤肘臂挛痛	直刺0.5~1.0寸

续表

腧穴	定位	特殊穴	主治	操作
内关*	在前臂前区,腕掌侧远端横纹上2寸,掌长肌腱与桡侧腕屈肌肌腱之间	络穴;八脉交会穴,通阴维脉	①心痛,心悸,胸闷;②胃痛,呕吐,呃逆;③胁痛,胁下痞块,肘臂挛痛;④中风,不寐,眩晕,郁病,癫狂病	直刺0.5~1.0寸,注意穴下有正中神经
大陵*	在腕前区,腕掌侧远端横纹中,掌长肌腱与桡侧腕屈肌肌腱之间	输穴,原穴	①心痛,心悸,胸胁胀痛;②胃痛,呕吐;③喜笑悲恐,癫狂病;④手臂挛痛	直刺0.3~0.5寸
劳宫*	在掌区,横平第3掌指关节近端,第2、3掌骨之间偏于第3掌骨	荥穴	①中风昏迷,中暑;②心痛,烦闷,癫狂病;③口臭,口疮;④鹅掌风	直刺0.3~0.5寸,为急救要穴之一
中冲	在手指,中指末端最高点	井穴	①中风昏迷,舌强不语,中暑,昏厥,小儿惊风;②高热	浅刺0.1寸,或点刺出血,为急救要穴之一

第十节　手少阳经络及其腧穴

腧穴	定位	特殊穴	主治	操作
关冲*	在手指,第4指末节尺侧,指甲根角侧上方0.1寸(指寸)	井穴	①头痛,目赤,咽喉痛,耳鸣,耳聋,舌强;②热病,中暑	浅刺0.1寸或点刺出血
液门	在手背,第4、5指间,指蹼缘上方赤白肉际凹陷中	荥穴	①手背痛,上肢及手指屈伸不利、疼痛、麻木;②头痛,咽喉肿痛,目赤,热病;③疟疾	直刺0.3~0.5寸
中渚*	在手背,第4、5掌骨间,第4掌指关节近端凹陷中	输穴	①手指屈伸不利,肘臂肩背痛;②头痛,耳鸣,耳聋,聤耳,耳痛,目赤,咽喉肿痛;③热病,疟疾	直刺0.3~0.5寸
阳池*	在腕后区,腕背侧远端横纹上,指伸肌腱的尺侧缘凹陷中	原穴	①手指屈伸不利、疼痛、麻木,腕痛,肘臂痉挛;②耳聋,目赤肿痛,咽喉肿痛,头痛;③消渴;④疟疾;⑤喉痹	直刺0.3~0.5寸
外关*	在前臂后区,腕背侧远端横纹上2寸,尺骨与桡骨间隙中点	络穴;八脉交会穴,通阳维脉	①耳鸣,耳聋,聤耳,耳痛,目赤肿痛,目生翳膜,目眩,咽喉肿痛,口噤,口喝,齿痛,面痛;②头痛,颈项及肩部疼痛,胁痛,上肢痹痛;③热病,疟疾,伤风感冒	直刺0.5~1.0寸

续表

腧穴	定位	特殊穴	主治	操作
支沟*	在前臂后区,腕背侧远端横纹上3寸,尺骨与桡骨间隙中点	经穴	①便秘,热病;②耳鸣,耳聋,咽喉肿痛,暴喑,头痛;③肘臂痛,胁肋痛,落枕,手指震颤	直刺0.8~1.2寸
会宗	在前臂后区,腕背侧远端横纹上3寸,尺骨的桡侧缘	郄穴	①耳聋,耳鸣;②上肢痹痛,胸胁痛,头痛;③癫痫	直刺0.5~1.0寸
三阳络	在前臂后区,腕背侧远端横纹上4寸,尺骨与桡骨间隙中点	/	①上肢痹痛;②耳聋,暴喑,齿痛	直刺0.5~1.0寸
四渎	在前臂后区,肘尖下5寸,尺骨与桡骨间隙中点	/	①前臂痛,偏头痛,面痛;②耳聋,暴喑,齿痛,咽喉肿痛;③呼吸气短	直刺0.5~1.0寸
天井	在肘后区,肘尖上1寸凹陷中	/	①肘臂痛,偏头痛;②瘰疬,瘿气;③癫狂痫,善惊,瘛疭;④耳鸣,耳聋	直刺0.5~1.0寸
清冷渊	在臂后区,肘尖与肩峰角连线上,肘尖上2寸,天井穴上1寸	/	①肩臂疼痛,项背强痛,头痛;②胁痛,目痛,黄疸	直刺0.5~1.0寸
消泺	在臂后区,肘尖与肩峰角连线上,肘尖上5寸,清冷渊与臑会连线的中点处	/	①上肢痹痛,肩周炎;②头痛,颈项强痛,齿痛	直刺0.8~1.0寸
臑会	在臂后区,肩峰角下3寸,三角肌的后下缘	/	①上肢痹痛,项背强痛,头痛;②瘿气,瘰疬;③目疾	直刺0.5~1.0寸
肩髎*	在三角肌区,肩峰角与肱骨大结节两骨间凹陷中	/	①肩臂挛痛,不遂;②风疹	直刺0.5~1.0寸
天髎	在肩胛区,肩胛骨上角骨际凹陷中	/	肩臂痹痛,颈项强痛,胸中烦满	直刺0.5~0.8寸
天牖	在颈部,横平下颌角,胸锁乳突肌的后缘凹陷中	/	①头痛,项强,面肿,目痛,耳鸣,耳聋,喉痹;②瘰疬	直刺0.8~1.0寸
翳风*	在颈部,耳垂后方,乳突下端前方凹陷中	/	①耳鸣,耳聋,聤耳;②眼睑瞤动,口㖞,牙关紧闭,齿痛;③瘰疬,颊肿	直刺0.8~1.0寸
瘛脉	在头部,乳突中央,角孙与翳风沿耳轮弧形连线的上2/3与下1/3的交点处	/	①耳鸣,耳聋;②头痛;③小儿惊风,癫痫	平刺0.3~0.5寸,或点刺出血

续表

腧穴	定位	特殊穴	主治	操作
颅息	在头部,角孙与翳风沿耳轮弧形连线的上 1/3 与下 2/3 的交点处	/	①耳鸣,耳聋;②头痛;③小儿惊痫;④呕吐涎沫	平刺 0.2～0.5 寸
角孙	在头部,耳尖正对发际处	/	①耳部肿痛,耳聋,疟腮,齿痛,唇燥,颊肿,目赤肿痛,视物不明,目翳;②偏头痛,项强	平刺 0.3～0.5 寸,治疗小儿疟腮用灯心草灸
耳门	在耳区,耳屏上切迹与下颌骨髁状突之间的凹陷中	/	①耳鸣,耳聋,聤耳;②面痛,齿痛,牙关拘急,口㖞;③颈颔痛,唇吻强	直刺 0.5～1.0 寸,微张口
耳和髎	在头部,鬓发后缘,耳郭根的前方,颞浅动脉的后缘	/	①耳鸣;②头痛,颌痛,齿痛,牙关拘急,口㖞,口渴,颌肿	避开动脉,斜刺 0.3～0.5 寸
丝竹空*	在面部,眉梢凹陷中	/	①头痛,眩晕,癫痫,牙关拘急,口㖞,面痛,齿痛;②目赤肿痛,眼睑𥆧动,视物不清;③癫痫	平刺 0.5～1.0 寸,不灸

第十一节　足少阳经络及其腧穴

腧穴	定位	特殊穴	主治	操作
瞳子髎*	在面部,目外眦外侧 0.5 寸凹陷中	/	①目痛,目赤,目翳,怕光羞明,迎风流泪;②头痛,口㖞,面痛	平刺 0.3～0.5 寸;或用三棱针点刺出血
听会	在面部,耳屏间切际与下颌骨髁状突之间的凹陷中	/	①耳鸣,耳聋,聤耳;②齿痛,口㖞,面痛,头痛,口眼㖞斜	张口,直刺 0.5 寸
上关*	在面部,颧弓上缘中央凹陷中	/	①耳鸣,耳聋,聤耳;②偏头痛,面痛,口㖞,口噤;③癫狂痫;④口眼㖞斜,惊痫,瘛疭	直刺 0.5～0.8 寸
颔厌	在头部,从头维至曲鬓的弧形连线(其弧度与鬓发弧度相应)的上 1/4 与下 3/4 的交点处	/	①偏头痛,眩晕;②齿痛,耳鸣,口㖞,目外眦痛;③癫痫	平刺 0.3～0.4 寸
悬颅	在头部,从头维至曲鬓的弧形连线(其弧度与鬓发弧度相应)的中点处	/	①偏头痛;②目赤肿痛,齿痛,面肿,鼻衄	平刺 0.5～0.8 寸

续表

腧穴	定位	特殊穴	主治	操作
悬厘	在头部,从头维至曲鬓的弧形连线(其弧度与鬓发弧度相应)的上 3/4 与下 1/4 交点处	/	①偏头痛;②目赤肿痛,上齿痛,面痛,耳鸣,面肿	平刺0.5~0.8寸
曲鬓	在头部,耳前鬓角发际后缘与耳尖水平线的交点处	/	①偏头痛,颔颊肿;②目赤肿痛,暴喑,牙关紧闭,呕吐,齿痛,项强不得顾	平刺0.5~0.8寸
率谷*	在头部,耳尖直上入发际1.5寸	/	①偏头痛,眩晕,耳鸣,耳聋;②小儿急、慢惊风	平刺0.5~1.0寸
天冲	在头部,耳根后缘直上,入发际2寸,率谷后0.5寸	/	①头痛,齿龈肿痛,耳鸣,耳聋,齿痛;②癫痫;③惊恐;④瘿气	平刺0.5~1.0寸
浮白	在头部,耳后乳突的后上方,从天冲至完骨的弧形连线(其弧度与耳郭弧度相应)的上 1/3 与下 2/3 交点处	/	①头痛,耳鸣,耳聋,目痛;②瘿气,瘰疬,足痿不行,臂痛不举	平刺0.5~0.8寸
头窍阴	在头部耳后乳突的后上方,从天冲至完骨的弧形连线(其弧度与耳郭弧度相应)的上 2/3 与下 1/3 交点处	/	①耳鸣,耳聋;②头痛,眩晕,颈项强痛;③胸胁痛	平刺0.5~0.8寸
完骨*	在头部,耳后乳突的后下方凹陷中	/	①头痛,颈项强痛,不寐;②齿痛,口㖞,口噤不开,颊肿,口眼歪斜,喉痹;③癫痫,疟疾	直刺0.5~0.8寸
本神	在头部,前发际上 0.5 寸,头正中线旁开3寸	/	①头痛,眩晕,目赤肿痛;②癫痫,小儿惊风,中风昏迷;③半身不遂,胸胁痛	平刺0.5~0.8寸
阳白	在头部,眉上 1 寸,瞳孔直上	/	①头痛,眩晕;②视物模糊,目痛,眼睑下垂,面瘫,雀目	平刺0.5~0.8寸
头临泣	在头部,前发际上 0.5 寸,瞳孔直上	/	①头痛,眩晕,流泪,鼻塞,鼻渊;②小儿惊风,癫痫,耳聋,热病	平刺0.5~0.8寸
目窗	在头部,前发际上 1.5 寸,瞳孔直上	/	①目赤肿痛,青盲,视物模糊,鼻塞;②头痛,眩晕,小儿惊风	平刺0.5~0.8寸

续表

腧穴	定位	特殊穴	主治	操作
正营	在头部,前发际上2.5寸,瞳孔直上	/	①头痛,项强,眩晕;②齿痛,唇吻急强	平刺0.5~0.8寸
承灵	在头部,前发际上4寸,瞳孔直上	/	①头痛,眩晕;②目痛,鼻塞,鼻衄,多涕	平刺0.5~0.8寸
脑空	在头部,横平枕外隆凸的上缘,风池直上	/	①头痛,眩晕,颈项强痛;②惊悸,癫痫病	平刺0.5~0.8寸
风池	在颈后区,枕骨之下,胸锁乳突肌上端与斜方肌上端之间的凹陷中	/	①头痛,眩晕,不寐,癫痫,中风;②目赤肿痛,视物不明,鼻塞,鼻衄,鼻渊,耳鸣,咽喉肿痛;③感冒,热病,颈项强痛,疟疾,热病,瘿气	向鼻尖方向斜刺0.5~0.8寸
肩井*	在肩胛区,第7颈椎棘突与肩峰最外侧点连线的中点	/	①头痛,眩晕,颈项强痛,肩背疼痛,上肢不遂,瘰疬;②乳痈,乳少,难产,胞衣不下	直刺0.5~0.8寸,切忌深刺、捣刺
渊腋	在胸外侧区,第4肋间隙中,在腋中线上	/	①胸满,胁痛等疾病;②上肢痹痛,臂痛不举	平刺0.5~0.8寸
辄筋	在胸外侧区,第4肋间隙中,在腋中线前1寸	/	①胸满,胁痛,腋肿;②呕吐,吞酸;③气喘	平刺0.5~0.8寸
日月	在胸部,第7肋间隙中,前正中线旁开4寸	胆募穴	①黄疸,呕吐,吞酸,呃逆,胃脘痛;②胁肋胀痛	斜刺或平刺0.5~0.8寸
京门	在上腹部,第12肋骨游离端的下方	肾募穴	①小便不利,水肿;②腹泻,泄泻,肠鸣,呕吐;③腰痛,胁痛	直刺0.5~0.8寸
带脉	在侧腹部,肝经章门穴下1.8寸处	/	①带下,月经不调,阴挺,闭经,疝气,小腹痛;②胁痛,腰痛	直刺0.5~0.8寸
五枢	在下腹部,横平脐下3寸,髂前上棘内侧	/	①腹痛,便秘;②带下,月经不调,阴挺,疝气,腰胯痛	直刺0.8~1.5寸
维道	在下腹部,髂前上棘内下0.5寸	/	①少腹痛,便秘,肠痈;②阴挺,带下,疝气,月经不调	直刺0.8~1.5寸
居髎	在臀区,髂前上棘与股骨大转子最凸点连线的中点处	/	①腰痛,下肢痿痹;②疝气;③瘫痪	直刺1.5~2.0寸,可灸
环跳	在臀区,股骨大转子最凸点与骶管裂孔连线的外1/3与内2/3交点处	/	下肢痿痹,半身不遂,腰腿痛,遍身风疹	直刺2.0~2.5寸

续表

腧穴	定位	特殊穴	主治	操作
风市 *	在股部,直立垂手,大腿外侧中线上,腘横纹水平线上7寸,腘外侧肌与股二头肌之间	/	①半身不遂,麻木,下肢痿痹;②遍身瘙痒,脚气	直刺1.0~1.5寸
中渎	在股部,腘横纹上5寸,髂胫束后缘	/	下肢痿痹,半身不遂,脚气	直刺1.0~1.5寸
膝阳关	在膝部,股骨外上髁后上缘,股二头肌腱与髂胫束之间的凹陷中	/	半身不遂,膝髌肿痛、挛急,小腿麻木,脚气	直刺0.8~1.0寸
阳陵泉 *	在小腿外侧,腓骨头前下方凹陷中	合穴;八会穴之筋会	①黄疸,口苦,呕吐,胁痛;②下肢痿痹,膝髌肿痛,脚气,肩痛;③小儿惊风,破伤风	直刺1.0~1.5寸
阳交	在小腿外侧,外踝尖上7寸,腓骨后缘	阳维脉郄穴	①胸胁胀满面肿;②下肢痿痹;③癫狂	直刺0.5~0.8寸
外丘	在小腿外侧,外踝尖上7寸,腓骨前缘	郄穴	①胸胁胀满;②颈项强痛,下肢痿痹;③癫狂;④狂犬伤毒不出	直刺0.5~0.8寸
光明 *	在小腿外侧,外踝尖上5寸,腓骨前缘	络穴	①目痛,夜盲,目视不明;②乳房胀痛,乳少;③膝痛,下肢痿痹	直刺0.5~0.8寸
阳辅	在小腿外侧,外踝尖上4寸,腓骨前缘	经穴	①偏头痛,目外眦痛,咽喉肿痛;②腋下肿痛,胸胁胀痛,瘰疬;③下肢痿痹,脚气,恶寒发热,疟疾,半身不遂	直刺0.5~0.8寸
悬钟 *	在小腿外侧,外踝尖上3寸,腓骨前缘	八会穴之髓会	①颈项强痛,偏头痛,咽喉痛;②胸胁胀痛;③下肢痿痹,脚气	直刺0.5~0.8寸
丘墟	在踝区,外踝的前下方,趾长伸肌腱的外侧凹陷中	原穴	①胸胁胀痛;②下肢痿痹,外踝肿痛,脚气;③疟疾;④颈项痛,疝气,目痛,中风偏瘫	直刺0.5~0.8寸
足临泣 *	在足背,第4、5跖骨底结合部的前方,第5趾长伸肌腱外侧凹陷中	输穴;八脉交会穴,通带脉	①偏头痛,目赤肿痛,眩晕,目涩;②乳痈,乳胀,月经不调;③胸胁胀痛,足跗肿痛;④瘰疬;⑤疟疾;⑥中风偏瘫	直刺0.5~0.8寸

续表

腧穴	定位	特殊穴	主治	操作
地五会	在足背,第4、5跖骨间,第4跖趾关节近端凹陷中	/	①头痛,目赤,耳鸣;②乳痈,乳胀;③胁肋胀痛,足跗肿痛	直刺0.5~0.8寸
侠溪	在足背,第4、5跖骨间,趾蹼缘后方赤白肉际处	荥穴	①头痛,眩晕,目赤肿痛,耳鸣,耳聋;②乳痈,胁痛;③热病,胸胁痛,颊肿,疟疾	直刺0.3~0.5寸
足窍阴	在足趾,第4趾末节外侧,趾甲根角侧后方0.1寸	井穴	①目赤肿痛,耳鸣,耳聋,咽喉肿痛;②头痛,不寐,多梦;③热病;④胁痛,足跗肿痛	浅刺0.3~0.5寸,或点刺出血

第十二节　足厥阴经络及其腧穴

腧穴	定位	特殊穴	主治	操作
大敦*	在足趾,大趾末节外侧,趾甲根角侧后方0.1寸(指寸)	井穴	①疝气,遗尿,癃闭,月经不调,闭经,崩漏,阴挺;②癫痫,淋症	浅刺0.1~0.2寸,或点刺出血
行间	在足背,第1、2趾之间,趾蹼缘后方赤白肉际处	荥穴	①头痛,目眩,目赤肿痛,青盲,口㖞;②月经过多,崩漏,痛经,闭经,带下,疝气,小便不利,尿痛;③中风,癫痫;④胁痛,急躁易怒,黄疸;⑤足肿痛	直刺0.5~0.8寸
太冲*	在足背,第1、2跖骨间,跖骨底结合部前方凹陷中,或触及动脉搏动	输穴;原穴	①头痛,眩晕,目赤肿痛,口㖞,青盲,咽喉干痛,耳鸣,耳聋;②月经不调,崩漏,疝气,遗尿;③癫痫,小儿惊风,中风;④胁痛,郁病,急躁易怒;⑤下肢痿痹	直刺0.5~0.8寸
中封	在踝区,胫骨前肌肌腱的内侧缘凹陷中	经穴	①疝气,腹痛,小便不利,遗精;②下肢痿痹,足跗肿痛;③黄疸,胸腹胀满	直刺0.5~0.8寸
蠡沟	在小腿内侧,内踝尖上5寸,胫骨内侧面的中央	络穴	①睾丸肿痛,阳强挺长,外阴瘙痒,小便不利,遗尿,月经不调,带下;②足胫肿痛	平刺0.5~0.8寸
中都	在小腿内侧,内踝尖上7寸,胫骨内侧面中央	郄穴	①胁痛,疝气,崩漏,恶露不尽;②腹痛,泄泻;③下肢痿痹	平刺0.5~0.8寸

续表

腧穴	定位	特殊穴	主治	操作
膝关	在膝部,胫骨内侧髁的下方,阴陵泉后1寸	/	膝股疼痛,下肢痿痹	直刺0.8~1.0寸
曲泉	在膝部,腘横纹内侧端,半腱肌肌腱内缘凹陷中	合穴	①小腹痛,小便不利,淋证,癃闭;②月经不调,痛经,带下,阴挺,阴痒,遗精,阳痿;③膝股疼痛,癫狂	直刺1.0~1.5寸
阴包	在股前区,髌底上4寸,股薄肌与缝匠肌之间	/	①月经不调,小便不利,遗尿;②腰骶痛	直刺0.8~1.0寸
足五里	在股前区,气冲直下3寸,动脉搏动处	/	小便不利,小腹胀痛,遗尿,带下,阴挺,阴囊湿痒,睾丸肿痛	直刺0.5~0.8寸
阴廉	在股前区,气冲直下2寸	/	①小腹胀痛,月经不调,带下;②下肢挛急	直刺0.8~1.0寸
急脉	在腹股沟区,横平耻骨联合上缘,前正中线旁开2.5寸	/	疝气,少腹痛,阴挺,阴茎痛,外阴肿痛	避开动脉,直刺0.5~1.0寸
章门	在侧腹部,第11肋游离端的下际	八会穴之脏会;脾募穴	①腹胀,泄泻,痞块;②胁痛,黄疸	直刺0.5~0.8寸
期门	在胸部,第6肋间隙,前正中线旁开4寸	肝募穴	①胸胁胀痛;②腹胀,呃逆,吐酸;③郁病,乳痈;④奔豚,疟疾	斜刺0.5~0.8寸

第十三节　奇经八脉及其腧穴

一、督脉及其腧穴

腧穴	定位	特殊穴	主治	操作
长强*	在会阴区,尾骨下方,尾骨端与肛门连线的中点处	络穴	①便血,痔疾,脱肛;②腰痛及尾骶部疼痛;③癫狂,痫病	斜刺,针尖向上与骶骨平行刺入0.5~1.0寸,不宜直刺,以免伤及直肠
腰俞	在骶区,正对骶管裂孔,后正中线上	/	①腹泻,便秘,痔疾,脱肛;②月经不调,闭经;③腰脊强痛,下肢痿痹;④痫病	向上斜刺0.5~1.0寸
腰阳关*	在脊柱区,第4腰椎棘突下凹陷中	/	①月经不调,带下,遗精,阳痿;②腰骶疼痛,下肢痿痹	向上斜刺0.5~1.0

续表

腧穴	定位	特殊穴	主治	操作
命门*	在脊柱区,第2腰椎棘突下凹陷中,后正中线上	/	①月经不调,痛经,闭经,带下,不孕,遗精,阳痿,不孕,五更泄泻,小便频数,癃闭;②腰脊强痛,下肢痿痹;③癫痫,惊恐,五劳七伤	向上斜刺0.5~1.0寸
悬枢	在脊柱区,第1腰椎棘突下凹陷中,后正中线上	/	①腹痛,泄泻,肠鸣,完谷不化;②腰脊强痛	向上斜刺0.5~1.0寸
脊中	在脊柱区,第11胸椎棘突下凹陷中,后正中线上	/	①泄泻,便秘,便血,痔疾,脱肛,黄疸,小儿疳积;②腰脊强痛;③癫痫	向上斜刺0.5~1.0寸
中枢	在脊柱区,第10胸椎棘突下凹陷中,当后正中线上	/	①胃痛,呕吐,腹满,黄疸;②腰背疼痛	向上斜刺0.5~1.0寸
筋缩	在脊柱区,第9胸椎棘突下凹陷中,当后正中线上	/	①癫狂;②抽搐,脊强,筋挛拘急;③胃痛,黄疸	向上斜刺0.5~1.0寸
至阳*	在脊柱区,第7胸椎棘突下凹陷中,当后正中线上	/	①胸胁胀满,黄疸;②咳嗽,气喘;③腰脊强痛,脊强,身热	向上斜刺0.5~1.0寸
灵台	在脊柱区,第6胸椎棘突下凹陷中,当后正中线上	/	①咳嗽,气喘;②脊痛,项强;③疔疮	向上斜刺0.5~1.0寸
神道	在脊柱区,第5胸椎棘突下凹陷中,当后正中线上	/	①心痛,心悸,怔忡,不寐,健忘,癫痫;②咳嗽,气喘;③肩背痛,脊强	向上斜刺0.5~1.0寸
身柱*	在脊柱区,第3胸椎棘突下凹陷中,当后正中线上	/	①身热,头痛,咳嗽,气喘;②惊厥,癫狂痫;③脊背强痛;④疔疮发背	向上斜刺0.5~1.0寸
陶道	在脊柱区,第1胸椎棘突下凹陷中,当后正中线上	/	①热病,疟疾,骨蒸潮热;②咳嗽,气喘;③癫狂痫;④脊强,角弓反张	向上斜刺0.5~1.0寸
大椎*	在脊柱区,第7颈椎棘突下凹陷中,后正中线上	/	①热病,疟疾,骨蒸潮热;②咳嗽,气喘;③癫狂痫,小儿惊风;④风疹,痤疮;⑤项强,脊痛;⑥五劳七伤,中暑,霍乱,黄疸	直刺0.5~1.0寸
哑门*	在脊柱区,第2颈椎棘突下凹陷中,后正中线上	/	①暴喑,舌强不语,聋哑;②癫狂痫,癔症;③头痛,项强,衄血,重舌,呕吐	伏案正坐位,头微前倾,项肌放松,向下颌方向缓慢刺入0.5~1.0寸,不可向上斜刺或深刺,以免刺入枕骨大孔,伤及延髓

续表

腧穴	定位	特殊穴	主治	操作
风府*	在颈后区,枕外隆凸直下,两侧斜方肌之间凹陷中	/	①中风不语,半身不遂,癫狂痫,癔症;②头痛,眩晕,项强,目痛,鼻衄,咽喉肿痛,失音	伏案正坐位,头微前倾,项肌放松,向下颌方向缓慢刺入0.5~1.0寸,不可向上斜刺或深刺,以免刺入枕骨大孔,伤及延髓
脑户	在头部,枕外隆凸的上缘凹陷中	/	①头痛,项强,眩晕;②癫痫;③面痛,音哑,瘿痛	平刺0.5~0.8寸
强间	在头部,后发际正中直上4寸	/	①头痛,眩晕,项强;②癫狂,失眠,心烦	平刺0.5~0.8寸
后顶	在头部,后发际正中直上5.5寸	/	①头痛,眩晕;②癫狂痫,失眠,心烦	平刺0.5~0.8寸
百会*	在头部,前发际正中直上5寸	/	①晕厥,中风,失语,癫狂,痴呆;②不寐、健忘等神智病;③巅顶痛,眩晕;④脱肛,阴挺,胃下垂	平刺0.5~0.8寸
前顶	在头部,前发际正中直上3.5寸	/	①巅顶痛,眩晕;②癫狂痫,小儿惊风;③鼻渊	平刺0.3~0.5寸
囟会	在头部,前发际正中直上2寸	/	①巅顶痛,眩晕;②癫狂痫;③鼻渊;④嗜睡,小儿惊风	平刺0.3~0.5寸,小儿前囟未闭者禁针
上星*	在头部,前发际正中直上1寸	/	①头痛,眩晕,目痛,鼻渊,鼻衄;②癫狂,小儿惊风;③热病,疟疾	平刺0.5~0.8寸
神庭	在头部,前发际正中直上0.5寸	/	①癫狂痫,不寐,惊悸;②头痛,眩晕,目赤,目翳,鼻渊,鼻衄,癫狂,角弓反张	平刺0.3~0.5寸
素髎	在面部,鼻尖的中央	/	①惊厥,昏迷,晕厥,脱证,新生儿窒息;②鼻渊,鼻衄	向上斜刺0.3~0.5寸,或点刺出血
水沟*	在面部,人中沟的上1/3与中1/3交点处	/	①昏迷,晕厥,中风,中暑,脱证;②癫狂痫,癔症,急慢惊风;③闪挫腰痛,脊背强痛;④口喝,面肿,鼻塞,牙关紧闭;⑤黄疸,霍乱,消渴,瘟疫	向上斜刺0.3~0.5寸,强刺激;或指甲按掐
兑端	在面部,上唇结节的中点	/	①昏迷,晕厥,癫狂,癔疹;②口喝,口噤,口臭,齿痛;③消渴,鼻塞	向上斜刺0.2~0.3寸

续表

腧穴	定位	特殊穴	主治	操作
龈交	在上唇内,上唇系带与牙龈的交点	/	①口喝,口噤,口臭,齿痛,鼻渊;②癫狂;③面赤颊肿,面部疮癣;④项强	向上斜刺0.2～0.3寸,或点刺出血
印堂*	在头部,两眉毛内侧端中间的凹陷中	/	①不寐,健忘,痴呆,癫痫,小儿惊风;②头痛,眩晕,鼻渊,鼻衄,鼻鼽	平刺0.3～0.5寸,或三棱针点刺出血

二、任脉及其腧穴

腧穴	定位	特殊穴	主治	操作
会阴	在会阴部,男性当阴囊根部与肛门连线的中点,女性当大阴唇后联合与肛门连线的中点	/	①昏迷,溺水,窒息,癫狂痫;②小便不利,遗尿,阴痛,阴痒,脱肛,痔疮;③水经不调,遗精	直刺0.5～1.0寸,孕妇慎用
曲骨	在下腹部,耻骨联合上缘的中点处,前正中线上	/	①遗尿,癃闭;②遗精,阳痿,阴囊湿疹,月经不调,痛经,带下	直刺1.0～1.5寸,应排尿后针刺避免伤及膀胱,孕妇慎用
中极*	在下腹部,脐中下4寸,前正中线上	膀胱募穴	①遗尿,癃闭,尿频,尿急;②遗精,阳痿,不育;崩漏,月经不调,痛经,经闭,不孕,带下	直刺1.0～1.5寸,应排尿后针刺避免伤及膀胱,孕妇慎用
关元*	在下腹部,脐中下3寸,前正中线上	小肠募穴	①中风脱证,虚劳羸瘦,脱肛,阴挺;②遗精,阳痿,早泄,不育;崩漏,月经不调,痛经,闭经,不孕,带下;③遗尿,癃闭,尿频,尿急;④腹痛,泄泻,疝气	直刺1.0～1.5寸,应排尿后针刺避免伤及膀胱,孕妇慎用
石门	在下腹部,脐中下2寸,前正中线上	三焦募穴	①腹胀,腹痛,泄泻,痢疾;②小便不利,水肿;③遗精,阳痿,疝气,崩漏,经闭,带下,产后恶露不尽	直刺1.0～1.5寸,孕妇慎用
气海*	在下腹部,脐中下1.5寸,前正中线上	/	①中风脱证,虚劳羸瘦,脱肛,阴挺;②遗精,阳痿,疝气,不育;崩漏,月经不调,痛经,经闭,不孕,带下;③遗尿,癃闭,便秘,泄泻	直刺1.0～1.5寸,孕妇慎用

续表

腧穴	定位	特殊穴	主治	操作
阴交	在下腹部,脐中下1寸,前正中线上	/	①腹痛,疝气;②小便不利,水肿;③月经不调,崩漏,带下	直刺1.0~1.5寸,孕妇慎用
神阙*	在脐区,脐中央	/	①中风脱证,虚脱,脱肛,阴挺,胃下垂;②虚寒性腹胀,腹痛,肠鸣,泄泻,痢疾,便秘,水肿;③小便不利	禁针,用灸法
水分	在上腹部,脐中上1寸,前正中线上	/	①小便不利,水肿;②腹痛,泄泻,反胃,呕吐	直刺1.0~1.5寸
下脘*	在上腹部,脐中上2寸,前正中线上	/	胃痛,呕吐,完谷不化,食欲不振,腹胀,泄泻,小儿疳积,痞块	直刺1.0~1.5寸
建里	在上腹部,脐中上3寸,前正中线上	/	①胃痛,呕吐,食欲不振,腹胀,腹痛;②水肿,小便不利	直刺1.0~1.5寸
中脘*	在上腹部,脐中上4寸,前正中线上	胃募穴;八会穴之腑会	①胃痛,呕吐,完谷不化,食欲不振,腹胀,泄泻,小儿疳积;②癫痫,不寐,脏躁;③黄疸	直刺1.0~1.5寸
上脘	在上腹部,脐中上5寸,前正中线上	/	①胃痛,呕吐,呃逆,腹胀;②癫痫	直刺1.0~1.5寸
巨阙	在上腹部,脐中上6寸,前正中线上	心募穴	①癫狂痫,心悸;②胸痛,呕吐,吞酸	向下斜刺0.5~1.0寸,不可深刺,以免伤及肝脏
鸠尾	在上腹部,剑胸结合下1寸,前正中线上	络穴,膏之原穴	①癫狂痫,心悸;②胸痛,呕吐,呃逆,腹胀	向下斜刺0.5~1.0寸
中庭	在上腹部,剑胸结合中点处,前正中线上	/	①胸胁胀满,呕吐;②心痛,梅核气	直刺0.3~0.5寸,或平刺
膻中*	在胸部,横平第4肋间隙,前正中线上	心包募穴;八会穴之气会	①咳嗽,气喘;②心痛,心悸,产后乳少,乳痈,乳癖;③呕吐,呃逆	直刺0.3~0.5寸,或平刺
玉堂	在胸部,横平第3肋间隙,前正中线上	/	咳嗽,气喘,胸痛,呕吐,乳房胀痛	直刺0.3~0.5寸,或平刺
紫宫	在胸部,横平第2肋间隙,前正中线上	/	咳嗽,气喘,胸痛	直刺0.3~0.5寸,或平刺
华盖	在胸部,横平第1肋间隙,前正中线上	/	咳嗽,气喘,胸痛,咽喉肿痛	直刺0.3~0.5寸,或平刺

续表

腧穴	定位	特殊穴	主治	操作
璇玑	在胸部,锁骨上窝下1寸,前正中线上	/	①咳嗽,气喘,胸痛;②咽喉肿痛;③积食	直刺0.3~0.5寸,或平刺
天突*	在胸部,锁骨上窝中央,前正中线上	/	①咳嗽,气喘,胸痛;②咽喉肿痛,暴喑;③梅核气,瘿气	先直刺0.2寸,然后针尖转向下方,紧靠胸骨后方,气管前缘缓慢刺入1.0~1.5寸,必须严格掌握针刺角度和深度,以防刺伤肺和有关动、静脉
廉泉*	在颈前区,喉结上方,舌骨上缘凹陷中,前正中线上	/	中风舌强不语,舌缓流涎,舌下肿痛,咽喉肿痛,暴喑,吞咽困难,喉痹,口舌生疮	向舌根斜刺0.5~0.8寸
承浆*	在面部,颏唇沟的正中凹陷处	/	①口㖞,流涎,齿龈肿痛,口舌生疮,暴喑;②癫狂	斜刺0.3~0.5寸

三、其他奇经八脉

经脉	循行	主要病候	交会腧穴
冲脉	起于小腹内,下出于会阴部,向上行于脊柱之内,其外行者经气冲与足少阴经交会,沿着腹部两侧,上达咽喉,环绕口唇	腹部气逆而导致的心烦、胸闷、心痛、胁胀及泌尿、生殖系统疾病	会阴、阴交(任脉)、气冲(足阳明经)、横骨、大赫、气穴、四满、中注、肓俞、商曲、石关、阴都、通谷、幽门(足少阴经)
带脉	起于季肋部的下面,斜向下行到带脉,五枢、维道穴、横行绕身一周	主治痿病、月经不调、赤白带下、腰腹胀满、绕脐痛、阴股痛等病症	带脉、五枢、维道(足少阳经)
阴维脉	起于小腿内侧,沿大腿内侧上行到腹部,与足太阴经相合过胸部,与任脉会合于头颈部	心痛、胃痛、胸腹胁痛、中满、痞胀、肠鸣、泄泻、腹中结块等病症,忧郁	筑宾(足少阴经)、府舍、大横、腹哀(足太阴经)、期门(足厥阴经)、天突、廉泉(任脉)
阳维脉	起于足跟外侧,向上经过外踝,沿足少阳经上行髋关节部,经胁肋后侧,从腋后上肩,至前额,再到项后,合于督脉	发冷、发热、头项疼痛、肢节酸痛、手足热、自汗盗汗等病症,腰痛	金门(足太阳经)、阳交(足少阳经)、臑俞(手太阳经)、天髎(手少阳经)、肩井(足少阳经)、头维(足阳明经)、本神、阳白、头临泣、目窗、正营、承灵、脑空、风池(足少阳经)、风府、哑门(督脉)

续表

经脉	循行	主要病候	交会腧穴
阴跷脉	起于足舟骨后方,上行的内踝上,直上沿大腿内侧,经阴部,上行沿胸部内侧,进入锁骨上窝,进颧部到目内眦,与足太阳经和阳跷脉相会合	肢体外侧肌肉弛缓而内侧拘急;手足麻木、拘急、中风偏瘫,疝气,崩漏,癫痫等病症,多眠,癃闭	照海、交信(足少阴经)、晴明(足太阳经)
阳跷脉	起于足跟外侧,经外踝上行腓骨后缘,沿股部外侧和胁后上肩,过颈上挟口角,入目内眦,与阴跷脉相合,再沿足太阳经上额,与足少阳经合于风池	肢体内侧肌肉弛缓而外侧拘急;恶风、自汗、头痛;手足麻木、拘急,骨节疼痛,遍身肿痛,癫痫等病症,不眠	申脉、仆参、跗阳(足太阳经)、居髎(足少阳经)、臑俞(手太阳经)、肩髃、巨骨(手阳明经)、天髎(手少阳经)、地仓、巨髎、承泣(足阳明经)、晴明(足太阳经)

第十四节　常用奇穴

一、头颈部穴

腧穴	定位	主治	操作
四神聪*	在头顶部,百会前后左右各 1 寸	头痛,眩晕,失眠,健忘,癫狂,痫证,偏瘫,脑积水,大脑发育不全,目疾	平刺 0.5 ~ 0.8 寸;可灸
鱼腰	在额部,瞳孔直上,眉毛中	目赤肿痛,目翳,眼睑下垂,眼睑𬌗动,眉棱骨痛(眶上神经痛),口眼㖞斜	平刺 0.3 ~ 0.5 寸;禁灸
太阳*	在颞部,当眉梢与目外眦之间,向后约一横指的凹陷处	①头痛;②目赤肿痛,眼睑𬌗动,色盲;③面瘫	直刺或斜刺 0.3 ~ 0.5 寸;或用三棱针点刺出血;禁灸
耳尖	在耳廓的上方,当折耳向前,耳廓上方的尖端处	目赤肿痛,上目翳,偏正头痛,喉痹,以及麦粒肿,咽喉肿痛	直刺 0.1 ~ 0.2 寸;或用三棱针点刺出血;可灸
球后	在面部,当眶下缘外 1/4 与内 3/4 交界处	目赤肿痛,目翳,视物不清,青盲,雀目,口㖞	轻推眼球向上,向眶缘缓慢直刺 0.5 ~ 1.5 寸
上迎香	在面部,当鼻翼软骨与鼻甲的交界处,近鼻唇沟上端处	头痛,鼻塞,鼻中息肉,暴发火眼,迎风流泪	向内上方斜刺 0.3 ~ 0.5 寸;可灸
内迎香	在鼻孔,当鼻翼软骨与鼻甲的黏膜处	目赤肿痛,鼻疾,喉痹,热病,中暑,眩晕	用三棱针点刺出血,有出血体质的人忌用

续表

腧穴	定位	主治	操作
金津、玉液	在口腔内,当舌系带两侧静脉上,左为金津,右为玉液	①舌强,舌肿,口疮,喉痹;②消渴,呕吐,泄泻;③失语	点刺出血
牵正	在面颊部,耳垂前0.5~1寸处	口喎,口疮	向前斜刺0.5~0.8寸
翳明	在项部,当翳风后1寸	目赤肿痛,目翳,视物不清,青盲,雀目等目疾,耳鸣,耳聋,头痛,失眠,眩晕	直刺0.5~1.0寸
颈百劳*	在颈部,第7颈椎棘突直上2寸,后正中线旁开1寸	①咳嗽,气喘,骨蒸潮热,盗汗;②瘰疬;③颈痹项痛	直刺0.5~1.0寸
安眠	在翳风与风池连线的中点	失眠,头痛,眩晕,心悸,癫狂	直刺0.8~1.2寸

二、胸腹部穴

腧穴	定位	主治	操作
提托	关元穴旁开4寸	阴挺,疝气,腹痛	直刺0.8~1.2寸
子宫	在下腹部,脐中下4寸,前正中线旁开3寸	月经不调,痛经,崩漏,阴挺,不孕症等妇科病	直刺0.8~1.2寸
三角灸	以患者两口角之间的长度为一边,作等边三角形,将顶角置于患者脐心,底边呈水平线,两底角处是该穴	①疝气,奔豚气;②绕脐疼痛;③不孕	艾炷灸5~7壮

三、背部穴

腧穴	定位	主治	操作
定喘	在背部,当第7颈椎棘突下,旁开0.5寸	①哮喘、咳嗽;②肩背痛、落枕	直刺0.5~0.8寸
夹脊	在背腰部,当第1胸椎至第5腰椎棘突下两侧,后正中线旁开0.5寸,一侧17穴,左右共34穴	上胸部的穴位治疗心肺、上肢疾病;下胸部的穴位治疗胃肠疾病;腰部的穴位治疗腰腹及下肢疾病	直刺0.3~0.5寸,或用梅花针叩刺;可灸
胃脘下俞	在背部,当第8胸椎棘突下,旁开1.5寸	①胃痛、腹痛、胸胁痛;②消渴	斜刺0.3~0.5寸;可灸
腰眼	在腰部,当第4腰椎棘突下,旁开约3.5寸凹陷中	①腰痛;②月经不调、带下;③尿频尿急;④虚劳	直刺1.0~1.5寸,可灸

续表

腧穴	定位	主治	操作
十七椎	在腰部,当后正中线上,第5腰椎棘突下	①腰腿痛、下肢瘫痪;②崩漏、月经不调;③小便不利	直刺0.5~1.0寸;可灸
腰奇	在骶部,当尾骨端直上2寸,骶角之间凹陷中	①癫痫、头痛、失眠;②便秘	向上平刺1.0~1.5寸;可灸

四、上肢部穴

腧穴	定位	主治	操作
十宣	在手十指尖端,距指甲游离缘0.1寸(指寸),左右共10穴	①昏迷;②癫痫;③高热、咽喉肿痛、小儿惊厥;④手指麻木	浅刺0.1~0.2寸,或点刺出血
四缝	在第2至第5指掌侧,近端指间关节横纹的中央,一手4穴,左右共8穴	①小儿疳积;②百日咳	点刺出血或挤出少许黄色透明黏液
八邪	在手背侧,微握拳,第1至第5指间,指蹼缘后方赤白肉际处,左右共8穴	①手背肿痛、手指麻木;②烦热、目痛;③毒蛇咬伤	斜刺0.5~0.8寸,或点刺出血
外劳宫	左手背侧,当第2、3掌骨间,指掌关节后约0.5寸处(指寸)	①落枕、手臂肿痛、手指麻木;②脐风	直刺0.5~0.8寸;可灸
落枕穴	在手背侧,当第2、3掌骨间,指掌关节后约0.5寸处	①落枕、手臂痛;②胃痛	直刺或斜刺0.5~0.8
腰痛点	在手背侧,当第2、3掌骨及第4、5掌骨之间,当腕横纹与掌指关节中点处,一侧2穴,左右共4穴	急性腰扭伤	由两侧向掌中斜刺0.5~0.8寸;可灸
臂中	腕横纹至肘横纹的中点,桡骨与尺骨之间	①上肢瘫痪、痉挛,前臂肾经痛;②癔症	直刺1.0~1.5寸
中魁	在中指背侧近侧侧指间关节的中点处,握拳取穴	噎膈、呕吐、食欲不振、呃逆	针刺0.2~0.3寸;艾炷灸5~7壮
二白	在前臂掌侧,腕横纹上4寸,桡侧腕屈肌腱的两侧,一侧各1穴,一臂2穴,左右两臂共4穴	①痔疾、脱肛;②前臂痛、胸肋痛	直刺0.5~0.8寸;可灸
肘尖	在肘后部,屈肘当尺骨鹰嘴的尖端	①瘰疬;②痈疽;③肠痈	艾炷灸7~15壮
肩前	在肩部,正坐垂臂,当腋前皱襞顶端与肩髃穴连线的中点	肩臂痛,臂不能举	直刺1.0~1.5寸

五、下肢部穴

腧穴	定位	主治	操作
环中	在臀部,环跳穴与腰俞穴连线的中点	坐骨神经痛、腰痛、腿痛	直刺2~3寸;可灸
百虫窝	屈膝,在大腿内侧,髌底内侧端上3寸,即血海上1寸	①虫积;②风湿痒疹,下部生疮	直刺1.5~2寸;可灸
鹤顶	在膝上部,髌底的中点上方凹陷处	膝痛、足胫无力、瘫痪、鹤膝风、脚气	直刺0.8~1寸;可灸
膝眼	屈膝,在髌韧带两侧凹陷处,在内侧的称内膝眼,在外侧的称外膝眼	①膝痛、腿痛;②脚气	向膝中斜刺0.5~1寸,或透刺对侧膝眼;可灸
胆囊	在小腿外侧上部,当腓骨小头前下方凹陷处(阳陵泉)直下2寸	①急慢性胆囊炎、胆石症、胆道蛔虫症;②下肢痿痹	直刺1~2寸;可灸
阑尾	在小腿前侧上部,当犊鼻下5寸,胫骨前缘旁开一横指	①急慢性阑尾炎;②消化不良;③下肢痿痹	直刺1.5~2寸;可灸
内踝尖	在足内侧面,内踝凸起处	①牙痛、乳蛾;②小儿不语;③霍乱;④转筋	常用灸法
外踝尖	在足外侧面,外踝凸起处	①脚趾拘急、踝关节肿痛;②脚气;③牙痛	常用灸法
八风	在足背侧,第1至第5趾间,趾蹼缘后方赤白肉际处,一足4穴,左右共8穴	①足跗肿痛、趾痛;②毒蛇咬伤;③脚气	斜刺0.5~0.8寸,或点刺出血

第四章　常见疾病的针灸治疗

疾病	治法	主穴	配穴	操作	其他治疗
头痛	调和气血，通络止痛。根据头痛部位循经取穴和取阿是穴为主	百会 太阳 风池 阿是穴 合谷	①太阳头痛配天柱、后溪、昆仑；阳明头痛配印堂、合谷、内庭；少阳头痛配率谷、外关、足临泣；厥阴头痛配四神聪、太冲、内关 ②风寒头痛配风门、列缺，风热头痛配曲池、大椎，风湿头痛配头维、阴陵泉；肝阳上亢头痛配太溪、太冲；痰浊头痛配中脘、丰隆；血瘀头痛配血海、膈俞；血虚头痛配脾俞、足三里	毫针虚补实泻，寒症加灸。头痛剧烈者，阿是穴可采用强刺激和久留针。血瘀头痛可在阿是穴点刺出血	头痛：①耳针法：取脑、额、枕、神门、肝，每次2~3穴，毫针刺或埋针法、压丸法。顽固性头痛可在耳背静脉点刺出血 ②皮肤针法：取太阳、印堂、阿是穴。轻、中度叩刺，使少量出血。适用于外感、血瘀头痛 ③穴位注射法：取风池穴，用1%利多卡因或维生素B$_{12}$注射液，每穴注射0.5~1.0mL，每日或隔日注射一次。适用于顽固性头痛
偏头痛	疏泄肝胆，通经止痛。取手足少阳、足厥阴经穴以及局部穴为主	率谷 阿是穴 风池 外关 足临泣 太冲	肝阳上亢配百会、行间；痰湿偏盛配中脘、丰隆；血瘀阻络配血海、膈俞	毫针刺，泻法。当偏头痛发作时一般以远端穴为主，用较强刺激	/
面痛	疏通经络，祛风止痛。取手足阳明和足太阳经穴为主	攒竹 四白 下关 地仓 合谷 风池	眼部疼痛配丝竹空、阳白、外关；上颌支痛配颧髎、迎香；下颌支痛配承浆、颊车、翳风内庭。风寒证配列缺，风热证配曲池、尺泽，气血瘀滞配太冲、三阴交；肝胃郁热配行间、内庭；阴虚阳亢配风池、太溪	毫针泻法。针刺时宜先取远端穴，重刺激。面部腧穴在急性期宜轻刺。风寒证可酌情加灸	①皮内针法：在面部寻找扳机点，将掀针刺入，外以胶布固定，埋藏2~3日更换掀针 ②耳针法：取面颊、额、颌、神门，毫针刺或用埋针法 ③刺络拔罐法：取颧髎、地仓、颊车，用三棱针点刺后拔罐

续表

疾病	治法	主穴	配穴	操作	其他治疗
落枕	舒筋通络，活血止痛。以局部阿是穴及手太阳、足少阳经穴为主	阿是穴外劳宫肩井后溪悬钟	风寒袭络加风池、合谷；气血瘀滞加内关、阿是穴；肩痛加肩髃、外关；背痛加天宗。督脉、太阳经证配后溪、昆仑；少阳经证配肩井、外关	毫针泻法。先刺远端穴外劳宫、后溪、悬钟，持续捻转，嘱患者慢慢活动颈项一般疼痛可立即缓解。再针局部的腧穴，可加艾灸或点刺出血	①拔罐法：在患侧项背部压痛点行闪罐法，应顺着肌肉走行进行拔罐。也可配合刺络拔罐法②耳针法：选颈、颈椎、枕、神门。毫针中等刺激，持续运针时嘱患者徐徐活动颈项部
漏肩风	通经活络，舒筋止痛。以局部穴位为主，配合循经远端取穴	肩前肩髃肩髎肩贞阿是穴曲池阳陵泉	手阳明经证配合谷；手少阳经证配外关；手太阳经证配后溪；手太阴经证配列缺。气滞血瘀加内关、膈俞；气血虚弱加足三里、气海	先刺远端穴，行针后鼓励患者运动肩关节；肩部穴位要求有强烈的针感，可加灸法、电针治疗	①刺络拔罐法：用三棱针在肩部压痛点点刺，使少量出血，加拔火罐；或用皮肤针叩刺肩部压痛点，使少量出血，加拔火罐②穴位注射法：在肩部压痛点注射当归注射液③小针刀疗法：肩关节出现粘连时，在局麻下将小针刀刺入痛点，可触及硬结及条索状，顺肌纤维走行方向剥离松解粘连④物理疗法：急性期过后，可以经皮电刺激、红外线及超声波照射、磁疗等
肘劳	舒筋通络。以局部阿是穴为主	阿是穴	手阳明经筋证加曲池、合谷；手太阳经筋证加小海、阳谷；手少阳经筋证加天井、外关	阿是穴疏通局部经络气血，舒筋通络止痛，局部压痛点采用多向透刺	①刺络拔罐法：选局部压痛点，用皮肤针叩刺出血，加拔火罐，2～3日1次②小针刀疗法：用针刀松解肱骨外上髁、肱骨内上髁部位肌腱附着点的粘连③穴位注射法：在压痛点注射当归注射液

续表

疾病	治法	主穴	配穴	操作	其他治疗
腰痛	舒筋活络，通经止痛。以局部阿是穴及足太阳经穴为主	肾俞 大肠俞 阿是穴 委中	督脉证配命门、后溪；足太阳经证配昆仑。寒湿腰痛配腰阳关；血瘀腰痛配膈俞；肾虚腰痛配志室、太溪；腰骶疼痛配次髎、膈俞；腰眼部疼痛明显配腰眼	泻法，寒湿证加灸法；血瘀证局部加拔火罐，委中刺络放血	①皮肤针法：选择腰部疼痛部位，用梅花针叩刺出血，加拔火罐。适用于寒湿腰痛和血瘀腰痛 ②耳针法：取患侧腰骶椎、肾、神门，毫针刺后嘱患者活动腰部；或用埋针法、压丸法 ③穴位注射法：用地塞米松5mL和普鲁卡因2mL混合液，严格消毒后刺入痛点，无回血后推药液，每穴注射0.5～1.0mL，2～3日1次
坐骨神经痛	通经止痛。以足太阳、足少阳经穴为主	足太阳经证：腰夹脊阿是穴秩边殷门委中承山昆仑足少阳经证：腰夹脊阿是穴环跳阳陵泉悬钟丘墟	寒湿证配命门、腰阳关；血瘀证配血海、三阴交；气血不足证配足三里、三阴交	腰臀部腧穴可适当深刺，使针感沿足太阳或足少阳经产生向下放射感为度，不宜多次重复。寒湿证可加用灸法	/

续表

疾病	治法	主穴	配穴	操作	其他治疗
中风中经络	疏通经络，醒脑调神。取督脉、手厥阴及足太阴经穴为主	水沟内关三阴交极泉尺泽委中	①肝阳暴亢配太冲、太溪；风痰阻络配丰隆、合谷；痰热腑实配曲池、内庭、丰隆；气虚血瘀配气海、血海、足三里；阴虚风动配太溪、风池 ②上肢不遂配肩髃、曲池、手三里、合谷；手指屈伸不利配腕骨；下肢不遂配环跳、足三里、风市、阳陵泉、悬钟、太冲 ③病侧肢体屈曲拘挛者，在患侧配穴，肘部配曲泽，腕部配大陵，膝部配曲泉，踝部配太溪；足内翻配丘墟透刺照海；足外翻配太溪、中封；足下垂配解溪 ④口角㖞斜配地仓、颊车、合谷、太冲；语言謇涩配廉泉、通里、哑门；头晕配风池、天柱、完骨；吞咽困难配廉泉、金津、玉液；复视配风池、睛明；便秘配天枢、丰隆、支沟；尿潴留、尿失禁配中极、关元	水沟用雀啄法，以眼球湿润为度；余穴取患侧，内关用泻法；刺三阴交时，沿胫骨内侧缘与皮肤呈45°角向上斜刺，用补发；刺极泉时，在原穴位置下1寸心经上取穴，避开腋毛、动脉，直刺进针，用提插泻法，以患者上肢有麻胀感和抽动感为度；尺泽、委中直刺，用提插法使肢体有抽动感	①头针法：取顶颞前斜线、顶颞后斜线、顶旁1线及顶旁2线，快速捻转2~3分钟，每次留针30分钟，留针期间反复捻转2~3次，行针后嘱患者活动患侧肢体。此法适用于半身不遂早期 ②电针法：在患侧上、下肢各选取一组穴位，采用断续波或疏密波，以肌肉微颤为度，每次通电20~30分钟，此法适用于半身不遂患者
中脏腑闭证	平肝熄风，醒脑开窍，以督脉、手厥阴、十二井穴为主	水沟十二井太冲丰隆劳宫内关	牙关紧闭配颊车、合谷 语言不利配廉泉、哑门、关冲	水沟向上方斜刺；十二井穴用三棱针点刺出血；太冲、丰隆、劳宫用泻法	
中脏腑脱证	回阳固脱，以任脉经穴为主	关元神阙	/	神阙隔盐灸，关元用大艾柱隔姜灸，至四肢转温	

续表

疾病	治法	主穴	配穴	操作	其他治疗
眩晕实证	平肝潜阳，化痰定眩。取足少阳、足厥阴经穴及督脉穴为主	百会风池太冲内关	肝阳上亢配行间、侠溪、太溪；痰湿中阻配头维、中脘、丰隆；高血压配曲池、足三里；颈性眩晕配风府、天柱、颈夹脊	毫针泻法。刺风池穴应注意进针方向、角度、深度	①头针法：取顶中线、枕下旁线，用毫针沿头皮刺入，快速捻转，留针30分钟 ②耳针法：取肾上腺、皮质下、枕、神门、额、内耳，每次3~5穴，毫针刺或用压丸法 ③三棱针法：取印堂、太阳、头维、百会等穴，用三棱针点刺出血数滴。适用于眩晕实证
眩晕虚症	益气养血，益精定眩	百会风池肝俞肾俞足三里	气血两虚配气海、脾俞、胃俞；肾精不足配太溪、悬钟、三阴交；贫血配膏肓、膈俞；神经衰弱配神门、内关、三阴交	百会、风池用平补平泻法，足三里用补法，肝俞、肾俞向脊中斜刺1~1.5寸，施以捻转补法；可灸	
高血压病	平肝潜阳，调和气血。取足厥阴、阳明经穴及督脉经穴为主	百会曲池合谷太冲三阴交	肝火亢盛配风池、行间；阴虚阳亢配太溪、肝俞；痰湿壅盛配足三里、丰隆；气虚血瘀配血海、膈俞；阴阳两虚配肾俞、关元。头晕头重配太阳、头维；心悸怔忡配内关、神门	太冲朝涌泉方向透刺，余穴平补平泻	①皮肤针法：取项后、气管两侧及腰骶部脊柱两侧，也可取乳突区和前臂掌面正中线。轻、中度叩刺，以皮肤潮红或微出血为度 ②耳针法：取耳尖、降压沟、肾上腺、交感、神门、心。每次3~5穴，毫针刺或埋针法、压丸法。血压过高者可在降压沟和耳尖点刺出血 ③三棱针法：取耳尖、百会、大椎、印堂、太冲、曲池等穴。每次选1~2穴，点刺出血3~5滴
面瘫	祛风通络，疏调经筋。取局部穴、手足阳明经穴为主	攒竹阳白四白颧髎颊车地仓合谷鱼腰	①风寒外侵配风池、风府；风热侵袭配外关、关冲；气血不足配足三里、气海 ②眼睑闭合不全配鱼腰、申脉；鼻唇沟变浅配迎香；人中沟歪斜配水沟；颏唇沟歪斜配承浆；乳突部疼痛配翳风；舌麻、味觉减退配廉泉、足三里；听觉过敏配阳陵泉；流泪配太冲	面部腧穴均行平补平泻法，恢复期可加灸法。发病初期面部腧穴手法不宜过重，针刺不宜过深，肢体远端腧穴行泻法且手法宜重；恢复期，足三里行补法，合谷、太冲平补平泻法	①皮肤针法：取阳白、颧髎、地仓、颊车，轻叩，以局部潮红为度，每日或隔日1次，适用于恢复期 ②电针法：取太阳、阳白、地仓、颊车。断续波，刺激10~20分钟，强度以患者面部肌肉微见跳动而能耐受为度，适用于面瘫中后期 ③刺络拔罐法：取阳白、颧髎、地仓、颊车。用皮肤针叩刺或三棱针点刺出血后加拔火罐，适用于恢复期

续表

疾病	治法	主穴	配穴	操作	其他治疗
感冒	祛风解表。取手太阴、手阳明经穴及督脉穴为主	列缺 合谷 风池 大椎 太阳	风寒感冒配风门、肺俞;风热感冒配曲池、尺泽;夹湿配阴陵泉;夹暑配委中;体虚感冒配足三里。鼻塞配迎香;头痛甚配头维;咽喉头痛配少商、商阳点刺出血;头痛配印堂、太阳;全身酸楚配身柱	主穴以毫针泻法。风寒感冒,大椎施以刺络拔罐法	①耳针法:取肺、气管、内鼻、脾、三焦、耳尖。耳尖点刺出血,余穴选2~3穴,采用毫针刺或压丸法 ②刺血疗法:取大椎、尺泽、委中、耳尖、耳垂、少商。在大椎穴挑刺放血,并拔火罐5~10分钟。委中、尺泽局部常规消毒后,用三棱针点刺静脉出血,令其流血自止。少商、耳尖、耳垂点刺出血数滴。适用于风热感冒 ③拔罐法:取大椎、身柱、大杼、肺俞,拔罐后留罐15分钟,或用闪罐法。适用于风寒感冒
外感咳嗽	疏风解表,宣肺止咳。取手太阴、手阳明经穴为主	肺俞 列缺 合谷	风寒袭肺配风门、太渊;风热犯肺配大椎、曲池;咽喉痛配少商放血	毫针泻法,风寒袭肺者宜留针或针后在背部腧穴拔罐;风热犯肺宜疾刺。针刺太渊应注意避开桡动脉;风门、肺俞等背部穴位不可深刺	①穴位贴敷法:选肺俞、定喘、风门、膻中、丰隆。用白附子16%,洋金花48%,川椒33%,樟脑3%制成粉剂。将药粉少许置穴位上,用胶布贴敷。每3~4日更换1次,最好在三伏天应用。亦可用白芥子、甘遂、细辛、丁香、苍术、川芎等量研成细粉,加入基质,调成糊状,制成直径1cm圆饼,贴在穴位上,用胶布固定,每3天更换1次,5次为1疗程 ②拔罐法:取背部第1~12胸椎两侧足太阳膀胱经第一侧线,用留罐法,每侧5~6只罐,至皮肤瘀血为度;或选取大杼至膈俞,用走罐法,至局部皮肤潮红为度
内伤咳嗽	肃肺理气,止咳化痰。取手、足太阴经穴为主	肺俞 太渊 三阴交	痰湿阻肺配阴陵泉、丰隆;肝火灼肺配行间、鱼际;肺阴亏虚配膏肓;咯血配孔最	主穴用毫针平补平泻法,或加用灸法。配穴按虚补实泻法操作	③皮肤针法:选取后颈部5~7颈椎两侧、气管两侧、天突、肘窝及大、小鱼际部进行叩刺,适用于外感咳嗽;选取项后至背部1~7胸椎两侧足太阳膀胱经、颈前气管两侧、膻中、天突叩刺,适用于咳嗽日久,反复发作者 ④耳针法:取肺、肝、脾、气管、神门。每次选用2~3穴,采用毫针刺或压丸法

续表

疾病	治法	主穴	配穴	操作	其他治疗
哮喘实证	祛邪肃肺,化痰平喘。以手太阴经穴及相应背俞穴为主	肺俞定喘膻中尺泽列缺	风寒加风池、风门;风热加大椎、曲池;痰热加曲池、丰隆;喘甚加天突	毫针泻法。风寒者可合用灸法,定喘穴刺络拔罐	①穴位贴敷法:选肺俞、膏肓、膻中、定喘。用白芥子30g,甘遂15g,细辛15g共为细末,用生姜汁调药粉成糊状,制成药饼如蚕豆大,上放少许丁桂散,敷于穴位上,用胶布固定。贴3小时后取掉,局部可有红晕微痛为度。若起泡,消毒后挑破,涂烫伤油等。亦可采用斑蝥膏贴敷发泡 ②穴位埋线法:选膻中、定喘、肺俞。常规消毒后,局部浸润麻醉,用三角缝合针,将"0"号羊肠线埋于穴下肌肉层,每10～15天更换1次
哮喘虚症	补益肺肾,止哮平喘。以相应背俞穴及手太阴、足少阴经穴为主	肺俞定喘膏肓肾俞太渊太溪足三里	肺气虚加气海;肾气虚加阴谷、关元	定喘用刺络拔罐,余穴用毫针补法。可酌用灸法或拔火罐	③皮肤针法:取鱼际至尺泽穴手太阴肺经循行部位,第1胸椎至第2腰椎旁开1.5寸足太阳膀胱经循行部位,循经叩刺,以皮肤红晕微痛为度 ④耳针法:选交感、屏尖、肺、神门、皮质下、肾上腺。每次取3～5穴,每日1～2次,毫针刺,捻转法用中、强刺激,适用于哮喘发作期。缓解期用弱刺激,每周2次
心悸	调理心气,安神定悸。以手厥阴、手少阴经穴为主	厥阴俞内关郄门神门	心胆虚怯加心俞、胆俞;心脾两虚加心俞、脾俞;阴虚火旺加肾俞、太溪;水气凌心加三焦俞、水分;心脉瘀阻加心俞、膈俞;善惊加大陵;多汗加膏肓;烦热加劳宫;耳鸣加中渚、太溪,浮肿加水分、阴陵泉	毫针平补平泻法	①耳针法:选交感、神门、心、皮质下。毫针刺或埋针、压丸法 ②穴位注射法:选穴参照基本治疗,用维生素B₁或维生素B₁₂注射液,每次选取1～2穴,每穴注射0.5mL,隔日1次 ③皮肤针法:取心俞、厥阴俞、巨阙、内关、膻中。叩至局部出现红晕略有出血点为度

续表

疾病	治法	主穴	配穴	操作	其他治疗
不寐	宁心安神,舒脑利眠。以手少阴、足太阴经及督脉穴为主	神门三阴交百会安眠照海申脉印堂四神聪	心肾不交加太溪、肾俞;肝火扰心加行间、侠溪;痰热内扰加丰隆、内庭;心脾两虚加心俞、脾俞;心胆气虚加心俞、胆俞;脾胃不和加公孙、足三里;多梦加大陵;健忘配四神聪	神门、印堂、四神聪,用平补平泻法;对于较重的不寐患者,四神聪可留针过夜;照海用补法,申脉用泻法。配穴按虚补实泻法操作	①耳针法:取皮质下、心、神门。毫针刺或埋针、压丸法。入睡前或醒后不易入睡时可轻轻按压刺激 ②皮肤针法:自项至腰部督脉和足太阳经背部第一侧线,用皮肤针自上而下叩刺,叩至皮肤潮红为度 ③拔罐法:自项至腰部足太阳经背部侧线,用火罐自上而下行走罐,以背部潮红为度
胸痹	宽胸理气,通络止痛。取手少阴、手厥阴经穴及俞募穴为主	内关郄门膻中心俞巨阙	痰浊内蕴配太渊、丰隆;血瘀痹阻加膈俞、太冲;胸阳不振配大椎、气海。纳少倦怠配足三里、脾俞;唇紫配少冲、中冲点刺出血	毫针平补平泻法,胸阳不振患者配合灸法	①耳针法:取胸、心、肺、交感、神门。毫针刺或埋针、压丸法 ②穴位注射法:选内关、心俞。用复方丹参注射液,每穴0.3~0.5mL,每日1次
郁病	调神理气,疏肝解郁。以督脉及手足厥阴、手少阴经穴及督脉穴为主	水沟太冲内关神门	①肝气郁结加膻中、期门;气郁化火加行间、侠溪;痰气郁结加丰隆、廉泉;心神惑乱加通里、心俞;心脾两虚加心俞、脾俞;肝肾亏虚加肝俞、肾俞;咽部异物硬塞感明显者加天突、照海;精神恍惚配中冲,失眠健忘配四神聪,神疲纳差配足三里 ②癔症性失明者加四白、光明;癔症性失听者加听宫、耳门;癔症性失语者加廉泉、通里;癔症性瘫痪者,上肢加曲池、合谷,下肢加阳陵泉、隐白;癔症性意识障碍者加中冲、涌泉	太冲、水沟行泻法,其余主穴行平补平泻法,精神恍惚可中冲点刺放血	①耳针法:取肝、心、神门、交感,毫针刺或埋针、压丸法 ②电针法:取百会、印堂、内关、神门、太冲,采用连续波 ③穴位注射法:取心俞、内关,用丹参注射液每穴0.3~0.5mL,每日1次

续表

疾病	治法	主穴	配穴	操作	其他治疗
癫症	理气化痰,清心安神。以手足厥阴经、督脉穴为主	太冲丰隆内关后溪水沟	肝郁气滞加行间、肝俞;痰气郁结加中脘、阴陵泉;心脾两虚加心俞、脾俞;哭笑无常加间使、百会;纳呆加足三里、三阴交	主穴用毫针泻法。配穴按虚补实泻法操作	①耳针法:选神门、心、皮质下、肝。毫针刺或埋针、压丸法 ②穴位注射法:选心俞、肝俞、间使、足三里、三阴交。用氯丙嗪注射液25~50mL,每日注射1次,每次选1~2穴,各穴交替使用 ③三棱针法:选孙真人十三鬼穴。每次用3~5个穴位,三棱针点刺出血1~3滴,隔日1次
狂症	清心泻火,开窍定志。以手厥阴经、督脉及手少阴经穴为主	水沟内关大陵神门中冲	痰火扰神加内庭、曲池;火盛伤阴加行间、三阴交;气血瘀滞加膈俞、血海 妄想配丝竹空、太溪;幻视配睛明;幻听配听会、听宫、耳门;幻嗅配迎香;痴呆配百会、四神聪、通里	主穴用毫针泻法,水沟强刺激,中冲点刺出血。配穴中太溪、兰阴交用补法,余穴用泻法	
痴呆	醒脑调神,充髓益智。取手足厥阴,足少阴经穴及督脉穴为主	印堂百会四神聪太溪悬钟神庭上星风池太冲	肝肾不足加肝俞、肾俞;痰浊上扰加丰隆、中脘;血瘀阻络加内关、膈俞	太溪、悬钟用补法,余穴用平补平泻法,头部穴位间歇捻转行针,或加用电针。配穴按虚补实泻法操作	①头针法:顶中线、额中线、枕上正中线,毫针行较强捻转刺激,或用电针刺激 ②耳针法:取皮质下、枕、心、神门。毫针刺或埋针、压丸法
痫病发作期	醒脑开窍,熄风豁痰。以督脉及足厥阴、足阳明经穴为主	水沟百会后溪涌泉内关	大发作加十宣,小发作加神门、内庭	毫针泻法。水沟用雀啄手法强刺激,以患者神志复苏或有反应为度。十宣可点刺放血	①耳针法:取心、肝、皮质下、神门,毫针刺,或埋针、压丸法 ②穴位注射法:选足三里、丰隆、太冲、鸠尾、大椎。用维生素B₁和维生素B₁₂注射液,或当归注射液,每穴注射0.5mL,每日1次
痫病间歇期	化痰通络,熄风舒筋。以任脉、督脉、足阳明及足厥阴经穴为主	鸠尾间使丰隆太冲印堂	痰火扰神加行间、神门、内庭;风痰闭阻加风池、合谷;心脾两虚加心俞、脾俞、足三里;肝肾阴虚加肝俞、肾俞、三阴交;瘀阻脑络加膈俞、内关;夜发者加照海;昼发者加申脉	主穴用毫针泻法,鸠尾向巨阙斜刺1寸。配穴按虚补实泻法操作	

续表

疾病	治法	主穴	配穴	操作	其他治疗
消渴	清热润燥,养阴生津。以相应背俞穴及足少阴、足太阴经穴为主	肺俞 肾俞 三阴交 太溪 胰俞 脾俞	①上消配太渊、少府;中消配内庭、地机;下消配复溜、太冲。阴阳两虚配关元、命门。②上肢疼痛或麻木配肩髃、曲池、合谷;下肢疼痛或麻木配风市、阳陵泉、解溪;皮肤瘙痒配风池、曲池、血海	毫针刺,用补法或平补平泻法。配穴按虚补实泻法操作。阴阳两虚者,可配合灸法	①耳针法:选胰、胆、胃、肺、内分泌等穴,用毫针刺,或埋针、压丸法 ②穴位注射法:选心俞、肺俞、脾俞、胃俞、肾俞、三焦俞或相应夹脊穴、曲池、足三里、三阴交、关元、太溪。每次选取2穴,以当归或黄芪注射液,或用小剂量的胰岛素进行穴位注射,每穴注射液为0.5~1.0mL,隔日1次
胁痛	疏肝理气,通络止痛。以足厥阴、手足少阳经穴为主	期门 太冲 支沟 阳陵泉	肝气郁结配内关、行间;肝胆湿热配阴陵泉、行间;气滞血瘀配膈俞、阳辅、阿是穴;肝阴不足配肝俞、肾俞。脘闷纳呆配足三里;头晕目眩配风池;肋间神经痛配相应夹脊穴、阿是穴	阳陵泉、支沟毫针泻法,期门、日月平补平泻法。血瘀阻络者可阿是穴刺络拔罐	①耳针法:选肝、胆、脾、胃、肾、神门,取患侧为主,毫针刺,实证用强刺激,虚证用轻刺激,或埋针、压丸法 ②皮肤针:选局部阿是穴2~3个。用皮肤针轻轻叩刺,可加拔火罐,适用于气滞血瘀胁痛 ③穴位注射:选肝俞、肾俞、三阴交、足三里。每次选1~2穴,用10%葡萄糖注射液10mL,或加维生素B_{12}注射液1mL,每穴注射0.5~1mL,适用于肋间神经痛;或注射于相应节段的夹脊穴,待有明显针感将针向上提再注入药液 ④电针法:取疼痛部位相应节段夹脊穴、支沟,采用疏密波,通电20分钟,隔日1次,适用于肋间神经痛
胃痛	和胃止痛。以胃之下合穴、募穴为主	足三里 中脘 内关	寒邪犯胃配胃俞;饮食伤胃配梁门、下脘;肝气犯胃配太冲;气滞血瘀配膈俞;脾胃虚寒配神阙、胃俞、脾俞;胃阴不足配胃俞、三阴交	痛发作时,远端穴持续行针1~3分钟,直到痛止或缓解。寒邪犯胃、脾胃虚寒者,中脘可用隔盐灸	①穴位注射法:选中脘、足三里、肝俞、胃俞、脾俞。每次选2穴,诸穴可交替使用。以黄芪,丹参或当归注射液,每穴注入药液1~2mL,隔日1次 ②耳针法:选胃、肝、脾、神门、交感,毫针刺,用中等强度,或用揿针埋藏或用压丸法

续表

疾病	治法	主穴	配穴	操作	其他治疗
腹痛	通调腑气，缓急止痛。以胃之下合穴及大肠、小肠募穴为主	足三里天枢中脘三阴交太冲	寒邪内积配神阙、公孙；湿热壅滞配阴陵泉、内庭；气滞血瘀配曲泉、血海；脾阳不振配脾俞、章门	毫针刺，虚补实泻；寒证可用艾灸。腹痛发作时，足三里持续强刺激1~3分钟，直到痛止或缓解	①耳针法：选胃、小肠、大肠、肝、脾、交感、神门、皮质下。毫针刺，每次选2~4穴，疼痛时用中强刺激捻转，亦可用撤针埋藏或用压丸法。本法适用于急慢性肠炎引起的腹痛②穴位注射法选天枢、足三里。用维生素B$_1$注射液，每穴注入0.5~1.0mL，每日1次
呕吐	和胃降逆，理气止呕。以胃的俞募穴、下合穴为主	中脘内关足三里	寒邪客胃配上脘、公孙；热邪内蕴配商阳、内庭，并可用金津、玉液点刺出血；痰饮内阻配膻中、丰隆；肝气犯胃配肝俞、太冲；饮食停滞配梁门、天枢；脾胃虚寒配脾俞、神阙	毫针刺，内关、中脘用泻法，胃俞、足三里用平补平泻法。虚寒者，可加用艾灸。呕吐发作时，可在内关行强刺激并持续运针1~3分钟	①耳针法：选胃、贲门、交感。毫针刺，中等刺激，亦可用埋针法或王不留行籽贴压②穴位注射法：选中脘、足三里，用维生素B$_1$或维生素B$_{12}$注射液每穴注射0.5~1mL，每日或隔日1次
急性泄泻	除湿导滞，通调腑气。取足阳明、足太阴经穴为主	天枢上巨虚阴陵泉水分	寒湿内盛配神阙；肠腑湿热配内庭；饮食停滞配中脘	毫针泻法。神阙用隔姜灸	①耳针法：选胃、大肠、交感、脾。毫针刺，亦可用埋针法或王不留行籽贴压②穴位注射法：选天枢、上巨虚，用黄连素注射液或维生素B$_{12}$注射液每穴注射0.5~1mL，每日或隔日1次
慢性泄泻	健脾温肾，固本止泻。取任脉、足阳明、足太阴经穴为主	神阙天枢足三里公孙	肝气乘脾配太冲；脾气虚弱配脾俞、太白；肾阳虚衰配肾俞、命门	神阙用隔附子饼灸；天枢用平补平泻法；足三里、公孙用补法	
便秘	调理肠胃，行滞通便。以大肠的背俞穴、募穴及下合穴为主	天枢支沟水道归来丰隆	热秘配合谷、内庭；气秘配中脘、太冲；气虚配脾俞、气海；血虚配足三里、三阴交；冷秘配神阙、关元	毫针刺，按虚补实泻法操作；冷秘、虚秘神阙、关元用灸法	①耳针法：选大肠、直肠、交感、皮质下。毫针刺，亦可用埋针法或王不留行籽贴压②穴位注射法：选天枢、大肠俞，用维生素B$_1$或维生素B$_{12}$注射液每穴注射0.5~1mL，每日或隔日1次

续表

疾病	治法	主穴	配穴	操作	其他治疗
癃闭实证	清热利湿，行气活血。以足太阳、足太阴经穴及相应募穴为主	中级膀胱俞秩边阴陵泉三阴交	膀胱湿热配委阳；肺热壅盛配尺泽；肝气郁滞配太冲、大敦；浊瘀阻塞配次髎、血海	毫针泻法，秩边用芒针探刺2.5~3寸，以针感向会阴部放射为度。针刺中级前，应首先检查膀胱的充盈程度，以决定进针的方向、角度和深度，膀胱充盈者不可直刺，应向下斜刺或浅刺，使针感达到会阴并引起小腹收缩、抽动为佳	①耳针法选肾、膀胱、肺、肝、脾、三焦、交感、神门、皮质下、腰骶椎。每次选3~5穴，毫针用中强刺激，亦可用埋针法或王不留行籽贴压 ②穴位敷贴法：选神阙穴。用葱白、冰片、田螺或鲜青蒿、甘草、甘遂各适量，混合捣烂后敷于脐部，外用纱布固定，加热敷
癃闭虚症	温补脾肾，益气启闭。以足太阳经、任脉穴及相应背俞穴为主	秩边关元脾俞三焦俞肾俞	脾虚气弱配气海、足三里；肾气亏虚配复溜、太溪。无尿意或无力排尿者配气海、曲骨	秩边用泻法，操作同上；其余主穴及配穴均用毫针补法，亦可用温针灸	
月经先期	调理冲任，清热调经。取任脉、足太阴经穴为主	关元三阴交血海	实热配行间；虚热配太溪；气虚配足三里、脾俞；月经过多配隐白	毫针刺，实证用泻法，虚证可加灸	①耳针法：选皮质下、内生殖器、内分泌、肝、肾、脾。每次选2~4穴，毫针刺用中等刺激，或用埋针、压丸法 ②皮肤针：选背腰骶部夹脊穴或背俞穴，下腹部任脉、肾经、脾胃经，下肢足三阴经用梅花针叩刺，至局部皮肤潮红，隔日1次 ③穴位注射法：选关元、三阴交、气海、血海、肝俞、脾俞、肾俞。每次选2~3穴，用5%当归注射液或10%丹参注射液，每穴注入药液0.5mL，隔日1次
月经后期	温经散寒，行血调经。以任脉、足太阴经穴为主	气海三阴交归来	寒凝配关元、命门；血虚配足三里、血海	毫针补法，寒证用灸	
月经先后不定期	调补肝肾，理血调经。以任脉、足太阴经穴为主	关元三阴交肝俞	肝郁配期门、太冲；肾虚配肾俞、太溪	毫针虚补实泻法	

续表

疾病	治法	主穴	配穴	操作	其他治疗
痛经实证	行气活血,调经止痛。以任脉、足太阴经穴为主	中极三阴交次髎	寒凝血瘀配地机、归来;气滞血瘀配太冲	毫针泻法,寒凝者加艾灸	①耳针法:选内生殖器、交感、皮质下、内分泌、神门、卵巢、子宫、肾。每次选2~4穴,在所选的穴位处寻找敏感点,快速捻转数分钟,每日或隔日1次,每次留针20~30分钟。也可用埋针或压丸法
痛经虚证	调补气血,温养冲任。以任脉、足阳明、足太阴经穴为主	足三里三阴交气海	肾气亏损配太溪、肾俞;气血不足配气海、脾俞	毫针补法,可加灸	②艾灸法:取关元、气海,隔附子饼灸3~5壮,隔日1次,适用于子宫内膜异位症引起的痛经③穴位注射法:选中极、关元、次髎、关元俞。用2%普鲁卡因或5%当归注射液,每次取2穴,每穴注入药液1~2mL,隔日1次
血枯经闭	调补冲任,养血通经。以任脉及足阳明经穴为主	关元足三里归来	肝肾不足配肾俞、肝俞;气血亏虚配气海、脾俞	毫针补法,可灸	①耳针法:选内生殖器、内分泌、卵巢、子宫、肾。每次选2~4穴,毫针刺,也可用埋针或压丸法②皮肤针法:选腰骶部相应背俞穴及夹脊穴,下腹部任脉、肾经、胃经、脾经、带脉等。用皮肤针从上而下,用轻刺激或中等刺激,循经每隔1cm打一处。反复叩刺3遍,隔日1次
血滞经闭	通调冲任,活血调经。以任脉及足太阴、手阳明经穴为主	中极三阴交归来	气滞血瘀配合谷、太冲;寒凝胞宫配神门、神阙;痰湿阻滞配阴陵泉、丰隆	毫针泻法	③穴位注射法:选肝俞、脾俞、肾俞、气海、石门、关元、归来、足三里、三阴交。每次选2~3穴,用黄芪、当归、红花等注射液,或用维生素B₁₂注射液等,每穴每次注入药液1~2mL,隔日1次

续表

疾病	治法	主穴	配穴	操作	其他治疗
崩漏实证	清热利湿,固经止血。取任脉、足太阴经穴为主	关元 三阴交 隐白 公孙	血热配中极、血海;血瘀配血海、膈俞;实热配中极、阴陵泉;气郁配膻中、太冲	毫针刺,关元用平补平泻法,其余用泻法,隐白艾柱灸	①耳针法:选内生殖器、内分泌、卵巢、子宫、肾。每次选2～4穴,毫针刺,也可用埋针或压丸法 ②皮肤针法:选腰骶部相应背俞穴及夹脊穴,下腹部任脉、肾经、胃经、脾经、带脉等。用皮肤针从上而下,用轻刺激或中等刺激,循经每隔1cm打一处。反复叩刺3遍,隔日1次
崩漏虚症	健脾补肾,固冲止血。取任脉及足太阴、足阳明经穴为主	气海 三阴交 足三里	脾虚配百会、脾俞;肾虚配肾俞、太溪	毫针补法,可灸	
带下病	健脾利湿,固摄带脉。以足少阳经、任脉及足太阴经穴为主	带脉 中极 白环俞 阴陵泉	肾虚配关元、肾俞;脾虚湿盛配气海、足三里、脾俞;湿热下注配水道、次髎	毫针刺,带脉用平补平泻法,其余主穴用泻法	①耳针法:选内生殖器、内分泌、三焦、膀胱、肾。每次选2～4穴,毫针刺,也可用埋针或压丸法 ②艾灸法:取三阴交、中极、命门、神阙,温和灸,每穴5～10分钟,隔日1次。适用于脾虚、肾虚所致的带下
绝经前后诸证	滋肾固本,调理冲任。以任脉、足太阴经穴及相应背俞穴为主	三阴交 肝俞 肾俞 气海	肾阴虚配阴谷、照海;肾阳虚配命门、腰阳关;阴阳俱虚配命门、照海;心肾不交配心俞、神门;脾虚痰凝配丰隆、脾俞;肝郁气滞配合谷、太冲	主穴用补法或平补平泻法。肾阳不足可用灸法	①耳针法:选内分泌、皮质下、肝、肾、心、交感、神门。每次选2～4穴,毫针刺,也可用埋针或压丸法 ②电针法:取三阴交、太溪。针刺得气后,接电针仪,疏密波弱刺激,每日或隔日1次
缺乳	调理气血,疏通乳络。以任脉及足阳明经穴为主	膻中 乳根 少泽	气血不足配气海、足三里;肝气郁结配太冲;痰浊阻络配丰隆、中脘	常规针刺	①耳针法:选内分泌、肝、脾、交感。每次选2～4穴,毫针刺,也可用埋针或压丸法 ②艾灸法:取膻中、乳根,温和灸每穴10～20分钟,每日1～2次

续表

疾病	治法	主穴	配穴	操作	其他治疗
遗尿	调理膀胱,温肾健脾。以任脉穴及膀胱的背俞穴、募穴为主	关元中极膀胱俞三阴交	肾气不足配肾俞、命门、太溪;脾肺气虚配肺俞、气海、足三里;肝经郁热配蠡沟、太冲;夜梦多配百会、神门	毫针补法,可灸。下腹部穴位针尖向下斜刺,以针感达到前阴部为佳	①耳针法:选肾、膀胱、皮质下、尿道。每次选2~4个穴位,毫针刺,用轻刺激。或用埋针或用王不留行籽贴压,于睡前按压以加强刺激 ②穴位激光照射法:选中极、膀胱俞、三阴交。用低功率氦-氖激光仪照射相应穴位,每穴照射5分钟,每日1次。对于畏针患儿尤为适宜 ③皮肤针法:选夹脊穴、气海、关元、中极、膀胱俞、八髎、肾俞、脾俞。用皮肤针轻叩,使皮肤微微潮红,也可叩刺后加拔火罐,隔日1次
痹症	通经活络,行气止痛。以病痛局部穴为主,结合循经选穴及辨证选穴	阿是穴局部经穴	行痹配膈俞、血海;痛痹配肾俞、腰阳关;着痹配阴陵泉、足三里;热痹配大椎、曲池	寒痹、湿痹可加灸法。大椎、曲池可点刺出血。局部穴可加拔罐,亦可用电针	①刺络拔罐法:用皮肤针重叩背脊两侧和关节病痛部位,使出血少许,加拔火罐 ②穴位注射法:采用1%利多卡因、维生素 B_{12} 注射液或当归注射液等,在病痛部位选穴。每穴注入0.5~1.0mL,注意勿注入关节腔内。每日或隔日注射1次。适用于顽固性疼痛 ③电针法:选择上述处方穴位,针刺得气后,通电针仪,先用连续波5分钟,后改疏密波,通电10~20分钟
膝关节骨性关节炎	柔筋壮骨,通络止痛。取局部经穴和阿是穴为主	膝眼阳陵泉梁丘血海阿是穴	/	毫针虚补实泻法,可加电针,或加灸。局部腧穴也可以采用透刺法,如外膝眼透内膝眼、阳陵泉透阴陵泉、梁丘透穴海等	/

续表

疾病	治法	主穴	配穴	操作	其他治疗
颈痹	通经止痛。取局部腧穴和手足三阳经穴、督脉穴为主	颈夹脊 天柱 风池 曲池 悬钟 阿是穴	病在太阳经配申脉;病在少阳经配外关;病在阳明经配合谷;病在督脉配后溪。外邪内侵配合谷、列缺;气滞血瘀配膈俞、血海;肝肾不足配肝俞、肾俞。上肢麻、痛配合谷、手三里;头晕头痛配百会或四神聪;恶心、呕吐配中脘、内关	夹脊穴宜直刺或向颈椎斜刺,得气后行平补平泻手法,余穴用泻法	①刺络拔罐法:用皮肤针重叩局部压痛点,使出血少许,加拔火罐。适用于外邪内侵和气滞血瘀型患者 ②穴位注射法:采用1%利多卡因、维生素 B_{12} 注射液或当归注射液等,在病痛部位选穴。每穴注入1.0mL,隔日注射1次 ③电针法:参考基本治疗取穴,每次取2~3对穴位,针刺得气后,通电针仪,用或疏密波,每日1次
扭伤	祛瘀消肿,舒筋通络。以受伤局部腧穴为主	腰部: 阿是穴 肾俞 腰痛穴 委中 踝部: 阿是穴 申脉 丘墟 解溪 膝部: 阿是穴 膝眼 膝阳关 梁丘 肩部: 阿是穴 肩髃 肩髎 肩贞 肘部: 阿是穴 曲池 小海 天井 腕部: 阿是穴 阳溪 阳池 阳谷 髋部: 阿是穴 环跳 秩边 承扶	腰部正中扭伤病在督脉,可远取人中、后溪;腰椎一侧或两侧(紧靠腰椎处)疼痛明显,可取手三里或三间;膝内侧扭伤病在足太阴,可取血海、阴陵泉;还可应用手足同名经取穴法,踝关节与腕关节对应,膝关节与肘关节对应,髋关节与肩关节对应	诸穴均针,用泻法;陈旧性损伤可用灸法	①刺络拔罐法:取阿是穴,用皮肤针叩疼痛肿胀局部,使出血少许,加拔火罐 ②耳针法:选对应扭伤部位的敏感点、神门。毫针刺,中强度刺激,或用埋针法、压丸法

续表

疾病	治法	主穴	配穴	操作	其他治疗
瘾疹	祛风止痒养血和营。以手阳明、足太阴、足太阳经穴为主	曲池合谷血海委中膈俞	风热袭表配外关、风池;风寒袭表配风门、肺俞;胃肠积热配足三里、天枢;血虚风燥配足三里、三阴交。呼吸困难配天突;恶心呕吐配内关	毫针浅刺。委中、膈俞可点刺出血。急性者每日 1~2 次,慢性者隔日 1 次	①耳针法:选肺、胃、肠、肝、肾、肾上腺、神门、风溪。毫针刺,中等强度刺激,也可在耳背静脉放血数滴,或用埋针或压丸法②皮肤针法:选曲泽、曲池、大椎、风门、血海、夹脊等穴,中等刺激,使皮肤充血或隐隐出血为度③拔罐法:取神阙穴,选用大号玻璃罐,先留罐 5 分钟,起罐后再拔 5 分钟,如此反复 3 次。也可用闪罐法拔至穴位局部充血
蛇串疮	泻火解毒,通络止痛。以局部阿是穴、相应夹脊穴及手足少阳经穴为主	阿是穴夹脊穴	肝经火毒配侠溪、太冲;脾经湿热配阴陵泉、血海;血瘀阻络配合谷、血海。便秘配天枢;心烦配神门	皮损局部围针、浅刺,在疱疹带的头、尾各刺一针,两旁则根据疱疹带的大小选取数点,向疱疹带中央沿皮平刺。或用三棱针点刺疱疹及周围,拔火罐,令每罐出血3~5mL。夹脊穴向脊柱方向斜刺 1.5 寸,行捻转泻法,可用电针	①耳针法:选胰、胆、肝、肾上腺、神门。毫针刺,或用埋针或压丸法②刺络拔罐法:取疱疹处及周围皮肤,用三棱针刺破疱疹,使疱内液体流出,并拔火罐,令出血③皮肤针法:选局部阿是穴,中、重叩刺,使皮肤出血。并可加用艾条熏灸或加拔罐治疗。适用于疱疹后期遗留疼痛者④激光照射法:用氦—氖激光仪分区散焦照射皮损局部,距离40~60cm,每分区照射 10 分钟
神经性皮炎	疏风止痒,清热润燥。以病变局部阿是穴及手阳明、足太阴经穴为主	阿是穴曲池血海膈俞合谷	风热侵袭配外关、风池;肝郁化火配肝俞、太冲;血虚风燥配肝俞、足三里、三阴交	患部阿是穴围刺,并可艾灸	①皮肤针法:选阿是穴,轻者中等刺激,使皮肤充血或隐隐出血为度。角化严重者重度叩刺,渗血较多为宜②耳针法:选肺、肾上腺、神门、皮质下、内分泌、肝。毫针刺,中等强度刺激,或用埋针或压丸法③穴位注射法:选曲池、足三里、大椎、肺俞、百会。每次2~3 穴,用维生素 B_{12} 500μg 与盐酸异丙嗪 25mg 注射液混合,每穴注入 0.5mL④灸法:取阿是穴,先涂以大蒜汁,将小艾柱置于其上,若皮损范围较大,可置多个艾柱,间距 1.5cm 左右,点燃烧净,覆盖消毒敷料即可

续表

疾病	治法	主穴	配穴	操作	其他治疗
痄腮	泻火解毒，消肿散结。以手少阳、手足阳明经穴为主	翳风 颊车 外关 合谷 关冲	温毒在表配风池、少商；温度蕴结配商阳、曲池、大椎；温毒内陷配劳宫、曲泉、大敦。高热配大椎、商阳；睾丸肿痛配曲泉、太冲；神昏抽搐配人中、十宣或十二井	毫针刺，用泻法。关冲、商阳、十宣、十二井穴点刺出血	①灯心草灸：取患侧角孙穴，以灯心草灸，一般病情较轻者治疗1次即可，若肿势不退，次日再灸1次 ②耳针法：选耳尖、面颊、肾上腺、对屏尖、内分泌。每次选2~3穴毫针刺，强刺激，或用埋针或压丸法，也可放血
乳痈	清热解毒，散结消痈。以足阳明、足厥阴经穴为主	足三里 期门 内关 肩井 梁丘	肝气郁结配太冲；胃热蕴滞配内庭；火毒凝结配厉兑、大敦点刺放血。乳房痛甚配少泽、梁丘；恶寒发热配合谷、曲池；烦躁口苦配行间	毫针刺，用泻法。膻中可向乳房中心方向平刺	①三棱针法：取背部肩胛区阳性反应点（反应点为红色斑点，颜色鲜红，指压不褪色，稀疏散在，数量不等），用三棱针挑破并挤压出血，出血量以血色变为正常为度 ②隔物灸法：取阿是穴，用葱白或大蒜捣烂，敷局部患处，用艾条熏灸10~20分钟，本法用于尚未成脓时 ③拔罐法：乳痈溃脓期，在局部取穴，用三棱针点刺出血后拔罐排脓
目赤肿痛	疏风清热，消肿止痛。以近部取穴及手阳明、足厥阴经穴为主	睛明 太阳 风池 合谷 太冲	外感风热配少商、上星；肝胆火盛配侠溪、行间	毫针泻法，太阳点刺放血	①挑刺法：在两肩胛之间寻找过敏点，或在大椎两旁0.5寸处选点挑刺，此法用于急性结膜炎 ②耳针法：选眼、神门、肝。毫针刺或用压丸法，也可在耳尖或耳后静脉点刺放血 ③刺络拔罐法：取太阳穴，点刺出血后拔罐，每次留罐5分钟
近视	通络活血，养肝明目。以近部选穴为主，配合远部选穴	风池 承泣 睛明 光明 翳明	肝肾不足配肝俞、肾俞；心脾两虚配心俞、脾俞、足三里	毫针平补平泻法。肝俞、肾俞毫针补法，可加灸。睛明注意操作方法	①皮肤针法：取眼周穴、风池，轻度或中度叩刺，至皮肤潮红 ②耳针法：选眼、神门、肝、肾、心、脾。每次2~3穴，毫针刺或用压丸法

续表

疾病	治法	主穴	配穴	操作	其他治疗
耳鸣耳聋实证	疏风泻火，通络开窍。以局部穴位及手足少阳经穴为主	听会翳风中渚侠溪	外感风邪配合谷、外关；肝胆火旺配太冲、丘墟	听会、翳风的针感宜向耳内或耳周传导为佳，余穴常规针刺，泻法	①头针法：取颞后线，毫针刺，间歇运针，留针20分钟②耳针法：选肝、肾、心、内耳、皮质下、神门。每次3~5穴，毫针刺或用压丸法
耳鸣耳聋虚证	补肾养窍。以局部穴位及足少阴经穴为主	听宫太溪照海	肾精亏虚配肾俞、太溪；脾胃虚弱配气海、足三里	听会、翳风的针感宜向耳内或耳周传导为佳，余穴常规针刺，补法，可加温灸或温针灸	③穴位注射法：选翳风、完骨、肾俞、阳陵泉等，选用丹参注射液或维生素B_{12}注射液，每穴注入0.5~1.0mL，每日或隔日1次
牙痛	祛风泻火，通络止痛。以手足阳明经穴为主	颊车下关合谷	胃火牙痛配内庭、二间；风火牙痛配外关、风池；肾虚牙痛配太溪、行间	主穴为泻法，合谷可左右交叉刺，持续行针1~3分钟。配穴太溪用补法，余穴均用泻法。痛甚时可延长留针时间至1小时	①耳针法：取口、上颌或下颌、牙、神门、胃、肾，每次3~5穴，毫针刺，中等强度刺激或用压丸法②穴位注射法：选合谷、颊车、翳风、下关等，选用阿尼利定或柴胡注射液，每次2穴，每穴注入0.5~1.0mL，交替使用③穴位敷贴法：将大蒜捣烂，于睡前贴敷双侧阳溪，待发疱后取下，用于龋齿疼痛
咽喉肿痛实证	清热利咽，消肿止痛。取手太阴、手足阳明经穴为主	少商合谷尺泽关冲内庭	外关风热配风池、外关；肺胃热盛配厉兑、鱼际	毫针泻法，少商、商阳、关冲、厉兑可点刺出血	①三棱针法：取少商、商阳、耳背静脉，点刺出血，用于实证②皮肤针法：取合谷、大椎、后颈部、颌下、耳垂下方，中度或重度叩刺③耳针法：选咽喉、心、扁桃体、耳尖等。毫针刺或用压丸法
咽喉肿痛虚证	滋阴降火，利咽止痛。取少阴经穴为主	太溪照海鱼际	入夜发热者，加三阴交、复溜	毫针补法或平补平泻法，列缺、照海行针时可配合做吞咽动作	

续表

疾病	治法	主穴	配穴	操作	其他治疗
鼻渊	清热泻火，宣肺通窍。取手阳明经穴为主	迎香 合谷 印堂 列缺 风池	肺经风热配少商、尺泽；肝胆郁热配行间、侠溪；脾经湿热配阴陵泉、内庭	毫针泻法	①耳针法：取内鼻、额、肺、肾上腺，毫针刺或用埋针、压丸法 ②穴位注射法：选合谷、迎香，选用维生素 B 注射液或鱼腥草注射液，每穴注入 0.2～0.5mL，交替使用 ③穴位敷贴法：取大椎、肺俞、脾俞、胃俞、胆俞，用白芥子 30g，延胡索、细辛、甘遂、丁香、白芷、苍耳子、辛夷、薄荷各 10g，研成细末，用生姜汁或辣椒水调糊，涂纱布上，撒上适量肉桂粉，贴敷上穴，保留 4 小时以上，每周 1 次，连续 3 周
晕厥	苏厥醒神。以督脉及手厥阴经穴为主	水沟 涌泉 中冲 足三里	虚证配气海、关元；实证配合谷、太冲	水沟、内关用泻法，涌泉用平补平泻法	①三棱针法：取太阳、十二井穴、十宣，用三棱针点刺出血数滴。适用于实证 ②指针法：取水沟、内关、太冲，拇指重力掐按，以患者出现疼痛反应并苏醒为度 ③耳针法：选心、脑、神门、皮质下、肾上腺。选 2～4 穴，毫针强刺激，间歇行针，虚证弱刺激
虚脱	回阳固脱，苏厥救逆。以督脉、任脉及手厥阴经穴为主	素髎 水沟 内关	亡阳配气海、关元、足三里；亡阴配太溪、涌泉。神志昏迷者，配中冲、涌泉	素髎毫针强刺激；百会、神阙、关元用灸法	①艾灸法：取百会、膻中、神阙、关元、气海，用艾炷直接灸，每次 2～3 穴，中等艾炷灸至收汗为止 ②耳针法：选心、皮质下、肾上腺，毫针刺
抽搐	息风止痉，清热开窍。取督脉、手足厥阴经穴为主	水沟 内关 合谷 太冲	热极生风配曲池、大椎；痰热化风配风池、丰隆；血虚生风配血海、足三里。神昏配十宣、涌泉	水沟向上斜刺 0.5 寸，用雀啄法捣刺；大椎刺络拔罐，十宣可点刺出血	耳针法：取皮质下、神门、肝、脾、缘中、心，毫针刺，中等度刺激

续表

疾病	治法	主穴	配穴	操作	其他治疗
心绞痛	通阳行气,活血止痛。以手厥阴、手少阴经穴为主	内关 膻中 阴郄	气滞血瘀配太冲、血海;寒邪凝滞配神阙、至阳;痰浊阻络配丰隆、中脘;阳气虚衰配心俞、至阳	膻中向下平刺,以有麻胀感为度。寒邪凝滞、阳气虚衰宜灸法	心绞痛:耳针法,取心、小肠、交感、神门、内分泌,每次3~5穴,毫针刺,中等刺激 胆绞痛:耳针法,取肝、胰、胆、交感、神门、耳迷根,急性发作时采用毫针刺,强刺激,持续捻针。剧痛缓解后行压丸法,两耳交替进行 肾绞痛:耳针法,取肾、输尿管、交感、三焦、皮质下,毫针刺
胆绞痛	疏肝利胆,行气止痛。以胆的俞募穴、下合穴为主	胆囊穴 阳陵泉 胆俞 日月 肝俞 期门	肝胆湿热配行间、阴陵泉;肝胆气滞配太冲、丘墟;蛔虫妄动香透四白 发热寒战配大椎、曲池;恶心呕吐配内关、足三里;黄疸配至阳	常规针刺,久留针,间歇行针以保持较强的针感,或用电针	
胆道蛔虫	解痉利胆,驱蛔止痛	胆囊穴 阳陵泉 迎香 四白 鸠尾 日月	呕吐配内关、足三里	毫针泻法	
肾绞痛	清热利湿,通淋止痛。以相应俞募穴及足太阴经穴为主	肾俞 三阴交 三焦俞 关元 阴陵泉	下焦湿热配阴陵泉、委阳;肾气虚弱配水分、关元。恶心呕吐配内关、足三里;尿中砂石配次髎、水道;尿血配地机、血海	毫针泻法	
慢性疲劳综合征	疏肝理脾,补肾益心,调理气机。取相应背俞穴为主	百会 脾俞 肝俞 肾俞 关元 膻中 足三里	肝气郁结配太冲、膻中;脾气虚弱加中脘、章门;心肾不交配神门、太溪。失眠加安眠;健忘配印堂、水沟;心悸、焦虑加内关;头晕、注意力不集中加四神聪、悬钟	毫针平补平泻法,背俞穴用补法	①耳针法:取心、肾、肝、脾、脑、神门、皮脂下、交感,每次选3~5穴,用压丸法 ②拔罐法:取足太阳经脉背部第一、二侧线,行走罐法或闪罐法,以背部潮红为度

续表

疾病	治法	主穴	配穴	操作	其他治疗
戒烟综合征	安神除烦,调和阴阳。以督脉及手少阴经穴为主	百会 神门 戒烟穴(位于列缺与阳溪之间)	咽部不适加颊车、三阴交;烦躁加通里、内关;肺气损伤加肺俞	主穴用毫针泻法或平补平泻法。配穴按虚补实泻法操作	①耳针法:选肺、神门、皮质下、内分泌;配心、肾、肝、交感。以低频脉冲电流刺激。每次30分钟,每日1次。刺激结束后在上述耳穴贴压王不留行籽 ②电针法:选内关、外关、劳宫、合谷。接通电针仪,用1~2Hz的低频电脉冲刺激,每次30分钟
戒毒综合征	调神定志,疏调气血。以督脉及手厥阴、手少阴经穴为主	水沟 合谷 神门 大陵	腹泻加足三里;失眠加照海、神门;恶心、呕吐加足三里	毫针泻法或平补平泻法	
肥胖症	祛湿化痰,通经活络。以手足阳明经、足太阴经穴为主	天枢 曲池 阴陵泉 丰隆 太冲	腹部肥胖加归来、下脘;中极便秘加支沟、天枢	毫针泻法。嘱患者适当控制饮食,加强锻炼	耳针法:选胃、内分泌、三焦、脾。毫针刺,或用王不留行籽贴压,每次餐前30分钟压耳穴3~5分钟。有灼热感为宜
术后胃肠功能紊乱	理气醒脾,调理气机。取手足阳明经穴为主	曲池 天枢 支沟 内关 足三里 三阴交	/	毫针平补平泻,也可在术后12小时开始进行预防性治疗	①耳针法:取胃、大肠、交感、肝、脾,毫针刺或用压丸法 ②电针法:取中脘、足三里,疏密波,留针30分钟,每日1次
放化疗反应	健脾和胃,益气养血。取足阳明、足太阴经穴为主	足三里 内关 膈俞 三阴交	骨髓抑制配肾俞、命门、悬钟,消化系统功能异常配中脘、脾俞、肾俞;膈俞为血会,用以生血;三阴交补肝脾肾,生精养血	毫针补法,可用温和灸、隔姜灸	耳针法:取胃、脾、食管、肝、肾,毫针刺或用埋针法、压丸法

附　　录

附录一　常用中药药性歌

一、解表药

1. 麻黄辛温,发汗解表,宣肺定喘,利水消肿。

2. 桂枝性温,发汗解表,温经止痛,通阳有效。

3. 荆芥与紫苏,羌(活)、防(风)、(细)辛、(白)芷俱,(生)姜、(香)薷皆温散,风寒表证除。同中还有异,行气重紫苏,荆芥炭止血,羌、防风湿祛,白芷医头面,细辛寒饮需,生姜善止呕,香薷暑湿祛。

4. 薄荷、牛蒡、蝉蜕凉,宣散风热透疹良,牛蒡尤可疗咳嗽,蝉蜕抽风、声哑尝。桑叶、枝、皮、果,皆为有用资。叶将风热散,目赤眩晕医。血虚桑葚好,风湿用桑枝。桑皮清肺热,水肿亦相宜。

5. 菊花甘苦微寒,疏散风热、清肝,目赤眩晕须用,痈肿疔毒宜餐。

6. 葛根甘辛平,退热又生津,透疹、舒项背,热泻配(黄)连(黄)芩。

7. 柴胡退热效能良,往来寒热更需尝,疏肝解郁尤常用,升举清阳不可忘。升麻亦可升清气,解毒、透疹是其长。

二、清热药

1. 石膏大寒清肺胃,烦渴能除壮热退,生用清热宜内服,煅过收敛外用配。知母泻火亦滋阴,实热虚热皆能清,阳明经热石膏配,知、柏并用肾火平。

2. 黄芩、连、柏苦寒强,泻火解毒湿热攘,三焦热胜常同用,并治湿热与疮疡。心烦呕痞黄连好,黄芩清肺兼少阳,黄柏善清下焦火,三药异同仔细详。

3. 栀子苦寒,降火除烦,清热利湿,医淋治疸,凉血止血,吐衄能安。

4. 龙胆性寒大苦,善清肝胆实火,高热惊搐可用,下焦湿热能除。

5. 夏枯草,清肝好,眩晕治,目疾疗,能散结,瘰疬消。

6. 决明子清肝,头痛眩晕餐,目赤肿痛用,润肠便不难。

7. 苦参性苦寒,下焦湿热清,黄疸并痢疾,用之可以平。

8. 金银花、连翘、二地丁,善治疮疡热毒清。温病、毒痢银花效,热陷心包选翘心,黄疸、乳痈公英用,疗毒常施紫地丁。

9. 大青、板蓝根,清热解毒胜,温病诸般证,用之有效能,痄腮及丹毒,疸、痢皆宁。青黛功相似,凉血亦定惊。

10. 蚤休、拳参、半边莲,疮疡蛇毒均可歼。肝热惊搐蚤休用,水肿尤宜用半莲。

11. 金荞麦和鱼腥草,射干也把肺热扫。肺痈当以荞、腥主,咽痛、痰鸣射干好。

12. 白头翁与马齿苋,秦皮、地锦性皆寒,大肠湿热能清解,热泻、热痢用之餐。鸦胆子把原虫杀,阿米巴痢、疟疾安。

13. 红藤、败酱草,解毒治肠痈,红藤又活血,败酱更排脓。

14. 犀角清热定惊良,凉血解毒此为上,热入血分用为主,吐、衄、斑疹必须尝。

15. 生地甘寒熟地温,滋阴养血补肝肾。津伤、血热生地好,血少、阴虚熟地珍。玄参凉血滋阴液,化斑、消瘰、治咽疼。

16. 丹皮与赤芍,凉血散瘀功,擅清血分热,更将瘀滞通。丹皮骨蒸退,赤芍尤止痛。

17. 紫草甘寒,凉血解毒,斑疹宜用,痈肿可服。

18. 青蒿、地骨皮,银(柴)胡与白薇,性凉退虚热,劳热骨蒸医。治疟蒿为上,肺热地骨宜。

三、泻下药

1. 大黄苦寒,泻下攻积,清热解毒,实火下泄,出血可止,瘀滞能灭,用生用制,随证选择。

2. 芒硝咸寒,泻火软坚,善通燥屎,亦治口咽。

3. 巴豆辛热,峻下寒积,祛痰逐水,毒性峻烈。

4. 大戟、(甘)遂、芫(花)毒,泻下水饮逐,胸腹积水消,制过研末服。

5. 黑白牵牛子,祛虫逐水优,少则通大便,多则水饮走。

四、祛风湿药

1. 独活、(威)灵仙、寻骨风,风湿痹痛偏寒用。腰以下痛独活好,上身痹痛羌活功。咽痛骨鲠灵仙主,胃痛可施寻骨风。

2. 防己、秦艽性偏寒,风湿偏热相互参。湿热痹证防己好,水肿脚气亦能芟。风药润剂秦艽选,黄疸、虚热服之安。

3. 雷公(藤)、络石(藤)、海风藤,三者皆能治痹疼。海风(藤)通络并活血,络石(藤)舒筋关节伸,唯有雷公藤有毒,内服之时须审慎。

4. 豨莶、(臭)梧桐与木瓜,祛风除湿痹痛佳。豨、桐亦可降血压,化湿舒筋用木瓜。

5. 五加(皮)、虎骨、桑寄生,筋骨萎弱用堪珍。五加亦能消水肿,寄生安胎补肝肾。

6. 白花蛇与乌梢蛇,通络祛风顽痹拈。止痉定惊抽搐止,破伤风证也能全。

五、祛湿药

(一)化湿药

1. 苍术燥湿健脾强,祛除风湿痹证攘,下焦湿热配黄柏,夜盲猪肝同食良。

2. 厚朴苦辛温,燥湿导滞用,下气平喘咳,能使胀满松。

3. 芳香化湿药,藿(香)、佩(兰)、砂(仁)蔻仁,湿阻中焦证,四味相须行。藿、佩尤解暑,砂、蔻行气灵。

(二)利湿药

1. 泽泻、猪(苓)、茯苓,滑石、车前子,甘淡渗水湿,水肿皆可使。滑石能解暑,茯苓更健脾。清肝车前好,泄泻咳嗽治。薏苡脾虚用,排脓又治痹。

2. 利尿通淋药,木通与石韦,(海)金沙、金钱草,萹蓄及冬葵,更有一瞿麦,淋痛每同煎,(木)通、(冬)葵能下乳,排石二金(金钱草、海金沙)、(石)韦。萹蓄杀虫效,瞿麦经闭拈。

3. 萆薢利湿分清,白浊、膏淋能医,尤能祛风除湿,湿痹用之最宜。茵陈微苦寒,利湿退黄疸,阴黄姜、附配,阳黄栀、柏参。

六、温里药

1. 附子辛热且有毒,回阳救逆使须速,温补脾肾用毋迟,散寒止痛功效足。乌头有毒川草分,大寒疼痛少量服。肉桂大热味辛甘,温补肾阳附子偕,引火归原功效好,温经止痛散阴寒。

2. 干姜辛热暖脾阳,寒凝腹痛吐利尝,温肺能将痰饮化,虚寒失血用炮姜。

3. (吴茱)萸、(花)椒、高良姜,丁香、小茴香,善治脘腹痛,另各有专长:吴萸肝经药,良姜温中乡,驱蛔花椒用,止呃使丁香,小茴疗疝气,异同仔细详。

七、理气药

1. 橘皮辛温,功在脾肺,燥湿化痰,宽胸理气。叶能疏肝,核将疝医。疏肝化滞,更有青皮。枳实、枳壳,同中有异:破气消积,枳实最宜;宽中行气,枳壳可施。香橼、佛手,疏利气机。柑橘类药,功相近似。

2. 木香与沉香,行气止痛良。木香归脾胃,降逆用沉香。

3. 香附与乌药,行气止痛良。疏肝香附好,温肾乌药尝,妇科调经脉,相须效益彰。

4. 川楝、延胡索,疏肝止痛方。延胡兼活血,川楝杀虫尝。

5. 薤白辛温,行气通阳,胸痹主药,泻痢亦尝。

八、消食药

消食药,助消化,六(神)曲、山楂、谷(芽)、麦芽,再有鸡(内)金、莱菔子,用于积滞脾运差。楂消肉积化瘀血,断乳可施大麦芽,鸡内金能消结石,莱菔子把痰涎化。

九、驱虫药

槟榔、南瓜子,使君(子)、苦楝皮,雷丸与鹤虱,贯众并芜荑,驱除肠道虫,个性各有异:槟榔主驱绦(虫),理气消积滞;瓜子亦驱绦,使君能健脾。贯众能止血,尤将热毒医。

十、理血药

(一)止血药

1. 凉血止血药,大小蓟、茅根、槐花与柏叶,紫珠、苎麻根,羊蹄、铁苋菜,血热妄行珍。共性如上述,异用亦须明:二蓟消痈肿,茅根水肿行,苎麻安胎好,槐花肝热清,地榆医痢疾,烫伤外用灵,柏叶尤疗咳,化痰肺热清。

2. 收敛止血药,须防留瘀患。白及、仙鹤草,血余、棕榈炭。鹤草疗脱力,疳积亦常餐。白及生肌效,肺痨服后安。

3. 化瘀止血药,茜草及蒲黄,更有参三七,功效益昭彰,行瘀伤损治,经闭腹疼尝。温经止血药,艾叶具专长,调经、止崩漏,安胎功效良。

(二)活血祛瘀药

1. 川芎辛温,血中气药,上行头目,下行血海,中开郁结,旁通脉络。

2. 乳香与没药,莪术、荆三棱,活血兼行气,通则可不疼。乳、没消痈肿,莪、棱散积癥。

3. 郁金活血又凉血,解郁疏肝利胆能,血瘀气滞尤常用,痰浊蒙心将此寻,胆石疼痛可内服,气火上逆吐衄停。

4. 丹参、鸡血藤,活血、养血能,养心丹参用,通络鸡血藤。虎杖活血、清湿热,能通经闭与痹证,更治结石及黄疸,外治烫伤疗效真。

5. 泽兰、益母草,活血能通经,利水能消肿,尤为妇女珍。

6. 桃仁、红花相须用,活血祛瘀有效能。小量红花能养血,润肠通便用桃仁。

7. 五灵脂,瘀痛止,炒止血,蛇毒治。

8. 牛膝苦酸,活血通经,能强筋骨,性善下行,川泻怀补,各有所能。还有土(牛)膝,善治喉症。

9. 穿山甲与地鳖虫,活血通经效力宏。跌打损伤需地鳖,下乳、消痈山甲功。

十一、化痰止咳平喘药

(一)化痰药

1. 半夏、南星均有毒,辛温苦燥湿痰逐,外用消肿并止痛,可敷蛇伤与痈毒。止呕除痞半夏主,风痰诸证南星服。

2. 辛温白芥子,痰多咳逆施,消肿散痰结,阴疽用此治。

3. 皂荚辛温,祛痰通窍,消肿排脓,皂刺为好。

4. 桔梗、前胡与白前,化痰止咳用常联。痰黄稠厚前胡好,宣肺排脓桔梗掐,白前降气肺能肃,喘促痰鸣用莫延。

5. 旋覆花降气,更有化痰功,咳、呕、噫、呃用,通络治胁痛。

6. 瓜蒌药性是甘寒,宽胸润燥化热痰。胸痹热咳皆常用,肠燥便秘蒌仁餐。蒌根即是天花粉,热病津伤消渴安。

7. 贝母性寒,化痰散结,肺热燥咳,痈肿瘰疬。川贝甘润,浙贝苦泄。

8. 竹茹、竹沥与竹黄,清热化痰是共长。利窍透络用竹沥,痰热惊痫需竹黄。竹茹甘寒清肺胃,痰热咳、呕服之良。

9. 礞石质重坠,坠痰更定惊,顽痰胶固化,惊痫服后宁。(海)浮石、昆布与海藻,味咸软坚瘰疬消,利水消肿昆、藻能,清肺化痰浮石好。

(二)止咳平喘药

1. 杏仁、紫菀、款冬花,百部、枇杷(叶)止咳佳。润肠通便杏仁擅,灭虱杀虫百部夸,温而不燥(款)冬花、(紫)菀,降逆止呕用枇杷(叶)。马兜铃亦止喘咳,其性偏寒肺热瘥。

2. 苏子能降气,化痰亦所长,痰多咳喘用,润燥可通肠。

3. 葶苈子泻肺,故将咳喘医,其功兼利水,胸腹积水施。

4. 白果定喘效能好,收敛止带功亦佳。洋金花也能定喘,止痛麻醉效非差,二药皆为有毒药,中病即止量勿大。

十二、安神药

1. 重镇磁石与朱砂,龙骨还将琥珀加,心悸失眠狂躁疾,安神定志效堪夸。朱砂含汞量宜小,解毒之功外症搽。摄纳肾气磁石好,固涩之功龙骨嘉,琥珀通淋医血尿,辨证施药用毋差。

2.养心安神药,(酸)枣仁、柏子仁,合欢与远志,心悸失眠吞。枣仁尤敛汗,柏子润肠能,远志化痰好,合欢消痈珍。

十三、平肝息风药

1.牡蛎、(珍)珠母、石决明,咸寒潜降肝阳平。软坚固涩用牡蛎,目疾尤须石决明。

2.僵蚕、地龙、(全)蝎、蜈蚣,止痉止痛效相同。风痰应选僵蚕好,痹痛当拈蝎与蚣。地龙性寒能清热,通络平喘效皆宏。

3.代赭石性降,镇逆并潜阳,肝阳得以平,肺胃气逆降。

4.钩藤微寒,清热平肝,息风解痉,风阳能安。

5.羚角平肝熄内风,热极生风用有功,肝阳上亢头晕痛,明目去翳效亦宏。天麻平肝治眩晕,息风止痉效能灵,祛风活络止痹痛,肢麻不遂也须寻。

6.刺蒺藜,眩晕医,疏肝郁,胁痛痉,能祛风,痒疹宜。

十四、开窍药

1.麝香、冰片与牛黄,开窍方中每共襄。散瘀止痛功推麝,清心解毒是牛黄。疮疡肿腐敷冰片,眼、耳、喉科用亦常。

2.石菖蒲开窍,化湿以和中,神识昏迷服,噤口痢常用。

十五、补虚药

(一)补气药

1.人参味甘补元气,虚脱垂危赖以苏,补脾益肺为常用,益智生津也必须。

2.黄芪补气善升阳,补肺固表止汗良,托疮生肌痈疽治,利水专为虚肿尝。

3.白术专施于脾虚,食少腹胀便溏需,安胎止汗常宜用,性燥能将水湿除。山药补脾是良方,肺肾阴虚亦可尝,味甘性润食疗用,久服方知功效长。

4.甘草味甘补脾心,润肺之功咳嗽宁,缓急止痛和诸药,泻火能将热毒清。饴糖、大枣及蜂蜜,缓急和中毒药驯。味甘助湿须牢记,中满勿服特叮咛。

(二)补血药

1.当归本补血,亦兼活血功。血虚配地、芍,瘀滞合桃、红。经、产、损伤治,润肠便秘通。

2.何首乌微温,养血补肝肾。截疟解疮毒,润肠当用生。

3.白芍苦酸性微寒,养血敛阴更养肝(阴)。柔肝缓急止疼痛,妇女调经归、地偕。

4.阿胶甘平,滋阴润燥,补血所长,止血有效。

(三)补阴药

1.南北沙参与麦冬,黄精、玉竹性相同,甘寒养阴益肺胃,同中还有不同功:心(阴)虚麦冬、玉竹用,脾胃虚弱黄精从。还有天门冬一味,养肺滋肾效能宏。

2.石斛功专养胃阴,兼滋肝肾目昏寻,百合养阴能润肺,安神之效在清心。

3.枸杞、(山)萸肉、(女)贞、(墨)旱莲,补益肝肾药中煎。枸杞明目功偏好,萸肉收涩效占先。贞、莲为伍名二至,久服尤能须发玄。

4.龟板、鳖甲善潜阳,潮热骨蒸用此良。固经止血需龟板,散结软坚鳖甲当。

（四）补阳药

1.鹿茸、鹿角与胶、霜,补肾壮阳功效长。益精补血茸偏好,补血止血胶最良,鹿角活血消痈肿,角霜带下崩漏尝。

2.仙茅、淫羊藿,苁蓉、巴戟天,温肾壮阳效,阳痿腰痛拈,苁蓉润肠燥,便秘药中煎。杜仲、续断与狗脊,补益肝肾强腰膝,腰疼脚弱皆常用,安胎止漏仲、断益,肾虚眩晕杜仲好,骨折筋伤续断接。

3.补骨脂与益智仁,温肾暖脾久泻珍,纳气平喘骨脂用,缩尿之功益智能。

4.蛤蚧、胡桃补肺肾,纳气平喘效堪钦。胡桃排石润肠燥,蛤蚧助阳更益精。

5.菟丝、潼蒺藜,补肾又固精,养肝以明目,虚泻菟丝寻。

十六、收涩药

收涩药,味酸涩,疗滑脱,随证择。五味子、乌梅肉,止虚泻,疗久咳,生津液,敛汗出。救脱时,宜五味;治蛔厥,用乌梅。五倍子,亦收敛。肉豆蔻、赤石脂、诃子肉,涩肠施。若崩带,用石脂;兼行气,肉蔻宜;敛肺气,用诃子。椿、榴皮,治泻痢。止带下,椿皮奇;杀蛔用,取榴皮。桑螵蛸、金樱子、石莲肉、芡实齐,止遗泄,缩尿宜。樱、莲、芡,久泻施;桑螵蛸,温肾剂。覆盆子,也止遗。乌贼骨,崩带止,治胃酸,湿疮治。

十七、涌吐药

涌吐药中有胆矾,藜芦、瓜蒂及常山,痰涎上涌能祛出,误吞毒物亟宜餐。瓜蒂退黄因去湿,常山截疟效非凡,胆矾亦可洗风眼,藜芦有毒莫轻开。

十八、其他药

1.杀虫止痒硫、雄黄,二药常施癣疥方。补火助阳硫黄好,蛇虫之毒用雄黄。

2.砒石剧毒众人知,蚀疮去腐效能奇,走马牙疳砒枣用,劫痰平喘亦能施。

3.升药去腐拔毒良,五五(丹)、九一(丹)石膏襄。轻粉逐水通二便,恶疮疥癣外敷方。二药原料皆为汞,慎防中毒莫轻尝。

4.(炉)甘石、硼砂治眼疴,目红翳障点之除。口咽肿腐硼砂好,甘石常收脓水多。

5.明矾、皂矾外用多,收涩杀虫瘙痒除。明矾内服痰涎涌,狂躁癫痫用后苏。皂矾含铁疗贫血,内服之时忌饮茶。

6.斑蝥攻毒蚀疮瘘,顽癣恶疮敷亦休,破血逐瘀癥积散,损伤肾脏勿轻投。

7.蟾酥解毒消痈肿,开窍辟浊亦其长,内服之时妊妇忌,误入眼中目可盲。蟾皮痈肿也能用,现亦常作抗癌方。

8.大蒜功解毒,泻痢尝宜服,杀虫治钩(虫)、蛲(虫),外敷消痈速。

9.儿茶收湿又生肌,止血止疼伤损施,清热化痰并消积,痰热咳嗽疳积宜。

10.马钱子有毒,通络能止疼,顽痹与瘫痪,甘(草)、蜜制丸吞,消肿散凝结,阴疽、伤损称。内服必须制,用量当审慎。

11.蛇床子能温肾阳,杀虫止痒效能彰,妇人带下、不孕用,外敷湿疹、疥癣良。

附录二　十八反、十九畏歌诀

一、十八反歌诀

本草明言十八反,半蒌贝蔹芨攻乌。藻戟遂芫俱战草,诸参辛芍叛藜芦。

解析:乌头反贝母、瓜蒌、半夏、白蔹、白及。

甘草反甘遂、大戟、海藻、芫花。

藜芦反人参、沙参、丹参、玄参、苦参、细辛、芍药。

二、十九畏歌诀

硫黄原是火中精,朴硝一见便相争。水银莫与砒霜见,狼毒最怕密陀僧。巴豆性烈最为上,偏与牵牛不顺情。丁香莫与郁金见,牙硝难合京三棱。川乌草乌不顺犀,人参最怕五灵脂。官桂善能调冷气,若逢石脂便相欺。

解析:硫黄畏朴硝;水银畏砒霜;狼毒畏密陀僧;巴豆畏牵牛;丁香畏郁金;牙硝畏三棱;川乌、草乌畏犀角;人参畏五灵脂;官桂畏石脂。

附录三　常用方剂歌诀

一、解表剂

（一）辛温解表

1.【麻黄汤】（《伤寒论》）

麻黄汤中用桂枝,杏仁甘草四般施;恶寒发热头身痛,无汗而喘服之宜。

2.【桂枝汤】（《伤寒论》）

太阳中风桂枝汤,芍药甘草枣生姜;解肌发表和营卫,啜粥温覆汗易酿。

3.【九味羌活汤】（《此事难知》）

九味羌活用防风,细辛苍芷与川芎;黄芩生地同甘草,分经论治宜变通。

4.【香苏散】（《太平惠民和剂局方》）

香苏散内草陈皮,外感风寒气滞宜;寒热头痛胸脘闷,解表又能疏气机。

5.【小青龙汤】（《伤寒论》）

小小青龙最有功,风寒束表饮停胸;细辛半夏甘和味,姜桂麻黄芍药同。

（二）辛凉解表

1.【桑菊饮】（《温病条辨》）

桑菊饮中桔杏翘,芦根甘草薄荷饶;清疏肺卫轻宣剂,风温咳嗽服之消。

2.【银翘散】（《温病条辨》）

银翘散主上焦疴,竹叶荆牛豉薄荷;甘桔芦根凉解法,轻宣温热煮无过。

3.【麻黄杏仁甘草石膏汤】（《伤寒论》）

伤寒麻杏甘石汤,汗出而喘法度良;辛凉疏泄能清肺,定喘除烦效力彰。

4.【柴葛解肌汤】（《伤寒六书》）

柴葛解肌芷桔羌,膏芩芍草枣生姜;恶寒渐轻热增重,解肌清热此方良。

（三）扶正解表

1.【败毒散】（《小儿药证直诀》）

人参败毒草苓芎,羌独柴前枳桔同;瘟疫伤寒并痢疾,扶正驱邪有奇功。

2.【再造散】（《伤寒六书》）

再造散用参芪甘,桂附羌防芎芍含;细辛煨姜大枣入,阳虚无汗法当谙。

3.【加减葳蕤汤】（《重订通俗伤寒论》）

加减葳蕤用白薇,豆豉生姜桔梗随;草枣薄荷共八味,滋阴发汗此方魁。

4.【葱白七味饮】（《外台秘要》）

葱白七味外台方,新豉葛根与生姜;麦冬生地千扬水,血虚外感最相当。

二、泻下剂

（一）寒下

1.【大承气汤】（《伤寒论》）

大承气汤用硝黄,配伍枳朴泻力强;痞满燥实四症见,峻下热结第一方。

2.【大陷胸汤】(《伤寒论》)

大陷胸汤用硝黄,甘遂为末共成方;擅医热实结胸证,泻热逐水效专长。

(二)温下

1.【大黄附子汤】(《金匮要略》)

大黄附子细辛汤,寒积腹痛便秘方;冷积内结成实证,专攻温下妙非常。

2.【温脾汤】(《备急千金要方》)

温脾附子与干姜,甘草人参及大黄;寒热并进补兼泻,温通寒积振脾阳。

3.【三物备急丸】(《金匮要略》)

三物备急巴豆研,干姜大黄不需煎;猝然腹痛因寒积,速投此方急救先。

(三)润下

1.【麻子仁丸】(《伤寒论》)

麻子仁丸治脾约,枳朴大黄麻杏芍;胃燥津枯便难解,润肠泻热功效确。

2.【五仁丸】(《世医得效方》)

五仁柏子杏仁桃,松仁陈皮郁李饶;炼蜜为丸米饮下,润肠通便效力高。

3.【济川煎】(《景岳全书》)

济川归膝肉苁蓉,泽泻升麻枳壳从;肾虚津亏肠中燥,温润通便法堪宗。

(四)逐水

1.【十枣汤】(《伤寒论》)

十枣逐水效堪夸,大戟甘遂与芫花;悬饮内停胸胁痛,水肿腹胀用无差。

2.【舟车丸】(《景岳全书》)

舟车牵牛及大黄,遂戟芫花槟木香;青皮橘皮轻粉入,泻水消胀力量强。

(五)攻补兼施

1.【黄龙汤】(《伤寒六书》)

黄龙汤用朴硝黄,参归甘桔枳枣姜;阳明腑实气血弱,攻补兼施效力强。

2.【增液承气汤】(《温病条辨》)

增液承气玄地冬,硝黄加入力量雄;热结阴亏大便秘,滋阴泻热肠腑通。

三、和解剂

(一)和解少阳

1.【小柴胡汤】(《伤寒论》)

小柴胡汤和解功,半夏人参甘草从;更加黄芩生姜枣,少阳百病此方宗。

2.【蒿芩清胆汤】(《重订通俗伤寒论》)

蒿芩清胆枳竹茹,陈夏茯苓加碧玉;热重寒轻痰挟湿,胸痞呕恶总能除。

3.【达原饮】(《瘟疫论》)

达原朴果与槟榔,黄芩知母芍甘尝;邪伏膜原憎寒热,开达膜原效果彰。

(二)调和肝脾

1.【四逆散】(《伤寒论》)

四逆散里用柴胡,芍药枳实甘草须;此是阳郁成厥逆,疏和抑郁厥自除。

2.【逍遥散】(《太平惠民和剂局方》)

逍遥散中当归芍,柴苓术草加姜薄;疏肝养血又健脾,肝郁血虚脾气弱。

3.【当归芍药散】(《金匮要略》)

当归芍药用川芎,白术苓泽六味同;妊娠腹中绵绵痛,调肝理脾可为功。

4.【痛泻要方】(《丹溪心法》)

痛泻要方用陈皮,术芍防风共成剂;肠鸣泄泻腹又痛,治在泻肝与补脾。

(三)调和肠胃

【半夏泻心汤】(《伤寒论》)

半夏泻心黄连芩,干姜草枣人参行;辛开苦降消痞满,治在调阳与和阴。

四、清热剂

(一)清气分热

1.【栀子豉汤】(《伤寒论》)

栀子豉汤治懊憹,虚烦不眠此方好;前证兼呕加生姜,若是少气加甘草。

2.【白虎汤】(《伤寒论》)

白虎膏知甘草粳,气分大热此方清;热渴汗出脉洪大,加入人参气津生。

3.【竹叶石膏汤】(《伤寒论》)

竹叶石膏汤人参,麦冬半夏甘草临;再加粳米同煎服,清热益气养阴津。

4.【清营汤】(《温病条辨》)

清营汤治热传营,身热夜甚神不宁;角地银翘玄连竹,丹麦清热更护阴。

5.【犀角地黄汤】(《备急千金要方》)

犀角地黄芍药丹,血热妄行吐衄斑;蓄血发狂舌质绛,凉血散瘀病可痊。

6.【黄连解毒汤】(《外台秘要》)

黄连解毒汤四味,黄芩黄柏栀子备;躁狂大热呕不眠,吐衄发斑均可为。

7.【凉膈散】(《太平惠民和剂局方》)

凉膈硝黄栀子翘,黄芩甘草薄荷饶;竹叶蜜煎疗膈热,中焦燥实服之消。

8.【普济消毒饮】(《东垣试效方》)

普济消毒蒡芩连,甘桔蓝根勃翘玄;升柴陈薄僵蚕入,大头瘟毒服之痊。

(二)气血两清

【清瘟败毒饮】(《疫疹一得》)

清瘟败毒地连芩,丹膏栀草竹玄参;犀角翘芍知桔梗,泻火解毒亦滋阴。

(三)清脏腑热

1.【导赤散】(《小儿药证直诀》)

导赤生地与木通,草梢竹叶四般功;口糜淋痛小肠火,引热同归小便中。

2.【龙胆泻肝汤】(《医方集解》)

龙胆泻肝栀芩柴,生地车前泽泻偕;木通甘草当归合,肝经湿热力能排。

3.【左金丸】(《丹溪心法》)

左金连茱六一丸,肝火犯胃吐吞酸;再加芍药名戊己,热泻热痢服之安。

4.【泻白散】(《小儿药证直诀》)

泻白桑皮地骨皮,甘草粳米四般宜;泻肺清热平咳喘,又可和中与健脾。

5.【清胃散】(《脾胃论》)

清胃散用升麻连,当归生地牡丹全;或加石膏清胃热,口疮吐衄与牙宣。

6.【泻黄散】(《小儿药证直诀》)

泻黄甘草与防风,石膏栀子藿香充;炒香蜜酒调和服,脾热口疮可见功。

7.【玉女煎】(《景岳全书》)

玉女煎用熟地黄,膏知牛膝麦冬襄;胃火阴虚相因病,牙痛齿衄宜煎尝。

8.【芍药汤】(《素问病机气宜保命集》)

芍药汤中用大黄,芩连归桂槟草香;清热燥湿调气血,下利腹痛自安康。

9.【白头翁汤】(《伤寒论》)

白头翁汤治热痢,黄连黄柏与秦皮;清热解毒并凉血,坚阴止痢功效奇。

(四)清虚热

1.【青蒿鳖甲汤】(《温病条辨》)

青蒿鳖甲知地丹,热伏阴分此方攀;夜热早凉无汗出,养阴透热服之安。

2.【清骨散】(《证治准绳》)

清骨散用银柴胡,胡连秦艽鳖甲辅;地骨青蒿知母草,骨蒸劳热一并除。

3.【当归六黄汤】(《兰室秘藏》)

当归六黄二地黄,芩连芪柏共煎尝;滋阴泻火兼固表,阴虚火旺盗汗良。

五、祛暑剂

(一)祛暑解表

【香薷散】(《太平惠民和剂局方》)

三物香薷豆朴先,散寒化湿功效兼;若益银翘豆易花,新加香薷祛暑煎。

(二)祛暑利湿

1.【六一散】(《伤寒直格》)

六一散用滑石草,清暑利湿有功效;益元碧玉与鸡苏,砂黛薄荷加之好。

2.【桂苓甘露饮】(《黄帝素问宣明论方》)

桂苓甘露猪苓膏,术泽寒水滑石草;祛暑清热又利湿,发热烦渴吐泻消。

(三)清暑益气

1.【清络饮】(《温病条辨》)

清络饮用荷叶边,竹丝银扁翠衣添;鲜用辛凉轻清剂,暑伤肺络服之安。

2.【清暑益气汤】(《温热经纬》)

王氏清暑益气汤,善治中暑气津伤;洋参冬斛荷瓜翠,连竹知母甘粳襄。

六、温里剂

(一)温中散寒

1.【理中丸】(《伤寒论》)

理中丸主温中阳,甘草人参术干姜;吐利腹痛阴寒盛,或加附子更扶阳。

2.【吴茱萸汤】(《伤寒论》)

吴茱萸汤参枣姜,肝胃虚寒此法良;阳明寒呕少阴利,厥阴头痛亦堪尝。

3.【小建中汤】(《伤寒论》)

小建中汤芍药多,桂枝甘草姜枣和;更加饴糖补中脏,虚劳腹痛服之瘥。

4.【大建中汤】(《金匮要略》)

大建中汤蜀椒姜,配伍参饴建中阳;脘腹剧痛有头足,呕不能食急煎尝。

(二)回阳救逆

1.【四逆汤】(《伤寒论》)

四逆汤中附草姜,四肢厥逆急煎尝;脉微吐利阴寒盛,救逆回阳赖此方。

2.【参附汤】(《重订严氏济生方》)

参附汤是救脱方,补气回阳效力彰;元气大亏阳暴脱,脉微肢厥自尔康。

3.【回阳救急汤】(《伤寒六书》)

回阳救逆用六君,附桂干姜五味寻;加麝三厘或胆汁,三阴寒厥建奇勋。

4.【当归四逆汤】(《伤寒论》)

当归四逆芍桂枝,细辛甘草木通施;血虚寒厥四末冷,温经通脉最相宜。

5.【黄芪桂枝五物汤】(《金匮要略》)

黄芪桂枝五物汤,芍药大枣与生姜;营卫俱虚风气袭,血痹服之功效良。

6.【乌附麻辛桂姜汤】(《中医治法与方剂》)

乌附麻辛桂姜汤,甘草蜂蜜共煎尝;寒湿痹阻关节痛,温经宣痹庶能康。

七、表里双解剂

(一)解表清里

1.【葛根黄芩黄连汤】(《伤寒论》)

葛根黄芩黄连汤,再加甘草共煎尝;邪陷阳明成热痢,清里解表保安康。

2.【石膏汤】(《外台秘要》)

石膏汤用芩柏连,麻黄豆豉山栀全;清热发汗兼解毒,表里三焦热盛宜。

(二)解表温里

【五积散】(《仙授理伤续断秘方》)

五积散治五般积,麻黄苍芷归芍芎;枳桔桂苓甘草朴,陈皮半夏两姜葱;理气解表祛寒湿,除积调经辨证从。

(三)解表攻里

1.【大柴胡汤】(《金匮要略》)

大柴胡汤用大黄,枳实芩夏白芍将;煎加姜枣表兼里,妙法内攻并外攘。

2.【防风通圣散】(《宣明论方》)

防风通圣大黄硝,荆芥麻黄栀芍翘;甘桔芎归膏滑石,薄荷芩术力偏饶;表里交攻阳热盛,外疡疮毒总能消。

八、补益剂

（一）补气

1.【四君子汤】（《圣济总录》）

四君子汤中和义,参术茯苓甘草比;益以夏陈名六君,祛痰补益气虚饵;除却半夏名异功,或加香砂气滞使。

2.【参苓白术散】（《太平惠民和剂局方》）

参苓白术扁豆陈,山药甘莲砂薏仁;桔梗上浮兼保肺,枣汤调服益脾神。

3.【补中益气汤】（《内外伤辨惑论》）

补中益气芪术陈,升柴参草当归身;升阳举陷功独擅,气虚发热亦堪珍。

4.【玉屏风散】（《医方类聚》）

玉屏风散最有灵,芪术防风鼎足形;表虚汗多易感冒,益气固表止汗神。

5.【生脉散】（《医学启源》）

生脉麦味与人参,益气养阴效力神;气少汗多兼口渴,病危脉绝急煎斟。

6.【人参蛤蚧散】（《博济方》）

人参蛤蚧作散服,杏苓桑皮草二母;肺肾气虚蕴痰热,咳喘痰血一并除。

（二）补血

1.【四物汤】（《仙授理伤续断秘方》）

四物地芍与归芎,血家百病此方宗;妇女经病凭加减,临证之时可变通。

2.【当归补血汤】（《内外伤辨惑论》）

当归补血东垣笺,黄芪一两归二钱;血虚发热口烦渴,脉大而虚宜此煎。

3.【归脾汤】（《正体类要》）

归脾汤用术参芪,归草茯神远志随;酸枣木香龙眼肉,煎加姜枣益心脾;怔忡健忘俱可却,便血崩漏总能医。

4.【炙甘草汤】（《伤寒论》）

炙甘草汤参桂姜,麦冬生地麻仁襄;大枣阿胶加酒服,通阳复脉第一方。

5.【泰山磐石散】（《古今医统大全》）

泰山磐石八珍全,去茯加芪芩断联;再益砂仁与糯米,妇人胎动可安痊。

（三）补阴

1.【六味地黄丸】（《小儿药证直诀》）

六味地黄益肾肝,山药丹泽萸苓掺;更加知柏成八味,阴虚火旺可煎餐;养阴明目加杞菊,滋阴都气五味研;肺肾两调金水生,麦冬加入长寿丸;都气磁柴石菖蒲,耳鸣耳聋俱可安。

2.【左归丸】（《景岳全书》）

左归丸内山药地,萸肉枸杞与牛膝;菟丝龟鹿二胶合,壮水之主第一方。

3.【大补阴丸】（《丹溪心法》）

大补阴丸知柏黄,龟板脊髓蜜成方;咳嗽咯血骨蒸热,阴虚火旺制亢阳。

4.【一贯煎】（《续名医类案》）

一贯煎中生地黄,沙参归杞麦冬藏;少佐川楝泄肝气,阴虚胁痛此方良。

5.【石斛夜光丸】(《瑞竹堂经验方》)

石斛夜光枳膝芎,二地二冬杞丝苁;青葙草决菊杏药,参味连苓蒺草风;再入犀羚清虚热,养阴名目第一功。

6.【补肺阿胶汤】(《小儿药证直诀》)

补肺阿胶马兜铃,鼠粘甘草杏糯停;肺虚火盛人当服,顺气生津嗽哽宁。

(四)补阳

1.【肾气丸】(《金匮要略》)

金匮肾气治肾虚,地黄淮药及山萸;丹皮苓泽加桂附,水中生火在温煦。

2.【右归丸】(《景岳全书》)

右归丸中地附桂,山药茱萸菟丝归;杜仲鹿胶枸杞子,益火之源此方魁。

(五)阴阳双补

1.【地黄饮子】(《圣济总录》)

地黄饮子山茱斛,麦味菖蒲远志茯;苁蓉桂附巴戟天,少入薄荷姜枣服。

2.【七宝美髯丹】(《本草纲目》)

七宝美髯何首乌,菟丝牛膝茯苓俱;骨脂枸杞当归合,专益肝肾精血虚。

九、固涩剂

(一)固表止汗

【牡蛎散】(《太平惠民和剂局方》)

牡蛎散内用黄芪,小麦麻根合用宜;卫虚自汗或盗汗,固表收敛见效奇。

(二)敛肺止咳

【九仙散】(《卫生宝鉴》)

九仙散用乌梅参,桔梗桑菊贝母承;粟壳阿胶冬花味,敛肺止咳气自生。

(三)涩肠固脱

1.【真人养脏汤】(《太平惠民和剂局方》)

真人养脏木香诃,当归肉蔻与粟壳;术芍参桂甘草共,脱肛久痢服之瘥。

2.【四神丸】(《内科摘要》)

四神故纸吴茱萸,肉蔻除油五味具;大枣生姜同煎合,五更肾泄最相宜。

3.【桃花汤】(《伤寒论》)

桃花汤中赤石脂,干姜粳米共用之;虚寒下痢便脓血,温涩止痢最宜施。

(四)涩精止遗

1.【金锁固精丸】(《医方集解》)

金锁固精芡实研,莲须龙牡沙苑填;莲粉糊丸盐汤下,肾虚精滑此方先。

2.【桑螵蛸散】(《本草衍义》)

桑螵蛸散用龙龟,参苓菖远及当归;尿频遗尿精不固,滋肾宁心法勿违。

3.【缩泉丸】(《魏氏家藏方》)

缩泉丸治小便频,膀胱虚寒遗尿斟;乌药益智各等份,山药糊丸效更珍。

（五）固崩止带

1.【固冲汤】（《医学衷中参西录》）

固冲汤中用术芪,龙牡芍萸茜草施;倍子海蛸棕榈炭,崩中漏下总能医。

2.【固经丸】（《丹溪心法》）

固经丸芍芩龟板,椿柏香附酒糊丸;阴虚阳搏成崩漏,清热固经止血良。

3.【震灵丹】（《太平惠民和剂局方》）

震灵丹用禹余粮,石脂石英没乳香;代赭灵脂朱砂合,崩中漏下总能医。

4.【完带汤】（《傅青主女科》）

完带汤中二术陈,车前甘草和人参;柴芍淮山黑芥穗,化湿止带此方金。

十、安神剂

（一）重镇安神

1.【朱砂安神丸】（《内外伤辨惑论》）

朱砂安神东垣方,归连甘草合地黄;怔忡不寐心烦乱,镇心泄火可复康。

2.【磁朱丸】（《备急千金要方》）

磁朱丸中有神曲,安神潜阳治目疾;心悸失眠皆可用,癫狂痫证服之宜。

3.【珍珠母丸】（《普济本事方》）

珍珠母丸归地参,犀沉龙齿柏枣仁;朱砂为衣茯神入,镇心潜阳又宁神。

（二）补养安神

1.【天王补心丹】（《校注妇人良方》）

补心丹用柏枣仁,二冬生地当归身;三参桔梗朱砂味,远志茯苓养心神。

2.【酸枣仁汤】（《金匮要略》）

酸枣仁汤治失眠,川芎知草茯苓煎;养血除烦清内热,安然入睡梦乡甜。

3.【交泰丸】（《韩氏医通》）

心肾不交交泰丸,一份桂心十份连;怔忡不寐心阳亢,心肾交时自可安。

4.【黄连阿胶汤】（《伤寒论》）

黄连阿胶鸡子黄,黄芩白芍合成方;水亏火炽烦不卧,滋阴降火自然康。

十一、开窍剂

凉开

1.【安宫牛黄丸】（《温病条辨》）

安宫牛黄开窍方,芩连栀郁朱雄黄;牛角珍珠冰麝箔,热闭心包功效良。

2.【紫雪】（《外台秘要》）

紫雪羚牛朱朴硝,硝磁寒水滑石膏;丁沉木麝升玄草,不用赤金法亦超。

3.【至宝丹】（《太平惠民和剂局方》）

至宝朱砂麝息香,雄黄犀角与牛黄;金银二箔兼龙脑,琥珀还同玳瑁良。

4.【行军散】（《霍乱论》）

诸葛行军痧胀方,珍珠牛麝冰雄黄;硼硝金箔共研末,窍闭神昏服之康。

5.【苏合香丸】(《太平惠民和剂局方》)

苏合香丸麝息香,木丁荜茇乳檀芳;犀冰术沉诃香附,衣用朱砂中恶尝。

6.【紫金锭】(《万氏密传片玉心书》)

紫金锭用麝朱雄,慈戟千金五倍同;太乙玉枢名又别,祛痰逐秽及惊风。

十二、理气剂

(一)行气

1.【越鞠丸】(《丹溪心法》)

越鞠丸治六般郁,气血湿痰食火因;香附芎苍兼栀曲,气畅郁疏痛闷伸。

2.【柴胡疏肝散】(《医学统旨》)

柴胡疏肝芍川芎,枳壳陈皮草香附;疏肝行气兼活血,胁肋疼胀皆能除。

3.【金铃子散】(《太平圣惠方》)

金铃子散止痛方,玄胡酒调效更强;疏肝泄热行气血,心腹胸胁痛经匡。

4.【瓜蒌薤白白酒汤】(《金匮要略》)

瓜蒌薤白白酒汤,胸痹胸闷痛难当;喘息短气时咳唾,难卧当加半夏良。

5.【枳实消痞丸】(《兰室秘藏》)

枳实消痞四君全,麦芽夏曲朴姜连;蒸饼糊丸消积满,消中有补两相兼。

6.【半夏厚朴汤】(《金匮要略》)

半夏厚朴痰气疏,茯苓生姜共紫苏;加枣同煎名四七,痰凝气滞皆能除。

7.【厚朴温中汤】(《内外伤辨惑论》)

厚朴温中陈草苓,干姜草蔻木香停;煎服加姜治腹痛,虚寒胀满用皆灵。

8.【天台乌药散】(《圣济总录》)

天台乌药木茴香,巴豆制楝青槟姜;行气疏肝且暖下,寒疝腹痛是良方。

9.【暖肝煎】(《景岳全书》)

暖肝煎中杞茯归,茴沉乌药合肉桂;下焦虚寒疝气痛,温补肝肾此方推。

10.【加味乌药汤】(《奇效良方》)

加味乌药汤砂仁,香附木香乌草伦;配入玄胡共六味,经前胀痛效堪珍。

(二)降气

1.【苏子降气汤】(《备急千金要方》)

苏子降气半夏归,前胡桂朴草姜随;上实下虚痰嗽喘,或加沉香去肉桂。

2.【定喘汤】(《摄生众妙方》)

定喘白果与麻黄,款冬半夏白皮桑;苏杏黄芩兼甘草,风寒痰热喘哮尝。

3.【四磨汤】(《济生方》)

四磨饮子七情侵,人参乌药及槟沉;浓磨煎服调滞气,实者枳壳易人参。

4.【旋覆代赭汤】(《伤寒论》)

旋覆代赭用人参,半夏姜甘大枣临;化痰降逆兼调补,痞硬噫气力能禁。

5.【橘皮竹茹汤】(《金匮要略》)

橘皮竹茹治呕逆,人参甘草枣姜益;胃虚有热失和降,久病之后更相宜。

6.【丁香柿蒂汤】(《症因脉治》)

丁香柿蒂人参姜,呃逆因寒中气伤;温中降逆又益气,胃气虚寒最相当。

十三、理血剂

（一）活血祛瘀

1.【桃核承气汤】(《伤寒论》)

桃核承气五药施,甘草硝黄并桂枝;瘀热互结小腹胀,如狂蓄血功效奇。

2.【血府逐瘀汤】(《医林改错》)

血府逐瘀生地桃,红花当归草赤芍;桔梗枳壳柴芎膝,血化下行免作劳。

3.【补阳还五汤】(《医林改错》)

补阳还五芎桃红,赤芍归尾加地龙;四两生芪为君药,补气活血经络通。

4.【复元活血汤】(《医学发明》)

复元活血用柴胡,大黄花粉桃红入;当归山甲与甘草,跌打损伤瘀痛除。

5.【七厘散】(《同寿录》)

七厘散治跌打伤,血竭红花冰麝香;乳没儿茶朱砂末,外敷内服均见长。

6.【温经汤】(《金匮要略》)

温经汤用桂萸芎,归芍丹皮姜夏冬;参草阿胶调气血,暖宫祛瘀在温通。

7.【生化汤】(《傅青主女科》)

生化汤宜产后尝,归芎桃草酒炮姜;恶露不行少腹痛,温养活血最见长。

8.【失笑散】(《重修政和经史证类备用本草》)

失笑灵脂蒲黄同,等量为散醋醢冲;肝经瘀滞心腹痛,祛瘀止痛建奇功。

9.【丹参饮】(《时方歌括》)

丹参饮为祛瘀方,檀香砂仁合成方;血瘀气滞互结证,心胃诸痛服之康。

10.【活络效灵丹】(《医学衷中参西录》)

活络效灵用当归,乳香没药丹参行;活血通络止痛好,瘀滞诸痛康复早。

11.【大黄蟅虫丸】(《金匮要略》)

大黄蟅虫芩芍桃,地黄杏草漆蛴螬;水蛭虻虫和丸服,去瘀生新干血疗。

（二）止血

1.【十灰散】(《十药神书》)

石灰散用大小蓟,荷柏茅茜棕丹皮;山栀大黄俱为灰,上部出血此方宜。

2.【四生丸】(《杨氏家藏方》)

四生丸中有生地,柏叶荷叶与艾叶;吐衄妄行皆血热,凉止收功有效验。

3.【柏叶汤】(《金匮要略》)

柏叶汤治吐血方,马通艾叶与干姜;中焦虚寒血失统,寓寒于温效力彰。

4.【咳血方】(《丹溪心法》)

咳血方中栀青黛,诃子海粉瓜蒌仁;姜汁蜜丸口嚼化,木火刑金咳血平。

5.【小蓟饮子】(《玉机微义》)

小蓟饮子藕蒲黄,木通滑石生地黄;归草栀子淡竹叶,热结血淋服之良。

6.【槐花散】(《普济本事方》)

槐花散为便血方，侧柏芥穗枳壳襄；槐角防榆归芩枳，清肠止血亦可尝。

7.【黄土汤】(《金匮要略》)

黄土汤用芩地黄，术附阿胶甘草尝；温阳健脾能摄血，吐衄便崩服之康。

十四、治风剂

（一）疏散外风

1.【川芎茶调散】(《太平惠民和剂局方》)

川芎茶调散荆防，辛芷薄荷甘草羌；目昏鼻塞风攻上，偏正头痛悉能康。

2.【大秦艽汤】(《保命集》)

大秦艽汤羌独防，芎芷辛芩二地黄；石膏归芍苓甘术，风中经络可煎尝。

3.【消风散】(《外科正宗》)

消风散内用荆防，蝉蜕胡麻苦参苍；石知蒡通归地草，风疹湿疹服之康。

4.【牵正散】(《杨氏家藏方》)

牵正散是杨家方，白附全蝎与僵蚕；服用少量热酒下，口眼㖞斜定能康。

5.【小活络丹】(《太平惠民和剂局方》)

小活络丹天南星，二乌乳没加地龙；寒湿瘀血成痹痛，搜风活血络脉通。

6.【玉真散】(《外科正宗》)

玉真散治破伤风，牙关紧急角反弓；星麻白附羌防芷，外敷内服一方通。

（二）平熄内风

1.【羚角钩藤汤】(《通俗伤寒论》)

俞氏羚角钩藤汤，桑菊茯神鲜地黄；贝草竹茹同芍药，肝热生风急煎尝。

2.【镇肝熄风汤】(《医学衷中参西录》)

镇肝熄风芍天冬，玄牡茵陈赭膝龙；龟板麦芽甘草楝，肝风内动有奇功。

3.【天麻钩藤饮】(《中医内科杂病证治新义》)

天麻钩藤石决明，栀芩杜膝与寄生；夜藤茯神益母草，头痛眩晕失眠宁。

4.【大定风珠】(《温病条辨》)

大定风珠鸡子黄，胶芍三甲五味襄；麦冬生地麻仁草，滋阴熄风是妙方。

5.【阿胶鸡子黄汤】(《通俗伤寒论》)

阿胶鸡子黄汤好，地芍钩藤牡蛎草；决明茯神络石藤，阴虚风动此方保。

十五、治燥剂

1.【杏苏散】(《温病条辨》)

杏苏散用半夏苓，前胡枳桔橘皮从；甘草生姜与大枣，凉燥咳嗽立能停。

2.【清燥救肺汤】(《医门法律》)

清燥救肺参草杷，石膏胶杏麦胡麻；经霜收下冬桑叶，清燥润肺效可夸。

3.【桑杏汤】(《温病条辨》)

桑杏汤中象贝宜，沙参栀豉与梨皮；身热咽干咳痰少，辛凉甘润燥能医。

4.【养阴清肺汤】(《重楼玉钥》)

养阴清肺麦地黄,玄参甘草贝丹襄;薄荷共煎利咽膈,阴虚白喉是妙方。

5.【麦门冬汤】(《金匮要略》)

麦门冬汤用人参,枣草粳米半夏存;肺痿咳逆因虚火,益胃生津此方珍。

6.【百合固金汤】(《慎斋遗书》)

百合固金二地黄,玄参贝母桔甘藏;麦冬芍药当归配,喘咳痰血肺家伤。

7.【玉液汤】(《医学衷中参西录》)

玉液山药芪葛根,花粉知味鸡内金;消渴口干溲多数,补脾固肾益气阴。

8.【琼玉膏】(《洪氏集验方》)

琼玉膏中生地黄,参苓白蜜炼膏尝;阴虚肺燥成痨嗽,金水相生效力彰。

9.【增液汤】(《温病条辨》)

增液汤用参地冬,无水舟停下不通;或合硝黄作泻剂,补泻兼施妙不同。

十六、祛湿剂

(一)化湿和胃

1.【平胃散】(《太平惠民和剂局方》)

平胃散用朴陈皮,苍术甘草姜枣齐;燥湿运脾除胀满,调胃和中此方宜。

2.【藿香正气散】(《太平惠民和剂局方》)

藿香正气大腹苏,甘桔陈苓术朴俱;夏曲白芷加姜枣,风寒暑湿岚瘴驱。

3.【三仁汤】(《温病条辨》)

三仁杏蔻薏苡仁,朴夏白通滑竹伦;水用甘澜扬百遍,湿温初起法堪遵。

(二)清热祛湿

1.【茵陈蒿汤】(《伤寒论》)

茵陈蒿汤治阳黄,栀子大黄组成方;湿热蕴结在肝胆,清热利湿退黄良。

2.【甘露消毒丹】(《医效秘传》)

甘露消毒蔻藿香,茵陈滑石木通菖;芩翘贝母射干薄,湿温时疫是主方。

3.【连朴饮】(《霍乱论》)

连朴饮内用香豉,菖蒲半夏焦山栀;芦根厚朴黄连入,湿热霍乱此方施。

4.【二妙散】(《丹溪心法》)

二妙散中苍柏兼,若云三妙牛膝添;四妙再加薏苡仁,湿热下注痿痹痊。

5.【八正散】(《太平惠民和剂局方》)

八正木通与车前,扁蓄大黄滑石研;草梢瞿麦兼栀子,煎加灯草痛淋蠲。

6.【牛角散】(《神巧万全方》)

牛角散中用黄芩,王不留行芍将军;蒲葵通车苇滑石,石淋血淋此方斟。

7.【当归拈痛汤】(《兰室秘藏》)

当归拈痛羌防升,猪泽黄芩葛茵陈;二术知苦人参草,疮疡湿热服皆应。

(三)利水渗湿

1.【五苓散】(《伤寒论》)

五苓散治太阳腑,白术泽泻猪茯苓;桂枝温通助气化,利便解表烦渴清。

2.【猪苓汤】(《伤寒论》)

猪苓汤内二苓全,泽泻阿胶滑石添;利水育阴兼泻热,溺秘心烦呕渴痉。

3.【防己黄芪汤】(《金匮要略》)

防己黄芪金匮方,术甘姜枣共煎尝;此治风水与风湿,身重汗出服之良。

4.【五皮散】(《华氏中藏经》)

五皮饮用五般皮,陈茯姜桑大腹奇;皮水苔白心腹满,水停气滞最相宜。

(四)温化水湿

1.【苓桂术甘汤】(《金匮要略》)

苓桂术甘是经方,中阳不足痰饮猖;悸眩咳逆胸胁满,温阳化饮功效彰。

2.【真武汤】(《伤寒论》)

真武汤壮肾中阳,茯苓术芍附生姜;阳虚水饮停为患,悸眩瞤惕保安康。

3.【实脾散】(《重订严氏济生方》)

实脾苓术与木瓜,甘草木香大腹加;草果附姜兼厚朴,虚寒阴水效堪夸。

4.【鸡鸣散】(《类编朱氏集验医方》)

鸡鸣散是绝奇方,苏叶吴萸桔梗姜;瓜橘槟榔煎冷服,肿浮脚气效彰彰。

5.【萆薢分清饮】(《丹溪心法》)

萆薢分清石菖蒲,萆薢乌药益智俱;或益茯苓盐煎服,通心固肾浊精驱。

(五)祛风胜湿

1.【羌活胜湿汤】(《内外伤辨惑论》)

羌活胜湿羌独芎,蔓甘藁本与防风;湿邪在表头腰痛,微微发汗有异功。

2.【独活寄生汤】(《备急千金要方》)

独活寄生芄防辛,芎归地芍桂苓均;杜仲牛膝人参草,风湿顽痹屈能伸。

十七、祛痰剂

(一)燥湿化痰

1.【二陈汤】(《太平惠民和剂局方》)

二陈汤用半夏陈,苓草姜梅一并存;燥湿化痰兼利气,湿痰为患此方珍。

2.【温胆汤】(《三因极一病证方论》)

温胆汤中苓夏草,枳竹陈皮加姜枣;虚烦不眠舌苔腻,此系胆虚痰热扰。

(二)清热化痰

1.【清气化痰丸】(《医方考》)

清气化痰杏瓜蒌,茯苓枳芩胆星投;陈夏姜汁糊丸服,专治肺热咳痰稠。

2.【小陷胸汤】(《伤寒论》)

小陷胸汤连夏蒌,宽胸散结涤痰优;痰热内结痞满痛,苔黄脉滑此方求。

3.【滚痰丸】(《玉机微义》)

滚痰丸是逐痰方,礞石黄芩及大黄;少佐沉香为引导,实热顽痰一扫光。

(三)润燥化痰

1.【贝母瓜蒌散】(《医学心悟》)

贝母瓜蒌散茯苓,陈皮桔梗花粉增;咳嗽咽干痰难咯,润燥化痰病自清。

2.【消瘰丸】(《医学心悟》)

消瘰牡蛎贝玄参,消痰散结并养阴;肝肾阴亏痰火结,临时加减细斟酌。

(四)温化寒痰

1.【苓甘五味姜辛汤】(《金匮要略》)

苓甘五味姜辛汤,咳嗽痰稀喜唾良;胸满脉迟苔白滑,肺寒留饮可煎尝。

2.【三子养亲汤】(《韩氏医通》)

三子养亲用紫苏,配伍白芥与莱菔;老人痰多饮食少,咳喘胸闷一并除。

(五)治风化痰

1.【止嗽散】(《医学心悟》)

止嗽散用桔甘前,紫菀荆陈百部研;止咳化痰兼透表,姜汤调服不用煎。

2.【半夏白术天麻汤】(《医学心悟》)

半夏白术天麻汤,苓草橘红枣生姜;眩晕头痛风痰盛,化痰息风是效方。

3.【定痫丸】(《医学心悟》)

定痫二茯贝天麻,丹麦陈远菖蒲夏;胆星蚕蝎草竹沥,姜汁琥珀与朱砂。

十八、消导化积剂

(一)消食导滞

1.【保和丸】(《丹溪心法》)

保和神曲与山楂,陈翘莱菔苓半夏;炊饼为丸白汤下,消食和胃效堪夸。

2.【枳实导滞丸】(《内外伤辨惑论》)

枳实导滞重大黄,苓连白术与茯苓;泽泻蒸饼糊丸服,湿热积滞此方寻。

3.【木香槟榔丸】(《儒门事亲》)

木香槟榔青陈皮,黄柏黄连莪枳齐;大黄黑丑兼香附,热滞泻痢皆相宜。

4.【健脾丸】(《证治准绳》)

健脾参术苓草陈,肉蔻香连合砂仁;楂肉山药曲麦炒,消补兼施此方寻。

(二)消癥化积

1.【桂枝茯苓丸】(《金匮要略》)

金匮桂枝茯苓丸,桃仁芍药和牡丹;等份为末蜜丸服,缓消癥块胎可安。

2.【鳖甲煎丸】(《金匮要略》)

鳖甲煎丸疟母方,蜣虫鼠妇及蜣螂;蜂窠石韦人参射,桂朴紫葳丹芍姜;瞿麦柴芩胶半夏,桃仁葶苈和硝黄;疟疾日久胁下硬,癥消积化保安康。

3.【海藻玉壶汤】(《外科正宗》)

海藻玉壶贝带昆,翘草半夏与青陈;川芎独活当归合,化痰散瘿消瘤结。

(三)驱虫剂

1.【乌梅丸】(《伤寒论》)

乌梅丸用细辛桂,黄连黄柏及当归;人参椒姜及附子,温中寓清在安蛔。

2.【化虫丸】(《太平惠民和剂局方》)

化虫使君与鹤虱,槟榔芜荑苦楝列;白矾铅粉为丸服,肠道诸虫皆能灭。

3.【肥儿丸】(《太平惠民和剂局方》)

肥儿丸内用使君,豆蔻香连曲麦槟;猪胆为丸空腹下,虫疳食积一扫清。

十九、治疡剂

（一）散结消痈

1.【仙方活命饮】(《校注妇人良方》)

仙方活命金银花,防芷陈皮皂山甲;贝母花粉及乳没,赤芍甘草酒煎佳。

2.【五味消毒饮】(《医宗金鉴》)

五味消毒治诸疔,银花野菊蒲公英;紫花地丁天葵子,煎加酒服效非轻。

3.【四妙勇安汤】(《验方新编》)

四妙勇安用当归,玄参银花甘草随;清热解毒兼活血,热毒脱疽此方魁。

4.【阳和汤】(《外科证治全生集》)

阳和汤法治阴疽,贴骨流注鹤膝风;熟地鹿胶桂姜炭,麻黄白芥甘草从。

5.【苇茎汤】(《备急千金要方》)

苇茎汤方出千金,桃仁薏苡冬瓜仁;瘀热结肺成痈毒,清热排脓病自宁。

6.【大黄牡丹汤】(《金匮要略》)

金匮大黄牡丹汤,桃仁瓜子芒硝襄;肠痈初起腹按痛,泻热逐瘀自能康。

（二）托里透脓

【透脓散】(《外科正宗》)

透脓散治毒成脓,芪归山甲皂刺芎;程氏又加银蒡芷,更能速奏溃破功。

附录四 脏腑病症选药简表

部位	作用	药物
心小肠	益心气	人参 党参 太子参 黄芪 茯苓 远志 炙甘草
	补心血	丹参 当归 龙眼肉 阿胶 枣仁 白芍
	养心阴	麦冬 生地 玉竹 百合 柏子仁 五味子
	助心阳	附子 干姜 桂枝 肉桂 淫羊藿
	泻心火	黄连 黄芩 大黄 栀子 连翘 竹叶 灯心草 木通 莲子心
	镇心神	朱砂 琥珀 生龙齿 珍珠母 紫石英
	开心窍	石菖蒲 远志 郁金 苏合香 麝香 冰片
	温小肠	肉豆蔻 乌药 肉桂
	清小肠	赤茯苓 白茅根 滑石 车前子 瞿麦 黄柏 木通 灯心草 大蓟 小蓟 赤小豆 海金砂
肝胆	补肝血	当归 白芍 川芎 熟地黄 枸杞子 阿胶 制首乌 鸡血藤 紫河车
	滋肝阴	生地黄 枸杞子 女贞子 墨旱莲 山茱萸 龟板 鳖甲
	清肝热	桑叶 菊花 夏枯草 青黛 钩藤
	泻肝火	龙胆草 栀子 黄芩 羚羊角 茵陈 芦荟 金钱草
	平肝阳	石决明 珍珠母 代赭石 生龙骨 生牡蛎 磁石
	熄肝风	钩藤 全蝎 天麻 蝉蜕 地龙 僵蚕 蜈蚣 羚羊角
	疏肝郁	柴胡 青皮 香附 川楝子 郁金 玄胡索 佛手 桔叶 沉香 乌药
	除肝瘀	川芎 桃仁 红花 三棱 莪术 乳香 没药 五灵脂 蒲黄 丹参 泽兰
	温肝寒	吴茱萸 小茴香 肉桂 艾叶 乌药 桔核 荔枝核
	清肝明目	青葙子 决明子 谷精草 密蒙花 夜明砂
	清胆热	龙胆草 栀子 黄芩 黄柏 青蒿
	利胆汁	茵陈 栀子 金钱草 郁金 木香 川楝子
脾胃	补脾气	人参 党参 太子参 黄芪 白术 山药 扁豆 薏苡仁 大枣 炙甘草
	益脾阴	山药 黄精 莲子肉 芡实
	温脾阳	干姜 附子 吴茱萸 益智仁 肉豆蔻
	升中气	升麻 柴胡 葛根
	燥脾湿	苍术 白术 半夏 茯苓 厚朴 藿香 佩兰 蔻仁 草豆蔻
	理脾气	橘皮 砂仁 蔻仁 广木香 枳壳 苏梗
	益胃阴	石斛 麦冬 沙参 玉竹 百合 生地 天花粉 芦根
	清胃热	生石膏 知母 芦根 竹茹 黄连 大黄 黄芩
	散胃寒	高良姜 生姜 丁香 荜茇 吴茱萸 干姜 草豆蔻
	消食积	山楂 六神曲 麦芽 谷芽 鸡内金 莱菔子
	泻胃实	大黄 玄明粉 枳实 厚朴 槟榔

续表

部位	作用	药物
肺大肠	补肺气	人参　党参　黄芪　山药　白术　冬虫夏草　炙甘草
	滋肺阴	沙参　麦冬　天冬　百合　阿胶　玉竹　石斛　天花粉　黄精
	敛肺气	五味子　五倍子　白果　诃子　胡桃肉　乌梅
	止肺血	白及　仙鹤草　墨旱莲　侧柏叶　茅根
	宣肺气	杏仁　麻黄　前胡　浙贝母　枳壳　桔梗　蝉蜕　牛蒡子　紫苏
	清肺热	生石膏　知母　黄芩　银花　连翘　桑叶　桑白皮　瓜蒌　芦根　胖大海　玉蝴蝶　天竺黄　葶苈子
	温大肠	干姜　附子　吴茱萸　益智仁　肉豆蔻
	涩大肠	诃子　乌梅肉　赤石脂　煅龙骨　煅牡蛎　豆蔻　五倍子　炙鸡内金　石榴皮　禹余粮　伏龙肝
	清肠热	黄连　黄柏　黄芩　白头翁　败酱草　马齿苋　秦皮　槐花　侧柏叶　地榆　大黄　芒硝　番泻叶
	泻肠积	槟榔　厚朴　大腹皮　芒硝　枳实　大黄　黑牵牛子　白牵牛子
	润肠燥	火麻仁　郁李仁　桃仁　杏仁　瓜蒌仁　肉苁蓉　生首乌　蜂蜜
	杀肠虫	槟榔　苦楝皮　南瓜子　使君子　雷丸　榧子　鹤虱
肾膀胱	滋肾阴	熟地黄　制首乌　女贞子　墨旱莲　桑葚　枸杞子　玄参　天冬　黄精　龟板　桑寄生　鳖甲
	补肾阳	补骨脂　益智仁　菟丝子　杜仲　怀牛膝　续断　狗脊　锁阳　仙茅　淫羊藿　葫芦巴　巴戟天　肉苁蓉　附子　肉桂　鹿茸　鹿角胶
	固肾精	金樱子　桑螵蛸　覆盆子　芡实　莲须　五味子　煅龙骨　煅牡蛎
	利水	猪苓　茯苓　泽泻　木通　车前子　滑石　通草　防己　冬瓜皮
	通淋	萹蓄　瞿麦　海金砂　石苇　草薢　冬葵子　金钱草　木通　滑石　甘草梢
	利湿热	茵陈　栀子　黄柏　龙胆草　苦参　地肤子　金钱草

附录五　常用抗菌中药简表

序号	药物	金黄色葡萄球菌	白色葡萄球菌	链球菌	肺炎双球菌	脑膜炎双球菌	结核杆菌	白喉杆菌	炭疽杆菌	枯草杆菌	伤寒杆菌	副伤寒杆菌	痢疾杆菌	大肠杆菌	变形杆菌	绿脓杆菌	百日咳杆菌	霍乱弧菌	皮肤真菌	流感病毒	其他
1	麻黄																			1 +	
2	桂枝	3 +					3 +				3 +									1 +	
3	荆芥						1 +														
4	防风									3 +			3 +						1 +		
5	羌活																		1 +		
6	白芷						1 +				1 +	1 +	1 +	1 +		1 +		1 +	1 +		
7	苍耳子	1 +																			
8	辛夷																				真菌 2 +
9	葱白												2 +						1 +		
10	桑叶	1 +									3 +										
11	菊花	1 +		2 +			2 +	2 +					2 +	2 +					2 +	2 +	
12	牛蒡子	3 +																	1 +		
13	柴胡						1 +													1 +	
14	一枝黄花	1 +											1 +						1 +		
15	升麻						1 +												1 +		
16	黄荆	1 +		1 +							1 +		1 +			1 +					
17	知母	1 +	1 +	2 +	2 +						2 +	2 +	2 +	2 +		2 +	2 +		2 +		
18	栀子			1 +															1 +		
19	夏枯草	2 +		2 +	2 +								2 +	2 +	2 +	2 +	2 +				
20	谷精草															1 +			1 +		
21	青葙子															1 +					
22	黄芩	2 +		2 +	2 +	2 +		2 +			2 +		2 +				1 +	2 +	1 +	1 +	
23	黄连	2 +		2 +	2 +	2 +	2 +	2 +					3 +	2 +		2 +			2 +	1 +	
24	黄柏	3 +					3 +		3 +										1 +		
25	秦皮												1 +						1 +		
26	苦参	2 +														1 +			1 +		
27	白鲜皮																		1 +		
28	金银花	3 +		2 +	2 +		2 +	2 +			2 +	2 +	2 +	2 +		2 +	2 +	2 +	1 +	1 +	
29	连翘	3 +		3 +	3 +		1 +				3 +		3 +	1 +		1 +	1 +	1 +	1 +	1 +	

续表

序号	药物	金黄色葡萄球菌	白色葡萄球菌	链球菌	肺炎双球菌	脑膜炎双球菌	结核杆菌	白喉杆菌	炭疽杆菌	枯草杆菌	伤寒杆菌	副伤寒杆菌	痢疾杆菌	大肠杆菌	变形杆菌	绿脓杆菌	百日咳杆菌	霍乱弧菌	皮肤真菌	流感病毒	其他
30	穿心莲	1+		1+	1+								1+								
31	大青叶			1+			1+						2+	2+							1+	
32	板蓝根	2+		2+			2+		2+		2+	2+	2+	2+							
33	青黛	1+							1+				1+				1+				
34	蒲公英	1+																	1+		
35	紫花地丁						1+												1+		
36	野菊花	2+		2+									2+			1+			1+	1+	
37	岗梅	1+		1+																	
38	木芙蓉			2+																	
39	黄药子																		1+		
40	鱼腥草	4+											1+								
41	败酱草	3+		3+																2+	
42	射干																		2+		
43	马勃																		1+		
44	水杨梅	3+		3+									3+								
45	白头翁	2+							1+				2+			2+			1+	1+	
46	马齿苋	1+									3+		3+	3+							
47	海蚌含珠	1+									1+		2+			1+					
48	辣蓼												1+								
49	凤尾草	1+		1+							1+		1+								
50	虎耳草	2+									2+		2+		2+	3+					
51	玄参														2+				1+		
52	牡丹皮	2+			2+						2+	2+	2+	2+	2+	2+					
53	赤芍	2+		2+							2+		2+								
54	紫草																		1+		
55	青蒿																		1+		
56	胡黄连						1+												1+		
57	大黄	2+		2+	1+			1+			1+	1+	1+	1+		1+			1+		
58	京大戟			1+	1+								1+								
59	防己												1+						1+		
60	徐长卿			1+									1+								

续表

序号	细菌抑菌程度 药物	金黄色葡萄球菌	白色葡萄球菌	链球菌	肺炎双球菌	脑膜炎双球菌	结核杆菌	白喉杆菌	炭疽杆菌	枯草杆菌	伤寒杆菌	副伤寒杆菌	痢疾杆菌	大肠杆菌	变形杆菌	绿脓杆菌	百日咳杆菌	霍乱弧菌	皮肤真菌	流感病毒	其他
61	海桐皮	1 +																	1 +		
62	络石藤	1 +											1 +								
63	桑寄生																				
64	藿香																		2 +		
65	佩兰																			1 +	
66	厚朴	3 +		1 +			1 +				1 +		2 +				1 +				
67	泽泻						1 +														
68	车前子												1 +						1 +		
69	木通						1 +						1 +						1 +		
70	萹蓄	1 +					1 +						1 +			1 +			1 +		
71	海金沙	1 +					1 +						1 +			1 +					
72	石韦	1 +												1 +	1 +						
73	叶下珠	1 +		1 +			1 +						1 +			1 +					
74	茵陈	1 +					4 +			3 +	3 +			1 +					3 +	1 +	猩红色 毛癣菌 4 +
75	虎杖	2 +		1 +			1 +						1 +	1 +	1 +	2 +					
76	田基黄	1 +		1 +	1 +		1 +														
77	吴茱萸	3 +					3 +												1 +		
78	丁香	1 +					3 +	1 +	1 +	3 +	3 +	1 +	3 +			1 +			1 +		鼠疫耶 氏菌 1 +
79	高良姜	1 +		1 +	1 +					1 +	1 +	1 +									
80	花椒	1 +		1 +	1 +					1 +			1 +	1 +	1 +	1 +			1 +		
81	木香		1 +						1 +	2 +	2 +		3 +	2 +							
82	沉香						4 +						3 +	3 +							
83	川楝子																				白假丝酵 母菌 2 + 新生隐 球菌 2 +
84	山楂												3 +			3 +					
85	莱菔子																		1 +		
86	石榴根皮				1 +					1 +	1 +								1 +		

续表

序号	细菌抑菌程度药物	金黄色葡萄球菌	白色葡萄球菌	链球菌	肺炎双球菌	脑膜炎双球菌	结核杆菌	白喉杆菌	炭疽杆菌	枯草杆菌	伤寒杆菌	副伤寒杆菌	痢疾杆菌	大肠杆菌	变形杆菌	绿脓杆菌	百日咳杆菌	霍乱弧菌	皮肤真菌	流感病毒	其他
87	槟榔										1+								1+	1+	
88	芜荑																		1+		
89	小蓟	1+		1+	1+		1+				1+		1+		1+	1+					
90	地榆	3+				1+	4+				3+		3+	1+		3+					
91	侧柏叶	2+	2+		2+						2+										
92	茜草根	1+																			
93	白及						3+														
94	仙鹤草	2+					4+				3+										
95	紫珠草	2+		2+							1+		1+			1+					
96	檵木	2+									1+		2+	1+		1+					
97	艾叶						3+				3+		3+								
98	川芎										1+		1+	1+		1+		1+	1+		
99	五灵脂						1+												1+		
100	丹参	3+											1+			1+			1+		
101	血竭																		1+		
102	白芥子																		1+		
103	瓜蒌										1+	1+	1+	1+	1+	1+			1+	1+	
104	竹茹		2+					2+	2+			2+									
105	海藻																		1+		
106	海蛤壳						1+														
107	海浮石						2+														
108	百部	1+		1+			4+	1+					1+			1+	2+	1+	1+		鼠疫耶氏菌 1+
109	马兜铃																		1+		
110	枇杷叶																			1+	
111	白果						1+												1+		
112	铁包金	1+		1+							1+		1+								
113	远志	3+					3+				3+		3+								
114	蜈蚣						1+												1+		
115	冰片	2+												2+							
116	石菖蒲																		1+		

续表

序号	细菌抑菌程度药物	金黄色葡萄球菌	白色葡萄球菌	链球菌	肺炎双球菌	脑膜炎双球菌	结核杆菌	白喉杆菌	炭疽杆菌	枯草杆菌	伤寒杆菌	副伤寒杆菌	痢疾杆菌	大肠杆菌	变形杆菌	绿脓杆菌	百日咳杆菌	霍乱弧菌	皮肤真菌	流感病毒	其他
117	黄芪	1+		1+	1+			1+	1+				1+								
118	补骨脂						4+														
119	冬虫夏草	1+	1+	1+			4+		1+										1+		
120	当归			1+				1+		1+	1+	1+	1+								
121	白芍	3+		3+	3+					3+			3+	3+		3+	3+				
122	麦冬		2+							2+	2+		2+								
123	天门冬	1+		1+	1+			1+	1+												
124	黄精	1+									1+								1+		
125	女贞子												3+								
126	五味子	3+		1+			4+			3+	3+		3+			2+	1+				
127	乌梅	1+					1+			1+	1+	1+	1+					1+	1+		
128	五倍子												1+			1+					
129	诃子			2+			2+			2+	1+	2+									
130	山茱萸	1+									1+								1+		
131	覆盆子																		1+		
132	金樱子	3+																			
133	蛇床子																		1+	1+	1+

说明:"1＋"表示有抑制作用。"2＋"表示有较强抑制作用。"3＋"表示有显著抑制作用。"4＋"表示有完全抑制作用。

附录六　临床常用抗癌中药简表

	各种肿瘤	脑瘤	食道癌	胃癌	肝癌	胰腺癌	结肠及直肠癌	鼻咽癌	肾癌	前列腺癌及膀胱癌	肺癌	乳腺癌	宫颈癌	白血病	恶性淋巴癌	其他	剂量
1　夏枯草												+			+	纵隔肿瘤	15～30g
2　鬼针草			+														15～30g
3　蒲公英												+				肿瘤发热	15～30g
4　葎草											+						9～15g
5　重楼	+																15～30g
6　蛇莓	+																15～30g
7　石打穿	+																30～60g
8　石见穿			+	+	+												30～60g
9　石上柏								+							+		30～60g
10　半枝莲	+				+						+						30～60g
11　白英	+		+										+				30～120g
12　天葵子					+							+			+		3～9g
13　猪殃殃					+									+	+		15～60g
14　藤梨根	+																30～60g
15　水红菱				+								+					30～45g
16　猫人参					+												60～90g
17　木芙蓉												+					9～15g
18　黄药子			+									+					15～30g
19　葵树子			+					+									30g
20　龙葵	+																15～60g
21　漏芦	+												+		+		15～30g
22　玉簪花					+							+					3～9g
23　鱼腥草											+						15～30g
24　山豆根											+					喉癌	6～9g
25　水杨梅	+																30～60g
26　凤尾草					+	+											15～60g
27　半边莲				+	+			+				+					120～160g
28　白花蛇舌草	+																15～30g

续表

	肿瘤名 中药名	各种肿瘤	脑瘤	食道癌	胃癌	肝癌	胰腺癌	结肠及直肠癌	鼻咽癌	肾癌	前列腺癌及膀胱癌	肺癌	乳腺癌	宫颈癌	白血病	恶性淋巴癌	其他	剂量
29	山慈菇	+																9～12g
30	威灵仙												+					9～30g
31	菝葜			+	+	+		+	+									30～60g
32	薏苡仁	+																30～60g
33	葡萄藤	+																30～60g
34	泽漆									+								9～15g
35	石韦	+																15～30g
36	虎杖	+																9～30g
37	垂盆草	+																15～60g
38	八月扎					+												3～9g
39	羊蹄根														+			15～30g
40	三七	+																2～3g
41	铁树叶	+																1张
42	水红花子	+																9～30g
43	蜣螂	+																9～15g
44	紫珠草	+				+												6～9g
45	急性子			+														15～60g
46	凌霄花	+																30～90g
47	土鳖虫	+																9～15g
48	莪术													+				9～15g
49	鬼箭羽	+																15～30g
50	水蛭	+																3～9g
51	穿山甲	+																15～30g
52	瓜蒌	+																9～15g
53	海藻	+																9～15g
54	昆布	+																9～15g
55	矮地茶					+												30～60g
56	全蝎	+																0.5～2g(吞服)
57	蜈蚣	+																0.5～2g(吞服)
58	蛇蜕	+																3～9g

续表

	中药名	各种肿瘤	脑瘤	食道癌	胃癌	肝癌	胰腺癌	结肠及直肠癌	鼻咽癌	肾癌	前列腺癌及膀胱癌	肺癌	乳腺癌	宫颈癌	白血病	恶性淋巴癌	其他	剂量
59	壁虎	+																0.3~0.9g
60	山海螺												+					30~60g
61	天门冬											+						10~30g
62	鳖甲	+																15~30g
63	木馒头	+																9~15g
64	瓜蒂											+						2个(烧灰服)
65	蟾酥	+																3~9g
66	木鳖子				+			+										0.3~0.6g(吞服)
67	蜂房	+																9~15g

说明:"+"表示临床对某种肿瘤有效情况。

附录七　中药索引

附录八　方剂索引

附录九 病名索引